NOTIONS PRATIQUES
D'ÉLECTRICITÉ
A L'USAGE DES MÉDECINS

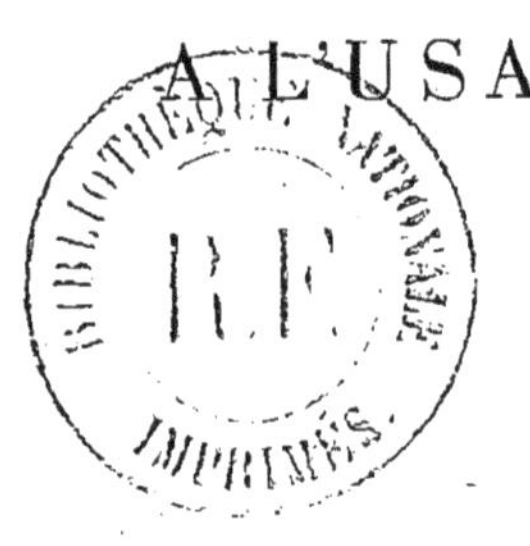

NOTIONS PRATIQUES D'ÉLECTRICITÉ A L'USAGE DES MÉDECINS

AVEC RENSEIGNEMENTS SPÉCIAUX POUR LES OTO-RHINO-LARYNGOLOGISTES

PAR

MARCEL LERMOYEZ

MEMBRE DE L'ACADÉMIE DE MÉDECINE
MÉDECIN DES HÔPITAUX DE PARIS
CHEF DU SERVICE OTO-RHINO-LARYNGOLOGIQUE
DE L'HÔPITAL SAINT-ANTOINE

Avec 426 figures dans le texte.

MASSON ET CIE ÉDITEURS
LIBRAIRES DE L'ACADÉMIE DE MÉDECINE
120, BOULEVARD SAINT-GERMAIN, PARIS (6e)

1913

AU Dr LÉON LABBÉ

MEMBRE DE L'INSTITUT

En témoignage

d'affection filiale.

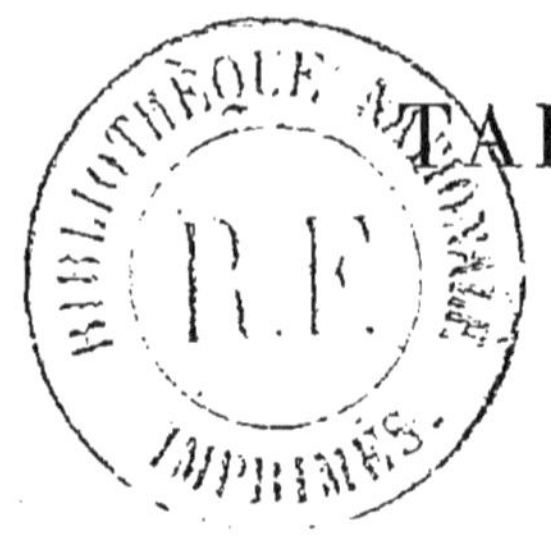

TABLE DES MATIÈRES

PREMIÈRE PARTIE

L'électricité et le magnétisme.

DEUXIÈME PARTIE

La mesure, la graduation et la distribution de l'énergie électrique.

TROISIÈME PARTIE

Les générateurs d'énergie électrique.

QUATRIÈME PARTIE

Les réservoirs d'énergie électrique.

CINQUIÈME PARTIE

Les récepteurs d'énergie électrique (appareils électromédicaux).

SIXIÈME PARTIE

Les distributions urbaines d'électricité.

SEPTIÈME PARTIE

Les installations électromédicales portatives.

HUITIÈME PARTIE

Les installations électromédicales à poste fixe.

NEUVIÈME PARTIE

L'éclairage électrique.

DIXIÈME PARTIE

Le chauffage électrique.

PREMIÈRE PARTIE

L'ÉLECTRICITÉ ET LE MAGNÉTISME

CHAPITRE PREMIER

LES FORMES DU COURANT ÉLECTRIQUE

Courant continu. Courant alternatif. — Deux formes du courant électrique sont d'abord à considérer :

1° le *courant continu*;

2° le *courant alternatif*[1].

I

COURANT CONTINU

Différence de potentiel. — Dans un vase de verre, contenant de l'eau additionnée d'acide sulfurique, plongeons, sans qu'elles se touchent, deux lames : l'une, faite d'un métal *très attaquable* par cet acide (zinc); l'autre, constituée par un métal *peu attaquable* (cuivre). Ces deux lames seront le siège de réactions chimiques dissemblables.

1. Il est incorrect de classer les courants électriques en *courant continu* et en *courant alternatif*, ainsi qu'on le fait ordinairement. C'est cependant cette division qui nous guidera le plus facilement sur le terrain pratique électromédical où ce livre entend se maintenir.

En effet, l'industrie nous donne seulement à choisir entre ces deux formes de courant. Et, dans ce qui va suivre, quand nous étudierons les divers types d'installation électromédicale, nous aurons toujours à considérer deux cas : suivant que nous serons alimentés par du courant continu ou par du courant alternatif.

Une division correcte devrait scinder les courants en *courant constant* et en *courant variable* (voir page 11).

Or, *toute réaction chimique produit de l'énergie électrique.* En l'espèce, puisque les réactions sont différentes, les deux lames immergées se chargeront d'électricité à des taux différents.

Nous exprimerons ce fait en disant qu'il s'établit entre ces deux lames une *différence de potentiel.* Le mot « potentiel[1] » caractérise l'état électrique d'un corps, comme le mot « température » définit son état calorique. Nous dirons, de même, qu'entre deux corps inégalement chauffés il existe une *différence de température.*

L'expérience a montré que c'est la lame *la moins attaquée* par l'acide qui possède le potentiel électrique *le plus élevé.*

On mesure le potentiel avec un *électromètre*; on mesure la température avec un *thermomètre.*

Par convention, on prend comme point de comparaison le *potentiel du sol,* auquel on attribue le signe zéro; ce qui, d'ailleurs, ne signifie pas que le sol soit dénué de toute charge électrique: mais nous ignorons la valeur absolue de son potentiel.

Le potentiel d'un corps donné est considéré comme *positif* ou *négatif*, suivant qu'il est supérieur ou inférieur au potentiel terrestre. Tout corps communiquant électriquement avec la terre est ramené, de ce fait, au *potentiel zéro.*

De même, on a choisi comme point zéro du thermomètre centigrade la *température de la glace fondante.* La température d'un corps donné est indiquée par des degrés *positifs* ou *négatifs*, suivant qu'elle s'inscrit au-dessus ou au-dessous de la température de la glace fondante. Tout corps mis en contact avec celle-ci tend à prendre la *température zéro.*

Pile électrique. — Commençons à former notre vocabulaire électrique.

1. G. Green (de Nottingham), introduisant dans la science, en 1882, la notion et le mot de *potentiel*, a fait faire un grand progrès à l'étude de l'électricité. Toutefois, on ne doit pas se méprendre sur la valeur d'une telle expression. Les conceptions classiques de la « différence de potentiel », du « sens du courant électrique », de ce « courant » lui-même ne sont que des fictions conventionnelles, des images simples concrétant les phénomènes abstraits de l'électricité, dont nous ignorons l'essence. Parce que nos yeux sont habitués à voir l'eau couler, tomber d'un lieu plus haut vers un lieu plus bas, il nous est commode de supposer et de comprendre que l'électricité se transporte de la même façon. Mais, quoique cette schématisation s'accorde assez bien avec les faits observés, rien ne prouve son exactitude. C'est simplement un procédé d'étude. La représentation de la vérité, telle que la conçoit notre raison, n'est pas nécessairement l'image de la vérité. Nous ne pouvons pas connaître avec certitude le « monde en soi » (Kant).

Appelons *électrodes* (ἤλεκτρον-ὁδός, route de l'électricité) les lames de zinc et de cuivre LL′ (fig. 1). Nous conviendrons de dire que la lame de cuivre, à haut potentiel, est l'*électrode positive*; la lame de zinc, à potentiel bas, constitue l'*électrode négative*[1].

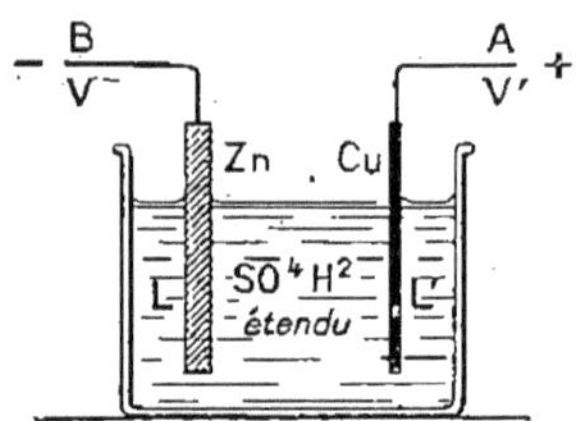

Fig. 1. — *Élément de pile.*
L, électrode négative (zinc); L′, électrode positive (cuivre); B, pôle négatif de la pile; A, pôle positif de la pile.

Appelons *pôle*[2] *positif* et *pôle négatif* les extrémités des lames qui émergent de la solution acide. A ces lames se fixent des fils, faits tous les deux d'un même métal (cuivre) et aboutissant à des *bornes* d'attache, où l'on recueille l'électricité.

Appelons *pile électrique* (synonymes : élément de pile, pile galvanique, couple hydro-électrique, etc.) le système constitué par le vase où plongent les deux lames métalliques. Le mot et la chose ont été inventés par Volta[3].

Appelons *batterie de piles* une chaîne de piles, associées, en général, de telle façon que le pôle positif d'un élément soit réuni au pôle négatif de l'élément voisin (fig. 3).

1. Dans la théorie de Volta, la différence de potentiel se produirait au contact de la lame de zinc avec le fil de cuivre qui s'y attache. L'eau acidulée interposée entre les deux électrodes n'aurait d'autre effet que d'égaliser, ou à peu près, le potentiel entre la lame de cuivre et la lame de zinc immergées.

2. Le mot *pôle* (πόλος, pivot) désigna d'abord les deux extrémités de l'axe autour duquel tourne la *terre*. Il fut ensuite appliqué aux extrémités de l'*aimant*, qui eut ainsi un pôle nord et un pôle sud. Par analogie, on donna plus tard aux deux extrémités de la *pile électrique* les noms de pôle positif et de pôle négatif.

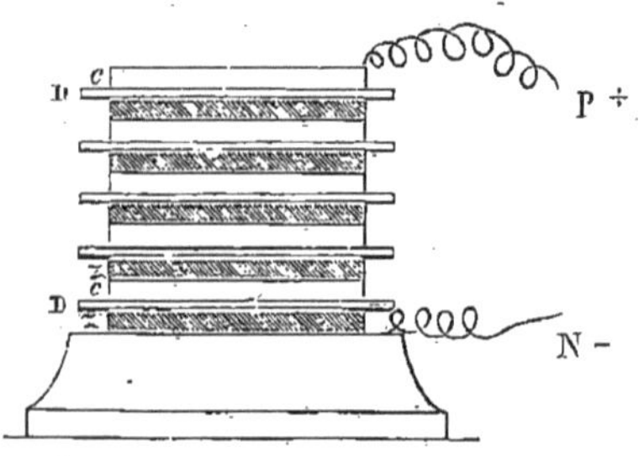

Fig. 2. — *Schéma de la pile Volta.*
z, z, z, disques de zinc; *c, c, c,* disques de cuivre; D, D, disques de drap imbibés d'eau acidulée; P, pôle positif de la pile; N, pôle négatif de la pile.

Le langage scientifique se garde bien de confondre les *électrodes*, lames immergées dans la pile, avec les *pôles*, qui sont les fils métalliques fixés à ces lames. Mais, en pratique, l'« argot des électriciens » simplifie cette nomenclature et donne couramment le nom de pôles aux électrodes elles-mêmes.

3. Volta construisit son premier appareil à Pavie, en 1795. Il l'appela « organe électrique artificiel » par opposition avec l'organe électrique naturel de la torpille. Il lui donna ensuite le nom de « pile » parce qu'il était fait d'un empilement de disques de cuivre et de disques de zinc, alternant avec des rondelles de drap imbibées d'eau acidulée (fig. 2).

Dans cette batterie, les deux lames métalliques extrêmes sont seules libres. Elles constituent les *pôles de la batterie*.

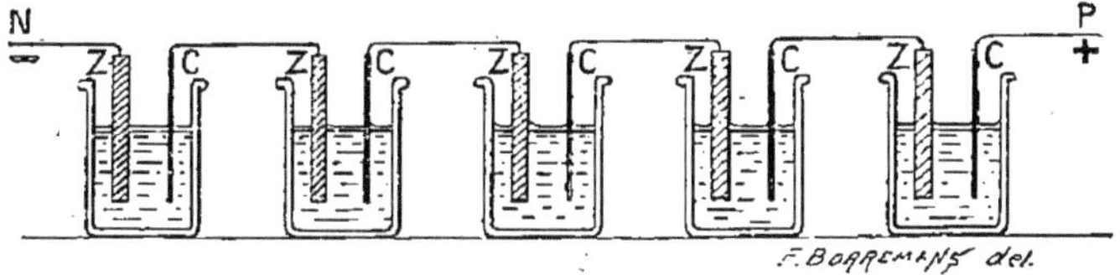

Fig. 3. — *Batterie de piles.*

z, z, z, électrodes de zinc; *c, c, c*, électrodes de cuivre; P, pôle positif de la batterie; N, pôle négatif de la batterie.

Théories de l'électricité. — Qu'est-ce donc que l'ÉLECTRICITÉ ainsi obtenue? Le point de départ des recherches fructueuses qui ont abouti aux miracles contemporains de la science électrique, est une découverte de très ancienne date. L'ambre jaune (ἤλεκτρον), frotté avec du drap, acquiert la propriété d'attirer les corps légers.

Pendant deux mille ans, le bilan des connaissances humaines en cette matière se borna à une telle constatation. Gilbert (de Colchester), au XVIe siècle, appela *électricité* la force particulière que le frottement communique à l'ambre jaune, et commença son étude.

Or, il est vraiment curieux que cette électricité, dont les applications ont fait tant de progrès merveilleux, reste encore pour nous une force absolument inconnue en son essence! Peut-être cette ignorance est-elle due à ce que l'étude des phénomènes physiques — son, lumière, chaleur, mouvement, — nous est facilitée par les moyens d'investigation dont nous a dotés la nature — ouïe, vue, toucher, — tandis que nous ne possédons aucun sens spécial sur lequel réagisse l'électricité (Graetz). Toujours est-il que nous ne pouvons faire à ce sujet que des hypothèses, acceptant, en dernière analyse, celle qui s'adapte le mieux à la généralité des faits observés. A cet égard, nous retiendrons trois théories principales :

a) la théorie des deux fluides;
b) la théorie du fluide unique;
c) la théorie des électrons.

A. — THÉORIE DES DEUX FLUIDES. — Cette théorie, qui est la plus ancienne, émise par Symmer au XVIIIe siècle, suppose que tout corps renferme une quantité invariable d'électricité, qu'il est possible de disjoindre en deux parties. Celles-ci sont constituées, en proportions égales, par *deux fluides*, doués de propriétés contraires : l'électricité *positive* ou *vitreuse*, l'électricité *négative* ou *résineuse*. Ces deux états électriques peuvent, d'ailleurs, être produits séparément; le frottement fait apparaître de l'électricité positive sur un bâton de verre, de l'électricité négative sur un bâton de résine. Les deux fluides électriques tendraient incessamment à se combiner, pour former un fluide neutre. D'où il résulte que les corps porteurs de charges électriques de mêmes noms se repoussent; les corps porteurs de charges électriques de noms contraires s'attirent.

Une telle hypothèse est comparable à celle qui, pour expliquer les phénomènes caloriques, admettrait deux fluides distincts et les nommerait : chaleur *positive* ou *ignée*, chaleur *négative* ou *glaciaire* : ces deux fluides ayant tendance à s'attirer et à se combiner pour former un état thermique équilibré.

La théorie des deux fluides électriques fournit une interprétation commode des phénomènes de l'influence électrique. Elle est utilisée pour l'étude de l'*électrostatique.*

Faisons remarquer, à ce propos, que l'on ne peut pas dire que tel corps s'électrise positivement, tel autre corps, négativement. Cela dépend des conditions de l'expérience. Ainsi, le verre frotté avec du drap est positif : mais, frotté avec de la soie, il est négatif. Quand on frotte ensemble deux morceaux du même verre, le plus chaud est négatif. De même, dans les piles, tel métal forme électrode positive ou négative suivant les cas : le cuivre est positif vis-à-vis du zinc, négatif vis-à-vis du platine [1].

B. — Théorie du fluide unique. — Cette théorie, mise au point par Franklin [2], en 1747, n'admet qu'*un seul fluide* électrique, capable de s'accumuler dans tous les corps en quantités très variables. Les corps électrisés positivement possèdent un *excès* d'électricité ; les corps électrisés négativement pèchent par un *défaut* d'électricité. Mis en contact, ils tendent à équilibrer leurs charges électriques et retournent à l'état neutre. Il n'y aurait donc entre les deux prétendues électricités qu'une différence de quantité et non pas de nature.

C'est ainsi qu'entre un corps chaud et un corps froid il y a seulement inégalité de température. Ces deux corps, mis en présence, tendent à équilibrer leurs charges thermiques.

L'hypothèse du fluide électrique unique est généralement adoptée : car elle aide fort bien à comprendre les phénomènes de l'*électrodynamique,* base de l'industrie électrique moderne.

C. — Théorie des électrons. — Cette théorie, développée au XIXe siècle par Maxwell, étonne par la hardiesse de sa conception. Cependant elle supplantera les théories antérieures : car seule elle peut expliquer tous les phénomènes électriques observés jusqu'à ce jour. Elle tend à nous ramener, d'ailleurs, à l'hypothèse des deux fluides.

1. Un procédé élégant, pour reconnaître les signes des charges électriques, consiste à projeter sur les corps électrisés, avec un petit soufflet, un mélange de *soufre* et de *minium* pulvérisés. *Les corps positifs jaunissent,* attirant le soufre ; *les corps négatifs rougissent,* attirant le minium.

2. Cette théorie est d'origine française. Elle a été formulée, vers 1735, par Dufay, intendant du Jardin du Roy.

On admet que les corps matériels sont formés par un agrégat de *molécules*. Chaque molécule est elle-même constituée par des particules élémentaires, appelées *atomes*.

Soit un cristal de sel marin. Il est composé de molécules de chlorure de sodium NaCl. Chacune des molécules salines est elle-même faite par l'assemblage de deux atomes différents : atome chlore Cl, atome sodium Na.

La molécule NaCl a ses attractions compensées. Elle est neutre et ne réagit pas chimiquement. Au contraire, ses atomes constituants, n'étant pas saturés, exercent des attractions chimiques. L'atome Cl attire les atomes basiques ; l'atome Na attire les atomes acides. Et, pour cette raison, ces deux atomes s'accouplent ici pour former la molécule NaCl.

Or, l'électricité serait aussi formée d'atomes : atomes différents de ceux de la matière, en ce qu'ils sont impondérables, c'est-à-dire dénués de masse, au sens mécanique de ce mot. Ces atomes d'électricité se nomment ÉLECTRONS.

De même que les atomes matériels se rangent en deux classes, *atomes acides* et *atomes basiques*, ainsi les électrons forment deux catégories, *électrons positifs* et *électrons négatifs*. Et de même que ceux-là se coaptent pour faire une molécule, chimiquement neutre, ainsi ceux-ci s'attirent et se réunissent pour composer une sorte de molécule électrique, électriquement neutre.

Les électrons existent dans tous les corps matériels en quantités inépuisables. Tantôt ils se cramponnent aux atomes de la matière : l'électricité séjourne aux points où on l'a produite. Les corps sont alors appelés *isolants*. Tantôt ils ne prennent pas d'attache sur ces atomes : ils se déplacent incessamment, et l'électricité s'échappe des points où on l'a produite. Les corps sont alors appelés *conducteurs*.

Cependant, bien que les électrons se montrent associés le plus souvent à des atomes matériels, ils peuvent parfois se manifester indépendants de tout support. C'est ainsi que les électrons négatifs libres constituent les rayons cathodiques de l'ampoule de Crookes, et, par leur déplacement, en expliquent les effets.

Production du courant électrique. — Et maintenant, établissons une comparaison.

A. — Prenons deux vases contenant de l'eau. Plaçons-les à des hauteurs différentes. Réunissons-les par un tuyau de communication. Il est évident qu'un courant d'eau va circuler dans ce tuyau ; et il est non moins évident que le sens de ce courant sera commandé par la *différence de niveau* de l'eau dans les deux vases.

L'eau coulera du vase supérieur vers le vase inférieur (fig. 4).

B. — Réunissons de même les deux pôles de notre pile par un

fil métallique, qui conduit l'électricité ainsi qu'un tuyau canalise l'eau.

L'électricité, comme l'eau, va se mettre en mouvement. Il s'établira dans ce fil un COURANT ÉLECTRIQUE, dont le sens sera commandé par la différence de niveau de l'électricité dans les deux électrodes de la pile, c'est-à-dire par la *différence de potentiel* entre les deux pôles (fig. 5).

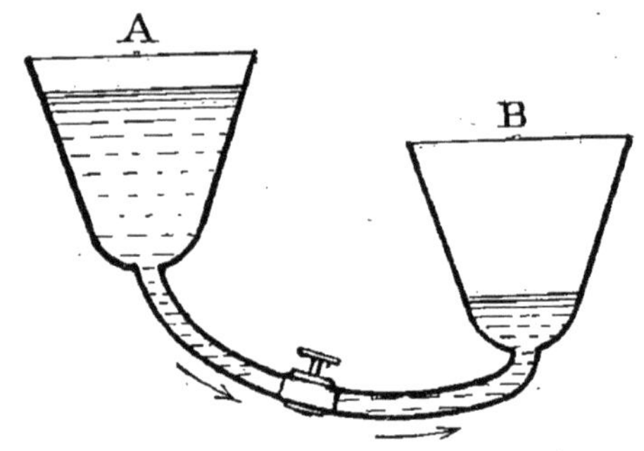

Fig. 4. — *Différence de niveau hydraulique entre deux vases.*

Le courant d'eau circule dans le tuyau qui réunit les deux vases, en allant du vase A à niveau élevé vers le vase B à niveau déclive.

Ce courant se dirigera donc, à l'extérieur de la pile, *du pôle positif à potentiel plus haut vers le pôle négatif à potentiel plus bas.* Et il ne s'arrêtera que quand les deux pôles se seront mis en équilibre électrique, c'est-à-dire auront acquis le même potentiel.

On peut considérer qu'un courant électrique est constitué par une chute d'électricité tombant de la hauteur d'une certaine différence de potentiel. Cette *chute d'électricité* est comparable à une *chute d'eau.*

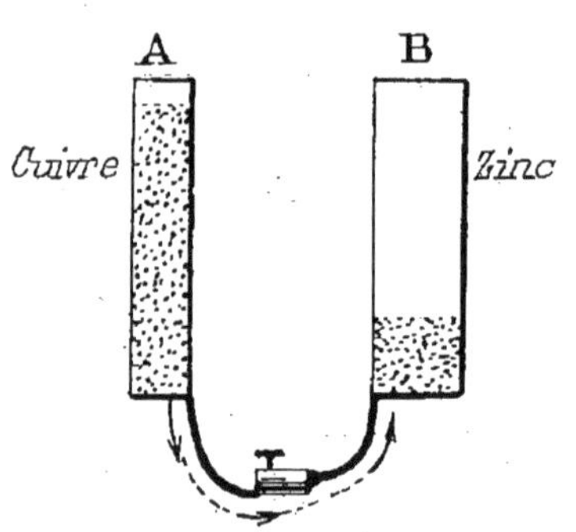

Fig. 5. — *Différence de potentiel électrique entre deux électrodes.*

Le courant d'électricité circule dans le fil qui réunit les deux électrodes, en allant de l'électrode A à potentiel haut vers l'électrode B à potentiel bas.

Continuité du courant électrique. — Poursuivons notre comparaison hydro-électrique.

A. — On conçoit que le courant d'eau s'arrêtera quand le liquide aura atteint le même niveau dans les deux vases communicants.

Cependant, si nous avons soin de restituer au vase supérieur une quantité de liquide égale à celle qu'il perd, le courant circulera dans le tuyau anastomotique aussi longtemps que nous remplacerons l'eau qui s'écoule (fig. 6).

B. — Par analogie, tant qu'il se produira des réactions chimiques dans la pile, c'est-à-dire tant que de l'électricité sera restituée au pôle positif à mesure que celui-ci en cèdera au pôle négatif, tant durera le courant électrique dans le fil conducteur.

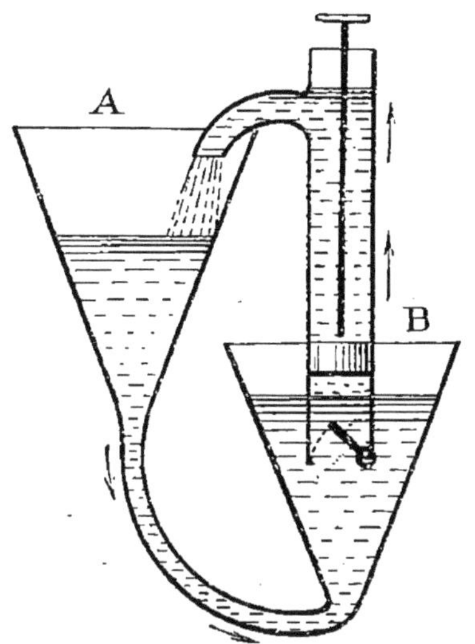

Fig. 6. — *Pompe entretenant une circulation d'eau.*

Ce courant électrique marche *continuellement* dans le même sens et sans intermittences. Pour cette raison, on le nomme COURANT CONTINU[1].

Le chemin parcouru par ce courant forme un CIRCUIT (fig. 7).

Interruption du courant électrique. — A. — Plaçons maintenant un *robinet* sur le tuyau de communication des deux vases.

Ouvrons ce robinet : l'eau se mettra à couler. Fermons-le : l'eau cessera de couler.

B. — Intercalons sur le trajet du fil qui unit les deux pôles de la pile, un robinet électrique, c'est-à-dire un *interrupteur*. Les choses se passeront de la même façon.

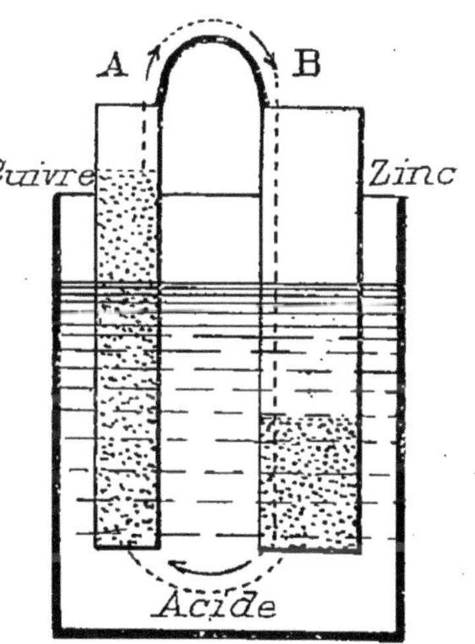

Fig. 7. — *Pile entretenant une circulation d'électricité.*

Toutefois, usant d'une terminologie quelque peu paradoxale, nous conviendrons de dire qu'au moment où l'on établit le courant, *on ferme le circuit*; et inversement, quand on interrompt le courant, *on ouvre* ou *on rompt le circuit.*

Dans ce dernier cas, l'industrie emploie une expression imagée : *couper le circuit* ou plutôt *couper le courant.*

1. Il faudrait dire COURANT CONSTANT. L'expression *courant continu* est imprécise, car tout courant variable, périodique, etc. est continu s'il ne s'interrompt pas. Cependant l'usage a fait prévaloir cette dénomination erronée. L'expression *courant galvanique*, employée en médecine, est préférable, parce qu'elle ne préjuge pas la forme du courant.

II

COURANT ALTERNATIF

Production du courant alternatif. — Il y a *mouvement alternatif* « quand un système repasse à intervalles de temps égaux par les mêmes valeurs ».

Un mouvement alternatif est le mouvement du pendule qui oscille, le va-et-vient des plateaux d'une balance dérangés de leur position d'équilibre.

A. — Reprenons nos deux vases d'eau communicants. Plaçons-les sur les deux plateaux d'une balance, maintenus en état d'oscillation constant. Chaque vase sera alternativement situé plus haut ou plus bas que son congénère.

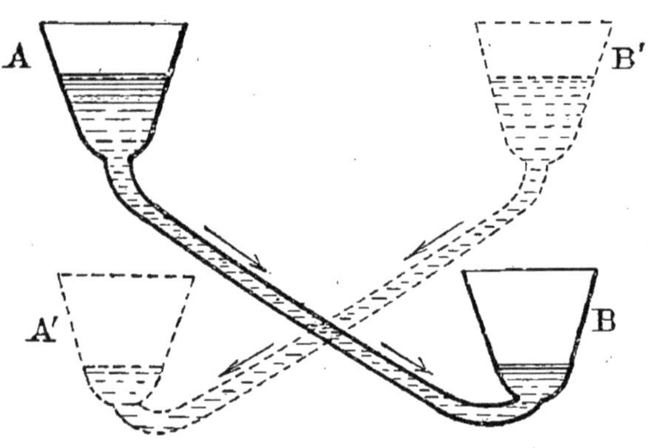

Fig. 8. — *Circulation d'eau à sens alternatifs.*

D'où il résultera que le courant d'eau, qui parcourt le tuyau anastomotique, ne circulera plus continuellement dans le même sens, comme il le faisait dans le cas précédent : mais il se dirigera alors alternativement dans un sens ou dans l'autre, du vase momentanément élevé vers le vase abaissé (fig. 8).

B. — Supposons un instant — ce qui, d'ailleurs, est irréalisable en pratique — que chaque pôle de la pile puisse être alternativement positif ou négatif. Le courant électrique circulerait alors dans le fil conducteur, non plus continuellement dans le même sens, mais *alternativement* dans un sens ou dans l'autre, en va-et-vient du pôle momentanément à haut potentiel vers le pôle à potentiel inférieur. Or, ce que ne peut pas faire la pile, une machine électrique est capable de le réaliser : un *alternateur* fournit aux différences de potentiel polaires les alternances qui créent le COURANT ALTERNATIF.

Utilisation du courant alternatif. — On pourrait encore comparer le courant continu à un homme qui marcherait d'un pas régulier dans une direction constante ; le courant alternatif, à un homme qui ferait alternativement un pas en avant et un pas en arrière. Il semble donc, de prime abord, que le courant alternatif doive être incapable de rendre les services que nous demandons au courant continu, puisque l'effet d'une alternance d'aller paraît immédiatement neutralisé par l'effet d'une alternance de retour, et qu'incessamment, telle Pénélope, ce courant détruit ce qu'il vient de faire !

A dire vrai, le courant continu suffit à tous nos besoins médicaux ; le courant alternatif n'a pas cet avantage.

Le courant alternatif peut alimenter nos *lampes* et nos *cautères*. En effet, quand un fil conducteur est traversé par un courant, ce fil s'échauffe, quels que soient le sens ou la forme de ce courant. Il suffit que les alternances se succèdent avec assez de rapidité pour que le filament de la lampe à incandescence ou la lame de platine du galvanocautère n'aient pas le temps de se refroidir sensiblement dans leurs intervalles (voir page 356): ce qui est le cas des courants alternatifs industriels.

Le courant alternatif peut aussi faire tourner des *moteurs*, problème qui a été fort élégamment résolu par la découverte des courants polyphasés.

Mais quand il faut que le courant circule invariablement dans le même sens, pour l'*électrolyse*, pour la *charge des accumulateurs*, pour la *galvanisation*, etc., le courant alternatif est inutilisable, en principe. Ainsi, pour tout dire, le bon courant, c'est le courant continu.

Cependant, aujourd'hui on fabrique de préférence du courant alternatif. En voici la raison.

Transport et emmagasinement de la « force ». — L'électricité a permis à la science de résoudre deux problèmes, qui ont révolutionné l'industrie.

1° *Transporter la « force » à grande distance.* — A cet effet, on s'adresse surtout au *courant alternatif*, en quoi on trouve la facilité et l'économie de transmission à grande distance, dont le courant continu n'est pas susceptible. Cependant, lorsque Gramme, en inventant sa « dynamo », rendit enfin pratique l'utilisation de l'électricité, ce fut d'abord au courant continu que s'adressa l'industrie : mais peu à peu celui-ci fut supplanté, dans les « distributions de force et de lumière », par le courant alternatif, d'abord simple, plus tard polyphasé. Seul, en effet, le courant alternatif peut alimenter les *transformateurs*, organes essentiels de ce transport (voir page 105).

2° *Emmagasiner la « force » à longue durée.* — Grâce à l'électricité, on peut mettre en réserve une grande quantité de force, momentanément inutilisée, afin de l'employer ultérieurement, au moment propice. A cet effet, on s'adresse au *courant continu*. Seul, en effet, ce courant est capable de remplir les réservoirs électriques, constitués par les *accumulateurs* (voir page 325).

Si donc nous voulions caractériser, à ce point de vue, les deux formes de courant que nous fournit l'industrie, nous pourrions dire que le *courant alternatif* est approprié à l'*espace,* que le *courant continu* s'adapte au *temps*.

La substitution progressive des distributions d'électricité distantes à l'alimentation sur place par accumulateurs explique la faveur croissante du courant alternatif[1].

III

COURANT CONSTANT — COURANTS VARIABLES

Classification des courants. — Cette première esquisse étant tracée, il est permis de corriger ce qu'elle a de trop élémentaire; nous devons maintenant mieux détailler les formes que peut

1. En 1889 fut décidée à Paris l'installation d'une distribution publique d'énergie électrique. A ce moment, la vogue était au courant continu.

La Cie *Continentale Edison* s'installa la première. Ayant à desservir une zone restreinte de la rive droite, elle établit deux usines au centre de sa concession, au Palais Royal et au Faubourg Montmartre. Et elle distribua du courant continu à 110 volts. Vint ensuite, en 1890, la Cie *du Secteur de la place Clichy*, qui fit de même. — Plus tard on vit qu'il y avait avantage à reporter les usines productrices d'énergie électrique en dehors de Paris, où le terrain coûte moins cher, où le ravitaillement en eau et en charbon est plus facile. Mais, la distance à franchir devenant beaucoup plus grande, on substitua au courant continu le courant alternatif : ainsi fit la *Société du Secteur des Champs-Élysées*, qui, dès 1893, distribua du courant alternatif à 3 000 volts. — On a récemment projeté d'amener l'énergie des chutes du Rhône, de Génissiat (Ain) à Paris, par une ligne de 400 kilomètres. Seul le courant alternatif pourra effectuer ce trajet, sous une tension de 120 000 volts, transportant ainsi une puissance de soixante-dix-huit mille chevaux (Blondel, Herlé et Mähl).

affecter le courant électrique. Or, ces formes sont infiniment variées : on pourrait dire que leur nombre est illimité. — Ainsi, au seul point de vue médical, il y a lieu de considérer que les courants fondamentaux (galvanique, faradique, sinusoïdal, etc.) peuvent être « ondulés » au moins de dix manières différentes (Bordet).

Cependant, pour mettre de l'ordre en cette énumération, on doit répartir les courants dans quelques catégories. La classification suivante a le mérite de la simplicité.

C. CONSTANT.				*C. galvanique*
C. VARIABLES. .	C. périodiques	C. alternatifs	*C. faradique*	
			C. sinusoïdal	C. monophasé C. polyphasés
			C. de haute fréquence	
		. . . .		
	C. non périodiques[1].			

Tracé d'une courbe. — Trop simple aussi est la comparaison d'un courant électrique et d'un courant hydraulique. Contempler deux vases d'eau communicants ne suffit pas pour pénétrer les mystères des variations de forme des courants.

Nous devons recourir à la méthode graphique.

Faisons un peu de géométrie : mais bien peu, et seulement de la géométrie plane.

Tout courant électrique a, en un moment donné, une certaine intensité. Représentons cette valeur par un *point*. Ce point, comme tout point géométrique, précise sa situation dans un plan — en l'espèce, sur notre feuille de papier — par ce que les mathématiciens appellent ses « coordonnées rectangulaires », c'est-à-dire par ses distances à deux axes : à un axe horizontal, *axe des abscisses*, à un axe vertical, *axe des ordonnées*.

Traçons donc deux axes perpendiculaires l'un sur l'autre. Sur l'axe horizontal nous noterons les temps ; sur l'axe vertical nous porterons les intensités du courant. Et nous conviendrons d'inscrire ces intensités au-dessus de l'axe horizontal, si le courant suit un certain sens ; au-dessous de cette ligne, s'il se dirige en sens contraire.

1. Ce tableau n'indique que les formes de courant utilisées en médecine.

Mais, à chaque instant, un nouveau point doit figurer la nouvelle intensité que prend le courant. Or, la réunion de tous ces points, « le lieu de tous ces points » diraient nos mathématiciens, forme une *courbe*.

La courbe ainsi constituée donne une représentation graphique caractéristique du courant. Elle exprime les *variations de l'intensité du courant en fonction du temps*.

Et, en pratique, on définit la forme d'un courant d'après la forme de sa courbe.

De même, les courbes médicales de température représentent les types de fièvre, en exprimant les variations de la température du malade en fonction de la durée de sa maladie. Sur l'axe horizontal des temps (abscisses) on repère les jours ou les heures ; sur l'axe vertical (ordonnées) on inscrit les degrés thermiques, qui, quand il s'agit de pathologie humaine, sont toujours comptés positifs. Et ainsi on identifie, au point de vue didactique, le type d'une fièvre avec la forme de sa courbe.

Courant galvanique. — Nous pouvons représenter par le tracé ABCD la courbe d'une application électrothérapique du courant

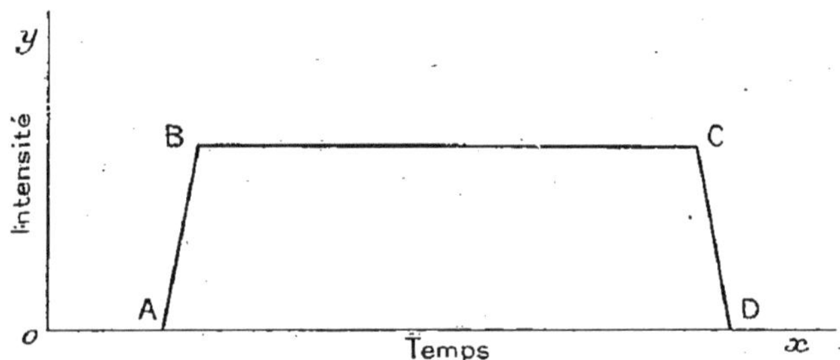

Fig. 9. — *Courbe d'un courant continu.*

ox, axe des abscisses (temps) ; *oy*, axe des ordonnées (intensités) ; AB, CD, états variables du courant continu ; BC, état permanent du courant continu.

continu (fig. 9), médicalement nommé *courant galvanique*. On y distinguera : 1° un *état permanent* ; 2° des *états variables*.

1° ***État permanent.*** — Dans sa partie moyenne BC, ce tracé est parallèle à l'axe des temps : il caractérise un courant non seulement *continu* (c'est-à-dire circulant toujours dans le même sens sans interruption), mais encore *constant* (c'est-à-dire ayant toujours la même intensité). L'horizontale BC figure l'*état permanent* du courant.

Cet état permanent forme un plateau à niveau uniforme, où se maintient invariable la valeur du courant pendant la phase moyenne de certaines séances électrothérapiques (électrolyse d'un angiome, galvanisation d'une névralgie, etc.). Il peut être assimilé à la « période d'état » de la courbe d'une fièvre.

2° ***États variables.*** — Mais, pour atteindre un plateau, en partant de la plaine, il faut monter ; et, plus tard, descendre : c'est-à-dire, à deux moments, changer d'altitude. De même, le courant, partant d'une valeur nulle pour atteindre son état permanent, puis y revenant, doit passer par deux phases de variations croissante et décroissante. Ces deux phases constituent les *états variables* du courant galvanique. On peut les comparer à la « période d'ascension » et à la « période de défervescence » de la courbe d'une fièvre.

Dans notre graphique (fig. 9) les deux lignes obliques AB et CD représentent les périodes de *fermeture* et d'*ouverture* du courant. Donc, l'ensemble de la courbe d'une application du courant galvanique est formé par : *a*) une onde de fermeture ; *b*) un état permanent ; *c*) une onde d'ouverture.

3° ***Variations des états variables.*** — Or, il y a diverses manières d'atteindre et de quitter un plateau. On y peut monter

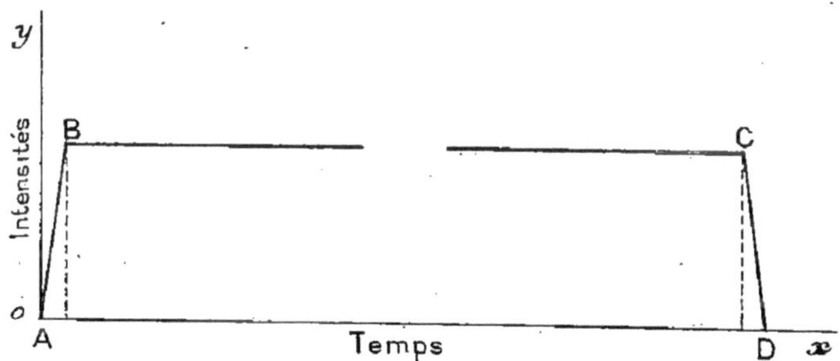

Fig. 10. — *Courbe d'un courant continu à états variables courts.*
AB, période de fermeture ; BC, état constant ; CD, période d'ouverture.

lentement par une route de pente insensible ; on y peut grimper rapidement par un sentier abrupt. Et les mêmes voies s'offrent pour en descendre ou pour en dévaler.

De même, on peut élever la valeur d'un courant de zéro au maximum et l'abaisser ensuite de plusieurs façons.

a) Veut-on, dans un but diagnostique, provoquer des secousses musculaires ? on donnera à l'état variable *une très courte durée* (fraction de seconde) (fig. 10).

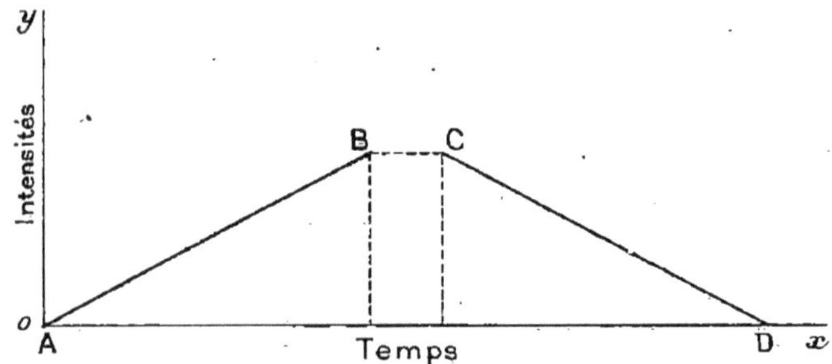

Fig. 11. — *Courbe d'un courant continu à états variables longs.* AB, période de fermeture ; BC, état constant ; CD, période d'ouverture.

b) Veut-on, dans un but thérapeutique, pratiquer une galvanisation sur la tête, où toute secousse doit être évitée ? on donnera à l'état variable *une très longue durée* (quelques minutes) (fig. 11).

Courant variable. — Un courant électrique est *variable,* quand son intensité varie avec le temps.

C'est là, d'ailleurs, un qualificatif général, qui s'applique à toutes les formes des courants *non constants* : peu importe que leurs variations soient régulières ou irrégulières [1].

Courant périodique. — Certains courants variables, à varia-

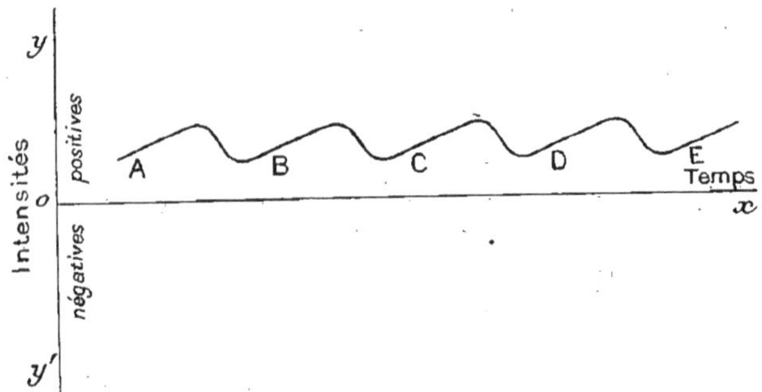

Fig. 12. — *Courbe d'un courant périodique.*

tions régulières, sont dits *périodiques,* quand l'intensité du courant

1. On observera, en examinant la courbe d'un courant galvanique, que ce courant est un *courant constant,* dans sa phase d'état permanent : mais que c'est un *courant variable,* si l'on considère l'ensemble de ses trois phases.

passe périodiquement par les mêmes valeurs. La courbe d'un courant périodique est formée par une série de boucles identiques, respectivement équidistantes (fig. 12).

Le mouvement périodique du cœur s'inscrit par une courbe de ce type sur un tracé sphygmographique.

Courant alternatif. — Certains courants périodiques sont dits *alternatifs,* quand chaque boucle (période) de la courbe est faite

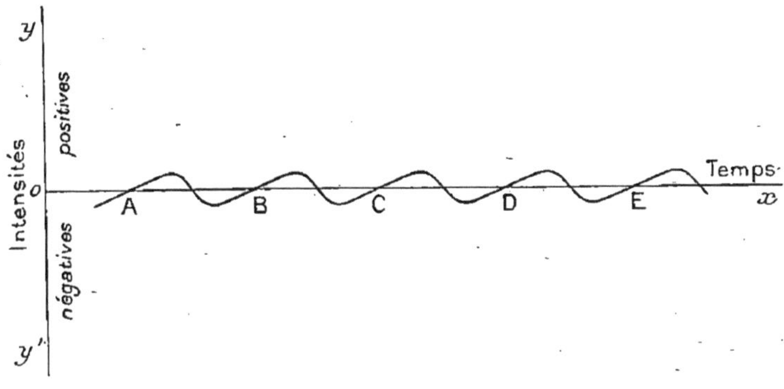

Fig. 13. — *Courbe d'un courant alternatif.*

de deux demi-boucles (demi-périodes) de sens contraires, c'est-à-dire d'une demi-boucle *positive* et d'une demi-boucle *négative.* Peu importe, d'ailleurs, la forme générale de cette courbe (fig. 13).

Courant sinusoïdal. — Il existe de nombreux types de courants alternatifs satisfaisant à la condition précédente. On réserve le nom de *courant sinusoïdal* au courant alternatif dont les variations suivent les mêmes lois que les oscillations d'un pendule non amorti.

Mouvement pendulaire. — On sait qu'un pendule est une masse lourde suspendue à un fil, oscillant autour d'un point fixe. Si l'on déplace ce pendule de sa position d'équilibre et si on l'abandonne ensuite à lui-même, il effectue une série d'*oscillations isochrones* des deux côtés de la ligne verticale.

Les choses se passent différemment suivant que le mouvement du pendule est *amorti* ou *non amorti.*

1° Mouvement pendulaire amorti. — Mis en mouvement puis abandonné, le pendule oscille de moins en moins et finit par s'arrêter. On dit alors que ses oscillations *s'amortissent* : ce qui est dû à la résistance de l'air, aux frottements des supports, etc.

Si l'on prend le tracé de ce mouvement pendulaire amorti, à l'aide du dispositif ci-contre (fig. 14), on obtient une courbe à ondulations irrégulières (fig. 15).

On y voit que l'*amplitude* des oscillations pendulaires va en diminuant jusqu'à l'immobilité de l'équilibre final, mais que la *durée* de chaque oscillation reste constante jusqu'à la fin [1]. Il y a donc irrégularité dans l'espace et régularité dans le temps.

2° Mouvement pendulaire non amorti. — Si, par un artifice quelconque, on supprime l'amortissement des oscillations du pendule, et si l'on prend le tracé de ce mouvement pendulaire non amorti, on obtient une courbe à ondulations égales dans le temps et dans l'espace, c'est-à-dire d'*amplitude* et de *durée* indéfiniment constantes (fig. 16).

La courbe « sinueuse » représentative de ce mouvement pendulaire non amorti est une *sinusoïde*.

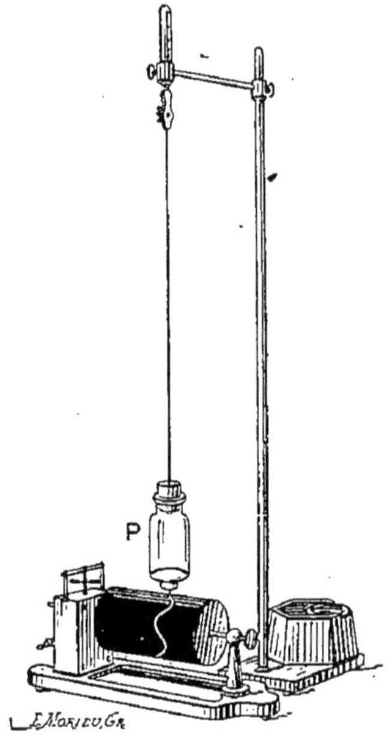

Fig. 14. — *Dispositif d'enregistrement de la courbe du mouvement d'un pendule amorti.*

Alternance. Période. Fréquence. — Le courant alternatif sinusoïdal est celui dont la courbe figure une sinusoïde. C'est la forme la plus simple et la plus parfaite des courants alternatifs.

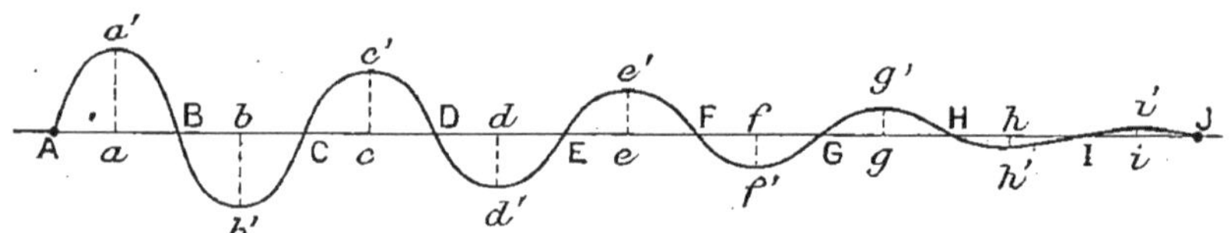

Fig. 15. — *Courbe d'un mouvement pendulaire amorti.*

Durée des oscillations : AB = BC = CD = DE = EF...
Amplitude des oscillations : $aa' > bb' > cc' > dd' > ee' > ff'$...

Elle obéit à la loi générale des mouvements périodiques, qui régit les phénomènes de la lumière, de la chaleur, du son. C'est, d'ailleurs, la forme de courant alternatif adoptée par l'industrie.

1. Galilée a formulé trois lois des oscillations pendulaires, dont la première est ainsi conçue : la durée de l'oscillation d'un pendule est indépendante de son amplitude (à condition que celle-ci ne soit pas trop grande).

Le courant alternatif sinusoïdal croît d'intensité à partir de zéro pour atteindre un maximum ; puis il décroît et revient à zéro. Il s'annule alors. Ensuite il se renverse. De nouveau il croît jusqu'à un même maximum, pour décroître aussitôt et s'annuler encore. Et le cycle recommence.

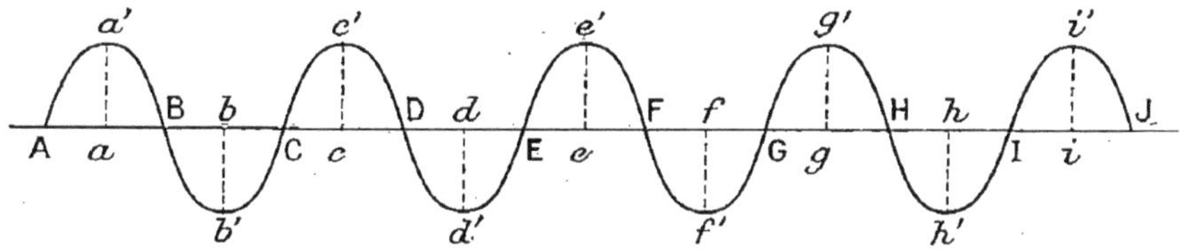

Fig. 16. — *Courbe d'un mouvement pendulaire non amorti.*
Durée des oscillations : AB = BC = CD = DE = EF...
Amplitude des oscillations : *aa' = bb' = cc' = dd' = ee' = ff'...*

On nomme *alternance* la portion de courant comprise entre deux zéros. Elle est comparable au déplacement du pendule d'un même côté de la verticale.

On nomme *période* l'ensemble de deux alternances successives de sens contraires.

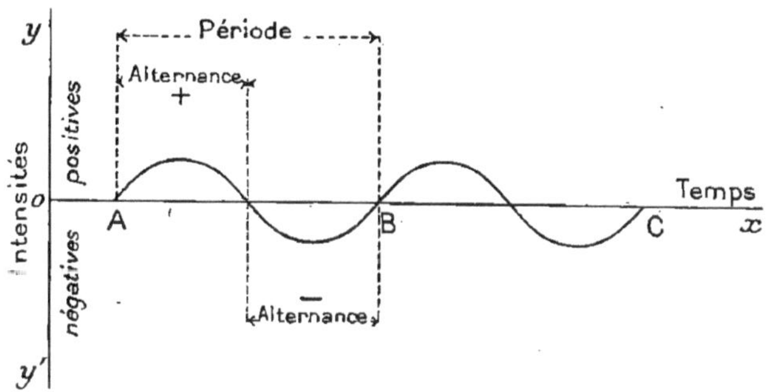

Fig. 17. — *Courbe d'un courant alternatif sinusoïdal.*

On nomme *fréquence* le nombre de périodes (et non pas d'alternances) effectuées en une seconde. Ainsi, un courant ayant une fréquence de 50 donne à la seconde 50 périodes ou 100 alternances.

Sur un graphique, chaque variation périodique, se produisant à des intervalles de temps égaux, sera figurée par une même section de courbe située entre deux points semblablement placés, A, B, C (fig. 17).

Courants polyphasés. — Dans l'industrie, on a souvent intérêt à utiliser simultanément plusieurs courants alternatifs non synchrones. Ce fut d'abord le *courant alternatif simple* qui concurrença le courant continu. On s'adressa ensuite aux *courants diphasés*. Et, plus tard, on s'arrêta aux *courants triphasés*.

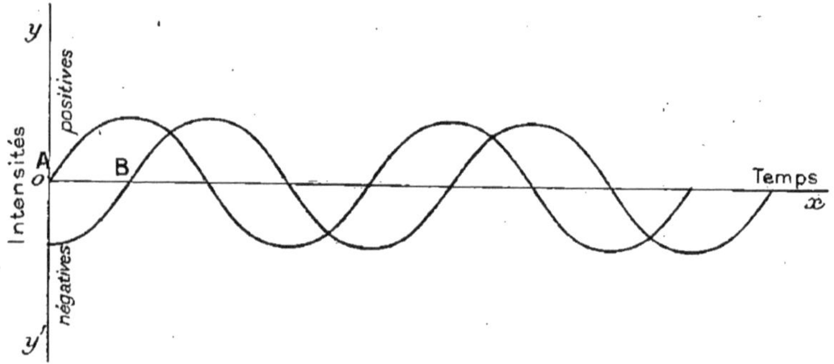

Fig. 18. — *Courbes de courants alternatifs diphasés.*
A, courbe du premier courant ; B, courbe du second courant, décalé d'un quart de période.

Ces courants sont dits POLYPHASÉS, par opposition au courant alternatif simple, appelé MONOPHASÉ.

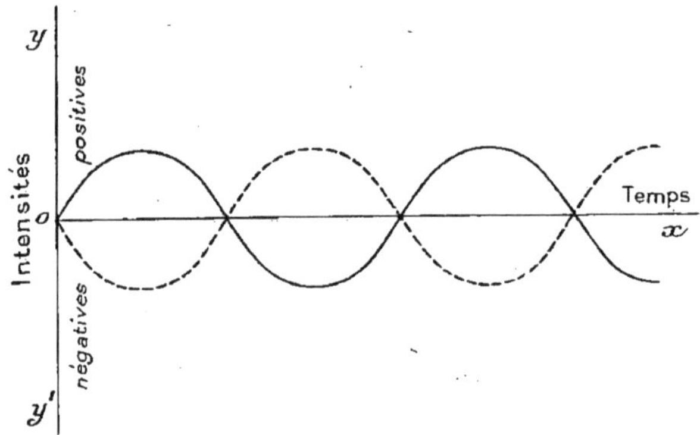

Fig. 19. — *Courbes de deux courants alternatifs en opposition.*
Le second courant est supposé décalé d'une demi-période sur le premier courant. A chaque variation d'intensité de l'un correspond une variation d'intensité inverse de l'autre, qui a pour résultat d'en annuler les effets.

Une telle préférence industrielle a sa raison d'être. Les moteurs à courant alternatif monophasé sont difficiles à mettre en marche ; au contraire, les moteurs à courants polyphasés démarrent spontanément[1].

1. Les électromoteurs sont les organes vitaux de presque toute l'industrie électrique. Non seulement ils président aux « distributions de force », mais encore ils jouent un grand rôle dans les « distributions de lumière ». En général, les usines génératrices d'énergie électrique sont situées à l'extérieur des villes, parfois à grande

Le progrès a suivi une même évolution en matière d'automobilisme.

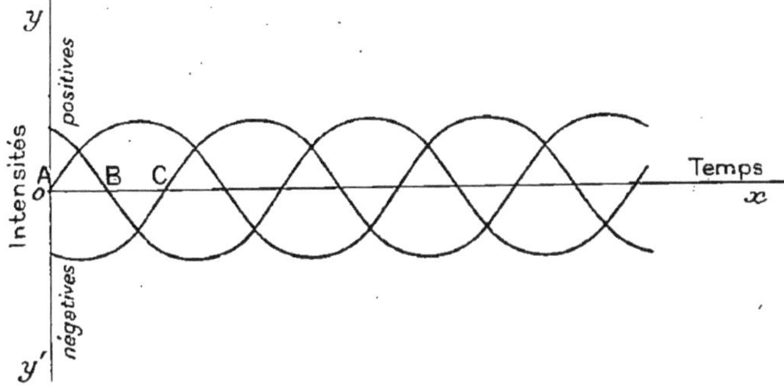

Fig. 20. — *Courbes de courants alternatifs triphasés,*
A, courbe du premier courant; B, courbe du deuxième courant, décalé d'un tiers de période; C, courbe du troisième courant, décalé de deux tiers de période.

Au moteur monocylindrique, brutal et difficile à entraîner, on a substitué les moteurs polycylindriques, qui donnent une impulsion plus

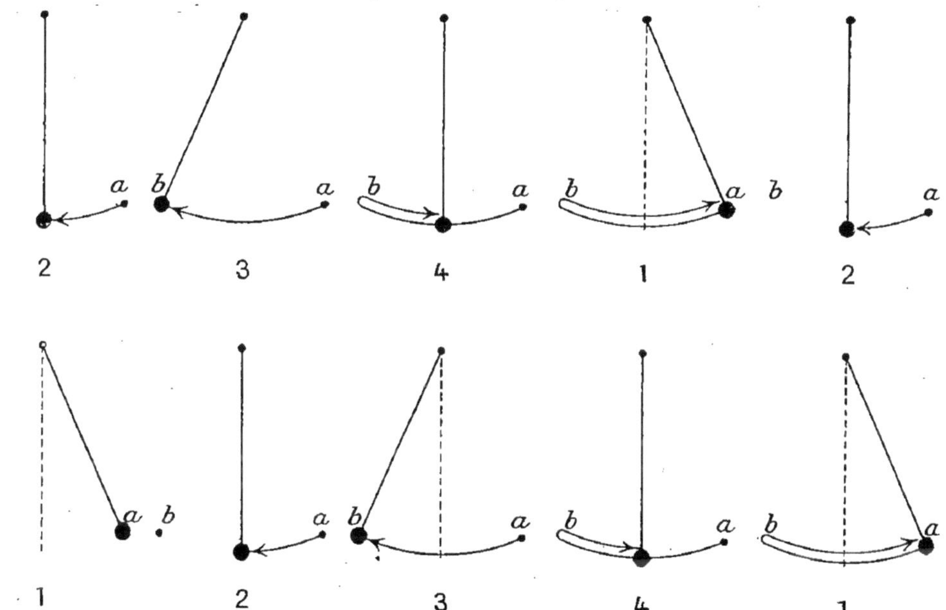

Fig. 21. — *Schéma de deux pendules respectivement décalés d'un quart de période.*

constante et plus régulière : pour aboutir aux moteurs à six cylindres, — comme on aboutit aux courants triphasés — dont la mise en marche

distance. Elles envoient des courants alternatifs polyphasés à haute tension dans des « sous-stations » intra-urbaines. Ces courants y font tourner des moteurs polyphasés, lesquels actionnent des dynamos à courant continu, chargées de fournir du courant d'éclairage, de tension moyenne, dans leurs secteurs respectifs (voir page 484).

est immédiate, et dont la souplesse est presque égale à celle des machines à vapeur.

Courants diphasés. — Les courants diphasés, moins souvent employés par l'industrie, sont constitués par deux courants alternatifs *décalés d'un quart de période* (fig. 18) : ce qui veut dire que le second courant est « en retard » d'un quart de période sur le premier courant.

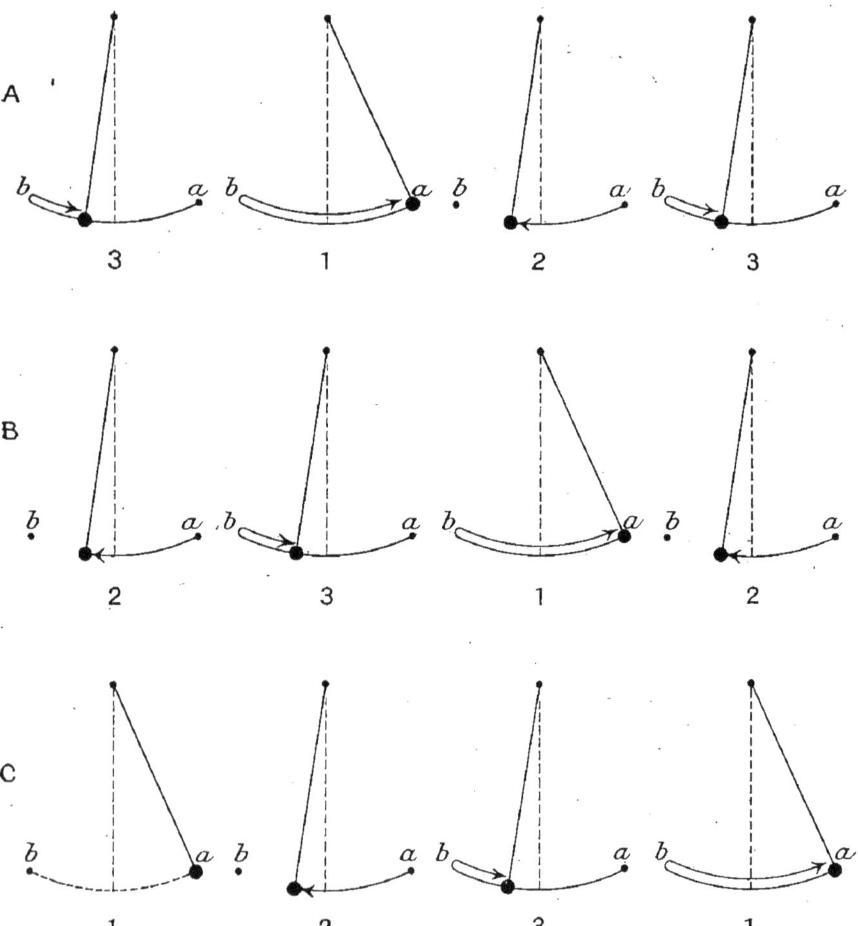

Fig. 22. — *Schéma de trois pendules respectivement décalés d'un tiers de période.*

Si les courants étaient décalés d'une demi-période, ils seraient toujours en opposition et s'annuleraient mutuellement (fig. 19).

Courants triphasés. — Les courants triphasés sont l'assemblage de trois courants alternatifs de même période et de même intensité, mais *décalés d'un tiers de période* l'un par rapport à l'autre[1] (fig. 20).

1. Il est évident que les courants triphasés, formés de trois courants alternatifs

Décalage des pendules. — I. — Le *décalage* de deux courants alternatifs *diphasés* peut être objectivé à l'aide de deux pendules A et B ayant la même longueur et par conséquent la même durée d'oscillation (fig. 21).

Écartons ces deux pendules de leur position d'équilibre et amenons-les tous les deux au point *a*. Abandonnons le pendule A ; puis lâchons le pendule B au moment où le pendule précédent passe par la verticale. Il est clair que le second pendule sera en retard d'un *quart de période* sur le premier pendule. Or, en enregistrant graphiquement les mouvements de ces pendules, on obtient la double sinusoïde enlacée qui figure les courants sinusoïdaux diphasés.

II. — On obtiendra de même la courbe figurative de trois courants sinusoïdaux *triphasés*, en inscrivant les oscillations de trois pendules, A, B et C, mis successivement en oscillation (fig. 22).

Les trois pendules étant amenés en *a*, abandonnons d'abord le pendule A ; quand celui-ci a parcouru un tiers de sa course, lâchons le pendule B ; enfin libérons le pendule C au moment où le pendule A a parcouru les deux tiers de sa course, et le pendule B, un tiers de sa course. Chacun de ces pendules sera ainsi décalé d'un *tiers de période* par rapport au précédent.

IV

COURANTS ALTERNATIFS DE HAUTE FRÉQUENCE[1]

Oscillations électriques. — Entre un petit rentier de France et un milliardaire Américain il existe un certain écart financier. On ne peut cependant pas tracer de frontière précise, délimitant l'aisance et la richesse.

Entre les alternances assez lentes que produisent nos alternateurs

distincts, non synchrones, devront être amenés à l'appareil chargé de les utiliser par trois circuits indépendants ; et les courants diphasés, par deux circuits. Cependant, dans la pratique, on a pu réduire le nombre des conducteurs de 6 à 3 (triphasé) et de 4 à 3 (diphasé) (voir page 510).

1. Nous nous bornons ici à donner quelques brèves indications sur les courants alternatifs à haute fréquence, pour montrer en quoi ils diffèrent, comme origine, comme forme, comme effets, des courants alternatifs à basse fréquence. Il n'en sera désormais plus question dans le cours de ce livre : car l'application au malade de la *haute fréquence* est du domaine de l'électrothérapeute et ne ressortit pas à la juridiction du praticien.

Néanmoins, il nous a semblé que la curiosité des médecins réclamait tout au moins un bref exposé de notions générales au sujet des oscillations, « des ondes » hertziennes. Celles-ci constituent, en effet, la manifestation la plus mystérieuse de l'électricité.

industriels, et les inversions de courant extraordinairement rapides que la nature effectue à l'aide de l'étincelle électrique, il y a un écart de fréquence considérable, sans qu'on puisse toutefois établir une démarcation définie, séparant ce que l'on est convenu d'appeler la *basse fréquence* et la *haute fréquence*.

Certes, on ne peut pas confondre les courants de basse fréquence, qui présentent ordinairement *une cinquantaine* de périodes à la seconde, avec les courants de haute fréquence, qui arrivent à changer de sens *cent milliards* de fois dans le même temps. Les alternances, ou, pour mieux dire, les vibrations de l'électricité, portent ici le nom d'OSCILLATIONS ÉLECTRIQUES.

Mais les courants de basse et de haute fréquence se distinguent mieux par trois autres caractères, qui sont : 1° leur origine ; 2° leur forme ; 3° leurs effets. Ils constituent, en réalité, deux modalités électriques absolument distinctes.

Production des courants de haute fréquence. — La fréquence réalisée par les alternateurs industriels (voir page 320) ne dépasse pas 150 périodes par seconde. Exceptionnellement, avec des alternateurs ayant 300 bobines, on a pu atteindre une fréquence de 100 000 périodes.

C'est ce qu'on pourrait appeler de la « basse fréquence élevée » : ce n'est pas encore de la haute fréquence.

Dans le domaine de la haute fréquence, on a successivement obtenu des fréquences de 3 millions de périodes-seconde (Fessenden), de 450 millions p. s. (Hertz), de 100 milliards p. s. (Righi).

Pour arriver à ce résultat, on s'adresse non plus à des alternateurs, mais à un dispositif tout différent, imaginé par Tesla[1].

Il est difficile, au début de ce livre, d'expliquer la structure de l'*Oscillateur de Tesla* (fig. 23). Il n'est guère possible de faire comprendre dès maintenant à nos lecteurs — à moins de supposer déjà connu d'eux tout ce qu'ils liront dans les pages qui vont suivre — que le dispositif de Tesla, modifié par d'Arsonval, actuellement en usage en électrothérapie, est fait d'un *générateur* de courant alternatif à haute tension constitué par une bobine de Ruhmkorff (fig. 24) ; que le courant de cette bobine est envoyé aux armatures internes de deux bouteilles de

1. Nikola TESLA, né en 1856 à Smiljan (Croatie), découvrit vers 1892 les courants électriques d'induction à haute fréquence.

Leyde formant *condensateurs* (voir page 465); que les armatures externes de ces bouteilles sont réunies par une spirale de gros fil appelée *solénoïde*, créant une *self-induction* (voir page 55); que les armatures internes desdites bouteilles sont reliées respectivement à deux tiges métalliques terminées par deux boules; et qu'entre ces boules, nommées *éclateurs*, jaillit l'étincelle électrique productrice de la haute fréquence. Nous nous bornerons donc à faire cette prétérition commode, qui nous dispensera de toute description compliquée.

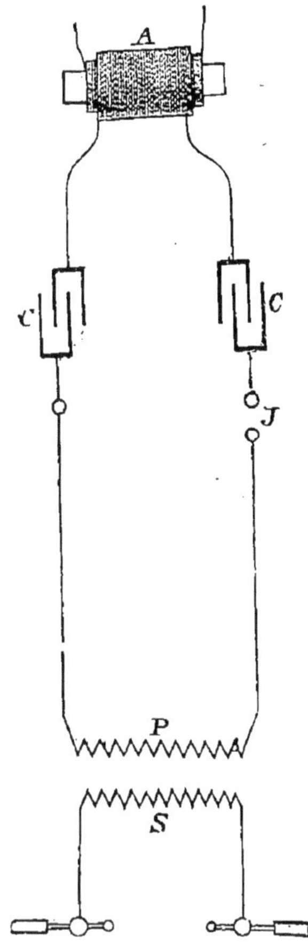

Fig. 23. — *Oscillateur de Tesla* (d'après GRAETZ).

A, bobine d'induction; C,C, condensateurs; J, boules réunies aux armatures externes des condensateurs, entre lesquelles jaillit l'étincelle de la décharge oscillatoire; P, enroulement primaire du transformateur de Tesla; S, enroulement secondaire du transformateur de Tesla, où naît un courant à haute tension.

L'électricité vibre, oscille, pour ainsi dire, à l'intérieur de l'étincelle de décharge qui jaillit à travers l'air entre les deux boules métalliques voisines, les éclateurs, portant des charges électriques de signes différents. Ces vibrations sont d'autant plus rapides, ont une fréquence d'autant plus grande que les quantités d'électricité ainsi mises en mouvement sont plus petites. De même, dit Graetz, une trompette rend un son d'autant plus aigu qu'elle est plus courte; elle provoque des vibrations sonores d'autant plus rapides que les quantités d'air mises en mouvement sont plus faibles.

Et, simultanément, les oscillations produites par l'étincelle de décharge des *armatures internes* des condensateurs provoquent dans le solénoïde qui unit les *armatures externes* de ces condensateurs, un courant de haute fréquence, dont les alternances sont en nombre égal à celui des oscillations de l'étincelle génératrice.

Ce solénoïde constitue le circuit d'utilisation où l'on recueille les courants de haute fréquence, soit par *induction* (voir page 45), soit par *dérivation* (voir page 130), pour obtenir tantôt des effets thérapeutiques *généraux*, tantôt des actions modificatrices *locales*.

Cependant, toute décharge d'électricité, qui se fait par une étincelle, n'est pas fatalement *oscillante* : elle est le plus souvent *continue*, ainsi qu'est la décharge d'eau d'un réservoir élevé vers un réservoir déclive (fig. 25). Pour que l'étincelle soit oscillante, c'est-à-dire pour que l'électricité soit ballottée un certain nombre de fois entre les deux éclateurs (fig. 26), jusqu'à ce qu'elle se mette en équilibre dans tout le système, « il faut décharger périodiquement un condensateur dans un circuit comportant de la self-induction, et il faut qu'il y ait une relation définie entre la *capacité* du condensateur, la *self-induction* du circuit et la *résistance* de ce même circuit ». Cette relation peut s'exprimer ainsi : faible capacité, forte self-induction, faible résistance.

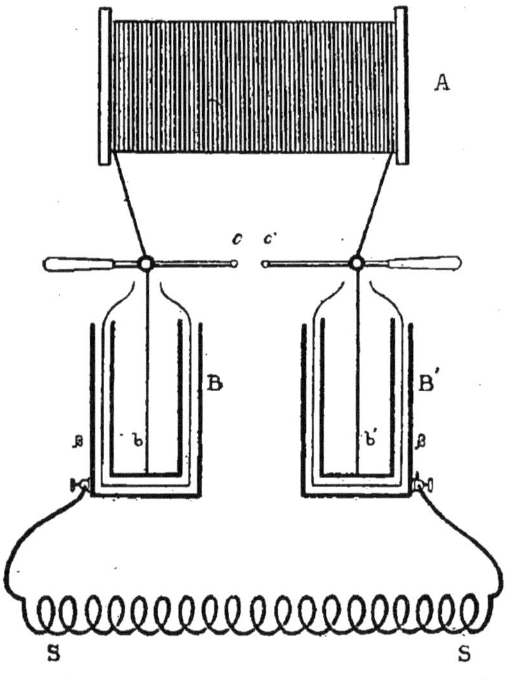

Fig. 24. — *Dispositif de d'Arsonval pour la production et l'utilisation médicale des courants de haute fréquence* (d'après ZIMMERN).

A, bobine de Ruhmkorff engendrant un courant de forte tension dans un circuit dont les extrémités sont reliées aux armatures internes *b*, *b'* de deux bouteilles de Leyde; *c*, *c'*, boules des éclateurs de ce circuit; B, B', armatures externes des bouteilles de Leyde, réunies par un solénoïde SS de très faible résistance.

Forme des courants de haute fréquence. — Ce sont des courants alternatifs *oscillatoires*, c'est-à-dire des courants dont les périodes ont une durée constante, mais dont l'intensité va en diminuant.

Le graphique qui les représente est non pas la courbe sinusoïdale régulière que trace un pendule non amorti, mais la courbe irrégulière décrite par un pendule amorti.

La comparaison classique de l'eau et de l'électricité va nous aider à comprendre ces oscillations.

Considérons deux vases A et B, réunis par un tuyau très large muni d'un robinet R (fig. 27).

Admettons que le vase A contienne beaucoup plus d'eau que le vase B. Ces deux vases figurent ainsi les deux armatures internes des condensateurs, inégalement chargées d'électricité.

Ouvrons brusquement le robinet. L'eau se précipite du vase A où sa pression est plus forte (positive) vers le vase B où cette pression est moindre (négative); et finalement l'eau se met en équilibre au même niveau xx' dans les deux vases. Ainsi l'électricité, jaillissant en étincelle entre les deux éclateurs, se met en équilibre sur les deux armatures internes des condensateurs.

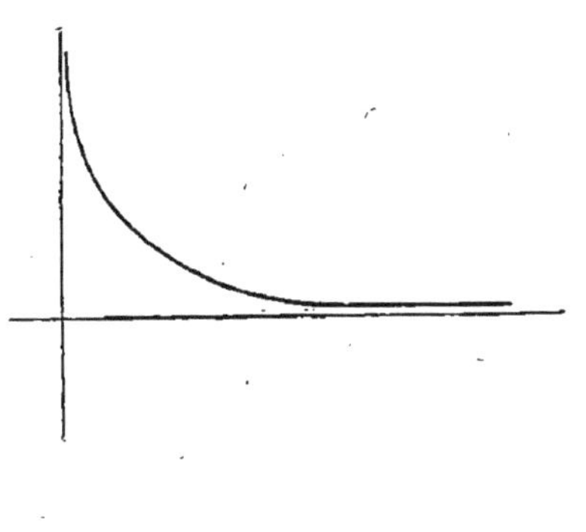

Fig. 25. — *Courbe d'une décharge continue.*

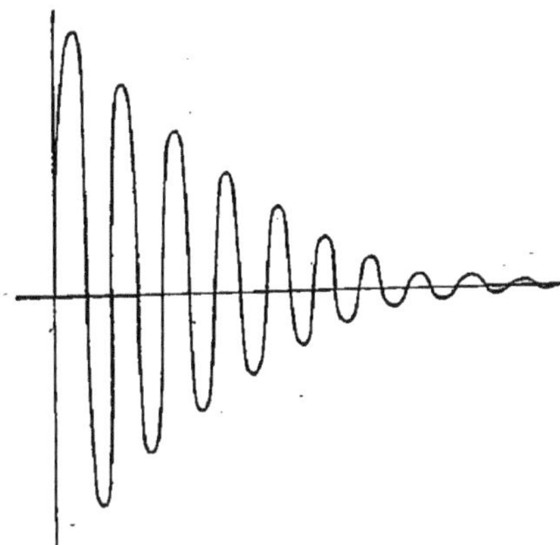

Fig. 26. — *Courbe d'une décharge oscillante.*

Mais observons de plus près ce qui se passe dans la colonne d'eau qui occupe le tuyau anastomotique, laquelle figure l'étincelle de décharge traversant la couche d'air qui sépare les deux éclateurs. Nous la verrons ballottée entre les deux vases. En effet, la masse d'eau qui brusquement s'échappe du vase A, dépassera, en arrivant dans le vase B, le niveau xx' auquel elle devrait théoriquement s'arrêter : car elle est entraînée par sa vitesse acquise. Elle s'élèvera donc plus haut, jusqu'à atteindre la ligne zz', en même temps que dans le vase A elle s'abaissera au-dessous du plan normal d'équilibre. Dès lors, le vase B, ayant la charge plus forte, se déchargera à son tour vers le vase A, où l'eau remontera au-dessus de la ligne xx', moins haut cependant qu'elle ne l'avait fait précédemment. De nouveau, le vase A enverra l'eau vers le vase B, où elle n'atteindra plus que le niveau yy'. Et ainsi se produira dans le tuyau anastomotique un mouvement de va-et-vient de l'eau, avec des oscillations dont l'amplitude décroîtra progressivement, jusqu'à ce que les frottements, ayant absorbé toute l'énergie que possède le liquide, amènent finalement son équilibre hydrostatique.

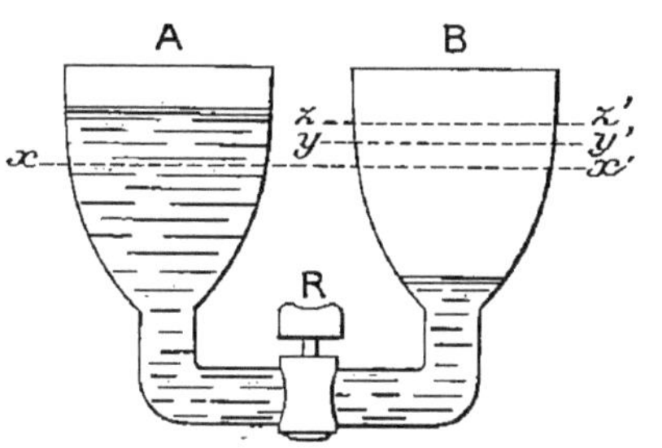

Fig. 27. — *Oscillations de l'eau entre deux vases communicants.*

L'électricité oscille de la même façon. L'amortissement de ses oscillations est très rapide : dans les appareils électromédicaux, il a lieu après une vingtaine d'alternances.

Il faut alors, pour produire à nouveau des oscillations, provoquer une nouvelle décharge électrique.

On peut comparer ce fait aux oscillations décroissantes d'un liquide qui, ayant eu son niveau déplacé, tend à reprendre son équilibre, et qu'on agiterait chaque fois que cet équilibre serait réalisé.

Aussi bien, lorsque nous parlons de *courants* alternatifs de haute fréquence, employons-nous un terme impropre. Il ne s'agit pas ici, en effet, d'une série d'alternances électriques se succédant sans interruptions appréciables, comme cela a lieu pour un courant sinusoïdal. Il faut, au contraire, considérer ce prétendu courant comme une série d'émissions séparées par de grands intervalles, comme une succession d'actes électriques espacés par des entr'actes. Chacun de ces actes se nomme un *train d'ondes* (fig. 28).

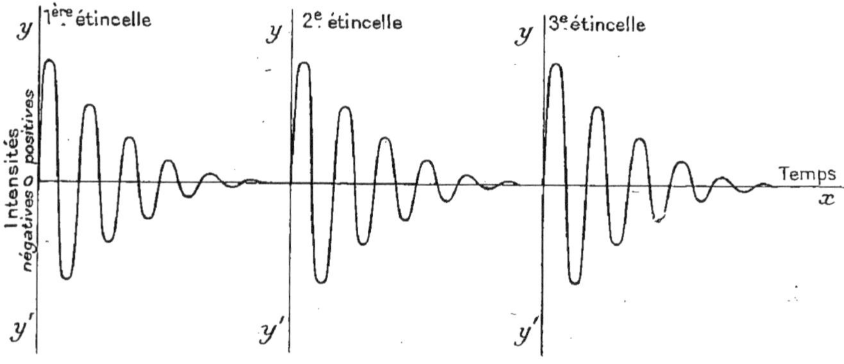

Fig. 28. — *Trains d'ondes.*

Or, ces actes sont très courts : ils durent environ 1/50 000e de seconde. Les entr'actes, comme dans un théâtre à la mode, sont excessivement longs, car les bobines ne donnent en moyenne que 100 trains d'ondes par seconde. On voit donc que le système chôme beaucoup plus longtemps qu'il ne travaille, ainsi qu'il sied à notre époque.

Diverses comparaisons ont été présentées pour mettre en valeur la durée de ces interruptions. Assimilant les vibrations électriques aux vibrations sonores de l'air, on peut supposer une trompette qui, six ou sept fois par jour, émettrait pendant dix secondes une seule note, en decrescendo.

Et pour avoir une représentation visuelle de ce fait, qu'un graphique pourrait bien difficilement exprimer en proportions exactes, imaginons une ligne de chemin de fer, sur laquelle circuleraient des trains de vingt wagons, laissant entre eux cent kilomètres d'intervalle.

Applications des courants de haute fréquence. — Les applications des courants de haute fréquence nous conduisent dans le domaine du merveilleux. Leur intérêt se manifeste surtout à trois points de vue, que le cadre spécial de cet ouvrage nous permet seulement de signaler.

1° *Au point de vue théorique*, la haute fréquence a permis à Hertz de confirmer l'hypothèse hardie émise par Maxwell, et de donner la démonstration évidente de l'IDENTITÉ DE LA LUMIÈRE ET DE L'ÉLECTRICITÉ[1].

1. Heinrich HERTZ, un des plus illustres physiciens allemands, né à Hambourg en 1857, mort à Bonn en 1894, nous a appris que les oscillations électriques (qui sont en réalité des vibrations d'électrons) ne cantonnent pas leurs mouvements dans l'étincelle de décharge et dans les conducteurs voisins. Mais ces oscillations ébranlent l'océan impondérable d' « éther » qui nous enveloppe et y déterminent, ainsi qu'une pierre tombant dans l'eau, des rides ou vagues, appelées *ondes hertziennes*. Ces ondes se propagent dans toutes les directions; et quand elles rencontrent d'autres corps conducteurs d'électricité, elles provoquent la vibration des électrons qui s'y trouvent inclus.

En un mot, les ondes hertziennes, émises par un foyer électrique à haute tension, électrisent à distance les corps neutres, de même que les ondes lumineuses, émises par un foyer de lumière, influencent les corps obscurs et les rendent lumineux (voir page 717).

Or, entre ces ondes électriques et ces ondes lumineuses il n'y a pas seulement analogie ; il y a similitude. Hertz a reconnu que les ondes électriques se déplacent avec la même vitesse que les ondes lumineuses, à raison de trois cent mille kilomètres à la seconde. Il a montré que les rayons électriques, tout comme les rayons lumineux, se réfléchissent sur les surfaces, se réfractent à travers les prismes, convergent dans les lentilles, etc. Et il a ainsi prouvé l'identité de la lumière et de l'électricité.

La différence objective que nos sens perçoivent entre l'électricité et la lumière est due, non pas à une différence de nature, mais seulement à un grand écart dans la *fréquence des vibrations* et la *longueur des ondes* (pour plus de détails, voir le chapitre consacré à la Lumière, page 719).

a) La fréquence des vibrations la plus grande que les oscillations hertziennes aient encore réalisée, est de cent milliards. Quand elle pourra s'élever à cinq cents trillions, l'oscillateur produira de la lumière.

b) Les oscillations hertziennes les plus rapides ont une longueur d'onde de 3 millimètres. Les vibrations lumineuses (infra-rouges) les plus lentes donnent des ondes d'une longueur de 0,08 millimètre (80 μ). *Les longueurs d'ondes comprises entre ces deux chiffres correspondent à des phénomènes dont nous ignorons encore la nature.* Si l'on pouvait diminuer la longueur d'onde des oscillations électriques, on ferait de la lumière ; si l'on pouvait augmenter la longueur des ondes sollicitées par les vibrations des corps lumineux, on ferait de l'électricité.

2° *Au point de vue pratique,* la haute fréquence a conduit Marconi à la découverte de la RADIOTÉLÉGRAPHIE (télégraphie sans fil)[1].

3° *Au point de vue médical,* la haute fréquence a donné naissance à une nouvelle méthode électrothérapeutique précieuse, qui a reçu la juste appellation de DARSONVALISATION, du nom du physicien français d'Arsonval, lequel en fut le promoteur[2].

1. Guglielmo MARCONI, ingénieur italien, né à Bologne en 1875, appliquant d'une part les découvertes de Hertz et de Tesla, utilisant d'autre part le « cohéreur » inventé par le physicien français Branly, réalisa avec succès, dès 1896, les premières tentatives de « télégraphie sans fil » à travers l'espace.

Au poste de départ, les ondes hertziennes, lancées dans l'atmosphère à l'aide d'un ensemble de fils métalliques constituant une *antenne* (antenne d'émission), ébranlent l'éther sur une large surface et s'y propagent.

Au poste d'arrivée, ces ondes rencontrent une autre antenne (antenne réceptrice), qui se met à vibrer « syntoniquement » avec la première. Et ses vibrations sont recueillies par des récepteurs : au début le *cohéreur de Branly* (voir page 112) ou tube radio-conducteur à limaille métallique, maintenant remplacé par des *détecteurs électrolytiques, thermiques*, etc.

Ici intervient le phénomène de la RÉSONANCE ÉLECTRIQUE.

Un fait connu d'acoustique nous en fera comprendre le mécanisme.

Les vibrations d'une antenne ébranlent l'éther comme les vibrations d'un diapason ébranlent l'air. L'une émet des ondes électriques, l'autre produit des ondes sonores.

Nous savons que si l'on fait vibrer un diapason en face d'un piano dont on a soulevé les étouffoirs, on entend résonner spontanément la corde qui donne la même note que le diapason : et cela, parce que cette corde a la même *période de vibrations* que le diapason, c'est-à-dire exécute le même nombre de vibrations à la seconde. On dit alors que le diapason et la corde sont *accordés*. Il est possible, à l'aide de certains corps vibrants appropriés (résonateurs d'Helmholtz), de renforcer notablement l'intensité du son initial.

Or, toute antenne, au même titre qu'une corde de piano, possède une période de vibrations propre. En accordant syntoniquement l'antenne d'émission d'ondes hertziennes avec l'antenne réceptrice, on produit le phénomène de la résonance électrique ; et l'on donne alors aux appareils un maximum de sensibilité. Grâce à cette résonance, en employant des ondes dont la fréquence est de trois cent mille à la seconde, et que lancent des antennes de 80 mètres de hauteur, on peut déjà, sur mer mieux que sur terre, envoyer des radiogrammes à une distance de 4 500 kilomètres.

La résonance électrique, ainsi qu'il va être dit plus loin, est également utilisée en thérapeutique. A l'aide de certains résonateurs [dont le premier en date et le plus connu est le résonateur d'Oudin, et qui sont faits non pas, comme l'antenne, de fils rectilignes, mais d'un fil enroulé en spirale constituant ce qu'on appelle un *solénoïde*], on peut renforcer considérablement la tension des courants de haute fréquence émis par l'oscillateur.

2. Arsène d'ARSONVAL, professeur de physique biologique au Collège de France, né en 1851 à Laborie (Haute-Vienne), fit en 1890 ses premières expériences sur l'action physiologique des courants de haute fréquence, entrevue par Ward dès 1879. Il se servit d'abord d'une machine dynamo-électrique, produisant plusieurs milliers d'alternances par seconde.

Les courants de haute fréquence ont des effets physiologiques et thérapeutiques très singuliers.

A. Effets physiologiques. — La douleur causée par le passage d'un courant alternatif dans nos tissus augmente avec la fréquence des inversions de courant, pour atteindre son maximum vers 2 500 périodes par seconde. Mais, si cette fréquence continue à s'accroître encore, la sensation devient de moins en moins pénible; et elle s'annule vers 10 000 périodes. A partir de ce taux, nos nerfs moteurs et sensitifs ne sont plus impressionnés. En outre, ces courants deviennent absolument *inoffensifs*. C'est ainsi qu'à la haute fréquence de 3 à 4 millions d'oscillations par seconde, le corps humain peut supporter un courant électrique extrêmement fort (50 000 volts dans les expériences de Tesla), qui l'électrocuterait immédiatement si sa fréquence tombait à une valeur très basse[1].

Deux progrès facilitèrent ensuite ses recherches, et lui permirent de les transporter sur le terrain de la thérapeutique.

Ce fut, d'une part, l'invention, par l'ingénieur américain Nikola Tesla, de l'*oscillateur*; lequel, fondé sur les principes de Hertz, fit obtenir des fréquences se chiffrant à la seconde, non plus par des milliers, comme avec un alternateur, mais par des millions et même des milliards de périodes.

Ce fut, d'autre part, l'invention, par le médecin français Paul Oudin, du précieux appareil appelé *résonateur*.

1. L'innocuité pour le corps humain de ces courants alternatifs à haute fréquence a fait l'objet de diverses hypothèses.

Hypothèse des physiciens. — On a remarqué que le courant alternatif ne se répartit pas dans toute l'épaisseur d'un câble conducteur. Il tend à se localiser à la surface et à abandonner le centre, d'autant plus que sa fréquence augmente. C'est ainsi que Ferranti a conseillé l'emploi de conducteurs tubulaires pour transporter les courants alternatifs industriels ayant plus de 80 périodes. On pourrait conclure de là que si les courants de haute fréquence ne sont pas dangereux ni même perceptibles pour le corps humain, c'est qu'ils n'y pénètrent pas et restent « à fleur de peau ». Mais cette hypothèse est en contradiction avec les effets thérapeutiques de ces courants, en particulier avec leur action sur les vaisseaux et sur les centres nerveux. D'ailleurs, si le courant s'écoulait par l'épiderme, étant donnée la résistance spécifique très grande de ce dernier, la température cutanée dépasserait mille degrés avec une intensité d'un ampère seulement (Bordier).

Hypothèse des physiologistes. — D'Arsonval fait remarquer que ce n'est pas là un phénomène inconnu en physiologie. La plupart de nos organes ne répondent aux vibrations qui les ébranlent que quand celles-ci ont une fréquence déterminée. L'oreille n'entend plus les sons au-dessus de 22 000 vibrations à la seconde (Quix). L'œil n'est plus impressionné par la lumière, quand celle-ci émet plus de 750 trillions de vibrations.

Il n'y a pas seulement *absence d'excitation* mais encore *inhibition*, comme le prouve l'analgésie des points où les courants de haute fréquence pénètrent dans le corps.

B. Effets thérapeutiques. — Bornons-nous à signaler que les courants de haute fréquence ont des effets locaux et généraux.

1° *Applications locales.* — Les applications locales de la haute fréquence sont dues à Oudin et à son résonateur. Elles se pratiquent soit par *effluves,* soit par *étincelles de condensation.*

Oudin les a d'abord introduites, en 1894, dans le traitement des dermatoses où elles occupent aujourd'hui une grande place. Elles y manifestent des effets calmants locaux remarquables, et constituent le traitement héroïque des prurits (Brocq). Pour la même raison, elles guérissent les fissures sphinctéralgiques de l'anus (Doumer) ; cette cure, découverte par hasard, est le plus brillant de tous les succès médicaux de la haute fréquence.

2° *Applications générales.* — Elles constituent à proprement parler la darsonvalisation ; car, dès 1892, d'Arsonval a fourni aux médecins le dispositif pratique de leur emploi. Elles se font surtout par *autoconduction* : c'est-à-dire que le malade est placé dans une *cage en forme de solénoïde,* où des courants induits prennent directement naissance dans son corps ; ou bien encore, il est couché sur un *lit condensateur* (Apostoli).

L'action générale produite par la haute fréquence a un *effet sédatif,* qui s'accompagnerait en outre, surtout dans la cage, d'un abaissement de la tension artérielle. Moutier aurait ainsi obtenu des améliorations notables dans le traitement de l'hypertension permanente des artérioscléreux.

Au contraire, pour la cure des affections de l'oreille, du nez et du larynx la haute fréquence n'a encore donné que fort peu de résultats : ce qui nous autorise à ne pas insister sur ce sujet dans un livre surtout destiné aux oto-rhino-laryngologistes.

CHAPITRE II

L'ÉLECTROMAGNÉTISME. L'INDUCTION

Ampère et Faraday. — La révélation de l'électromagnétisme, faite par Ampère, et sa conséquence, la découverte de l'induction, due à Faraday, sont deux événements capitaux de l'histoire de l'électricité au XIXe siècle. Toute l'industrie électrique actuelle en dérive ; et corollairement, pour une grande part, en découle l'utilisation médicale de l'électricité.

Le magnétisme, l'électromagnétisme, l'induction magnéto-électrique, l'induction mutuelle des circuits sont les quatre étapes qu'a franchies la science en cette matière[1].

I

MAGNÉTISME

Aimants naturels. — Jadis, aux environs de deux villes situées l'une en Lydie, l'autre en Thessalie, et qui, par une coïncidence

1. Voici, énumérés par ordre chronologique, les principaux moyens de produire de l'énergie électrique.

1° *Frottement.* — Au VIIe siècle avant J.-C., Thalès (de Milet) découvrit l'électrisation par frottement. — Applications : la machine électrostatique à frottement, actuellement abandonnée.

2° *Influence.* — Au XVIIIe siècle, Wilke découvrit l'électrisation par influence. — Applications : la machine électrostatique à influence, utilisée dans les cours, et qui sert en médecine pour la thérapeutique par franklinisation. Pas d'emploi industriel.

3° *Actions chimiques.* — En 1795, Volta, inventant sa pile, fit le premier de l'électricité avec des actions chimiques. — Applications : les piles électriques, sources électromotrices de luxe, trop coûteuses pour être utilisées industriellement.

4° *Thermo-électricité.* — En 1821, Seebeck découvrit la thermo-électricité, c'est-à-dire la production de l'électricité par des actions thermiques. — Applications : la pile thermo-électrique, confinée dans les laboratoires.

5° *Induction.* — En 1831, Faraday trouva l'électrisation par induction. — Applications : l'industrie électrique contemporaine.

curieuse, se nommaient toutes les deux MAGNESIA (dans la mythologie grecque, Magnès était un fils du dieu Eole), on trouvait des pierres d'une consistance métallique, d'un éclat gris d'acier. Les Grecs remarquèrent qu'elles avaient la propriété d'attirer le fer : mais ils n'en purent trouver aucune utilisation pratique[1].

Ces pierres sont des *aimants naturels*. Elles sont constituées par un oxyde de fer (Fe^3O^4), qui porte le nom commémoratif de *magnétite*. On a appelé MAGNÉTISME le pouvoir d'attraction qu'ont ces pierres. La cause en est inconnue.

Or, les pierres d'aimant confèrent leurs propriétés au fer par contact ou même par simple voisinage : et cela, sans en rien perdre elles-mêmes.

Et le fer, ainsi devenu aimant, est capable d'aimanter à son tour du fer neutre[2].

1. On pourrait s'étonner que les Grecs, ayant découvert par hasard l'action de l'aimant naturel sur le fer et le pouvoir attractif conféré à l'ambre jaune par le frottement vis-à-vis des corps légers quelconques, n'aient su, malgré leur subtilité, déduire aucune conséquence de ces constatations. Une telle stérilité s'explique cependant, si l'on veut bien considérer que les savants grecs avaient l'esprit éminemment spéculatif. Ils travaillaient dans le domaine de la raison pure, se défiant de leurs sens, se confiant à leur esprit. De l'observation des phénomènes naturels, ils n'avaient souci. Étaient-ils par hasard en contradiction avec la nature, ils lui donnaient tort. Ils procédaient par axiomes, posant des propositions évidentes par elles-mêmes et qui ne réclamaient aucune démonstration. Ils admettaient comme vrai tout ce qui leur paraissait impossible qui ne fût pas vrai. Et de ces postulats ils tiraient, comme le fit Euclide, des systèmes scientifiques entiers. Aussi étaient-ils maîtres en mathématiques et en géométrie : mais les plus grossières superstitions leur tenaient lieu de sciences physiques et naturelles. Archimède lui-même raisonnait ainsi. Il s'efforça de faire dériver toute sa mécanique d'un axiome ; et il la construisit avec le seul secours de la logique. Déjà, il usait du principe de la *raison suffisante* de Leibniz, admettant que rien ne se passe et ne doit se passer dont on ne puisse donner une raison suffisante.

Seul ou presque seul, Aristote consentit à observer les faits : néanmoins il introduisit dans sa démonstration de l'équilibre du levier encore trop de choses prétendues évidentes par elles-mêmes. Il se trompa.

Plus tard, pendant la nuit du Moyen âge, on enseigna que les Anciens avaient définitivement établi les principes inviolables de toute science ; et on tint Aristote pour le Maître de la Science universelle. La *méthode scolastique* des Universités se bornait à tirer des conséquences de ces principes à l'aide du raisonnement. Le *syllogisme* était son instrument de travail par excellence, tenu pour le procédé d'investigation le plus parfait et le plus sûr. Du rapprochement de deux affirmations admises comme vraies, on déduisait une affirmation nouvelle, constituant une découverte. D'où il résulta que jusqu'au seizième siècle les progrès scientifiques furent nuls. Le respect excessif que témoigna ainsi le Moyen âge pour la tradition aristotélicienne, eut comme conséquence de faire reporter à la Renaissance les premières découvertes utiles dans le domaine du magnétisme et de l'électricité.

2. Ross a montré qu'on peut former des *alliages magnétiques* avec des métaux

Corps magnétiques, amagnétiques, diamagnétiques. — Au point de vue de l'aimantation, on range les métaux en trois groupes :

1° MÉTAUX MAGNÉTIQUES. — Ils sont perméables à l'action du fluide magnétique, qui les traverse et en fait des aimants. Le *fer* est le plus magnétique de tous les métaux, et cela d'autant mieux qu'il est plus dur : ainsi l'acier s'aimante mieux que le fer. Le nickel, le cobalt, le chrome sont magnétiques, toutefois à un degré infiniment moindre. Cette propriété magnétique disparaît quand on chauffe le métal. L'aimantation cesse brusquement, pour le fer, à 785° ; pour le nickel, à 330°.

2° MÉTAUX AMAGNÉTIQUES. — Ils ne sont pas susceptibles de s'aimanter. Cuivre, zinc, plomb, etc.

3° MÉTAUX DIAMAGNÉTIQUES. — Au lieu d'être attirés, ils sont repoussés par l'aimant. Bismuth, antimoine, etc.[1]. Cependant l'action répulsive qu'exerce l'aimant sur les métaux diamagnétiques est infiniment plus faible que son action attractive vis-à-vis des métaux magnétiques.

Induction magnétique. — Cette transmission des pouvoirs de l'aimant au fer se nomme *induction magnétique.* On forme ainsi des *aimants artificiels*. Ceux-ci sont employés de préférence aux aimants naturels, parce que leur pouvoir magnétique est plus grand, et parce qu'on peut leur donner des formes variées : barreau, aiguille losangique de la boussole, fer à cheval destiné à attirer des barres de fer, etc.

Aimants naturels et aimants artificiels portent encore le nom générique d'*aimants permanents*, par opposition aux électro-aimants, qui sont des *aimants temporaires*.

Pôles des aimants. — Le pouvoir magnétique est maximum au voisinage des extrémités d'un barreau aimanté ; il est nul en son milieu, qui forme une ligne neutre. On le démontre en plongeant ce barreau dans de la limaille de fer, qui s'attache en houppe à ses deux extrémités seulement (fig. 29).

amagnétiques. *a*) L'*alliage binaire* le plus magnétique est le groupe manganèse-antimoine. *b*) L'*alliage ternaire* le plus magnétique est le groupe cuivre-manganèse-aluminium. D'autre part, Ross a constaté ce fait très curieux, que l'association du bismuth, fortement diamagnétique, au cuivre et au manganèse, amagnétiques, confère à cet alliage un notable pouvoir magnétique.

1. Parmi les gaz, quelques-uns sont *amagnétiques* (hydrogène, azote) ; d'autres sont *diamagnétiques* (acide carbonique, cyanogène) ; la plupart sont *magnétiques*. L'oxygène est très magnétique ; une bulle de savon, gonflée avec de l'oxygène, est attirée par un fort aimant ; de l'oxygène liquéfié, versé sur un pôle d'électro-aimant, s'y attache énergiquement.

Considérant les mouvements de l'aiguille aimantée de la boussole [1], on a nommé *pôle nord* l'extrémité de l'aimant qui tend à se diriger vers le Nord de la terre, et *pôle sud*, son autre extrémité. On est convenu de dire que la moitié nord de l'aimant contient du *magnétisme nord*, que sa moitié sud renferme du *magnétisme sud*.

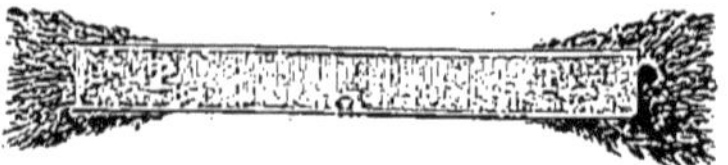

Fig. 29. — *Limaille de fer adhérant aux extrémités d'un barreau aimanté.*

Magnétisme terrestre. — Gilbert, au XVIe siècle, donna l'explication de la boussole, en découvrant le *magnétisme terrestre*. Il nous apprit que la terre se comporte comme un aimant.

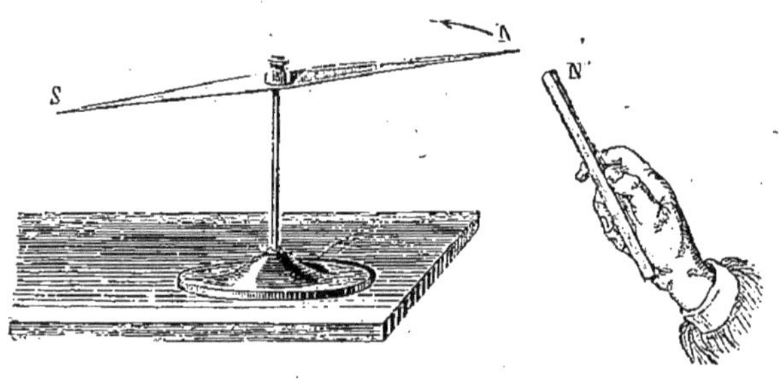

Fig. 30. — *Action réciproque de deux aimants.*
Le pôle nord N de l'aiguille aimantée, suspendue sur pivot, est repoussé par le pôle nord N' du barreau aimanté, tenu à la main.

La terre forme toutefois un aimant très faible, dont l'intensité d'aimantation est, à volume égal, cinq mille fois moindre que celle d'un barreau d'acier aimanté.

Or, en magnétisme ainsi qu'en électricité, les pôles de noms contraires s'attirent, les pôles de mêmes noms se repoussent (fig. 30).

1. Mille ans avant J.-C., les Chinois s'orientaient déjà dans leurs immenses plaines à l'aide de *chars magnétiques*. Ces chars portaient à l'avant une statuette mobile qui montrait invariablement le Sud, quelle que fût leur direction. Elle renfermait un aimant naturel.

Au VIIe siècle après J.-C., les Arabes empruntèrent cette invention aux Chinois ; et, à l'époque des Croisades, ils la transmirent aux Européens. Ceux-ci l'employèrent, dès 1180, pour diriger les navires, qui purent désormais naviguer en pleine mer sans inquiétude. Jusqu'alors, on ne faisait guère que du cabotage, en suivant les côtes.

Une pierre noire, que les marins nommaient « marinette » (et plus tard une aiguille d'acier aimantée), flottait, soutenue par deux fétus de paille, dans un flacon à demi-plein d'eau.

La vraie boussole n'apparut qu'en 1294. Un Italien d'Amalfi, Flavio Gioja, imagina de placer l'aiguille en équilibre sur un pivot et de l'enfermer dans une petite boîte de bois (*bussola* en italien), ayant un couvercle de verre.

Actuellement, pour repérer le sens de l'aiguille aimantée de la boussole, on enlève sur sa moitié sud la couche d'oxyde de fer qui s'est formée pendant la trempe de l'acier ; la couleur grise de cette extrémité sud contraste ainsi avec la couleur bleue que conserve l'extrémité nord.

En Angleterre, on peint en rouge la moitié nord du barreau aimanté, et en bleu, la moitié sud (Airy).

Pour expliquer la déviation de l'aiguille aimantée de la boussole, on doit supposer que la terre renferme du magnétisme sud dans son hémisphère boréal et du magnétisme nord dans son hémisphère austral[1].

Champ magnétique. — L'action des aimants se fait sentir à quelque distance, même à travers certains corps solides. L'espace soumis à cette action se nomme un CHAMP MAGNÉTIQUE, ou, par abréviation, « champ ». Cette zone d'influence est comparable à celle que crée un corps chaud par rayonnement dans l'espace qui l'environne, et qu'on pourrait, par analogie, nommer « champ thermique ». Les objets situés dans un champ thermique s'échauffent à distance et sans contact avec le corps chaud. De même s'aimantent certains corps placés dans un champ magnétique (créé soit par un aimant, soit par un courant électrique, comme il sera dit plus loin).

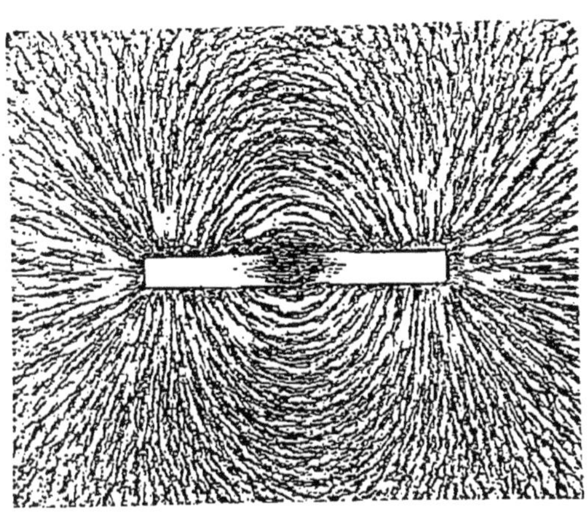

Fig. 31. — *Fantôme magnétique d'un barreau aimanté.*

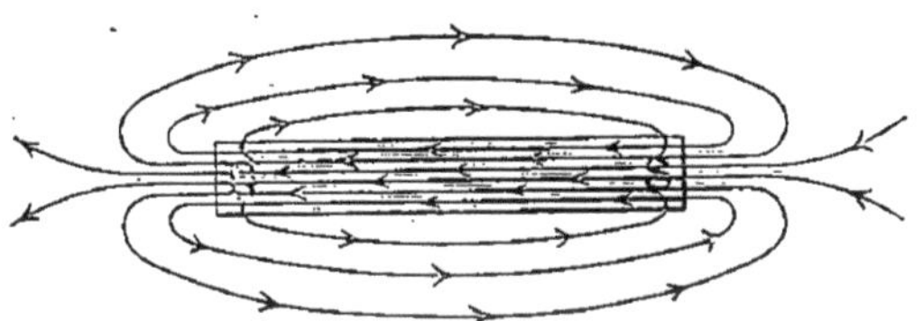

Fig. 32. — *Lignes de force d'un barreau droit aimanté.*

Dans ce champ magnétique s'exercent des *forces magnétiques*.

1. Cette vieille hypothèse est la cause de confusions terminologiques fréquentes. Le pôle magnétique boréal de la terre est appelé à tort pôle magnétique *nord*, car vis-à-vis de l'aiguille aimantée il se comporte en pôle *sud*. D'ailleurs, l'existence de masses magnétiques à l'intérieur du globe est assez improbable, attendu que l'aimantation cesse à partir de 785 degrés, température beaucoup plus basse que celle du noyau terrestre.

Cependant, il existe à la surface du globe un certain nombre de masses magnétiques aberrantes. Ainsi, dans l'hémisphère boréal, le Puy de Dôme constituerait un pôle austral autonome.

On en démontre facilement l'existence en saupoudrant de limaille de fer un carton sous lequel se trouve placé un aimant (fig. 31). La limaille se répartit suivant certaines lignes formant un *fantôme magnétique*. Ces lignes sont appelées *lignes de force magnétique*.

Cette expérience démontre que les lignes de force émanées du pôle nord vont à la rencontre de celles qui naissent au pôle sud. Le flux magnétique y circule dans un sens constant, comme le courant électrique. A l'extérieur de l'aimant, il se dirige du pôle nord vers le pôle sud ; à l'intérieur, il va du pôle sud au pôle nord. Un circuit magnétique est ainsi fermé (fig. 32).

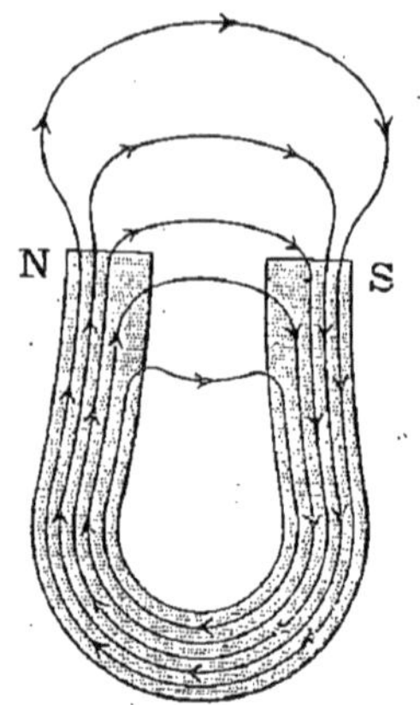

Fig. 33. — *Lignes de force d'un aimant en fer à cheval non armé.*

Mais, à la différence du courant électrique, le flux magnétique n'a pas besoin de fil conducteur : il circule extérieurement à travers l'air ambiant (fig. 33).

Aimantation par influence. — On appelle, en langage courant, « intensité d'un champ » la grandeur des forces magnétiques que ce champ exercerait sur un pôle nord qui resterait toujours le même.

L'aimantation à distance des corps situés dans un champ magnétique et soumis à ses forces se nomme *aimantation par influence*. Ce phénomène nous explique comment l'aimant attire le fer[1].

A. — Présentons à un morceau de fer le *pôle nord* d'un barreau aimanté. Ce barreau va aimanter par influence le morceau de fer, et fera apparaître un *pôle sud* dans l'extrémité proximale de celui-ci. Or, comme les pôles de noms contraires s'attirent, le pôle sud de ce fer viendra se coller au pôle nord de l'aimant. A l'autre extrémité du

1. La terre, étant un aimant, doit donc aimanter par influence tout fer situé dans son champ magnétique. Gilbert avait déjà constaté que les barres de fer, immobilisées dans la construction des maisons, s'aimantent à la longue spontanément. En réalité, on peut s'assurer, avec une boussole très sensible, que toutes les barres de fer qui existent à la surface du globe, présentent un pôle nord et un pôle sud. Un coup de maillet, frappant l'extrémité d'une barre de fer parallèle au méridien, donne à celle-ci une aimantation plus grande et assez durable. Un autre coup de maillet, asséné sur cette barre de fer placée ensuite perpendiculairement au méridien, lui enlève son aimantation.

Pour la même raison, les cannes de montagne à bout ferré — ayant servi — se terminent inférieurement par un *pôle nord*, dans l'hémisphère boréal, et par un *pôle sud*, dans l'hémisphère austral.

morceau de fer se forme simultanément un pôle nord. Celui-ci sera capable de faire apparaître à son tour, également par influence, un pôle sud dans la portion d'un deuxième morceau de fer qui lui est présentée. Il l'attirera. De même, ce deuxième morceau de fer en aimantera un troisième (fig. 34).

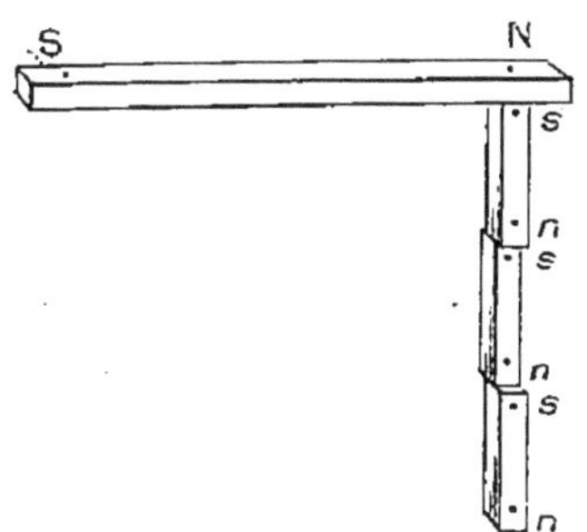

Fig. 34. — *Attraction du fer doux par un aimant.*

N, S, barreau aimanté; *sn, sn, sn*, barres de fer doux aimantées par influence.

Et ainsi on pourra suspendre à un seul aimant une chaîne de morceaux de fer : mais non pas en nombre illimité, car les morceaux de fer prennent une aimantation de plus en plus faible à mesure qu'ils s'éloignent de l'aimant. On dit alors qu'ils possèdent des *moments magnétiques* de moins en moins élevés.

B. — Séparons ensuite ces morceaux de fer de l'aimant qui les a influencés. Deux phénomènes différents pourront alors être observés.

1° AIMANTATION TEMPORAIRE DU FER DOUX. — Si les petites barres sont en *fer doux* (fer très pur), leur aimantation disparaîtra presque immédiatement.

2° AIMANTATION PERMANENTE DE L'ACIER. — Si les petites barres sont en *acier* (fer carburé), leur aimantation persistera en partie : il s'y produira du *magnétisme permanent.*

Théorie de l'aimantation. — Ampère supposait, pour expliquer les phénomènes magnétiques, que chaque « particule » de fer est le siège d'un courant électrique, circulant à sa surface. On admet maintenant, avec la théorie de Maxwell, que les électrons tournent, gravitent en quelque sorte dans les « atomes ».

Dans le fer neutre, ces courants circulent au hasard, et annulent ainsi mutuellement leurs effets. L'aimantation a pour but d'orienter dans le même sens tous ces petits courants particulaires, de manière que leurs actions s'additionnent (fig. 35).

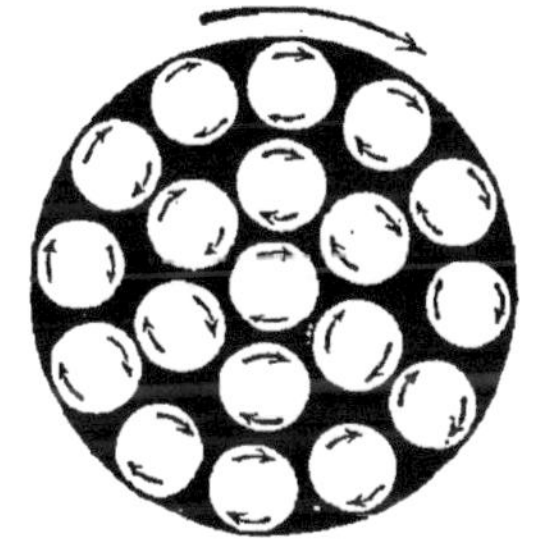

Fig. 35. — *Orientation parallèle des courants « particulaires » dans un aimant* (hypothèse d'Ampère).

On appelle *force coercitive* la force de frottement que les courants particulaires opposent à ces changements de direction.

Dans le fer doux, la force coercitive est faible : l'aimantation s'établit et disparaît rapidement, parce que les particules prennent mais perdent facilement l'orientation régulière.

Dans l'acier, dont la force coercitive est forte, l'aimantation s'établit lentement : mais elle persiste très longtemps, parce que les particules gardent l'orientation que leur a donnée cette aimantation.

Conservation des aimants. — Pour conserver intacte la force d'un aimant permanent, il faut prendre les précautions suivantes.

1° Éviter les chocs, qui ont souvent une action démagnétisante prononcée.

2° Maintenir constamment les deux pôles réunis par une traverse de fer doux (qu'on nomme *armature*), et qui, canalisant le flux magnétique, l'empêche de se disperser dans l'air ambiant (fig. 36).

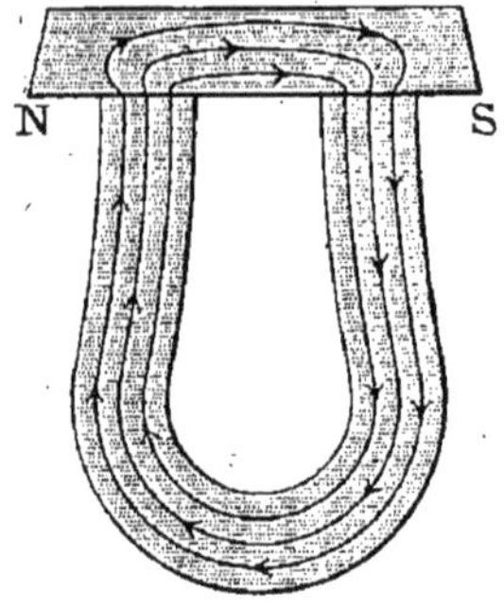

Fig. 36. — *Canalisation des lignes de force d'un aimant par une armature de fer doux unissant ses deux pôles.*

Tout aimant qui reste désarmé, perd une partie de sa force magnétique.

Pour la lui rendre, on use d'un moyen simple, qui consiste à placer plusieurs fois de suite une armature sur ses pôles et à l'en arracher brusquement.

II

ÉLECTRO-AIMANT

Production d'un aimant par un courant. — Œrsted, en 1820, avait remarqué que l'aiguille d'une boussole est déviée quand on en approche un fil métallique où passe un courant de pile.

Cette expérience eut des conséquences inattendues.

Bientôt, Arago constata que ce fil métallique, parcouru par le courant électrique, attire la limaille de fer, comme le fait un aimant.

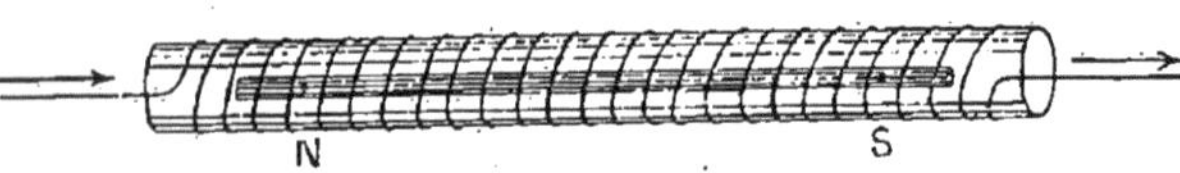

Fig. 37. — *Aimantation d'une tige de fer par un courant électrique.*

Ampère, partant de ces données, inventa l'*électro-aimant*[1].

Théoriquement, il créa l'ÉLECTROMAGNÉTISME, fondé sur ce fait qu'un *courant électrique produit un champ magnétique ambiant* à l'égal d'un aimant.

1. Arago raconte ceci dans sa « Notice biographique d'Ampère ». Ampère, qui, en 1820, devait démontrer l'identité du magnétisme et de l'électricité, formulait, en 1802, un programme d'enseignement où il disait : « Le professeur démontrera que « les phénomènes électriques et magnétiques sont dus à divers fluides différents « qui agissent indépendamment l'un de l'autre » (H. Vivarez, *Les phénomènes électriques et leurs applications*, Paris, 1901).

Pratiquement, il démontra :

1° Que si l'on enroule un fil métallique en bobine autour d'un barreau de fer ou d'acier — en les isolant l'un de l'autre — et si l'on fait passer un courant électrique dans ce fil, on aimante le barreau (fig. 37). Cette aimantation est tellement puissante qu'un *électro-aimant* (aimant temporaire) (fig. 38) a une force magnétique double de celle d'un aimant permanent de même volume.

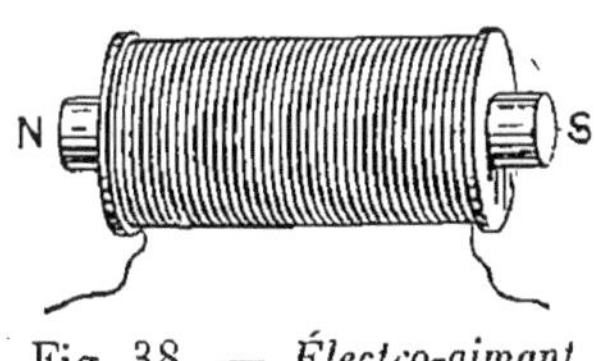

Fig. 38. — *Électro-aimant droit.*

Le pôle nord du barreau aimanté se trouve du côté où l'on voit le courant tourner en sens inverse des aiguilles d'une montre.

2° Que l'aimantation ainsi produite dans un barreau d'acier est durable : mais que celle qui se développe dans un barreau de fer doux cesse quand on interrompt le courant.

Électro-aimantation du fer et de l'acier. — Qu'un champ magnétique soit produit par un courant ou par un aimant, peu importe. L'aimantation par influence du fer qui y est soumis se fait de même : *temporaire,* si le fer est pur (fer doux) ; *permanente,* si le fer est impur (fonte grise, acier, etc.).

D'une façon générale, l'aimantation est d'autant plus durable que le fer est *plus dur.* A cet égard, l'acier est supérieur au fer doux ; l'acier trempé, à l'acier fondu ; l'acier au tungstène, à l'acier simple.

Ces différences d'aimantation ont reçu différentes applications.

a) Pour réaliser *l'aimantation temporaire,* qui est la base du fonctionnement des électro-aimants, on emploie, en théorie, du *fer doux* : mais, en pratique, on préfère des *aciers doux,* qui ont l'avantage de pouvoir être moulés, comme de la fonte, en noyaux d' « électros[1] ».

b) Pour fabriquer des *aimants permanents,* on emploie des *aciers* aussi *durs* que possible.

La force coercitive est maxima dans l'acier renfermant 1,5 pour 100

1. Toutefois ni l'acier doux ni le fer doux ne sont totalement dépourvus de *magnétisme rémanent.* Après la rupture du courant, ils conservent environ un quart de leur intensité d'aimantation. *a*) Ce magnétisme rémanent partiel est un obstacle aux transmissions télégraphiques : car l'armature adhère encore à l'aimant après la rupture du courant. On évite ce très grave inconvénient en collant sur les pôles de l'électro une mince feuille de papier, ou mieux en disposant un système qui arrête l'armature à une petite distance de l'électro et empêche son accolement. *b*) Par contre, le magnétisme rémanent est avantageusement utilisé pour la mise en marche des dynamos.

de carbone et 3 pour 100 de tungstène, trempé à 800° et recuit ensuite pendant 48 heures à 70°. Les barreaux, faits d'un tel acier, sont soumis à l'influence d'un courant électrique, qui leur donne une aimantation plus puissante et plus régulière que ne le faisaient les procédés anciens d'aimantation par les aimants.

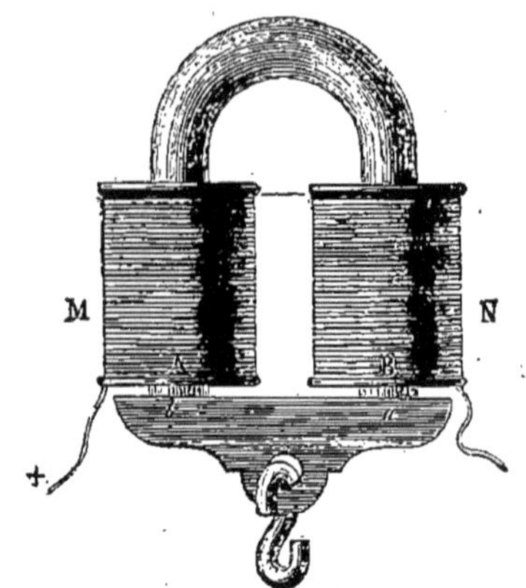

Fig. 39. — *Électro-aimant en fer à cheval.*

Électro-aimants industriels. — Les électro-aimants destinés à attirer des pièces de fers ont ordinairement courbés en U ou en fer à cheval (fig. 39).

Chaque branche du fer à cheval est entourée d'une bobine. Dans ces bobines s'enroule un seul et même fil de cuivre isolé. Le sens de l'enroulement doit être différent dans chaque bobine, pour qu'un même courant électrique y circulant puisse produire des pôles de noms contraires aux extrémités du fer à cheval (fig. 40).

On appelle *armature* la barre de fer doux mobile qu'attirent les deux pôles.

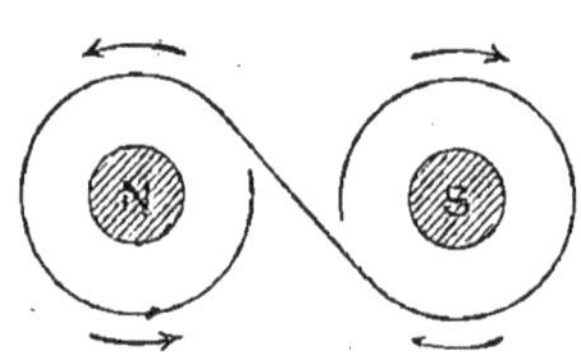

Fig. 40. — *Inversion du sens de l'enroulement des fils sur les branches d'un électro-aimant en fer à cheval.*

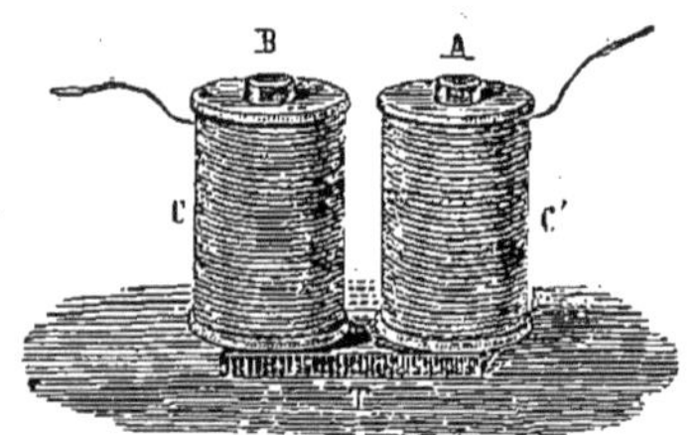

Fig. 41. — *Électro-aimant à culasse.*
T, culasse ; *c*, *c'*, jambes (noyaux) entourées de bobines ; A, B, masses polaires.

Dans l'industrie, au lieu de courber une tige de fer en forme de fer à cheval, on préfère réunir par une barre transversale, appelée *culasse,* deux barreaux parallèles, ou *jambes,* portant deux *masses polaires* (fig. 41).

Applications de l'électro-aimant. — La découverte de l'électro-aimant par Ampère eut pour conséquences principales la mise au point du télégraphe électrique (Wheatstone, 1837)[1], l'invention

1. Le Télégraphe. — On attribue souvent à Ampère la paternité du télégraphe électrique. C'est à tort ; car, d'une part, l'idée de la transmission électrique des

du téléphone (Graham Bell, 1876)[1]. Et, indirectement, elle fut plus féconde encore, en sollicitant Faraday à découvrir l'INDUCTION.

signaux avait été émise dès 1624, en Lorraine, par le Père Leurechon ; d'autre part, ce ne fut pas non plus Ampère qui appliqua au télégraphe électrique l'électro-aimant qu'il avait inventé. Wheatstone, puis Morse, firent cette adaptation, d'où dérive la télégraphie moderne (1837-1840).

Le premier télégraphe électrique fut construit à Genève, en 1774, par le français Lesage. Deux stations communiquaient par 24 fils métalliques. Dans l'une, on déchargeait une machine électrique ; et cette décharge, transmise à l'autre bout de la ligne, y attirait des balles de sureau suspendues. Chacune de ces balles représentait une lettre de l'alphabet.

Vint la découverte de la pile de Volta. En 1808, à Munich, Von Soemmering l'appliqua à la télégraphie. Il envoyait des courants galvaniques dans un assemblage de 35 circuits (25 lettres allemandes et 10 chiffres.) La décomposition de l'eau par le courant était alors le seul effet remarquable des piles qui fût connu : le poste récepteur comportait donc 35 voltamètres, dont le contrôle devait certainement manquer de rapidité et de précision.

Vint ensuite la découverte d'Œrsted : l'action du courant sur l'aiguille aimantée. Ampère l'utilisa en cette matière, et substitua des aiguilles aimantées aux encombrants voltamètres de Von Soemmering. Chaque voltamètre étant remplacé par une aiguille, il y eut encore autant de circuits que précédemment. Le déplacement d'une aiguille indiquait l'envoi d'une lettre ou d'un chiffre. Peu à peu des simplifications furent introduites dans ce dispositif ; et, grâce au génie extraordinairement inventif de Wheatstone, l'appareil récepteur finit par n'avoir plus qu'une seule aiguille aimantée : le télégraphe à cadran pratique était enfin inventé.

Cependant, en 1837, Steinheil, à Munich, avait imaginé un autre type de récepteur télégraphique, inscrivant des signaux sur une bande de papier. Et, tout en expérimentant son appareil, Steinheil découvrit le rôle de la terre comme conducteur ; ce qui permit de réduire la ligne télégraphique à un seul fil (au lieu des 70 fils de Von Soemmering). La même année, l'américain Morse, utilisant l'électro-aimant d'Ampère, faisait breveter un appareil imprimant, qui aujourd'hui encore est d'un usage universel.

Grâce aux efforts d'Arago, une première ligne télégraphique fut établie en France, en 1844, entre Paris et Rouen. En 1846, on fit celle de Paris à Lille. Et, en 1851, un câble sous-marin fut immergé entre Calais et Douvres.

Le télégraphe à cadran de Bréguet, imité de celui de Wheatstone, fut le premier appareil employé sur les lignes françaises. Vint ensuite l'appareil de Morse : auquel, sur les grandes lignes, on a substitué le dispositif de l'ingénieur anglais Hughes, qui imprime les dépêches en caractères clairs. Enfin le télégraphe Baudot permit d'envoyer simultanément six dépêches sur un même fil.

1. LE TÉLÉPHONE. — La transmission du son à distance, à l'aide des courants électriques, fut d'abord essayée avec quelques succès à Paris, en 1854, par Paul Froment. Elle fut partiellement réalisée, en 1860, par le physicien allemand Philippe Reiss. Celui-ci suscita un étonnement immense, en faisant entendre des chants en chambre close à une distance de cent mètres, à l'aide d'un appareil auquel il donna le nom de « Téléphone ».

Néanmoins, ce fut Alexander Graham Bell, né à Édimbourg en 1847, physicien et plus tard professeur de sourds-muets aux États-Unis, qui réalisa effectivement le transport électrique de la voix humaine. Il résolut ce problème en considérant la

III

INDUCTION MAGNÉTO-ÉLECTRIQUE

Production d'un courant par un aimant. — Faraday[1] se posa la question suivante.

Le magnétisme et l'électricité semblent identiques. Or, Ampère a fait un aimant avec un courant. Ne pourrait-on inversement faire un courant avec un aimant ?

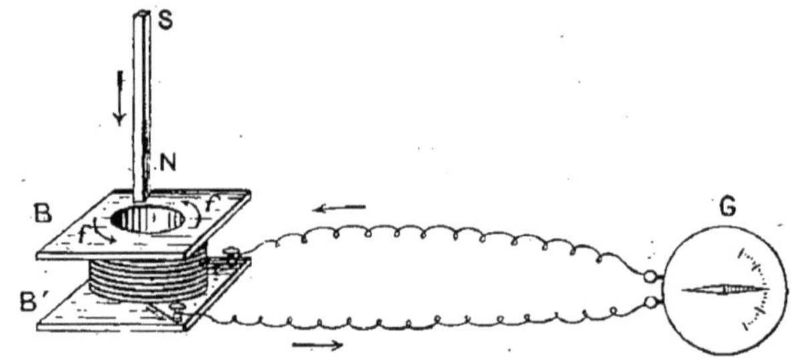

Fig. 42. — *Induction d'un courant par un aimant.*

N, S, barreau aimanté; B, B', bobine; G, galvanomètre; *f*, *f*, sens du courant induit dans la bobine par l'approche de l'aimant.

Et, passant de l'hypothèse à la réalité, il découvrit l'*induction magnéto-électrique* (Londres, 1831).

transmission électrique du son comme un cas particulier de la transmission électrique du mouvement. On dit que c'est en cherchant à améliorer l'audition d'une sourde-muette devenue sa femme, qu'il a inventé son merveilleux téléphone, surtout remarquable par la simplicité géniale de ses moyens.

Le téléphone de Bell n'a plus aujourd'hui qu'un intérêt scientifique : car, en fait, il ne peut transmettre la voix qu'à une distance de quelques kilomètres. Son usage ne prit d'essor que quand Hughes, l'inventeur anglais du télégraphe imprimant, eut considérablement augmenté sa puissance en combinant avec le téléphone le *microphone* qu'il venait d'inventer.

Il y a entre le dispositif de Bell et celui de Hughes une différence capitale. Dans le téléphone de Bell, ce sont les paroles elles-mêmes qui engendrent les courants électriques de transmission, grâce à un système d'électro-aimants jumelés. Le son fait vibrer au départ une plaque métallique, qui, induisant des courants périodiques dans la ligne, détermine à l'arrivée les vibrations synchrones d'une plaque métallique réceptrice.

Dans le téléphone de Hughes, un courant exogène est envoyé dans la ligne par une pile ; les vibrations des paroles n'ont donc qu'à modifier l'intensité de ce courant, en créer ainsi, au poste parleur microphonique, des variations de contact entre des crayons de charbon et la plaque de départ des sons, qu'ils supportent.

1. Michaël Faraday, 1791-1867, né à Newington-Butts (Angleterre), fils d'un maréchal ferrant, commença par être un apprenti relieur et devint dans la suite un des plus illustres savants du XIXe siècle. En chimie, il réalisa la liquéfaction des gaz : il liquéfia d'abord l'acide carbonique puis le protoxyde d'azote. En physique, il fixa les lois de l'électrolyse ; et surtout il découvrit la production des courants par *Induction*, d'où dérive l'industrie électrique contemporaine.

Il la démontra par une expérience célèbre.

Soit une bobine BB', dans le circuit de laquelle se trouve intercalé un galvanomètre (appareil révélateur de courant). Quand la bobine est au repos, aucun courant électrique ne s'y manifeste, car l'aiguille du galvanomètre reste immobile.

Vient-on à introduire un barreau aimanté à l'intérieur de cette bobine (fig. 42) : au même instant, l'aiguille du galvanomètre se dévie. Un courant circule donc à ce moment dans la bobine. Or, ce courant n'a pu être produit que par l'approche de l'aimant. Il s'est donc fait de l'induction magnéto-électrique.

Lois de l'induction magnéto-électrique. — Entre l'expérience d'Ampère, qui engendre à distance, par induction, du magnétisme avec de l'électricité, et l'expérience de Faraday, qui produit de l'électricité avec du magnétisme, il y a cependant une différence essentielle.

Dans l'expérience d'Ampère, le barreau reste aimanté aussi longtemps que le courant circule dans la bobine. L'électro-aimantation a une durée *prolongée*.

Au contraire, dans l'expérience de Faraday, le courant ne circule pas dans la bobine tout le temps où l'aimant y demeure présent. L'induction magnéto-électrique n'a qu'une durée *momentanée*.

Le courant induit ne se manifeste que quand on *approche* ou quand on *éloigne* le barreau aimanté.

Ce fait permet déjà de promulguer la loi fondamentale de l'induction :

L'INDUCTION SE PRODUIT QUAND VARIE LE FLUX INDUCTEUR.

En observant de plus près, on constate que l'aiguille du galvanomètre est déviée en sens différents, au moment où l'on enfonce le barreau dans la bobine et au moment où on l'en retire. Cela donne à penser que les courants induits, nés dans ces deux instants, ne circulent pas dans une même direction. En effet, la variation du flux magnétique, suivant qu'elle se fait en augmentant ou en diminuant, induit des *courants de sens contraires* (voir la loi de Lenz, page 47).

Variations du flux magnétique. — Les courants ainsi induits sont *momentanés*.

Pour en obtenir un effet utilisable, puisqu'on ne peut pas les prolonger, il faut les répéter. Par conséquent, l'emploi pratique de l'induction magnéto-électrique exige la production de variations de flux magnétique fréquentes et rapides.

Il y a deux moyens d'obtenir ces variations de l'action inductrice.

1° Ou bien, la bobine et le barreau aimanté demeurant tous les deux immobiles, on fait varier l'aimantation de ce dernier.

2° Ou bien, l'aimantation (le champ magnétique) restant invariable, on fait varier les rapports de la bobine et du barreau.

Ce déplacement respectif est le moyen qu'on utilise, en général, pour produire l'induction magnéto-électrique.

a) Tantôt — comme dans les machines de Gramme — l'aimant inducteur reste immobile ; et le circuit induit se déplace dans son champ magnétique.

b) Tantôt — comme dans les alternateurs industriels — l'aimant inducteur se déplace ; et le circuit induit reste immobile.

Le résultat est le même dans les deux cas.

Applications de l'induction magnéto-électrique. — La découverte de l'induction magnéto-électrique par Faraday a eu pour conséquence tardive la construction des machines électriques industrielles. Ces machines fournissent à bon marché l'énergie électrique que les piles font payer très cher. Grâce à elles, l'électricité a reçu de nombreuses applications pratiques.

IV

INDUCTION ÉLECTRIQUE

Induction mutuelle des circuits électriques. — L'expérience a prouvé que :

1° Un aimant peut produire un autre aimant (induction électro-magnétique).

2° Un courant électrique peut produire un aimant (électro-aimant d'Ampère).

3° Un aimant peut produire un courant électrique (induction magnéto-électrique de Faraday).

De là il semble résulter que :

4° Un courant électrique doit pouvoir produire un autre courant électrique.

Or, ce fait est exact. Il constitue l'*induction électrique* (induction mutuelle de deux circuits) découverte par Faraday.

Solénoïde. — Un fil rectiligne, parcouru par un courant électrique, développe autour de lui un champ magnétique, qui se diffuse dans l'espace sous forme de lignes de force circulaires concentriques. Mais, si l'on enroule ce fil en spirale, formant ainsi un *solénoïde* (σωλήν, tuyau [1]) — une bobine est un solénoïde — on concentre une partie du champ magnétique à l'intérieur de cette spirale, sous forme de lignes de force parallèles à son axe (fig. 43).

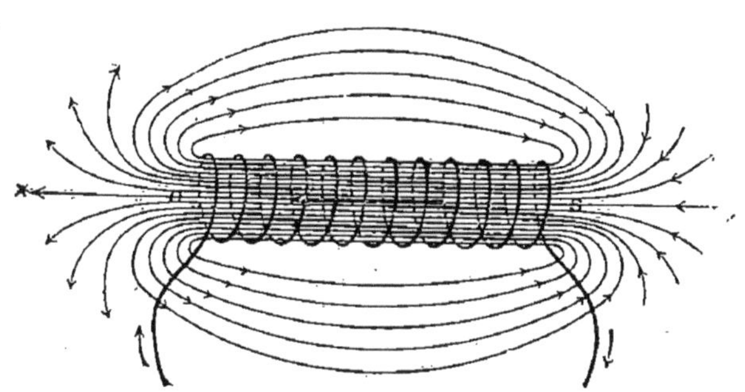

Fig. 43. — *Lignes de force d'un solénoïde.*

Or, un tel solénoïde se comporte comme un barreau aimanté : il possède un pôle nord et un pôle sud. On le prouve facilement, en montrant que deux solénoïdes mobiles se repoussent ou s'attirent, suivant qu'ils se regardent par des extrémités de mêmes noms ou de noms contraires ; et on obtient le même résultat si l'on remplace, dans cette expérience, un des solénoïdes par un barreau aimanté.

A l'intérieur du solénoïde, les lignes de force magnétique vont du pôle sud au pôle nord : mais, à l'extérieur, elles se ferment à travers l'air ambiant, en se rendant du pôle nord au pôle sud. Le champ magnétique, ainsi créé autour du solénoïde, se diffuse peu. Il l'enveloppe. Et il prend une intensité d'autant plus grande que le nombre des *ampères-tours* du solénoïde est plus élevé : c'est-à-dire que le courant électrique est plus intense, et que les tours de fil sont plus nombreux.

En outre, *si l'on introduit une barre de fer doux à l'intérieur du solénoïde,* cette barre s'aimante sous l'influence du courant ; et elle produit ainsi son champ magnétique propre, qui, *s'ajoutant au champ magnétique créé par le solénoïde,* renforce considérablement l'action de ce dernier. Par conséquent, une bobine vide produit des effets d'induction moindres qu'une bobine armée. De ces principes simples dérive la construction des machines et des moteurs électriques (voir page 295).

1. Un solénoïde doit être considéré comme la réunion d'un certain nombre de courants de même tension, de même intensité, de même forme, placés à distance égale et constituant une surface cylindrique.

Loi de l'induction électrique. — Si donc, dans l'expérience de Faraday, remplaçant le barreau aimanté par un solénoïde, on fait péuétrer celui-ci dans une bobine, on y produit de la même façon un courant induit. Et tout ce qui a été dit à propos de l'induction d'un circuit par un aimant, s'applique à l'induction d'un circuit par un autre circuit.

Le courant ainsi induit n'est pas continu. Il a une durée *momentanée.* Il ne se produit que quand on approche ou quand on éloigne le solénoïde, c'est-à-dire pendant la durée de la variation d'effet du flux émis par ce solénoïde.

Ce courant induit n'a pas un sens uniforme. Au moment où apparaît le courant inducteur, naît un courant induit *de sens contraire* (courant de fermeture). Au moment où disparaît le courant inducteur, naît un courant induit *de même sens* (courant d'ouverture).

La loi de Lenz[1] résume ainsi ces faits :

Le courant induit a toujours un sens tel qu'il tend à annuler les variations du courant inducteur.

Le courant inducteur est appelé aussi COURANT PRIMAIRE. Le courant induit, COURANT SECONDAIRE.

Généralisation de la loi de Lenz. — La loi de Lenz n'est que l'application aux phénomènes électriques d'une loi générale de la nature, qui résiste toujours aux déformations qu'on veut lui imposer.

Ainsi, si l'on comprime brusquement de l'air, celui-ci s'échauffe, tendant par là à augmenter de volume et à lutter contre la compression qu'il subit. Et, si l'on décomprime brusquement cet air, il se refroidit, s'efforçant, en diminuant de volume, de résister à la décompression.

Variations du flux inducteur. — Parallèlement à ce qui a été dit au sujet de l'induction magnéto-électrique, il faut, pour obtenir du courant secondaire un effet utilisable, déterminer des variations répétées dans l'effet du flux magnétique inducteur émis par le courant primaire.

Il existe deux moyens d'obtenir ces variations d'induction :

1° Ou bien faire varier les rapports de situation de la bobine inductrice et de la bobine induite.

2° Ou bien, les deux bobines demeurant respectivement

1. H.-F.-G. LENZ (1804-1885), physicien russe, né à Dorpat (Livonie).

immobiles, faire varier l'intensité du courant inducteur, de manière que sa valeur croisse et décroisse sans cesse.

Les *variations d'intensité du courant inducteur* constituent le procédé généralement utilisé pour réaliser l'induction mutuelle de deux circuits.

a) Si le courant inducteur est *alternatif*, il porte en soi les variations nécessaires à l'induction : et il suffit de le lancer tel quel dans le circuit primaire.

b) Si le courant inducteur est *continu*, il est indispensable de l'interrompre artificiellement d'une façon rythmée.

C'est ainsi que procède la bobine de Ruhmkorff[1] alimentée par un courant de pile. Les intermittences y sont obtenues par un interrupteur automatique (voir page 462).

Applications de l'induction mutuelle des circuits. — La découverte de l'induction mutuelle de deux circuits a entraîné la construction d'appareils extrêmement répandus, qu'on nomme *transformateurs* (voir page 471).

On y renforce considérablement l'intensité des courants induits en plaçant au centre de l'enroulement, qui constitue le circuit inducteur, un noyau de fer doux. Ainsi le circuit secondaire est soumis à la puissante influence du champ magnétique d'un électro-aimant.

Deux types principaux de transformateurs doivent retenir l'attention du médecin :

1° La BOBINE DE RUHMKORFF, alimentée généralement par du courant continu.

2° Le TRANSFORMATEUR STATIQUE[2], alimenté exclusivement par du courant alternatif.

V

SELF-INDUCTION

COURANT FARADIQUE

Courant faradique. — Le circuit secondaire de la bobine de Ruhmkorff est parcouru, à la fermeture et à l'ouverture du circuit

1. H.-O. RUHMKORFF (1803-1877), né à Hanovre, constructeur d'instruments de physique à Paris, où il établit, en 1851, sa première bobine d'induction.

2. Ce transformateur est appelé « statique » parce qu'il ne renferme aucune pièce mobile.

primaire, par des courants ou plutôt par des *ondes électriques* induites alternativement en sens inverses. Le courant induit que débite cet appareil est donc un courant alternatif : mais c'est un courant alternatif de type spécial, appelé *courant faradique*.

En théorie, ces ondes alternantes devraient être équivalentes, puisque le courant inducteur a une valeur constante.

En pratique, il en est autrement.

Ici, en effet, intervient un phénomène curieux, la SELF-INDUCTION, découvert par Henry[1], en 1832.

Extra-courant. — Le courant qui circule dans une bobine, non seulement induit un circuit voisin, mais encore induit son propre circuit, de spire à spire. Il s'induit lui-même (en anglais, *self-induction*). Ce courant inducteur fait ainsi naître dans le circuit primaire un autre courant, tout à fait indépendant du courant du circuit secondaire, et qu'on nomme EXTRA-COURANT. La présence d'un noyau de fer doux au centre de la bobine accroît notablement la force de cet extra-courant.

Il est évident que, quelle que soit la durée du passage du courant continu inducteur, l'extra-courant, en sa qualité de courant induit, ne se manifeste que pendant les instants très courts où l'on ferme et où l'on ouvre le circuit. Il y existe donc : 1° un *extra-courant de fermeture* ; 2° un *extra-courant d'ouverture* ou *de rupture*.

Obéissant à la loi de Lenz, l'extra-courant de fermeture circuler en *sens contraire* du courant inducteur ; l'extra-courant de rupture se dirige dans le *même sens*.

Effets de la self-induction dans le circuit primaire[2]. — Occupons-nous d'abord de ce que fait la self-induction *dans le circuit primaire*. Au moment où commence le courant inducteur, l'extra-courant de fermeture le contrarie et l'empêche de prendre immédiatement sa valeur normale.

Au moment où va cesser le courant inducteur, l'extra-courant

1. HENRY, physicien anglais (1797-1878).

2. Un circuit à enroulement (appelé *bobine de self* ou encore *bobine de réactance*) a une self-induction d'autant plus forte que ses spires sont plus grandes et plus nombreuses. Cette condition se nomme *coefficient de self-induction*, et se mesure avec l'unité : le *Henry*.

de rupture le renforce, et produit ainsi, grâce à leurs actions associées, un effet très puissant, mais très court, qui s'exprime par l'*étincelle de rupture*.

De sorte que la valeur du courant, accrue pendant un instant par la self-induction, devient alors supérieure à celle du courant émané de la pile.

Démonstration de la self-induction. — Tout courant électrique crée autour de lui un champ magnétique : mais, pour que celui-ci produise de la self-induction, certaines conditions sont nécessaires.

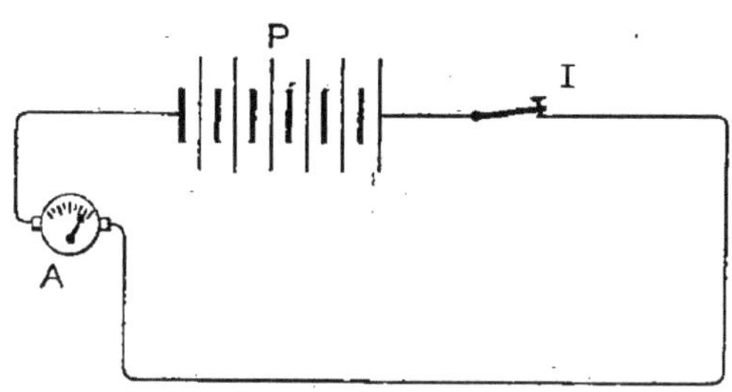

Fig. 44. — *Circuit sans self-induction.*
P, piles ; I, interrupteur ; A, galvanomètre.

Faisons trois expériences.

Expérience I. — Relions les deux pôles d'une batterie de piles par un circuit *simple*, dans lequel est intercalé un galvanomètre (fig. 44).

Au moment où nous fermons le circuit, l'aiguille du galvanomètre se porte instantanément sur la division 8 ampères.

Cela démontre que dans un circuit à fils tendus il ne se fait pas de self-induction[1], puisque le courant, non contrarié par un extra-courant de fermeture de sens inverse, prend immédiatement sa valeur maxima.

Expérience II. — Dans le circuit précédent, intercalons un *enroulement* que nous nommerons, en langage scientifique, un *solénoïde*, ou, en argot d'électricien, une *bobine de self* et, par abréviation, une *self*.

Au moment où nous fermons le circuit, l'aiguille du galvanomètre se porte moins vite que précédemment vers la division 8 ampères (fig. 45).

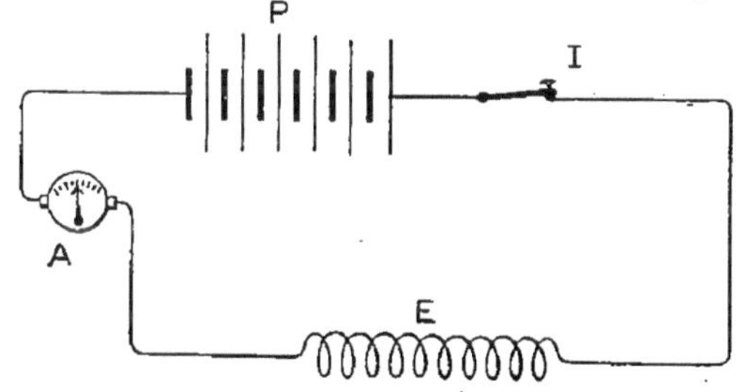

Fig. 45. — *Circuit à faible self-induction.*
P, piles ; I, interrupteur ; A, galvanomètre ; E, solénoïde.

Cela démontre que dans un circuit à enroulement il se produit de la self-induction, puisque le courant, contrarié par

1. En réalité, aucun circuit n'est dépourvu de self-induction : mais, en pratique, on considère comme tels les circuits ayant *très peu de self*, par opposition aux circuits ayant *énormément de self*, appelés *circuits inductifs*.

l'extra-courant de fermeture, n'a pas pu prendre immédiatement sa valeur maxima. [Parce qu'un fil enroulé concentre le flux magnétique, tandis qu'un fil tendu l'éparpille dans l'air ambiant.]

EXPÉRIENCE III. — Dans l'enroulement précédent, introduisons un *barreau de fer doux.*

Au moment où nous fermons le circuit, l'aiguille du galvanomètre se porte plus lentement encore vers la division 8 ampères (fig. 46).

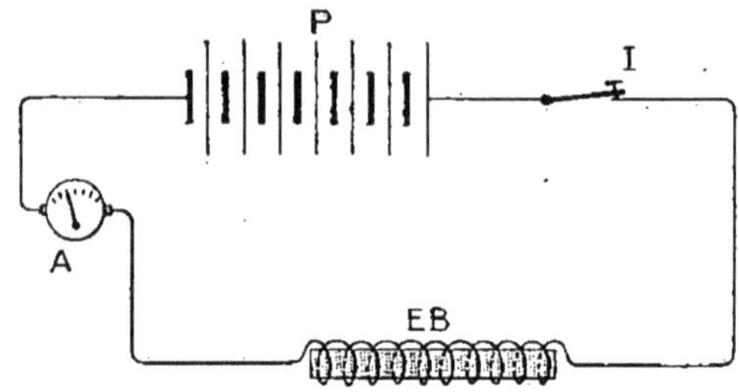

Fig. 46. — *Circuit à forte self-induction.*
P, piles; I, interrupteur; A, galvanomètre; EB, solénoïde entourant un barreau de fer doux.

Cela démontre que dans un circuit à enroulement sur noyau de fer il se produit une très grande self-induction, puisque le courant, contrarié par un fort extra-courant de fermeture, n'a pu prendre que lentement sa valeur maxima. [Parce que le fer, étant deux mille fois plus perméable au flux magnétique que l'air, concentre davantage ce flux dans le système de la self.]

Théorie de la self-induction. — Il y a lieu de considérer (voir page 13) dans tout courant continu un état permanent, encadré de deux états variables, pendant la durée desquels se produisent en l'espèce les deux extra-courants.

A. *Extra-courant de fermeture.* — Quelle que soit la brusquerie avec laquelle on ferme un circuit ayant une bobine de self, on ne peut empêcher que le courant continu y prenne progressivement sa valeur maxima: mais, dès qu'il a atteint son état permanent, il s'y maintient constant; peu importe désormais que le circuit renferme ou non une bobine de self. Cela semble paradoxal, puisqu'au moment de la fermeture brusque du circuit la pile s'est mise instantanément à fournir la quantité maxima d'énergie électrique qu'elle peut donner dans cette circonstance. Faut-il donc supposer qu'il y a eu, en cet instant, une « fuite d'électricité » ? Précisément. Et ce détournement partiel d'énergie électrique a eu pour effet de créer dans la bobine un champ magnétique, ainsi qu'en témoigne l'extra-courant de fermeture. Une fois ce champ magnétique établi, toute l'électricité émanée de la pile se confine désormais dans le circuit et s'y maintient aussi longtemps que passe le courant continu.

B. *Extra-courant de rupture.* — Vient-on à rompre le circuit ? Le courant cesse de passer. Le champ magnétique disparaît. Mais, du fait de cette disparition, la quantité d'énergie électrique qui avait été employée à créer ce champ, devient disponible, rentre dans le circuit et s'y dépense à renforcer l'extra-courant de rupture. Une vive étincelle de rupture en témoigne.

Il est classique de comparer un système de self-induction à un *ressort*. Le ressort emmagasine de l'énergie mécanique, qu'il restitue plus tard : par exemple, produisant, au moment du choc du percuteur d'un fusil, un effort bien plus considérable que celui que fait le doigt en pressant sur la gâchette.

Coup de bélier. — L'*étincelle de rupture* peut être assimilée au phénomène hydraulique connu sous le nom de « coup de bélier », qui se produit quand on arrête brusquement une colonne d'eau en mouvement.

A. — Considérons le schéma de la figure 47.

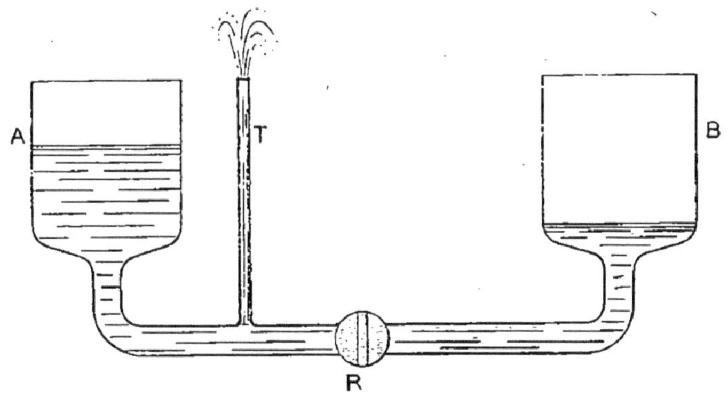

Fig. 47. — *Coup de bélier hydraulique.*

A, B, vases communicants; T, tube par où l'eau jaillit quand on ferme brusquement le robinet R.

A et B sont deux vases communicants. Sur le tuyau qui les relie se trouve un robinet R et se branche un tube vertical T, ouvert en haut. Ouvrons le *robinet*. L'eau s'écoule de A en B ; et, dans le tube indicateur, elle prend le même niveau que dans le vase A. Fermons brusquement le robinet. Nous voyons l'eau jaillir hors du tube T. Et ce jet d'eau s'élève alors à un niveau plus élevé que celui de l'eau dans le vase A. L'arrêt brusque a donc pour effet de donner momentanément au courant d'eau une pression plus forte que la pression que lui communique normalement la charge hydraulique du vase A. Cette surpression se traduit par le coup de bélier.

B. — Un dispositif analogue, imaginé par Fleming, montre bien les effets de la self-induction (fig. 48).

Une batterie de piles P envoie un courant continu dans une bobine B. En I, sur le circuit, se trouve intercalé un *interrupteur*. Sur une dérivation CD est montée une lampe. Fermons le circuit. La lampe brille d'un certain éclat. Rompons brusquement le circuit. A ce moment une étincelle de rupture se produit au niveau de l'interrupteur I ; et, simultanément, l'éclat de la lampe augmente pendant un très court instant.

L'arrêt brusque a eu pour effet de provoquer, dans la bobine B, un courant de self-induction à haute tension, qui s'est forcément déchargé dans la lampe L et a provoqué dans cette lampe un vif éclat de lumière.

Nous avons ainsi produit une sorte de *coup de bélier électrique*.

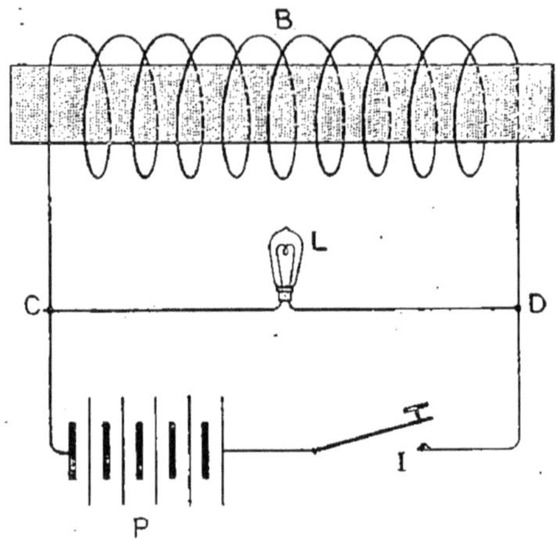

Fig. 48. — *Schéma du dispositif de Fleming.*
P, piles ; I, interrupteur ; B, bobine de self-induction ; L, lampe montée sur le circuit dérivé CD.

Effets de la self-induction du circuit primaire sur le circuit secondaire. — Occupons-nous maintenant du courant induit *dans le circuit secondaire*, lequel constitue à proprement parler notre « courant faradique ».

L'*état variable de fermeture* du courant inducteur a toujours (voir page 51) une durée beaucoup plus grande que celle de l'*état variable de rupture* de ce courant. De là il résulte que les deux ondes du courant induit dans le circuit secondaire ont non seulement des sens différents, mais encore des durées très inégales (fig. 49).

Or, comme dans ces deux ondes une même quantité d'électricité est mise en jeu, la tension de la longue onde induite de fermeture sera beaucoup plus faible que la tension de la courte onde induite de rupture : car tension et durée sont des facteurs qui varient ici en sens inverse pour donner un produit constant.

Et voici quelle est la conséquence de l'inégalité de tension de ces deux ondes induites :

a) Si l'on fait débiter la bobine de Ruhmkorff dans un circuit où se trouve intercalée une *forte résistance* (corps humain), en réalité les deux ondes passent. Mais l'intensité de l'onde induite de fermeture devient tellement négligeable que l'on peut admettre que seule l'onde induite de rupture traverse les tissus.

b) Si l'on *interrompt* le fil du circuit sur une longueur de 2 centimètres, seule l'onde induite de rupture pourra franchir cet intervalle sous forme d'étincelle. Il en est de même dans les tubes de Crookes et dans les ampoules à rayons X.

La bobine envoie alors dans l'appareil d'utilisation un courant *interrompu* dont toutes les ondes ont le *même sens*.

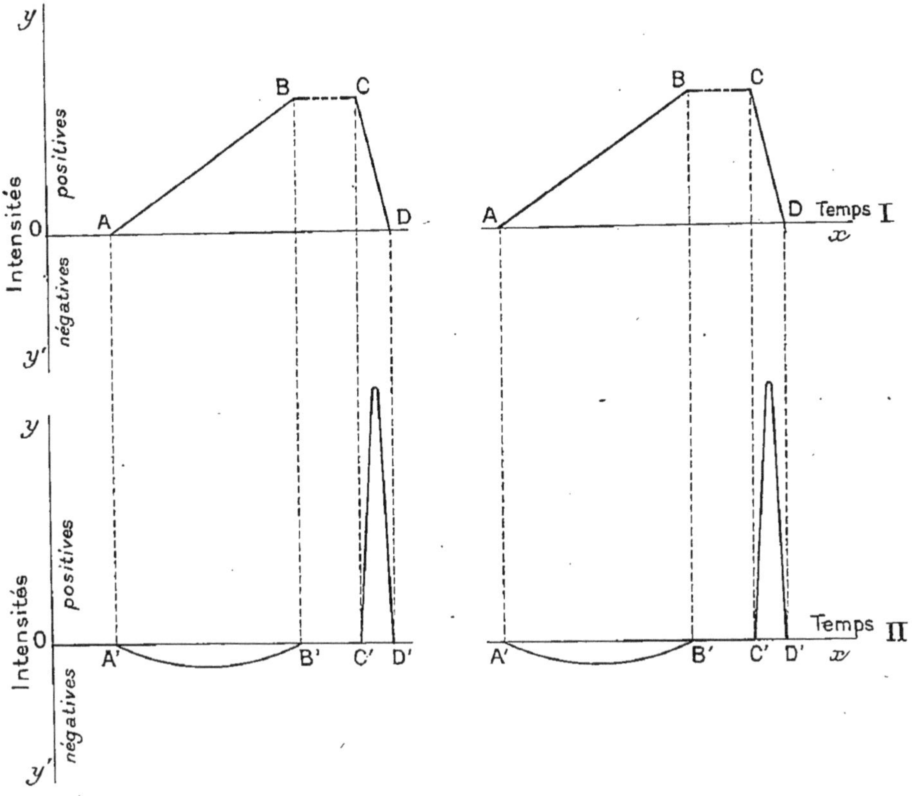

Fig. 49. — *Courbes du courant inducteur et du courant induit de la bobine de Ruhmkorff.*

I. *Courbe du courant inducteur.* — AB, état variable de fermeture; BC, état constant; CD, état variable de rupture.

II. *Courbe du courant induit (courant faradique).* — A'B', onde induite de fermeture, en sens inverse du courant inducteur, ayant la même durée que son état variable de fermeture, et possédant une faible tension; B'C', interruption du courant induit pendant l'état constant du courant inducteur; C'D', onde induite de rupture, de même sens que le courant inducteur, ayant la même durée que son état variable de rupture, et possédant une forte tension.

On peut dire que pratiquement dans le premier cas, théoriquement et pratiquement dans le second cas, la bobine de Ruhmkorff a un *pôle positif* et un *pôle négatif*.

Forme du courant faradique. — Ainsi donc, le courant faradique est en réalité un courant alternatif. Mais il diffère beaucoup du courant alternatif sinusoïdal, ainsi qu'on le voit en examinant le graphique qui l'inscrit (fig. 49) et en comparant cette courbe à celle du courant sinusoïdal (fig. 18).

Il est bon de répéter que ces différences consistent :

1° En ce que l'onde positive n'est pas semblable à l'onde négative. Les deux ondes du courant faradique diffèrent par leur durée et par leur tension. Les *ondes négatives* ou *ondes de fermeture* produisent des effets physiologiques si peu accentués que, dans l'électrothérapie, le courant faradique se réduit aux seules *ondes positives* ou *ondes de rupture*, plus puissantes et plus brusques.

2° En ce que l'onde de fermeture et l'onde de rupture sont séparées par un *intervalle*. On peut, il est vrai, en faire varier la durée : mais on ne peut l'annuler complètement, ainsi que cela a lieu dans le courant sinusoïdal, dont les alternances se succèdent sans discontinuité.

Courant de bobine sinusoïdal — On peut aussi exciter la bobine de Ruhmkorff avec du courant alternatif sinusoïdal. Le dispositif de la bobine est alors simplifié, attendu qu'il n'est plus nécessaire de lui adapter un interrupteur automatique, comme lorsqu'il s'agissait de donner au courant continu inducteur les intermittences indispensables pour produire de l'induction (voir page 678).

La bobine fonctionne alors comme un transformateur statique : mais elle perd ce qu'on pourrait appeler sa « spécificité ». On recueille dans son circuit secondaire non plus du courant faradique, mais du courant sinusoïdal.

Ainsi excitée, la bobine de Ruhmkorff devient donc incapable de rendre les services qu'on lui demande habituellement (radiographie, radiothérapie, etc.). Cependant, au point de vue physiologique, elle donne encore des effets intéressants. D'Arsonval les a étudiés ; et il en a tiré une méthode nouvelle d'électrothérapie, très différente de la faradisation : la *voltaïsation sinusoïdale*[1].

Courant alternatif et self-induction. — Les formes différentes que prend le courant induit dans le circuit secondaire d'une bobine de Ruhmkorff, selon que le courant qui circule dans son circuit primaire est du courant continu artificiellement interrompu ou du courant alternatif sinusoïdal, résultent des effets dissemblables que produit la self-induction sur un courant continu et sur un courant alternatif.

1. Faisons toutefois remarquer que la voltaïsation sinusoïdale se pratique ordinairement non pas avec le courant induit d'une *bobine de Ruhmkorff* excitée par du courant alternatif, mais avec le courant sinusoïdal débité par un *dynamo* à anneau de Gramme : ce qui permet d'appliquer à l'organisme soit du courant *monophasé*, soit des courants *polyphasés* (d'Arsonval).

Pour simplifier la question, faisons abstraction du circuit secondaire de l'appareil de Ruhmkorff, et considérons seulement le *circuit inductif* constitué par son enroulement primaire. Lançons-y soit du courant continu, soit du courant sinusoïdal : et voyons ce qui va se passer dans chacun de ces cas[1].

A. — *L'effet de la self-induction sur le courant continu* a été étudié précédemment.

La self-induction ne peut se manifester qu'au moment des variations du courant ; par conséquent, elle n'influence le courant continu que pendant les deux courtes périodes de ses *états variables* de fermeture et de rupture. Elle cesse de s'exercer pendant toute la durée, quelle qu'elle soit, de l'*état permanent* de ce courant.

B. — *L'effet de la self-induction sur le courant alternatif* est tout autre. En effet, ce courant n'a pas d'état permanent. Il est *sans cesse en état variable*, par conséquent constamment soumis à l'influence de la self-induction[2].

Lançons dans une bobine de self, c'est-à-dire dans un circuit inductif, un courant alternatif monophasé. Lorsque la tension du courant inducteur croît, il se produit dans la bobine un champ magnétique également croissant ; et, d'après la loi de Lenz, cette bobine devient alors le siège d'un extra-courant de self-induction, qui tend à s'opposer à l'augmentation d'intensité de ce courant inducteur.

Inversement, quand la tension du courant inducteur décroît, son champ magnétique s'affaiblit parallèlement ; et, toujours en raison de la loi de Lenz, la bobine devient alors le siège d'un extra-courant, qui tend à s'opposer à la diminution de l'intensité dudit courant inducteur.

Il en résulte que la self-induction affaiblit la puissance de ce courant alternatif.

Cette self-induction, selon l'expression usuelle, « étouffe les courants alternatifs ».

1. Ceci confirme ce qui a été annoncé dès la première page de ce livre : à savoir que, chaque fois que nous aurons à exposer une question d'ordre général, nous devrons toujours la considérer sous deux faces : au recto, *courant continu* ; au verso, *courant alternatif*.

Cependant les règles qui président à la circulation du courant continu sont infiniment plus simples que celles qui régissent le courant alternatif. Aussi bien, quand nous étudierons la tension, l'intensité, la puissance des courants, etc., nous placerons-nous toujours dans le cas le plus élémentaire, qui est celui du courant continu : mais, toujours aussi, aurons-nous à ajouter à nos conclusions un correctif, pour qu'elles puissent s'appliquer au courant alternatif.

2. Nous ne pouvons donner ici que de très sommaires indications à cet égard : car nous ne sommes pas encore en possession de notions suffisantes pour nous permettre d'aborder à fond l'analyse de ce cas complexe. Plus loin, au cours de ce livre, cette question sera reprise, en tant seulement qu'elle peut avoir certain intérêt pratique pour l'utilisation médicale de l'électricité.

On doit, à cet égard, considérer deux effets distincts mais simultanés de la self-induction.

Premier effet. — La self-induction rend un même circuit infiniment plus résistant pour le courant alternatif que pour le courant continu. Elle crée dans ce circuit, vis-à-vis du seul courant alternatif, un obstacle, une résistance apparente, qu'on nomme *impédance* (voir page 119).

Second effet. — Le self-induction *décale* l'intensité du courant alternatif par rapport à sa tension : c'est-à-dire que, par exemple, son intensité n'atteint sa valeur maxima que 1/8e de période après que sa tension a été elle-même maxima (voir page 94).

La self-induction tend donc à réduire les écarts qui séparent les valeurs maxima et minima du courant alternatif.

Il en résulte qu'une bobine de self (bobine de réactance), mise sur circuit à courant alternatif, agit à la façon d'un ressort-tampon qui emmagasine de l'énergie au moment où le système la produit en excès, et la lui restitue quand ce système vient à en perdre. Elle constitue, en quelque sorte, un *volant d'électricité,* qui tend à égaliser les alternances du courant ; de même qu'en mécanique un volant de machine à vapeur assure la régularité du mouvement circulaire produit par le jeu alternant des pistons et des bielles.

Nous aurons souvent à employer les bobines de self, en faisant travailler nos appareils sur courant alternatif : par exemple, quand nous chargerons nos accumulateurs à l'aide d'un convertisseur à vapeur de mercure (voir page 582). Nous verrons ainsi la self maintenir la lampe du convertisseur allumée, bien que le courant s'annule entre deux ondes inverses.

DEUXIÈME PARTIE

LA MESURE, LA GRADUATION ET LA DISTRIBUTION DE L'ÉNERGIE ÉLECTRIQUE

CHAPITRE III

LA MESURE DES COURANTS

Tension et quantité. — Les conditions des courants électriques varient suivant une foule de circonstances.

Il importe de savoir mesurer leurs variations, utilisées en électrothérapie.

Considérons deux cours d'eau, d'allures différentes.

L'un est une large rivière de plaine, roulant une grande masse d'eau, mais avec si peu de force qu'elle est incapable de faire tourner la roue d'un moulin à grande vitesse.

L'autre est un torrent de montagne, débitant une faible quantité d'eau, mais dévalant avec une telle violence qu'il peut mettre une usine en action.

Les courants électriques présentent les mêmes différences.

Tantôt ils transportent une grande *quantité* d'électricité sous une pression ou *tension* très basse (courant pour galvanocautère).

Tantôt ils n'en fournissent qu'une quantité minime, mais qui circule sous une tension élevée (courant pour lampe à incandescence).

« Tension » et « quantité » sont donc les deux éléments,

les deux facteurs de la puissance d'un courant électrique, qu'il y a lieu d'étudier séparément.

I

TENSION — VOLT

Déplacement d'électricité. — Quand une pompe élève de l'eau à une certaine hauteur, d'où cette eau retombe sur la roue d'un moulin, la pompe fabrique-t-elle de l'eau ? Nullement. Elle communique simplement à de l'eau préexistante une certaine quantité d'énergie, qui sera ensuite dépensée dans un travail utile.

De même, une pile produit un déplacement d'électricité. En élevant de l'électricité préformée au potentiel haut du pôle positif, elle lui communique de l'énergie, qui, en tombant à l'extérieur de la pile du pôle positif sur le pôle négatif, pourra à volonté être transformée en chaleur, en lumière, en mouvement, etc.

De même encore, un ballon qui emporte un aéronaute met celui-ci en mouvement et développe une force ascensionnelle, laquelle a pour effet d'élever cet homme du sol vers les hautes régions de l'atmosphère.

Ainsi ces trois machines, pompe, pile, ballon, ne font que déplacer l'eau, l'électricité, l'homme. On pourrait les nommer machines *hydromotrice*, *électromotrice*, *anthropomotrice*.

Chute d'électricité. — Supposons maintenant que l'eau, l'électricité, l'homme viennent à être abandonnés par la pompe, par la pile, par le ballon qui les ont élevés. Tous les trois, livrés à eux-mêmes, tomberont s'ils ne sont plus maintenus. L'homme reviendra s'écraser sur la terre d'où il est parti. L'eau regagnera son niveau primitif, dévalant librement en cascade ou canalisée dans des tuyaux. L'électricité tombera tout le long du circuit qui la guide du pôle positif vers le pôle négatif de la pile.

Et, naturellement, cette chute de l'eau, de l'électricité sera d'autant plus forte que l'ascension préalable aura été plus grande. Il n'y a en tout cela rien de mystérieux.

Mesurons la force d'un telle chute.

Volt[1]. — Il est clair que la pression d'une chute d'eau dépend de la *hauteur* de cette chute, c'est-à-dire de la *différence de niveau* qui sépare le point de départ du point d'arrivée de l'eau qui tombe.

Cette pression s'évalue en MÈTRES (d'eau).

De même, la pression, ou *tension*, d'un courant électrique

1. GRANDEURS, UNITÉS, ÉTALONS. — La tension est la première grandeur physique, le volt est la première unité physique que nous rencontrons sur le chemin de nos études. Définissons donc une fois pour toutes ces qualifications.

Une *grandeur* est la valeur de toute quantité susceptible d'augmentation ou de diminution. La tension, la quantité, l'intensité sont des grandeurs physiques.

Une *unité* est la grandeur qui sert de mesure commune à toutes les quantités de même espèce. Le volt, le coulomb, l'ampère sont des unités. De même, le mètre est l'unité de la grandeur longueur ; le litre est l'unité de la grandeur capacité.

Un *étalon* est la représentation matérielle d'une unité. Ainsi, l'étalon du mètre est une barre de platine iridié.

Un *système* est l'ensemble de plusieurs unités fondamentales, d'où sont déduites des unités dérivées.

Deux systèmes sont aujourd'hui employés.

A. L'industrie se sert du *Système métrique*, fondé sur trois grandeurs : longueur, poids, temps, ayant respectivement pour unités : le mètre, le kilogramme, la seconde.

B. Le *Système C. G. S.*, établi par la British Association en 1864 et adopté par les savants, a trois grandeurs fondamentales : longueur, masse, temps, dont les unités respectives sont : le centimètre, le gramme-masse, la seconde. De là le nom de système centimètre-gramme-seconde.

Les unités de ce système sont, en général, trop petites pour nos calculs usuels.

UNITÉS ÉLECTROMAGNÉTIQUES. — Les mesures électriques étaient jadis arbitraires et variaient suivant les pays et même suivant les expérimentateurs. — En 1864, la British Association créa les trois premières unités pratiques électromagnétiques, et les rattacha au système C. G. S. Elle proposa de les dénommer d'après les noms des physiciens les plus célèbres

Et ainsi furent d'abord établies : l'unité d'intensité, l'*ampère* ; l'unité de force électromotrice, le *volt* ; l'unité de résistance, l'*ohm*.

Plus tard, le 24 août 1893, le Congrès International des Électriciens de Chicago adopta définitivement un système d'unités électromagnétiques plus complet, actuellement en vigueur dans tous les pays, et qui porte le nom d'UNITÉS INTERNATIONALES C. G. S.

Unité de résistance : OHM.
Unité d'intensité : AMPÈRE.
Unité de force électromotrice : VOLT.
Unité de quantité : COULOMB.
Unité de capacité : FARAD.
Unité de travail : JOULE.
Unité de puissance : WATT.

ÉTALON DU VOLT. — Un volt correspond approximativement à la tension du courant fourni par la vieille pile Volta.

Le *volt international* (Congrès de Chicago) est représenté par $\frac{1000}{1434}$ de la force électromotrice de la pile Latimer-Clark, fonctionnant à la température de 15° centigrades.

dépend de la dénivellation, de la *différence de potentiel* qui existe entre les deux pôles d'une pile.

Cette tension s'évalue en VOLTS [1].

Le volt est donc l'*unité de tension électrique*.

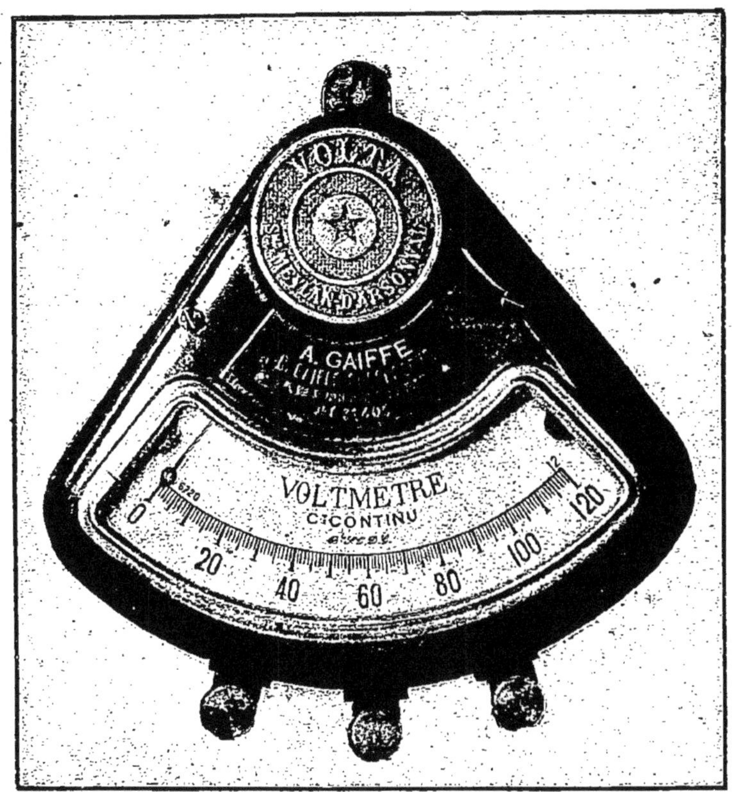

Fig. 50. — *Voltmètre.*

Voltmètre. — La tension d'un courant, — appelée industriellement *voltage,* — se mesure avec un VOLTMÈTRE (fig. 50).

1. Alexandre VOLTA (1745-1827), né à Côme (Milanais), physicien italien, s'attacha d'abord à l'étude de l'électricité statique, seule connue avant lui, et inventa l'électrophore, l'eudiomètre, le pistolet électrique, etc. Il se livrait plus tard à des recherches sur l'électricité atmosphérique, lorsqu'en 1789 une expérience retentissante de Galvani attira son attention et le conduisit à la découverte du courant électrique, laquelle fit sa célébrité. Ses recherches, commencées en 1792, aboutirent à l'invention de la pile en 1795.

Volta montra ainsi qu'on peut électriser un corps par un autre moyen que le frottement ; et, le premier, il produisit de l'énergie électrique avec des actions chimiques.

On est en droit de considérer la découverte de l'électricité de pile par Volta, la découverte de l'induction électrique par Faraday et la découverte des ondes électriques par Hertz comme les trois principales étapes qu'ait franchies la science électrique au XIXe siècle.

Un voltmètre est un galvanomètre à fil fin, *très résistant,* dont l'aiguille se meut sur un cadran gradué en volts.

Pour se servir d'un voltmètre, il suffit de mettre ses deux bornes en communication avec deux points quelconques d'un circuit, A et B, sans déranger celui-ci. On dit alors que le voltmètre est placé en DÉRIVATION sur le circuit (fig. 51).

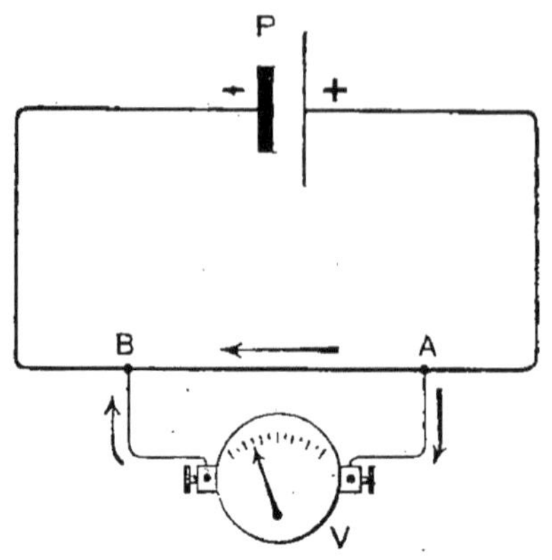

Fig. 51. — *Montage d'un voltmètre en dérivation.*

P, pile; V, voltmètre branché sur les points A et B du circuit.

Chute de potentiel dans un circuit homogène. — Prenons une batterie de piles, et réunissons ses deux pôles par un fil conducteur ayant une longueur de 10 mètres. Admettons que la batterie envoie dans ce circuit un courant possédant une tension de 5 volts.

Si, à l'aide d'un *électromètre,* nous mesurons la valeur du potentiel au pôle positif, nous la trouvons égale à cinq ; au pôle négatif (que nous supposerons relié à la terre), elle est égale à zéro. Il se fait donc une chute de potentiel de 5 volts entre les deux extrémités du circuit.

Or, si ce circuit est fait d'un *conducteur homogène,* c'est-à-dire d'un fil également conducteur dans toutes ses parties, et présentant par conséquent en n'importe quel point une résistance égale, la *chute du potentiel,* ou, si l'on veut, la *perte de tension du courant,* sera régulièrement progressive tout le long du circuit.

Considérons la figure 52. Sur la ligne verticale des ordonnées est marquée la graduation des volts ; sur la ligne horizontale des abscisses, la graduation des mètres. La ligne oblique PN inscrit la chute régulière du potentiel entre les deux pôles : chute qui est ici de 5 volts sur une distance de 10 mètres.

Prenons sur cette ligne le point A, qui se trouve situé dans le circuit à 4 mètres du sommet de la pente, c'est-à-dire, aux deux cinquièmes de la distance totale. A ce niveau, le courant aura perdu les deux cinquièmes de son potentiel ; et l'électromètre ne marquera plus que 3 volts. Plus loin, au point B, le courant aura parcouru les trois cinquièmes du circuit : il aura donc perdu les trois cinquièmes de son potentiel ; et l'électromètre indiquera 2 volts.

Il n'est pas nécessaire de recourir à une comparaison matérielle pour faire comprendre un raisonnement aussi élémentaire.

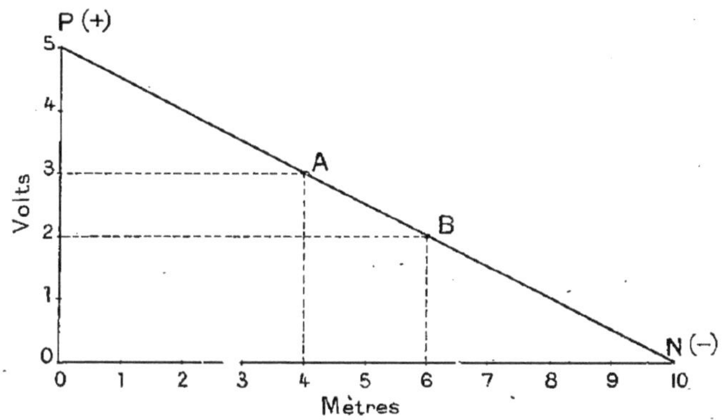

Fig. 52. — *Chute régulière du potentiel dans un conducteur homogène.*

Le courant dépense peu à peu son potentiel en chemin pour vaincre la résistance que le circuit oppose à son passage ; et, naturellement, la perte ou chute de potentiel est d'autant plus grande que la résistance à surmonter est plus forte, c'est-à-dire, dans l'espèce, que le trajet à parcourir est plus long.

On dit, en argot d'électricien, que les résistances « absorbent les volts. »

Différence de potentiel entre deux points d'un circuit. — Relions les deux bornes d'un *voltmètre*[1] aux deux points A et B

1. L'électromètre et le voltmètre sont deux appareils qu'on doit bien se garder de confondre : car ils remplissent des rôles différents, que définissent d'ailleurs assez mal leurs appellations.

L'électromètre — appareil de laboratoire — détermine la valeur RÉELLE du *potentiel* qui existe en UN point donné (s'il est gradué en volts).

Le *voltmètre* — appareil de pratique — détermine la valeur RELATIVE de la *différence de potentiel* ou *tension* qui existe entre DEUX points donnés.

Exemple : Soit un point X, où l'électromètre indique un potentiel de 2 000 volts : soit un autre point Y, où l'électromètre marque 1 980 volts. Le voltmètre mesure entre ces deux points une différence de potentiel qui est de 20 volts.

Or, en fait, cette différence de potentiel, cette tension est la seule valeur qui nous intéresse pratiquement.

Ainsi, captons la « houille blanche » d'une chute d'eau de montagne pour utiliser du circuit : l'aiguille du voltmètre marquera 1 volt. En effet, le voltmètre indique la *différence* de potentiel ou, ce qui est la même chose, la tension qui existe entre les deux points sur lesquels il est branché, mais *seulement entre ces deux points*.

Cette différence sera naturellement plus faible que si l'on reliait les bornes du voltmètre aux bornes mêmes de la batterie de piles. Il accuserait alors entre les points P et N une différence de potentiel de 5 volts.

Remarquons aussi que si l'on branchait successivement le voltmètre sur les trois sections du circuit PA, AB, BN, on obtiendrait trois valeurs (2 volts, 1 volt, 2 volts) dont le total serait égal à la valeur de la tension totale du circuit (5 volts).

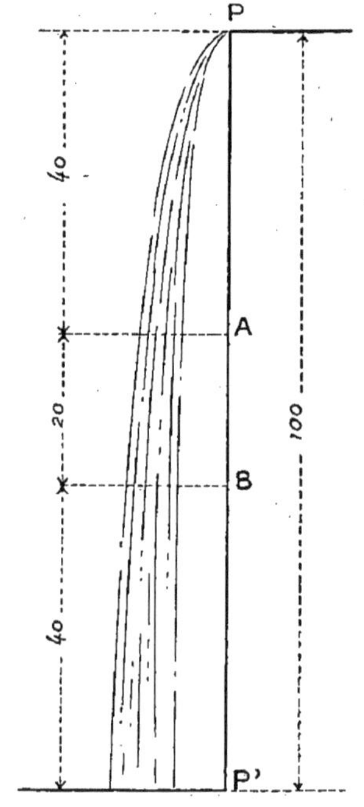

Fig. 53. — *Schéma d'une chute d'eau.*

L'hydraulique va nous fournir une comparaison qui nous aidera à retenir cette règle, dont l'importance est capitale en pratique (fig. 53).

Soit une chute d'eau tombant de P en P'.

Supposons le point P situé à l'altitude de 300 mètres, le point P', à 200 mètres. La pression de la colonne d'eau entre P et P' est mesurée par la hauteur

$$300 - 200 = 100 \text{ mètres.}$$

Déterminons maintenant deux points A et B, situés respectivement à 40 et à 60 mètres au-dessous du niveau supérieur de la chute.

Si, comme nous l'avons fait tout à l'heure sur le circuit électrique avec un voltmètre, nous mesurons la différence de niveau des extrémités de la colonne d'eau comprise entre A et B, nous la trouvons égale à 20 mètres seulement.

Et, toujours par analogie avec ce qui a été dit plus haut, la somme des hauteurs mesurées entre P et A (40 mètres), entre A et B (20 mètres), entre B et P' (40 mètres) est égale à la hauteur ou différence de niveau totale qui existe entre P et P' (100 mètres).

industriellement sa puissance. Il peut se faire que les *niveaux absolus* des deux extrémités de la chute d'eau soient de 2 000 mètres et de 1 980 mètres. Néanmoins la pression ou « charge d'eau » utilisable sera déterminée par la *différence de niveau* de 20 mètres qui existe entre le haut et le bas de la cascade.

Chute de potentiel dans un circuit non homogène. — Relions maintenant les pôles de notre batterie, qui débite un courant de 5 volts, par un *conducteur non homogène*, c'est-à-dire dont toutes les parties ne présentent pas une résistance égale au passage du courant, pour des raisons qui seront étudiées ailleurs (voir page 110).

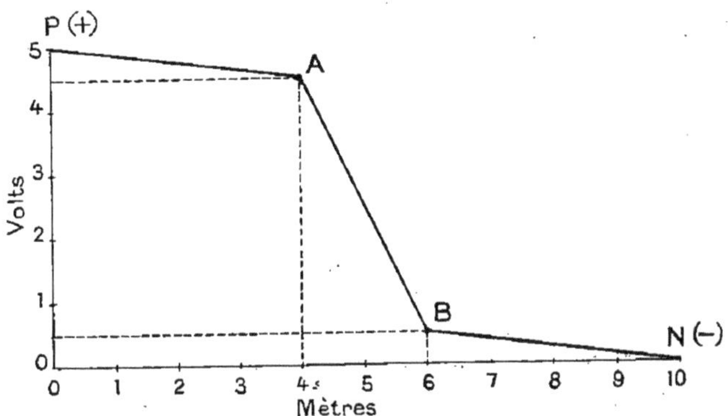

Fig. 54. — *Chute irrégulière du potentiel dans un conducteur non homogène.*

Supposons, par exemple (fig. 54), que la partie AB du circuit, longue de 2 mètres, ait à elle seule une résistance quatre fois plus grande que le reste du circuit. Que va-t-il se passer?

La différence de potentiel totale qui s'établit entre les deux extrémités du circuit ne changera pas, puisqu'elle est commandée par le travail de la pile, que nous supposons n'avoir pas varié. Mais ce qui va changer, c'est la répartition de la chute de potentiel tout le long de ce circuit. La résistance des conducteurs y étant désormais inégalement distribuée, cette chute s'y fera inégalement. L'absorption des volts se répartira au prorata de la résistance des différentes parties du circuit.

Si la section AB présente à elle seule les quatre cinquièmes de la résistance totale du circuit, la valeur de la chute de potentiel qui se fera en ce court trajet, égalera les quatre cinquièmes de la valeur de la chute totale. Cette section AB absorbera donc 4 volts ; et dans chacune des deux autres sections PA et BN il ne se perdra plus que 1/2 volt.

De sorte que le taux du potentiel sur divers points du circuit sera de 5 volts en P, de 4 1/2 volts en A, de 1/2 volt en B et de 0 volt en N.

C'est d'après ce principe majeur que sont établis tous nos circuits industriels et médicaux d'utilisation de l'énergie électrique.

Ainsi, sur les circuits d'éclairage industriel, la chute de potentiel se fait presque totalement dans les lampes électriques ; la canalisation n'absorbe qu'une fraction très faible du voltage global du courant.

Dans d'autres cas, la chute de potentiel se répartit sur deux points différents du circuit. Ainsi, dans nos installations autonomes de galvanocaustie sur piles ou accumulateurs, les volts sont absorbés, pour une part, dans le rhéostat, pour le reste, dans la lame incandescente du cautère.

Afin de ne pas perdre l'habitude de nos comparaisons hydro-électriques, assimilons un courant en circuit homogène à un fleuve de plaine, tel que la Volga, qui, dans son cours régulier, présente une déclivité uniforme entre sa source et son embouchure. Et considérons le courant d'un circuit non homogène comme un fleuve à déclivités irrégulières, tel que le Rhin, qui, entre Constance et Bâle, sur une distance d'environ 150 kilomètres, subit une dénivellation de 150 mètres (398-248 mètres), mais qui cependant ne descend pas régulièrement d'un mètre par kilomètre : puisqu'à Neuhausen il tombe brusquement d'une hauteur d'environ 30 mètres. Il est clair que c'est en cet endroit que sa puissance sera industriellement utilisée ; de même que la puissance d'un courant électrique est consommée aux points du circuit qui ont le maximum de résistance, et qui, par conséquent, provoquent la chute de potentiel maxima (lame du galvanocautère, filament de la lampe à incandescence, etc.).

Les circuits où la chute de potentiel se répartit sur deux points sont assimilables aux chutes d'eau de montagne qui se font en deux temps : cascade supérieure, correspondant à la chute de potentiel dans un rhéostat ; cascade inférieure, correspondant à la chute de potentiel dans un galvanocautère.

FORCE ÉLECTROMOTRICE
DIFFÉRENCE DE POTENTIEL

Terminologie. — *Force électromotrice, différence de potentiel, tension, voltage* sont des expressions non équivalentes et que les débutants ont parfois le tort de confondre.

Il est vrai que les trois derniers termes sont synonymes. « Tension » et « différence de potentiel » peuvent être assimilés : puisque la tension totale dans un circuit est toujours égale à la différence de potentiel qui existe entre les deux pôles de la pile, et qu'on appelle *différence de potentiel aux bornes*. Quant à « voltage [1] », c'est un mot vulgaire ayant le même sens.

Constance de la force électromotrice. — Mais le mot « force électromotrice » a une autre signification.

La *force électromotrice* est la force qui met l'électricité en mouvement, c'est-à-dire qui produit un courant électrique [2].

C'est elle qui crée la différence de potentiel. L'une est la cause, l'autre est l'effet. L'une et l'autre se mesurent, d'ailleurs, avec la même unité, le volt.

Reprenons notre comparaison hydro-électrique.

La force « hydromotrice » que développe une pompe pour élever de l'eau, se mesure d'après la hauteur de cette élévation, c'est-à-dire en mètres d'eau.

La pression ou « charge » qu'exerce cette eau en retombant sur une turbine, se calcule d'après la hauteur de sa chute, soit aussi en mètres.

La force électromotrice a une valeur fixe, et en quelque sorte spécifique, pour chaque type de pile (2 volts pour la pile au bichromate de potasse, 1,5 volt pour la pile au bisulfate de mercure, etc.) C'est donc une « constante » [3].

Cette force électromotrice est mesurée par la *différence de potentiel* existant entre les pôles d'une pile qui ne débite pas, c'est-à-dire dont le circuit est ouvert.

1. *Voltage*, mot plus bref, plus XXe siècle que l'expression scientifique si juste de *différence de potentiel*, est le terme couramment usité dans le vocabulaire des fabricants d'appareils électriques. « De quel voltage disposez-vous? » est la première question qu'ils nous posent.

Zimmern compare *voltage* à *métrage*, autre barbarisme si cher aux commis des magasins de nouveautés.

2. On admet, *par convention*, que la force électromotrice détermine un mouvement de l'électricité positive du corps à haut potentiel vers le corps à bas potentiel. Mais on pourrait aussi bien supposer qu'elle transporte l'électricité négative en sens inverse; ou encore qu'il y a simultanément un double courant électrique. Nous ignorons, en effet, absolument la nature du courant électrique : et, en l'assimilant à un courant d'eau, nous établissons une comparaison uniquement destinée à en faciliter les explications didactiques.

3. A condition que la composition chimique de la pile ne varie pas. La force électromotrice baisse, en effet, quand la pile s'appauvrit et quand elle se polarise : mais cette considération n'a pas encore à intervenir actuellement (voir page 241).

Dans ce cas, mais dans ce cas seulement, les termes force électromotrice et différence de potentiel peuvent se confondre. Il n'en est plus de même dans ce qui va suivre.

Variations de la différence de potentiel. — Fermons le circuit, c'est-à-dire faisons débiter la pile sur un circuit extérieur. La différence de potentiel, mesurée entre les deux pôles de la pile, va baisser aussitôt, bien que la force électromotrice reste constante.

En effet, une partie de la force électromotrice est absorbée par le frottement du courant qui circule à travers les milieux intérieurs de la pile.

Et l'on peut poser l'équation :

Force électromotrice d'une pile	=	Chute de potentiel dans le circuit extérieur	+	Chute de potentiel à l'intérieur de la pile

Nous comprenons donc que les termes force électromotrice et différence de potentiel aux bornes d'une source électrique ne soient pas toujours synonymes.

La f. é. m. est une *constante,* tandis que la diff. de pot. est une *variable,* allant de la valeur zéro à la valeur totale de la f. é. m., suivant que la résistance opposée au passage du courant est nulle ou infinie.

A mesure que s'accentue la résistance du circuit, la diff. de pot. croît et tend vers un maximum idéal qui est la f. é. m.

Et quand la résistance du circuit diminue, la différence de potentiel aux bornes baisse d'autant plus vite que la pile débite une plus grande quantité de courant.

Il convient de bien comprendre ce dernier phénomène, qui intervient si souvent pour troubler l'utilisation médicale de nos piles.

Reprenons encore notre comparaison hydro-électrique.

La *force électromotrice* d'une pile, cause du mouvement de l'électricité, a une action analogue à celle de la *différence de niveau,* cause du mouvement de l'eau.

La *différence de potentiel* dans un circuit, effet de la force électromotrice, est comparable à la *pression hydraulique* dans une canalisation, effet de la production d'une différence de niveau.

Or, dans toute bonne canalisation d'eau urbaine, la différence de niveau entre le réservoir de la ville et le robinet de l'abonné reste constante, comme est constante la force électromotrice d'une pile.

Néanmoins, la pression hydraulique y est variable ; à certaines heures de grande consommation, cette pression diminue, au point que l'eau arrive mal aux robinets des étages élevés.

De même, quand un circuit soutire une trop grande quantité d'électricité à une pile, la différence de potentiel baisse, et le courant n'a plus assez de tension pour alimenter normalement les appareils en service.

Quoi qu'il en soit, on peut dire que, dans tous les cas, quand un générateur d'électricité fonctionne, la différence de potentiel à ses bornes est plus petite que sa force électromotrice.

Prenons un exemple numérique. Soit une batterie de piles dont la force électromotrice est de 28 volts et dont la résistance intérieure est de 4 ohms. Faisons-lui débiter un courant de 2 ampères : la différence de potentiel aux bornes va tomber à 20 volts. Il y aura une perte de 8 volts, absorbés par la résistance intérieure de la pile

Mesure de la force électromotrice et des différences de potentiel. — F. é. m. et diff. de pot. se mesurent à l'aide du même appareil, le *voltmètre*. Mais sa situation dans le circuit varie suivant les cas.

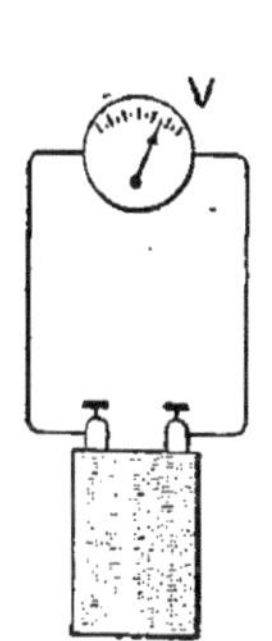

Fig. 55. — *Voltmètre mesurant la force électromotrice d'une pile.*

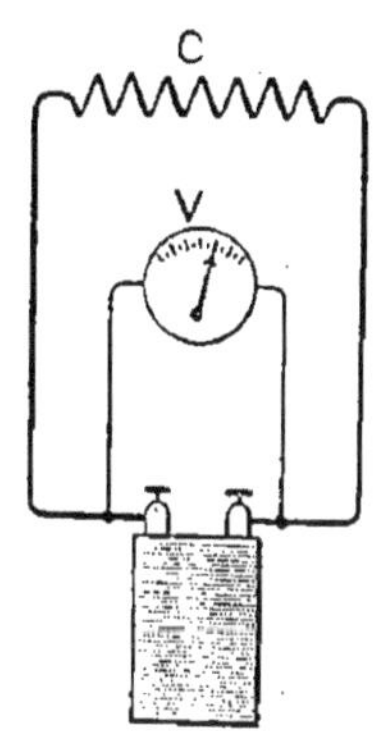

Fig. 56. — *Voltmètre mesurant la différence de potentiel d'une pile débitant sur un circuit extérieur.*

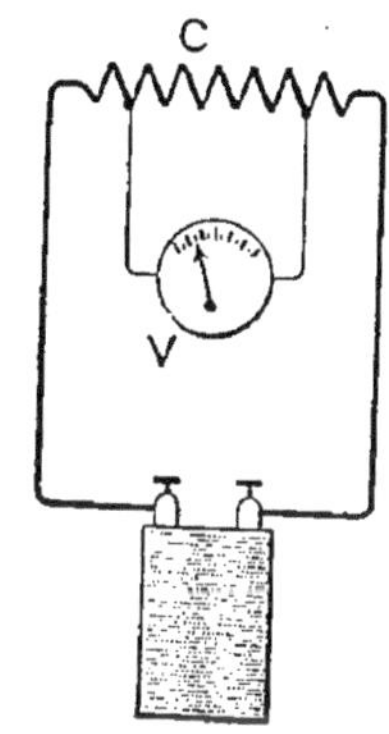

Fig. 57. — *Voltmètre mesurant la différence de potentiel existant entre deux points d'un circuit.*

A. — Pour mesurer pratiquement la f. é. m. d'une source électrique, il suffit de réunir les deux bornes du voltmètre aux deux bornes de la source ; la résistance du voltmètre est si forte que, dans ce cas, la diff. de pot. aux bornes peut être considérée comme équivalente à la f. é. m. (fig. 55).

B. — Pour mesurer la diff. de pot. établie par la source qui débite, il faut réunir les deux bornes du voltmètre aux deux bornes de la source, en même temps qu'à ces mêmes bornes de la source est relié le circuit d'utilisation extérieur. On obtient ainsi la valeur totale de la diff. de pot. de la source en service (fig. 56).

C. — Pour mesurer la diff. de pot. entre deux points du circuit, il suffit de réunir les deux bornes du voltmètre à ces deux points. Dans ce cas la diff. de pot. est inférieure à celle qu'on trouve aux bornes de la source; elle dépend de l'écartement des points choisis sur le circuit (fig. 57).

Courants alternatifs. Différence de potentiel efficace. — Il est facile de mesurer la tension d'un courant continu, circulant dans un circuit fixe. En effet, si la force électromotrice de la source d'électricité reste constante, la différence de potentiel dans ce circuit demeurera également *constante*.

Il suffira donc de mesurer cette diff. de pot. à n'importe quel moment : la *valeur instantanée* de la tension du courant sera identique à sa *valeur permanente*.

Il en est tout autrement quand il s'agit des courants alternatifs. Dans ce cas, en effet, la force électromotrice de la source oscille incessamment entre deux maxima positif et négatif, en passant par zéro. La valeur de la tension du courant variera parallèlement : *elle ne sera donc pas constante*. Et si, en des moments très courts, on prend la valeur de cette tension, on trouve des chiffres fort différents, suivant l'instant où on opère : tantôt + N volts, tantôt 0 volt, et tantôt — N volts.

Or, en pratique, ce qu'il nous importe de connaître c'est la *valeur moyenne* de la diff. de pot. qui s'établit entre deux points donnés d'un circuit à courants alternatifs. Cette valeur moyenne se nomme DIFFÉRENCE DE POTENTIEL EFFICACE.

Que vaut cette moyenne ?

Si, dans un même fil, on fait passer un courant continu puis un courant alternatif, on constate que, pour y produire un égal échauffement pendant le même temps, le courant continu doit avoir une tension de 100 volts, le courant alternatif doit atteindre un maximum de tension de $\pm$ 141 volts.

D'où l'on conclut qu'*un courant alternatif présentant une diff. de pot. maxima de 141 volts ne donne en réalité qu'une diff. de pot. efficace de 100 volts*[1] *(volts efficaces)*.

1. En pratique, quand on parle de volts alternatifs, c'est toujours de *volts efficaces* qu'il s'agit implicitement. Un « volt efficace alternatif » vaut un « volt continu ».

II

QUANTITÉ ET INTENSITÉ — AMPÈRE

Quantité. Coulomb. — Connaître seulement la hauteur d'une chute d'eau, c'est posséder un élément d'évaluation insuffisant, si l'on veut utiliser cette chute industriellement. Il importe aussi de savoir quel est son débit, c'est-à-dire de déterminer la *quantité* d'eau qui tombe.

Cette quantité s'évalue en LITRES.

De même, il faut déterminer la *quantité* d'électricité qui est transportée par le courant du pôle positif au pôle négatif de la pile.

Cette quantité s'évalue en COULOMBS[1].

Ainsi nous pourrons dire pareillement :

« Dix litres d'eau tombent sous une pression de cent mètres, dix coulombs d'électricité circulent sous une tension de cent volts. »

La quantité d'électricité qui parcourt un circuit se mesure par le poids du métal que le courant met en liberté en traversant une solution saline (électrolyse). Un coulomb est la quantité d'électricité qui libère 1,118 milligramme d'argent.

Intensité. Ampère. — On remarquera toutefois que ce qu'il importe surtout de déterminer, c'est la quantité d'électricité traversant un fil *pendant l'unité de temps*, qui est la *seconde*. Cette valeur a pour nom INTENSITÉ. C'est donc par son intensité que s'apprécie le débit d'une source électrique : de même que le débit utile d'une chute d'eau s'évalue par le nombre de litres d'eau qu'elle laisse tomber en une seconde.

L'intensité d'un courant, — appelée aussi industriellement *ampérage* — s'évalue en AMPÈRES[2].

1. Ch.-A. DE COULOMB (1736-1806), né à Angoulême (France); connu par ses expériences qui fixèrent les lois des attractions et des répulsions électriques et magnétiques.

2. André-Marie AMPÈRE (1775-1836), né à Lyon, devint le plus grand électricien français du XIXe siècle, en faisant la découverte de l'*électro-aimant*. Il fonda encore l'*électrodynamique*, en démontrant l'influence réciproque des courants électriques, par

L'ampère est donc l'*unité d'intensité électrique*. Il vaut un coulomb-seconde.

Ampèremètre. — L'intensité d'un courant se mesure avec un AMPÈREMÈTRE (fig. 58).

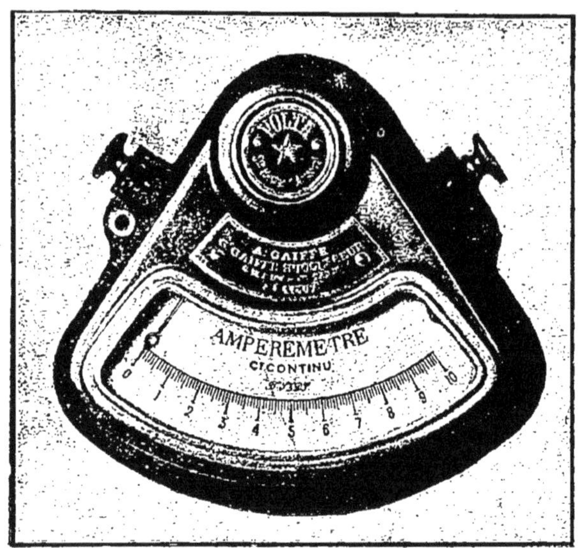

Fig. 58. — *Ampèremètre.*

Un ampèremètre est un galvanomètre *très peu résistant*, dont l'aiguille indique sur un cadran gradué le nombre d'ampères que transporte un courant dans le circuit sur lequel il est placé.

Pour se servir d'un ampèremètre, il faut, à l'inverse de l'emploi du voltmètre, intercaler l'appareil dans le circuit principal, qu'on est obligé de couper dans ce but. On dit alors que l'ampèremètre est placé en SÉRIE sur le circuit (fig. 59).

Donnons immédiatement deux conseils pratiques, en admettant comme connus certains phénomènes qui seront expliqués plus tard.

1° Proportionnez la force de l'ampèremètre à la valeur approximative du courant qu'il est chargé de mesurer. Si vous faisiez passer un courant de vingt ampères dans un ampèremètre construit pour supporter

l'attraction ou la répulsion des circuits mobiles, en particulier de ses fameux *solénoïdes*. Il s'occupa aussi de philosophie ; et, à dix-huit ans, il avait déjà inventé une langue universelle « destinée, disait-il, à rapprocher les hommes et à consolider la paix ».

au plus cinq ampères, son enroulement s'échaufferait et serait rapidement « détruit » : à moins que le constructeur prévenant n'ait eu la délicate attention de mettre un plomb fusible dans son ampèremètre pour le protéger contre les erreurs d'un opérateur distrait.

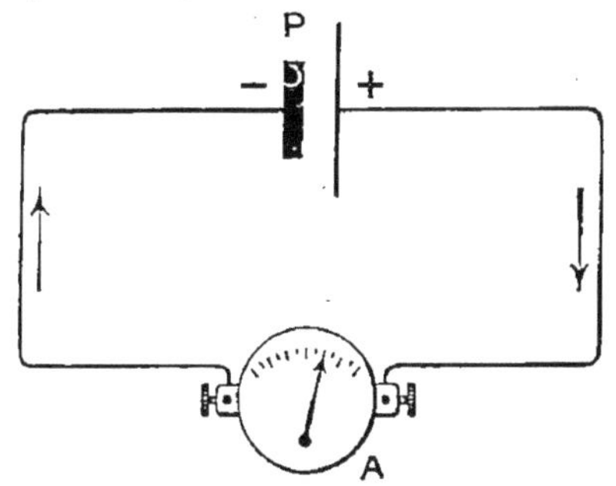

Fig. 59. — *Montage d'un ampèremètre en série.* P, pile; A, ampèremètre.

2° Ne manquez pas de toujours mettre *le voltmètre en dérivation* et *l'ampèremètre en série.* Une disposition inverse pourrait avoir des effets fâcheux, surtout quand on contrôle le courant d'une batterie d'accumulateurs en service.

a) Le voltmètre, appareil très résistant, aurait peu à souffrir de la mise en série.

b) L'ampèremètre, appareil peu résistant, mis en dérivation, verrait la batterie se décharger brusquement à travers lui : il « grillerait ».

Milliampère. Milliampèremètre. — Cependant l'ampère est une unité trop forte pour évaluer les très petites quantités d'énergie électrique ordinairement employées en électrothérapie. On les mesure donc en millièmes d'ampère, en MILLIAMPÈRES (Watteville). De même, en pharmacologie, les alcaloïdes toxiques se dosent non pas par grammes, mais par milligrammes.

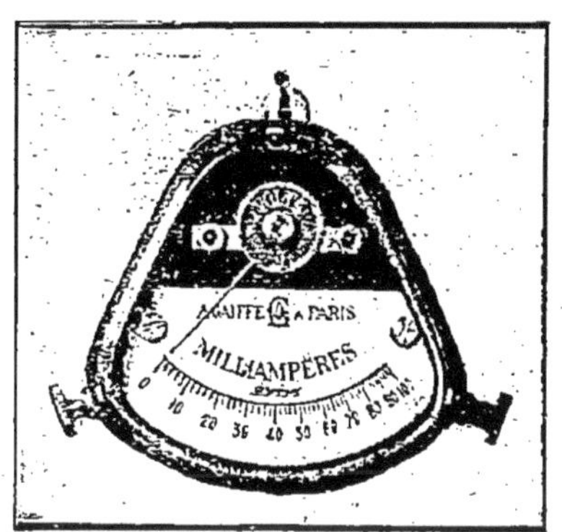

Fig. 60. — *Milliampèremètre.*

A cet effet, on se sert d'un galvanomètre gradué en milliampères, appelé MILLIAMPÈREMÈTRE (fig. 60).

Ampère-heure. — L'expression AMPÈRE-HEURE, si couramment usitée, définit la quantité d'électricité que fournit pendant une heure une source électrique débitant un courant d'un ampère ; ou, pendant une demi-heure, un courant de deux ampères ; ou encore, pendant deux heures, un courant d'un demi-ampère.

Dans tous ces cas, le produit de l'intensité par le temps est constant ; il s'exprime par l'équation suivante :

$$\text{Quantité d'électricité} = \text{Intensité du courant} \times \text{Temps écoulé}$$
$$Q = I \times T.$$

Conservation de l'intensité dans un circuit homogène. — Prenons une batterie de piles, et réunissons ses deux pôles par un conducteur homogène. Admettons que la batterie envoie dans ce circuit un courant ayant une différence de potentiel aux bornes de 5 volts et une intensité de 2 ampères.

Nous savons que si, à l'aide d'un électromètre (gradué en volts), nous mesurons le potentiel en différents points de ce circuit, nous le verrons diminuer progressivement du pôle positif au pôle négatif. A mi-chemin, il ne sera plus que de 2,5 volts (à condition que le pôle négatif soit au potentiel zéro du sol).

Au contraire, si, à l'aide d'un électromètre (gradué en ampères), nous mesurons l'intensité du courant en divers points du circuit, nous trouvons partout la même valeur ! D'où nous sommes amenés à conclure que l'intensité du courant reste constante dans toute la longueur d'un conducteur homogène.

Par conséquent, il y a une certaine différence entre les renseignements fournis par le voltmètre et par l'ampèremètre. Le voltmètre, suivant les points du circuit où il est branché, ne marque qu'une *fraction* variable du voltage total. Au contraire, l'ampèremètre, quel que soit l'endroit où on l'intercale, donne la mesure *totale* de l'intensité dans tout le circuit électrique.

L'hydraulique nous fait comprendre ce fait.

Supposons deux réservoirs A et E, situés à une différence de niveau de 40 mètres et réunis par un tuyau de diamètre uniforme (fig. 61).

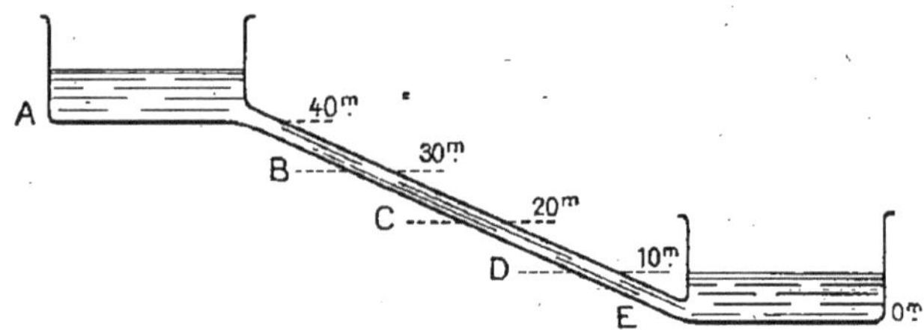

Fig. 61. — *Réservoirs communiquant par un tuyau de diamètre uniforme.*

La pression de l'eau variera suivant les points du tuyau considérés. Elle sera de 10 mètres à la cote B, de 20 mètres à la cote C, nulle à une des extrémités du tuyau, maxima à l'autre extrémité.

Mais, comme le calibre du tuyau est uniforme dans tout son parcours, une même section, par exemple un cercle de deux centimètres de diamètre, verra passer en une seconde une même quantité d'eau, quel que soit le point où l'on effectue cette mesure.

Conservation de l'intensité dans un circuit non homogène. — Il en est de même dans un circuit non homogène. L'intensité du courant électrique y reste constante en tous ses points. Peu importe à cet égard que le circuit soit fait de divers conducteurs d'électricité, de diamètres différents. La quantité d'électricité qui, pendant une seconde, traverse chacune de ces sections inégales, est égale.

Prenons un exemple. Considérons le dispositif bien connu du galvanocautère. Une batterie de piles alimente un circuit fait de gros conducteurs souples de cuivre, entre lesquels est intercalé le brûleur du cautère, consistant en une mince lame de platine. *a*) Si le circuit était uniquement constitué par les gros conducteurs de cuivre, il pourrait laisser passer au moins 40 ampères. *b*) Mais la partie étranglée, résistante, que forme la lame de platine, n'admet pas plus de 10 ampères. Et comme, en fait, c'est la résistance du brûleur qui règle ici le débit de la pile, il en résulte qu'un courant ayant l'intensité réduite et uniforme de 10 ampères circule dans ce circuit. Si nous venions à mesurer le nombre des coulombs qui dans une seconde passent en un point quelconque des gros conducteurs de cuivre et en un point de la lame de platine, nous trouverions de part et d'autre la même valeur de 10 coulombs. Seulement, le courant est en quelque sorte moins resserré dans la partie large que dans la partie étroite du circuit ; pour franchir le défilé du cautère, il devra faire effort, et, pour ainsi dire, se condenser. C'est pour cette raison que le brûleur de platine devient incandescent, tandis que les gros conducteurs de cuivre ne s'échauffent pas sensiblement.

Faisons une comparaison. Considérons deux réservoirs A et E, réunis par un gros tuyau, qui présente en son milieu une partie rétrécie, BC (fig. 62).

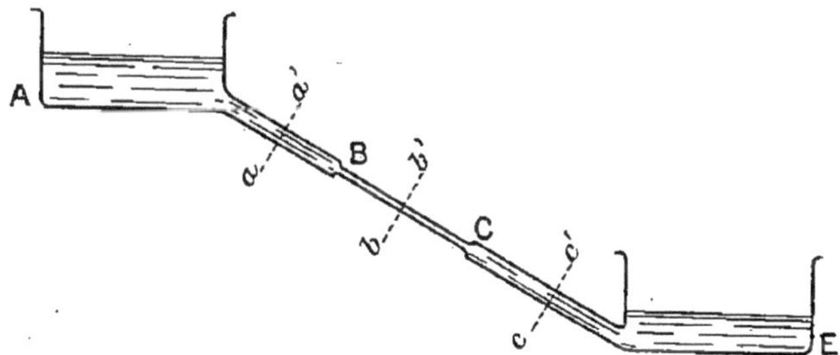

Fig. 62. — *Réservoirs communiquant par un tuyau de diamètre non uniforme.*

Supposons que l'orifice inférieur du tuyau laisse arriver dans le réservoir déclive 100 grammes d'eau par seconde. Dans ces conditions, chaque seconde verra passer 100 grammes d'eau en n'importe quel point du tuyau : aussi bien dans ses parties larges, en *aa'*, en *cc'*, que dans son étranglement, en *bb'*. On pourrait dire que l'intensité du courant d'eau est constante dans toutes les parties d'une canalisation.

REMARQUE. — Cependant il faut signaler une disparité entre le courant d'eau et le courant d'électricité ; elle nous montrera qu'on ne doit pas pousser trop loin la comparaison entre les phénomènes hydrauliques et les phénomènes électriques. Nous avons supposé, pour matérialiser grossièrement les faits, que l'électricité se condense afin de franchir les parties rétrécies du circuit. Or, l'eau ne peut pas se comporter ainsi, puisqu'elle est incompressible. La condition qui permet à un tuyau étroit de débiter, dans le même temps, la même quantité d'eau qu'un tuyau large, est différente : elle consiste en une *variation de vitesse.* La vitesse d'écoulement de l'eau est d'autant plus grande que le tuyau est plus rétréci. Une telle condition n'existe pas en matière de courant électrique.

Courants alternatifs. Intensité efficace. — Nous devons faire ici les mêmes remarques qu'au sujet de la différence de potentiel des courants alternatifs (voir page 71).

L'intensité d'un courant alternatif croît périodiquement de zéro jusqu'à un maximum, puis elle décroît pour s'annuler : et ainsi de suite. Elle a donc une valeur qui varie à tout instant. Et si, en divers moments très courts, on prenait la valeur (valeur à l'instant) de cette intensité, on trouverait des chiffres très différents.

Or, ce qui nous intéresse au point de vue pratique, ce n'est ni le maximum ni le minimum de l'intensité du courant alternatif, mais bien son *intensité moyenne.* Cette intensité moyenne se nomme INTENSITÉ EFFICACE.

L'intensité efficace est évidemment plus faible que l'intensité maxima. On la détermine par l'échauffement d'un fil. Et l'on dit qu'un courant alternatif a une intensité efficace de 1 ampère quand il produit le même effet calorifique qu'un courant continu ayant une intensité de 1 ampère, pendant le même temps.

Pour réaliser une intensité efficace de 1 ampère, un courant alternatif sinusoïdal doit présenter, à chaque alternance, un maximum de 1,41 ampère.

III

VOLTMÈTRES — AMPÈREMÈTRES

Principe. — Les voltmètres et les ampèremètres sont construits d'après les mêmes principes. Ils diffèrent seulement :

1. En pratique, quand on parle d'ampères alternatifs, c'est toujours d'*ampères efficaces* qu'il s'agit implicitement. Un « ampère efficace alternatif » vaut un « ampère continu ».

a) Par *leur résistance*: les voltmètres sont des galvanomètres à forte résistance; les ampèremètres sont des galvanomètres à faible résistance.

b) Par *la graduation du cadran* sur lequel se meut l'aiguille indicatrice: graduation en volts, d'une part; graduation en ampères ou en fractions d'ampère, d'autre part.

c) Par *leur situation dans le circuit*: les voltmètres se placen. en dérivation ; les ampèremètres s'intercalent en série.

Les voltmètres et les ampèremètres sont des GALVANOMÈTRES.

Or, il y a deux types de galvanomètres :

1° Le *galvanomètre à aimant mobile* (type Ampère).

2° Le *galvanomètre à cadre mobile* (type Deprez et d'Arsonval).

Nous aurons donc à considérer deux catégories principales de voltmètres et d'ampèremètres.

Galvanomètre à aimant mobile. — Cet appareil est construit d'après le principe d'Œrsted.

Œrsted[1] fit, en 1820, l'expérience fondamentale qui fut le point de départ de la théorie de l'induction, et d'où dérive l'industrie électrique moderne.

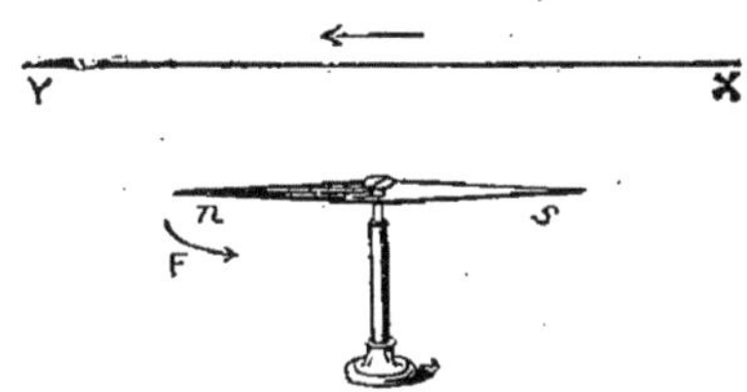

Fig. 63. — *Expérience d'Œrsted.*
XY, fil parallèle à l'aiguille aimantée, parcouru par un courant; *n*, *s*, aiguille aimantée dont le pôle nord se dirige vers l'ouest en F.

A une faible distance d'une aiguille aimantée, orientée du nord au sud, il plaçait un fil métallique tendu parallèlement à sa direction. Et, chaque fois qu'il lançait un courant dans ce fil, l'aiguille était déviée de sa position d'équilibre : son pôle nord s'inclinait vers l'ouest (fig. 63).

La déviation de l'aiguille variait d'étendue suivant l'intensité du courant : mais elle avait une direction constante par rapport au sens de ce courant.

Bonhomme d'Ampère. — Cette direction est déterminée par l'hypothèse du « bonhomme d'Ampère ».

Supposons un observateur couché le long du fil, de façon que le courant entre par ses pieds et sorte par sa tête ; et admettons qu'il

1. J.-C. ŒRSTED (1777-1851), né à Rudkjöbing (Danemark), entrevit l'électromagnétisme. Ses expériences furent le point de départ des travaux d'Ampère.

regarde constamment l'aiguille aimantée. *Il verra toujours le pôle nord de l'aiguille se placer à sa gauche.*

Si l'on plie le fil de façon que celui-ci entoure une fois l'aiguille, les choses se passent de la même manière (fig. 64).

Au-dessus de l'aiguille, le bonhomme se couche sur le ventre, pour pouvoir la regarder; au-dessous de l'aiguille, afin de ne pas la perdre de vue, il doit se mettre sur le dos : mais, dans ces deux positions, sa gauche reste toujours du même côté de l'aiguille.

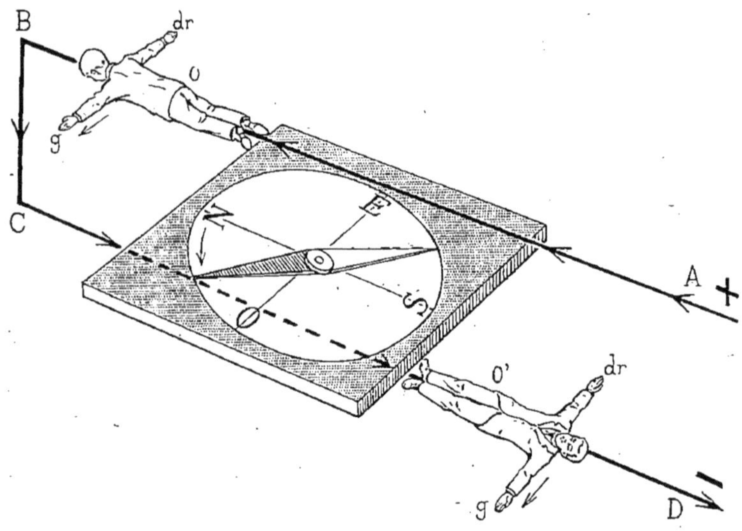

Fig. 64. — *Hypothèse du bonhomme d'Ampère.*

ABCD, fil parcouru par un courant électrique allant de A vers D ; O, observateur couché sur le ventre *au-dessus de l'aiguille* : celle-ci se dévie vers sa gauche *g* ; O', observateur couché sur le dos *au-dessous de l'aiguille* : celle-ci se dévie encore vers sa gauche *g*.

Donc, le courant qui circule au-dessus de l'aiguille et le courant qui circule au-dessous d'elle agissent tous les deux dans le même sens : au lieu de se contrarier, ils ajoutent leurs effets ; et la déviation de l'aiguille est alors plus accentuée que si le fil ne la contournait pas.

On conçoit que plus on fera décrire au fil de spires autour de l'aiguille, plus la déviation de cette aiguille aimantée sera énergique. Certains galvanomètres ont jusqu'à 50 000 tours de fil ; ils sont capables de déceler alors des courants excessivement faibles.

La sensibilité d'un galvanomètre est donc en rapport avec le nombre de spires que le courant doit franchir : pour cette raison, on donnait jadis à cet appareil le nom de « multiplicateur », aujourd'hui désuet.

Structure du galvanomètre à aimant mobile. — Suspendons, par un fil sans torsion, une aiguille aimantée *ns* (fig. 65).

Cet aimant prend, tant qu'un courant ne l'influence pas, une position d'équilibre telle qu'il soit parallèle à la direction du flux magnétique qui circule dans l'endroit où il se trouve placé, et qui est généralement le flux magnétique terrestre, dirigé suivant le méridien magnétique AA'.

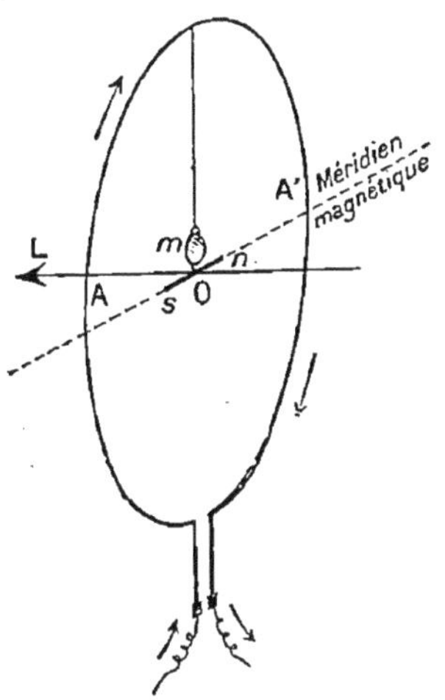

Fig. 65. — *Principe du galvanomètre à aimant mobile.*

n, s, barreau aimanté suspendu par un fil de coton sans torsion; A, A', circuit circulaire orienté dans le plan du méridien magnétique; OL, ligne de force perpendiculaire à ce plan, créée par le courant.

Entourons à distance cet aimant d'un circuit circulaire, orienté dans le plan du méridien magnétique; et lançons un courant dans ce circuit. L'aimant se déplace et forme avec sa position première un angle d'autant plus ouvert: *a*) que le courant électrique est plus intense; *b*) que le circuit est formé par une bobine ayant un plus grand nombre de tours de fil. En même temps, l'aimant entraîne une aiguille indicatrice, qui se meut sur un cadran gradué d'après un étalonnage préalable, soit en ampères, soit en volts, selon qu'on veut mesurer l'intensité ou la tension du courant.

Sensibilité du galvanomètre. — La sensibilité d'un galvanomètre s'accroît avec le nombre de tours de l'enroulement: mais, en même temps, sa résistance grandit. Il en résulte que les galvanomètres doivent être spécialement construits en vue de leurs destinations respectives.

a) Les galvanomètres (milliampèremètres) qui servent en électrolyse médicale, ont plusieurs centaines de tours: car, quelque grande que soit leur résistance, elle est une quantité négligeable par rapport à la résistance énorme des tissus intercalés dans le circuit électrolytique.

b) Au contraire, les galvanomètres (ampèremètres) qui servent à contrôler l'intensité électrique admise par le galvanocautère, appareil très peu résistant, doivent être extrêmement peu résistants.

Galvanomètre à cadre mobile. — Cet appareil, inventé par Deprez et d'Arsonval, porte dans le commerce le nom de *galvanomètre apériodique*.

En effet, dans les galvanomètres du type précédent, l'aiguille indicatrice, mise en mouvement par le déplacement du barreau aimanté sous l'influence du passage du courant, ne s'immobilise en sa position définitive qu'*après de nombreuses oscillations périodiques*.

Dans les galvanomètres du type actuel, ces oscillations sont rapidement amorties ; et, *sans effectuer d'oscillations périodiques* appréciables, l'aiguille du cadran s'arrête presque immédiatement en sa position d'équilibre.

Structure du galvanomètre à cadre mobile. — Le fil, où passe le courant à mesurer, est bobiné autour d'un cylindre de fer doux, de telle façon qu'il forme une sorte de *cadre rectangulaire* (fig. 66). Ce cylindre est placé dans le champ magnétique compris entre les masses polaires d'un fort aimant en fer à cheval. Il est monté sur deux pivots, et peut ainsi tourner autour de son axe vertical. Ce faisant, il entraîne une aiguille indicatrice, qui se déplace sur un cadran gradué.

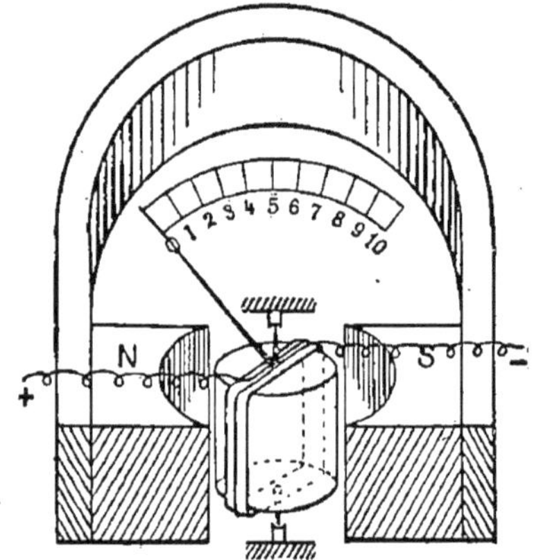

Fig. 66. — *Schéma d'un galvanomètre apériodique de Deprez et d'Arsonval.*

Quand le courant passe, le cadre tend à se placer perpendiculairement à la direction des lignes de force qui vont du pôle nord au pôle sud de l'aimant. Cependant deux ressorts en spirale contrarient ce mouvement : de sorte que le cadre s'immobilise dans une position telle qu'il y ait équilibre entre la force électromotrice qui le fait tourner et la tension des ressorts qui l'empêche de tourner. L'appareil est construit de manière que les déplacements de l'aiguille sur son cadran gradué soient directement proportionnels aux intensités du courant qui traverse le cadre.

Avantages du galvanomètre à cadre mobile. — C'est ainsi que sont faits les divers modèles de galvanomètres (voltmètres, ampèremètres, milliampèremètres), dont on use actuellement en industrie et en électrothérapie, et qui constituent les appareils de mesure apériodiques de Deprez et d'Arsonval.

Ces appareils ont plusieurs avantages, que ne possède pas le galvanomètre classique.

a) Ils peuvent être *placés indifféremment* en position verticale ou en position horizontale.

b) Ils demeurent *insensibles à l'influence du magnétisme terrestre* ; il n'est donc pas nécessaire de les orienter dans le sens du méridien. Ils ne sont pas impressionnés non plus par le voisinage de masses de fer, ni par d'autres champs magnétiques sis à proximité.

L'indépendance des galvanomètres à cadre mobile est due à ce que le champ magnétique créé par l'aimant est si puissant que les influences magnétiques adventices peuvent être considérées comme des quantités négligeables.

c) Ils sont *apériodiques*, ce qui veut dire que leur aiguille indicatrice arrive immédiatement à sa position définitive et s'y maintient sans osciller. Cet amortissement, surtout en matière d'électrolyse, est avantageux : car il évite au patient d'avoir à supporter des courants mal réglés, pendant le temps que le médecin met à lire le cadran d'un galvanomètre non-apériodique, dont l'aiguille oscille assez longtemps avant de donner une indication précise.

d) Ils présentent des *divisions de largeur uniforme* sur toute l'étendue de l'échelle de graduation ; au contraire, dans les anciens galvanomètres, ces divisions étaient inégalement écartées, ce qui rendait difficile la lecture du cadran.

Il est vrai que les galvanomètres à cadre mobile n'ont pas l'exquise sensibilité des galvanomètres à aimant mobile : mais ce défaut, qui peut être rédhibitoire pour les recherches délicates de laboratoire, n'entre pas en ligne de compte dans nos mensurations électromédicales, toujours assez approximatives.

Ampèremètre en court-circuit. — Il a été dit plus haut que le voltmètre se branche en *dérivation* et que l'ampèremètre s'intercale en *série* sur le circuit à explorer. Or, on ne saurait trop répéter que l'ampèremètre, ayant en général une assez faible résistance, ne doit jamais être mis dans le circuit sans que l'appareil d'utilisation (cautère, etc.) y soit aussi intercalé. Si, par inadvertance, on rattachait directement les deux bornes de l'ampèremètre aux deux bornes de la source électrique, on établirait un court-circuit (voir page 192) qui aurait pour résultat la mise hors d'usage presque immédiate de l'ampèremètre.

Par contre, rien à craindre de semblable avec le voltmètre, car cet appareil est beaucoup plus résistant ; et, d'ailleurs, il se monte en dérivation.

Fonctionnement de l'ampèremètre et du voltmètre. — Reste à éclaircir un dernier point, d'intérêt théorique.

Nous savons que, sauf leur différence de résistance, ampèremètre et voltmètre ne sont que deux mêmes formes de galvanomètres.

Comment deux appareils aussi semblables peuvent-ils nous renseigner sur deux choses aussi dissemblables que les *ampères* et les *volts* ?

Il sera exposé plus loin que, quand la résistance d'un circuit reste constante, l'intensité du courant est rigoureusement proportionnelle à la tension de ce courant. Leurs valeurs varient parallèlement. Si la tension double, l'intensité double. Or, voici comment fonctionnent ces appareils :

1° L'ampèremètre — galvanomètre gradué en ampères — mesure *directement* l'intensité du courant qui circule dans son enroulement.

2° Le voltmètre — galvanomètre gradué en volts — mesure *indirectement* la tension du courant, en mesurant son intensité qui est proportionnelle à sa tension.

La différence de longueur de leurs enroulements et la différence de leurs situations dans le circuit expliquent la différence de leurs rôles indicateurs.

AMPÈREMÈTRES ET VOLTMÈTRES POUR COURANTS ALTERNATIFS

Classification. — Les appareils de mesure précédemment décrits ne conviennent qu'au *courant continu*. De tels ampèremètres et de tels voltmètres ne peuvent pas être utilisés pour mesurer l'intensité efficace ou la différence de potentiel efficace des *courants alternatifs*.

En effet, si l'on vient à lancer un courant alternatif dans un ampèremètre pour courant continu, on ne constate aucun déplacement de l'aiguille sur son cadran. Sollicitée alternativement à se mouvoir en des sens opposés, par des successions d'ondes inverses, cette aiguille prend le parti de rester immobile : tel l'âne de Buridan entre ses deux picotins d'avoine.

Il faut donc, pour mesurer l'intensité efficace (et aussi la différence de potentiel efficace) des courants alternatifs, s'adresser à des appareils d'un autre genre. Ceux-ci se répartissent en deux groupes, établis d'après des principes différents :

a) *Ampèremètres thermiques* ;

b) *Électrodynamomètres*.

Ampèremètre thermique. — Le phénomène le plus apparent que produit un courant électrique parcourant un fil métallique, est l'*échauffement* de ce fil. La cause de cet échauffement est l'*effet-Joule*. Nous aurons à revenir plus loin sur ce phénomène, qui constitue le principe du fonctionnement des galvanocautères et des lampes à incandescence.

Or, l'échauffement d'un fil obéit à certaines lois, dont deux nous intéressent en l'espèce.

1° *L'échauffement est proportionnel au carré de l'intensité du courant*, si la résistance du fil reste constante.

2° *L'échauffement est indépendant du sens du courant* : ainsi, il a la même valeur qu'il soit produit par un courant continu d'un ampère ou par un courant alternatif d'un ampère efficace.

De là dérive la construction de l'AMPÈREMÈTRE THERMIQUE destiné à mesurer l'intensité efficace des courants alternatifs.

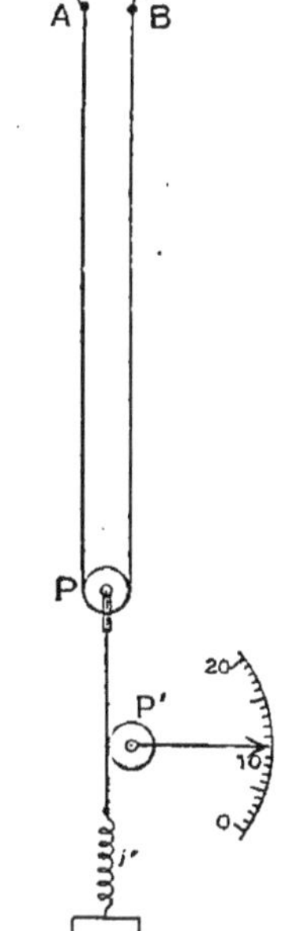

Fig. 67. — *Principe de l'ampèremètre thermique.*

A, B, bornes de l'appareil réunies par un fil d'alliage platine-argent; P, poulie mobile; P', poulie fixe solidaire d'une aiguille qui se meut sur un cadran; *r*, ressort maintenant tendu un fil de soie qui unit la poulie P à la poulie P', sur la chappe de laquelle ce fil fait plusieurs tours.

Puisqu'un fil métallique s'allonge d'autant plus qu'il s'échauffe; et puisqu'il s'échauffe d'autant plus que le courant qui le traverse est plus intense : on en peut conclure que *les variations d'allongement du fil correspondront aux variations d'intensité du courant.*

En deux mots, l'allongement du fil est fonction de la température. Sa température est elle-même fonction de l'intensité du courant.

Structure de l'ampèremètre thermique. — L'ampèremètre thermique le plus souvent employé dérive de l'*appareil de Cardew.*

Dans cet appareil, un fil, formé d'un alliage de platine et d'argent, s'allonge sous l'influence du courant qui l'échauffe. Cet allongement entraîne, à l'aide d'un système de poulies qui en multiplie l'effet, le déplacement d'une aiguille; laquelle indique sur un cadran l'intensité du courant, quand l'appareil est monté en série dans le circuit (fig. 67).

Voltmètre thermique. — L'ampèremètre de Cardew, branché en dérivation, fonctionne comme *voltmètre thermique.*

Toutefois, un ampèremètre thermique, pas plus qu'un ampèremètre électromagnétique, ne peut être placé en dérivation sur un circuit, sans « griller » séance tenante. Pour que l'ampèremètre thermique se laisse employer comme voltmètre thermique, il faut lui ajouter une forte résistance supplémentaire. Celle-ci sera constituée par une bobine dite *bifilaire,* dans laquelle les effets de la self-induction sont neutralisés.

Inconvénients de l'ampèremètre thermique. — L'ampèremètre thermique a l'avantage d'être *apériodique.* Mais il est inférieur, sous deux points de vue, à l'ampèremètre électromagnétique : ce qui fait qu'on ne l'emploie pas sur les circuits à courant continu, où il pourrait cependant tout aussi bien fonctionner que sur les circuits à courants alternatifs.

a) Sa sensibilité est moins grande.

b) Son cadran est moins lisible. En effet, dans l'ampèremètre électromagnétique, les déplacements du cadre, et par suite de l'aiguille indicatrice qui en est solidaire, sont proportionnels *à l'intensité du courant.*

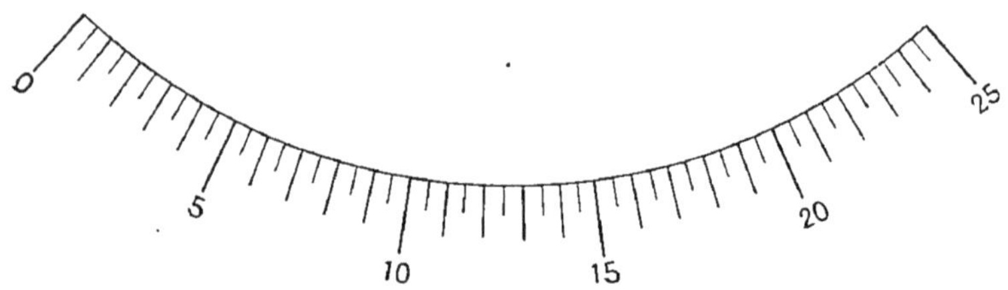

Fig. 68. — *Graduation d'un ampèremètre électromagnétique.*

Les divisions de la graduation du cadran sont donc équidistantes et également faciles à lire pour les faibles et les fortes intensités (fig. 68).

Au contraire, dans l'ampèremètre thermique, l'échauffement, et par

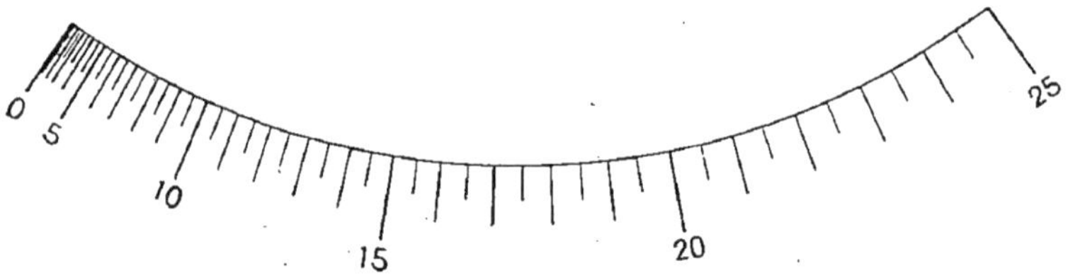

Fig. 69. — *Graduation d'un ampèremètre thermique.*

suite l'allongement du fil métallique, est proportionnel *au carré de l'intensité du courant.* Les divisions du cadran sont donc irrégulières : elles s'espacent d'autant plus que croît la valeur de l'intensité. Aussi, sur le cadran d'un ampèremètre thermique de 25 ampères, en usage dans les circuits de galvanocautères, les divisions sont-elles presque illisibles entre 0 et 5 ampères (fig. 69).

Électrodynamomètre. — Cet appareil de mesure des courants a été imaginé par W. Weber. Il porte ce nom parce qu'il est fondé sur les lois de l'ÉLECTRODYNAMIQUE.

A la base de cette branche de la science électrique, qui étudie *les actions mécaniques qu'exercent entre eux les courants*, se place l'expérience célèbre « du cadre d'Ampère ».

Soit un circuit ABCD (fig. 70) en forme de cadre rectangulaire, mobile autour d'un axe vertical, et dans lequel on fait passer un courant de pile. Si l'on vient à en approcher un autre circuit M, on constate que le circuit mobile se déplace. Ou bien il y a *attraction*, ou bien il y a *répulsion*. Et si l'on précise l'expérience, on remarque que deux courants rectilignes parallèles et de mêmes sens s'attirent ; que deux courants rectilignes parallèles et de sens contraires se repoussent.

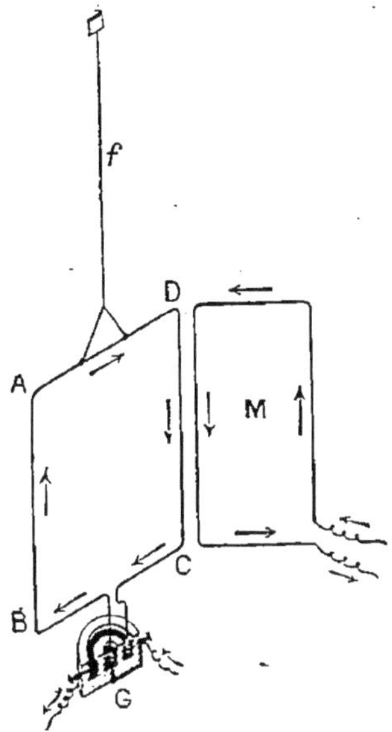

Fig. 70. — *Actions électrodynamiques de deux courants rectilignes et parallèles.*

ABCD, circuit rectangulaire mobile ; *f*, fil de coton suspendant ce circuit ; G, godet de mercure amenant le courant au circuit mobile ; M, cadre rectangulaire manié à la main.

A. — En généralisant, on formule cette première loi : *deux courants, en circuits mobiles angulaires, cherchent toujours à se placer parallèles et de même sens*. Or, si l'on inverse simultanément le sens des courants dans les deux circuits, leurs rapports de direction n'étant point changés, l'attraction des circuits n'en est pas modifiée. Et ceci donne à penser immédiatement qu'il y a dans cette loi le principe d'un appareil permettant de mesurer indifféremment l'intensité d'un courant continu ou celle d'un courant alternatif, sans être incommodé par les inversions de ce dernier, à condition que le même courant alimente les deux circuits.

B. — D'autre part, on peut poser une seconde loi. Toutes autres choses étant égales d'ailleurs, *la force d'attraction des deux courants* (ou des deux circuits, ce qui revient au même) *est proportionnelle au produit de leurs intensités respectives*. Et, si c'est le même courant qui passe dans les deux circuits, cette force devient égale au *carré de son intensité*. Mesurer l'étendue du déplacement angulaire des deux circuits équivaut donc à mesurer l'intensité du courant.

Structure de l'électrodynamomètre. — Ce qui est vrai pour un cadre fait d'un seul fil, est également vrai pour un cadre composé d'un enroulement.

La plupart des électrodynamomètres comportent deux bobines, généralement rectangulaires (fig. 71). Une bobine mobile est placée à l'intérieur d'une bobine fixe, où elle est suspendue par un fil de soie. Lorsque l'appareil est au repos, la bobine mobile se trouve perpendiculaire à la bobine fixe. Dès qu'on fait passer le courant dans les deux circuits, elle tend à se placer parallèlement à l'autre. Mais, en tournant, elle tord son fil de suspension ; et elle s'immobilise quand la force électrodynamique du courant est équilibrée par la force de torsion de ce fil.

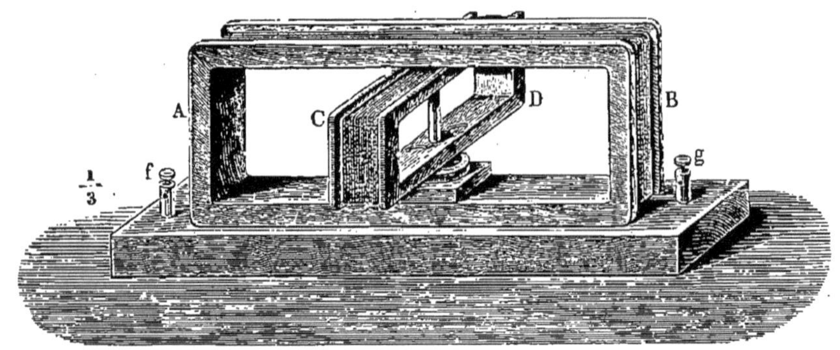

Fig. 71. — *Dispositif de l'électrodynamomètre* (d'après GRAETZ).

A, B, cadre fixe garni de nombreux tours de fil où circule un courant amené par les bornes *f* et *g* ; C, D, cadre mobile muni d'un certain nombre de tours enroulés, et perpendiculaire au précédent.

On détermine ainsi non pas la valeur réelle de l'intensité du courant, mais le *carré de cette intensité.*

Mesure des ampères et des volts. — L'électrodynamomètre, placé en série, mesure l'*intensité du courant* : peu importe que ce courant soit continu ou alternatif. Il se comporte donc en *ampèremètre.*

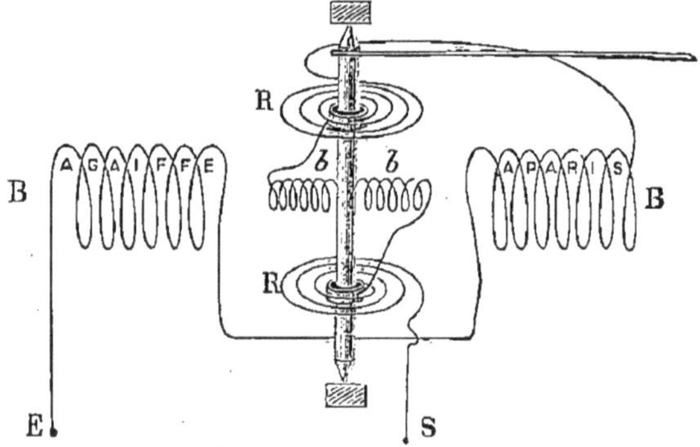

Fig. 72. — *Schéma de l'électrodynamomètre de Gaiffe.*

B, B, bobines fixes ; *bb*, bobine mobile oscillant autour d'un axe d'acier portant l'aiguille-index ; R, R, ressorts destinés à contrebalancer l'action électrodynamique des courants (leur tension a le même effet que la torsion du fil de suspension dans l'électrodynamomètre classique).

Placé en dérivation, il se comporte en *voltmètre* et mesure la *tension du courant*.

Avantage de l'électrodynamomètre. — L'électrodynamomètre est un appareil de mesure infiniment plus sensible que l'ampèremètre thermique. Si, pour l'évaluation grossière des courants alternatifs qui alimentent nos cautères ou nos lampes, ce dernier appareil est suffisant, il n'est point, par contre, assez précis pour les fines applications thérapeutiques des courants alternatifs : par exemple, en matière de voltaïsation sinusoïdale.

On a avantage à se servir dans ce cas de l'*électrodynamomètre de Gaiffe*, appelé encore *milliampèremètre universel*, car il peut également être utilisé pour courant continu. Il repose sur le même principe que l'électrodynamomètre à cadres : mais il en diffère un peu par son mode de construction (fig. 72).

Le courant à mesurer entre dans l'appareil en E, parcourt les deux bobines fixes B, B, est conduit par le ressort supérieur à la bobine mobile *bb*, puis, traversant le ressort inférieur, sort en S. A l'alternance suivante, il suit une marche inverse. — La bobine *bb*, perpendiculaire aux bobines B, B, quand l'appareil est au repos, tend à se placer parallèlement à elles quand passe le courant : mais la tension des ressorts R, R, l'arrête en chemin.

IV

TRAVAIL ET PUISSANCE — WATT

Travail. — *Travail* et *puissance* sont deux mots non synonymes dont nous devons bien connaître le sens scientifique, surtout si nous utilisons les moteurs électriques en chirurgie.

Qu'est-ce que le TRAVAIL ?

Quand nous soulevons un objet, nous produisons du travail.

1° Nous mettons en œuvre une FORCE — notre force musculaire — c'est-à-dire une cause capable de produire le mouvement d'un corps.

2° Nous imprimons à cet objet un DÉPLACEMENT.

Il y a donc, en matière de travail, à envisager deux éléments :

a) la force ;

b) le déplacement.

Éléments du travail. — Considérons quatre ouvriers, occupés dans une maison en construction. Le premier ouvrier monte un sac de plâtre du rez-de-chaussée au premier étage : il produit un certain travail. Le deuxième ouvrier monte deux sacs du rez-de-chaussée au premier étage : il produit évidemment deux fois plus de travail que le premier ouvrier. Le troisième ouvrier monte un sac de plâtre du rez-de-chaussée au second étage : il produit également deux fois plus de travail que le premier ouvrier, et autant que le deuxième ouvrier. Le quatrième ouvrier monte deux sacs du rez-de-chaussée au second étage : il produit ainsi quatre fois plus de travail que le premier ouvrier, et deux fois plus de travail que le deuxième et le troisième ouvriers.

Il est évident : *a*) qu'à égalité de chemin parcouru *le travail est proportionnel au poids soulevé*; *b*) qu'à égalité de poids soulevé *le travail est proportionnel au chemin parcouru* ; *c*) et que, s'il y a inégalité de ces deux éléments, *le travail est proportionnel au poids soulevé et au chemin parcouru.*

Donc le travail a pour mesure le produit de la force par le déplacement qu'elle a effectué.

$$\text{Force} \times \text{Déplacement} = \text{Travail.}$$

Remarquons, d'ailleurs, que le travail est absolument *indépendant du temps* plus ou moins long que met une force à effectuer un déplacement.

Kilogrammètre. — L'*unité de travail mécanique* est le KILOGRAMMÈTRE, c'est-à-dire le travail effectué par une force qui transporte une masse d'un kilogramme sur une distance d'un mètre[1].

C'est aussi le travail produit par un kilogramme d'eau tombant de la hauteur d'un mètre.

Joule. — Un courant électrique effectue un certain travail quand il fait fonctionner nos lampes, nos cautères, nos moteurs. Comment évalue-t-on ce travail ?

Reprenons notre comparaison hydro-électrique. Puisque l'unité de travail mécanique est représentée par un kilogramme d'eau tombant d'un mètre, l'unité de travail électrique, par analogie,

1. Pour obtenir plus de précision en leurs mesures, les physiciens ont substitué au Système métrique un nouveau système d'unités, le SYSTÈME C. G. S.

Ce système a trois unités fondamentales : le *centimètre*, unité de longueur ; le *gramme*, unité de masse (et non de poids) ; la *seconde*, unité de temps.

De là découlent de nombreuses unités dérivées, destinées à mesurer les diverses grandeurs physiques : le *dyne*, unité de force, qui imprime à l'unité de masse une unité d'accélération ; l'*erg*, unité de travail, que produit un dyne en déterminant un déplacement d'un centimètre, etc.

sera représentée par un coulomb d'électricité tombant d'une différence de potentiel d'un volt.

Cette *unité de travail électrique* se nomme le JOULE[1].

Rapport du kilogrammètre et du joule. — Nous pouvons donc établir deux équations parallèles :

$$1 \text{ kilogramme} \times 1 \text{ mètre} = 1 \text{ kilogrammètre}$$
$$1 \text{ coulomb} \times 1 \text{ volt} = 1 \text{ joule.}$$

Quel rapport y a-t-il entre l'unité de travail mécanique et l'unité de travail électrique ?

Le *joule vaut environ 1/10ᵉ de kilogrammètre* (ou plus exactement 0,102 kilogrammètre). Cela veut dire qu'on effectue un travail équivalent à un joule, quand on soulève un poids de cent grammes à la hauteur d'un mètre.

Puissance. — Il importe de remarquer que la connaissance du travail que sont capables de fournir une machine à vapeur ou une pile électrique, ne peut en aucune façon faire apprécier leur valeur dynamique : attendu qu'une machine faible, fonctionnant très longtemps, fournira évidemment plus de travail utilisable qu'une machine forte, agissant pendant une durée courte. Si donc, en l'espèce, on ne considérait que le travail qu'elles ont effectué, on se tromperait étrangement dans l'appréciation des résultats fournis par ces deux machines, fonctionnant dans les conditions respectives susdites.

Le seul moyen d'établir une estimation exacte est de tenir compte du *temps* qu'une machine donnée met à produire un certain travail. Nous sommes alors amenés à faire intervenir une grandeur nouvelle : la PUISSANCE.

Considérons deux pompes à vapeur, élevant chacune 10 mètres cubes d'eau à une hauteur de 5 mètres. Si la seconde pompe

1. James-Prescott JOULE (1818-1889), né à Salford (Angleterre), a formulé les lois qui régissent la production de la chaleur par les courants électriques.

C'était un physicien amateur, un riche brasseur de bière de Manchester, qui dépensait ses revenus en recherches scientifiques. Étudiant la chaleur produite dans des fils par le passage du courant, il fut amené à découvrir un des grands principes qui régissent l'univers, à savoir *l'équivalence du travail mécanique et de la chaleur*. Il publia cette conception hardie en 1843, sans connaître les travaux de Mayer, qui, dès 1842, avait fait, en Allemagne, une découverte identique par d'autres moyens.

met deux fois moins de temps que la première à exécuter ce travail, on dit qu'elle est deux fois plus puissante.

La *puissance* d'une machine est le *travail* que cette machine peut effectuer pendant l'*unité de temps,* qui est la seconde.

Le rapport de la puissance au travail s'énonce par la formule suivante :

$$\text{Puissance} = \frac{\text{Travail fourni}}{\text{Temps employé}}$$

$$P = \frac{T}{t}$$

En pratique, la puissance d'un moteur ou d'une pile est la principale condition qui nous intéresse, puisque nous ferons évidemment travailler notre moteur ou notre pile pendant un temps appréciable.

Cheval-vapeur. — L'unité de puissance devrait être rationnellement le *kilogrammètre-seconde.* Cependant, arbitrairement et par respect pour une tradition établie par James Watt au XVIIIe siècle, on a adopté comme *unité de puissance mécanique* le CHEVAL-VAPEUR[1] ou, par abréviation, le CHEVAL (qui s'écrit HP, du mot anglais « horse power »).

Un cheval-vapeur est la puissance d'une machine qui effectue un travail de 75 kilogrammètres en 1 seconde.

Il ne faut cependant pas croire que la puissance d'une machine d'un cheval-vapeur soit à peu près équivalente à celle d'un cheval de force moyenne. Des expériences faites sur le travail mécanique qu'un cheval peut fournir, ont montré que sa puissance est de 45 kilogrammètres

1. La détermination du cheval-vapeur, comme unité de puissance, est due au célèbre mécanicien James Watt.

Voici à quelle occasion :

« Un brasseur anglais lui avait demandé d'installer dans sa brasserie une machine « à vapeur destinée à remplacer un manège, mû par des chevaux, qui actionnait « des pompes élévatoires.

« Pour se rendre un compte exact de la puissance de ses chevaux, le brasseur fit « atteler l'un d'eux au manège, et le fit soumettre pendant huit heures consécutives « à un *travail forcé,* à la fin duquel on observa la quantité totale d'eau qui avait « été élevée. Le calcul démontra que l'effort du cheval correspondait à l'élévation « à 1 mètre de 75 ou 76 litres d'eau. L'unité de puissance du cheval animé fut ainsi « estimée à 76,041 kilogrammètres par seconde (Horse Power anglais : H. P.). « Le cheval français est de 75 kilogrammètres par seconde » (H. Vivarès).

par seconde, pendant qu'il travaille. Mais il ne peut travailler que 8 heures par jour ce qui réduit à 1/3 cette puissance, quand on la compare à celle d'un moteur fonctionnant d'une manière continue. La puissance moyenne d'un cheval vaut donc 1/5ᵉ de cheval-vapeur : c'est-à-dire qu'il faudrait une écurie de cinq chevaux pour remplacer une machine motrice d'un cheval-vapeur.

Quant à la puissance de l'homme, elle est environ 1/7ᵉ de celle du cheval : c'est-à-dire à peu près 1/35ᵉ de cheval-vapeur (Faivre-Dupaigre et Carimey[1]).

Watt. — Par analogie, mais avec plus de logique, le Congrès des Électriciens de 1881 a adopté comme *unité de puissance électrique* d'un générateur le travail fourni par un coulomb-seconde (ou, ce qui est la même chose, par un ampère) sous la tension d'un volt.

Cette unité de puissance électrique se nomme le WATT[2].

1. Voici le travail moyen effectué en une seconde par certains moteurs animés :

HOMME élevant son poids en montant un escalier	9 kgm. 75
— soulevant des matériaux avec les bras	3 kgm. 4
CHEVAL non attelé, au pas	40 kgm. 5
CHEVAL attelé à un coupé, au trot	45 kgm.
— labourant au pas	51 kgm.
BŒUF au pas	36 kgm.
(Parce que, quoiqu'ayant plus de force, il se déplace moins vite que le cheval.)	
MULET au pas	27 kgm.
ANE au pas	11 kgm.

2. James WATT (1736-1819), né à Greenock (Écosse), parvint à rendre pratique l'usage industriel de la machine à vapeur. Denis PAPIN, de Blois (1647-1711), avait eu le premier, vers 1690, l'idée d'utiliser la pression de la vapeur de l'eau pour mouvoir un piston. Peu de temps après, un mécanicien anglais, Thomas NEWCOMMEN, construisit, d'après ce principe, une machine à vapeur rudimentaire. On y ouvrait à la main un robinet amenant la vapeur d'une chaudière sur la face inférieure d'un piston, lequel était ainsi soulevé ; puis on fermait l'admission ; la vapeur se condensait : et la pression atmosphérique faisait redescendre ce piston. Cette machine portait le nom de *machine atmosphérique*. James Watt perfectionna considérablement la machine de Newcommen. Il imagina le parallélogramme articulé, qui permet à la tige du piston de garder la direction verticale. Il inventa le tiroir, qui réalise l'admission automatique et successive de la vapeur sur les deux faces du piston. Il construisit le volant, qui uniformise le mouvement de va-et-vient de la machine. Il créa le régulateur à boules centrifuges. Il se servit du manomètre à mercure pour mesurer à tout instant la pression de la vapeur dans la chaudière. Et, en 1776, il réalisa enfin sa célèbre *machine à vapeur à double effet*, qui inaugura une ère nouvelle dans la mécanique industrielle. Watt appliqua d'ailleurs son attention à d'autres objets : c'est ainsi qu'il inventa le chauffage par la vapeur (1773), la presse à copier (1780), etc. Nul mieux que lui ne symbolise le génie anglais, caractérisé par une ingéniosité extrême dans l'invention et par un sens pratique incomparable dans l'exécution.

Ainsi donc :

1 ampère × 1 volt = 1 watt
Intensité × Tension = Puissance.

Telle est l'équation fondamentale de l'électricité pratique.

Cent watts valent un hectowatt. Mille watts, un kilowatt. C'est généralement en kilowatts que l'industrie mesure la puissance électrique qu'elle distribue[1].

Le rapport qui existe entre l'unité de puissance mécanique et l'unité de puissance électrique est :

736 watts = 1 cheval-vapeur

ou approximativement :

3 kilowatts = 4 chevaux-vapeur.

Quelque abstraites que puissent paraître ces considérations à l'esprit biologique d'un médecin, elles s'imposent pourtant à sa mémoire : car ce sont des notions fondamentales sans lesquelles il lui est impossible d'aborder l'étude et le maniement journalier des instruments électriques de sa profession.

Lorsque nous voulons demander à un électromoteur de chirurgie une puissance d'un quart ou d'un demi-cheval, il faut absolument que nous sachions le nombre de watts que nous devons lui fournir.

Courants alternatifs. Puissance apparente et puissance réelle. — L'équation

Puissance = Différence de potentiel × Intensité

qui régit le courant continu, est-elle également applicable aux courants alternatifs ? Oui et non, suivant la nature du circuit.

Il y a lieu, à cet égard, de distinguer deux cas : cas où le circuit ne présente pas de self-induction ; cas où le circuit présente une self-induction.

1er Cas. — *Puissance d'un courant alternatif dans un circuit non inductif* (lampes). Dans ce cas, qui est le plus fréquent pour l'utilisation

1. Le kilowatt est la puissance fournie en une seconde par mille joules. Or, en pratique, cette durée est trop courte. L'industrie prend habituellement comme unité de temps l'*heure* : d'où l'expression de *kilowatt-heure*. Par abréviation, on dit souvent un *kilowatt*. Cela peut prêter à confusion. En effet, quand une distribution urbaine nous vend le kilowatt à raison de 0 fr. 70, elle entend le kilowatt-heure. Au contraire, en prenant ce terme dans son sens rigoureusement scientifique, on serait amené à cette conclusion amusante que le kilowatt coûte 0 fr. 70 la seconde... ce qui, à Paris, tariferait la consommation d'une lampe à incandescence de seize bougies à seize mille francs l'heure...

médicale des courants alternatifs, la puissance du courant est facile à déterminer. Elle se calcule comme celle du courant continu.

L'équation précédente reste vraie, à condition d'être modifiée ainsi qu'il suit :

Puissance = Diff. de pot. eff. × Intensité eff.

Il suffit donc de faire le produit des indications de l'ampèremètre thermique et du voltmètre thermique.

2e Cas. — *Puissance d'un courant alternatif dans un circuit inductif* (moteurs). Le calcul de la puissance du courant alternatif est infiniment plus compliqué ; nous ne pouvons guère donner ici à ce sujet que des indications générales.

Si dans un circuit inductif, parcouru par un courant alternatif, nous faisions le produit des volts et des ampères, nous obtiendrions une valeur inexacte de puissance, qu'on nomme la PUISSANCE APPARENTE du courant, et qui n'exprime pas sa PUISSANCE RÉELLE. Voici pourquoi.

a) *Dans les circuits non inductifs*, la puissance apparente est égale à la puissance réelle : parce que dans ces circuits, sans impédance et à résistance constante, l'intensité du courant est toujours proportionnelle à sa tension, ainsi que cela a lieu dans les circuits à courant continu. Ici, cependant, l'une et l'autre varient à tout instant, c'est entendu : mais leurs variations sont toujours synchrones. Les maximas d'intensité se produisent en même temps que les maximas de tension ; il n'y a aucun retard, ou, pour parler plus électriquement, aucun *décalage* de l'intensité sur la tension.

b) *Dans les circuits inductifs*, la self-induction qui, en faisant naître l'extra-courant, crée l'impédance, a pour effet de détruire le synchronisme entre les variations de l'intensité et les variations de la tension du courant alternatif. Elle impose aux maximas d'intensité un retard sur les maximas de tension ; elle « décale » l'intensité du courant par rapport à sa tension. Les électriciens disent qu'elle produit un *décalage de puissance*. De cela il résulte qu'un courant alternatif donné ne peut pas avoir ici la même puissance que s'il circulait en circuit non inductif, attendu que quand il atteint son maximum de tension il n'atteint plus son maximum d'intensité, et réciproquement.

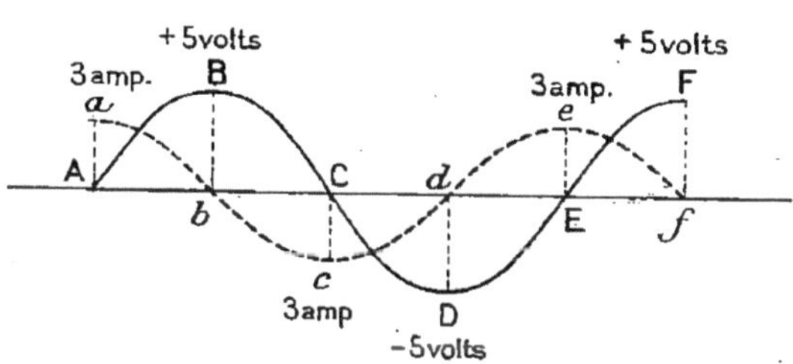

Fig. 73. — *Courbe d'un courant dewatté.*

La courbe en trait pointillé (courbe des intensités) est décalée d'un quart de période sur la courbe en trait plein (courbe des tensions).

On le pourrait assimiler à une chute d'eau, qu'on supposerait variant à tout instant de hauteur et de débit. Or, si cette chute n'arrivait pas à faire concorder chronologiquement ses maximas de hauteur et de débit, elle ne pourrait jamais fournir la puissance qu'elle serait susceptible de développer, si elle réalisait ce synchronisme.

Donc la puissance réelle d'un courant alternatif, en circuit inductif, est toujours inférieure à sa puissance apparente.

Cette infériorité n'est pas constante, mais *variable*, suivant les variations de la force électromotrice de self-induction. Plus la self est forte, plus le décalage de puissance est grand : c'est-à-dire plus les maximas d'ampères sont en retard sur les maximas de volts, et plus la puissance réelle baisse par rapport à la puissance apparente.

Et si l'on établissait une self-induction telle que l'intensité fût décalée sur la tension d'un quart de période, la puissance réelle du courant tomberait à zéro. On dit alors que le courant est « déwatté » (fig. 73).

Facteur de phase. — Pour calculer exactement le nombre des watts qu'un courant alternatif fournit dans un circuit inductif, il faut d'abord faire le produit des volts efficaces par les ampères efficaces, puis multiplier le nombre ainsi obtenu par un troisième facteur, qu'on est convenu d'appeler Facteur de phase (ou facteur de puissance).

a) Dans les *circuits non inductifs*, ce facteur est égal à l'unité. La puissance réelle et la puissance apparente ont donc la même valeur :

Puissance réelle = Puissance apparente × 1.

b) Dans les *circuits inductifs*, le facteur de phase est inférieur à l'unité. Il est représenté par une fraction d'autant plus petite que le décalage de puissance est plus grand.

Le rapport de la puissance réelle à la puissance apparente est alors exprimé par l'équation :

Puissance réelle = Puissance apparente × Facteur de phase.

En pratique, pour nos moteurs chirurgicaux, alimentés par du courant alternatif industriel, on peut approximativement accepter comme valeur moyenne du facteur de phase la fraction 8/10, et admettre que :

Puissance réelle = Puissance apparente × 8/10.

Au reste, dans l'industrie on ne fait pas ces calculs compliqués. On mesure directement la puissance réelle du courant alternatif à l'aide d'un appareil appelé wattmètre.

Et, pour éviter de confondre la puissance réelle avec la puissance apparente, on exprime la première en *watts*, la seconde en *volts-ampères*.

V

TRANSFORMATEURS

Transformation des facteurs de la puissance électrique. — De ce qui précède découle une conséquence éminemment pratique, et dont l'intérêt est grand, surtout pour les oto-rhino-laryngologistes, qui manient si souvent le galvanocautère.

Fixons une fois pour toutes solidement dans notre mémoire que *un watt est le produit d'un volt par un ampère.*

Donc, si un courant de 1 ampère, ayant une tension de 1 volt, développe une puissance de 1 watt, un courant de 10 ampères, sous la même tension, devra fournir une puissance de 10 watts. Mais, réciproquement, un courant de 1 ampère, sous une tension de 10 volts, pourra donner cette même puissance de 10 watts.

Il est, en effet, *théoriquement* établi :

a) Que deux courants, ayant des intensités et des tensions différentes, développent la même puissance, si, dans les deux cas, le produit de l'intensité par la tension a la même valeur.

b) Et corollairement que, sans avoir à modifier le travail fourni par la source électromotrice, on doit pouvoir élever la tension du courant en abaissant son intensité, ou réciproquement.

Reste à savoir si cette transformation est réalisable *pratiquement,* et si elle est avantageuse.

1° Cette transformation est *possible.* Elle est constamment réalisée par l'industrie, qui transforme les courants de haute tension et de faible intensité — courants transportables — en courants de basse tension et de forte intensité — courants utilisables ; ou réciproquement.

2° Cette transformation est *avantageuse.* En particulier, elle permet au médecin de réaliser une notable économie sur sa dépense d'électricité.

En effet, deux courants, quoique possédant exactement la même puissance, peuvent avoir des actions dissemblables : de même, 1 kilogramme d'eau, précipité d'une hauteur de 110 mètres, donne un effet différent de celui que produisent 110 kilogrammes d'eau, tombant de 1 mètre de dénivellation.

Et ainsi, quand une usine envoie dans notre cabinet un courant de 1 ampère sous une tension de 110 volts — ce qui équivaut par conséquent à une puissance de 110 watts, nous pouvons avoir avantage à intervertir l'ordre des facteurs de cette puissance pour disposer d'un courant de 110 ampères sous une tension de 1 volt, ou de 55 ampères sous une tension de 2 volts, etc.

Prenons un exemple dans notre pratique médicale. Supposons qu'il s'agisse de rougir une lame de galvanocautère, consommant 18 ampères sous une tension de 6 volts : ce qui correspond à une puissance de 108 watts.

Le courant que nous envoie la ville a une tension de 110 volts. Demandons-lui seulement 1 ampère : ce qui nous donnera 110 watts. Et transformons ces 110 watts (110 v. × 1 a.) en 110 watts (environ 6 v. × 18 a.).

De tels chiffres sont évidemment théoriques, et surtout faits pour fixer les idées. Cette transformation de la valeur des volts et des ampères entraîne un certain *déchet* ; cependant, ce déchet est négligeable dans la pratique, car il n'est que de quelques centièmes (moins de 5 pour 100).

L'économie réalisée par cette transformation s'explique comme il suit. Les stations centrales nous vendent le courant à tant le watt : mais, comme elles le fournissent sous une tension constante, il en résulte que c'est en augmentant la livraison des ampères qu'elles augmentent la livraison des watts. En un mot, nous payons au prorata des ampères qui passent à travers notre compteur.

Or, si nous alimentons un galvanocautère sans user d'un transformateur, nous devons demander au réseau 18 ampères sous 110 volts : volts dont la presque totalité sera absorbée sans profit par des résistances adventices. Si nous usons au contraire d'un transformateur, nous ne demandons plus que 1 ampère. Conclusion : le compteur marque dix-huit fois moins de watts ; et nous payons dix-huit fois moins cher.

Principe des transformateurs statiques. — L'appareil chargé de transformer les courants de forte tension et de faible intensité en courants de faible tension et de forte intensité, ou d'effectuer la transformation inverse, se nomme TRANSFORMATEUR.

Le principe qui préside au fonctionnement du transformateur est l'*induction mutuelle de deux circuits*. Le transformateur est donc un appareil d'induction ; et, comme tel, il n'est excitable que par le seul COURANT ALTERNATIF.

On le nomme encore *transformateur statique*, car il est fait de pièces immobiles, c'est-à-dire ne se déplaçant pas les unes par rapport aux autres. Pour cette raison, c'est un appareil de structure simple et robuste : le meilleur, sans contredit, de tous ceux que nous utilisons.

Structure des transformateurs. — Tout transformateur comprend trois parties.

a) Un *enroulement primaire*, fait d'une série de spires métalliques soigneusement isolées entre elles, reçoit le courant inducteur alternatif.

b) Auprès de l'enroulement primaire est bobiné un *enroulement secondaire,* qui est soumis à l'influence inductrice du circuit primaire. Il s'y développe ainsi un courant secondaire induit, qui conserve la forme du courant inducteur alternatif sinusoïdal.

La disposition relative des deux enroulements varie suivant le but auquel on destine le transformateur.

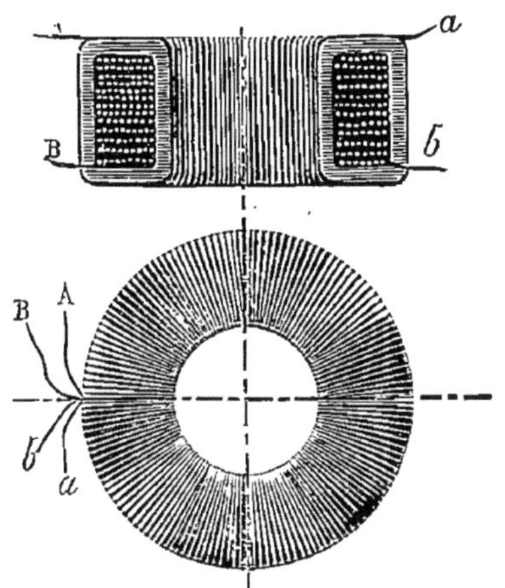

Fig. 74. — *Transformateur statique.*

A, B, extrémités du circuit primaire; *a*, *b*, extrémités du circuit secondaire. Dans ce transformateur, des secteurs de spires primaires alternent avec des secteurs de spires secondaires.

α) Tantôt, — comme dans la bobine de Ruhmkorff — les enroulements primaire et secondaire sont bobinés en tranches séparées ; les tranches primaires recouvrent un noyau de fer, et sont recouvertes elles-mêmes par les tranches secondaires.

β) Tantôt, — comme cela a lieu dans beaucoup de transformateurs industriels — des secteurs primaires et des secteurs secondaires alternent côte à côte (fig. 74).

γ) Tantôt, — nous en trouvons un exemple dans le transformateur médical universel de Gaiffe — chaque enroulement n'est constitué que par une seule série de spires, la série secondaire étant placée à l'extérieur.

c) Un *noyau de fer doux* supporte ces enroulements. Ce noyau[1] central, aimanté par le courant primaire qui y crée un champ magnétique alternatif, renforce l'action inductrice du circuit primaire. En effet, avec une telle disposition, on obtient au même instant deux forces inductrices agissant dans le même sens : l'une de ces forces est la montée et la descente du courant, l'autre force est l'apparition et la disparition progressives d'un aimant. Le noyau de fer doit être fait, non pas d'un barreau massif, mais

1. De tels transformateurs portent le nom de *transformateurs à noyau*. Dans un autre type de transformateurs, appelés *transformateurs à manteau* ou à *enveloppe*, du fil de fer doux est enroulé à l'extérieur des circuits inducteur et induit. Nous n'y insistons pas, car ce modèle, d'ailleurs peu employé dans l'industrie, est inutilisé dans la pratique électromédicale.

d'un faisceau de fils de fer doux noyés dans une substance isolante, de façon à éviter la production des courants de Foucault (voir page 318).

Classification des transformateurs. — Le noyau de fer peut affecter deux dispositions principales. Ces variétés de forme ont une importance considérable et obligent à classer les transformateurs en deux grandes catégories : car leur différence de structure entraîne une différence de fonction.

1° Tantôt le noyau de fer doux a la forme d'un *barreau*. On dit alors que le transformateur est à *circuit magnétique ouvert* (type bobine de Ruhmkorff). Dans ce cas, le flux sortant par le pôle nord de l'aimant doit circuler dans l'air ambiant pour y rentrer par son pôle sud. Il crée un champ magnétique extérieur.

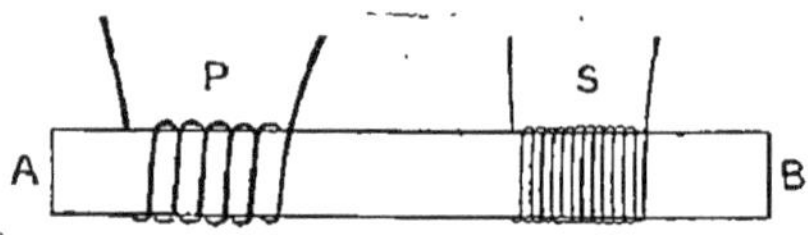

Fig. 75. — *Schéma d'un transformateur à circuit magnétique ouvert.*

AB, noyau de fer doux; P, enroulement primaire; S, enroulement secondaire.

2° Tantôt le noyau de fer doux a la forme d'un *anneau*. On dit alors que le transformateur est à *circuit magnétique fermé*. En effet, le flux magnétique y tourne incessamment, sans en sortir.

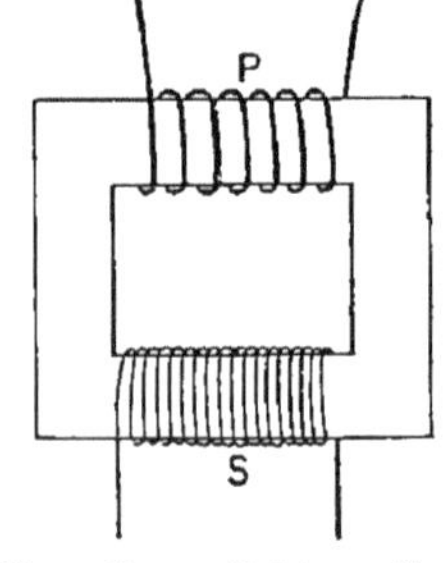

Fig. 76. — *Schéma d'un transformateur à circuit magnétique fermé.*

P, enroulement primaire; S, enroulement secondaire.

C'est sur ce type, plus récent, que sont construits la plupart des transformateurs industriels[1] ou médicaux.

Prenons une bobine de Ruhmkorff et faisons lui subir deux modifications :

1° Au lieu de placer les deux bobines l'une dans l'autre, juxtaposons-les côte à côte sur un barreau de fer doux (fig. 75).

Le courant primaire fera varier le magnétisme du fer doux : et ces variations produiront des courants induits dans le circuit secondaire.

2° Puis replions le barreau de fer doux, pour amener en contact ses

1. En réalité, peu importe la forme du noyau pourvu qu'il constitue un circuit fermé. Aussi l'industrie trouve-t-elle beaucoup plus économique de fabriquer des circuits magnétiques rectangulaires, faits de deux noyaux droits entourés de bobines, et dont les extrémités sont réunies par deux pièces de fer.

deux extrémités, en lui donnant la forme d'un rectangle fermé (fig. 76). Le circuit primaire n'en influencera pas moins le circuit secondaire.

Telle est la structure du transformateur industriel Labour. Au contraire, dans les transformateurs médicaux les enroulements sont superposés.

Aimant annulaire. — Un aimant annulaire paraît être et est, à la vérité, un *aimant sans pôles*. Le flux magnétique chemine circulairement dans l'anneau ; il n'en sort pas, il ne crée aucun champ magnétique extérieur. Pour cette raison, l'aimant annulaire conserve indéfiniment son aimantation intégrale : tel un aimant en fer à cheval fermé par une armature (fig. 77).

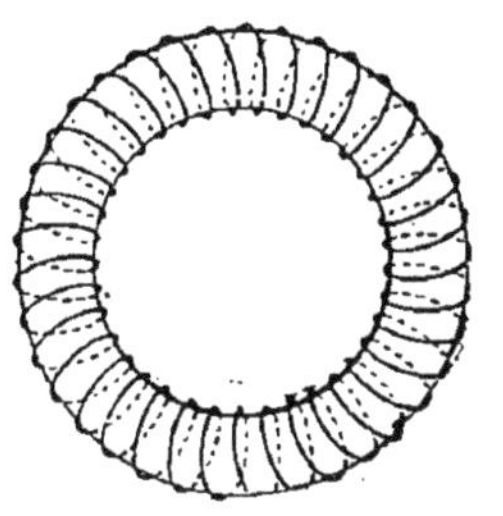

Fig. 77. — *Électro-aimant annulaire.*

Cet aimant (ou électro-aimant) annulaire n'attire pas le fer. Est-il donc réellement un aimant ?

Il l'est, et on le démontre comme il suit. Si l'on coupe l'anneau au point A, il se fait immédiatement deux pôles sur les deux surfaces de section. Et dans l'intervalle créé par la coupure (appelé *entrefer*) on voit apparaître un champ magnétique excessivement intense (fig. 78).

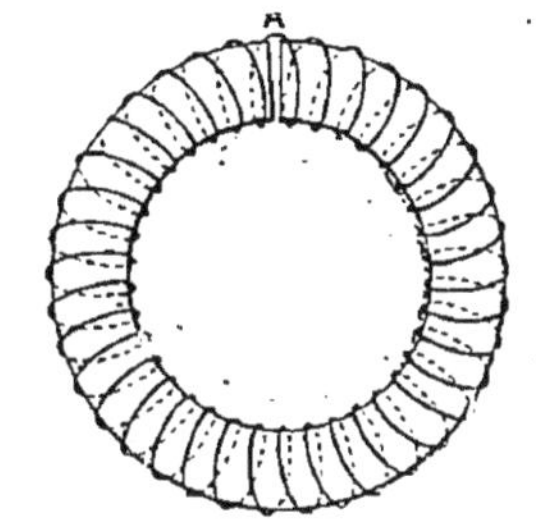

Fig. 78. — *Électro-aimant annulaire sectionné.*
A, espace de l'entrefer.

Emploi du transformateur à circuit magnétique ouvert. — Cette distinction en transformateurs à circuit magnétique ouvert et transformateurs à circuit magnétique fermé a pour nous, praticiens, une grande utilité.

Si nous prenons comme excitateur d'un transformateur un *courant continu, artificiellement interrompu* [1], destiné à produire du *courant faradique*, il faut adopter un transformateur à circuit magnétique ouvert (type *bobine de Ruhmkorff*) : car il existe au plus haut degré dans celui-ci une force démagnétisante, qui désaimante instantanément

1. Théoriquement, un transformateur n'est excitable que par du courant alternatif. Il peut cependant être excité par du courant continu, à condition de communiquer à ce dernier des interruptions artificielles, nécessaires pour la production des phénomènes d'induction. Mais — en dehors de la faradisation médicale — cette dernière combinaison n'a pas d'applications pratiques : car elle exige un dispositif cher et compliqué, et elle a un très mauvais rendement. Cette question sera du reste étudiée plus loin en détail à propos des installations médicales à poste fixe sur réseau à courant continu (voir page 684).

l'électro-aimant dès la rupture du circuit inducteur, et favorise ainsi la brusquerie des variations de courant, recherchée en électrothérapie faradique.

Emploi du transformateur à circuit magnétique fermé. — Si nous prenons comme excitateur le *courant alternatif sinusoïdal* de l'industrie, il faut choisir un transformateur à circuit magnétique fermé (type *transformateur universel de Gaiffe*).

Plusieurs raisons nous dictent alors notre choix.

a) Le transformateur à circuit magnétique fermé est *plus économique*: parce qu'il a une moins grande longueur de fil, ce qui diminue son prix d'achat; et parce qu'il a un rendement plus élevé, attendu que, sa résistance intérieure étant moindre, il dissipe moins d'énergie sous forme de chaleur.

b) Le transformateur à circuit magnétique fermé *règle mieux sa dépense* de courant (voir page 104).

c) Le transformateur à circuit magnétique fermé est *plus inoffensif* pour le malade. Et cette dernière raison doit beaucoup influer sur le choix du rhinologiste.

En effet, un transformateur à circuit magnétique ouvert a une grande résistance, puisque le flux magnétique est obligé de franchir l'air ambiant, que nous savons être très peu conducteur. Donc, pour faire fonctionner cet appareil, il faut un courant de tension assez forte, dont les volts sont partiellement absorbés par sa résistance. Il en résulte, au point de vue médical, l'inconvénient suivant. Supposons que pendant une cautérisation nasale, poussant un peu trop le courant, on vienne à brûler le cautère dans les tissus. Les deux pointes de platine, ainsi séparées, jouent le rôle d'électrodes, entre lesquelles passent de 15 à 20 volts alternatifs. Une électrisation aussi brusque et brutale est insupportable dans les organes sensibles; et au nez, mettant en jeu les réflexes naso-cardiaques de François-Franck, elle risque de produire une syncope grave.

Au contraire, un transformateur ordinaire à circuit magnétique fermé, où le flux circule dans un anneau de fer conducteur, a une résistance moindre. Il faut donc, pour exciter cet appareil, un courant de plus faible tension: car très peu de volts y sont absorbés. De sorte qu'en cas de fusion accidentelle du cautère l'électrisation nasale se fait avec un voltage très bas, de 8 volts environ, ce qui est relativement supportable et peu dangereux. C'est cependant là encore un inconvénient.

Gaiffe y a obvié en contruisant un transformateur à circuit magnétique fermé, calculé de telle sorte qu'il suffise d'un seul rang de fil secondaire pour obtenir l'effet voulu. Si ce fil secondaire est roulé à l'extérieur, on pourra, à l'aide d'une manette de prise de courant, n'employer que le nombre de spires nécessaire pour faire rougir le cautère; et si, par une fausse manœuvre, le voltage monte un peu trop et que le cautère fonde, il n'y aura comme force électromotrice aux pointes de platine que celle qui a travaillé sur le cautère, *sans l'addition d'une force électromotrice dissimulée* comme dans les cas précédents.

Transformation de la tension. — L'effet direct d'un transformateur est de modifier la tension du courant alternatif qu'il reçoit, soit en l'élevant, soit en l'abaissant.

Comment le transformateur réalise-t-il cette transformation ?

Quand deux circuits s'induisent mutuellement, la tension du courant induit dépend de trois facteurs :

1° de l'*intensité du courant primaire* : or, dans nos tableaux d'adaptation électromédicaux, cette valeur est déterminée une fois pour toutes, et nous avons avantage à ne plus la changer ;

2° de la *fréquence du courant primaire* : or, c'est là une constante pour les courants alternatifs industriels qui nous sont distribués ;

3° du *rapport du nombre des spires de l'enroulement primaire au nombre des spires de l'enroulement secondaire* : or, rien n'est plus facile au constructeur que de modifier ce rapport. Ce troisième facteur est donc le seul qu'on utilise pour construire un transformateur ayant un *coefficient de transformation* donné, d'après l'équation :

$$\text{Coefficient de transformation} = \frac{\text{Nombre de spires primaires}}{\text{Nombre de spires secondaires}}.$$

Trois cas peuvent se présenter.

a) Supposons que le circuit primaire et le circuit secondaire aient le même nombre de spires. Dans ce cas, le courant inducteur et le courant induit auront la même tension. Le coefficient de transformation sera égal à 1.

b) Supposons que le circuit secondaire ait un nombre de spires double de celui du circuit primaire. Le courant induit aura alors une tension double de celle du circuit inducteur. Le coefficient de transformation sera égal à 1/2.

c) Supposons que le circuit secondaire ait moitié moins de spires que le circuit primaire. Le courant induit aura une tension inférieure de moitié à celle du courant primaire. Le coefficient de transformation sera égal à 2.

Un transformateur peut donc être *élévateur* ou *abaisseur de* TENSION, suivant que son coefficient de transformation est inférieur ou supérieur à l'unité.

Somme toute, on peut dire que le rapport des volts du courant primaire aux volts du courant secondaire est égal au rapport des spires du circuit primaire aux spires du circuit secondaire. Si ce dernier a 50 fois plus de spires, il débite un courant ayant un voltage 50 fois plus élevé.

Transformation de l'intensité. — Le transformateur a simultanément pour effet indirect *d'abaisser ou d'augmenter l'*INTENSITÉ du courant.

En effet, nous savons qu'un transformateur ne modifie pas la valeur des watts, et que la puissance du courant induit est, en théorie tout au moins, égale à la puissance du courant inducteur.

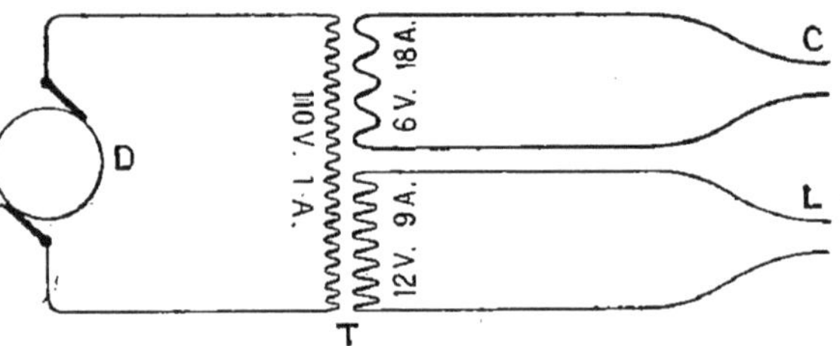

Fig. 79. — *Schéma d'un transformateur pour cautère et photophore.*

D, dynamo ; T, transformateur ; C, circuit du cautère ; L, circuit du photophore.

Or, pour maintenir constante cette puissance, il faut que pendant la transformation le nombre des ampères varie exactement en raison inverse du nombre des volts : de telle sorte que leur produit, qui est le nombre des watts, reste constant.

Si nous désirons transformer un courant pour lui faire débiter 10 fois plus d'ampères, nous n'aurons qu'à réduire sa tension au dixième. Et ainsi nous obtiendrons le décuplage d'intensité voulu.

C'est donc indirectement, par l'intermédiaire de son action sur le voltage du courant, que le transformateur modifie l'ampérage.

En pratique, on peut considérer que la valeur des ampères est proportionnelle à la grosseur du fil de l'enroulement secondaire : puisque, dans deux enroulements de même volume, plus le fil est gros, plus il est court, et inversement (fig. 79).

Autorégulation des transformateurs. — Un avantage des transformateurs à circuit magnétique fermé est de n'admettre dans le circuit primaire qu'une *quantité d'électricité proportionnelle à l'énergie demandée au circuit secondaire*. De sorte que le transformateur, au circuit secondaire duquel est relié une photophore ou un cautère, ne consomme presque rien, même s'il reste relié par son circuit primaire à la source électrique, quand on ne se sert ni du photophore ni du cautère. Cela est dû à la self-induction du circuit primaire, qui oppose alors au passage du courant alternatif une très grande résistance. Quand on ferme le circuit secondaire sur un appareil d'utilisation, cette self-induction est amortie ; et le courant primaire croît proportionnellement à la dépense du secondaire.

Conclusion. — Cette propriété d'*autorégulation* d'une part, un *rendement* excellent qui est au moins de 95 pour 100 d'autre part, enfin l'absence de toute nécessité de *surveillance* ou de tous soins d'*entretien*, puisqu'il n'y a ici aucune pièce mobile pouvant gripper ou s'user, font du transformateur statique l'appareil le plus précieux pour l'utilisation économique des courants alternatifs, dans nos petites installations de *lumière-cautère*. Et comme ce transformateur n'admet pas le courant continu, nous pouvons dès maintenant en tirer cette conclusion pratique : que tout médecin qui a le choix de s'installer sur *réseau à courant continu* ou sur *réseau à courant alternatif*, préférera le COURANT ALTERNATIF s'il ne doit faire que de l'endoscopie et de la cautérisation : car il y trouve une économie de frais d'installation.

Tout au contraire, les grandes installations électromédicales complètes ont avantage à adopter le COURANT CONTINU, lequel permet, en outre, de faire de l'électrolyse, de charger directement des accumulateurs et d'utiliser des moteurs simples et fidèles.

TRANSFORMATEURS INDUSTRIELS[1]

Conditions du transport de l'énergie électrique. — Les « Usines d'Électricité » ont deux grands problèmes industriels à

1. Il ne nous a pas paru inutile que ces notions d'électricité industrielle figurassent dans un livre destiné à des médecins, curieux de savoir comment leur est apportée l'énergie électrique qu'ils utilisent : d'autantp lus que chaque année voit s'accroître le nombre des victimes de l'électrocution industrielle, qui viennent leur demander des soins.

résoudre : 1° produire de l'énergie électrique; 2° transporter cette énergie. La solution économique de ce second problème a été la plus difficile à trouver[1].

Le transport de l'énergie électrique doit se faire souvent sur de très grandes étendues : dès 1891, Brown le réalisait entre Francfort et Lauffen, villes distantes de 175 kilomètres.

En effet, l'usine qui entreprend une distribution urbaine « de force et de lumière » peut être obligée, pour diminuer ses frais d'exploitation, de s'établir très loin de la ville qu'elle alimente. Tantôt elle s'en éloigne pour capter dans la montagne l'énergie de la « houille blanche », c'est-à-dire la force motrice à bon marché que lui offrent les chutes d'eau naturelles[2]. Tantôt elle trouve grand avantage à se construire au voisinage des puits d'extraction de la « houille noire », parce que le transport du charbon de la mine à une usine urbaine coûte plus cher que celui du courant d'une usine extra-urbaine à la ville.

Ce transport d'énergie électrique, sur de très grandes distances, se fait généralement à l'aide d'une canalisation ou ligne aérienne, composée de deux fils de cuivre, d'aller et de retour.

C'est un fait connu qu'un fil métallique, traversé par un courant électrique, s'échauffe. Le phénomène est variable en ses degrés, mais constant en son apparition. Cet échauffement, c'est-à-dire la production de l' « effet-Joule », ne peut évidemment s'effectuer qu'aux dépens du

1. Les dates suivantes méritent d'être retenues : elles marquent les étapes des progrès du transport de l'énergie électrique.

1873. — H. Fontaine, à l'exposition de Vienne, réussit le premier à réaliser « le transport de la force » par *courant continu* sur une distance d'un kilomètre.

1882. — Expériences retentissantes de Marcel Deprez, qui par *courant continu* fait franchir à la force 47 kilomètres entre Munich et Miesbach.

1889. — Premiers essais, en Allemagne, de transport par *courant alternatif simple*.

1891. — Utilisation entre Francfort et Lauffen, sur une distance de 175 kilomètres, des *courants alternatifs polyphasés* avec un tel succès que désormais on renoncera à employer le courant alternatif simple pour transmettre à distance de la puissance mécanique.

2. La mise à profit des chutes d'eau est, à cet égard, l'organisation la plus avantageuse, quand même le transport à grande distance de l'énergie devrait faire perdre au moins 25 pour 100 de la puissance développée au point de départ. Les forces hydrauliques naturelles, qui constituent une puissante et perpétuelle réserve d'énergie mécanique indéfiniment utilisable, ont surtout été mises en valeur par le développement de l'industrie électrique.

On distingue actuellement : *a*) la « houille blanche » qui est l'énergie colossale des chutes d'eau de montagne, propices à la grande industrie ; *b*) la « houille verte » qui est l'énergie des cours d'eau de plaine, non navigables ni flottables. Ceux-ci sont surtout favorables pour la petite force motrice et pour l'éclairage restreint. La houille verte, éparpillée sur tout le territoire, est particulièrement bien disposée pour amener la prospérité des populations riveraines. Dès 1890, en France, les moulins utilisant la houille verte développaient une puissance de 1 028 807 chevaux.

courant électrique. Or, en vertu de la loi de la conservation de l'énergie (voir page 213), plus il se produit de chaleur dans un circuit, plus il s'y perd d'électricité.

Puisque l'échauffement d'un circuit est chose inévitable, l'industrie ne peut pas avoir la prétention de transporter intégralement et sans déchet toute l'énergie électrique qu'elle produit : mais elle prétend limiter cette perte — appelée « perte en ligne » — à un taux raisonnable. Car, si presque toute l'énergie électrique se gaspillait en chemin pour échauffer gratuitement les fils et l'air ambiant, il n'en resterait plus, au point d'arrivée, qu'une très petite quantité à vendre aux consommateurs. Cette opération serait aussi désavantageuse qu'une distribution d'eau par des conduites trouées, qui laisseraient fuir en route la plus grande partie de leur contenu. Une telle solution paraîtra évidemment inacceptable à qui veut bien se rappeler que le but principal de toute entreprise industrielle est d'enrichir des actionnaires.

Réduction de la perte en ligne. — Pour réduire cette perte en ligne, il existe deux moyens différents, qui nous sont indiqués par l'étude des lois de Joule.

A. — La première loi de Joule dit ceci : l'échauffement est proportionnel à la résistance du circuit.

Donc, efforçons-nous de *diminuer la résistance de la ligne.*

Nous allons nous heurter immédiatement à un obstacle. Le seul moyen pratique de diminuer la résistance des fils d'une canalisation (dont ni le métal ni la longueur ne peuvent varier en l'espèce) est d'augmenter leur diamètre au fur et à mesure que l'intensité du courant s'accroît. On sera ainsi amené à remplacer les fils par de gros barreaux de cuivre. Or, le cuivre pur, qui sert à établir des lignes électriques, est un métal cher ; et il arrivera un moment où l'intérêt du capital engagé pour établir la ligne sera bien plus élevé que les frais qu'aurait entraînés la perte d'énergie électrique dans des conducteurs plus minces. Agir ainsi serait donc peu rémunérateur. Autant acheter un coffre-fort de mille francs pour nous garantir contre le vol d'un billet de cinq cents francs.

B. — Comment nous tirer d'embarras ? En nous adressant à la deuxième loi de Joule qui dit ceci : l'échauffement est proportionnel au carré de l'intensité du courant.

Donc, efforçons-nous de *diminuer l'intensité du courant.*

Ici, nous allons trouver tout avantage.

Réduisons l'intensité de moitié : la perte en ligne se réduit au quart. Réduisons l'intensité au dixième : nous faisons tomber au centième cette perte, sans accroître nos frais de canalisation.

Or, rien ne nous empêche, en pratique, de réduire l'intensité du courant autant que nous le voudrons : attendu que nous devons distribuer à nos consommateurs de la ville un nombre déterminé de watts, et que nous ne modifierons pas sa valeur en élevant la tension du courant au prorata de l'abaissement de son intensité. Un langage fort peu scientifique dirait que seuls les ampères paient des frais de transport et que les volts cheminent en franchise.

Quoi qu'il en soit, l'industrie trouve son intérêt à faire circuler à travers les campagnes, en des fils relativement minces, des courants de tension formidable, atteignant souvent 30 000 volts, dépassant parfois 60 000 volts, mais ayant une très faible intensité [1]. Elle applique ainsi le principe formulé par Marcel Deprez en 1883, sur la nécessité d'élever le courant à une tension d'autant plus haute qu'on veut transporter plus loin « la force à bon marché ».

Utilisation des transformateurs. — Cependant cette combinaison, pour économique qu'elle soit, présente à priori deux inconvénients.

1° *Difficulté d'utilisation.* — Certes, un courant de très haute tension et de très faible intensité est apte au transport : mais, par contre, il est impropre à l'utilisation. Pour alimenter les lampes de la ville dont l'usine est concessionnaire, il faut des courants de 110 ou 220 volts, non des courants de 10 000 à 50 000 volts. D'autre part, les quelques ampères que ceux-ci véhiculent, peuvent suffire tout au plus aux besoins de l'éclairage d'un appartement. Pour illuminer une ville, il faut des milliers d'ampères.

Comment sortir une fois encore d'embarras ? *En s'adressant aux transformateurs statiques.* Ceux-ci vont permettre, sans modifier sensiblement la puissance du courant, de faire à volonté l'échange des ampères contre des volts, pour rendre l'énergie électrique transportable à peu de frais, puis une nouvelle mutation de volts en ampères, pour la rendre utilisable.

La perte d'énergie électrique qui se produit dans un transformateur, est de 2 à 5 pour 100, ce qui est peu de chose. Il est clair que les organes du transformateur s'échauffent ; et cet échauffement amène une double perte d'énergie électrique : « perte dans le cuivre » par production d'effet-Joule dans les circuits primaire et secondaire ; « perte dans le fer » par production des courants de Foucault dans le noyau annulaire.

La seule condition que mettent les transformateurs à nous venir ainsi en aide, est que nous leur fournissions exclusivement du COURANT ALTERNATIF, et, de préférence, du courant *de basse fréquence,* d'environ 50 périodes à la seconde.

1. En Espagne, un *réseau aérien* transporte une puissance de 30 000 chevaux sous une tension de 66 000 volts de Molimar à Madrid, Alcoy et Valence. Récemment, à l'Exposition de Turin de 1911, on a réalisé le transport de l'énergie électrique sous la tension de 120 000 volts.

Mais, pour les *lignes souterraines,* il n'est pas prudent de dépasser une moyenne de 6 000 volts (diphasé de Paris). A New-York, les réseaux souterrains ont une tension maxima de 6 600 volts.

Et ainsi se justifie ce qui a été dit plus haut au sujet de la supériorité du courant alternatif sur le courant continu.

2° *Danger de mort.* — L'industrie se soucie peu de cet inconvénient des courants à haute tension et croit s'y soustraire en apposant sur les poteaux supportant les fils des avis de « danger de mort », ou, dans les pays d'illettrés, des images de crânes et de tibias, peu réjouissantes pour les promeneurs dominicaux sur les routes suburbaines.

Les médecins doivent au contraire y faire grande attention, car de tels courants sont éminemment électrocuteurs.

A cet égard, le courant alternatif est plus dangereux que le courant continu. En effet, si l'on saisit par mégarde un câble où circule ce courant, on ne peut plus le lâcher, à cause de la contracture tétanique produite par ses alternances. Cela est moins à craindre avec le courant continu, qui ne maintient pas autant le muscle en contraction. Industriellement on considère que le courant alternatif est dangereux à partir de 120 volts, le courant continu, à partir de 400 volts.

Exemple d'un transport d'énergie électrique. — Voici un exemple d'utilisation industrielle des transformateurs facilitant le transport de l'énergie électrique à grande distance. Pour plus de clarté, cet exemple suppose une installation idéale, dépourvue de toute perte d'énergie électrique, soit dans les transformateurs, soit dans la ligne.

En réalité, la perte peut atteindre jusqu'à 25 pour 100 sur de grands parcours, dont 5 ou 10 pour 100 dans les transformateurs.

Une perte en ligne de 10 pour 100 est chose normale.

1° L'usine produit un courant alternatif de voltage moyen, ayant une tension de 100 volts avec une intensité de 1 000 ampères (soit 100 000 watts à distribuer).

2° Puis, sur place à l'aide d'un *transformateur élévateur de tension* (transformateur primaire), elle transforme ce courant originel en un autre courant à très haut voltage de 10 000 volts, dont l'intensité devient faible : environ 10 ampères [1].

3° Ce courant, extrêmement dangereux mais facilement transportable, est envoyé dans une ligne à cables très bien isolés. Ces câbles sont *dix mille fois plus minces* que s'ils avaient à transporter 100 000 watts sous une tension de 100 volts [2].

1. Souvent l'usine produit au départ, à l'aide de grands alternateurs, un courant ayant d'emblée son voltage maximum. Dans ce cas, le circuit ne comporte que des transformateurs abaisseurs de tension au lieu d'arrivée. La suppression des transformateurs primaires augmente le rendement total de l'installation.

2. Dans les réseaux urbains d'éclairage, où l'énergie électrique est transportée à quelques centaines de mètres, 100 volts suffisent. Pour une ligne de tramways de plusieurs kilomètres, on emploie 500 volts. Quand il faut conduire l'énergie électrique à grande distance, on doit dépasser 20 000 volts. La distance maxima à laquelle on peut avantageusement transporter l'énergie électrique semble être 200 kilomètres ; dès que la tension du courant dépasse 50 000 volts, l'isolement de la ligne

4° En arrivant au lieu d'utilisation, le courant passe dans un *transformateur abaisseur de tension*. Celui-ci le retransforme et le ramène à une tension voisine de 200 volts qu'utilisent les moteurs (tramways), ce qui rend disponible une intensité de 500 ampères environ (fig. 80).

Un tel courant est relativement peu dangereux.

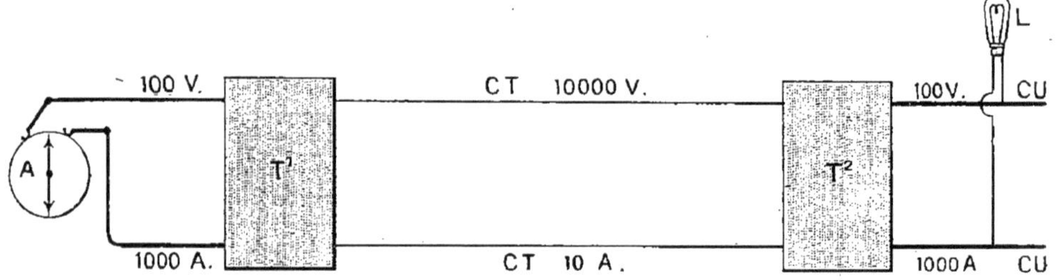

Fig. 80. — *Schéma du transport de l'énergie électrique.*

A, alternateur débitant 1000 ampères sous 100 volts ; T¹, transformateur élévateur de tension ; CT, circuit de transport d'un courant de 10 ampères sous 10000 volts ; T², transformateur abaisseur de tension ; CU, circuit d'utilisation, parcouru par un courant de 1000 ampères sous 100 volts ; L, lampe à incandescence.

Même chose a lieu quand l'éclairage d'une ville est assuré par une usine sise à grande distance. Dans chaque maison se trouve un transformateur qui abaisse le courant à la tension usuelle de 110 volts, avant de le laisser pénétrer dans les appartements où il doit alimenter les lampes.

L'emploi des courants *alternatifs polyphasés* permet encore de réduire davantage le poids des câbles et diminue les dépenses d'installation[1].

devient assez difficile : des étincelles de 30 centimètres peuvent alors jaillir entre les fils et les objets voisins. Cependant, dans une région *où le climat est très sec* (État de Michigan) on a pu réaliser une tension de 140 000 volts sur une distance de 376 kilomètres (1912). Exception est faite pour le télégraphe électrique, où l'effort mécanique développé par le récepteur est si faible que la distance de transmission n'a pas de limites connues.

1. Le captage de l'énergie du Haut-Rhône français, à sa sortie du lac de Genève, et son transport à Paris sous forme d'énergie électrique nous fournissent un exemple d'actualité sur le rôle des transformateurs.

Un barrage établi sur le Rhône, à Bellegarde, fournira une puissance minima de 78 000 chevaux, pouvant quadrupler en période de hautes eaux. Pour l'année entière cette puissance équivaudrait à celle que développe la combustion de quinze cent mille tonnes de houille, c'est-à-dire de la production annuelle des mines de Lens ou d'Anzin (L. Pervinquière).

a) Au pied du barrage sera une usine génératrice produisant du courant alternatif triphasé sous une tension de 12 000 volts.

b) Une usine transformatrice voisine portera la tension de ce courant triphasé à 120 000 volts (et peut-être à 150 000 volts !), ce qui lui permettra de franchir aisément la distance de Bellegarde à Paris.

c) Des stations de transformation à Paris abaisseront la tension du courant transporté aux valeurs autorisant son utilisation normale pour l'éclairage et la force motrice.

CHAPITRE IV

LA GRADUATION DES COURANTS

Résistance d'un circuit. — Un courant électrique, ainsi qu'un courant d'eau, rencontre en chemin divers obstacles qui gênent son passage et ont pour conséquence de modifier son débit. Ces obstacles lui opposent plus ou moins de résistance.

L'étude des facteurs de la résistance d'un circuit mérite de retenir notre attention, car elle nous offre les moyens de discipliner l'électricité et de la plier à toutes nos exigences électro-médicales.

Pour simplifier cette étude, nous supposerons que le chemin suivi par l'électricité a la forme d'un fil ; c'est, d'ailleurs, la disposition de la plupart de nos conducteurs usuels.

I

RÉSISTANCE — OHM

Analogies hydrauliques. — Revenons à nos deux vases d'eau communicants.

Réunissons-les non plus par un seul tuyau, mais par deux tuyaux jumelés.

1° Choisissons deux tuyaux de diamètres égaux, mais de *longueurs inégales*. Le tuyau court laissera passer l'eau plus facilement que le tuyau long.

2° Choisissons deux tuyaux de longueurs égales, mais de *diamètres inégaux*. Le tuyau large laissera passer l'eau plus facilement que le tuyau étroit.

3° Choisissons deux tuyaux de mêmes longueurs et de mêmes

diamètres : mais bourrons un des tuyaux avec du coton. Le tuyau *libre* laissera passer l'eau plus facilement que le tuyau *obstrué*.

Ce qui revient à dire que plus la résistance opposée à l'eau par le frottement sur les parois ou sur le contenu du tuyau sera grande, moins le débit du tuyau sera abondant, à condition que la pression initiale de l'eau soit égale dans tous les cas.

Facteurs de la résistance électrique. — Il en sera de même pour le courant électrique.

Une sorte de frottement a lieu entre l'électricité et la matière, lequel oppose une certaine résistance au passage du courant à travers ses conducteurs.

Pour calculer la RÉSISTANCE d'un fil conducteur, nous aurons à tenir compte de trois éléments : *longueur, section, résistivité.*

1° LONGUEUR DU CONDUCTEUR. — Réunissons les deux pôles d'un accumulateur par un fil de cuivre ayant 50 mètres de longueur ; mesurons l'intensité du courant : l'ampèremètre marque 1 ampère.

Réduisons ensuite la longueur du fil à 25 mètres : l'ampèremètre marque 2 ampères. Il est logique d'admettre que le courant devient plus intense parce qu'il trouve maintenant moins de résistance sur son passage. Cette résistance est évidemment deux fois moins grande.

Nous pouvons en conclure que *la résistance varie en raison directe de la longueur du conducteur.*

2° SECTION DU CONDUCTEUR. — Réunissons les pôles de notre accumulateur par un fil de 50 mètres. Il y passe un courant de 1 ampère.

Réunissons les pôles par deux fils jumelés de 50 mètres, ou, ce qui revient au même, par un fil de 50 mètres ayant une section deux fois plus grande : il y passe un courant de 2 ampères. C'est donc que la résistance est deux fois moins grande.

D'où nous pouvons conclure que *la résistance varie en raison inverse de la section du conducteur.*

3° RÉSISTIVITÉ DU CONDUCTEUR. — Réunissons les deux pôles de notre accumulateur par un fil de *cuivre* de 50 mètres : l'intensité du courant est de 1 ampère.

Réunissons ensuite ces pôles par un fil de *fer* de même longueur et de même section : l'intensité du courant baisse à 1/6e d'ampère. Nous conclurons que tous les corps ne conduisent pas également bien l'électricité, ou, en d'autres termes, qu'ils présentent une résistance spécifique, appelée RÉSISTIVITÉ, variable suivant leur nature. Or, le fer a une résistivité environ six fois plus grande que celle du cuivre ; à longueurs et à sections égales, un fil de fer laisse donc passer un courant six fois moins intense qu'un fil de cuivre.

Par conséquent, *la résistance varie en raison directe de la résistivité du conducteur*[1].

L'influence de ces trois facteurs sur la résistance globale d'un conducteur s'exprime par l'équation

$$\text{Résistance} = \frac{\text{Longueur}}{\text{Section}} \times \text{Résistivité}.$$

Corps conducteurs. Corps isolants. — La résistivité des différents corps varie dans des limites très étendues.

Les corps à faible résistivité sont appelés CORPS CONDUCTEURS.

Les corps à très forte résistivité sont appelés CORPS ISOLANTS[2].

En réalité, on ne peut pas établir une frontière nette entre les corps isolants et les corps conducteurs. Tous les corps sont conducteurs, mais à des degrés variables, c'est-à-dire que l'électricité y circule avec des vitesses différentes. Dans un fil de cuivre, elle parcourt trois cent mille kilomètres à la seconde. Dans un fil de soie, elle franchit une fraction de millimètre à l'heure.

Pratiquement on considère qu'un corps est *conducteur* quand l'électricité

1. La *conductance* est la grandeur inverse de la résistance.

La *conductibilité* (ou *conductivité*) est la grandeur inverse de la résistivité.

Faisons remarquer, à ce propos, que les quantités physiques qui ne dépendent que des propriétés de la matière ont leurs noms terminés en ITÉ : *résistivité, conductivité, élasticité, densité,* etc.

Au contraire, les quantités physiques qui dépendent d'autres circonstances adoptent la terminaison ANCE : *résistance, conductance, impédance,* etc.

2. Branly a découvert des corps à *conductibilité intermittente,* c'est-à-dire qui sont à volonté conducteurs ou isolants. On les nomme corps *radio-conducteurs,* parce que leur conductibilité s'établit sous l'influence du rayonnement produit par une étincelle électrique. La limaille métallique est le type du corps radio-conducteur.

Sur ce principe, Branly a construit son « cohéreur », qui a permis l'utilisation pratique de la télégraphie sans fil.

Si l'on réunit dans un même circuit un tube à limaille, une pile et un électro-aimant, aucun courant ne passe. Mais si l'on fait éclater une étincelle électrique dans le voisinage, la limaille devient conductrice : le courant passe et actionne l'électro. Si l'on donne un choc sur le tube, sa conductibilité disparaît. Une nouvelle étincelle à distance la rétablit ; on a un nouveau signal de l'électro. Et l'on peut recommencer ainsi indéfiniment.

Il est donc possible de fermer un circuit électrique *à distance* par une simple étincelle électrique.

produite en un de ses points, se répand instantanément dans toute son étendue. Un corps est dit *isolant* quand l'électricité paraît se cantonner à l'endroit où on l'a développée.

La théorie actuelle suppose que, dans les corps isolants, les atomes d'électricité ou « électrons » adhèrent solidement aux molécules matérielles et s'y immobilisent; qu'au contraire, dans les corps conducteurs, la non-adhérence à ces molécules permet aux électrons de se mouvoir librement.

Coefficients de résistivité des corps conducteurs. — Tout d'abord, il y a lieu d'établir à cet égard une distinction entre les corps solides et les corps liquides.

a) Les *corps solides*, qui conduisent l'électricité, s'échauffent par le passage du courant, mais ne se décomposent pas.

b) Les *corps liquides*, qui conduisent l'électricité, s'échauffent par le passage du courant, et se décomposent (voir *Électrolyse*, page 415).

Des *corps gazeux* il ne peut être ici question : car aucun gaz n'est conducteur d'électricité.

Résistivité des solides conducteurs. — Les seuls corps solides conducteurs qui aient pour nous un intérêt pratique, sont les *métaux*, certains *alliages* et quelques *charbons*.

Les tableaux suivants donnent (exprimées en ohms) les valeurs de la résistance de fils ayant un mètre de longueur et un millimètre carré de section. Il est clair que, puisque ces deux derniers facteurs demeurent constants dans l'espèce, les différences de résistance correspondront seulement aux différences de résistivité.

MÉTAUX[1] :

Argent	0,016	ohm
Cuivre (pur)	0,0162	—
Cuivre (du commerce[2])	0,017	—
Or	0,023	—
Aluminium	0,032	—
Zinc	0,061	—
Nickel	0,080	—
Fer	0,090	—
Platine (du commerce)	0,108	—
Étain	0,11	—
Tantale (filament de lampe)	0,16	—
Plomb	0,21	—

1. Ces chiffres indiquent la résistivité des métaux à 18° centigrades. L'influence de la température sur la résistivité sera indiquée plus loin.

2. Une très petite quantité d'impuretés augmente notablement la résistivité des métaux, d'où la divergence des résultats obtenus par les expérimentateurs.

Mercure[1]	0,958	ohm
Bismuth	1,2	—

Ce tableau nous donne plusieurs renseignements intéressants.

a) Il nous montre la très faible résistivité du cuivre. Après l'argent, et presque sur le même plan que lui, le cuivre est de tous les corps celui qui conduit le mieux l'électricité. C'est pour cette raison que le cuivre est universellement employé pour établir les canalisations électriques, les enroulements des dynamos, des transformateurs, etc., en un mot tous les circuits où il y a avantage à restreindre le plus possible la formation de l'effet-Joule.

b) Il nous enseigne que le cuivre est six fois plus conducteur que le fer, mais qu'il est six fois plus cher, ce qui établit une compensation. On préfère cependant utiliser le cuivre, parce que, le poids utile du métal étant moindre, il y a économie sur les frais de manutention.

Si, pendant longtemps, on a employé le fer pour les lignes télégraphiques, c'est parce qu'on ne savait pas durcir le cuivre, qui, tréfilé, se rompait alors sous son propre poids.

Actuellement, on dispose de cuivre électrolytique pur ; et on le durcit, sans augmenter sensiblement sa résistivité, en lui incorporant une très petite quantité d'un métalloïde, phosphore ou silicium. Les lignes téléphoniques aériennes sont en *bronze phosphoreux* ou *siliceux* ; peu à peu disparaissent les lignes télégraphiques en fer.

Il en résulte un accroissement considérable de l'extraction minière du cuivre, que fournissent en majeure partie les États-Unis, et, au second rang, l'Espagne. La production française est presque nulle.

c) Il nous explique pourquoi les lames de nos galvanocautères se font en *platine* : parce que le platine, étant sept fois plus résistant que le cuivre qui forme le reste du circuit, s'échauffe bien plus facilement par le passage du même courant. Ici, en effet, comme dans les lampes à incandescence, on utilise l'effet-Joule, dont on cherche à obtenir le maximum de rendement.

Le *fer* est moins avantageux, parce qu'il est un peu moins résistant, et parce qu'il fond à une température plus basse (fer, 1600°; platine, 1780°). Cependant le fer (ou plutôt l'acier) est souvent utilisé en l'espèce. On emploie même le fil d'acier, de préférence au fil de platine, pour confectionner les anses galvanocaustiques : surtout par raison économique, à cause de la destruction fréquente de ces anses par fusion accidentelle.

ALLIAGES[2] :

Bronze phosphoreux (Cuivre et phosphore.)	0,0160	ohm

1. Le mercure, quoique liquide, se comporte ici comme un corps solide. Il en est de même des métaux fondus.

2. Ces chiffres ne donnent que des valeurs approchées, aussi bien pour la composition des alliages que pour leur résistivité.

Bronze siliceux.	0,0165 ohm
(Cuivre et silicium.)	
Maillechort.	0,30 —
(Cuivre 60, zinc 25, nickel 15.)	
Platine iridié.	0,31 —
(Platine 80, iridium 20.)	
Nickel-Patent.	0,31 —
(Cuivre 74, nickel 25, fer, zinc et manganèse 1.)	
Manganine.	0,39 —
(Cuivre 84, manganèse 12, nickel 4.)	
Nickeline..	0,40 —
(Cuivre 62, zinc 20, nickel 18.)	
Rhéotan.	0,44 —
(Cuivre 54, zinc 17, nickel 25, fer 4.)	
Constantan.	0,46 —
(Cuivre 58, nickel 41, manganèse 1.)	
Rhéostène.	7,7 ohms
(Acier et nickel.)	
Rhéostatine.	9,8 —
(Fer et nickel.)	

La lecture de ce tableau nous suggère plusieurs remarques.

a) On y observe que le *bronze phosphoreux* et le *bronze siliceux* sont aussi conducteurs que le cuivre; et, comme ils ont une résistance à la rupture bien plus grande, on a tout avantage à les substituer à ce métal dans la confection des fils télégraphiques et téléphoniques.

b) On y note que le *platine iridié* est trois fois plus résistant que le platine. Cet alliage est donc préférable à ce métal pour la fabrication des galvanocautères, malgré son prix plus élevé. En outre, il est plus dur, ce qui a pour effet de rendre les cautères moins sujets à se déformer.

c) On y voit figurer plusieurs alliages, *constantan, manganine, nickeline, nickel-patent,* qui sont actuellement très employés pour construire des résistances de valeur fixe. Car, fidèle à son nom, le constantan (et ses analogues) a une résistivité qui reste constante aux diverses températures.

d) On y remarque enfin que le *rhostène*, la *rhéostatine,* lesquels, comme l'indiquent leurs dénominations, sont destinés à la fabrication des rhéostats, ont une résistivité assez élevée : ce qui permet de réduire la longueur et la section de l'enroulement métallique constituant ces appareils.

Charbons :

Graphite.	environ.	13 ohms
Charbon végétal.	—	29 —
Charbon des cornues	—	50 —

Bien que ces divers types de charbon aient une résistivité beaucoup plus grande que celle des métaux, ils sont néanmoins considérés comme de bons conducteurs et utilisés comme tels dans l'industrie.

a) Le *graphite,* charbon gras et tendre (employé dans la fabrication des crayons sous les noms de plombagine, de mine de plomb) sert, en galvanoplastie, à rendre conducteurs les corps isolants (bois, plâtre, etc.) sur lesquels on veut obtenir un dépôt métallique électrolytique.

b) Le *charbon végétal* est employé pour la confection des filaments de lampes à incandescence.

c) Le *charbon des cornues* forme les balais des dynamos, les tiges des lampes à arc, les crayons des microphones téléphoniques, etc.

Résistivité des liquides conducteurs. — Les liquides ont une résistivité infiniment plus élevée que celle des corps solides précédents. Et cependant, ce sont encore de bons conducteurs, si on les compare aux corps réellement mauvais conducteurs d'électricité, c'est-à-dire aux « isolants ».

Sont conductrices les solutions aqueuses de sels, d'acides ou de bases. Leur résistivité dépend de leur concentration : principe que nous verrons appliqué dans les piles, en particulier dans la pile médicale de Bergonié.

Considérons des colonnes liquides, ayant la même longueur et la même section que les fils métalliques précédemment étudiés. Et prenons comme point de comparaison la résistivité de l'argent, dont le coefficient est 0,016 ohm.

Nous pourrons approximativement établir les coefficients de résistivité suivants :

Acide sulfurique à 1/10.	26 000 ohms
Solution saturée de chlorure de sodium.	95 000 —
Solution saturée de sulfate de cuivre. .	400 000 —
Eau de source.	9 500 000 —

Faisons remarquer :

a) que l'eau distillée a une résistivité presque infinie, c'est-à-dire qu'elle n'est pas conductrice d'électricité : mais la présence de la moindre impureté lui fait perdre son pouvoir isolant ;

b) que les tissus du corps humain, abstraction faite de la résistance excessive de l'épiderme sec, ont à peu près le même coefficient de résistivité qu'une solution physiologique de chlorure de sodium à 7 pour 1000.

Influence de la chaleur sur la résistivité. — La résistivité des corps solides ou liquides varie, quand varie leur température.

Ces variations :

a) ont des valeurs très inégales suivant la nature des corps conducteurs ;

b) se font tantôt en plus, tantôt en moins.

a) Métaux. — La résistivité des métaux *augmente* considérablement quand croît leur température. Elle s'élève d'environ 1/3 par 100 degrés.

Voici une conséquence de ce fait. On ne doit laisser un voltmètre en circuit que peu d'instants, sinon le fil métallique de l'enroulement du voltmètre s'échauffe ; il devient plus résistant ; et on lit sur le cadran un nombre de volts inférieur à celui que l'aiguille devrait réellement indiquer.

b) Alliages. — La résistivité des alliages augmente au contraire très peu avec l'élévation de leur température. Certains alliages (constantan, manganine) ont même une résistivité qui se maintient *constante,* pourvu que les variations de température ne soient pas trop considérables.

c) Liquides. — Inversement, la résistivité des liquides *diminue* notablement quand augmente leur température. Ce phénomène est très important à considérer dans le fonctionnement des piles.

d) Charbon. — Le charbon, à cet égard, se comporte comme un liquide. Sa résistivité *varie en sens inverse de sa température* : elle décroît de 1/2000 de sa valeur par degré.

Ce fait a de très grandes conséquences pratiques, et, en matière d'éclairage électrique, vaut aux lampes à filament de charbon une infériorité vis-à-vis des lampes à filament métallique.

Il sera dit plus loin (voir page 727) que le moyen le plus simple de rendre éclairant un corps obscur est de le chauffer : c'est-à-dire de le porter à l'incandescence ; son pouvoir lumineux s'accroît avec sa température. D'autre part, nous verrons qu'un courant électrique échauffe d'autant plus un conducteur, ou, si l'on veut, y développe d'autant plus de chaleur-Joule que le dit conducteur est plus résistant. Or, si la résistivité du charbon diminue quand croît sa température, il faudra, pour augmenter la luminosité d'une lampe à incandescence à filament de charbon, faire croître la tension du courant dans une proportion de plus en plus grande. Au contraire, comme la résistivité des métaux s'élève avec l'accroissement de leur température, l'augmentation de luminosité des lampes à filament métallique sera obtenue avec une augmentation de la tension du courant proportionnellement de plus en plus faible. Les lampes à filament métallique sont dites pour cela « autorégulatrices ». Cette précieuse qualité a pour conséquences : 1° de réduire la consommation d'énergie électrique ; 2° de prévenir les effets destructeurs d'un « survoltage » accidentel[1].

Influence de la lumière sur la résistivité. — Le *sélénium* possède la très curieuse propriété d'être plus conducteur quand il est exposé à la lumière que quand il est placé dans l'obscurité. On est arrivé à construire des résistances en sélénium dont la résistivité tombe de 1 à 1/100 quand elles sont frappées par un rayon lumineux.

1. Il en résulte que, dans les lampes à incandescence à filament de charbon, l'ampérage du courant croît plus vite que son voltage. C'est le contraire dans les lampes à filament métallique.

Korn a récemment utilisé cette propriété pour construire un appareil de *phototélégraphie*, c'est-à-dire de transmission à distance de la photographie par l'électricité.

Coefficients de résistivité des corps isolants. — On appelle *corps isolants* les corps qui conduisent excessivement mal l'électricité, et qui, pratiquement, opposent un obstacle presque insurmontable à son passage.

On ne peut donner qu'avec beaucoup d'approximation les valeurs de la résistivité des divers isolants usuels, car elles varient suivant une foule de circonstances.

D'une façon générale, on peut dire :

1° Que la résistivité de tous les isolants diminue très rapidement avec l'*accroissement de leur température*. Ainsi, la résistivité du caoutchouc (exprimée en mégohms-centimètre) varie entre 32 000 à 0 degré et 7500 à + 24 degrés. La résistivité du verre ordinaire, qui est de 91 à + 20 degrés, baisse à 0,70 vers + 61 degrés et monte à 9970 vers — 17 degrés.

2° Que la résistivité des isolants est considérablement influencée par l'*humidité*. De nombreuses applications de cette règle s'observent journellement. Qui de nous ne s'est égayé au collège, aux dépens du professeur de physique, quand, par les temps humides, il ne parvenait pas à tirer d'étincelles de sa machine électrostatique ? parce qu'alors les supports de verre, destinés à en isoler les cylindres, se recouvraient d'une buée qui laissait écouler l'électricité dans le sol.

Les électrothérapeutes savent combien est difficile à surmonter la résistance de l'épiderme sec ; pour y réussir, ils mouillent leurs électrodes. — Que de fois les rhinologistes ont constaté, à leur grande contrariété, que l'humidité du mucus nasal ou de la salive annule le pouvoir isolant des lames de fibre végétale interposées entre les tubes des guide-anse ; celles-ci, faisant alors court-circuit, transforment l'anse chaude en anse froide. — Il est plus ennuyeux encore, pour celui qui possède un appareil d'adaptation électromédical, directement relié à un réseau urbain, d'avoir à supporter la décharge d'une « perte à la terre », quand il se trouve sur un sol humide ou s'il a des chaussures mouillées.

Enfin, l'histoire de l'électricité nous fournit un exemple célèbre. En 1732, à Philadelphie, Franklin, voulant démontrer l'identité de la foudre et de l'électricité, lança dans un nuage orageux un cerf-volant, maintenu par une corde de chanvre. Tout d'abord, il ne put exécuter les expériences annoncées. Mais une pluie survint, qui mouilla la corde et la rendit moins résistante. Franklin réussit alors à tirer de cette corde de grandes étincelles.

3° Que la résistivité des isolants diminue à mesure qu'augmente la *tension du courant*. Les matières isolantes qui entourent les canalisations électriques, subissent cette loi. De même, une conduite faite de tuyaux de terre poreuse laisse suinter d'autant plus d'eau que celle-ci y circule sous une pression plus forte. Aussi l'industrie éprouve-t-elle de grandes difficultés à isoler efficacement les lignes où circulent des courants de très haute tension. A partir de 50 000 volts, l'isolement devient aléatoire ; il paraît être impossible au-dessus de 140 000 volts.

Corps solides isolants. — Le *verre* est un bon isolant, qui perd cette qualité quand sa surface est légèrement humide. Dans les machines électrostatiques, on vernit à la gomme laque les supports de verre pour parer à cet inconvénient.

La *paraffine* est un isolant excellent quand elle est jaune, telle qu'elle sort de la fabrique. Elle est 400 fois plus isolante que le verre. La paraffine blanche est un médiocre isolant, quand sa purification est obtenue à l'aide d'acides qu'on ne parvient jamais à éliminer totalement. On rend la paraffine plus dure en y ajoutant 3 pour 100 d'anthracène.

La *cérésine* (cire minérale), qu'on trouve chez les marchands de couleurs, est moins chère et beaucoup plus isolante que la meilleure paraffine.

Le *linoleum*, mélange d'huile de lin et de poudre de liège, étendu sur une toile grossière, est un isolant parfait pour le sol.

Le *caoutchouc*, qui sert à engainer les câbles d'éclairage électrique, est un bon isolant. A la température de 20°, il est environ 80 fois plus résistant que le verre. Ne pas l'employer pour les canalisations immergées : car alors il absorbe une grande quantité d'eau et cesse d'être isolant.

La *gutta percha*, qui sert surtout à l'isolement des câbles sous-marins, est un isolant très répandu. Sa résistivité est inférieure à celle du caoutchouc, et elle varie considérablement suivant la température. La gutta percha convient surtout aux conducteurs plongés dans l'eau. Exposée à l'air, elle devient cassante à la longue. Elle se ramollit à 37° et s'enflamme facilement.

La *diélectrine*, mélange de soufre et de paraffine qui acquiert une dureté suffisante pour être travaillé au tour, est un très bon isolant à condition, comme la paraffine, de ne pas être recouverte de poussière.

L'*ébonite* est l'isolant le plus employé pour les instruments médicaux, à cause de sa dureté et de sa résistivité excessivement élevée, qui est 500 fois supérieure à celle du verre usuel. Elle est faite de caoutchouc, auquel on incorpore un quart de son poids de soufre. La mauvaise ébonite renferme de l'acide sulfurique, qui, à la longue, suinte à sa surface et nuit à l'isolement : il faut la laver avec une solution alcaline.

L'*ambre jaune*, résine fossile provenant d'un pin de l'époque tertiaire (pinus succinifer), est l'isolant le plus parfait. Les électromètres de précision sont actuellement isolés à l'ambre. Malheureusement ce corps est d'un prix très élevé. On peut le remplacer par son succédané, l'*ambroïne*, d'un prix plus abordable : elle est formée de déchets d'ambre agglomérés.

La *soie*, le *coton* sont d'excellents isolants, qui servent au guipage des fils de dynamo et des fils souples d'appartement.

Le *papier* est isolant quand il est sec ; on l'utilise pour l'isolement des câbles souterrains. Sa résistivité, extrêmement variable suivant son mode de fabrication, est cependant toujours très élevée.

Le *mica*, employé dans la construction de certains appareils électriques (condensateurs, etc.), est un assez bon isolant, dont la résistivité est cependant trois fois plus faible que celle du verre.

Le *celluloïd*, mélange de pyroxyline (coton-poudre) et de camphre, très usité pour la fabrication des bacs d'accumulateurs portatifs, est un assez médiocre isolant. Il isole 100 fois moins que le verre.

L'*ivoire*, *l'amiantine* (amiante vulcanisée non hygrométrique), la *fibre vulcanisée rouge* (substance analogue au caoutchouc, extraite de la cellulose), tant employés dans la fabrication des instruments de galvanocaustie (manches, guide-anses, etc.), sont en réalité de très mauvais isolants. Ainsi, à volume égal (masse d'un centimètre cube), la fibre n'a qu'une résistance de 50 mégohms, tandis que l'ébonite, le meilleur de nos isolants usuels, a une résistance de 4 milliards de mégohms. L'ivoire est à peine plus isolant que la fibre.

Le *marbre* (marbre blanc), qui sert souvent à faire des tableaux porteurs d'appareils de distribution de courants, est assez peu isolant quand il sort des carrières, à cause de l'eau qu'il renferme. Mais, en séchant, il prend une résistivité qui arrive à égaler presque la moitié de celle du verre.

L'*ardoise*, que, pour raison d'économie, on substitue souvent au marbre dans la construction de ces tableaux, est 30 fois moins isolante que le marbre blanc.

Le *bois*, parfois employé dans les mêmes circonstances, est un peu conducteur quand il est frais : mais il devient un assez bon isolant après plusieurs semaines de dessiccation. Sa résistivité est infiniment plus grande (20 à 50 fois) quand le courant passe perpendiculairement à ses fibres que quand il circule dans le même sens.

La résistivité moyenne des différents bois peut être approximativement exprimée par les chiffres suivants, en prenant comme égale à l'unité la résistivité de la fibre vulcanisée.

Les principaux bois usuels se classent par ordre de résistivité décroissante : cerisier, 100 ; chêne, 52 ; noyer, 35 ; sapin, 18 ; frêne, 12 ; acajou, 10[1].

Un tableau d'adaptation électrique fait en chêne est environ 5 fois moins isolant qu'un tableau de marbre blanc.

Corps liquides isolants. — Sont isolants, mais à des degrés différents, tous les liquides non susceptibles d'être électrolysés par le passage du courant électrique.

1. La résistivité du bois et des corps poreux peut être très accrue par une immersion dans un bain de paraffine chaude.

Une échelle de la résistivité approximative de quelques liquides usuels pourrait être établie ainsi qu'il suit, à la température de 18 degrés :

Huile de goudron de bois.	600
Eau distillée pure.	25
Benzine.	5
Huile lourde de paraffine..	3
Alcool éthylique.	0,5
Huile d'olives.	0,3

Les *huiles*, la *graisse consistante*, qui servent à lubrifier les coussinets des dynamos et des électromoteurs, sont donc très isolantes. Mais l'*huile minérale foncée* l'est beaucoup moins : car on lui incorpore en fraude, pour la rendre plus épaisse, de la plombagine, qui est un corps conducteur.

Corps gazeux. — *Tous les gaz* sont isolants, y compris la *vapeur d'eau*. L'*air sec* est un parfait isolant, qui permet l'établissement de lignes aériennes nues jusqu'à une tension de 140000 volts.

D'ailleurs, si l'air n'était pas isolant, il est vraisemblable que la découverte de l'électricité aurait été très longtemps retardée ; peut-être même n'eût-elle jamais été faite.

L'isolant absolu, idéal mais peu pratique, est le VIDE.

Ohm. — La résistance d'un conducteur s'évalue en OHMS [1].

L'ohm est donc l'*unité de résistance électrique*.

C'est pratiquement la résistance approximative d'un fil de cuivre recuit, ayant un millimètre carré de section et cinquante mètres de longueur.

A la suite d'une entente internationale, on a choisi comme *étalon de résistance* la résistance que présente, à la température de 0 degré centigrade, une colonne de mercure de 106,3 centimètres de longueur et de 1 millimètre carré de section.

Unités dérivées de l'ohm. — L'ohm est une unité qui ne peut pas convenir à tous nos calculs.

A. — D'une part, c'est une unité tantôt trop grande, tantôt trop

1. Georges S. OHM (1787-1854), né à Erlangen (Bavière), étant professeur de physique à l'École de guerre de Berlin, formula, en 1827, les lois qui régissent les courants électriques. Ses découvertes passèrent inaperçues et ne furent connues que quand d'autres physiciens en confirmèrent plus tard l'exactitude : en particulier, le physicien français Pouillet, dont les premières expériences furent contemporaines de celles d'Ohm.

petite pour permettre l'évaluation facile de certaines résistances. Aussi :

1° Pour déterminer la résistivité des corps très conducteurs, on emploie généralement un *sous-multiple* de l'ohm :

le MICROHM, qui vaut un millionième d'ohm.

2° Pour déterminer la résistivité des corps très peu conducteurs (isolants), on emploie un *multiple* de l'ohm :

le MÉGOHM, qui vaut un million d'ohms.

B. — D'autre part, si l'on veut comparer la résistivité de deux métaux, il faut évidemment considérer deux fils de même longueur et de même section. Or, on est convenu d'admettre que la *résistivité* d'un corps est équivalente à la *résistance* d'un conducteur fait avec ce corps, ayant un centimètre de longueur et un centimètre carré de section.

Et ainsi on exprime la résistivité en :

OHMS-CENTIMÈTRE,

MICROHMS-CENTIMÈTRE,

MÉGOHMS-CENTIMÈTRE.

Lois de la résistance. — Ohm formula, en 1827, deux règles qui régissent les courants électriques.

1° *Si la résistance d'un conducteur reste fixe,* l'intensité d'un courant varie en raison directe de la tension de ce courant.

Il suffit alors d'élever ou d'abaisser la tension d'un courant pour augmenter ou diminuer son intensité. Ainsi, quand la valeur de la tension double ou triple, la valeur de l'intensité double ou triple également.

2° *Si la tension d'un courant reste fixe,* l'intensité de ce courant varie en raison inverse de la résistance d'un conducteur.

Il suffit alors d'augmenter ou de diminuer la résistance d'un conducteur pour abaisser ou élever l'intensité du courant. Ainsi, quand la valeur de la résistance devient deux fois plus grande, la valeur de l'intensité devient deux fois plus petite.

On peut, par conséquent, actionner avec une même source électromotrice des appareils d'utilisation très différents, à condition qu'ils supportent le même voltage. Ainsi, avec une lourde batterie d'accumulateurs pour cautère, établissant une différence de potentiel de 4 volts, on peut indifféremment chauffer un gros cautère, qui, à peine résistant, laissera passer dans le circuit vingt ampères, ou allumer une petite lampe de photophore, étalonnée pour 4 volts, qui, très résistante, n'admettra en circulation qu'un demi-ampère[1].

En fusionnant les deux règles qui précèdent, on énonce ainsi la LOI D'OHM :

*L'*INTENSITÉ *d'un courant est directement proportionnelle à sa* TENSION *et inversement proportionnelle à la* RÉSISTANCE *d'un conducteur.*

Formule de la loi d'Ohm. — Cette relation simple entre la tension, l'intensité et la résistance s'exprime par la formule suivante :

$$\text{Intensité} = \frac{\text{Tension}}{\text{Résistance}}$$

$$I = \frac{E}{R}.$$

En remplaçant dans cette équation les *grandeurs* électriques par leurs *unités*, nous obtiendrons une formule qui établira la relation fondamentale entre ces trois unités[2] :

$$1 \text{ ampère} = \frac{1 \text{ volt}}{1 \text{ ohm}}.$$

De cette équation on peut aussi extraire la formule qui permet de calculer la résistance d'un conducteur, connaissant la tension et l'intensité d'un courant :

$$\text{Résistance} = \frac{\text{Tension}}{\text{Intensité}}$$

$$R = \frac{E}{I},$$

et la formule qui permet de calculer la tension d'un courant, connaissant son intensité et la résistance d'un conducteur.

$$\text{Tension} = \text{Intensité} \times \text{Résistance}$$

$$E = I \times R.$$

1. Pendant la période d'inondation de Paris, en janvier 1910, qui supprima le fonctionnement de beaucoup de secteurs électriques urbains, on put fournir pendant de longues heures du courant à un photophore, en reliant une petite lampe métallique de bas voltage aux bornes d'une batterie de deux gros accumulateurs pour cautère.

2. Cette équation fondamentale de l'électricité a été établie en 1864 par la British Association, déterminant ainsi les rapports des trois premières unités de grandeurs électriques : l'ampère, le volt, l'ohm.

Remarque. — Quand nous dirons plus loin que pour alimenter tel appareil médical il faut demander à la source électromotrice un courant de tant de volts et de tant d'ampères, nous emploierons une locution usuelle et commode, mais qui, prise dans son sens strict, énonce une erreur.

En réalité, ce que nous demandons à une source électromotrice, c'est seulement d'établir la différence de potentiel nécessaire à nos besoins. Quant à l'intensité du courant d'utilisation, c'est nous-mêmes qui la déterminons à notre gré, en opposant à la tension du courant des résistances variables. L'appareil générateur d'électricité fournit la tension ; l'appareil récepteur d'électricité oppose la résistance. De cet accouplement naît l'intensité : plus grande quand une pression vigoureuse trouve un passage aisé, moindre quand l'assaut est plus faible et que la résistance est plus énergique.

Prenons un exemple :

Dans un circuit à 110 volts, intercalons une lampe à incandescence ayant une résistance de 220 ohms : celle-ci consommera 110 : 220 = 0,5 ampère. Substituons une autre lampe ayant une résistance de 110 ohms : elle consommera 110 : 110 = 1 ampère.

Et quand bien même la canalisation sur laquelle ces lampes sont placées pourrait laisser passer 10 ampères, 100 ampères, cependant l'intensité du courant admis par ces lampes ne variera pas pour cela.

Faisons une comparaison :

Immergeons une demi-bouteille et une bouteille vides soit dans un seau d'eau, soit dans un étang, soit dans la mer. Les bouteilles retiendront dans les trois cas les mêmes quantités d'eau, déterminées par leurs contenances respectives.

Mesure de la résistance. — On mesure la résistance d'un conducteur — non pas à l'aide d'appareils à cadran indicateur, comme le voltmètre ou l'ampèremètre — mais en comparant la résistance à mesurer avec un étalon de résistance, d'un ohm. On évalue de même la longueur d'un objet en la comparant à un étalon de longueur, d'un mètre. On se sert, à cet effet, de *boîtes de résistance,* où se trouvent réunies une série de résistances de valeurs différentes.

La mesure de la résistance d'un circuit ne présente, d'ailleurs, aucun intérêt pratique dans notre domaine médical. Nous n'y insisterons pas.

Résistance extérieure. Résistance intérieure. — La formule précédente de la loi d'Ohm est exacte quand on considère seulement la résistance d'un conducteur, par exemple, d'un fil tendu. Mais elle devient incomplète si l'on envisage la résistance de l'ensemble d'un circuit : ce qui, à tout prendre, est le cas qui nous intéresse généralement en pratique.

Or, tout circuit est essentiellement constitué de deux parties : 1° une *partie extérieure,* formée par le conducteur qui unit les pôles de la pile ; 2° une *partie intérieure,* constituée par les milieux de la pile.

A. — Donc, pour rendre complète la formule de la loi d'Ohm, il y faut introduire un nouveau facteur : la *résistance intérieure* des milieux de la pile.

Ceci demande quelque éclaircissement.

Reportons-nous à la page 7. Nous y verrons que, comme il était à prévoir, la circulation de l'eau cesse dans le tuyau qui unit deux vases communicants, lorsque l'eau a atteint le même niveau de part et d'autre. Si l'on veut que cette circulation soit continue, il faut, à l'aide d'une pompe, remonter le liquide du vase inférieur vers le vase supérieur, à mesure qu'il s'écoule de celui-ci vers celui-là. Ainsi le cycle est ininterrompu. L'eau, en descendant, restitue l'énergie que la pompe lui a communiquée, en la faisant monter. Mais, pour circuler ainsi, l'eau a une double résistance à vaincre : 1° résistance présentée par le tuyau pendant sa descente ; 2° résistance rencontrée dans la pompe pendant son ascension : cette dernière étant due au frottement sur les parois de la pompe et en même temps à l'effet de la pesanteur que l'eau doit vaincre.

A ce point de vue encore, l'électricité se comporte comme l'eau.

Le courant électrique devrait cesser de circuler dans le conducteur qui unit les deux pôles quand l'électricité a atteint le même potentiel dans ceux-ci : mais la pile joue le rôle de la pompe, avec cette différence qu'elle mobilise de l'énergie électrique et non de l'énergie mécanique. L'incessante dissolution du zinc dans l'eau acidulée maintient constante la différence de potentiel, malgré l'écoulement du courant. L'électricité, en descendant dans le circuit extérieur du pôle + au pôle —, dépense l'énergie que la pile lui a communiquée en la faisant monter, dans son milieu intérieur, du pôle — au pôle +. Un circuit électrique est ainsi complété : la circulation du courant y est continue. Par conséquent, sur son trajet, le courant doit rencontrer une double résistance : 1° la *résistance extérieure* du circuit (R) ; 2° la *résistance intérieure* de la pile (r).

Nous devons donc tenir compte de ces deux facteurs de résistance dans l'établissement de la formule de la loi d'Ohm.

B. — Ce n'est pas tout.

Quand nous considérons seulement le conducteur unissant les deux pôles d'une pile, ce que nous exprimons en volts, c'est la valeur de la *tension du courant*, c'est-à-dire de la différence, de la chute de potentiel qui s'établit dans ce conducteur entre ses deux extrémités, entre les deux pôles.

Si nous envisageons l'ensemble d'un circuit, nous aurons à exprimer en volts, non seulement la valeur précédente, mais encore la valeur de la chute de potentiel qui se fait à l'intérieur de la pile. Or, nous avons appris (voir page 69) que la somme de la différence de potentiel qui s'établit dans un circuit extérieur, et de la différence de potentiel qui se produit dans la pile, représente la *force électromotrice de la pile.*

Par conséquent, dans la formule de la loi d'Ohm, nous devrons désormais substituer à la notion de la *tension du courant* celle de la valeur de la *force électromotrice de la pile.*

Et nous dirons :

$$\text{Intensité du courant} = \frac{\text{Force électromotrice de la pile}}{\text{Résistance extérieure du circuit} + \text{Résistance intérieure de la pile}}$$

$$I = \frac{E}{R + r}.$$

Que les médecins n'oublient pas cette équation. Elle leur sera toujours d'un précieux secours, étant « le chiffre » qui leur permettra de déchiffrer le langage mystérieux des documents électriques. Elle est si simple qu'elle ne demande, pour être résolue, que la connaissance des plus élémentaires mathématiques, et se trouve à la portée de tous les praticiens, que sa physionomie algébrique pourrait effaroucher. Elle est si importante qu'elle suffit à surmonter presque toutes les difficultés journalières de la pratique électrothérapique. Et surtout elle nous affranchit de la tutelle parfois intéressée de certains fabricants d'appareils électromédicaux.

Dérogations à la loi d'Ohm. — La loi d'Ohm, à l'époque où elle fut promulguée (loi de 1827), ne comportait pas d'exceptions : mais ce qui était vrai inconditionnellement, il y a presque un siècle, n'est vrai aujourd'hui que conditionnellement. Certes, cette loi s'applique encore dans beaucoup de circonstances ; cependant les progrès de la science électrique ont montré que les courants y dérogent parfois : et plusieurs cas de non-application lui ont déjà été reconnus.

N'en soyons pas surpris, pour deux raisons.

A. — Lorsqu'en 1827 Ohm formula sa loi, la plupart des physiciens s'absorbaient surtout dans l'étude des *effets calorifiques* produits par le passage du courant : étude qui devait aboutir, quinze ans plus tard, à la promulgation des lois de Joule sur l'échauffement des conducteurs (lois de 1842). Le génie de Faraday n'était point encore éclos, qui devait codifier les règles présidant à l'électrolyse et à l'induction électrique. Or, précisément la loi d'Ohm n'est applicable à un circuit que quand l'énergie électrique s'y emploie uniquement à faire de la *chaleur* : tels les circuits de lampes à incandescence, de galvanocautères, etc. Elle est en défaut quand le courant y produit des *actions chimiques* ou des *effets mécaniques*.

B. — D'autre part, en 1827, Ohm, comme ses contemporains, connaissait seulement le *courant galvanique*, que nous appelons aujourd'hui le courant continu. Le courant alternatif ne fit son apparition qu'en 1834, quand des constructeurs français, les frères Pixii, se fondant sur les principes de l'induction magnéto-électrique, récemment découverte par Faraday, établirent la première machine magnéto-électrique. Les Pixii « firent de l'électricité dynamique avec du mouvement » : mais le courant qu'ils produisaient ainsi était du courant alternatif. Or, si le *courant alternatif* obéit à la loi d'Ohm quand il circule dans des circuits sans self-induction, dits circuits non inductifs, il l'élude quand les circuits sont inductifs, c'est-à-dire quand ceux-ci présentent une forte self-induction.

Ces deux conditions ordinaires de dérogation des courants à la loi d'Ohm ont pour nous, médecins, un intérêt pratique.

Nous avons souvent à tenir compte de la restriction A quand nous chargeons nos accumulateurs ou quand nous mettons en marche nos moteurs ; elle résulte de l'intervention d'un facteur nouveau dans la tension, la *Force contre-électromotrice*.

Nous avons aussi à tenir compte de la restriction B quand nous actionnons avec du courant alternatif industriel nos bobines d'induction ou nos appareils de réglage d'intensité ; elle résulte de la production d'un facteur nouveau de la résistance, l'*Impédance*.

Force contre-électromotrice. — Répétons encore que la formule classique de la loi d'Ohm n'est exacte que quand le courant électrique alimente des lampes ou des cautères : elle cesse d'être vraie quand le courant doit actionner un moteur ou faire de l'électrolyse. Car, en ces cas, il se développe dans les appareils récepteurs un contre-courant, créant une FORCE CONTRE-ÉLECTROMOTRICE (E′) qui modifie la tension du courant principal. La formule d'Ohm s'écrit alors :

$$I = \frac{E - E'}{R + r}.$$

$$\text{Intensité du courant} = \frac{\text{Force électromotrice de la pile} - \text{Force contre-électromotrice du circuit}}{\text{Résistance extérieure du circuit} + \text{Résistance intérieure de la pile}}.$$

Cette force contre-électromotrice est due :

a) Dans les *récepteurs mécaniques* (moteurs), aux phénomènes d'*induction*. Elle est variable, proportionnelle à la vitesse du moteur.

b) Dans les *récepteurs chimiques* (accumulateurs), aux phénomènes de *polarisation*. Elle est invariable pour un électrolyte donné : 2 volts par élément d'accumulateurs au plomb, par exemple.

Si la force contre-électromotrice (ou force électromotrice inverse) du circuit avait la même valeur que la force électromotrice de la pile, le courant ne passerait pas dans le circuit.

C'est ainsi qu'on ne pourrait pas charger un accumulateur, qui possède une force électromotrice de 2 volts, avec une pile au bichromate de potasse, qui a aussi une force électromotrice de 2 volts : car ces deux éléments opposeraient leurs forces électromotrices ; et celles-ci annuleraient mutuellement leurs effets. Évidemment, pour que le courant de charge puisse passer dans le circuit où se trouve intercalé l'accumulateur à recharger, la force électromotrice de la pile doit être supérieure à celle de cet accumulateur.

Les comparaisons ne manquent pas pour fixer ce point dans notre mémoire.

La cinématique nous apprend que deux forces égales mais opposées se font *équilibre* et ne produisent aucun travail moteur. Ainsi, attelons aux deux extrémités d'un train deux locomotives de même puissance, et supposons qu'elles marchent l'une vers l'autre. Le train, à condition d'admettre que les wagons soient incompressibles, ne sera pas déplacé. Si l'une des locomotives est plus puissante, elle réussira à ébranler ce train : mais la force qu'elle exercera ainsi sera égale à sa propre force diminuée de la force contraire produite par l'autre machine (E — E′).

L'hydraulique nous apporte encore une de ses comparaisons familières. Si l'on réunit par un tuyau de communication deux réservoirs où l'eau se trouve au même niveau, aucun courant ne circule dans le tuyau : puisqu'aux deux extrémités de la colonne d'eau s'exercent deux pressions égales et contraires. Mais, que le niveau de l'eau vienne à baisser dans un des réservoirs, l'équilibre de pression sera rompu ; et l'eau se mettra à circuler, poussée par la charge du réservoir le plus rempli.

Ces comparaisons se justifient si l'on considère que l'électricité est répartie dans toute l'étendue du conducteur sous forme de rangées d'électrons : et que ceux-ci ne peuvent pas se déplacer, et que par conséquent il ne peut pas y avoir de courant électrique, s'ils supportent sur leurs faces opposées l'effort de deux forces électromotrices égales et inverses.

Impédance. — *En matière de courant continu*, la résistance que présente un conducteur dépend de trois facteurs : de sa longueur, de sa section, de sa résistivité. Cette résistance, dont nous avons étudié plus haut les éléments, est appelée *résistance ohmique*. C'est, d'ailleurs, la seule condition dont il y ait lieu de tenir compte vis-à-vis du courant continu. Un fil conducteur a la même résistance qu'il soit tendu ou enroulé en bobine.

En matière de courant alternatif, la question se complique. Deux fils de même longueur, de même section, de même nature, dont l'un est tendu, l'autre, enroulé, présentent des résistances différentes vis-à-vis du courant alternatif. Le fil enroulé est plus résistant que le fil tendu, à cause de la self-induction qui s'y développe.

Il y a alors deux cas à considérer.

1° Si le courant alternatif circule dans un *circuit non inductif*, tel un circuit de lumière ou de cautère, la résistance ohmique est, en pratique, le seul facteur qu'il faille faire entrer en ligne de compte, tout comme s'il s'agissait d'un courant continu.

2° Si le courant alternatif circule dans un *circuit inductif*, à la résistance ohmique va s'ajouter un autre facteur de résistance.

Prenons un exemple. Soit une bobine ayant une résistance ohmique fixe. Lançons successivement dans son enroulement deux courants possédant la même tension : l'un, continu, l'autre, alternatif (la tension du courant alternatif étant mesurée en volts efficaces). En vertu de la formule d'Ohm $I = \frac{E}{R}$, les intensités des deux courants devraient être égales. Or, cela n'est pas : l'intensité du courant alternatif sera plus faible que celle du courant continu. Il n'y a qu'une manière d'expliquer ce paradoxe ; c'est de supposer qu'une même bobine peut être plus résistante pour le courant alternatif que pour le courant continu. En effet, cette bobine oppose au courant alternatif une *résistance apparente* plus grande que sa résistance ohmique.

La résistance apparente d'une bobine, et, plus généralement, la résistance apparente de tout circuit inductif vis-à-vis d'un courant alternatif, se nomme IMPÉDANCE. L'impédance est toujours plus grande, mais d'une quantité variable, que la résistance réelle.

L'impédance résulte de ce qu'en réalité la force électromotrice du courant primaire est affaiblie par la force électromotrice inverse de l'extra-courant. Et si, en matière de courant continu, l'impédance n'intervient pas, c'est parce que l'extra-courant ne se produit pas pendant toute la période de l'état constant de ce courant. Au contraire, l'extra-courant se manifeste tout le temps que circule le courant alternatif.

L'impédance est d'autant plus grande :

1° que la *self-induction* du circuit s'accroît;
2° que la *fréquence* du courant alternatif est plus élevée.

L'effet de l'impédance est utilisée dans certaines bobines d'induction, dites *bobines de réactance* ou *bobines de self*, où la self-induction est excessivement développée, au point que ces bobines sont jusqu'à mille fois plus résistantes vis-à-vis du courant alternatif que vis-à-vis du courant continu. Nous aurons plus tard l'occasion d'employer ces bobines dans nos installations électrothérapeutiques sur courant urbain alternatif.

II

DÉRIVATIONS

Dérivations des courants. — Toute rivière ne comporte pas exclusivement un seul chenal, indivisible. Bien des cours d'eau se peuplent d'îles. Arrivée devant elles, la rivière doit se diviser en plusieurs bras, qui, plus loin, se réuniront pour lui faire de nouveau un lit unique.

Les circuits électriques présentent des dispositions semblables.

a) Tantôt le circuit est fait d'un fil unique : c'est le cas le plus simple, le seul dont il ait été question jusqu'ici.

b) Tantôt, et plus souvent, le circuit se ramifie en deux ou plusieurs fils. Le courant électrique, ainsi que le courant d'eau, parvenu au point de bifurcation, se divise, se répartit entre les divers bras, pour se collecter de nouveau quand ceux-ci fusionnent, et arriver en bloc au pôle négatif de la pile. Les bras d'un tel circuit se nomment des DÉRIVATIONS. Les fractions du courant total qui y passent sont des COURANTS DÉRIVÉS.

L'étude des dérivations des courants va nous retenir : car elles sont susceptibles de très nombreuses applications pratiques.

Tension des courants dérivés. — *Une dérivation n'influence pas la tension du courant qui y circule.* Il en résulte que les réseaux d'électricité peuvent distribuer la lumière à nos appartements par un grand nombre de circuits dérivés, où la tension du courant reste sensiblement la même que dans la canalisation principale d'alimentation.

Rappelons-nous, en effet, ce qui a été dit au sujet de la chute de potentiel tout le long d'un conducteur (voir page 64). La valeur du potentiel dans un circuit va en diminuant depuis le pôle positif jusqu'au pôle négatif. Ainsi (fig. 81), supposons qu'entre

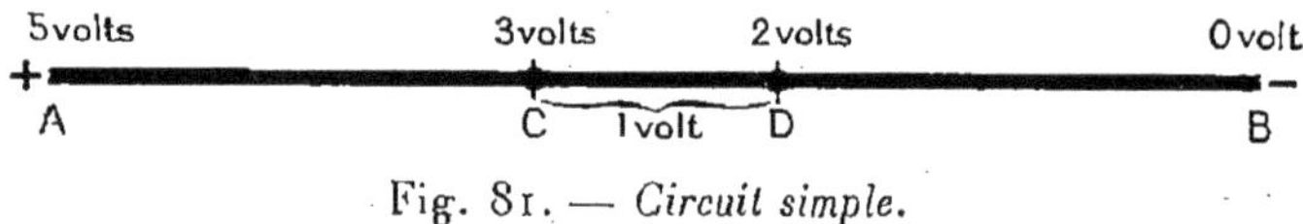

Fig. 81. — *Circuit simple.*

les points A (pôle +) et B (pôle —) il se fasse une chute de potentiel de 5 volts. Si nous prenons sur ce circuit deux points rapprochés, C et D, nous constaterons que la chute de potentiel qui s'effectue entre eux est moindre que celle qui a lieu dans la totalité du circuit. Si le potentiel en C est de 3 volts et si le potentiel en D est de 2 volts, il n'y aura entre ces deux points qu'une différence de potentiel de 1 volt.

Établissons maintenant, sans rien modifier au circuit principal, un circuit dérivé entre les points C et D, en les reliant par un fil long et mince (fig. 82). Quelle sera l'influence de cette dérivation

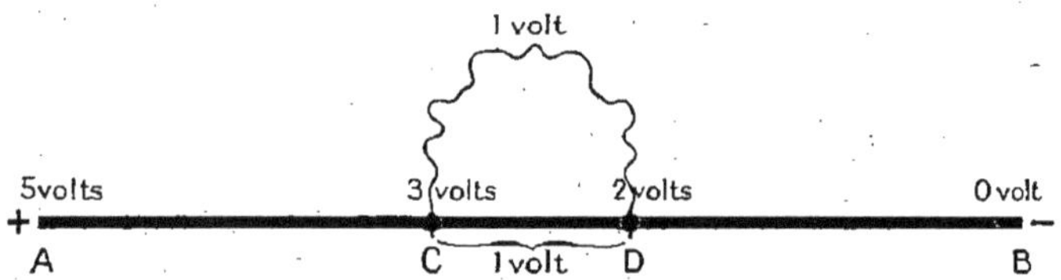

Fig. 82. — *Circuit comportant une dérivation.*

sur la tension du courant qui y passe ? Nulle. En effet, entre C et D la différence de potentiel n'a pas varié ; elle reste égale à 1 volt. Par conséquent, cette différence est la même entre les extrémités du fil gros et court et celles du fil mince et long, qui unissent les deux points précédents.

D'où il résulte que *la tension des courants qui circulent dans les branches dérivées d'un circuit est indépendante de la résistance de ces branches : elle demeure, de part et d'autre, identique entre leurs deux points d'insertion.*

Demandons encore à l'hydraulique une comparaison familière.

Supposons deux réservoirs d'eau, A et D, situés à une différence d'altitude de 60 mètres (fig. 83). Du réservoir supérieur part un tuyau de 3 centimètres carrés de section. Arrivé à la cote de 50 mètres, ce tuyau se bifurque : d'un côté naît une conduite large ayant une section de

2 centimètres carrés ; de l'autre côté se détache une conduite étroite de 1 centimètre carré de section.

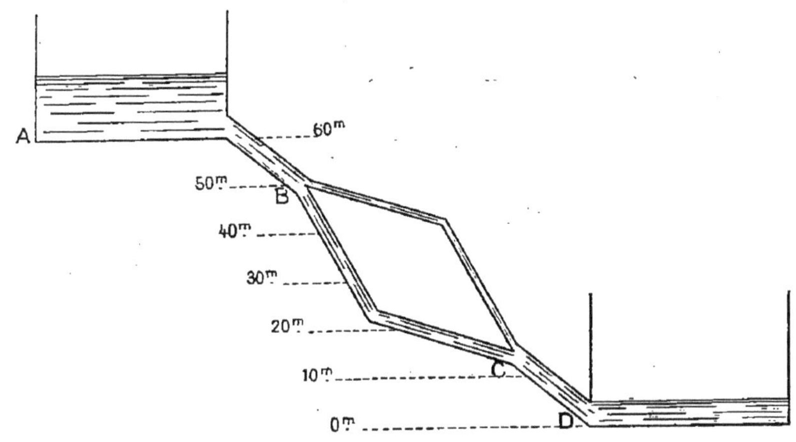

Fig. 83. — *Schéma d'une dérivation hydraulique.*

Parvenues au point C, à la cote de 10 mètres, ces deux conduites se réunissent pour reconstituer un tuyau unique de 3 centimètres carrés, qui aboutit au réservoir inférieur sis à la cote zéro.

Il est évident qu'entre les points B et C la pression est la même dans les deux conduites, puisqu'elle dépend de la différence de niveau de ces deux points, qui est de 40 mètres : l'inégalité des diamètres des deux conduites n'y change rien.

Intensité des courants dérivés. — Au contraire, *une dérivation influence l'intensité du courant qui y circule.* Il en résulte que les réseaux d'électricité peuvent distraire à volonté de la somme considérable d'ampères qui cheminent dans la canalisation principale d'alimentation, une petite quantité d'ampères à fournir aux circuits dérivés qui pénètrent dans les maisons.

Nous nous trouvons ici en présence d'une application très simple de la loi d'Ohm.

Deux cas peuvent se présenter :

Premier cas. — Soit un courant AB (fig. 84) qui, arrivant au point C, est obligé de se bifurquer pour passer à la fois par les deux trajets secondaires CED, CFD.

Supposons ces deux trajets également résistants. Comme nous savons, d'autre part, que la différence de potentiel reste la même dans les deux branches de dérivation, il est évident que les deux courants dérivés auront une intensité égale.

Second cas. — Admettons maintenant (fig. 85) que les deux

branches de dérivation soient inégalement résistantes ; que, par exemple, CFD ait une résistance neuf fois plus grande que CED.

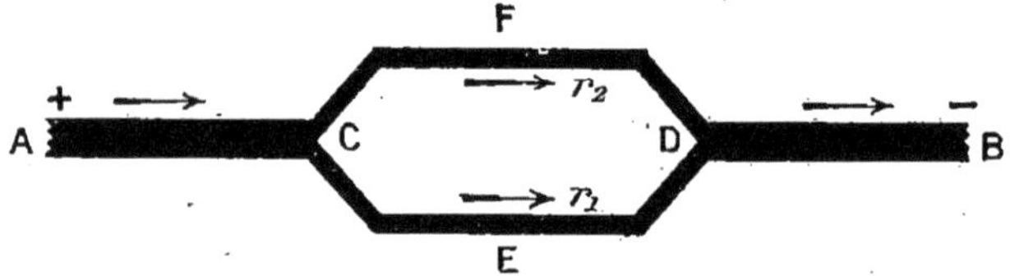

Fig. 84. — *Dérivations égales d'un circuit.*
AC, DB, circuit principal ; CED, CFD, circuits dérivés ; r_1, résistance du circuit CED ; r_2, résistance du circuit CFD ; $r_1 = r_2$.

Comment se comportera alors le courant qui arrive au point de bifurcation C ? Il va évidemment se diviser inégalement, en vertu de la loi d'Ohm. Et comme la différence de potentiel est la même dans les deux branches dérivées, malgré leurs inégales

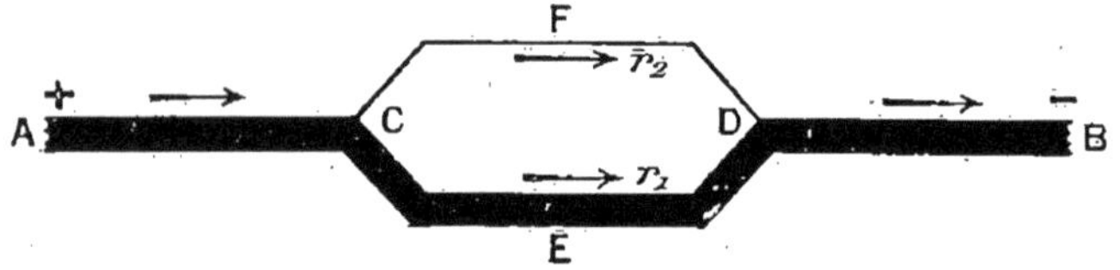

Fig. 85. — *Dérivations inégales d'un circuit.*
AC, DB, circuit principal ; CED, CFD, circuits dérivés ; r_1, résistance du circuit CED ; r_2, résistance du circuit CFD ; $r_1 < r_2$.

résistances, on conçoit que le courant qui passera dans la branche large, neuf fois moins résistante, aura une intensité neuf fois plus grande que celui qui passera dans la branche étroite. En effet :

$$\text{Intensité du courant en CED ou en CFD} = \frac{\text{Différence de potentiel entre C et D}}{\text{Résistance de CED ou de CFD}}$$

Ainsi donc : *les intensités des courants circulant dans les branches dérivées d'un circuit varient en raison inverse des résistances de ces branches.*

Or, en vertu de cette donnée poussée à l'extrême, si l'on établit sur un circuit principal une dérivation dont la résistance soit considérable par rapport à la résistance de ce circuit, on peut, en pratique, considérer comme négligeable l'intensité du courant qui circule dans cette dérivation. En fait, les choses se passent dans le circuit comme si cette dérivation n'existait pas. Ainsi, sur un même circuit, on peut simultanément intercaler un ampèremètre en série et brancher un voltmètre en dérivation (fig. 86) sans que ce dernier modifie sensiblement les indications de l'ampèremètre. Une telle disposition est couramment adoptée dans les tableaux de charge de nos accumulateurs portatifs.

Ce n'est pas tout. Il a été dit plus haut (voir page 76) que l'intensité d'un courant est une constante qui a la même valeur en tous les points d'un circuit, quelle que soit la résistance des diverses parties du circuit.

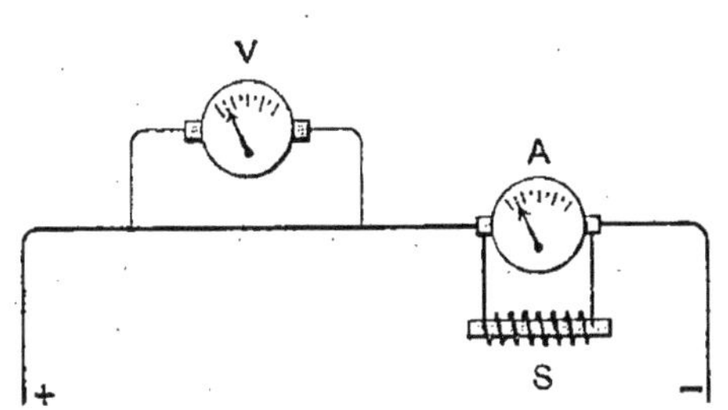

Fig. 86. — *Circuit avec voltmètre et ampèremètre.*
V, voltmètre monté en dérivation ; A, ampèremètre monté en série ; S, shunt de l'ampèremètre.

De là il résulte que la *somme des intensités des courants dérivés est égale à l'intensité du courant global*. Ainsi, si l'intensité du courant qui va de A en B est de 10 ampères, il faut que la somme des intensités des courants qui passent en CFD et CED égale 10 ampères : peu importe que la somme des résistances des branches CFD et CED soit égale, supérieure ou inférieure à la résistance du conducteur non bifurqué.

Dix ampères se présentent en C ; dix ampères doivent se retrouver en D : par conséquent dix ampères passeront entre C et D.

Mais, dans le trajet CD, les ampères se répartissent d'après les résistances des deux branches dérivées. Ainsi :

a) Si les deux branches dérivées ont la même résistance, les deux courants dérivés auront respectivement la même intensité. Cette intensité sera, pour chacun d'eux, égale à la moitié de l'intensité du courant principal.

Soit : 5 ampères + 5 ampères = 10 ampères.

b) Si l'une des branches dérivées est neuf fois plus résistante que l'autre, ($r^2 > r^1$), un dixième seulement du courant passera par CFD, tandis que neuf dixièmes traverseront CED.

Soit : 1 ampère + 9 ampères = 10 ampères.

Reprenons notre comparaison hydraulique à l'aide des deux réservoirs d'eau communicants (fig. 83).

Il est évident que la masse d'eau que débite le tuyau de 3 centimètres de section, se divise quand elle arrive en B. Il passe plus d'eau par la conduite de 2 centimètres de section que par celle de 1 centimètre de section : puisque la grosse conduite oppose moins de résistance que la petite conduite.

Et il est non moins évident que la bifurcation qui se fait au point B, ayant pour effet de partager la masse d'eau qui s'y présente, ne peut ni l'augmenter ni la diminuer. Donc, la somme des quantités d'eau qui passent à la fois par la grosse conduite et par la petite conduite, est égale à la quantité d'eau qui passe par le tuyau principal.

Autre comparaison.

Dix excursionnistes descendent d'une montagne par un chemin qui, à un moment donné, se bifurque en deux sentiers de largeurs très inégales. Plus loin, ces sentiers se réunissent pour reformer le chemin unique. Or, arrivés à la bifurcation, les excursionnistes se dirigent les uns à droite, les autres à gauche. On admettra bien qu'il passe plus de monde par le sentier large que par le sentier étroit; et que la somme des personnes passant par les deux sentiers soit égale au nombre de celles qui se présentent au point de bifurcation et qui se retrouvent plus bas : car il est peu probable qu'il en naisse ou qu'il en meure en route. Cependant la configuration de ces chemins n'influence en rien l'altitude de la montagne; et, qu'ils descendent par le sentier large ou par le sentier étroit, les excursionnistes ont toujours la même différence de niveau à franchir.

Applications pratiques. — Ces lois de la dérivation des courants sont l'objet de nombreuses applications pratiques. Ainsi elles permettent de brancher en dérivation sur un circuit urbain, parcouru par un courant de très grande intensité, une lampe à incandescence de 16 bougies qui ne demande environ qu'un demi-ampère.

Ici se place une considération importante. L'intensité du courant qui circule dans les branches de dérivation, varie en raison inverse de la résistance de ces branches. Si donc le circuit principal conserve une résistance invariable, on peut y ajouter autant de circuits dérivés qu'on désire, sans modifier en quoi que ce soit l'intensité qui circule dans ce circuit principal, à condition que la source fournisse au réseau une quantité d'énergie électrique proportionnellement plus grande.

C'est sur ce dernier principe que sont construites les installations électriques de nos cabinets médicaux.

Soit un circuit principal C (fig. 87) à résistance invariable, où circule un courant de 110 volts, émané d'une source S.

Supposons branchés sur cette canalisation cinq circuits d'utilisation dérivés : trois lampes à incandescence L, L, L, un moteur M, un galvanocautère G. Les lois des courants dérivés nous permettent de placer en circuit ou de mettre hors circuit un de ces

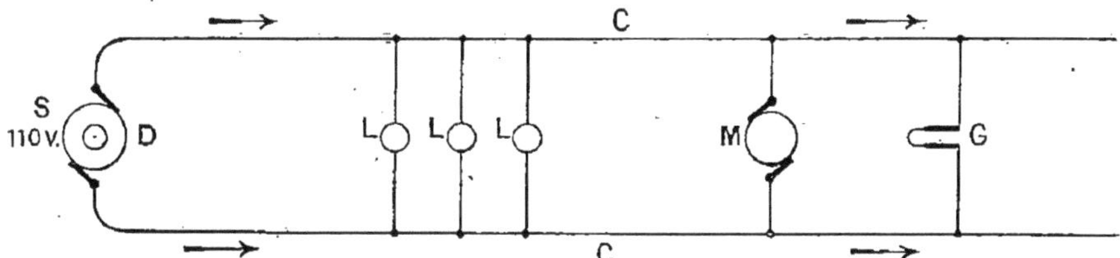

Fig. 87. — *Schéma du montage en dérivation des appareils d'utilisation médicale.*
S, source électromotrice; CC, circuit principal; L, L, L, circuits dérivés des lampes; M, circuit dérivé du moteur; G, circuit dérivé du galvanocautère.

appareils sans troubler l'allure des autres. Ainsi, nous pouvons allumer ou éteindre nos lampes sans modifier la marche du moteur : ce qui ne serait pas possible si ces divers appareils étaient montés en série. Quant au voltage, il reste toujours constant, si la différence de potentiel établie aux bornes de la source électrique demeure invariable.

Résistances en série. Résistances en dérivation. — Ce qui suit doit retenir notre attention. Deux règles simples vont être posées, qui auront pour nous de nombreuses applications pratiques : car elles président à tout établissement de circuit, à toute installation d'appareils de mesure, de réglage ou d'utilisation médicale des courants. Elles ne sont, en vérité, que des corollaires de la loi d'Ohm.

A. — Considérons d'abord le cas le plus simple. Soit un conducteur AB (fig. 88) entre les deux extrémités duquel existe une diffé-

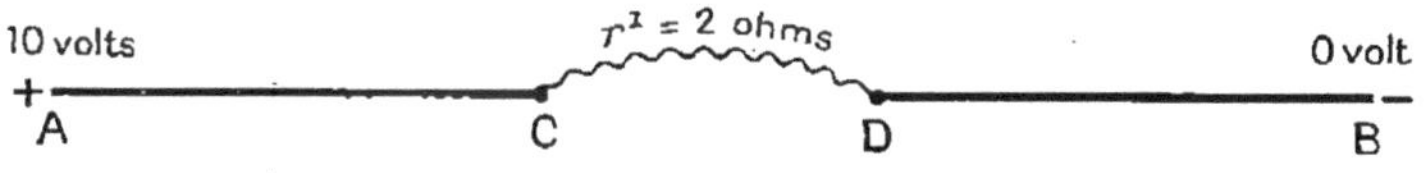

Fig. 88. — *Résistance intercalée dans un circuit.*

rence de potentiel de 10 volts. Supposons que ce conducteur ait une résistance si faible qu'on puisse la considérer comme négligeable. (Une telle supposition n'est d'ailleurs pas gratuite ; elle se réalise très souvent en pratique, par exemple pour les canalisations qui amènent le courant à nos lampes d'appartement, et dont la résistance a une valeur presque nulle, comparée à celle de ces lampes.) Intercalons sur le trajet de ce conducteur, entre les points C et D, *une « résistance » de deux ohms,* faite d'un fil mince et long.

Quelle va être l'intensité du courant ?

La loi d'Ohm nous en donne facilement la valeur.

$$\text{Intensité} = \frac{\text{Tension}}{\text{Résistance}} = \frac{10 \text{ volts}}{2 \text{ ohms}} = 5 \text{ ampères.}$$

B. — Intercalons maintenant dans le circuit *deux « résistances » de deux ohms,* et plaçons-les *bout à bout,* de manière que le courant passe successivement dans la première résistance CD, puis dans la seconde résistance DE (fig. 89).

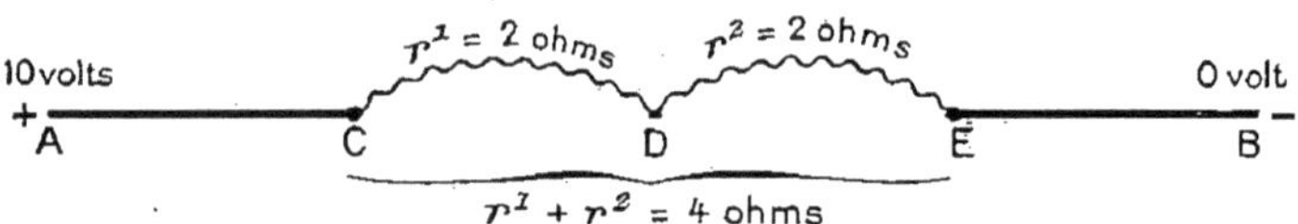

Fig. 89. — *Résistances montées en série dans un circuit.*

Il est clair que le circuit sera ainsi rendu deux fois plus résistant : car, en mettant bout à bout ces deux résistances, nous avons, en fait, doublé la longueur du fil CD et élevé sa résistance de 2 ohms à $2 + 2 = 4$ ohms.

Que va devenir l'intensité du courant ? Demandons-le encore à la loi d'Ohm.

$$\text{Intensité} = \frac{\text{Tension}}{\text{Résistances en série}} = \frac{10 \text{ volts}}{4 \text{ ohms}} = 2{,}5 \text{ ampères.}$$

L'assemblage de deux résistances ainsi mises bout à bout se nomme un *montage en* SÉRIE (ou en *tension*).

Dans le montage en série, la totalité du courant doit traverser chacune des résistances.

Ce dispositif a pour effet de *diminuer l'intensité du courant.*

C. — Intercalons encore dans le circuit *deux « résistances » de deux ohms,* mais plaçons-les *côte à côte,* de façon qu'elles aient le même point de départ en C et le même point d'arrivée en D ; et qu'ainsi le courant ait à se bifurquer en C pour les parcourir simultanément (fig. 90).

Il est facile de comprendre que le circuit sera ainsi rendu deux fois moins résistant : car, en mettant côte à côte ces deux résistances, nous avons, en fait, doublé la section du fil CD et abaissé sa résistance de 2 ohms à 2 : 2 ohms = 1 ohm.

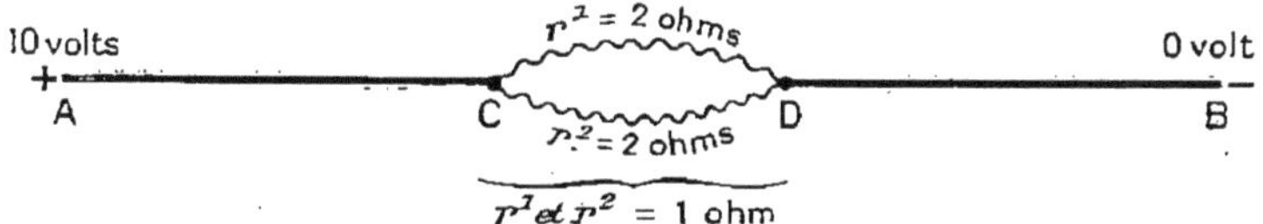

Fig. 90. — *Résistances montées en dérivation dans un circuit.*

L'intensité du courant va donc se modifier, suivant la loi d'Ohm.

$$\text{Intensité} = \frac{\text{Tension}}{\text{Résistances en dérivation}} = \frac{10 \text{ volts}}{1 \text{ ohm}} = 10 \text{ ampères.}$$

L'assemblage de ces deux résistances ainsi réunies par chacune de leurs extrémités se nomme un *montage en* DÉRIVATION (ou en *quantité* ou encore en *parallèle*).

Dans le montage en dérivation, une partie seulement du courant traverse chaque résistance.

Ce dispositif a pour effet d'*augmenter l'intensité du courant.*

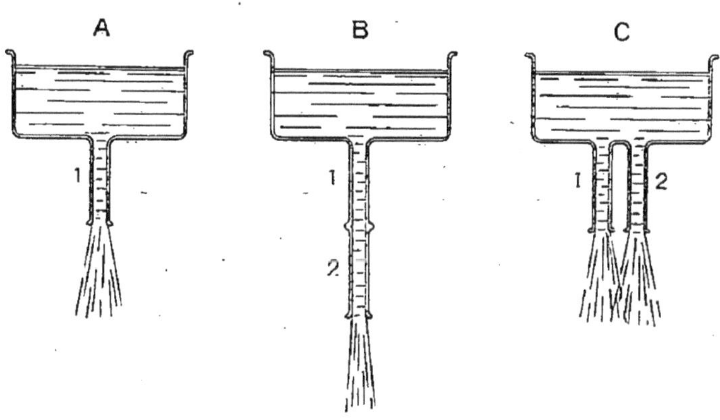

Fig. 91. — *Analogies hydrauliques.*

A, évacuation d'un réservoir par un tuyau ; B, évacuation d'un réservoir par deux tuyaux placés « en série » ; C, évacuation d'un réservoir par deux tuyaux placés « en parallèle ».

Empruntons des comparaisons à l'hydraulique, tout en faisant remarquer encore que l'assimilation d'un courant d'eau à un courant d'électricité est très approximative, et que c'est un peu forcer les analogies d'assimiler le frottement que l'eau éprouve sur les parois d'un tuyau à la résistance que la matière d'un conducteur oppose au passage du courant.

Quoi qu'il en soit, admettons que trois réservoirs A, B et C contiennent de l'eau à une même pression (fig. 91).

Evacuons le réservoir A par un tuyau de 2 mètres de longueur. Il s'en écoulera, à la seconde, une certaine quantité d'eau.

Evacuons le réservoir B par deux mêmes tuyaux de 2 mètres de longueur, mis bout à bout, ou, ce qui revient au même, par un tuyau de 4 mètres de longueur. Bien que la pression ne varie pas, cependant l'écoulement de l'eau sera moins abondant que tout à l'heure, parce que le frottement de l'eau sur la paroi du tuyau a augmenté.

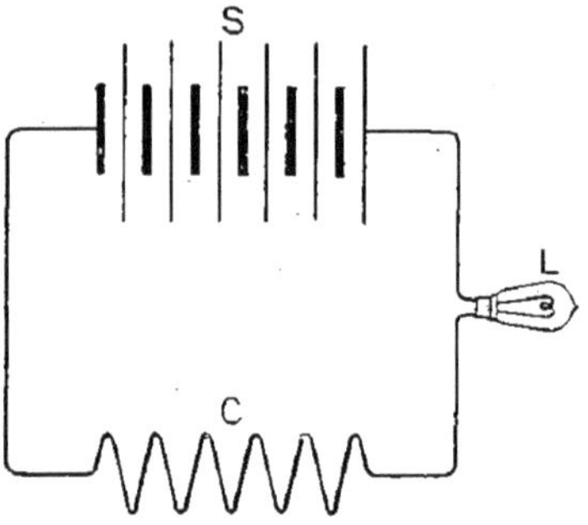

Fig. 92. — *Lampe montée en série.*

S, source électromotrice; C, circuit; L, lampe à incandescence.

Evacuons le réservoir C par deux tuyaux semblables de 2 mètres de longueur, mis côte à côte. Il est évident que ce réservoir C se videra deux fois plus vite que le réservoir A.

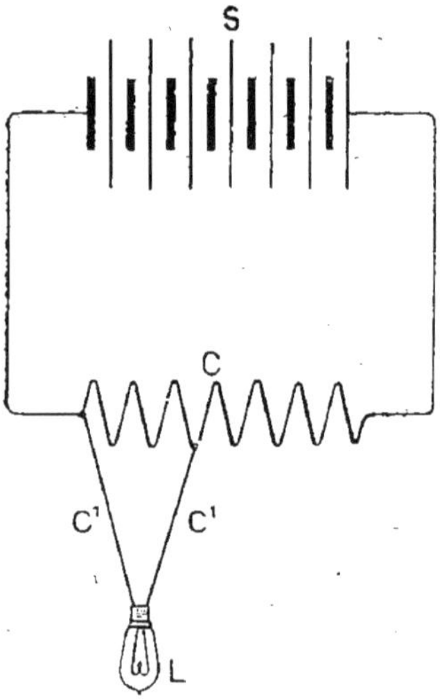

Fig. 93. — *Lampe montée en dérivation.*

S, source électromotrice; C, circuit principal; C¹C¹ circuit dérivé; L, lampe à incandescence.

Or, ce qui est vrai pour le montage des résistances formées par un fil est également vrai pour le montage des appareils dont nous usons couramment, et qui, en somme, ne sont que des résistances diversement appropriées au travail qu'on leur demande. Ainsi, nous savons déjà que les ampèremètres se montent en série sur les circuits, et que les voltmètres s'y montent en dérivation.

De même, les lampes à incandescence, qui sont en réalité des « résistances », se montent soit en série (fig. 92), quand nous les alimentons par des piles ou des accumulateurs, soit en dérivation (fig. 93), quand nous les branchons sur un réseau urbain.

Plus loin, nous trouverons une autre application de ces règles, en étudiant le couplage des piles.

Pont de Wheatstone. — Les lois des courants dérivés trouvent leur application dans la construction du *pont de Wheatstone*[1]. En voici le principe.

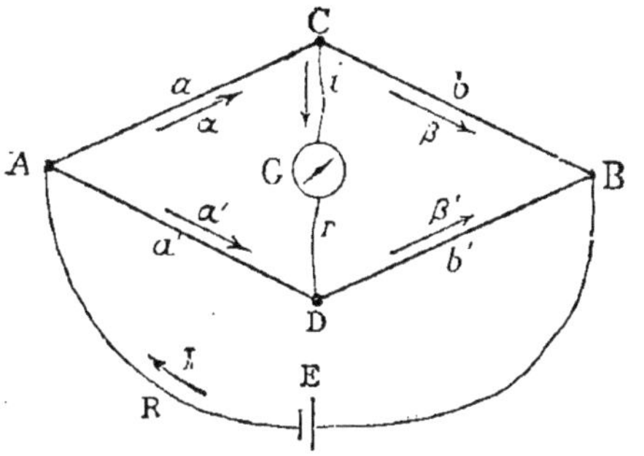

Le courant fourni par une pile E rencontre en chemin deux branches de dérivation ACB, ADB, où il se bifurque (fig. 94).

Ces deux branches dérivées sont réunies par un fil transversal CD, qu'on nomme un *pont*.

Si les résistances des quatre côtés du parallélogramme sont égales, aucun courant ne traverse le pont. — Si elles sont quelconques, le galvanomètre intercalé sur le pont indique le passage d'un courant.

Fig. 94. — *Pont de Wheatstone.*

CD, pont jeté entre les deux branches d'un circuit AB bifurqué ; E, source électromotrice ; G, galvanomètre.

Le pont de Wheatstone, qui sert dans les laboratoires à comparer des résistances, sera utilisé par nous pour recharger nos accumulateurs sur réseau à courants alternatifs à l'aide de soupapes électrolytiques (voir page 578).

Shunt. — L'emploi du shunt repose également sur les lois de la dérivation.

On donne le nom anglais de SHUNT à une *résistance auxiliaire* qu'on branche en dérivation entre les deux bornes d'un ampèremètre, quand on veut mesurer un courant que l'on sait devoir être trop intense pour cet appareil.

Soit un ampèremètre que l'on shunte avec une résistance qui n'est que $1/9^e$ de celle de cet appareil. L'ampèremètre ne sera plus traversé que par un $1/10^e$ du courant, puisque $9/10^{es}$ passeront par la dérivation du shunt. Pour faire sur le cadran une lecture correcte, il faudra alors multiplier par dix les indications que donne l'aiguille de l'ampèremètre.

1. CH. WHEATSTONE (1802-1875), né à Glocester (Angleterre). C'est de tous les physiciens qui se sont occupé de la télégraphie électrique celui qui a fait faire les plus grands progrès à cette science. En juillet 1837, il inventa le télégraphe électrique à cadran ; deux mois plus tard (en septembre 1837), Morse imaginait le système à l'aide duquel un crayon, actionné par un électro-aimant, trace des signes sur un rouleau de papier.

Wheatstone a également inventé le stéréoscope.

Grâce au shuntage, on peut se servir du même appareil de mesure comme milliampèremètre pour une électrolyse et comme ampèremètre pour une cautérisation ou une charge d'accumulateurs. Il suffira, dans le second cas, de shunter au millième le milliampèremètre, et de traduire alors ses indications de milliampères en ampères. Ainsi que nous le verrons plus loin, beaucoup de tableaux d'adaptation électrique utilisent les shunts pour simplifier leur montage. D'ailleurs, les ampèremètres sont presque toujours shuntés : car ils ne supportent, en général, que des courants très faibles, de 1/20 ampère au maximum.

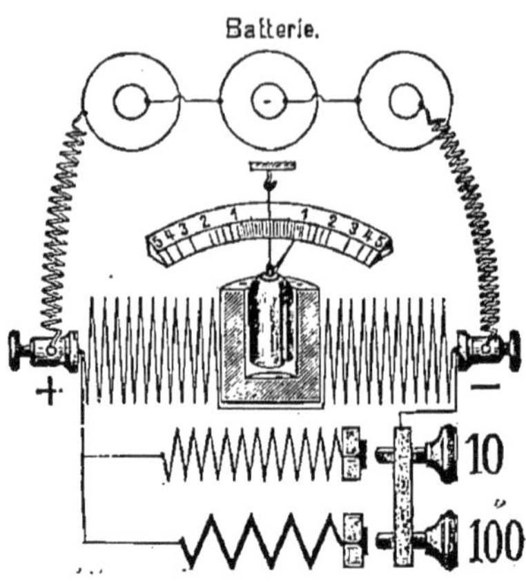

Fig. 95. — *Ampèremètre à deux shunts.*

L'ampèremètre est traversé par 1/10e ou 1/100e du courant suivant que le shunt 10 ou le shunt 100 sont mis en circuit.

On peut disposer plusieurs shunts sur un même ampèremètre : mais, dans ce cas, il ne faut fermer qu'un seul shunt à la fois (fig. 95).

III

APPAREILS DE RÉGLAGE DES COURANTS

Collecteurs. Rhéostats. Réducteurs de potentiel. — Pour porter un cautère à une température donnée, pour régler l'énergie d'une action électrolytique, il est nécessaire que nous puissions à volonté *graduer l'intensité du courant électrique,* afin de l'approprier exactement à sa destination.

Les appareils capables d'effectuer cette graduation se classent en trois catégories.

1° Les COLLECTEURS D'ÉLÉMENTS, qui introduisent des *différences de potentiel variables* dans un circuit à *résistance constante.*

2° Les RHÉOSTATS, qui introduisent des *résistances variables* dans un circuit à *différence de potentiel constante.*

3° Les RÉDUCTEURS DE POTENTIEL, qui prennent, dans un circuit où *la différence de potentiel et la résistance sont constantes,* une *fraction variable du courant* qu'ils dérivent vers le point voulu.

1° COLLECTEURS D'ÉLÉMENTS

Principe des collecteurs. — Considérons la loi d'Ohm.

$$\text{Intensité du courant} = \frac{\text{Force électromotrice}}{\begin{matrix}\text{Résistance}\\ \text{extérieure}\end{matrix} + \begin{matrix}\text{Résistance}\\ \text{intérieure}\end{matrix}}.$$

Cette loi nous enseigne qu'on fait varier l'intensité d'un courant en *modifiant la force électromotrice de la source.* En effet, dans cette équation, plus le numérateur de la fraction prend une valeur faible, son dénominateur restant invariable, plus la valeur globale de la fraction diminue.

Tel est le rôle du *collecteur d'éléments,* qui fait entrer à volonté dans le circuit un nombre variable d'éléments de pile, et, par suite, y introduit des différences de potentiel variables.

Collecteur simple. — En pratique, le collecteur ne s'adapte qu'aux appareils électromédicaux portatifs destinés à l'électrolyse ou à la galvanisation. Il est généralement placé sur une planchette mobile, qui se trouve dans la boîte renfermant la batterie de piles ou d'accumulateurs.

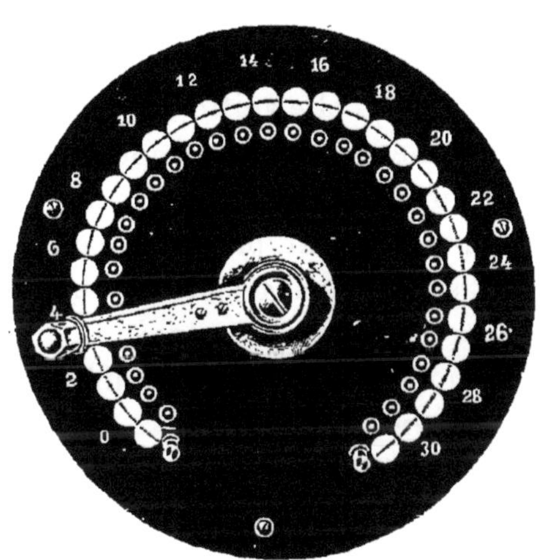

Fig. 96. — *Collecteur simple* (modèle Heller).

Dans sa forme ordinaire, un collecteur est constitué par un certain nombre de plots (égal au nombre des éléments de pile *plus un*) disposés en cercle sur une surface isolante, bois ou mieux ébonite. Au centre se trouve une manette, montée sur un axe et pouvant être mise en contact isolément avec chaque plot (fig. 96).

Le plot O est relié à la borne négative du circuit extérieur ; l'axe de la manette est rattaché à sa borne positive.

A l'intérieur de la boîte, les éléments de pile sont couplés en série, c'est-à-dire que le pôle positif d'un élément est réuni au pôle négatif de l'élément voisin. Le pôle négatif de l'élément 1 est rattaché au plot O. D'autre part, chacun des pôles positifs est relié respectivement à l'un des autres plots, suivant leur ordre : le plot 5, par exemple, correspond au pôle positif de l'élément 5.

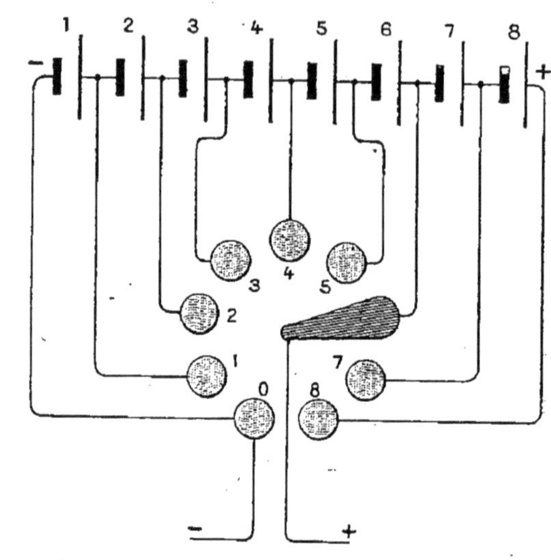

Fig. 97. — *Schéma d'un collecteur simple.*

Ainsi le pôle négatif de la batterie reste fixe : mais son pôle positif se déplace suivant les mouvements de la manette. Celle-ci fait donc entrer dans le circuit le nombre d'éléments indiqué par le numéro du plot qu'elle touche (fig. 97).

Les intervalles qui séparent les plots sont moins larges que les plots eux-mêmes, de telle façon que la manette touche le plot suivant avant d'avoir perdu le contact du plot qu'elle quitte. Si cela n'avait pas lieu, le courant serait momentanément rompu à chaque passage de la manette d'un plot sur l'autre ; et il en résulterait pour le patient un choc électrique d'autant plus pénible que le nombre des éléments en circuit serait plus grand. Grâce à cette disposition, au contraire, le choc électrique est réduit au minimum compatible avec un collecteur, c'est-à-dire à la différence de potentiel créée par un seul élément.

Inconvénients du collecteur simple. — Cette disposition a, par contre, des inconvénients. Quand la manette chevauche à la fois sur deux plots voisins, elle établit un court-circuit : c'est-à-dire que si, par exemple, la manette touche en même temps les plots 4 et 5, elle place l'élément 5 dans une situation très défavorable (fig. 98). Le courant va du pôle positif de cet élément au plot 5 ; de là, par la manette il passe sur le plot 4, d'où il retourne directement au pôle négatif de ce même élément sans rencontrer sur son trajet aucune résistance sérieuse. Si cette situation se prolonge longtemps, l'élément 5 se décharge à fond ; le zinc en est rongé ; et il arrête ainsi le fonctionnement de la batterie totale. Il est facile d'éviter cet accident, en ayant soin de ne jamais laisser la manette appuyée sur deux plots à la fois.

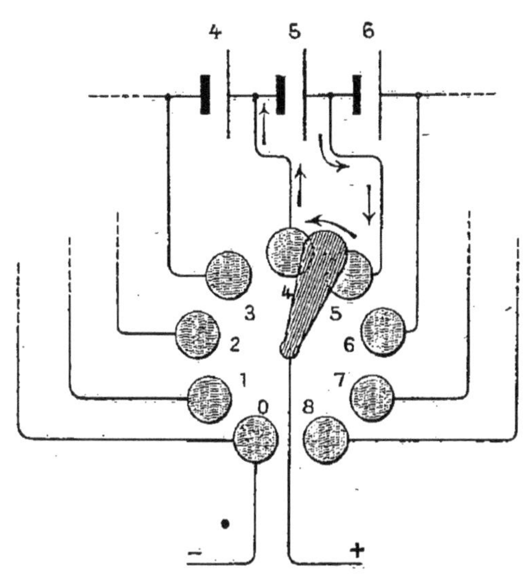

Fig. 98. — *Court-circuit établi par la manette placée à cheval sur deux plots.*

L'élément 5 se décharge à travers le court-circuit accidentel indiqué par les flèches.

Le collecteur simple a encore un autre défaut, auquel il est malheureusement impossible de remédier. Dans les batteries comportant un assez grand nombre d'éléments, et dont on utilise rarement la force électromotrice totale, il fait surtout travailler les premiers éléments : de sorte que ceux-ci arrivent à s'épuiser, alors que les derniers éléments sont encore intacts.

Collecteur double. — Le *collecteur double* a précisément été imaginé en vue de parer à cet inconvénient. Il fait entrer dans le circuit le nombre d'éléments voulu, pris en n'importe quel point de la batterie : ce qui permet d'user celle-ci *uniformément*, et, par conséquent, *économiquement*.

Divers types de collecteurs doubles ont été construits sur le même principe. Le schéma ci-contre fait comprendre leur fonctionnement (fig. 99).

Soit une batterie de douze éléments, reliés en série. Le collecteur comporte *deux groupes* de treize plots communiquant deux à deux, c'est-à-dire que les deux plots 1, les deux plots 2, etc. sont accouplés.

A l'intérieur de l'appareil, le négatif du premier élément est rattaché aux deux plots 0, tandis que son positif est relié aux deux plots 1. Ensuite, comme dans le collecteur simple, chaque pôle positif d'élément est relié à la paire de plots de numéro correspondant ; et, d'autre part, il est en connexion directe avec le négatif de l'élément voisin.

Les plots 12 sont rattachés au pôle positif du douzième élément.

Déplaçons maintenant les curseurs A et B le long des réglettes *a* et *b*. (Dans les collecteurs doubles usuels, on emploie des manettes à déplacement circulaire ; en général, il y a deux cadrans de plots juxtaposés ayant chacun sa manette (fig. 100) ; ou bien un cadran unique portant deux manettes, ce qui tient moins de place.) Quelle que soit la position de ces curseurs, on voit, sur notre schéma, que seule la portion de batterie comprise entre A et B est mise en fonctionnement ; et que le curseur, ainsi placé sur le plot de chiffre inférieur, est toujours négatif par rapport à l'autre. Dans la figure 99, on n'utilise que six éléments, du troisième au neuvième : les six autres éléments ne travaillent pas [1].

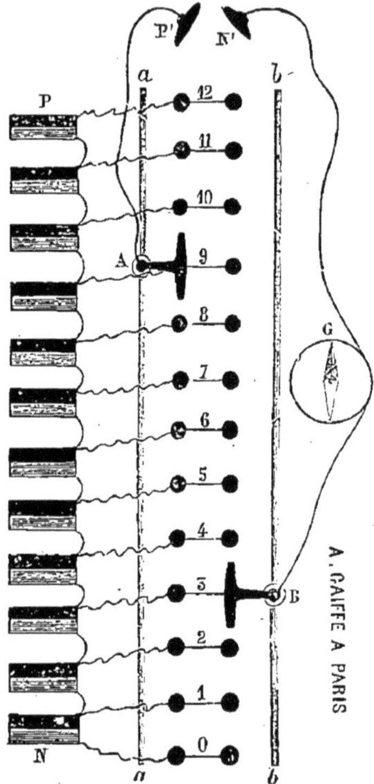

Fig. 99. — *Schéma d'un collecteur double.*

Cette figure représente un collecteur droit à double curseur.

Critique des collecteurs. — Quoi qu'il en soit, tout collecteur est un médiocre appareil de réglage du courant :

a) Parce que l'introduction inévitablement brusque d'un nouvel élément dans le circuit détermine une augmentation instantanée de la tension du courant, qui se traduit par un *choc voltaïque* assez pénible, surtout quand on électrolyse la tête ;

b) Parce que ce dispositif ne permet pas de descendre à un

1. La disposition indiquée sur le schéma n'est pas bonne au point de vue pratique. Il est plus économique de faire travailler d'abord la première moitié de la batterie ; puis d'utiliser la seconde moitié, quand l'autre est déchargée.

minimum d'intensité électrique quelconque, attendu qu'il ne peut pas donner moins que la force électromotrice d'un seul élément. Dans l'électrolyse, en particulier, c'est un inconvénient sérieux de ne pouvoir pas partir de *zéro* pour y revenir en fin d'opération.

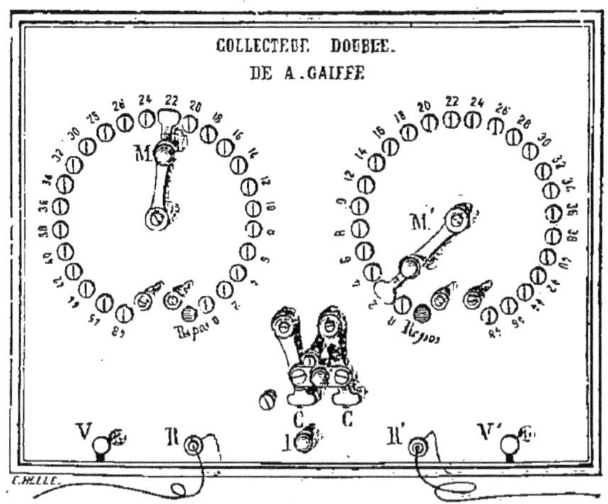

Fig. 100. — *Collecteur double de Gaiffe.*

M, M', deux cadrans de collecteur simple; V, V', bornes auxquelles se rattache le milliampèremètre; R, R', bornes auxquelles se rattachent les électrodes d'utilisation; CC, renverseur de courant; I, interrupteur de courant.

Le seul avantage d'un collecteur est d'occuper très peu de place : c'est l'appareil graduateur le plus simple pour les batteries transportables de galvanisation ou d'électrolyse.

2° RHÉOSTATS

Principe des rhéostats. — La loi d'Ohm nous enseigne une autre manière de faire varier l'intensité d'un courant : c'est de *modifier la résistance extérieure du circuit,* la force électromotrice de la source d'électricité restant constante.

En effet, étant donné que :

$$\text{Intensité du courant} = \frac{\text{Force électromotrice}}{\text{Résistance extérieure} + \text{Résistance intérieure}},$$

plus la valeur du dénominateur de la fraction grandit, son numérateur restant invariable, plus la valeur globale de cette fraction diminue. Or, il suffit, pour influencer ce dénominateur, de faire varier un seul de ses termes, la résistance extérieure du circuit.

Tel est le rôle d'un rhéostat, qui n'est, en somme, qu'un conducteur dont la résistance peut être modifiée extemporanément.

Un rhéostat s'intercale toujours en SÉRIE *dans un circuit.*

Les rhéostats dont on se sert en médecine se répartissent en trois catégories, suivant la matière qui forme la résistance :

A. — Rhéostats à fils métalliques ;

B. — Rhéostats de graphite ;

C. — Rhéostats à liquide.

A. — Rhéostats a fils métalliques.

Caractères généraux. — Ce sont les rhéostats les plus solides et les moins sujets à se détériorer. Ils ont cependant un défaut. Comme ils sont forcément divisés en un certain nombre de sections, la précision et surtout la progression de leur réglage ne sont pas délicates. Cela importe peu vis-à-vis d'un cautère ou d'un photophore : mais beaucoup en matière d'électrolyse.

Ces rhéostats se font suivant deux types usuels : rhéostats à *plots* et rhéostats à *curseur*.

Rhéostats à plots. — A. — Les *rhéostats à plots* sont peu employés quand on utilise des courants de faible intensité. On ne les place guère que sur les boîtes contenant des accumulateurs portatifs (fig. 101). Et on leur donne la disposition suivante, qui occupe peu de place.

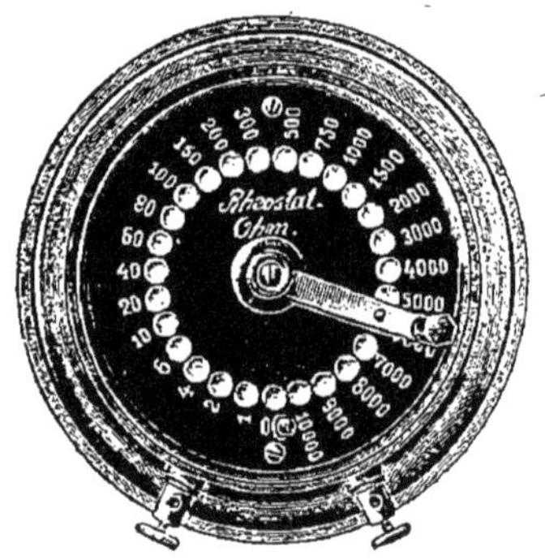

Fig. 101. — *Rhéostat à plots* (modèle Heller).

Un certain nombre de plots de cuivre sont disposés en cercle sur une plaque de matière isolante. Une manette, dont l'axe est au centre, se déplace sur ces plots. Derrière la plaque se trouve une série de circuits, qui unissent les plots deux à deux (fig. 102). Ces circuits, enroulés en forme de bobine annulaire, sont faits de fils métalliques très résistants, de manière à diminuer l'encombrement du rhéostat ; on choisit pour cela des alliages de fer et de nickel (rhéostène, rhéostatine, etc.)

Le courant, arrivant par le plot 1, doit parcourir le premier circuit pour arriver au plot 2 ; puis, il traverse le deuxième circuit pour se rendre au plot 3 ; et il chemine ainsi dans plusieurs circuits successifs, avant d'atteindre le plot 10 sur lequel repose la manette qui doit le conduire à l'appareil d'utilisation.

Quand la manette repose sur le plot 1, le courant ne pénètre pas dans le rhéostat et prend alors son maximum d'intensité. Quand la manette repose sur le plot 14, le courant traverse la totalité des spires du rhéostat : il possède alors son minimum d'intensité.

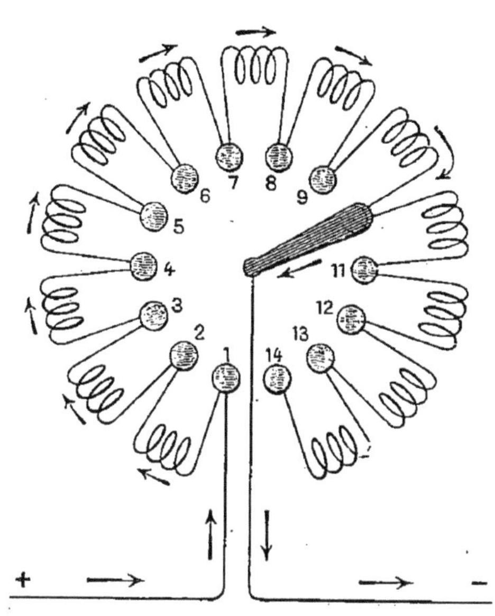

Fig. 102. — *Schéma d'un rhéostat à plots.*

Plus le cadran d'un rhéostat présente de plots, plus le réglage du courant est progressif ou dégressif, puisque la différence d'intensité électrique entre deux plots est en raison inverse du nombre total des plots.

B. — Au contraire, les *rhéostats à plots* sont très employés dans l'industrie pour graduer les courants de forte intensité. Les chirurgiens et les spécialistes y ont aussi recours, quand ils branchent directement leurs circuits de photophore, de galvanocautère, de moteur sur un réseau urbain.

Les spires, qui communiquent avec les plots, sont fixées par leurs extrémités sur un cadre isolant. Comme ces rhéostats doivent admettre des courants intenses, ils ont tendance à s'échauffer très vite. Il y a donc avantage à ce que leurs spires soient exposées à l'air de toutes parts, pour pouvoir se refroidir plus facilement (fig. 103).

Les gros fils métalliques qui forment ces spires sont faits d'alliages, dont la résistivité reste constante à toute température (constantan, manganine, nickeline, etc.). Sinon, le rhéostat verrait sa résistance augmenter considérablement à mesure qu'il s'échauffe : ce qui serait un gros inconvénient, surtout pour les résistances de charge d'accumulateurs sur un réseau urbain.

Rhéostats à curseur. — Les rhéostats à curseur sont les plus souvent employés dans nos installations médicales d'endoscopie, de galvanocaustie, etc. : car ils ont la solidité des rhéostats à plots, et ils possèdent, par surcroît, une finesse de graduation plus grande.

Par contre, ils ne supportent pas les courants de forte intensité, qui les échauffent trop facilement. Ils conviennent donc principalement pour régler les courants émis par les batteries de piles ou d'accumulateurs médicales. Si on veut les employer pour graduer l'intensité des courants industriels, il faut, au préalable, affaiblir ceux-ci dans une résistance plus robuste et de valeur fixe (voir page 635).

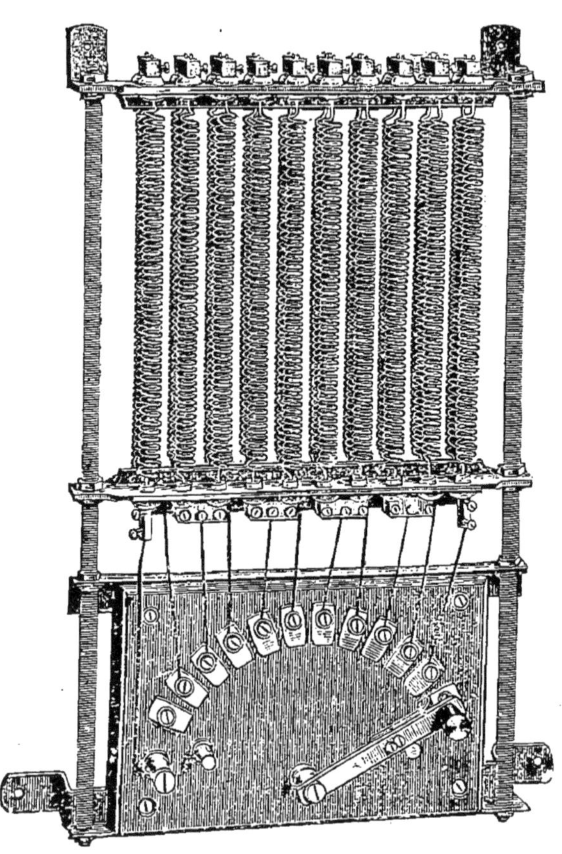

Fig. 103. — *Rhéostat à plots pour courants industriels de 110 volts* (modèle Grivolas).

Tout rhéostat à curseur est fait d'un noyau isolant, à l'extérieur duquel est enroulé un fil fin et très résistant, dont les spires sont isolées les unes des autres par un guipage de soie ou par une oxydation. Un curseur mobile permet d'intercaler dans le circuit un nombre variable de spires; il modifie ainsi extemporanément sa résistance et, corollairement, l'intensité du courant.

Les rhéostats à curseur effectuent une graduation de courant, plus délicate que le réglage par les rhéostats à plots. Dans les premiers, en effet, on peut faire varier la grandeur de la résistance de la valeur d'une seule spire ; dans les autres, au contraire, ces variations procèdent par groupes de spires. Il est évident que, pour une résistance donnée, un rhéostat à curseur sera d'autant plus sensible qu'il sera composé d'un plus grand nombre de spires. Ainsi, en matière d'électrolyse, les spires sont extrêmement nombreuses, car il ne doit pas se produire entre deux spires voisines une variation d'intensité supérieure à un quart de milliampère.

Rhéostat droit à curseur. — Le rhéostat à curseur se construit suivant deux types : *rhéostat droit, rhéostat annulaire*.

Le type droit est surtout adopté à l'étranger : sa vogue se justifie, d'ailleurs, par son peu d'encombrement.

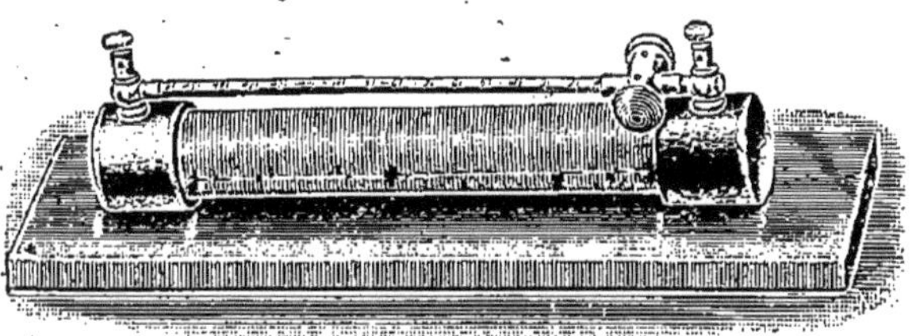

Fig. 104. — *Rhéostat droit à curseur* (modèle Heller).

Il est fait d'un cylindre ou d'un parallélipipède allongé, autour duquel s'enroulent les spires. Un curseur, monté sur une tringle de guidage parallèle à l'axe du noyau, se déplace suivant un mouvement rectiligne (fig. 104).

Le curseur est maintenu appliqué par un ressort sur la partie supérieure des spires, lesquelles sont dénudées le long du trajet qu'il doit suivre.

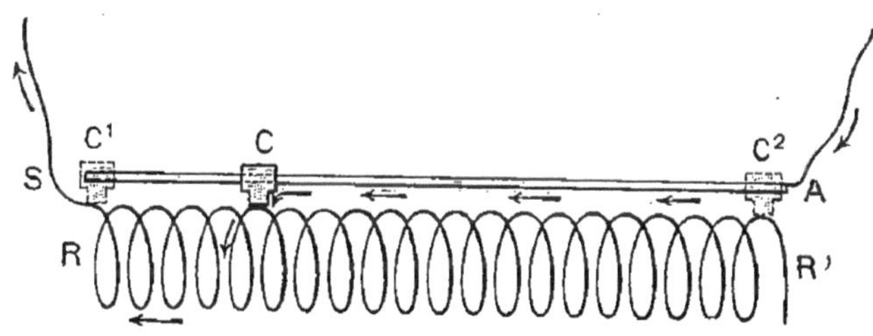

Fig. 105. — *Schéma d'un rhéostat droit à curseur.*

R, R', enroulement du fil métallique ; A, arrivée du courant ; S, départ du courant ; C, C^1, C^2, positions du curseur mobile.

Le schéma précédent fait comprendre le fonctionnement de ce rhéostat (fig. 105).

Soit RR' l'enroulement de fil métallique formant le rhéostat, dont seule l'extrémité S est en connexion avec le circuit. Supposons que le curseur occupe la position C. Le courant arrivé en A sur la tringle de guidage, dont la résistance est négligeable, va jusqu'au curseur, pénètre en C dans le rhéostat et suit son enroulement jusqu'en S, point de sortie. Une fraction seulement du rhéostat est ainsi intercalée dans le circuit.

Supposons que le curseur occupe la position C_1 : le courant ne passe plus dans le rhéostat et prend une intensité maxima. Si, au contraire, le curseur vient en C_2, le courant, pour gagner le point de sortie S, doit traverser la totalité du rhéostat ; et il prend alors une intensité minima.

Rhéostat annulaire à manette. — Ce type est de préférence employé par les constructeurs français : il est plus encombrant que le rhéostat droit, mais plus commode à manier.

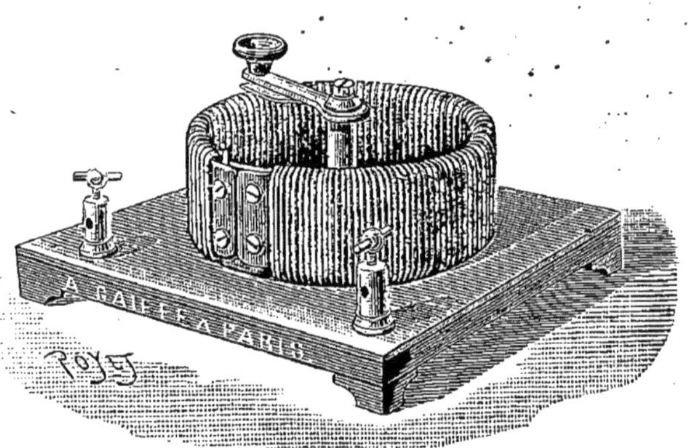

Fig. 106. — *Rhéostat annulaire à manette* (modèle Gaiffe)

Les spires sont enroulées autour d'un noyau isolant annulaire, et sont, comme précédemment, isolées les unes des autres par un guipage de soie ; elles ne sont dénudées que sur le bord supérieur de l'anneau, où frotte l'extrémité d'une manette tournant autour d'un axe central[1]. Les déplacements de cette manette font varier l'intensité du courant (fig. 106).

Le schéma suivant explique le fonctionnement de ce rhéostat (fig. 107).

Soit R une spirale de ferro-nickel formant résistance : la manette tournante M permet de faire varier extemporanément la valeur de cette résistance. En effet, quand cette manette occupe

1. On aura soin de décaper de temps en temps la partie dénudée des spires avec du papier d'émeri fin, pour enlever l'oxyde qui s'y forme facilement et fait résistance, surtout sur les rhéostats de galvanocautères.

la position M, le courant entre en A et sort en S, après avoir traversé tout le rhéostat; quand la manette est amenée en M′, le courant sort en S′, naturellement avec une intensité plus grande, puisqu'il n'a parcouru qu'une partie du rhéostat.

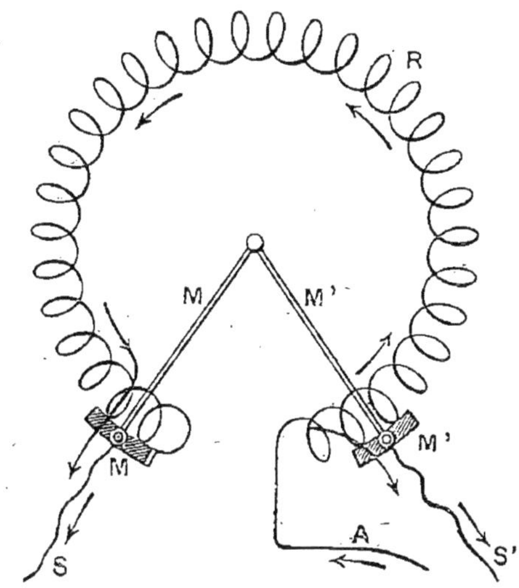

Fig. 107. — *Schéma d'un rhéostat annulaire à manette.*

Choix des rhéostats métalliques. — Tout rhéostat doit présenter une résistance appropriée à l'intensité moyenne du courant que l'on utilise.

Chaque fabricant adopte, en général, un type d'alliage particulier, mais ayant toujours une résistivité infiniment plus grande que celle du cuivre qui forme le reste du circuit. Et c'est en faisant varier la longueur et la section du fil de l'enroulement qu'il établit les divers modèles de rhéostats utilisés dans la pratique électromédicale.

Ainsi, un rhéostat pour cautère, qui doit admettre jusqu'à 20 ampères, comporte un fil gros et court. Un rhéostat pour lampe de photophore, qui réclame moins d'un ampère, est fait d'un fil moyennement long et mince. Les rhéostats très sensibles, construits pour électrolyse, ont jusqu'à mille spires. De toutes façons, un même rhéostat ne peut pas servir à régler la température des cautères et celle des lampes, parce que les intensités réclamées dans ces deux cas sont trop différentes.

Tout rhéostat s'échauffe inévitablement par le passage du courant. Cependant, en pratique, sa résistance doit être calculée pour qu'il s'échauffe modérément. Si, en un endroit quelconque de son enroulement, le fil présentait accidentellement un point faible, c'est-à-dire de section moindre, ce point, ayant à laisser passer autant de courant que le fil en bon état, pourrait rougir et même fondre.

Il y a deux écueils à éviter dans le choix d'un rhéostat : le prendre trop résistant ou trop peu résistant.

D'une façon générale, on peut admettre comme règle pratique que *la résistance d'un rhéostat doit être approximativement égale à la résistance totale du circuit qu'il est chargé de régler.*

B. — Rhéostats de graphite.

Avantages et inconvénients. — Les rhéostats de graphite ont trois avantages :

1° Ils sont peu coûteux.

2° Ils ont un petit volume, en raison de la résistivité considérable du graphite.

3° Ils possèdent une sensibilité extrême, à cause de l'absence des séries de spires qui composent tout rhéostat métallique. (A cet égard, on pourrait comparer les rhéostats métalliques à des escaliers, dont les marches, si petites soient-elles, donnent toujours plus ou moins de ressauts ; les rhéostats de graphite, et aussi les rhéostats à liquide, sont, au contraire, semblables à des plans inclinés, sur lesquels on monte ou on descend en glissant sans aucune secousse.)

Les rhéostats de graphite sont excessivement résistants et ne laissent passer que de très faibles intensités électriques. Au-dessus de 80 milliampères, ils s'échauffent trop ; le graphite devient fragile et se casse. Ce sont donc des rhéostats presque exclusivement destinés à l'*électrolyse médicale* : car, dans ce cas, la résistance totale du circuit étant considérable, le rhéostat doit être lui-même extrêmement résistant en même temps que très sensible. D'ailleurs, les intensités utilisées en électrolyse sont généralement inférieures à 80 milliampères.

On a reproché, avec raison, aux rhéostats de graphite d'être impropres aux mesures électriques, car la résistivité du graphite diminue à l'usage. Ce reproche nous touche peu en matière d'électrolyse médicale, où nous nous guidons uniquement d'après les renseignements du milliampèremètre.

Rhéostat de graphite à curseur. — Dans sa forme habituelle, un rhéostat de graphite se compose de deux crayons coniques en graphite, disposés parallèlement, et dont les grosses extrémités sont reliées aux bornes d'entrée et de sortie du courant (fig. 108).

Un curseur, glissant sur ces deux crayons, établit entre eux une connexion mobile.

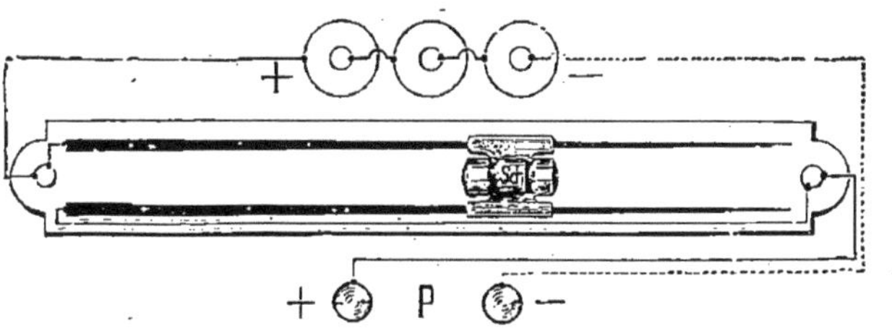

Fig. 108. — *Schéma d'un rhéostat de graphite.*

P, bornes d'utilisation. La borne négative est reliée directement à la batterie. La borne positive est reliée à la borne de sortie du rhéostat.

Plus le curseur est éloigné de la base des crayons, plus la résistance mise en circuit est grande ; et inversement.

Ce rhéostat est monté sur une plaque isolante d'ébonite (fig. 109). Il est inusable, si on ne le soumet pas à des intensités électriques trop fortes. De temps en temps, il est bon d'égaliser sa surface en la frottant avec du papier d'émeri fin.

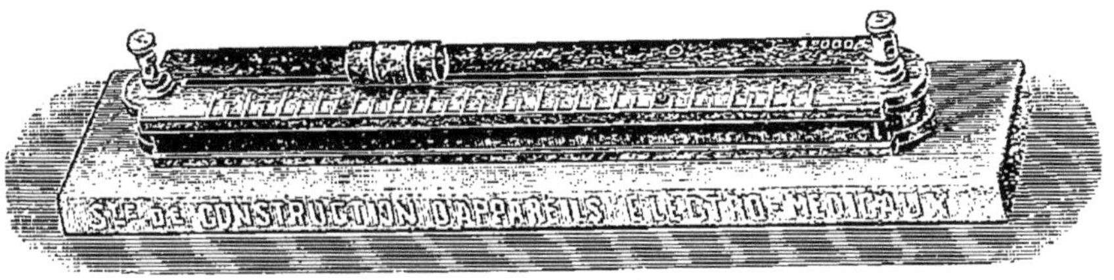

Fig. 109. — *Rhéostat de graphite à curseur.*

C. — Rhéostats a liquide.

Principe. — Les rhéostats à liquide sont formés d'un récipient à demi plein d'une solution conductrice, où plongent deux électrodes inattaquables, charbon ou cuivre. Leur résistance dépend de plusieurs facteurs : nature du liquide ; surface des électrodes ; longueur et section de la colonne liquide qui les sépare.

Or, c'est en faisant varier ce dernier facteur qu'on modifie généralement la résistance de ces rhéostats.

Les rhéostats à liquide donnent un excellent réglage, et, en raison de leur grande résistance, conviennent surtout à l'électrolyse médicale. On leur reproche de produire, au début, une variation trop brusque d'intensité, au moment où l'on immerge les électrodes. Cependant certains rhéostats, tels que ceux de Bergonié, de Bordier, n'ont pas cet inconvénient.

Rhéostat de Bergonié. — Le rhéostat de Bergonié est construit avec des lames de charbon à l'extrémité desquelles sont fixés des fils de verre. Chaque lame de charbon est reliée à une des bornes qui reçoit le courant. Une vis centrale, qui soutient les lames de charbon, est mue à l'aide d'un disque et les fait monter ou descendre suivant qu'on le tourne à gauche ou à droite. Pour se servir de ce rhéostat, il faut remonter les lames de charbon à la partie supérieure de l'appareil, et mettre de l'eau acidulée de façon que le liquide soit à quelques millimètres des fils de verre. Lorsque les conducteurs sont reliés aux bornes, il n'y a qu'à faire descendre les charbons en immergeant progressivement les fils de verre. Plus on abaisse les charbons, plus on réduit la résistance : la distance qui sépare les deux lames diminuant au fur et à mesure que les charbons s'immergent (fig. 110).

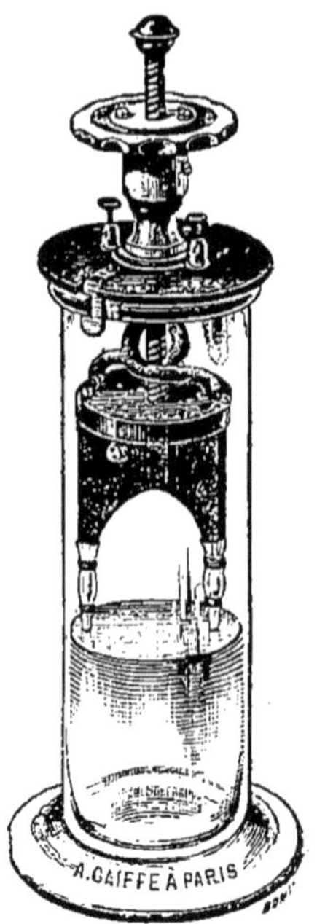

Fig. 110. — *Rhéostat de Bergonié.*

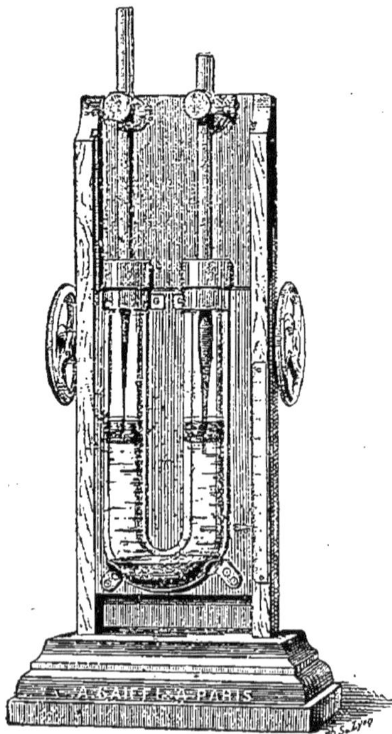

Fig. 111. — *Rhéostat de Bordier.*

Rhéostat de Bordier. — Le rhéostat de Bordier est construit sur le même principe. Le liquide remplit à demi un tube en U, dans les deux branches duquel plongent deux crayons de charbon, terminés par une pointe effilée, coiffée de fils de verre. Une crémaillère fait descendre plus ou moins les charbons dans le liquide (fig. 111).

Le fond du tube en U est rempli de mercure qui diminue sa résistance ; et le liquide est surmonté d'une couche d'huile lourde de pétrole, qui évite son évaporation ainsi que les projections des bulles de gaz qui crèvent à sa surface.

Rhéostat de Guilloz. — Un rhéostat plus simple, et surtout moins coûteux, est l'appareil de Guilloz (fig. 112).

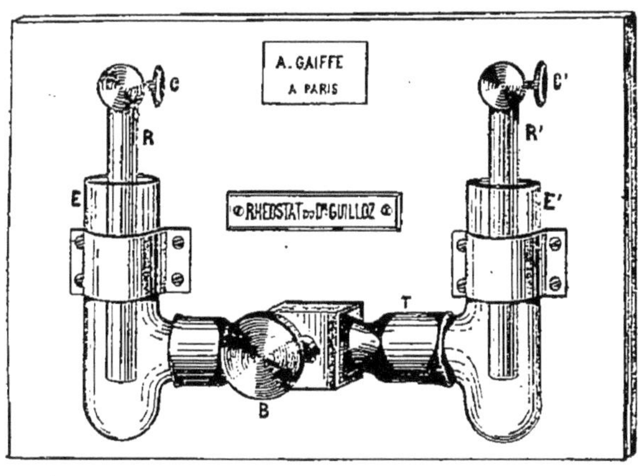

Fig. 112. — *Rhéostat de Guilloz.*

Des électrodes de cuivre plongent dans deux tubes de verre à demi pleins d'une solution de sulfate de cuivre acidulée, communiquant à leur partie inférieure par un tuyau de caoutchouc qu'on peut écraser sous une vis de pression. On fait ainsi varier la résistance du rhéostat. Quand le tuyau est aplati, sa résistance devient infinie.

Critique des rhéostats. — En général, les rhéostats, et surtout les rhéostats de graphite ou à liquide, sont préférables aux collecteurs pour l'électrolyse médicale :

a) Parce qu'ils permettent d'obtenir des variations de courant insensiblement croissantes ou décroissantes, et mettent ainsi le malade à l'abri d'un choc électrique, ce qui est indispensable quand l'électrolyse a lieu sur la tête ;

b) Parce qu'ils fournissent des intensités électriques aussi faibles qu'on le désire, pouvant partir de zéro pour y revenir en fin d'opération.

Par contre, ils sont inférieurs aux collecteurs au point de vue économique : car ils font toujours travailler l'ensemble de la batterie.

Combinaison du collecteur et du rhéostat. — A tous égards, la meilleure disposition est celle qui *combine un rhéostat avec un collecteur double*. Dans ce cas, on se sert de rhéostats moins résistants (5 000 ohms au lieu de 20 000 ohms, résistance nécessaire pour un rhéostat à électrolyse graduant seul le courant). En effet, on est toujours maître de l'intensité maxima du courant qu'on règle avec le collecteur.

La manœuvre combinée de ces deux appareils de réglage se fait de la façon suivante.

On commence par mettre le rhéostat en pleine résistance. Puis, on introduit d'emblée dans le circuit, à l'aide du collecteur, le nombre d'éléments voulu pour fournir le maximum d'intensité nécessaire à chaque cas particulier. Ensuite, on fait progressivement croître l'intensité du courant, depuis zéro jusqu'au maximum. Inversement, quand on veut réduire l'intensité du courant, on fait faire lentement marche arrière au rhéostat; et, quand il est revenu en pleine résistance, on sort les éléments du circuit à l'aide du collecteur.

Une telle combinaison donne toute sécurité pour les électrolyses qui se font sur la tête; et même, d'une façon générale, elle s'impose pour les électrolyses à forte intensité qui se pratiquent en d'autres points du corps.

LAMPES DE RÉSISTANCE

Rôle des lampes de résistance. — Les « lampes de résistance » sont très souvent employées, soit pour charger nos accumulateurs portatifs, soit pour protéger nos photophores, quand nous les branchons sur un circuit à tension élevée, tel que celui d'une distribution urbaine d'électricité.

L'étude des lampes dites de résistance doit être jointe à celle des rhéostats : car de telles lampes se comportent comme des *rhéostats à résistance invariable*.

Une lampe à incandescence, intercalée dans un circuit d'utilisation, règle, en effet, ainsi que le fait un rhéostat, l'*intensité du courant*, en opposant au passage de celui-ci sa résistance, qui est une variable suivant chaque type de lampe, mais qui reste une constante pour une lampe donnée.

Certaines idées fausses ont cours parmi nous, spécialistes endoscopistes, sur le mode de fonctionnement des lampes de résistance : elles tiennent surtout à une confusion établie par un « argot » défectueux.

Ainsi, dans quelques manuels d'oto-rhino-laryngologie, on peut lire ceci :

« Si vous voulez alimenter, sans danger pour elle, une lampe de photophore de 10 volts avec un courant de 110 volts, intercalez dans le circuit une *lampe de résistance* de 100 volts, qui absorbera 110 — 10 des volts fournis par la source électromotrice, et ne laissera disponibles que les 10 volts nécessaires à la lampe du photophore. » En effet, lançons dans une lampe de 10 volts un courant de 110 volts : elle brûle instantanément. Intercalons en série (comme un rhéostat) une lampe de 100 volts sur son circuit : elle brille avec un éclat normal (fig. 113).

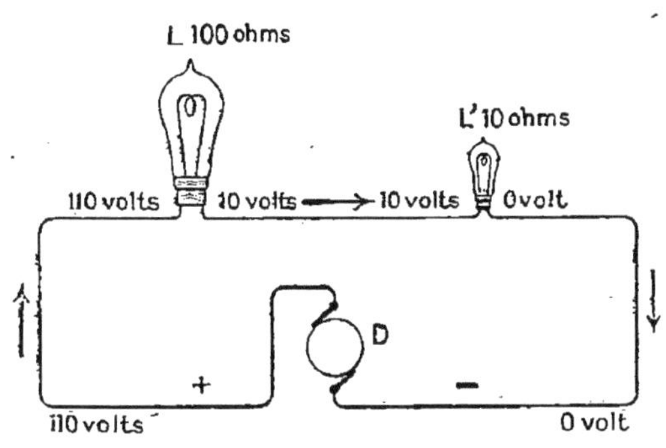

Fig. 113. — *Réglage de la tension par une lampe de résistance.*

L, lampe de résistance absorbant 100 volts ; L', lampe du photophore absorbant 10 volts ; D, dynamo créant une différence de potentiel de 110 volts.

Ce fait est exact : mais l'explication que nous en donnons assez souvent est erronée.

A. — Remarquons d'abord que l'expression courante de « Lampe de N volts » prête à confusion. Une lampe n'est pas une source électrique : elle ne produit pas de courant et ne développe pas de force contre-électromotrice. L'expression « Lampe de N volts » veut dire, non pas une lampe qui produit N volts, mais une lampe construite de telle façon que, traversée par un courant de N volts, elle ait une bonne incandescence.

B. — D'autre part, l'expression « Lampe de N volts » est une désignation incorrecte, parce qu'elle est incomplète. On construit, pouvant fonctionner normalement sur un courant que nous supposerons avoir 110 volts, divers types de lampes de pouvoirs lumineux différents, variant entre 5 et 50 bougies, et davantage.

Il faut, pour caractériser une lampe, énoncer deux termes : lampe faite pour fonctionner sur *un courant de* N *volts*, en donnant *un éclairage de* N *bougies* : par exemple, lampe de 110 volts-16 bougies.

C. — Avouons enfin que c'est une erreur assez répandue parmi nous de croire qu'une lampe absorbe un nombre de volts déterminé, comme une éponge retient une quantité d'eau constante.

Tout au contraire, une même lampe, bien qu'ayant une résistance *invariable*, absorbe une quantité *variable* de volts, suivant la façon dont sont distribuées les résistances dans le circuit d'utilisation où elle se trouve placée. Nous reviendrons plus loin sur ce point capital.

Voici, en attendant, deux expériences propres à fixer nos idées.

Première expérience. — Soit un circuit parcouru par un courant de 120 volts[1]. Plaçons en série sur ce circuit deux lampes : une « lampe de résistance » étalonnée 110 volts-16 bougies ; une « lampe de photophore » étalonnée 10 volts-1 bougie. Ces deux lampes, comme il sera dit plus loin, laissent toutes les deux passer un courant de 1/2 ampère.

Or, les deux lampes brilleront ici avec leur éclat normal. La grosse lampe, pensons-nous, retient 110 volts et laisse disponibles les 10 volts dont a besoin la petite lampe.

Seconde expérience. — Disposons de la même façon nos deux mêmes lampes sur un autre circuit, parcouru par un courant de 110 volts. Que va-t-il se passer ? Si, comme nous le croyons, la grosse lampe retient invariablement 110 volts, elle ne va pas laisser de volts disponibles pour la petite lampe : et celle-ci restera obscure.

Or, il n'en est rien. Nos deux lampes brillent encore, étant seulement un peu moins éclairantes que dans le cas précédent. Pourquoi donc cela ?

Parce que les volts se répartissent dans un circuit au prorata des résistances qu'ils y rencontrent (voir page 66). En l'espèce, la grosse lampe est onze fois plus résistante que la petite lampe. Il y aura donc une chute de potentiel onze fois plus grande dans la première que dans la seconde. En d'autres termes, la grosse lampe absorbera toujours, quelle que soit la tension du courant, les 11/12es des volts disponibles.

a) Dans la première expérience, la grosse lampe absorbe 11/12es de 120 volts, soit 110 volts ; et la petite lampe prend 1/12e de 120 volts, soit 10 volts.

b) Dans la seconde expérience, la grosse lampe absorbe 11/12es de 110 volts, soit environ 101 volts ; et la petite lampe prend 1/12e de 110 volts, soit environ 9 volts.

Étalonnage des lampes en ohms. — Nos « lampes de résistance » n'ont de spécial que leur nom. Ce sont tout simplement les banales lampes à incandescence à filament de charbon que le commerce met en vente comme lampes d'éclairage. Nous les détournons de leur destination usuelle pour les faire travailler non plus en lampes, mais en rhéostats.

Par conséquent, la seule condition qui nous intéresse, en

1. Nous considérons comme négligeable la résistance de la canalisation.

l'espèce, dans une lampe devant travailler uniquement comme résistance, c'est le *nombre d'ohms* qu'elle représente.

Il est clair que, pour une température donnée, la résistance d'une lampe à incandescence a une valeur constante : puisque cette résistance dépend de la longueur et du diamètre du filament de charbon. Or, comme les variations de la tension du courant ne modifient ni la longueur ni le diamètre de ce filament, il est facile d'en conclure que la résistance d'une lampe donnée est absolument indépendante du voltage sous lequel elle travaille[1].

Ainsi, dans le schéma de la figure 113, on voit deux lampes L et L' ayant respectivement des résistances de 100 ohms et de 10 ohms. Ces deux lampes, montées en série sur un circuit de 110 volts, absorbent, au prorata de leurs résistances respectives, l'une, 100 volts, l'autre, 10 volts. Si la tension du courant baissait à 55 volts, ces deux lampes n'absorberaient plus que 50 et 5 volts : cependant leurs résistances n'auraient pas changé pour cela.

Réglage de l'intensité du courant. — Une lampe de photophore endoscopique ne fonctionne bien qu'avec l'intensité et la tension de courant pour laquelle elle a été spécialement construite. Ainsi une lampe-charbon donnant un éclairage d'une bougie, sous une tension de 10 volts, consomme 0,4 ampère.

Précédemment, en mettant en série sur un circuit de 110 volts une lampe dite de résistance (ou mieux de protection) de 100 volts, nous envoyions bien au photophore le voltage voulu : mais nous ne nous occupions pas de l'ampérage. Or, qui dit voltage ne veut pas toujours dire ampérage. Une rivière et un ruisselet, qui, sur une même pente, coulent tous les deux avec la même vitesse d'un mètre à la seconde, ne débitent pas pour cela la même quantité d'eau. Ainsi deux lampes, dites de 100 volts, peuvent laisser passer chacune un courant d'intensité très différente.

Il faudra donc que nous protégions notre photophore avec une lampe de 100 volts qui ne puisse lui laisser arriver que 0,4 ampère.

La loi d'Ohm nous apprend que cette lampe doit présenter une résistance de $100 : 0,4 = 250$ ohms.

1. Pour simplifier notre exposé, nous faisons momentanément abstraction des modifications que les variations de température font subir à la résistivité du charbon.

Étalonnage des lampes en volts-bougies. — Un tel problème est bien facile à résoudre. Cependant, dans la pratique, une condition intervient qui le complique, et peut nous induire en erreur.

Aucune difficulté ne se présenterait si les lampes de résistance étaient étalonnées en ohms, comme le sont les rhéostats. Voulons-nous, par exemple, réduire à 1 ampère l'intensité d'un courant de 110 volts? Mettons en circuit une lampe de 110 ohms.

Mais, si nous demandons à un marchand une lampe de 110 ohms, il est probable qu'il ne nous servira pas. En effet, les lampes à incandescence, mises en vente dans le commerce, sont destinées à l'éclairage ; et la valeur de leur résistance n'intéresse aucunement le public. Ce que le client demande au marchand, c'est de lui vendre une lampe pouvant fonctionner sous une tension de N volts, en donnant un éclairage de N bougies. Aussi les lampes du commerce sont-elles étalonnées en *volts-bougies*.

Prenons, dans le premier magasin venu, trois lampes à incandescence à filament de charbon. Elles portent les marques $\frac{110}{10}$, $\frac{110}{16}$, $\frac{110}{32}$: ce qui veut dire que ces lampes, soumises à une différence de potentiel de 110 volts, possèdent respectivement un pouvoir lumineux de 10 bougies, de 16 bougies, de 32 bougies ; attendu que ces lampes, ayant des filaments de sections et de longueurs différentes, offrent au passage du courant des résistances inégales.

Mais quelles sont les valeurs de leurs résistances respectives?

Nous devons, pour les connaître, effectuer, à l'aide d'un calcul assez simple, la transformation de la valeur *volts-bougies* en valeur *ohms*. Les points de repère suivants vont nous aider.

Le *pouvoir lumineux* d'une lampe se mesure en bougies. Or, pour donner l'éclairage d'*une bougie,* une lampe à filament de charbon (seul type usité comme résistance) consomme *quatre watts*. Donc, en multipliant par quatre le nombre de bougies d'une lampe, on aura le nombre de watts qu'elle dépense. Exemple : une lampe de 32 bougies consomme $32 \times 4 = 128$ watts.

Quel *ampérage* correspond à cette consommation ? Cela dépend de la tension du courant. Considérons la lampe de 110 volts-32 bougies, qui consomme 128 watts. La loi d'Ohm nous apprend que, pour fournir 128 watts, un courant d'une tension de 110 volts doit posséder une intensité de 128 : 110, soit 1,16 ampère.

En pratique, on considère cette consommation comme approximativement égale à *un* ampère.

Quelle est la *résistance* de cette lampe ? La loi d'Ohm nous l'indique. La résistance est égale à la tension divisée par l'intensité ; en l'espèce 110 volts : 1 ampère, soit 110 ohms.

Donc, une lampe qui sur un circuit de 110 volts rayonne 32 bougies, laisse passer un courant de 1 ampère, parce qu'elle a une résistance de 110 ohms.

Cela étant dit, il est facile de comprendre qu'une lampe de 110 volts-32 bougies admet un courant deux fois plus intense qu'une lampe de 220 volts-32 bougies, bien que dans les deux cas les pouvoirs lumineux soient équivalents. En effet, le nombre des watts dépensés restant fixe, plus le voltage augmente, plus l'ampérage diminue ; et réciproquement.

Le tableau suivant indique la résistance des lampes à incandescence qu'on trouve couramment dans le commerce, et l'intensité du courant qu'elles admettent suivant la tension du courant qui les alimente.

Ces valeurs sont approximatives, mais elles ont une exactitude suffisante en pratique.

POUVOIR LUMINEUX DE LA LAMPE	TENSION DU COURANT		
	55 VOLTS	110 VOLTS	220 VOLTS
Lampe de 5 bougies.	330 ohms. 1/3 ampère.	660 ohms. 1/6 ampère.	1320 ohms. 1/12 ampère.
Lampe de 10 bougies.	165 ohms. 2/3 ampère.	330 ohms. 1/3 ampère.	660 ohms. 1/6 ampère.
Lampe de 16 bougies.	110 ohms. 1 ampère.	220 ohms. 1/2 ampère.	440 ohms. 1/4 ampère.
Lampe de 32 bougies.	55 ohms. 2 ampères.	110 ohms. 1 ampère.	220 ohms. 1/2 ampère.

Comme les courants (continu ou alternatif) que nous utilisons dans nos cabinets médicaux ont généralement une tension de 110 volts, il suffira de nous rappeler :

a) que la lampe de 110 volts-10 bougies a une résistance telle qu'elle n'admet qu'un courant de 0,3 ampère ;

b) que la lampe de 110 volts-16 bougies admet 0,5 ampère ;

c) que la lampe de 110 volts-32 bougies admet 1 ampère.

Analogie hydraulique. — Veut-on encore user d'une comparaison hydro-électrique ?

Considérons deux réservoirs d'eau, A et B, séparés par une différence de niveau de 2 mètres (fig. 114).

Deux robinets, de calibres inégaux, versent l'eau du réservoir supérieur dans le réservoir inférieur. Mais, tandis que le robinet R^1, plus large, laisse passer trois litres à la seconde, le robinet R^2, plus étroit, donc plus résistant, ne laisse passer qu'un litre à la seconde. Néanmoins, l'eau traverse les deux robinets sous la même pression, qui est déterminée par la différence de niveau des deux réservoirs.

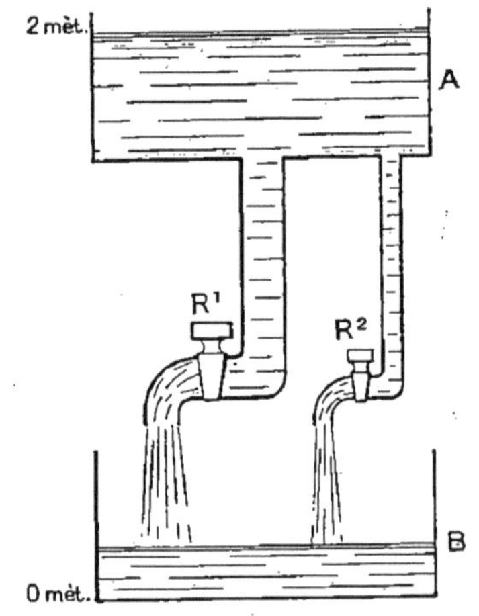

Fig. 114. — *Représentation hydraulique du fonctionnement de deux lampes inégales sous une même tension.*

R^1, gros robinet débitant beaucoup d'eau sous une pression de 2 mètres ; R^2, petit robinet débitant peu d'eau sous la même pression de 2 mètres.

Lampes montées en dérivation. — Voici un emploi usuel des lampes de résistance qui va nous démontrer l'avantage de ces appareils.

Supposons que, branchés sur un réseau à 120 volts, nous ayons besoin, pour charger une batterie d'accumulateurs, d'un courant de 4 ampères sous une tension de 10 volts.

Le voltage nécessaire sera obtenu par l'intercalation en circuit d'une lampe de 110 volts.

Mais il faut que cette lampe laisse passer 4 ampères : elle devra donc être une lampe de $32 \times 4 = 128$ bougies.

De telles lampes se trouvent difficilement dans le commerce. Au contraire, les lampes de 32 bougies y sont courantes.

Il est donc plus simple, au lieu de choisir un gros robinet électrique d'un type exceptionnel, qui débite quatre ampères, de grouper quatre robinets électriques d'un type usuel, débitant chacun un ampère. C'est ainsi qu'on procède dans la pratique.

Comment allons-nous associer nos quatre robinets électriques, je veux dire nos quatre lampes électriques ?

Il y a deux façons principales de le faire : par montage en série ou par montage en dérivation.

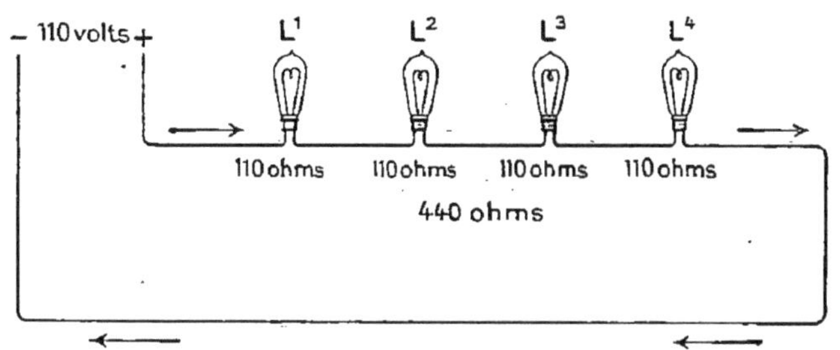

Fig. 115. — *Lampes de résistance montées en série.*
L^1, L^2, L^3, L^4, lampes dont l'ensemble ne laisse passer qu'un courant de 1/4 d'ampère.

Montage en série. — Monter quatre lampes en série consiste à les placer les unes à la suite des autres sur le même circuit (fig. 115).

Il est facile de comprendre que ces quatre lampes forment alors quatre obstacles successifs au passage du courant. Par conséquent, elles offrent quatre fois plus de résistance qu'une seule lampe. Elles laisseront donc passer un courant quatre fois moins intense ; et, au lieu des 4 ampères demandés, elles ne débiteront que 1/4 d'ampère.

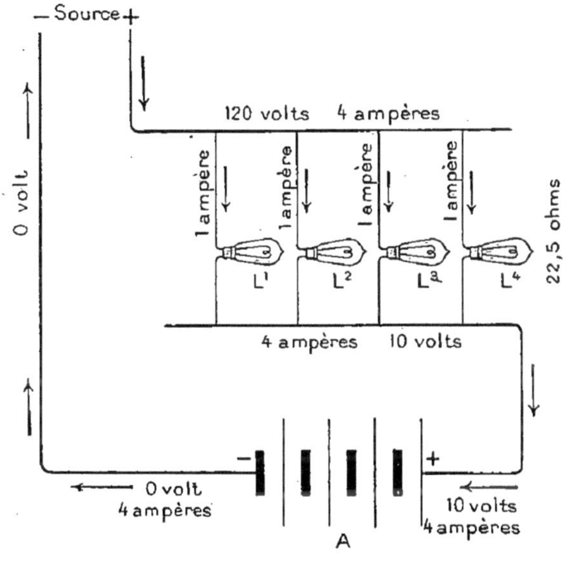

Fig. 116. — *Lampes de résistance montées en dérivation.*
L^1, L^2, L^3, L^4, lampes fournissant un courant de 4 ampères à une batterie d'accumulateurs A à charger.

Montage en dérivation. — Aussi emploie-t-on le montage des lampes en dérivation, dont le schéma ci-contre (fig. 116) fait comprendre la disposition.

De cette façon, le voltage du courant est le même que s'il traversait une seule lampe: mais son ampérage est quadruple.

Analogie hydraulique. — Revenons encore une fois à nos analogies hydrauliques.

Vidons le réservoir supérieur (fig. 117) dans le réservoir inférieur à l'aide de quatre robinets de même calibre, laissant passer chacun un litre d'eau à la seconde. Il est clair qu'ils débiteront quatre litres, et que la pression de l'eau restera la même avec quatre robinets qu'avec un seul : puisque la différence de niveau des deux réservoirs est la même vis-à-vis de chaque robinet.

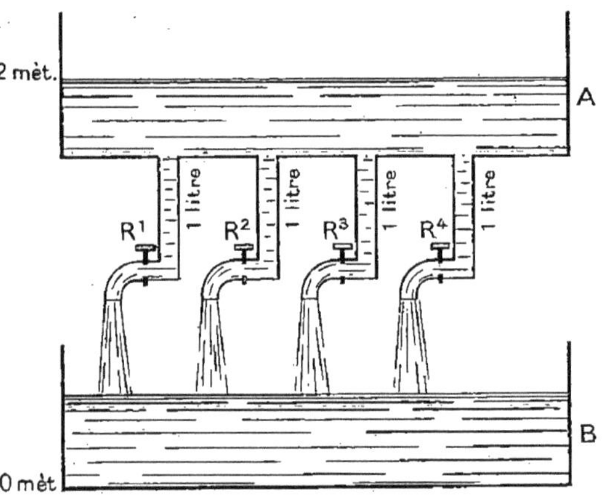

Fig. 117. — *Représentation hydraulique du fonctionnement de quatre lampes égales montées en dérivation.*

R1, R2, R3, R4, robinets de même débit dont l'ensemble débite quatre fois plus d'eau qu'un seul robinet, mais sous la même pression de 2 mètres.

Avantages des lampes de résistance. — Deux raisons font adopter, dans certains cas, l'intercalation sur un circuit de lampes de résistance préférablement à des rhéostats.

1° Les lampes coûtent infiniment *moins cher* et alourdissent moins les appareils portatifs.

2° Les lampes constituent des *résistances fixes,* qui assurent au courant une intensité invariable, ce qui est très avantageux pour la charge des petites batteries d'accumulateurs : car, dans ce cas, l'emploi d'un rhéostat, qui pourrait accidentellement varier de résistance, ne donnerait pas la même sécurité.

Combinaison d'une lampe de résistance et d'un rhéostat. — En général, quand on se sert, pour alimenter la petite lampe d'un photophore, d'un courant de forte tension, on a avantage à *combiner l'emploi d'un rhéostat avec celui d'une lampe de résistance.*

En effet :

a) Une *lampe* ne constitue pas, en l'espèce, un appareil convenable : car elle n'est pas susceptible des variations extemporanées de résistance nécessaires pour permettre de modifier à volonté le pouvoir lumineux du photophore.

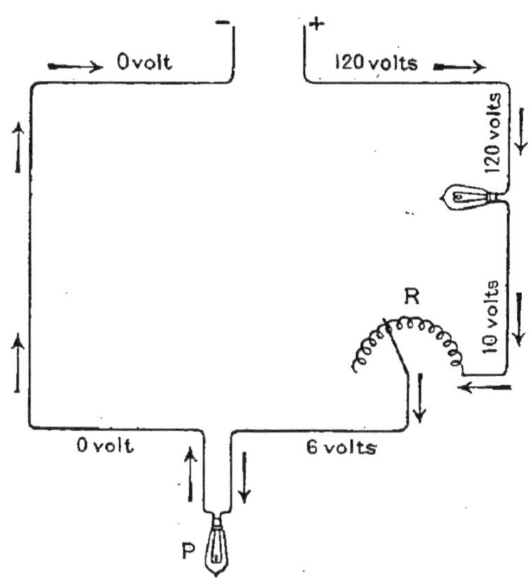

Fig. 118. — *Combinaison d'une lampe de résistance et d'un rhéostat.*

L, lampe de résistance abaissant la tension au maximum fixe de 10 volts ; R, rhéostat faisant varier cette tension entre 10 et 0 volt ; P, lampe de photophore.

b) Un *rhéostat* possède au contraire cette faculté de réglage : mais, sur un circuit de 120 volts, nous aurions à intercaler un rhéostat volumineux, qui s'échaufferait beaucoup trop.

c) L'*association d'une lampe de résistance et d'un rhéostat* va nous tirer d'embarras. Plaçons en série dans le circuit une lampe de 110 volts, un rhéostat et notre photophore. La lampe de résistance fera tomber la différence de potentiel du courant de 120 à 10 volts ; et il nous suffira dès lors, pour faire varier le pouvoir lumineux de notre photophore, de choisir un petit rhéostat de résistance appropriée à cette tension abaissée (fig. 118).

3° RÉDUCTEURS DE POTENTIEL

Rôle des réducteurs de potentiel. — Un réducteur de potentiel prend, dans un circuit dont la résistance est fixe et où la tension demeure constante, une fraction variable de courant qu'il dérive vers l'appareil d'utilisation. *Tout le courant* passe dans un rhéostat ; *une partie du courant* seulement passe dans un réducteur de potentiel.

En général, cet instrument de réglage est plutôt employé pour l'électrolyse médicale. C'est, d'ailleurs, le plus sensible et le plus parfait des appareils aptes à graduer les courants.

Le fonctionnement du réducteur de potentiel est assez mal compris par les débutants. Il suffit cependant, pour s'en faire une idée précise, de se reporter aux lois des courants dérivés (voir page 130) dont il est une élégante application.

Principe des réducteurs de potentiel. — Intercalons dans un circuit une *résistance de valeur fixe,* faite d'un fil long et mince ; et admettons que cette résistance établisse entre ses deux extrémités A et B (fig. 119) une différence de potentiel constante, de 110 volts par exemple.

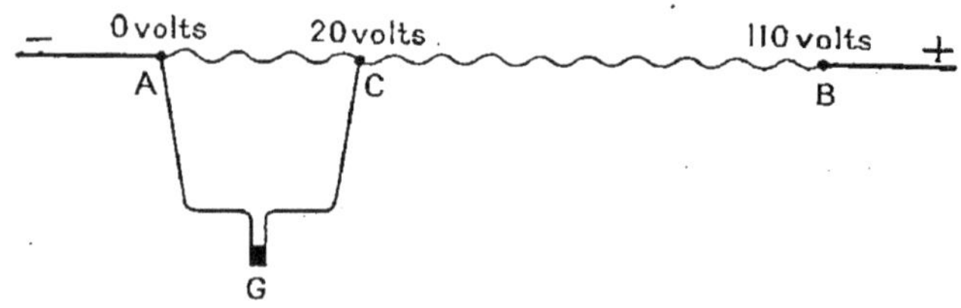

Fig. 119. — *Principe d'un réducteur de potentiel.*
AB, résistance absorbant 110 volts; AGC, circuit dérivé; G, galvanocautère.

A. — Considérons, sur le trajet de cette résistance, un point C quelconque. Il est évident que, puisque le trajet AC n'est qu'une fraction du trajet total AB, la différence de potentiel qui s'établit entre les points A et C est moindre que celle qui existe entre les points A et B.

Déplaçons maintenant le point C le long de la ligne AB. Quand C s'avance vers A, la différence de potentiel entre C et A diminue à mesure que diminue la distance qui les sépare. Et elle tombe à zéro quand le point C arrive à coïncider avec le point A. — Inversement, quand C s'éloigne de A, la différence de potentiel entre C et A augmente à mesure qu'augmente la distance qui les sépare. Et elle finit par atteindre la valeur de 110 volts quand le point C arrive à coïncider avec le point B.

B. — Cela étant, branchons maintenant un *circuit dérivé* AGC entre le point fixe A et le point mobile C.

Une loi des courants dérivés nous a appris que dans les deux branches de dérivation d'un circuit la tension du courant reste la même, puisqu'entre les extrémités de ces deux branches existe une même différence de potentiel.

Si donc la différence de potentiel entre A et C est à ce moment de 20 volts, un courant de cette tension passera dans le circuit direct AC ainsi que dans le circuit indirect AGC.

En déplaçant le point C, point d'attache mobile de la dérivation, nous ferons donc varier parallèlement la tension dans le circuit direct AC et dans le circuit indirect AGC. La tension du courant dans le circuit dérivé dépendra ainsi du niveau où la dérivation « soutirera de l'électricité » (Lewis Jones) sur la résistance AB.

En nous servant du circuit dérivé comme circuit d'utilisation médicale, et en y plaçant nos appareils récepteurs (aiguilles électrolytiques, galvanocautère, etc.), nous réduirons à volonté la tension du courant qui les alimente par le déplacement de l'insertion mobile de ce circuit. C'est pourquoi ce dispositif porte le nom de *réducteur de tension* ou de *potentiel*.

C. — Admettons enfin que la résistance du circuit dérivé reste *constante* : ce qui est le cas ordinaire dans nos circuits d'électrolyse, etc.

En vertu de la loi d'Ohm, l'ampérage du courant dans ce circuit devra varier parallèlement à son voltage. Et c'est ainsi qu'en réglant sa tension nous arriverons en fin de compte à *régler l'intensité* du courant dérivé d'utilisation.

Structure des réducteurs de potentiel. — Un fil résistant très long est enroulé en spires serrées sur un corps isolant de forme rectiligne (fig. 120) ou annulaire. Sur ces spires, dénudées de leur enveloppe de soie à leur partie supérieure, glisse un curseur ou une manette.

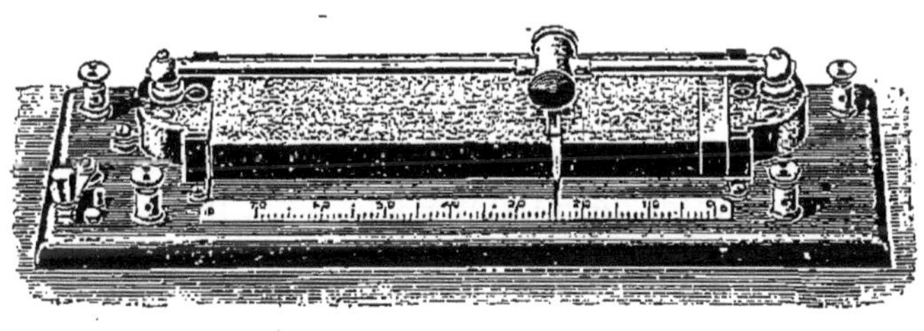

Fig. 120. — *Réducteur de potentiel droit de Heller.*

En arrière, bornes où arrive le courant de la source à tension normale ; en avant, bornes de prise de courant à tension réduite.

Le circuit dérivé, où se trouve intercalé l'appareil d'utilisation, est relié d'un côté à une extrémité de la spire (point fixe), de l'autre côté au curseur (point mobile).

Le réglage se fait de la façon suivante.

Supposons que la résistance AB, branchée sur un circuit de

110 volts, soit faite d'un enroulement de 110 spires; et plaçons dans le circuit dérivé un voltmètre (fig. 121).

Lorsque l'appareil est mis en service, le courant passe dans la résistance fixe AB, qui se trouve intercalée *en série* dans le circuit principal. Si le curseur C est amené en A, aucun courant ne passe dans le circuit *dérivé,* et le voltmètre reste à zéro. Déplaçons le curseur et mettons-le sur la première spire : le voltmètre marquera 1 volt ; à la dixième spire, 10 volts; et ainsi de suite. Quand le curseur sera arrivé au point B, on aura, dans le circuit dérivé, une tension de 110 volts.

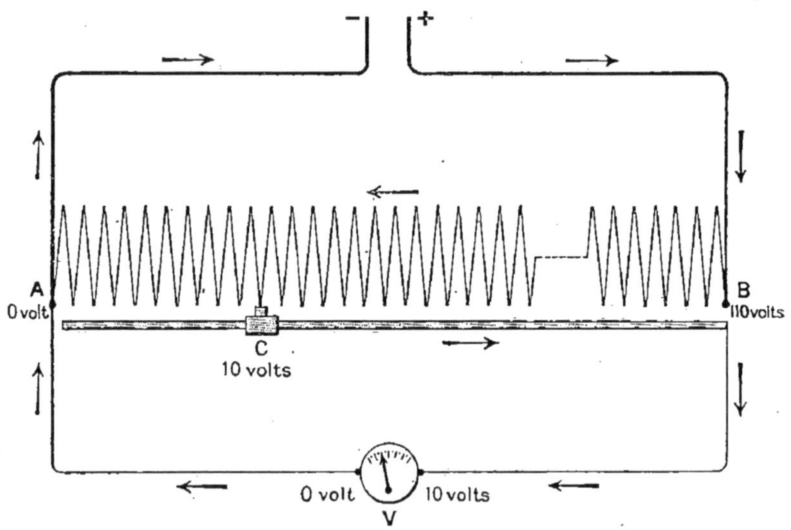

Fig. 121. — *Schéma d'un réducteur de potentiel.*
AB, résistance fixe de 110 spires; C, curseur; V, voltmètre.

En faisant varier la section du fil de l'enroulement et le nombre de spires qu'il décrit, les constructeurs établissent divers modèles de réducteurs de potentiel, capables de satisfaire à tous nos besoins électromédicaux : aussi bien pour régler grossièrement les puissants courants de galvanocaustie que pour assurer la graduation délicate des faibles courants d'électrolyse.

En effet, il existe entre deux spires voisines une différence de potentiel égale à la différence de potentiel totale qui s'établit entre les deux extrémités de l'enroulement, divisée par le nombre de spires qui forment cet enroulement. Par conséquent, en augmentant le nombre des spires, on fait diminuer la différence de potentiel existant entre deux spires voisines.

Dans l'exemple précédent, l'enroulement, composé de 110 spires, était traversé par un courant de 110 volts. Il y avait donc entre chaque spire une différence de potentiel de 1 volt.

Si maintenant l'enroulement comprend 1 100 spires, la chute de potentiel d'une spire à l'autre ne sera plus que de 110 : 1 100, soit 1/10e de volt.

Dans certains réducteurs à fil très long, la différence de potentiel entre deux spires tombe à 1/50e de volt.

On peut comparer cet enroulement à une batterie de piles établissant entre ses pôles une différence de potentiel de 110 volts. Chaque spire figure un élément de pile, ayant une force électromotrice de 1/10e, 1/50e de volt. Et le curseur, qui, en se déplaçant, capte le courant sur un plus ou moins grand nombre de spires, est assimilable à la manette d'un collecteur, qui fait entrer en circuit plus ou moins d'éléments d'une batterie.

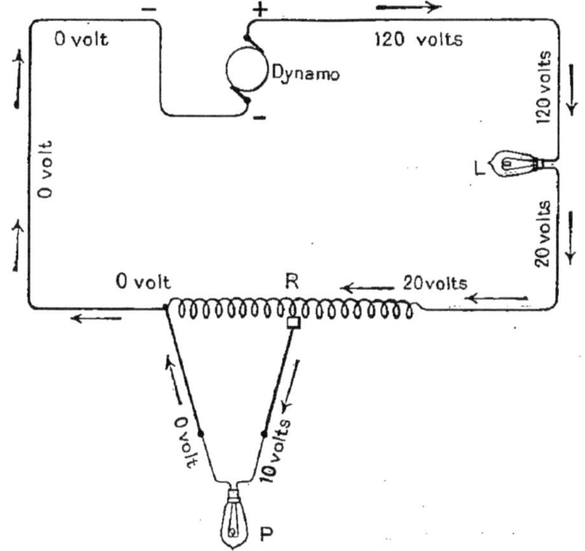

Fig. 122. — *Combinaison d'une lampe de résistance et d'un réducteur de potentiel.*

L, lampe abaissant la tension à un maximum de 20 volts sur la résistance mise en série ; R, réducteur de potentiel réglant cette tension entre 20 volts et 0 volt ; P, lampe de photophore utilisant un courant dérivé ramené à 10 volts.

Combinaison d'une lampe de résistance et d'un réducteur de potentiel. — Un réducteur de potentiel[1] peut être branché sur un circuit en combinaison avec une lampe de résistance. Le dispositif d'ensemble est le même qu'avec un rhéostat (fig. 122).

Avantages des réducteurs de potentiel. — Les avantages des réducteurs de potentiel sont remarquables au point de vue médical.

1. A l'étranger, on le nomme *réducteur de tension*.

a) *Sensibilité.* — Le nombre des spires d'un réducteur de potentiel est si élevé que le réglage du courant est rendu infiniment plus *délicat* qu'il ne le serait avec le meilleur collecteur. Ainsi, les réducteurs pour électrolyse médicale avec batteries portatives ont environ 600 spires ; ce qui, sous une tension de 30 volts, permet au curseur de graduer la tension (et par suite l'intensité du courant) par vingtièmes de volts.

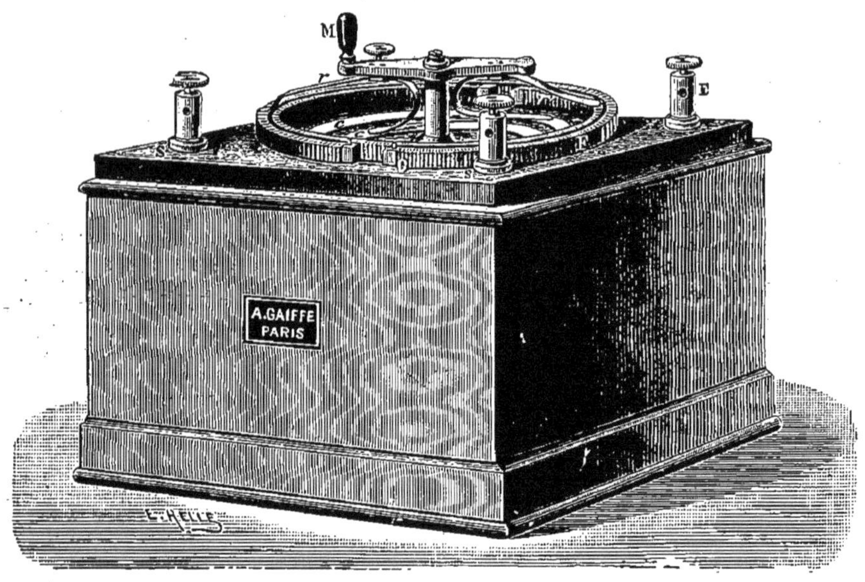

Fig. 123. — *Réducteur de potentiel annulaire de Gaiffe.*
S, S, bornes où arrive le courant de la source à tension normale ; E, E, bornes de prise de courant à tension réduite.

Dans le réducteur de potentiel de Gaiffe (fig. 123) destiné à pratiquer l'électrolyse avec le courant de secteur, la résistance du circuit principal est calculée de telle sorte que le déplacement de la manette d'une spire à l'autre fait croître la différence de potentiel de 1/10e de volt environ.

b) *Sécurité.* — Au lieu de placer les appareils d'utilisation en *série* dans le circuit principal, ainsi que le fait le rhéostat, le réducteur de potentiel les met en *dérivation* : ce qui atténue notablement la violence des chocs voltaïques accidentels en cas de perte à la terre, quand on fait l'électrolyse avec du courant urbain. On évite alors au patient le danger grave de se trouver intercalé en série sur une canalisation industrielle à haut voltage.

Mais c'est surtout en matière de galvanocaustie que la graduation de l'intensité du courant par un réducteur de potentiel assure une sécurité appréciable.

Supposons, en effet, que nous voulions alimenter avec le courant d'un secteur à 110 volts un galvanocautère consommant 11 ampères. Si nous usons d'un rhéostat pour régler le courant, il faudra mettre en série dans le circuit du galvanocautère une résistance de 10 ohms. Or, ce dispositif n'est pas prudent. Au moment où nous coupons le courant en manœuvrant l'interrupteur qui se trouve inclus dans le manche du cautère, il éclate à ce niveau une violente étincelle de rupture, véritable arc électrique, capable de mettre rapidement notre instrument hors d'usage. Et si, par malheur, le brûleur de platine venait à fondre pendant une cautérisation, on conçoit les inconvénients qui résulteraient de la formation d'un tel arc voltaïque dans le nez ou le larynx !

Il sera dit plus loin (voir page 637) que ce danger est en partie évité quand on règle le courant envoyé au cautère à l'aide d'un réducteur de potentiel.

Inconvénient des réducteurs de potentiel. — Un inconvénient compense, jusqu'à un certain point, les avantages précédents. Le réducteur de potentiel, ne dérivant qu'une partie du courant dans l'appareil d'utilisation, engage une plus grande dépense d'électricité que ne le ferait un rhéostat dans les mêmes conditions. Voici pourquoi.

Considérons un galvanocautère consommant 20 ampères, et alimenté par un courant de secteur : *a*) soit à l'aide d'un rhéostat; *b*) soit à l'aide d'un réducteur de potentiel.

a) Dans le premier cas, l'intensité du courant est la même dans toute l'étendue du circuit, qui est unique. Il passe 20 ampères dans le cautère et 20 ampères dans le rhéostat (fig. 123).

b) Dans le second cas, il n'en est plus de même (fig. 124). En effet, le courant, qui s'est engagé dans la résistance fixe AC, se divise en arrivant au point B.

Une fraction du courant se détourne pour passer par le circuit dérivé du cautère; une autre fraction continue directement son chemin à travers la résistance AB. Et ces deux parties se réunissent de nouveau au point A.

En donnant au circuit dérivé AGB une résistance beaucoup

plus faible que celle de la portion de circuit direct AB, on force la plus grande partie des ampères à passer par ce circuit dérivé : mais il est impossible de les y canaliser tous ; car alors, il faudrait supposer la résistance de AB infinie, ce qui équivaudrait à mettre le cautère en série sur le circuit AGBC et nous ramènerait au cas d'un rhéostat.

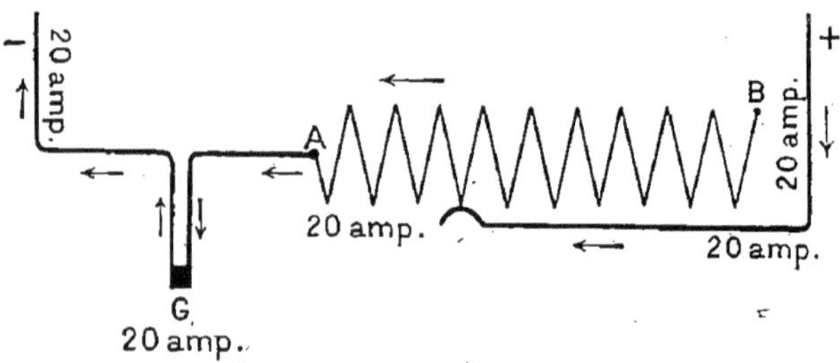

Fig. 124. — *Schéma d'un galvanocautère commandé par un rhéostat.*
AB, rhéostat ; G, galvanocautère mis en série dans le circuit.

Or, l'expérience a montré que, dans nos installations par raccordement direct à un réseau urbain, il faut, pour fournir au cautère un courant de 20 ampères (maximum utilisé en oto-rhino-laryngologie) ou de 10 ampères (consommation maxima des cautères de dentistes, oculistes, dermatologistes), demander au secteur un courant dont l'intensité soit de 27 ampères ou de 13,5 ampères.

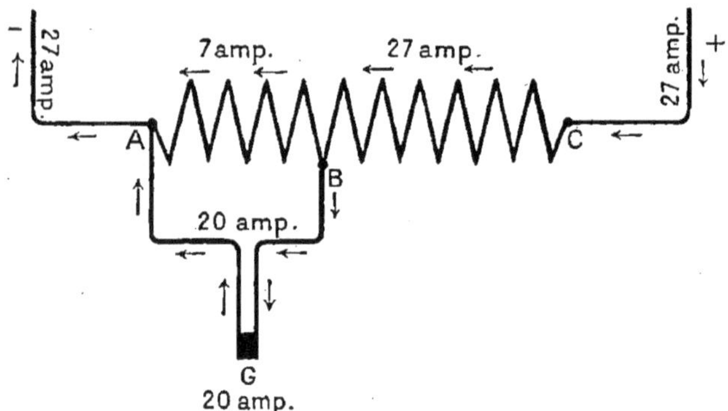

Fig. 125. — *Schéma d'un galvanocautère commandé par un réducteur de potentiel.*
ABC, réducteur de potentiel ; G, galvanocautère mis en dérivation dans le circuit.

Il y a donc gaspillage d'un quart environ de l'énergie éléctrique achetée au réseau.

Conclusion. — En résumé, le *rhéostat* vise à l'*économie,* le *réducteur* assure la *sécurité.*

Ces considérations dictent notre choix.

1er CAS. — Si nous sommes alimentés par le *courant d'un secteur* — surtout pour pratiquer la galvanocaustie — le réducteur de potentiel est l'appareil régulateur de choix. Ici les considérations économiques s'effacent devant le souci de la sécurité. Il n'y a pas à se préoccuper du débit de la source électromotrice, qui est en quelque sorte infini ; il faut surtout s'attacher à protéger l'opérateur, le patient, les appareils.

2e CAS. — Si nous sommes alimentés par le *courant d'une batterie portative de piles* — surtout pour pratiquer l'électrolyse des tissus avec un certain nombre de petits éléments — le rhéostat est incontestablement préférable. Il n'y a plus ici à se préserver contre un excès de tension, mais bien plutôt à craindre de demander à la source un débit excessif qui l'épuise. Ainsi, avec un réducteur de potentiel ayant une résistance de 1000 ohms et fonctionnant sous une tension de 30 volts, le gaspillage d'électricité serait de 30 milliampères. Le réducteur de potentiel est surtout désavantageux quand on se sert de piles Leclanché.

CHAPITRE V

LA DISTRIBUTION DES COURANTS

I

INTERRUPTEURS DE COURANT

Principe. — Les *interrupteurs* sont des appareils destinés à interrompre un courant électrique, en ouvrant ou « coupant » son circuit ; et, inversement, à rétablir le courant en fermant le circuit.

Les interrupteurs tiennent, dans les canalisations électriques, le rôle que les robinets remplissent dans les canalisations hydrauliques.

En théorie, le dispositif d'un interrupteur est très simple. Le circuit est sectionné sur un point quelconque de son parcours : et, entre deux plots de contact où viennent se rattacher les deux libres extrémités du fil, se place ou se déplace à volonté un corps conducteur.

Mais, en pratique, les interrupteurs présentent des formes extrêmement variées. Leur construction diffère :

a) suivant la tension ou l'intensité du courant qu'ils commandent ;

b) suivant les usages domestiques, industriels, médicaux ou scientifiques auxquels ils sont destinés.

Dans tous les cas, un interrupteur doit satisfaire à trois conditions fondamentales :

1° *Présenter une très faible résistance* : aussi bien la plupart des interrupteurs sont-ils faits en cuivre ou en laiton.

2° *Assurer un très bon contact* : par conséquent offrir une surface de section proportionnée à la puissance du courant.

3° *Couper brusquement le circuit* : de manière à réduire au minimum la durée de la néfaste étincelle de rupture, qui, oxydant les contacts, augmente la résistance de l'interrupteur et le détériore.

Il ne saurait être question d'énumérer ici tous les types connus d'interrupteurs. Seront seuls indiqués ceux qui intéressent spécialement les médecins. On peut les diviser en deux groupes :

1° *Interrupteurs à main.*

2° *Interrupteurs automatiques.*

Interrupteurs à main. — Cette qualification les définit. Fonctionnant par un mouvement intentionnel de celui qui les manie, ils sont appropriés aux cas usuels, où l'établissement et l'interruption du courant doivent être produits, à volonté, à des intervalles variables et souvent fort longs.

Nous classons ces interrupteurs en deux catégories secondaires, suivant que la fermeture du circuit est *momentanée* ou *prolongée.*

1° Interrupteurs a effet momentané. — On les emploie quand on veut établir le courant pendant un temps très court. Ils ne ferment le circuit que quand on maintient la pression exercée sur eux.

Le type le plus connu est le *bouton de sonnerie électrique,* qui est fait comme il suit.

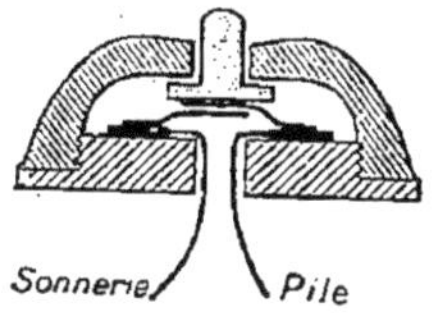

Fig. 126. — *Schéma d'un interrupteur à main* (bouton d'appel de sonnerie électrique).

Sur un disque isolant (fig. 126) est fixée une pièce métallique reliée à la sonnerie. En regard d'elle se trouve une autre pièce, en connexion avec la pile, et maintenue écartée de la première par un ressort. Quand on appuie le doigt sur un bouton, on amène ces deux pièces en contact; elles ferment le circuit. Quand on soulève le doigt, le ressort se détend; et le circuit est rompu.

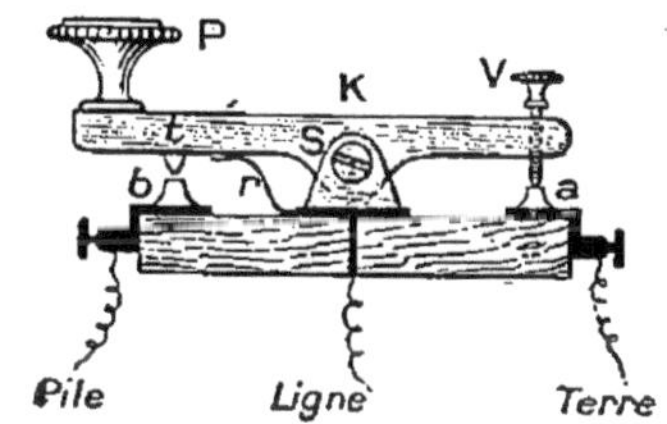

Fig. 127. — *Schéma d'une clef de Morse.*

P, poignée; K, levier métallique mobile autour de l'axe S; *t*, pointe fermant le circuit en appuyant sur le bouton *b* relié au pôle positif de la pile; *r*, ressort relevant automatiquement le levier et rompant le circuit.

Un autre type d'interrupteur fort répandu est la *clef de Morse,* ou manipulateur des télégraphes électriques. C'est un excellent appareil, très apprécié des médecins qui pratiquent l'électrodiagnostic ou l'électrothérapie neuro-musculaire.

Il est formé d'un levier K (fig. 127) mobile autour d'un axe S, qui communique en permanence avec un pôle de la pile. En appuyant sur la poignée P, on met la pointe *t* en contact avec le bouton *b* qui est relié à l'autre pôle; et le circuit reste fermé, tant que la pression est maintenue.

Les interrupteurs à bouton, d'effet momentané, sont presque toujours adaptés aux *manches porte-électrodes* ou *porte-cautères* (manche de Bergonié, manche de Schech, etc.) (fig. 128). La puissance du courant employé dans ces circonstances est assez faible pour qu'il n'y ait pas lieu de se protéger contre l'étincelle de rupture. On adopte soit un interrupteur où la pression du doigt ouvre le circuit, soit un interrupteur fermant le circuit : ce dernier type est préférable.

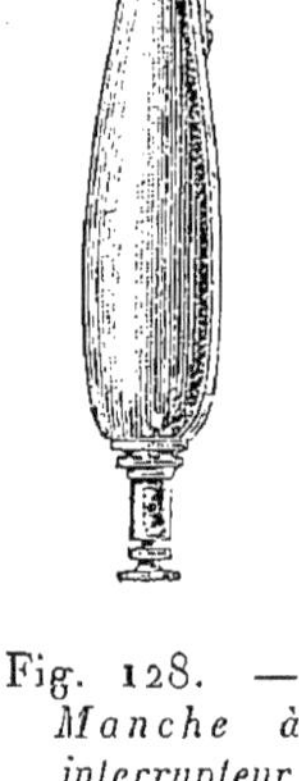

Fig. 128. — *Manche à interrupteur pour galvanisation.*

2° INTERRUPTEURS A EFFET PROLONGÉ. — On les emploie quand on veut établir un courant sans avoir à se préoccuper d'en assurer le maintien. Ils ferment le circuit une fois pour toutes, et ne le coupent que quand on agit sur eux à nouveau. Ils se comportent comme nos vulgaires robinets.

On doit, en l'espèce, distinguer deux cas, suivant que l'on a affaire à des courants de faible ou de moyenne puissance.

1er Cas. — *Courants de faible puissance.* — Rien à craindre de l'étincelle de rupture. Dans ce cas, le modèle le plus simple est l'*interrupteur à fiche,* tant usité en télégraphie, en téléphonie, surtout quand il s'agit de fermer à tour de rôle des circuits différents.

Sur un support isolant sont disposées, très voisines, deux plaques de cuivre, reliées chacune à un bout du circuit. Ces deux plaques opposent deux échancrures entre lesquelles on enfonce une fiche de cuivre, qui rétablit la continuité du circuit (fig. 129).

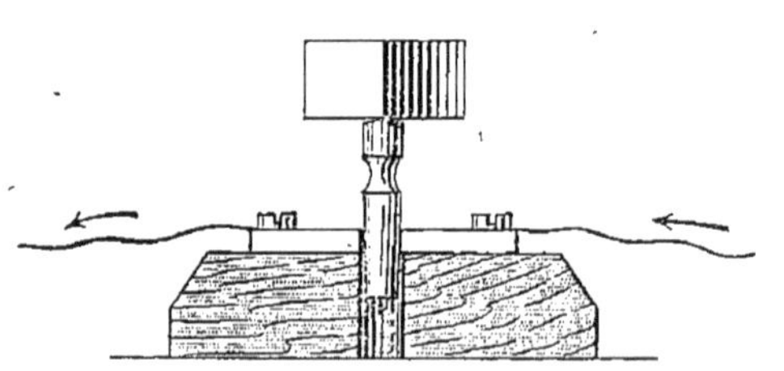

Fig. 129. — *Interrupteur à fiche.*

Cependant cet interrupteur ne convient pas à nos appareils médicaux portatifs : car il peut arriver facilement que cette pièce mobile tombe, se perde, et nous cause ainsi un grand embarras.

L'*interrupteur à manette,* presque aussi simple, est préférable. C'est celui qu'on voit sur la plupart de nos appareils portatifs, par exemple sur les petites batteries de piles sèches destinées à l'endoscopie.

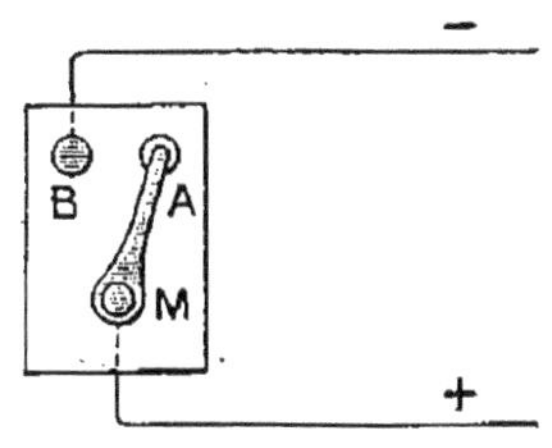

Fig. 130. — *Schéma d'un interrupteur à manette.*

L'axe d'une manette est relié d'une façon constante à un des pôles (fig. 130). L'extrémité de cette manette peut se porter alternativement sur deux plots. Quand elle se trouve sur le plot A (plot mort, qui sert seulement à la fixer) le circuit est coupé ; quand elle se porte sur le plot B (plot relié à l'autre pôle de la batterie) le circuit est fermé.

2e Cas. — *Courants de moyenne puissance.* — Nous désignons ainsi les courants de réseaux urbains que les médecins sont susceptibles d'utiliser. Dans ce cas, il faut craindre l'étincelle de rupture. Deux précautions sont prises pour nous en protéger : 1° les interrupteurs sont munis de *ressorts de rappel,* qui effectuent automatiquement la rupture brusque du circuit, quand bien même, par inattention, on y procèderait avec lenteur ; 2° les interrupteurs sont protégés par une *boîte isolante,* qui arrête toute projection d'étincelle.

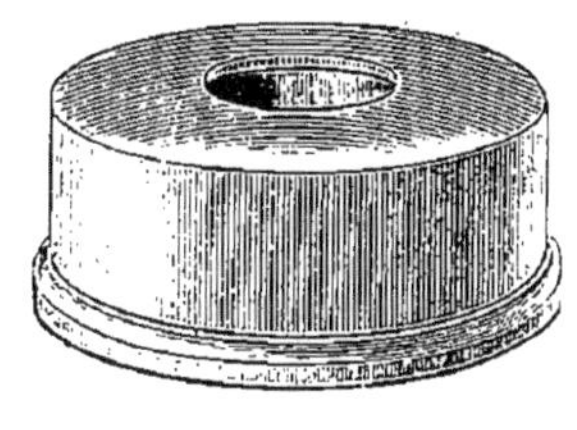

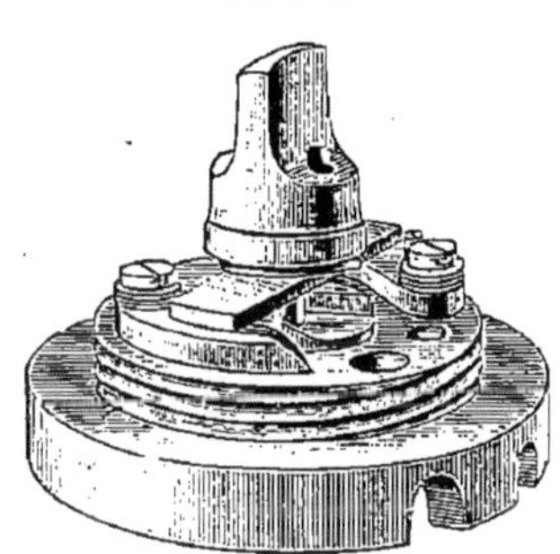

Fig. 131. — *Interrupteur unipolaire monté sur porcelaine* (modèle Grivolas).

Se rapportent à ce type de très nombreuses variétés d'interrupteurs, que nous connaissons bien, pour les manier tous les jours sur nos canalisations d'éclairage domestique. Deux formes sont à retenir :

a) *Interrupteurs pour faibles intensités* (2-3 ampères) : tels que ceux qui commandent un petit groupe de lampes. Ils sont ainsi faits, en général (fig. 131) :

Sur un support isolant, en porcelaine ou en faïence, se trouvent deux ressorts de cuivre séparés, communiquant chacun avec un bout du circuit. Une pièce métallique, maintenue par un bouton isolant, se déplace à l'intérieur d'une boîte de protection également isolante. En tournant le bouton en sens opposés, on ferme ou on ouvre le circuit, suivant que la pièce de cuivre vient se placer à cheval sur les deux ressorts qu'elle réunit, ou au contraire reste sans contact avec eux.

b) Interrupteurs pour moyennes intensités (15-30 ampères) : tels que ceux qui commandent l'ensemble d'une canalisation d'appartement, ou encore certains tableaux d'utilisation du courant urbain (fig. 132).

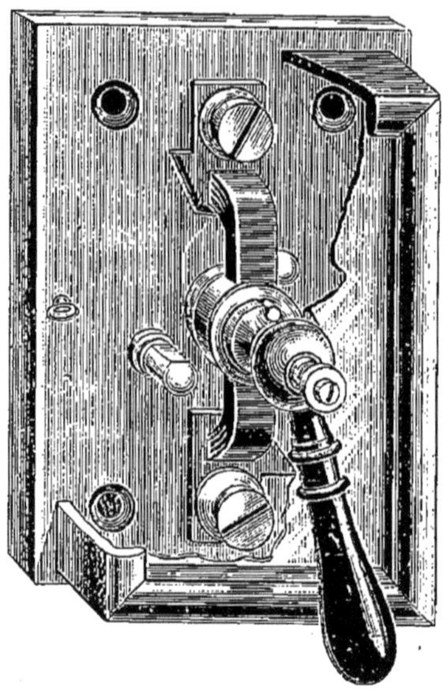

Fig. 132. — *Interrupteur unipolaire à poignée, couvercle en bois avec vitrage* (modèle Grivolas).

Les interrupteurs de ce type reposent sur le même principe : mais une poignée robuste les commande, qu'on peut éventuellement enlever par prudence ; et une boîte vitrée les recouvre, qui permet de mieux se rendre compte de la position de l'interrupteur (fig. 133).

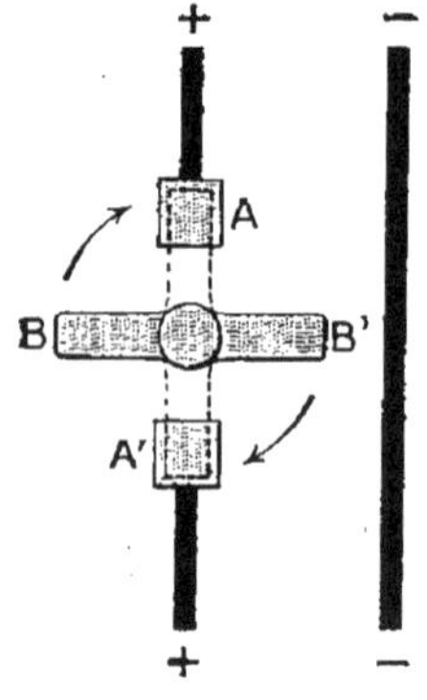

Fig. 133. — *Schéma d'un interrupteur unipolaire.*

Dans cette position le courant est coupé seulement sur le fil positif.

Interrupteurs bipolaires. — Les interrupteurs ordinaires sont encore appelés *interrupteurs unipolaires*, parce qu'ils coupent le courant en interrompant un seul des fils d'une canalisation. Les interrupteurs dits *multipolaires* coupent à la fois le courant dans plusieurs fils.

En général, pour nos usages médicaux, nous n'admettons dans nos habitations qu'un seul circuit : néanmoins, les interrupteurs dits *bipolaires* présentent pour nous un grand intérêt. Ils sont surtout utilisés pour la commande de nos grands tableaux de distribution électromédicaux. Leur aspect général est celui des interrupteurs unipolaires (fig. 134).

Mais, contrairement aux interrupteurs unipolaires qui ne

coupent le courant que sur un des deux fils d'aller ou de retour du circuit, les interrupteurs bipolaires interceptent à la fois le passage du courant sur le *fil d'aller* et sur le *fil de retour* (fig. 135).

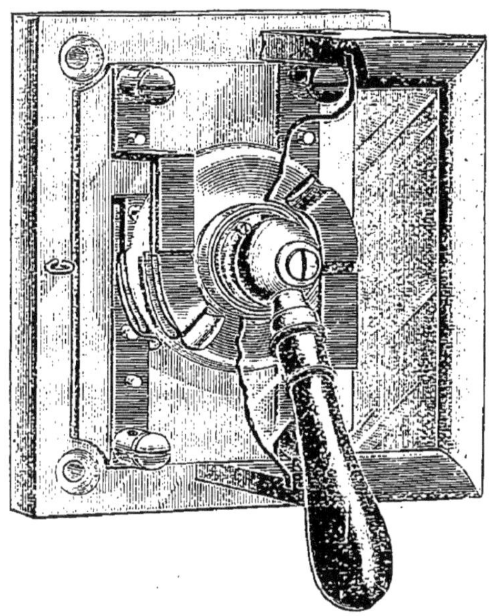

Fig. 134. — *Interrupteur bipolaire à poignée. couvercle en bois avec vitrage* (modèle Grivolas).

Voici la raison de sécurité qui doit nous faire préférer les interrupteurs bipolaires. Soit le cas où nous rattachons directement un tableau d'adaptation électromédical à un réseau urbain, qui nous envoie, par exemple, 30 ampères sous 110 volts. Si nous usons d'un interrupteur unipolaire, nous coupons bien le courant : mais tous nos appareils continuent à rester en communication avec un des pôles de la station centrale ; et ainsi nous sommes encore exposés aux accidents inhérents aux pertes à la terre (voir page 515).

Au contraire, un interrupteur bipolaire nous met à l'abri de toute décharge accidentelle : puisqu'il sépare notre installation des deux pôles de la source électromotrice, et la rend absolument indépendante de toute perte à la terre éventuelle.

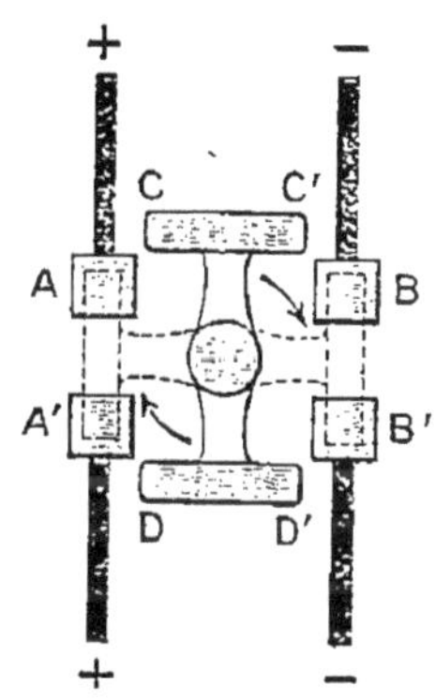

Fig. 135. — *Schéma d'un interrupteur bipolaire.*

Dans cette position le courant est coupé à la fois sur le fil positif et sur le fil négatif.

Entretien des interrupteurs. — Au sujet de la rupture d'un circuit, il importe de faire une remarque pratique, qui s'applique surtout aux gros interrupteurs amenant des courants de forte intensité à nos appareils d'adaptation. Un interrupteur doit être manœuvré aussi rapidement que possible pour réduire au minimum la durée de l'étincelle de rupture. Sinon, cette étincelle fuse et le détériore. D'ailleurs, toute étincelle de rupture oxyde inévitablement les contacts, même quand on a eu soin de platiner ceux-ci. La couche d'oxyde résistant qui se produit ainsi, plus ou moins vite, gêne considérablement le passage du courant. Il importe donc que les contacts d'un interrupteur soient toujours fraîchement décapés. On oublie trop souvent de prendre cette précaution. Il est arrivé plus d'une fois qu'un médecin ait envoyé en réparation chez son fabricant un appareil électromédical, dont il aurait suffi d'aviver les plots avec du papier d'émeri fin. C'est là un genre de panne auquel nous sommes très exposés, et auquel il suffit de penser pour y pouvoir porter facilement remède[1].

Interrupteurs automatiques[2]. — Les interrupteurs automatiques ont pour but de produire des fermetures et des ouvertures de circuit avec une absolue régularité et une excessive rapidité, conditions que l'on ne peut pas réaliser à l'aide d'interrupteurs mus à la main. Ce sont des *interrupteurs rythmiques.*

Nous n'aurons guère à les employer que pour produire les rapides intermittences du courant continu nécessaires à l'excitation du circuit primaire de la bobine de Rumhkorff. D'ailleurs, c'est depuis que cette bobine, perdant son étroite affectation à la genèse des courants faradiques, est devenue l'instrument précieux auquel on demande aujourd'hui la production des rayons X, des courants de haute fréquence et des ondes hertziennes, que les constructeurs se sont attachés particulièrement à perfectionner les interrupteurs automatiques. Nous avons dit que, en matière de haute fréquence, la durée des intervalles qui séparent les trains d'ondes est considérablement plus longue que celle de ces ondes : c'est à réduire cette perte de temps que tendent les nombreux interrupteurs automatiques actuellement établis.

Signalant seulement en quelques mots ceux que nous sommes susceptibles d'employer, nous les diviserons en trois catégories :

1. Si les pièces de contact étaient en *cuivre rouge* (cuivre pur), elles fondraient partiellement par l'étincelle de rupture et produiraient des granulations nuisibles à un bon contact. Aussi les fait-on en *cuivre jaune* (laiton), qui se volatilise plus facilement, et laisse moins de granulations. Il est vrai que le laiton (alliage cuivre-zinc) a une résistivité plus forte que celle du cuivre pur : mais cela a peu d'importance dans les interrupteurs dont les pièces de contact ont une section considérable par rapport à celle de la canalisation.

2. Nous ne comprenons pas dans cette description les *disjoncteurs automatiques,* dont il sera parlé plus loin ; à la vérité, ils interrompent automatiquement le courant : mais ils n'ont pas l'effet rythmé des interrupteurs dont il est ici question.

1° Interrupteurs électromagnétiques.
2° Interrupteurs mécaniques.
3° Interrupteurs électrolytiques.

Interrupteurs électromagnétiques. — Le type de ces interrupteurs est le *trembleur* de nos sonneries électriques, simple application de l'électro-aimant, appelé encore *marteau de Neef*.

Nos bobines de Rumhkorff usuelles (bobines médicales) portent un *interrupteur à marteau* construit sur le même principe.

Le trembleur est fait d'une lame d'acier, dont le mouvement vibratoire est entretenu par le passage du courant destiné à exciter la bobine primaire (fig. 136).

Quand la lame L est au repos, elle touche une vis platinée f, et ferme le circuit qui va de la pile à la bobine primaire. Mais, à ce moment, le noyau de fer doux s'aimante et attire ladite lame. Elle quitte alors la vis platinée et coupe le circuit. En cet instant, le noyau de la bobine perd son aimantation; il cesse donc d'attirer la lame; et celle-ci, rendue libre, reprend sa position première, en vertu de son élasticité. Mais, se mettant alors au contact de la vis, elle ferme encore le circuit. Dès lors, nouvelle aimantation du noyau; nouvelle attraction de la lame; nouvelle rupture du circuit; nouvelle désaimantation du noyau; nouvelle libération de la lame; nouvelle fermeture du circuit; et ainsi de suite. On règle la vitesse des interruptions en déplaçant le curseur m sur la lame d'acier.

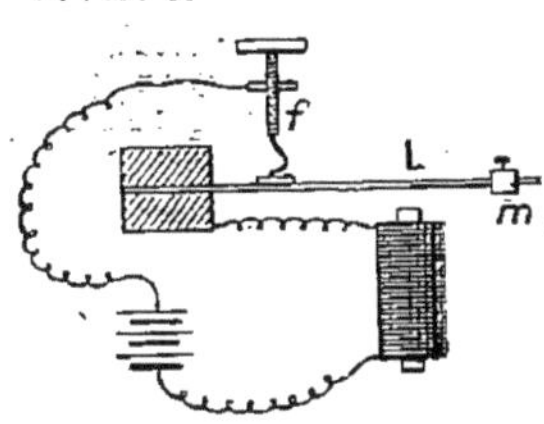

Fig. 136. — *Interrupteur à trembleur.*

L, lame formant ressort; f, vis à fil de platine fermant le circuit; m, masse mobile permettant de régler la période de vibration du trembleur.

Cet interrupteur très simple a deux inconvénients :

a) Il ne peut supporter un courant de plus de 4 ou 5 ampères : au delà, l'étincelle de rupture arrache le métal et détériore les contacts.

b) Il ne peut donner, en moyenne, que 20 interruptions par seconde : ce qui est absolument insuffisant pour la thérapeutique par radiations ou par haute fréquence.

Interrupteurs mécaniques. — Nous en signalerons trois types principaux.

a) L'INTERRUPTEUR A MÉTRONOME de Bergonié est un excellent interrupteur, destiné aux expériences et aux traitements de neuropathologie. Il possède une régularité absolue, produisant dans les muscles des phases d'excitation et de repos sensiblement isochrones. Il est susceptible de faire varier extemporanément les interruptions entre des valeurs de 20 à 300 par minute. Néanmoins, en sa qualité d'appareil électromédical, il admet seulement les courants de faible puissance.

C'est, en deux mots, le métronome des musiciens ou métronome de Maelzel (fig. 137), au balancier duquel on a ajouté des pointes métalliques, destinées à plonger dans des godets de mercure. Un des fils du circuit communique avec le balancier; l'autre fil est relié au mercure. Le mouvement pendulaire du métronome ferme ou rompt le circuit, suivant qu'il fait immerger ou émerger les pointes de contact.

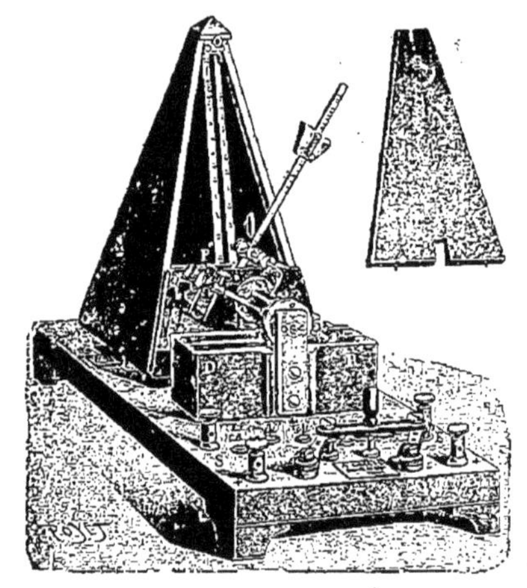

Fig. 137. — *Métronome interrupteur.*

b) L'INTERRUPTEUR A MOTEUR de Leduc est un interrupteur autonome, c'est-à-dire fonctionnant sous un courant de 12 à 220 volts, indépendant du courant qui est destiné à l'excitation de la bobine.

Il est formé d'un électromoteur dont l'arbre porte un disque de matière isolante, muni de plusieurs segments métalliques. Sur ce disque frottent deux balais; le circuit est fermé chaque fois que les deux balais sont momentanément reliés par un des segments métalliques.

c) L'INTERRUPTEUR A TURBINE, imaginé par Boas, est fort ingénieux. Il est surtout utilisé en radiologie, mais il pourrait servir aux oto-laryngologistes qui installent un tableau d'adaptation sur réseau à courant continu (voir page 684). C'est un interrupteur autonome, qui a le double mérite d'être extrêmement robuste, presque inusable, et de n'être pas bruyant, défaut reproché, avec raison, à beaucoup d'autres interrupteurs. Divers modèles en ont été construits : en particulier, convient aux radiologistes l'interrupteur autonome de Gaiffe, pouvant admettre des courants de 110 volts-25 ampères. C'est une turbine à mercure, mue par l'électricité, et dont on fait varier la vitesse de rotation par le jeu d'un rhéostat : ce qui assure une fréquence d'interruptions comprise entre 20 et 1 000 intermittences à la minute.

La description de cet appareil ne saurait être faite en détail dans ce livre ; d'ailleurs, chaque constructeur adopte un dispositif différent. Dans tous les cas, le même principe préside à sa construction. Un jet de mercure sort d'un tube tournant à une vitesse considérable. Ce jet vient frapper un anneau métallique pourvu d'échancrures. Le mercure est relié à un des pôles ; l'anneau, à l'autre pôle. Quand le mercure traverse un « vide », il n'y a pas de contact, donc pas de courant ; quand il heurte l'anneau au niveau d'un « plein », il ferme momentanément le circuit.

Interrupteur électrolytique. — Cet interrupteur a été imaginé par Wenhelt. Il ne fonctionne que sur courant continu, puisqu'il est fondé sur le principe de l'électrolyse. Il ne travaille que sous une tension de 40 volts au minimum (de préférence entre 60 et 120 volts), et avec un courant ayant une intensité de plus de 10 ampères. Dans ces conditions, il produit avec facilité un nombre d'interruptions extraordinairement élevé (fig. 138).

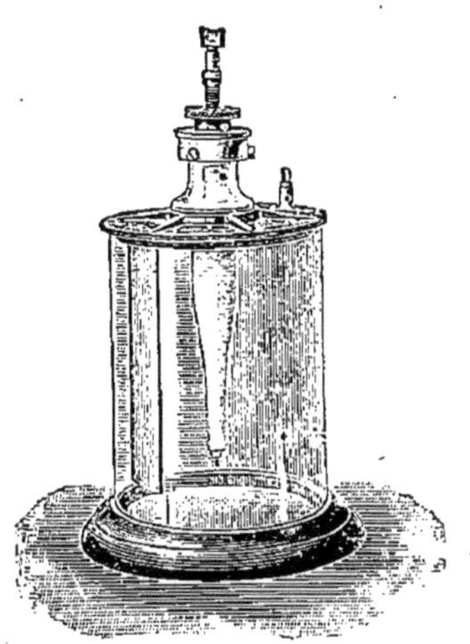

Fig. 138. — *Interrupteur de Wenhelt.*

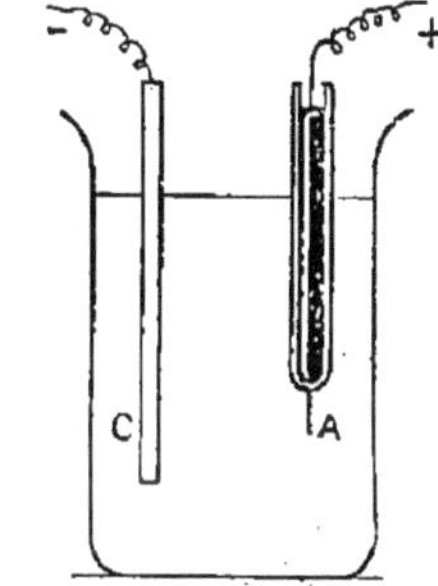

Fig. 139. — *Schéma d'un interrupteur électrolytique de Wenhelt.*

C, cathode faite d'une lame de plomb ; A, anode faite d'un fil de platine soudé à un tube de verre, rempli de mercure destiné à assurer un bon contact.

L'interrupteur de Wenhelt est essentiellement constitué par un vase plein d'une solution d'acide sulfuriquent où plongent une lame de plomb formant cathode et un fil de platine formant anode (engainé dans du mercure). Quand le courant passe, le fil de platine devient incandescent ; et autour de lui se fait un manchon de vapeur d'eau isolante qui interrompt le courant. Aussitôt, la vapeur se condense au contact du liquide froid ; le courant se rétablit ; et ainsi de suite... (fig. 139).

Le « Wenhelt » est d'une simplicité remarquable ; il n'exige aucun autre entretien que de maintenir constant le niveau du liquide, en faisant le plein tous les deux mois.

Pour cette raison, il est très employé malgré ses deux inconvénients : *dégagement de vapeurs irritantes* et *bourdonnement très bruyant.* A vrai dire, comme il ne réclame presque aucune surveillance, il peut être relégué dans une pièce éloignée, et même dans une cave, où on ne le sent pas et où on ne l'entend pas.

C'est sans contredit l'interrupteur le plus pratique pour la production des rayons X, bien qu'il use rapidement les ampoules. Il est encore plus précieux en haute fréquence ; à cause de la rapidité extrême des interruptions qu'il produit, il réduit au minimum la durée des périodes inactives qui séparent les trains d'ondes.

Enfin, certains fabricants ont conseillé de l'employer dans les installations oto-laryngologiques, pour interrompre le courant continu urbain, de façon à lui permettre d'actionner un transformateur, destiné à la galvanocautérisation (voir page 684).

Nous devons, à cet égard, faire remarquer que son rendement est assez médiocre.

Disjoncteurs automatiques. — On désigne sous ce nom des interrupteurs de sûreté, destinés à couper automatiquement un circuit dans diverses circonstances pour lesquelles ils sont spécialement construits : quand le courant prend accidentellement une intensité anormale qui, soit par excès, soit par défaut, peut compromettre le fonctionnement des appareils qu'il est chargé d'alimenter.

On distingue deux sortes de disjoncteurs :

1° Les *disjoncteurs conjoncteurs,* qui, après avoir coupé automatiquement le circuit, le ferment à nouveau d'eux-mêmes quand le courant reprend sa valeur normale.

2° Les *disjoncteurs simples,* qui effectuent seulement la rupture et obligent à rétablir ultérieurement le courant à la main.

Dans nos installations médicales, nous n'utilisons, en général, que le disjoncteur simple, lequel porte également le nom de *disjoncteur à minima* quand il ne fonctionne que par suite de la baisse du courant. Il nous est d'une grande utilité lorsque nous rechargeons des batteries d'accumulateurs sur un réseau urbain ; il nous évite l'ennui d'une surveillance continuelle, peu compatible avec nos occupations professionnelles.

Le disjoncteur simple se compose d'une tige oscillant autour d'un centre O. Sur cette tige, en F, est fixée une pièce de fer placée en face d'un électro-aimant. A l'une des extrémités de la tige, en E, se trouve un étrier de cuivre rouge, qui, lorsque la pièce de fer est mise en contact avec l'électro-aimant par la main de l'opérateur, plonge dans deux godets à mercure et ferme ainsi le circuit de charge. A ce moment, le courant chargeur traverse l'électro-aimant, et la pièce de fer est attirée d'une façon permanente (fig. 140).

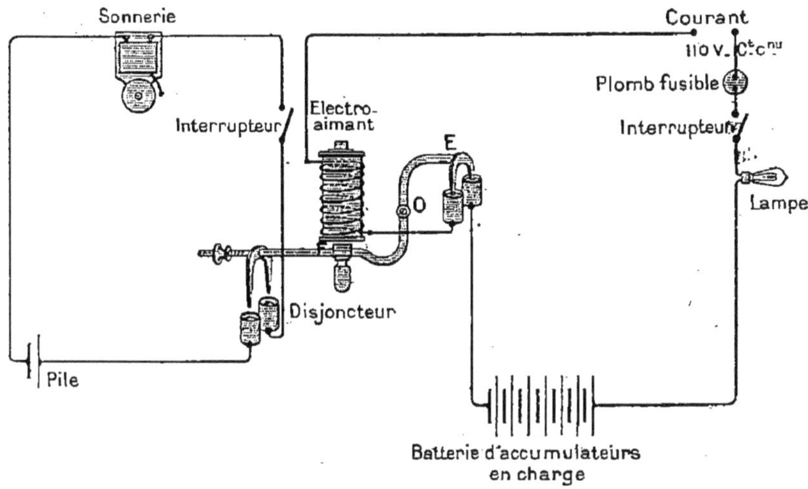

Fig. 140. — *Schéma d'un disjoncteur automatique* disposé pour la charge d'une batterie d'accumulateurs par raccordement direct à un réseau de courant continu.

Si l'électro-aimant a été calculé de façon à maintenir collée la pièce de fer tant que l'intensité du courant reste au-dessus de 4 ampères, par exemple, la rupture se fera lorsque l'intensité tombera au-dessous de cette valeur; la pièce de fer se décollera sous l'influence de la pesanteur, réglable à volonté, et rompra le circuit de charge.

Il est avantageux de placer à l'autre extrémité de la tige oscillante un même système d'étrier et des godets avec un circuit indépendant de sonnerie; on sera alors averti de la rupture du circuit de charge par l'appel de la sonnerie.

En effet, la rupture du circuit par le disjoncteur automatique peut se faire presque immédiatement après la mise en marche : de telle sorte que si ce n'est qu'au bout de deux heures que l'on vient voir comment fonctionnent les appareils, ceux-ci ont eu le temps de se détériorer.

II

COMMUTATEURS DE COURANT

Principe. — Les *commutateurs* sont des appareils destinés à détourner un courant de sa route, pour le diriger dans un ou plusieurs autres circuits. Ils sont généralement associés à des *interrupteurs*, ce qui explique la confusion entre ces deux termes si souvent commise dans le langage usuel.

Le plus ancien appareil de ce genre est le *commutateur d'Ampère*, utilisé en télégraphie.

On peut schématiser, comme il suit, la structure de la plupart des commutateurs-interrupteurs.

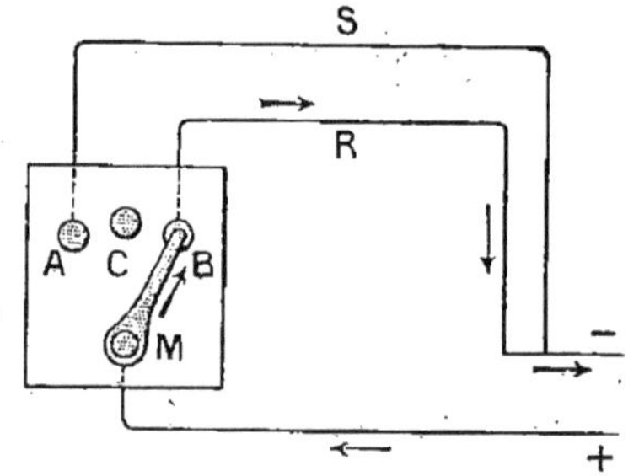

Fig. 141. — *Schéma d'un commutateur unipolaire.*

Sur une plaque isolante se trouve une manette M (fig. 141) dont l'axe est en communication permanente avec un des pôles de la pile. L'extrémité de cette manette peut se porter alternativement sur trois plots. Quand elle se trouve sur le plot B, elle fait passer le courant dans le circuit R. Si elle se déplace vers le plot A, elle détourne le courant dans le circuit S. Enfin, si elle repose sur le plot C, dit plot mort parce qu'il n'est pas relié au circuit, elle fait fonction d'interrupteur.

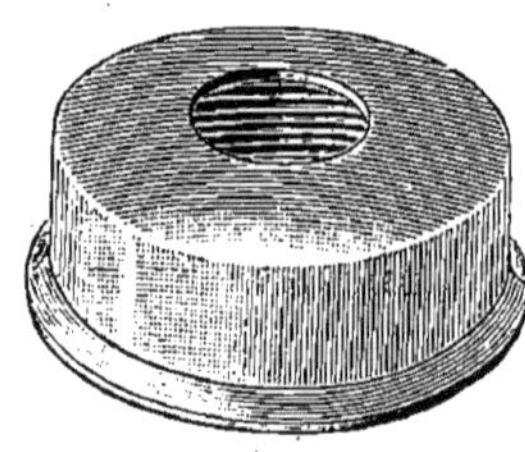

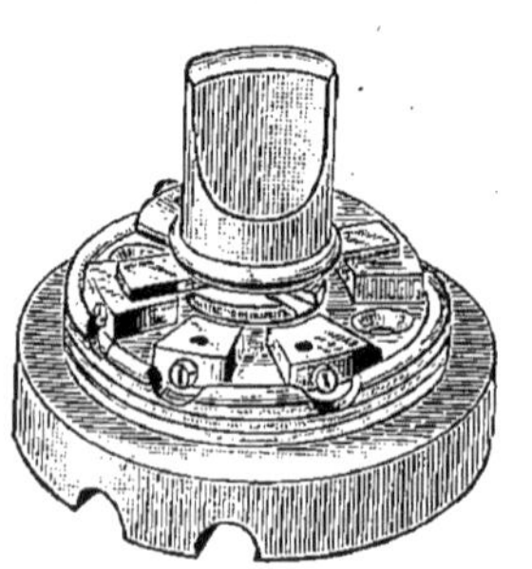
Fig. 142. — *Commutateur unipolaire à deux directions* (modèle Grivolas).

Types de commutateurs. — Toutes les variétés de forme, signalées à propos des interrupteurs, se rencontrent dans la construction des commutateurs; et ce sont les mêmes causes qui président aux différences des divers modèles.

Dans nos installations d'éclairage domestique, nous employons des commutateurs protégés par des boîtes de porcelaines (fig. 142).

Sur un tableau d'adaptation électro-médical, on place de préférence des commutateurs à manette ou à levier (unipolaires ou bipolaires) (fig. 143).

Interrupteurs conjugués. — On désigne sous ce nom la combinaison de deux interrupteurs ou plutôt de deux commutateurs disposés de façon à pouvoir fermer ou ouvrir un même circuit en deux points différents. Le cas se présente couramment, quand, pénétrant dans une maison, on allume une lampe d'escalier qu'on éteint plus haut en rentrant chez soi. Dans nos installations médicales, nous aurons aussi à utiliser cette conjugaison de commutateurs, si, possédant dans notre clinique deux ou plusieurs tableaux d'adaptation, nous voulons qu'ils puissent se commander réciproquement.

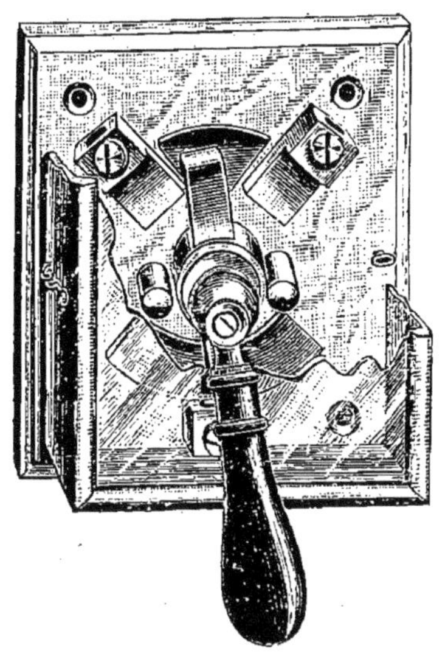

Fig. 143. — *Commutateur unipolaire à poignée à deux directions* (modèle Grivolas).

Pour faire comprendre ce dispositif ingénieux, supposons le cas le plus usuel représenté schématiquement ici (fig. 144) et qui assure l'allumage ou l'extinction d'une seule lampe, de deux points éloignés.

Deux commutateurs à deux plots sont disposés symétriquement. Les deux plots gauches sont en connexion constante et *immédiate* avec le fil négatif du circuit. Les deux plots droits sont en connexion également

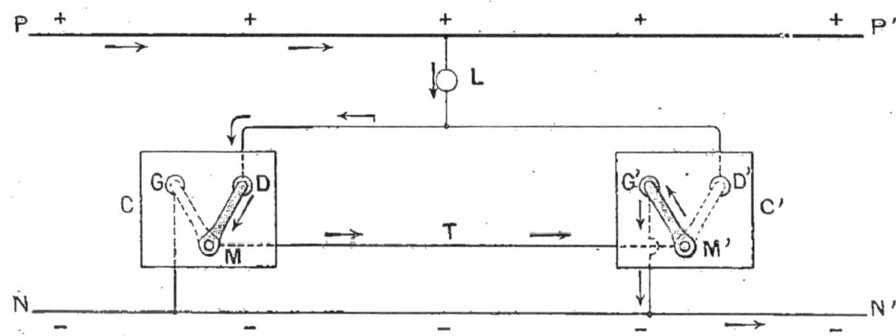

Fig. 144. — *Dispositif de deux interrupteurs conjugués.*

constante avec le fil positif du circuit : mais cette connexion est *médiate*, en ce sens qu'elle se fait par l'intermédiaire de la lampe. Enfin, et ceci est le nœud du dispositif, les deux axes des deux manettes sont reliés par un *fil neutre*, qui est complètement séparé du circuit.

Considérons plusieurs cas.

Premier cas. — Les deux manettes sont dirigées vers la gauche. La lampe est éteinte. En effet, le circuit est coupé : puisqu'il n'y a alors aucune connexion entre les deux plots gauches (plots négatifs) et les deux plots droits (plots positifs).

Deuxième cas. — Sur le commutateur installé au bas de l'escalier, déplaçons la manette vers le plot D qui est à droite. La lampe s'allume. En effet, le circuit est alors fermé grâce au fil neutre qui réunit le plot positif D au plot négatif G′ de l'autre commutateur. Le courant suit le trajet compliqué qu'indique notre schéma : fil PP′, lampe L, plot D, manette M, fil neutre T, manette M′, plot G′, fil NN′.

Troisième cas. — Arrivés en haut de l'escalier, poussons la manette M′ du second commutateur sur le plot D′ qui est à droite. La lampe s'éteint, car le circuit est de nouveau interrompu : puisque toute connexion cesse ainsi entre les plots gauches et les plots droits.

En un mot, chaque fois que les deux manettes occupent, soit à droite, soit à gauche, des positions *homologues*, le circuit est ouvert ; chaque fois que les deux manettes occupent des positions *alternes* (ou croisées), le circuit est fermé.

III

RENVERSEURS DE COURANT

Principe. — Ces appareils, surtout utilisés en électrothérapie (électrolyse, recherche des réactions électriques des nerfs et des muscles, etc.), ont pour effet de changer instantanément le sens du courant, sans déplacer les électrodes appliquées sur le malade.

Les *renverseurs* ou *inverseurs* portent encore le nom de « commutateurs de sens de courant », par opposition aux appareils du groupe précédent, nommés « commutateurs de direction ».

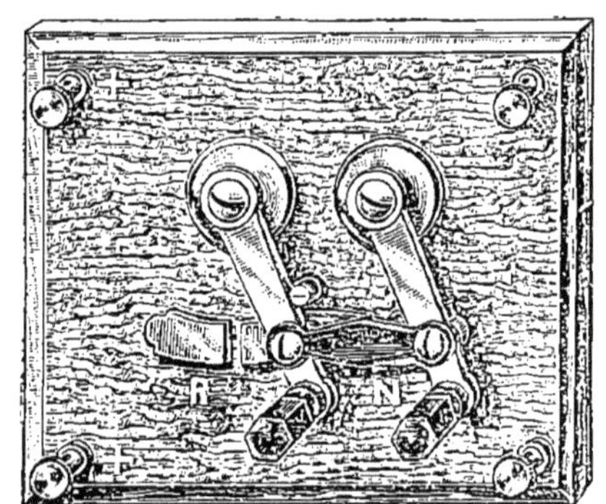

Fig. 145. — *Renverseur de courant* (modèle Heller).

Fonctionnement des renverseurs. — Le modèle de renverseur le plus simple est représenté par la figure 145.

Deux manettes se meuvent autour de deux axes. Elles sont réunies par une traverse isolante, qui maintient entre elles une distance constante et rend leurs mouvements solidaires. Chacun des axes est relié à une électrode. L'extrémité des manettes peut se déplacer sur trois plots. Le plot central est en connexion avec le pôle positif de la source électrique. Les deux plots latéraux sont tous deux rattachés à son pôle négatif. De sorte que quand les manettes se dirigent vers N (normal), la manette gauche et l'électrode qui s'y rattache prennent le signe positif; la manette droite et son électrode prennent le signe négatif. Si l'on déplace ensuite les manettes de droite à gauche pour les amener vers R (renversé), les manettes se mettent respectivement en rapport avec les pôles contraires; et ainsi le courant change de sens, mais au delà du renverseur seulement (fig. 146).

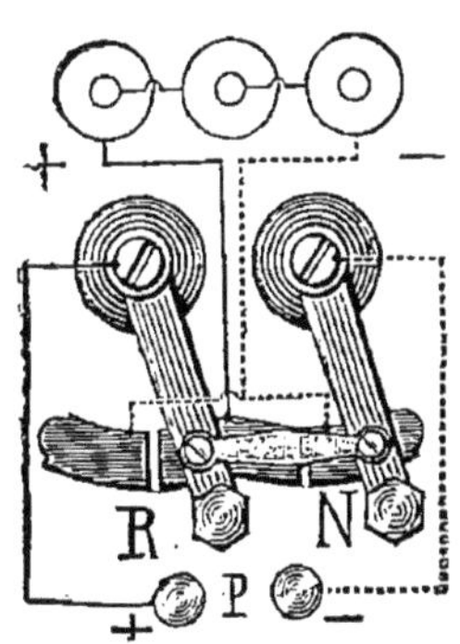

Fig. 146. — *Schéma d'un renverseur de courant.*

Types de renverseurs. — Il existe un certain nombre de types de renverseurs de courant, différents suivant les usages auxquels on les destine.

Ces renverseurs ou inverseurs de courant peuvent être classés dans les mêmes catégories que les interrupteurs médicaux précédemment décrits. D'ailleurs, la plupart des renverseurs sont disposés pour faire également office d'interrupteurs.

Renverseurs à main. — Parmi ceux-ci, on peut établir deux catégories :

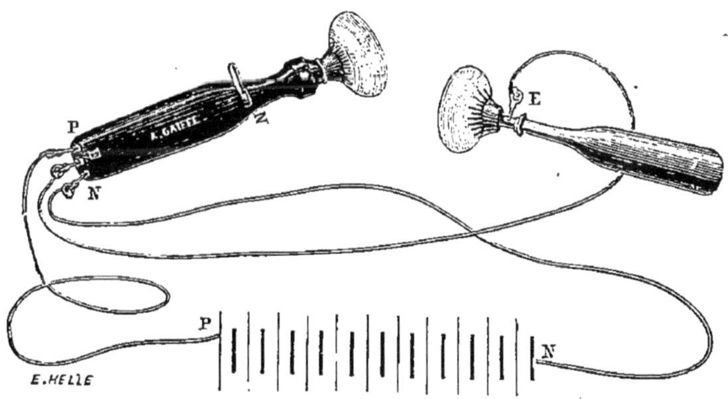

Fig. 147. — *Manche à renverseur de courant* (modèle Gaiffe).

1° Renverseurs a effet momentané, qui ne travaillent que pendant qu'on agit sur eux, et qui sont de préférence utilisés pour l'électrodiagnostic. Citons parmi les plus connus : l'*interrupteur-renverseur de Courtade*, formé d'une double clef de Morse, lequel est remarquablement pratique ; le *renverseur de Gaiffe*, qui a l'avantage de se loger dans le manche d'une électrode, ce qui laisse au médecin la liberté d'une main (fig. 147).

2° Renverseurs a effet prolongé, qui, comme les interrupteurs du même genre, maintiennent l'inversion du courant tant qu'on n'intervient pas à nouveau pour la faire cesser. Ce sont, en général, des appareils à poste fixe, convenant surtout aux traitements galvaniques, électrolytiques, etc. Nous en avons indiqué plus haut le type le plus simple, qui est celui que comportent nos tableaux d'adaptation.

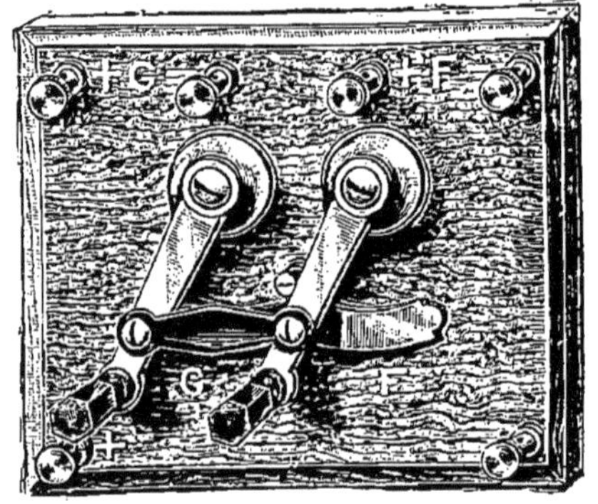

Fig. 148. — *Combinateur de Watteville.*

Citons encore le *renverseur de Débédat*, avantageux par ses larges contacts, le *renverseur de Brenner*, très robuste, etc.

Renverseurs automatiques. — Le modèle le plus connu en France est l'excellent *renverseur rythmique de Bergonié*, commandé par un métronome.

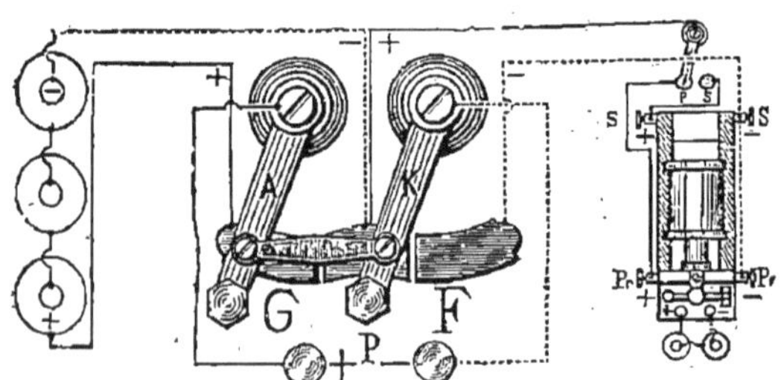

Fig. 149. — *Schéma du combinateur de Watteville.*

Toutefois, nous ne pouvons ici entrer dans beaucoup de détails au sujet de ces appareils, qui intéressent presque exclusivement les médecins électrothérapeutes.

Combinateur de Watteville. — Le *combinateur de Watteville* (fig. 148), assez souvent employé pour le traitement des paralysies et atrophies musculaires, est un renverseur ou plutôt un commutateur de courant à double manette, qui permet, lorsqu'on emploie une batterie de piles combinée avec une bobine de Ruhmkorff :

1° d'*échanger instantanément* le courant galvanique contre le courant faradique, sans avoir à relier les fils souples à d'autres bornes et à interrompre le contact avec le malade : ce qui s'obtient en faisant passer les manettes en position oblique de G en F ;

2° d'*appliquer simultanément* les deux courants : combinaison réalisée quand les manettes sont en position verticale sur G et sur F (fig. 149).

IV

COURTS-CIRCUITS — COUPE-CIRCUITS

Établissement d'un court-circuit. — Supposons que, sur le trajet du courant qui alimente une lampe de photophore, nous venions à établir une *dérivation* telle que la résistance du circuit ainsi dérivé soit moindre que celle du filament de lampe. La plus grande partie du courant va passer par cette dérivation ; et son intensité y prendra une valeur d'autant plus forte que la résistance du circuit dérivé sera plus faible.

Une telle dérivation se nomme un COURT-CIRCUIT.

Établir un court-circuit, c'est relier deux points quelconques d'un circuit par une dérivation dont la résistance est négligeable par rapport à celle pour laquelle l'établissement de ce circuit a été calculée.

Un court-circuit est le danger permanent qui menace toute installation électrique.

Un court-circuit se produit quand les deux conducteurs d'une canalisation viennent à se toucher malencontreusement :

a) tantôt, parce que deux fils, mal protégés, finissent par prendre contact en des points où l'usure progressive de leur gaine isolante met à nu leur âme métallique ;

b) tantôt, parce qu'on a interposé par mégarde un corps trop peu résistant entre deux conducteurs voisins : soit qu'on ait enfoncé un clou dans le mur où passe la canalisation ; soit que, fait assez fréquent dans nos cliniques, on place négligemment un instrument métallique à cheval sur les deux bornes de la source ou du rhéostat[1].

Conséquence d'un court-circuit. — Que se passe-t-il alors ? La résistance de la canalisation qui alimente nos appareils est calculée d'après l'intensité maxima que doit normalement atteindre le courant qui la traverse. Cette valeur a été déterminée une fois pour toutes au moment où nous avons fait notre installation. Mais, s'il se produit un court-circuit, à la forte résistance des appareils d'utilisation se substitue la résistance infime de la dérivation du dit court-circuit. L'intensité du courant prend alors une valeur très élevée, qui peut dépasser cent ampères dans nos installations usuelles sur secteur. Les fils s'échauffent, brûlent leur gaine isolante et se dénudent ; et s'ils sont voisins de matières facilement inflammables, ils risquent d'amorcer un incendie.

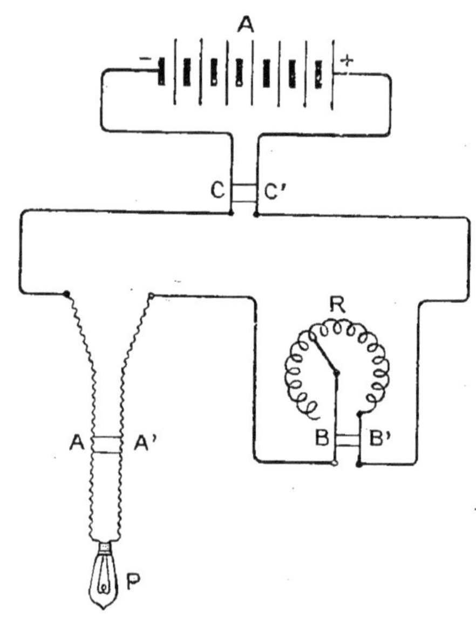

Fig. 150. — *Schéma des divers sièges des courts-circuits dans les installations médicales.*

A, A', court-circuit au delà du rhéostat; B, B', court-circuit sur le rhéostat; C, C', court-circuit en deçà du rhéostat.

Ce fut un court-circuit qui mit le feu au Théâtre-Français, à Paris, en 1900.

A vrai dire, il est rare que les fréquents courts-circuits que nous avons la négligence d'établir dans nos installations électro-médicales fassent flamber nos maisons : mais il arrive trop souvent qu'ils mettent hors d'usage nos appareils.

Au point de vue spécial qui nous occupe, trois cas peuvent se présenter où s'établisse un court-circuit (fig. 150).

1. Pour éviter cet accident fréquent, il est prudent de disposer le tableau de distribution assez haut sur la muraille, afin que les divers objets, placés sur une table sous-jacente, ne puissent pas atteindre son niveau.

Premier cas. — Le court-circuit se produit en AA′, en aval du rhéostat. Le photophore cesse alors de briller, car la plus grande partie du courant passe par le court-circuit. En outre, le rhéostat étant ainsi devenu la partie la plus résistante du nouveau circuit, va, en vertu de la loi de Joule, s'échauffer et « griller ». Il sera rapidement mis hors d'usage. Cela a lieu ordinairement quand un contact anormal s'établit entre les deux fils souples qui alimentent le photophore.

Deuxième cas. — Le court-circuit a lieu en BB′, sur le rhéostat. Le courant ne passe plus dans le rhéostat, qui dès lors cesse de le régler. Il prend ainsi une intensité assez grande pour brûler le filament de la lampe du photophore.

Troisième cas. — Le court-circuit se produit en CC′, en amont du rhéostat. Le courant ne passe plus alors ni dans le rhéostat, ni dans le photophore.

Aussi, quand on voit un photophore s'éteindre sans que la lampe soit brûlée et sans que le rhéostat s'échauffe anormalement, est-ce toujours entre le rhéostat et la source qu'il faut chercher le siège du court-circuit.

Piles et accumulateurs en court-circuit. — Si la source électromotrice est formée de piles, elle supporte assez bien la mise en court-circuit : mais s'il s'agit d'accumulateurs, le mal est bien plus grave. Les accumulateurs, en raison du débit énorme qu'ils ont alors à fournir dans un circuit brusquement devenu très peu résistant, vont se décharger très vite, et dans des conditions telles que leur recharge ultérieure deviendra difficile à effectuer (voir page 339).

Les médecins qui commencent à manier des appareils électriques ne sauraient donc trop se mettre en garde contre les dangers des courts-circuits et les frais qu'ils leur occasionnent.

Coupe-circuits. — Pour prévenir autant que possible de tels accidents, on dispose sur le trajet du courant des coupe-circuits, appareils de sûreté absolument obligatoires.

Les coupe-circuits ont été imaginés par Edison. Ils reposent sur le principe suivant.

On intercale dans le circuit, sur une étendue de quelques centimètres, un *fil fusible,* dont la résistance est calculée de telle façon que, quand le courant prend accidentellement une intensité qui pourrait devenir dangereuse, ce fil fond. Il coupe ainsi le circuit et interrompt le courant. Les lampes s'éteignent : mais tout danger est écarté, grâce à cette *interruption automatique*.

Il est réglementaire que les fils fusibles doivent fondre par le passage d'un courant d'intensité triple de celle du courant normal. Le diamètre de ces fils fusibles est donc calculé, dans chaque cas particulier, pour ne pouvoir admettre que le maximum d'intensité électrique nécessaire au fonctionnement de l'appareil en vue duquel le coupe-circuit est installé. Ainsi, un coupe-circuit pour cautère doit laisser passer bien plus d'ampères qu'un coupe-circuit pour photophore. Ce dernier fond, dans les conditions ordinaires, quand il est soumis à un courant de deux ampères ; or, si l'on venait à le placer sur la canalisation qui alimente un cautère, il foudrait avant que le cautère ait commencé à rougir.

En général, on donne aux fils fusibles des coupe-circuits la *même section* qu'aux fils de cuivre qu'ils sont chargés de protéger.

Conditions générales des coupe-circuits. — On emploie, dans la confection des coupe-circuits, divers métaux.

a) Le *plomb* est le plus souvent utilisé : d'où l'expression vulgaire « un plomb » signifiant un « coupe-circuit ». Ce métal fond à 327°, tandis que le cuivre, qui forme la canalisation, ne fond qu'à 1083°.

b) L'*alliage de plomb* (environ 61 pour 100) et d'*étain* (39 pour 100), qui a une température de fusion très basse, à 180°, réalise une protection encore meilleure.

c) L'*étain*, qui fond à 232°, a l'avantage de pouvoir être débité en lames très minces ; et surtout il se rompt sans projeter d'étincelles comme le font le plomb et ses alliages.

d) L'*argent* en fils minces est parfois utilisé, ce qui peut paraître paradoxal, puisque ce métal ne fond qu'à 962° et que sa résistance est moindre que celle du cuivre : mais sa malléabilité extrême permet de le débiter en fils très fins et très souples.

Quoi qu'il en soit, un coupe-circuit doit répondre aux conditions suivantes :

1° Être placé non seulement sur la canalisation principale, mais encore au départ de chacune des *dérivations* ;

2° Être facilement *accessible* ;

3° Être extemporanément *réparable* ;

4° Être *éloigné* de toute substance inflammable.

La longueur du fil de plomb doit être assez grande pour qu'il ne se produise pas, après sa fusion, un arc électrique permanent entre les pièces de support.

Recommandation importante. — Vérifiez de temps en temps le serrage des coupe-circuits. Les fils de plomb doivent être serrés très fortement sur leurs supports ; car un contact imparfait peut amener la fusion d'un coupe-circuit *sans que l'intensité du courant devienne exagérée.*

Types de coupe-circuits. — Nous ne devons accepter que des coupe-circuits enfermés en boîtes isolantes et incombustibles, de faïence ou de porcelaine, qui nous mettent à l'abri des projections de métal incandescent. Celles-ci peuvent être assez dangereuses quand le courant a une certaine puissance. On dit communément que « les plombs sautent » : il s'y fait, en effet, une véritable explosion, sonore et lumineuse.

Les coupe-circuits d'appartement, qui seuls nous intéressent, se construisent en boîtes à couvercle, soit *rectangulaires,* soit *circulaires.* Les premières, qui occupent moins de place, sont usitées dans nos installations d'éclairage domestique. Mais, sur les tableaux, on préfère des boîtes circulaires dont le couvercle, pouvant se visser, offre plus de stabilité.

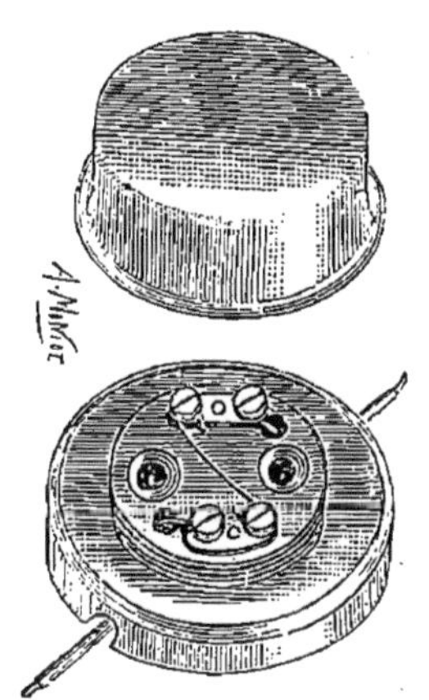

Fig. 151. — *Coupe-circuit unipolaire* (modèle Grivolas).

Le métal fusible affecte généralement la forme d'un *fil* contenu à l'intérieur de la boîte, et réunissant deux plots auxquels aboutissent les deux bouts du circuit sectionné (fig. 151).

Dans ces conditions, il est assez difficile de remplacer le fil fondu. Mieux vaut adopter des coupe-circuits à *barrette mobile* (fig. 152).

Cette barrette est formée d'un morceau de fibre végétale vulcanisée, sur laquelle s'attache le fil fusible. Elle est amovible, maintenue entre deux mâchoires à ressort, d'où il est très facile de la retirer pour faire une réparation extemporanée. Mieux encore, l'industrie met à notre disposition des *jeux de barrettes* en fibre, sur lesquelles sont fixées d'avance des lames d'étain, de résistance proportionnée à l'intensité voulue du courant. Ce dispositif est de beaucoup le plus simple ; il permet une réparation instantanée du coupe-circuit explosé.

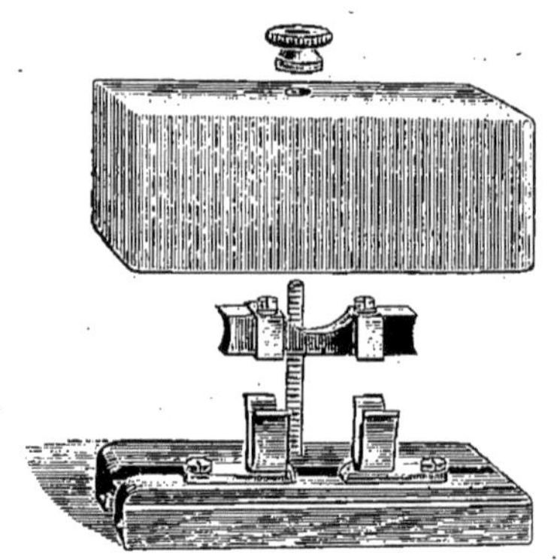

Fig. 152. — *Coupe-circuit unipolaire à barrette mobile* (modèle Grivolas).

Pour les courants d'intensité moyenne, on fabrique actuellement des *barrettes protégées,* où le fil fusible est entouré d'une matière isolante qui absorbe l'étincelle de fusion.

Certaines maisons font des coupe-circuits à *barrettes non interchangeables.*

C'est là un dispositif de sûreté recommandable. En effet, si l'on place dans les mâchoires du coupe-circuit une barrette de trop faible ampérage, le fil saute très facilement : le mal est léger. Si, au contraire, on y met une barrette de trop fort ampérage, les appareils ne sont plus efficacement protégés : le mal est grave.

Grâce à un système de crans, le socle du coupe-circuit est disposé pour ne pouvoir admettre que la barrette correspondant à son ampérage ; de même, une serrure n'accepte que la seule clef qui lui est destinée.

Distinguons enfin les *coupe-circuits unipolaires* et les *coupe-circuits bipolaires.* Dans les premiers, un seul des deux fils du circuit est interrompu ; dans les autres, les deux fils d'aller et retour du circuit sont coupés et abordent le coupe-circuit. Ce dernier type est celui que nous devons adopter sur nos tableaux de distribution : en vertu de ce principe banal que deux précautions valent mieux qu'une.

V

PRISES DE COURANT

Raccordement des appareils au circuit. — Voici que le courant électrique, ayant traversé interrupteurs et coupe-circuits, arrive enfin à l'appareil d'utilisation qu'il est chargé d'alimenter.

a) Si cet appareil est *fixe* — telle une lampe murale

d'appartement — il reçoit l'énergie électrique par l'intermédiaire de *conducteurs rigides,* généralement dissimulés sous des moulures, et dont l'entretien n'est pas de notre compétence (voir page 494).

b) Si, au contraire, l'appareil est *transportable* — tel un photophore — il reçoit cette énergie par l'intermédiaire de fils *conducteurs souples,* lesquels se raccordent à une « prise de courant » fixe : ainsi qu'un réchaud mobile se rattache par un tuyau de caoutchouc au teton d'un robinet à gaz.

Or, notre attention doit se porter d'abord sur cette prise de courant elle-même, ensuite sur les conducteurs souples ; tous les deux ressortissent à notre surveillance ; et bien souvent des courts-circuits se produisent à leur niveau, que nous pourrions éviter.

Bornes de contact. Prises de courant. — A. — Lorsque le courant a une *faible tension* — tel que le courant d'une batterie d'accumulateurs portatifs pour endoscopie, — les extrémités des conducteurs souples sont simplement rattachées aux pôles de la batterie par l'intermédiaire de *bornes métalliques* nues, c'est-à-dire de vis de pression saillantes et non protégées. En effet, un contact accidentel simultané avec les deux bornes ne présente alors pour nous aucun danger.

B. — Lorsque le courant a une *forte tension* — tel que le courant d'éclairage à 110 ou 220 volts fourni par une station centrale, — le mode de raccordement des câbles souples doit être disposé autrement. Pas de bornes nues et saillantes, mais des contacts protégés et dissimulés. En effet, en touchant accidentellement ces deux contacts, nous nous exposons maintenant à des décharges tout au moins désagréables. Pour cette raison, on emploie ici des appareils connus sous le nom de *prises de courant.*

Ces appareils sont composés de deux parties :

1° Une *boîte de prise de courant,* fixée au mur et communiquant avec la canalisation urbaine ;

2° Une *fiche de contact,* mobile et reliée aux câbles souples.

Types de prises de courant. — Le dispositif suivant lequel la fiche s'accouple avec la boîte de prise de courant, varie selon les constructeurs : deux types sont ordinairement employés.

a) A l'étranger, la boîte, faite en porcelaine ou en faïence, présente deux trous, contenant chacun une garniture métallique en connexion avec un des fils de la canalisation. La fiche porte deux broches métalliques, fendues pour faire ressort, qu'on enfonce dans ces deux trous (fig. 153).

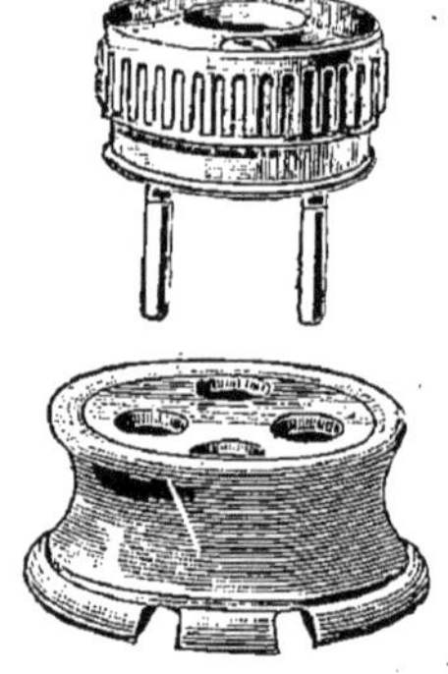

Fig. 153. — *Prise de courant à deux broches* (modèle Grivolas).

b) En France, on préfère ordinairement, tout au moins pour les courants domestiques de puissance moyenne, des boîtes de prise de courant en bois ou en ivoirine, ne présentant qu'un seul orifice de pénétration (fig. 154); au dedans de celui-ci se trouvent deux lames métalliques séparées, formant ressort, reliées à la canalisation. La fiche est faite d'une seule tige de bois ou d'ébonite, de section carrée ; elle porte sur ses faces opposées deux lames de cuivre, destinées à prendre contact avec les deux lames que contient la boîte.

Ce second type de prise de courant paraît, tout au moins pour notre installation médicale, inférieur au précédent. Il se fixe moins solidement et il est sujet à se détériorer plus rapidement. En outre, il ne permet pas de repérer aussi facilement les pôles du circuit que la prise de courant à deux broches. A cet effet, celle-ci doit être faite d'une broche mâle et d'une broche femelle, quand il faut éviter toute inversion dans le sens du courant : par exemple, pour alimenter une lampe à arc mobile ou pour recharger une batterie portative d'accumulateurs. Enfin, la boîte de prise de courant à orifice unique peut provoquer des accidents, si un enfant s'amuse à y introduire un doigt.

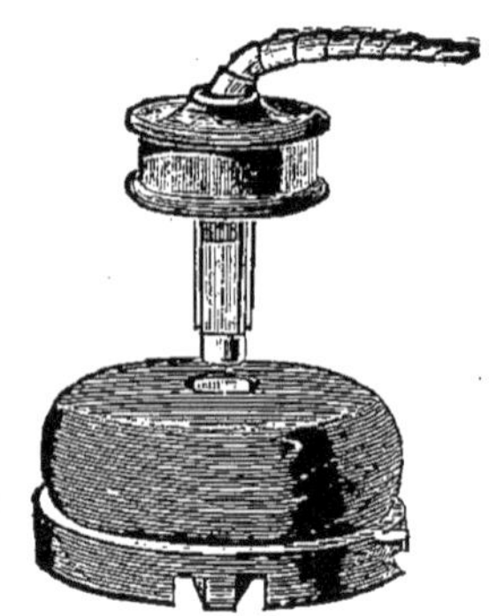

Fig. 154. — *Prise de courant à fiche centrale* (modèle Grivolas).

En tous cas, deux *précautions indispensables* s'imposent à qui manie une prise de courant :

1° Fixer la fiche de contact avant de manœuvrer l'interrupteur qui ferme le circuit ;

2° Retirer la prise de courant seulement après avoir coupé le circuit : sinon, on s'expose à produire des étincelles de rupture qui détériorent très vite les boîtes de prise de courant.

C'est pour éviter un tel inconvénient, souvent dû à notre inattention, qu'il faut préférer des prises de courant tournantes, faisant simultanément office d'interrupteurs.

REMARQUE. — A ce propos, on ne saurait trop souvent recommander aux médecins et aux autres non-professionnels de l'électricité de ne jamais réparer un coupe-circuit, déplacer une prise de courant, changer une lampe, etc., *sans avoir préalablement coupé le courant.* Cette précaution est aussi élémentaire et aussi capitale que celle qui nous invite à fermer un robinet de prise de gaz, avant de procéder à une manipulation quelconque sur nos appareils d'éclairage ou de chauffage.

Conducteurs souples. — Les conducteurs souples présentent une certaine résistance, qu'il faut proportionner à la résistance propre des appareils qu'ils desservent. Ainsi, les cordons qui alimentent un cautère sont plus gros et plus courts que ceux qui entrent en connexion avec un photophore (fig. 155). Et les cordonnets qui s'attachent aux aiguilles électrolytiques pourront être aussi fins et par conséquent aussi résistants qu'on le voudra, car leur résistance aura toujours une valeur négligeable vis-à-vis de celle du corps humain.

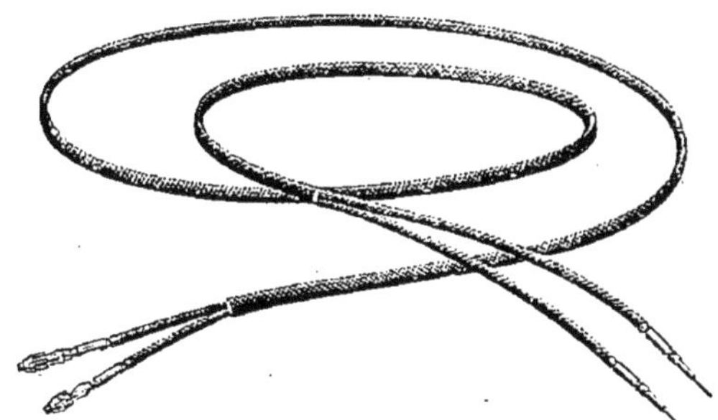

Fig. 155. — *Conducteurs souples pour galvanocautère.*

En général, sauf pour le galvanocautère, il est avantageux que ces conducteurs souples aient au moins une longueur de deux mètres.

La souplesse de ces cordons est assurée par une âme en tresse de fils de cuivre très fins, entourée d'une enveloppe protectrice de soie; celle-ci est souvent doublée intérieurement de coton.

Ne pas employer des cordons souples à gaine de caoutchouc vulcanisé : le soufre contenu dans ce corps exerce lentement, et quelques précautions qu'on prenne, une action destructive sur l'âme métallique des cordons. Rejeter également la gutta-percha, qui s'altère à l'air et devient cassante.

La tresse métallique du conducteur souple est soudée par ses extrémités, soit à une *douille à vis* de pression, soit à une *broche* (fig. 156), suivant le type de l'instrument électrique auquel il doit être relié ; ou encore, elle se rattache à une *fiche de prise de courant.*

Pour nos usages électromédicaux, il est bon que les deux cordons qui vont des bornes à l'appareil soient : *a*) *séparés,* de manière à pouvoir constater et réparer leur rupture accidentelle, ce qui est difficile quand les deux cordons sont enfermés dans une gaine de soie commune ; *b*) *colorés différemment:* en *rouge* pour le cordon réuni à la borne positive, en *vert* pour le cordon réuni à la borne négative. Cette condition est indispensable pour repérer facilement les pôles, dans les cordons souples destinés à un travail électrolytique, à un traitement galvanique, etc. Elle n'est pas nécessaire vis-à-vis des cautères et des photophores.

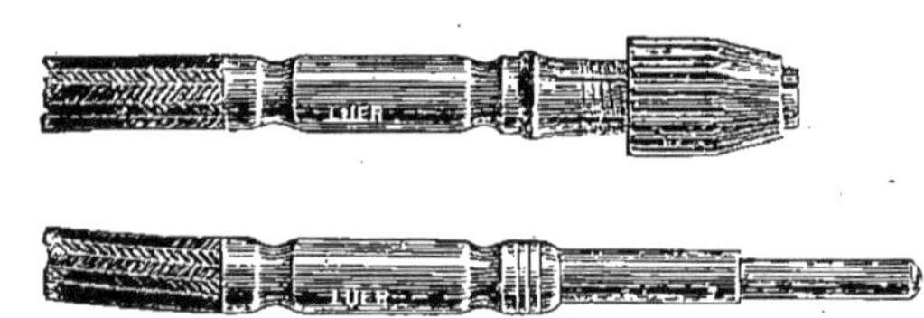

Fig. 156. — *Extrémités des conducteurs souples.* A, extrémité à douille; B, extrémité à broche.

Remarque. — Il arrive souvent que les tresses métalliques se brisent au centre de leur guipage de soie : et, comme celui-ci peut rester intact, il se fait alors une interruption de courant, dont on peut méconnaître la cause. De toutes les pannes électriques, c'est la première à laquelle nous devons penser. Et il est facile de nous en assurer, en constatant que sur un point de son trajet le fil souple présente une sorte de « pseudarthrose ».

La rupture de la tresse se fait presque toujours à une extrémité, à l'endroit où elle se soude à la broche qui doit pénétrer dans l'orifice de la borne.

TROISIÈME PARTIE

LES GÉNÉRATEURS D'ÉNERGIE ÉLECTRIQUE

CHAPITRE VI

L'ÉNERGIE

Matière et énergie. — On enseignait au XIXe siècle qu'à l'image de l'homme qui l'habite le monde a un corps et une âme.

Le corps du monde est la MATIÈRE.

L'âme du monde est l'ÉNERGIE. C'est en quelque sorte le principe vital qui anime la matière. *Mens agitat molem.*

En son « Traité de l'Ame », Aristote rapporte que déjà, au VIIe siècle av. J.-C., Thalès de Milet reconnaissait dans la pierre d'aimant une âme capable d'attirer le fer.

Deux dogmes classiques ont longtemps réglé les rapports de la matière et de l'énergie.

1° La matière et l'énergie sont immuablement *inséparables*. L'une ne peut exister sans l'autre. « Point de force sans matière, point de matière sans force (Blüchner, 1856). »

2° La matière et l'énergie sont essentiellement *distinctes*. De l'une l'autre ne peut pas naître.

Cependant nous sommes sollicités de répudier nos vieilles croyances et d'accepter deux vérités nouvelles.

1° L'*énergie* peut se manifester indépendamment de la matière.

2° La *matière* n'a pas d'existence propre, n'étant que l'objectivité de certaines modalités de l'énergie[1].

1. CONCEPTION MODERNE DES RAPPORTS DE LA MATIÈRE ET DE L'ÉNERGIE.

A. — *L'énergie peut se manifester en l'absence de matière.* — L'étude des rayonnements obtenus par le passage de l'électricité à travers les tubes de Crookes ébranle

I

CONSERVATION ET TRANSFORMATION DE LA MATIÈRE

Indestructibilité de la matière. — *La matière est indestructible.* Cette conception était une des bases de la doctrine d'Épicure.

notre conception classique de l'union indissoluble de la matière avec l'énergie. Depuis Aristote, nous étions si bien habitués à nous représenter la matière comme une chose inerte, indifférente, sur laquelle venaient se fixer, se surajouter diverses propriétés spéciales ! Il faut aujourd'hui modifier cette interprétation commode.

Si l'on fait passer un courant électrique de forte tension dans un tube de verre clos, où l'air est raréfié à moins de 1/1000 de millimètre (tube de Crookes), la cathode émet des rayons spéciaux qui, bien qu'invisibles à l'intérieur du tube, rendent cependant phosphorescente la paroi de verre qu'ils frappent. Ce sont les *rayons cathodiques*, lesquels, malgré leur malencontreuse synonymie, n'ont rien de commun avec les rayons lumineux. Il ne s'agit pas ici, en effet, comme pour la lumière, de vibrations de l'éther, mais d'une sorte de bombardement moléculaire, d'une « volée de projectiles » lancés en ligne droite par la cathode. Or, les projectiles de ces rayons cathodiques sont exclusivement formés d'électrons négatifs, c'est-à-dire de particules d'électricité à charge négative, absolument dépourvues de tout support matériel. C'est, en quelque sorte, de la poussière d'énergie pure. On tend à y voir une entité intermédiaire entre la matière pondérable et l'éther impondérable.

En sens opposé, la cathode projette des *rayons-canaux* (Goldstein) pourvus de charges électriques positives. Mais ici les électrons positifs ne sont pas libres : ils sont toujours associés à des atomes matériels d'hydrogène, d'hélium, qui, ayant une masse importante, ralentissent beaucoup la marche de ces rayons-canaux. Ceux-ci sont donc faits d'un accouplement de matière et d'énergie, constituant des ions positifs ou « restes d'atomes » (J. Becquerel), c'est-à-dire des atomes privés de leurs électrons négatifs.

La seule forme énergie qu'on ait pu encore affranchir de la matière est donc l'électricité négative : mais cette libération suffit à faire prévoir d'autres dissociations.

B. — *La matière n'est qu'un tourbillon d'énergie.* — Déjà Kant disait que nous ignorons le « monde en soi » ; que, par nos sens, nous ne connaissons le monde que comme il nous apparaît, « non comme il est ». Or, la matière ne peut se révéler à nos sens que par l'intermédiaire des diverses énergies qu'elle possède. Ce sont ces facteurs qui nous ont suggéré l'antique conception d'un monde matériel. La notion de matière s'est formée bien avant que la notion d'énergie fut admise ; mais, à son tour, la notion d'énergie survivra à cette notion conventionnelle de matière. Privée de ses énergies composantes, l'idée de matière disparaîtra de notre esprit, car elle constituera dès lors une conception superflue. En effet, nous ne percevons l'existence matérielle d'un corps solide que par l'impression que font sur nous son énergie de forme, son énergie de volume, son énergie d'extensibilité, son énergie de poids, etc... Et il est probable que si tous les corps avaient été à l'état gazeux, notre raison n'aurait pas songé à concevoir l'idée de matière. Ainsi le monde électrique, dit Ostwald, ne nous apparaît pas du tout, parce que nous ne possédons aucun sens capable de le constater directement. Il est donc immatériel : il n'en est pas moins réel.

Lucrèce la proclame dans son poème *De naturâ rerum* (I, 265, 266) :

> Nunc age, res quoniam docui non posse creari
> De nihilo, neque item genitas ad nil revocari.

Il est absolument vrai que nul chimiste ne pourrait diminuer ou augmenter d'un gramme le poids du monde. Lavoisier a établi ce fait, que, dans toute réaction chimique, *le poids de la matière en expérience demeure invariable*. Et il a ainsi formulé sa célèbre loi : « Dans la nature rien ne se perd, rien ne se crée : tout se transforme. »

Unité de la matière. — La chimie classique divise la matière en corps simples et en corps composés.

Les *corps simples* sont considérés par elle comme indécomposables, et formant des unités élémentaires.

Les *corps composés* sont constitués par des combinaisons variées de deux ou plusieurs corps simples : ils sont toujours réductibles en leurs composants.

La matière n'existe qu'autant que nous la percevons ; c'est seulement une illusion dont se satisfont nos sens imparfaits.

D'ailleurs, on enseigne aujourd'hui, maintenant que la transmutation des corps simples est admise, que l'atome n'est pas le dernier terme de la divisibilité de la matière. L'atome, démentant son étymologie, peut encore se morceler, en mettant en liberté des quantités d'énergie extraordinaires et inattendues ; ainsi fait le radium : à volume égal, l'émanation du radium libère 2 500 000 fois plus d'énergie que l'explosion d'un mélange d'hydrogène et d'oxygène.

C'est qu'en effet *l'atome-matière* serait un agrégat d'*atomes-énergie*, qu'il peut libérer par le phénomène de la *radio-activité*. L'atome d'énergie est l'*électron négatif*, lequel semble aujourd'hui être le constituant universel de la matière. Il a, nous dit J. Becquerel, une masse 1 700 fois plus petite que celle du plus léger des atomes matériels connus, qui est l'atome d'hydrogène (poids atomique : $H = 1$). Il se meut avec une vitesse voisine de celle de la lumière, soit 300 000 kil. par seconde. Les électrons seraient agités d'un mouvement tourbillonnaire perpétuel ; et ce sont ces tourbillons qui donneraient à l'atome son apparence grossière de matière (Sir William Thomson). Dans l'atome qui leur est comparativement immense, les infiniment petits électrons tournent, séparés par de grands espaces. L'atome, qui pourrait en contenir des trillions, n'en renferme que quelques milliers.

« Chaque atome nous apparaît alors comme un système solaire, où de *petits électrons négatifs*, jouant le rôle de planètes, gravitent autour d'un *gros électron positif*, qui joue le rôle de soleil central. C'est l'attraction mutuelle de ces électricités de noms contraires qui maintient la cohésion du système, et qui en fait un tout.

« Outre ces électrons captifs, il y a des électrons libres... comparables aux comètes, qui circulent d'un système stellaire à l'autre et qui établissent entre ces systèmes éloignés comme un libre-échange d'énergie (Henri Poincaré). »

Pour cette raison, les formes irréductibles de la matière sont infiniment moins nombreuses que les divers corps qui existent sur la terre. Cependant, elles tendent à se multiplier : car de temps à autre on découvre de nouveaux corps simples.

Il est admis que les corps sont constitués par un assemblage de molécules, et que les molécules sont elles-mêmes formées par des atomes.

La *molécule* est la plus petite partie d'un corps, simple ou composé, capable d'exister à l'état *physique*.

L'*atome* est la plus petite partie d'un corps susceptible de participer à une combinaison *chimique*. Démocrite conçut, Dalton (1808) ressuscita les atomes indivisibles, « insécables », se juxtaposant sans se dissocier dans les combinaisons chimiques. De là, leur nom (α privatif, τέμνω couper).

Ainsi, une molécule d'eau (unité physique) renferme trois atomes (unités chimiques) : deux atomes d'hydrogène et un atome d'oxygène.

Le développement de la chimie au cours du XIXe siècle avait confirmé les découvertes de Lavoisier et son principe de la *stabilité des corps simples* ; il nous avait fortifiés dans notre croyance fervente à l'individualité et à l'indestructibilité de l'atome.

« Or, une admirable découverte, celle de la *radioactivité*, est venue bouleverser les idées qui paraissaient les mieux fondées, et porter un coup mortel au dogme de l'invariabilité de l'atome chimique (J. Becquerel)[1] ».

Actuellement, l'unité de la matière, qui pendant longtemps ne fut qu'une hypothèse timide, semble à la veille d'être une vérité hardie. Tous les corps paraissent formés d'une même substance élémentaire, d'ailleurs encore inconnue.

La destruction de certains corps simples, telle que la disparition spontanée de l'émanation du radium, doit faire admettre non pas que la matière est destructible, mais qu'elle est une. Les divers éléments que nous nommons à tort des *corps simples,* et dont nous admettons l'individualité, seraient tous constitués par les mêmes atomes.

Suivant la comparaison de Lord Kelvin, les corps simples seraient

1. Le 1er mars 1896, Henri Becquerel découvrait au Muséum d'histoire naturelle, à Paris, que les sels d'*uranium* émettent spontanément des rayons, lesquels, au travers du papier noir, impressionnent les plaques photographiques et déchargent dans l'air des corps électrisés. En 1898, M. et Mme Curie virent que le *thorium* provoque le même phénomène, qu'ils appelèrent RADIOACTIVITÉ. Puis ils obtinrent deux nouveaux corps, le *polonium* et le *radium* ; ce dernier manifesta une radioactivité deux millions de fois plus grande que celle de l'uranium. Vers la même époque, Debierne découvrait un autre corps radioactif, qu'il nommait *actinium*.

comme des édifices variés construits avec les mêmes briques, mais qui, par suite d'assemblages distincts, auraient des formes différentes.

A. *Preuves tirées de la radioactivité.* — Qu'un corps simple puisse se dédoubler en deux autres corps simples, c'est une vérité que nul chimiste n'eût osé soutenir il y a vingt ans, et que nous affirmons aujourd'hui.

Sir William Ramsay [1] a prouvé que le *radium* — d'abord considéré comme un corps simple, un métal alcalino-terreux voisin du *calcium* et du *baryum* — se décompose spontanément en donnant naissance à deux gaz :

1° à l'*hélium*, qui fut découvert dans le soleil il y a quarante ans par Sir Norman Lockyer, que Ramsay isola, en 1894, de l'atmosphère terrestre dans la proportion de 1/245-000, et qui existe en abondance dans les gaz de certaines eaux minérales : corps d'une inertie chimique absolue qui le met « en marge de la chimie (Moureu) » ;

2° à l'*émanation*, véritable gaz radioactif, découvert par Rutherford ; Ramsay proposait de l'appeler *nilon* (brillant), parce qu'il rend phosphorescent le sulfure de zinc.

L'émanation du radium n'est pas non plus un corps stable. Elle ne vit que six jours. A son tour, elle se décompose en hélium et en un autre corps, le radium A, qui, se déposant sur certaines matières, y fait apparaître la radioactivité induite [2].

Le *radium* n'est pas seul à se désagréger ainsi. D'autres corps radioactifs, le *thorium*, l'*actinium* se détruisent spontanément en donnant une émanation (Rutherford).

Au contraire, l'*uranium*, le *polonium* n'ont pas d'émanation.

B. *Preuves tirées de l'astrophysique.* — L'astronomie ou plutôt

1. Sir William Ramsay, chimiste anglais, est né à Glasgow en 1852. On lui doit de merveilleuses découvertes, qui ont imprimé à la chimie une orientation inattendue. Il est devenu célèbre, en 1895, par ses travaux sur les nouveaux gaz inertes de l'atmosphère, *argon*, *hélium*, *crypton*, *xénon*, *néon*, insoupçonnés avant lui. Et ses recherches récentes ont soulevé un étonnement profond, en donnant presque la démonstration de la possibilité de la transmutation des éléments.

2. L'émanation du radium est très abondante dans certaines eaux thermales : ainsi la source du Lymbe, à Bourbon-Lancy, dégage par an plus de trente mille litres de gaz rares, formés pour les deux tiers d'hélium et, pour le reste d'argon, de néon, de krypton et d'*émanation*. C'est une « mine d'hélium ». Peut-être est-ce à la présence de l'émanation qu'il faut attribuer la puissante action de certaines eaux minérales (Gastein) dont la composition chimique est insignifiante ; et peut-être est-ce à la rapide destruction spontanée de cette émanation qu'est due la très grande différence d'effets thérapeutiques entre les eaux vivantes consommées sur place à la source et les eaux mortes embouteillées et bues à distance. Les eaux minérales contiennent aussi des émanations du *thorium* et de l'*actinium*. Mais celles-ci sont essentiellement éphémères : l'émanation du thorium diminue de moitié en cinquante-quatre secondes, et celle de l'actinium, en quatre secondes !

Dans tous les cas, dit Linossier, l'émanation n'est ni la cause unique de l'activité des eaux minérales, ni l'agent activant unique des substances qui y sont contenues. Elle y exerce cependant une action propre, qu'il est actuellement impossible de définir exactement, mais qui semble se traduire surtout par la sédation du système nerveux.

l'*astrophysique* moderne donne une démonstration de l'unité de la matière. Les récents travaux de Nordmann, déterminant la température des étoiles d'après leur spectre, à l'aide de son pyromètre stellaire, ont confirmé la théorie grandiose émise par Sir Norman Lockyer, vers 1873, que certaines étoiles très chaudes (Bellatrix, d'Orion) sont formées d'hydrogène, d'hélium et d'un corps hypothétique appelé *astérium*. A mesure que ces étoiles se refroidissent, des gaz plus lourds y apparaissent, oxygène, azote, carbone (Croix du Sud). Puis on y voit des *protométaux*, c'est-à-dire des métaux sous une forme plus subtile que dans les conditions ordinaires: protomagnésium, protocalcium (Aldébaran, du Taureau). Dans les étoiles moins chaudes et plus évoluées se trouvent les formes primitives du manganèse, du fer, etc. (Cygne, des Gémeaux). C'est seulement dans les étoiles froides que se rencontrent les métaux avec leurs caractères ordinaires : d'abord les métaux usuels (Soleil), puis les métaux très lourds, or, platine (Betelgeuse, d'Orion).

A chaque stade du refroidissement, avec l'introduction de certaines formes nouvelles, s'en vont des formes anciennes.

L'hydrogène et surtout l'hélium disparaissent graduellement à mesure que les autres éléments se manifestent ; et ceux-ci prennent naissance à peu près dans l'ordre des poids atomiques croissants.

Cela donne à penser que si l'on pouvait progressivement chauffer les corps simples jusqu'à des températures excessives dépassant 40 000 degrés, les métaux les plus lourds, c'est-à-dire ceux dont l'édifice moléculaire est le plus compliqué et par là même le plus fragile, se décomposeraient lentement pour former des métaux plus légers ; ceux-ci se dissocieraient à leur tour ; et, peu à peu, tous les corps seraient transformés en hélium, puis en hydrogène et enfin en *protohydrogène*. Ce produit final hypothétique constituerait les astres les plus chauds (genre *argonien* de Sir Norman Lockyer).

A la température la plus haute correspondrait donc la chimie la plus simple. Et inversement, à la température la plus basse la matière atteindrait sa complexité extrême, sous la forme d'*uranium*, celui de tous les corps dont le poids atomique est le plus élevé (238,5).

Ainsi donc, les alchimistes du moyen âge, qui cherchaient à transformer en or des métaux communs, n'étaient pas des utopistes. Ils continuaient à professer la doctrine de l'*unité de la matière*, formulée par Épicure.

En recherchant la *transmutation des métaux*, ils avaient entrepris une tâche possible en soi, mais qui leur était irréalisable à cause de l'imperfection des moyens dont ils disposaient. Aujourd'hui, leur chimère est devenue une science nouvelle, la *chimie de la décomposition de l'atome*. Celle-ci nous réserve des révélations surprenantes. « On ne saurait, dit Ostwald, indiquer de raison générale qui pût empêcher la dynamique chimique de se développer suffisamment pour permettre de porter un jugement certain sur la question de savoir si la production artificielle d'un être vivant est possible. »

Les corps radioactifs ne sont pas des corps composés : ce sont des éléments dont l'atome se modifie. Il s'agit vraiment ici d'une transformation.

La radioactivité semble même être une propriété générale de la matière (J. Becquerel). Campbell, Wood admettent que la radio activité est une propriété atomique de tous les métaux. On a déjà obtenu des résultats positifs avec le *rubidium* et le *potassium* : ce dernier étant deux milliards de fois moins radioactif que le radium.

Nous sommes ainsi amenés, reprenant la suite des vieux alchimistes, à envisager une des plus hardies conceptions de la chimie moderne : *la vie et l'évolution de la matière.*

Transformation de la matière. — Vivre, c'est naître, évoluer et mourir ; et naître encore, puisque « la vie renaît de la mort. » Or, d'un ensemble de recherches, que dominent à la fin du XIXe siècle les découvertes de Sir Norman Lockyer, de Rutherford, d'Henri Becquerel, découle cette notion troublante que la matière évolue, que l'*atome vit.*

Certes, la *vie inorganique* n'est pas semblable à la vie organique. Elle en diffère, avant tout, par sa durée. Qu'est-ce que la période biologique d'un astre, sinon un incident fugitif par rapport à son existence entière ? Pour cette raison, l'homme croit la matière immuable : de même que l'homme paraît immuable à l'insecte éphémère qui ne le contemple qu'un jour (Matout). Ainsi les aiguilles d'une montre en marche s'immobilisent pour celui qui leur jette un coup d'œil rapide. Cependant la vie inorganique comporte, comme la vie organique, une naissance, une phase d'évolution ascendante, une phase d'involution descendante, une mort.

L'*évolution* ou *intégration de la matière* est une conception grandiose, émise jadis par Sir Norman Lockyer, admise aujourd'hui par J. Becquerel et par d'autres savants : mais ce n'est qu'une simple *hypothèse,* dont rien ne donne la preuve directe. On n'a encore jamais assisté à l'agrégation d'atomes, à la formation d'une série de corps simples de plus en plus complexes.

L'*involution* ou *désintégration de la matière* est, au contraire, une *certitude,* au moins pour les corps simples de poids atomique très élevé. On la constate. La *radioactivité,* découverte par Henri Becquerel, n'est autre chose qu'une désagrégation, une dégradation spontanée de la matière à laquelle nous assistons passifs et impuissants. Nous l'observons, et ne faisons rien de plus. Nous ne savons pas la provoquer expérimentalement. Il nous est même impossible, quelles que soient les intensités d'énergie que nous mettons en jeu, de la ralentir ou de l'accélérer.

Il semble probable que toute matière est radioactive et que tous les atomes se dégradent : mais, dans la plupart des corps, cette transformation est tellement lente qu'elle nous donne l'illusion de la stabilité. Nous ne pouvons l'enregistrer avec certitude que dans les corps à atomicité très lourde, c'est-à-dire dans les corps pratiquement radioactifs. Chacun d'eux a une durée de désintégration constante.

L'*uranium* jouit d'une extrême longévité, supérieure à neuf milliards d'années. Le *thorium* vit deux cent cinquante millions d'années. Le *radium* a une existence de deux mille neuf cents ans. Le *polonium* dépasse rarement l'âge de sept mois... Et il n'est pas donné à l'*émanation de l'actinium* d'atteindre la vieillesse de l'uranium : car son existence éphémère ne compterait que cinq secondes et demie.

Phase d'intégration de la matière. — Trois corps radioactifs, dont on ne connaît pas les générateurs, sont provisoirement considérés comme des chefs de famille. Ce sont :

a) L'uranium. . . . . (238,5)
b) Le thorium . . . . (232)
c) L'actinium. . . . . (?)

Considérons la famille la plus importante, celle de l'uranium.

On doit d'abord reconnaître que l'uranium ne s'est pas formé par désagrégation, par involution d'un autre corps simple : puisque son poids atomique est supérieur à celui de tout autre élément. L'uranium n'a donc pu être produit que par une *intégration*, par une évolution ascendante de la matière. D'ailleurs, cette intégration n'est point un acte parachevé. Elle se continue ; et sans doute l'uranium prend encore naissance de nos jours à l'intérieur du globe terrestre.

Très lentement, l'être inorganique, c'est-à-dire l'atome, grandit. Les deux formes juvéniles de la matière qui existent sur la terre, les deux éléments les plus simples et les plus légers sont l'hydrogène (1) et l'hélium (4). La matière mue d'un corps simple à atomicité faible en autre corps simple à atomicité plus forte. L'atome devient de plus en plus lourd ; son architecture se complique. Mais, ce faisant, il perd sa cohésion ; il n'a plus la robustesse, la résistance de l'atome d'hélium, toujours libre, puissant par sa force d'inertie et refusant de prendre part à aucune combinaison chimique.

Dans la *famille uranienne*, ici seule envisagée, la matière, par une intégration progressive, atteint à la longue la haute atomicité du plomb (206,5). Elle ne s'arrête pas là. Elle évolue davantage. Elle passe par les états successifs de polonium (210,5), de radium (226,5), et finalement arrive à l'état terminal d'uranium (238,5). Mais, à partir de la forme plomb, la matière est entrée dans sa phase nettement radioactive, c'est-à-dire dans une phase d'instabilité spontanée.

Cette intégration de la matière se fait probablement sous l'influence des pressions formidables qui régnent à l'intérieur de la terre (Ch. Ed. Guillaume). L'énergie de gravitation, libérée dans la contraction des astres, serait ainsi emmagasinée dans les atomes en formation et y prendrait la forme d'énergie intra-atomique latente (J. Becquerel). De cette façon, la matière devient un réservoir colossal d'énergie. Un seul gramme de radium contient autant d'énergie calorifique latente que cinq cents kilogrammes de charbon !

Phase de désintégration de la matière. — Parvenue au maximum d'intégration, ayant atteint le haut sommet de l'uranium, la matière a peine à s'y maintenir. Spontanément elle perd son atomicité, comme un ballon trop gonflé laisse échapper son gaz. Ses atomes lourds, compliqués, instables se désagrègent.

De même, dans la théorie du système solaire de Laplace, ce sont les astres les plus lourds qui, ne pouvant plus maintenir leur cohésion, se scindent le plus facilement en parties plus légères, lesquelles deviennent des satellites.

Donc la matière décline et subit une désintégration qui la mène vers la mort. Elle refait en sens inverse le trajet déjà parcouru, revit à rebours ses siècles passés, et, repassant par les mêmes étapes de corps simples qui jalonnaient sa route ascendante, elle descend lentement mais incessammeut pour revenir à son point de départ.

Puis elle recommence de nouveau son évolution.

Est-il d'ailleurs possible d'envisager la transformation de la matière autrement que comme un cycle fermé, à perpétuel recommencement ? et l'existence des éléments est-elle compatible avec une involution définitive qui les conduirait vers une mort éternelle ?

Remarquons que cette désintégration de la matière n'est pas une hypothèse, comme l'est son intégration : c'est un fait dont la preuve nous est donnée chaque jour par l'instabilité des corps radioactifs. Ainsi la matière, allant à la recherche d'un état de stabilité plus grande, forme une série décroissante de corps simples à atomicités descendantes[1].

La radioactivité n'est pas, comme certains esprits aventureux l'avaient d'abord supposé, une transformation de la matière en énergie, mais bien la libération progressive de la quantité invraisemblable d'énergie extrinsèque (probablement d'énergie de gravitation) que la matière a accumulée dans l'atome pendant sa phase d'intégration. Il en est de même d'un gaz, lequel, en se détendant, restitue l'énergie mécanique qui

1. La théorie de Rutherford est celle qui explique le mieux le phénomène de la radioactivité. Elle suppose que les électrons qui vibrent dans l'atome matériel, perdent incessamment de l'énergie : ce qui, d'ailleurs, est nécessaire, puisque leurs vibrations donnent naissance à une émission continuelle d'ondes électromagnétiques. Quand la perte d'énergie est devenue trop grande, l'atome, rendu alors très instable, explose ; il expulse une particule. Puis il s'y forme un nouvel arrangement un peu plus stable. Rutherford conçoit ainsi la formation successive des corps simples.

lui a été fournie pendant sa compression. Les transformations radioactives ne sont pas, en tout cas, des réactions chimiques.

Le mécanisme, aujourd'hui connu et expérimentalement contrôlé, par lequel se fait la dégradation de la matière, tout au moins dans la famille uranienne, consiste dans l'élimination par l'atome de particules élémentaires d'hélium.

L'atome d'hélium a un poids atomique égal à 4. L'atome d'uranium pèse 238,5. Or, faisons perdre à l'atome d'uranium trois atomes d'hélium : nous obtenons la valeur 238,5 — 12 = 226,5, qui est le poids atomique du radium. Et c'est ainsi que dans la nature le radium se forme spontanément aux dépens de l'uranium [1].

La décomposition atomique se continue comme l'indique le tableau suivant :

Uranium (238,5) — 3 Hélium = Radium (226,5)
Radium (226,5) — Hélium = Émanation (222,5)
Émanation (222,5) — Hélium = Radium A (218,5)
Radium A (218,5) — Hélium = Radium B (214,5)
Radium B (214,5) — Hélium = Radium C (210,5)

Ici est une obscurité. Le radium C se transforme en donnant successivement les radiums D, E et F. On ignore le mode de transformation de ces radiums. Certainement il ne se fait pas de perte d'hélium, puisque tous ont le même poids atomique 210,5 ; le groupement intra-atomique est seul modifié.

Or, le radium F est identique au polonium. On conçoit que l'atome de polonium (210,5), étant moins condensé que l'atome de radium (226,5), ait moins de tendance à se décomposer : aussi est-il moins radioactif. Descendons encore dans l'échelle atomique. Faisons perdre un atome d'hélium au polonium. Nous obtenons un corps dont le poids atomique est 206,5 : élément stable qui cesse d'être radioactif. Quel est ce corps ? Le plomb, probablement.

Constitution de l'atome. — L'hélium nous apparaît donc comme un *élément primordial* dont l'atome simple se sert pour édifier des atomes complexes.

Mais cela ne veut pas dire que tous les corps simples soient formés d'hélium : car, s'il en était ainsi, leurs poids atomiques devraient être des multiples de quatre, poids atomique de l'hélium, ainsi que sont peut-être ceux des gaz rares : Néon ($4 \times 5 = 20$), Argon ($4 \times 10 = 40$), Xénon ($4 \times 32 = 128$), etc. Or, cela n'est pas.

1. Ce calcul nous permet de répondre à deux questions assez souvent posées :
1° *Pourquoi y a-t-il si peu de radium sur la terre ?* Parce que, depuis des siècles, le radium se désagrège continuellement, disparaissant en moins de trois mille ans.
2° *Pourquoi y a-t-il encore du radium sur la terre ?* Parce que l'uranium, avec lequel on le trouve toujours et nécessairement mélangé dans la nature, se décomposant avec une extrême lenteur, produit sans cesse du nouveau radium.

En particulier, le radium n'est pas exclusivement formé d'hélium, puisque son poids atomique (226,5) n'est pas un multiple de quatre.

Et, d'autre part, si cela était, il devrait exister entre les poids atomiques de deux corps simples voisins un écart d'au moins un atome d'hélium, soit de quatre unités. Or, cela n'est pas non plus. Par exemple, le manganèse (55) est voisin du fer (56); le potassium (39), dans la série de Berzélius, précède le calcium (40).

Enfin l'hydrogène a pour poids atomique 1. Considérant ceci, on pourrait penser qu'à côté d'une série de *corps à hélium* il y a une autre série de *corps à hydrogène*; ou encore admettre que l'atome d'hydrogène est seulement un quart d'atome d'hélium.

Mais une telle conception de l'unité de la matière ne concorde pas avec les faits. Si l'atome d'hydrogène était la brique élémentaire dont sont construits tous les corps simples, leurs poids atomiques devraient toujours être formés d'un nombre entier. Il n'en est rien. L'atome potassium pèse non pas 39, mais 39,10. L'atome fer pèse, en réalité, moins de 56, exactement 55,85 [1].

Alors que conclure ?

Que l'élément fondamental de l'atome, que le constituant universel de la matière est une particule *infiniment plus petite* encore.

Cette particule serait l'ÉLECTRON NÉGATIF dont la masse est 1 700 fois moindre que celle de l'atome d'hydrogène.

L'électron négatif serait pour l'être inorganique ce que la cellule embryonaire est pour l'être organique : l'élément primitif de tout édifice atomique ou anatomique, d'où dérivent les formations les plus variées, les plus complexes.

Mais, dira-t-on, l'électron n'est pas un élément de matière; c'est un élément d'énergie, puisqu'il est l'essence même de l'électricité. Précisément. Et cela nous amène, en fin de démonstration, à reconnaître que la matière ne doit plus être distinguée de l'énergie, comme on l'a enseigné pendant le XIXe siècle, mais considérée comme une forme ou plutôt comme une réunion de formes de l'énergie.

II

CONSERVATION DE L'ÉNERGIE

Indestructibilité de l'énergie. — *L'énergie est indestructible.* Nul physicien ne pourrait soustraire ou ajouter un cheval-vapeur

1. Sir William Ramsay a annoncé la transmutation du cuivre en éléments de la même famille et de poids atomiques plus faibles. Sous l'action de l'énergie libérée par le radium, le *cuivre* (63,6) se changerait successivement en *potassium* (39), en *sodium* (23), puis en *lithium* (7). Ces résultats seraient d'une importance capitale : mais, les expériences ayant prêté à quelques critiques, J. Becquerel pense qu'il convient encore de rester dans l'expectative.

à l'ensemble des forces qui bouleversent l'univers. Von Helmholtz a définitivement établi ce dogme scientifique : « La quantité de force capable d'agir dans la nature inorganique est éternelle et invariable. »

La conception fondamentale de la *conservation de l'énergie,* entrevue par Aristote étudiant l'équilibre de la balance et du levier; développée par Leibniz, qui, en janvier 1696, écrivait, au cours de sa controverse avec feu Descartes, qu'en matière de « force vive... ni le plus petit gain ni la plus petite perte ne peuvent être faits »; affirmée à la fin du XVIIIe siècle par Lagrange, qui, dans son « Traité de Mécanique analytique », donnait comme base à la mécanique la loi proclamant l'*impossibilité de créer du travail mécanique*... fut définitivement démontrée à partir de 1842.

Trois hommes contribuèrent à édifier cette féconde doctrine.

Le premier fut Mayer (1842)[1]. Supposant à priori que « deux choses aussi dissemblables que le travail mécanique et la chaleur sont deux formes d'une seule et même chose », il démontra expérimentalement, en étudiant les phénomènes thermiques qui accompagnent la dilatation des gaz, que la propriété capitale des « forces » est l'*indestructibilité.* Il affirma l'équivalence du travail mécanique et de la chaleur. Il conclut en déclarant que les forces sont des objets impondérables, *quantitativement indestructibles* mais *qualitativement variables.* Toute la science actuelle de l'énergétique est résumée dans cette proposition.

Le deuxième fut Joule (1843). Ignorant, en sa brasserie anglaise, les recherches que simultanément Mayer faisait dans une petite ville du Wurtemberg, il arriva cependant aux mêmes conclusions, en prenant comme point de départ de ses études l'échauffement des fils parcourus

1. Julius-Robert Mayer, fils d'un pharmacien d'Heilbronn (Wurtemberg), naquit en 1814. Il fit ses études médicales, et s'embarqua comme médecin à bord d'un bateau hollandais allant aux Antilles. Ayant souvent l'occasion de saigner les matelots de l'équipage, il remarqua que le sang qui s'échappait des veines devenait plus rouge à mesure qu'on se rapprochait des tropiques.

Il s'expliqua ce fait en pensant que, dans les pays chauds, le corps brûle moins d'oxygène, puisque les combustions organiques n'ont pas besoin d'être aussi intenses que sous les climats froids pour maintenir constante la température des tissus. Et ceci l'amena, pendant ses longues escales, à penser que l'homme ne fait pas seulement de la chaleur, mais produit aussi du travail; et que ce travail peut être employé à produire à son tour de la chaleur, par exemple quand il actionne une machine où les frottements échauffent le métal. Mayer arriva ainsi à concevoir, puis à démontrer, que la chaleur et le mouvement sont deux formes d'une même chose, que nous nommons aujourd'hui « énergie ». Il consigna, en juillet 1841, sa découverte dans un court mémoire que Poggendorf refusa d'accepter pour les *Annalen der Physik.* Mais, en 1842, Liebig et Wohler consentirent à insérer dans les *Annalen der Pharmacie und Chemie* son second mémoire intitulé « Remarques sur les forces vives de la nature animée », qui constitue un des documents historiques les plus précieux de la science contemporaine.

par un courant électrique. Admettant aussi l'équivalence du mouvement et de la chaleur — qu'il démontrait d'une façon très simple, en transformant du travail mécanique en chaleur par le frottement, — il pensa qu'on devait toujours obtenir, au moyen d'une même quantité de travail, une même quantité de chaleur. Il fut amené ainsi à déterminer entre ces deux énergies un rapport constant; et il calcula l'*équivalent mécanique de la chaleur*.

Le troisième fut von Helmholtz (1847)[1]. Il prit le même point de départ de ses recherches que Mayer, à savoir l'étude de la chaleur animale. Mais, parce qu'il avait une connaissance des sciences physiques et mathématiques beaucoup plus grande que le médecin Mayer et le brasseur Joule, il put exposer d'une façon plus complète et plus savante le principe de la conservation de la « force » (on ne disait pas encore « l'énergie ») : et il généralisa la *loi de conservation* à toutes les formes de l'énergie.

Mouvement perpétuel. — Les deux principes symétriques de la *conservation de la matière* et de la *conservation de l'énergie* ne sont pas des vérités mathématiques, car on ne peut pas les démontrer par le calcul. Ce sont des vérités expérimentales, dont les faits donnent chaque jour une nouvelle preuve (Lemoine et Vincent).

Donc, on ne peut pas créer de l'énergie. Donc, on ne peut pas détruire de l'énergie. Et ce dogme est absolument contraire à la réalisation pratique du « mouvement perpétuel », tant de fois cherchée en vain.

A vrai dire, une telle recherche n'est pas irrationnelle : car il n'est pas du tout impossible que des choses se meuvent perpétuellement.

Les astres nous en donnent une preuve. Leurs mouvements se continuent sans aucune modification depuis des siècles ; et rien ne nous autorise à croire que leur marche se ralentira.

1. H.-L.-F. von Helmholtz (1821-1894), né à Potsdam (Prusse). Médecin militaire, un des plus illustres savants du XIXe siècle par ses travaux sur l'acoustique, l'optique, l'électricité; a révolutionné l'acoustique en étudiant les harmoniques; a découvert l'ophtalmoscope. Il se fit d'abord connaître par son « Mémoire sur la conservation de la force, 1847. »

Il est triste de dire que cette étude d'Helmholtz, jeune homme de vingt-six ans, fut refusée par Poggendorf, directeur des *Annalen der Physik*, lequel avait réservé six ans auparavant un même accueil au mémoire de Mayer. Les savants de l'Académie des Sciences de Berlin ne voulurent attacher aucune importance à ces travaux; au contraire, ceux-ci furent accueillis avec enthousiasme par les jeunes physiciens et mathématiciens, lesquels venaient de fonder à Berlin la nouvelle Société de Physique, rivale de l'Académie. Ce qui prouve qu'en tous temps et en tous lieux la jeune science ne s'accorde pas avec les vieux savants.

Le mouvement perpétuel se réalise donc incontestablement dans le ciel; pourquoi n'existerait-il pas aussi sur la terre ? Voici la raison de cette contradiction.

Dans le ciel, les astres cheminent au milieu du vide sidéral. *Il n'y a donc aucun frottement* appréciable qui puisse ralentir leur marche.

Sur la terre, il n'en est pas de même. « Tous les mouvements terrestres comportent l'obligation de *vaincre des obstacles de la nature du frottement* : et, pour vaincre ces obstacles, il faut nécessairement dépenser du travail. Tout mouvement d'un système terrestre cesse forcément si le travail qu'il dépense ne lui est pas restitué d'une façon quelconque, puisque, d'après le principe général qu'on vient d'énoncer, le travail ne peut pas provenir de rien. On n'a pas encore observé de cas où il y ait eu de la création de travail, c'est-à-dire où du travail se soit produit sans que quelque autre chose éprouvât un changement » (Ostwald).

L'intérêt de la réalisation pratique du mouvement perpétuel terrestre serait la découverte d'une machine idéale, qui, ayant reçu une première impulsion, *travaillerait indéfiniment.* Cela est impossible : Stevinus l'a démontré par ses plans inclinés. Jamais on ne construira un moteur qui, mis en marche, resterait toujours en activité sans qu'on lui fournisse de l'énergie nouvelle pour remplacer celle qu'il dépense.

Unité de l'énergie. — L'unité de l'énergie, d'abord entrevue en France par Carnot, est à l'heure actuelle expérimentalement et définitivement prouvée.

Les phénomènes, en apparence autonomes, que la physique étudiait jadis dans des groupements isolés et indépendants, sous les noms de *mouvement, chaleur, lumière, son, électricité,* ont aujourd'hui un lien commun, qui est l'*énergie*. Celle-ci se manifeste par des vibrations de la matière, qui se propagent en ondes dans les milieux environnants : la forme et la rapidité de ces mouvements périodiques déterminent seules les différentes modalités de l'énergie.

Grâce à la conception de l'énergie, « la plus grandiose conception du XIXe siècle » (Ostwald), le monde ne nous apparaît plus d'une façon disparate, comme le serait une collection de choses juxtaposées : mais il devient UN GRAND TOUT, dont les parties sont fonctionnellement unies et se prêtent un mutuel appui, ainsi qu'une immense fédération d'êtres et de choses.

La notion d'énergie, admise par Aristote, fut réintroduite dans la science par Thomson. Elle est devenue la base d'une conception nouvelle, l'*énergétique,* qui se représente toutes les opérations de la nature comme étant les diverses manifestations de l'énergie, une et indestructible, mais transformable.

Ce qui caractérise essentiellement le jeu de l'énergie, c'est que toute énergie « tend à passer des endroits où elle a une plus grande intensité dans les endroits où elle a une intensité moindre » (Helm). Cette condition, nécessaire pour que se fasse une opération énergétique, a d'abord été affirmée *pour la chaleur* par Sadi Carnot[1].

Carnot montra que la chaleur, développée dans une machine à vapeur, ne produit du travail qu'à condition de passer d'une température haute à une température basse. De même, l'eau n'actionne la roue d'un moulin qu'en tombant d'un lieu élevé vers un lieu déclive. Pour que ces machines se meuvent, il faut, dans les deux cas, qu'il y ait soit une différence de température, soit une différence d'altitude. Ce n'est donc ni la chaleur ni l'eau en elles-mêmes qui produisent du travail, mais seulement le *changement de position de la chaleur ou de l'eau.*

Carnot limita cette conception géniale à la chaleur seule. Vingt ans plus tard, quand furent connues les transformations de l'énergie, on la généralisa à toutes ses formes. L'énergie a pour propriété caractéristique son *intensité* : quand celle-ci est nulle, l'énergie est en repos ; quand elle est positive, l'énergie agit. Ce qui représente l'intensité d'une énergie, c'est, pour l'eau, la *différence de niveau* ; pour la chaleur, la *différence de température* ; pour l'électricité, la *différence de potentiel,* etc.

III

TRANSFORMATION DE L'ÉNERGIE

Chimie et physique. — La chimie, qui ne peut ni détruire ni créer de la matière, a pour but de la transformer. Elle sait changer un corps en un autre, tirer de la houille noire l'écarlate fuchsine, faire avec l'argile l'aluminium léger.

La physique étudie la transformation de l'énergie. Son effort puissant et fécond donne à la vie contemporaine sa merveilleuse activité.

Ainsi que la matière, l'énergie peut se manifester sous des formes diverses.

1. Nicolas-Sadi CARNOT (1796-1832), né à Paris. Fils aîné de Lazare Carnot (le « grand Carnot », l'organisateur de la victoire), capitaine du génie, il chercha à comprendre comment, dans une machine à vapeur, la chaleur peut produire du travail. Et il publia, en 1824, son mémoire « Réflexions sur la puissance motrice du « feu... », où se trouve énoncé le PRINCIPE dit DE CARNOT : *il n'existe pas de transformation de chaleur en travail sans l'emploi de deux sources à des températures différentes.* Le choléra de 1832 termina ses travaux. Ceux-ci, d'ailleurs, firent peu de bruit quand ils parurent ; ils contenaient cependant une découverte de haute importance, la *thermodynamique.*

Énergie actuelle. Énergie potentielle. — On appelle *énergie* d'un système le *travail* que ce système peut produire. L'énergie, comme le travail, se mesure en kilogrammètres, joules, etc. (voir page 89).

Les physiciens distinguent l'*énergie actuelle* ou *cinétique* et l'*énergie potentielle*. La première agite et se dépense; la seconde se met en réserve, en vue d'une action ultérieure.

a) L'ÉNERGIE ACTUELLE d'un corps en mouvement est le travail qu'on recueille en arrêtant ce corps : par exemple, l'effet produit par une balle de fusil heurtant un obstacle. Le travail de ce corps est égal à la moitié du produit de sa masse par le carré de sa vitesse : $1/2\ Mv^2$. Leibniz a donné à cette énergie le nom de « force vive ».

b) L'ÉNERGIE POTENTIELLE d'un corps en repos est le travail que les forces intérieures amassées dans ce corps effectueraient si le corps était libre d'obéir à l'action de ces forces. Rien n'est plus banal et plus précieux que cette mise en réserve de l'énergie dans la matière, prête à servir au moment voulu. Armez le chien d'un pistolet : son ressort va emmagasiner l'énergie mécanique que vous lui communiquerez ; il la conservera sous forme d'énergie potentielle ; et il la rendra sous forme d'énergie actuelle, quand vous l'en solliciterez en pressant sur la gâchette[1].

Formes anciennes de l'énergie. — Plusieurs formes d'énergie sont depuis longtemps connues, abstraction faite de l'énergie musculaire ; et connues aussi leurs diverses transformations. Ce sont l'*énergie mécanique*, l'*énergie calorifique*, l'*énergie chimique*, l'*énergie lumineuse*.

L'ÉNERGIE MÉCANIQUE est le travail produit par une force qui déplace son point d'application (voir page 88).

Il y a des millénaires qu'on sait produire du feu en frottant deux morceaux de bois secs, c'est-à-dire faire de la chaleur avec

1. Cette distinction très classique entre l'*énergie actuelle*, c'est-à-dire l'énergie qui « se manifeste *actuellement* », et l'*énergie potentielle*, c'est-à-dire l'énergie qui « *peut* se manifester », est fort spéculative, et n'a guère pour nous d'intérêt pratique. Elle fut proposée par l'ingénieur anglais Macquorne RANKINE, en 1855.

La première est une énergie de mouvement ; la seconde est une énergie d'équilibre. L'une ressortit à la *Dynamique*, science du mouvement, fondée par Galilée étudiant les lois de la chute des corps ; l'autre appartient à la *Statique*, science de l'équilibre, créée par Aristote considérant les phénomènes de l'équilibre du levier.

Une telle division, établie d'abord pour l'énergie mécanique, s'applique maintenant à toutes les formes d'énergie. Ainsi peuvent être potentielles : l'énergie chimique contenue dans un explosif, l'énergie électrique condensée dans une bouteille de Leyde, etc. Cependant les énergétistes modernes, tels qu'Ostwald, repoussent une pareille scission, la déclarant artificielle. Pour eux, « la seule manière de comprendre les mots énergie actuelle et énergie potentielle, c'est de regarder comme *actuelle* une énergie présente au moment considéré, et comme *potentielle*, une énergie qui, dans les circonstances présentes, peut se former au moyen de l'énergie présente. »

du mouvement. Et la transformation inverse du mouvement en chaleur est réalisée à notre époque par le chauffeur qui brûle son frein en le serrant sur le volant des roues de son automobile.

L'ÉNERGIE CALORIFIQUE est le travail développé par un corps qui dépense de la chaleur.

Transformer la chaleur en mouvement est le rôle des machines à vapeur, des moteurs à gaz ou à essence[1].

L'ÉNERGIE LUMINEUSE se produit par transformation de l'énergie calorifique, quand on porte un corps à une haute température.

Elle peut à son tour se transformer en énergie chimique : ainsi quand sous son influence la chlorophylle décompose l'acide carbonique de l'air pour en extraire le carbone nécessaire au développement des plantes.

L'ÉNERGIE CHIMIQUE est le travail qui est engendré par les réactions chimiques.

Dès le quatorzième siècle, les « veuglaires », primitives bombardes, utilisaient la transformation de l'énergie chimique de combustion de la poudre en énergie mécanique. Les explosifs se chargent mieux aujourd'hui de cette besogne[2].

1. La *thermodynamique*, inventée par Sadi-Carnot et développée ensuite par Joule, est cette partie de la physique qui étudie les transformations réciproques du travail et de la chaleur.

L'unité de chaleur est la *calorie*.

Une calorie (petite calorie) est la quantité de chaleur nécessaire pour élever d'un degré centigrade la température d'une gramme d'eau distillée.

Une calorie vaut 0,426 kilogrammètre, c'est-à-dire qu'il faut effectuer un travail de 0,426 kilogrammètre pour produire une calorie.

Ce rapport s'appelle l'*équivalent mécanique de la chaleur* (Joule).

2. L'énergie chimique est, à vrai dire, de l'*énergie potentielle* que la nature a mise en réserve dans certains corps.

Un morceau de charbon qui brûle dans l'air produit de la chaleur. Or, cette énergie calorifique est une transformation de l'énergie chimique que possédait à l'état latent, à l'état d'énergie potentielle, le système charbon-oxygène, et qui, par la combustion, a été libérée en énergie actuelle. Si nous n'allumions pas ce morceau de charbon, son énergie potentielle s'y conserverait indéfiniment en réserve.

Dans la pile, le système zinc-acide sulfurique perd son énergie potentielle chimique, qui se transforme en énergie électrique actuelle.

Ici encore, l'hydraulique va nous fournir une comparaison. Soit une nappe d'eau située sur une montagne. Elle pourra, si nous la faisons écouler, mettre en mouvement une usine dans la vallée; elle produira ainsi de l'énergie mécanique sous forme d'énergie actuelle. Mais nous pourrions ne pas faire écouler cette masse d'eau; elle ne ferait dans ce cas aucun travail. Elle n'en posséderait pas moins la même quantité d'énergie disponible : seulement cette énergie mécanique y serait à l'état d'énergie potentielle (P. Janet, *Premiers principes d'Electricité industrielle*, Paris, 1903).

Cependant les transformations sont souvent plus complexes. Prenons comme exemple la machine à vapeur. Au contact de l'oxygène de l'air, le charbon brûle et s'oxyde (transformation de son énergie potentielle en énergie chimique). Cette oxydation chauffe de l'eau jusqu'à l'état de vapeur (transformation de l'énergie chimique en énergie calorifique). La pression de la vapeur meut les pistons (transformation de l'énergie calorifique en énergie mécanique)[1].

1. L'ÉNERGIE SOLAIRE. — Le soleil est, pour la terre, la source première de toute énergie. La chaleur qu'il rayonne pourrait indéfiniment maintenir en activité une machine d'environ six cents trillions de chevaux-vapeur.

Ses rayons nous donnent de l'énergie chimique, de l'énergie mécanique, de l'énergie calorifique.

A. — *L'énergie chimique* est la plus importante de celles que nous empruntons au soleil, parce que c'est, de toutes les énergies, celle qui se met le mieux en réserve.

Seuls nos aliments renouvellent l'énergie que nous dépensons chaque jour. Et nos aliments dérivent des végétaux verts, des plantes qui, grâce à leur chlorophylle, prennent au soleil son énergie actino-chimique. Nous pouvons vivre, en effet, en végétariens exclusifs ; et la viande que nous mangeons nous est fournie par les animaux herbivores. Il n'y a donc point de vie possible sans le soleil. Nos ancêtres eurent raison de le déifier.

Mais le soleil ne luit que pendant le jour. Or, pour que le fonctionnement du système de l'être vivant, ce qu'on appelle la VIE, ne subisse pas d'interruption, il faut que l'organisme ait mis en réserve une certaine quantité d'énergie, destinée à être dépensée pendant la nuit. L'énergie chimique des aliments convient essentiellement à constituer une telle provision. Sans elle, la machine humaine s'arrêterait le soir au coucher du soleil. Et, à l'aube suivante, aucun effort d'énergie solaire ne la pourrait remettre en mouvement : car la suspension de son travail, pour peu qu'elle se prolonge, c'est l'arrêt de la vie, c'est la MORT.

C'est aussi à l'énergie chimique du soleil que l'industrie a jusqu'ici demandé la principale provision d'énergie potentielle qu'elle exploite : elle obtient sa force en brûlant le bois *contemporain* ou bien le bois *fossile* appelé houille noire.

B. — *L'énergie mécanique* que nous dispense le soleil, en élevant au-dessus du sol de grandes masses d'eau, commence à être industriellement utilisée. La houille blanche a été récemment mise en valeur par le développement des moteurs électriques.

C. — *L'énergie calorifique* du soleil n'a pas encore pu, chose étrange, être pratiquement captée ou utilisée.

Quoi qu'il en soit, quand le soleil s'éteindra, la vie durera encore quelque temps sur la terre grâce à nos réserves d'énergie chimique : mais bien courte sera l'agonie de notre planète.

Cependant, depuis que les hommes l'observent, le soleil ne paraît pas avoir faibli. Nordmann calcule, d'ailleurs, qu'il faudrait trente mille ans pour que la diminution réelle du rayonnement solaire fût appréciable à nos instruments actuels. Or, la loi de conservation de l'énergie est vraie dans tout l'univers. Le soleil ne peut pas créer de l'énergie. Comment donc récupère-t-il la chaleur qu'il perd nécessairement par rayonnement depuis des centaines de mille siècles qu'il luit ?

Helmholtz attribuait la conservation de l'énergie du soleil à sa contraction progressive. Il suffirait, en effet, que le diamètre de cet astre, qui a 1 391 000 kilomètres, diminuât chaque année de 150 mètres seulement pour que la chaleur perdue se récupérât, par suite du frottement des matériaux que la gravitation entraîne de sa

Formes nouvelles de l'énergie. — A ces formes classiques de l'énergie s'en ajoutent d'autres. Chaque époque amène la découverte d'énergies nouvelles : celles que fournissent les rayons cathodiques, les rayons X, le radium, etc.

L'invention la plus féconde fut réalisée le jour où l'on sut exploiter l'énergie développée par la vieille électricité, née du frottement de l'ambre jaune six cents ans avant notre ère, et considérée pendant vingt-cinq siècles comme un simple sujet de curiosité, sans utilité pratique.

Or, de toutes les formes de l'énergie actuellement utilisées, l'énergie électrique est sans contredit la plus précieuse, car elle possède au maximum deux qualités maîtresses : *être transportable, être transformable.*

Transport de l'énergie par l'électricité. — Considérons d'abord la question *transport.*

Pénétrons, par la mémoire, dans une usine du siècle dernier ; quel bruit, quel mouvement ! partout tournent des arbres d'acier

surface vers son centre. Si cette seule cause agissait, il faudrait environ six à huit millions d'années pour que la matière solaire devînt d'une densité telle que toute contraction ultérieure fût rendue impossible.

Mais la découverte du radium permet d'augurer, pour le soleil, une longévité bien plus grande, dépassant plusieurs dizaines de millions d'années.

Le radium émet sans cesse de la chaleur. Un gramme de radium dégage 100 petites calories par heure, c'est-à-dire peut élever en une heure de 0 à 100 degrés la température d'un gramme d'eau. En un an, un poids donné de radium émet spontanément autant de chaleur que pourrait en produire la combustion de *cent fois son poids de houille* !

Le radium non désactivé (radium A) a toujours une température supérieure d'un degré à celle du milieu où il se trouve (Curie). Ce fait extraordinaire ne prouve pas que la matière-radium se transforme en énergie, comme certains physiciens l'ont prétendu, mais bien que le radium est une source extraordinaire d'énergie, énergie dont la concentration est un trillion de fois plus grande que toutes les énergies potentielles connues jusqu'à ce jour.

Or, la masse solaire contient une grande quantité d'hélium ; c'est même dans son spectre que ce gaz a été découvert. Et comme l'hélium est un des produits principaux de la désagrégation du radium, il est logique de penser que la matière constituante du soleil contient du radium. Il suffirait que chaque tonne de soleil renfermât deux grammes de ce métal pour que ce radium suffît seul à régénérer la chaleur incessamment perdue par notre astre.

Remarquons, d'ailleurs, que la chaleur solaire ne fait qu'effleurer notre monde : car la terre, qui se refroidit graduellement, renvoie par rayonnement dans les espaces célestes la chaleur qu'elle reçoit du soleil. « Le soleil vient à nous sous forme de chaleur ; il nous quitte sous forme de chaleur : mais, entre son arrivée et son départ, il a fait les puissances multiples de notre globe (Tyndall). »

sur les paliers qui les supportent ; par des engrenages, par des courroies, ils transmettent aux machines-outils la force qui leur est nécessaire ; cette force, cette énergie mécanique, ils l'ont eux-mêmes reçue, à deux pas de là et de la même façon, d'une machine à vapeur ou d'une roue de moulin.

Vingt ans après, quel silence, quel calme ! le long des murs blancs serpentent des fils discrets, qui doucement apportent à l'outil l'énergie requise ; et ce que faisaient jadis, bruyamment, péniblement, la ferraille des engrenages ou le cuir des courroies, l'électricité l'exécute prestement et sans bruit. Elle n'est cependant pas plus que n'était la courroie ; elle n'est, comme elle, qu'un moyen de transmettre l'énergie qu'elle a reçue : mais combien meilleur ! Dans une gorge sombre des Alpes de Provence bondit un torrent. A quarante kilomètres de là, une ville étale paresseusement au soleil de la Côte d'Azur ses villas de marbre : c'est Nice la Blanche. Là-bas, l'eau de la montagne cède son énergie à un alternateur ; ici les tramways la recueillent et roulent, les lampes la reçoivent et brillent. Or, imagine-t-on une courroie de transmission de vingt lieues de long, traversant le département des Alpes-Maritimes ? Cependant elle fonctionne, cette transmission de force ; elle est faite non de cuir, mais d'électricité [1].

Transformation de l'énergie par l'électricité. — Vient ensuite et surtout la question de *transformation*.

Fille complaisante, née à volonté de trois génératrices (E. mécanique, E. calorifique, E. chimique), l'Énergie électrique peut à son tour engendrer de nouvelles énergies en leur rendant leurs types ancestraux.

Or, il est aussi facile de transformer une des vieilles formes d'énergie en énergie électrique que de procéder à la transformation inverse.

a) Au point de départ, nous savons faire de l'énergie électrique, soit avec de l'énergie mécanique [2] (dynamos, machines statiques),

1. Le transport industriel de la force motrice à l'aide de l'électricité fut réalisé pour la première fois, en 1873, à l'exposition de Vienne. Un moteur à gaz mettait en mouvement une dynamo-génératrice. Celle-ci avait ses pôles réunis, par un circuit d'un kilomètre, à ceux d'une dynamo-réceptrice, laquelle se mettait en mouvement sous l'action du courant et actionnait une pompe à eau.

2. L'étude des poissons électriques (gymnotes, torpilles, etc.) présente un certain

soit avec de l'énergie calorifique (pile thermo-électrique), soit avec de l'énergie chimique (pile de Volta).

b) *Au point d'arrivée*, nous savons aussi, à l'aide de divers appareils récepteurs, transformer l'énergie électrique soit en énergie calorifique (lampes, cautères), soit en énergie chimique (appareils à électrolyse), etc., et même créer des formes jadis insoupçonnées d'énergie (ampoule de Crookes, etc.) (fig. 157).

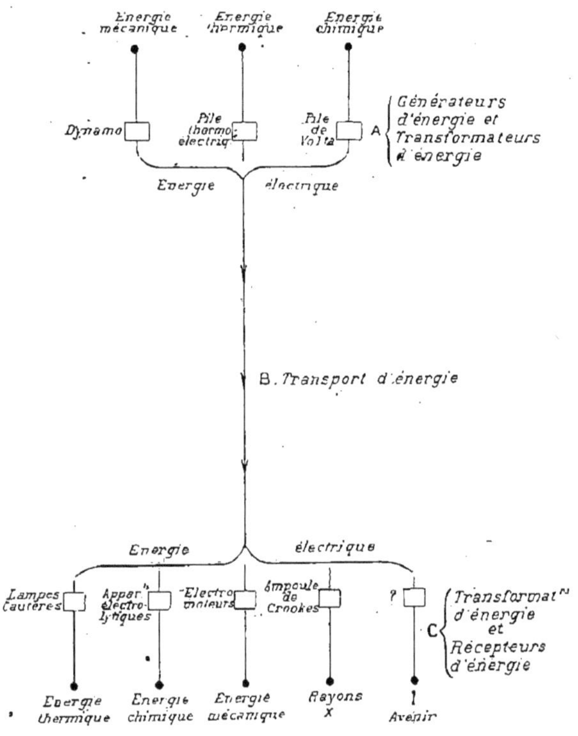

Fig. 157. — *Schéma des modes usuels de transformation de l'énergie par l'intermédiaire de l'électricité.*

Rôle de l'électricité. — En tout cela, l'électricité n'est qu'un *intermédiaire* entre la production et la consommation d'énergie. Elle puise à une source quelconque — mécanique, calorifique, chimique, — de l'énergie qu'elle s'assimile, transporte, transforme, détaille et nous rend complaisamment suivant nos besoins.

« De même que dans le monde de la Matière, l'industrie emploie

intérêt, au point de vue des rapports de l'énergie mécanique et de l'énergie électrique.

On sait que ces poissons fournissent des décharges assez intenses pour allumer de petites lampes électriques (D'Arsonval). Chez les gymnotes, la tête et la queue forment les deux pôles entre lesquels se produit la décharge, qui a une période latente de 0,005 seconde, de même durée que la période latente de la contraction musculaire. Or, ces organes électriques ont, au point de vue embryologique, une grande analogie avec les muscles. Au cours du développement, le muscle devient un organe fournissant beaucoup de travail mécanique et très peu de travail électrique. C'est l'inverse pour l'organe électrique des poissons (G. Weiss).

une certaine *matière première* et fournit une certaine *matière fabriquée*, de même, dans le monde de l'énergie, l'électricité emploiera une certaine *énergie première* et formera une certaine *énergie fabriquée* » (P. Janet).

L'électricité n'est qu'un intermédiaire ; car nous ne savons guère utiliser l'énergie électrique qu'après l'avoir à nouveau transformée en une autre forme d'énergie : chaleur des cautères, mouvement des moteurs, action chimique de l'électrolyse, etc.

Mais c'est le plus parfait des intermédiaires, qui a sur tous les moyens de transmission d'énergie connus (engrenages, courroies de transmission) le double avantage de pouvoir transporter l'énergie à une distance considérable, et de pouvoir transporter toutes les formes de l'énergie, en les transformant à volonté [1].

DÉGRADATION DE L'ÉNERGIE

Énergie dégradée. — Une énergie quelconque se « dégrade » quand, pendant sa transformation en une autre forme d'énergie, elle perd simultanément une certaine quantité d'énergie calorifique, non utilisée.

Cette énergie calorifique ainsi gaspillée porte le nom d'*énergie dégradée*.

Toutes les formes d'énergie sont susceptibles de dégradation.

a) L'*énergie mécanique se dégrade*. Une partie du travail fourni se transforme en chaleur, par l'effet du frottement des parties qui forment un système mécanique.

b) L'*énergie électrique se dégrade*. Une fraction se transforme en chaleur, qui échauffe les conducteurs qu'elle traverse. Cette perte d'énergie électrique, par dégradation calorifique, fut la principale difficulté qu'on rencontra quand on voulut transporter l'énergie, aux débuts de l'industrie électrique ; elle est vaincue grâce aux transformateurs, qui, élevant la tension des courants, diminuent le nombre des ampères à expédier.

1. L'énergie électrique se trouve, d'ailleurs, en quantité infime dans la matière, parce que cette énergie a une grande tendance à se transformer en une autre forme d'énergie. Elle est très instable. Il faut la produire au moment où l'on a besoin de l'utiliser. Ainsi les accumulateurs n'accumulent pas, comme on le croit, de l'énergie électrique, mais bien de l'*énergie chimique*, qu'ils transforment instantanément en énergie électrique quand on les fait travailler.

c) *L'énergie calorifique elle-même se dégrade.* En effet, une partie de la chaleur fournie aux machines à vapeur se gaspille en échauffant, par conductibilité, les pièces voisines qui sont plus froides. La chaleur à haute température est moins dégradable que la chaleur à basse température.

La chaleur est donc une *forme inférieure de l'énergie*: c'est de l'énergie de mauvaise qualité. En voici la raison.

Dans les molécules, les particules élémentaires de la matière sont en agitation perpétuelle. L'énergie est la force vive de ces mouvements. Aux différentes formes d'énergie correspondent divers types de mouvements. Or, quand ils produisent de l'énergie calorifique, ces mouvements ont lieu *au hasard*, dans tous les sens. *La chaleur n'a pas d'orientation.*

« Les molécules d'un corps chaud sont comparables à une foule dont les individus se dirigeraient au hasard et ne sauraient unir leurs efforts vers un but déterminé. On comprend pourquoi l'énergie cherche toujours à prendre la forme de chaleur ; c'est parce que le mouvement désordonné est le mouvement qui a le plus de chances de se produire, le mouvement le plus probable (J. Becquerel). »

Dégradation finale de l'énergie. — Qu'on veuille bien considérer : *a*) d'une part, que toutes les formes de l'énergie, au cours de leurs incessantes évolutions, tendent à se transformer en chaleur ; *b*) d'autre part, que les corps chauds tendent à se refroidir, et les corps froids, à se réchauffer.

Le monde évolue donc vers un état où tous les corps seront à la même température, et, par conséquent, demeureront en un repos éternel, puisque toutes les causes capables de créer des différences de température auront cessé d'exister.

Cette « dissipation de l'énergie » (Thomson) amènera la fin du monde, j'entends de notre terre et non de l'univers. Il n'y aura pas alors une disparition de la matière terrestre, mais un état terminal où, toute notre provision d'énergie libre ayant été peu à peu dégradée, rien ne pourra plus se passer sur le globe, figé à une température glaciaire.

Clausius l'a savamment proclamé par sa loi d'entropie. « *L'entropie de l'univers tend vers un maximum* » : loi grâce à laquelle Thomson a pu calculer que ces choses adviendront probablement dans quarante millions d'années. Alors la vie cessera ; et la « mort de la chaleur » (Clausius) finira par régner sur la terre.

Cette conception s'accorde parfaitement, d'ailleurs, avec le principe de la conservation de l'énergie. L'énergie qui se dégrade ne se détruit pas pour cela. La QUALITÉ de l'énergie se dissipe de jour en jour, mais la QUANTITÉ de l'énergie se conserve immuable. Le lendemain de sa mort, notre terre renfermera exactement autant d'énergie qu'elle en contenait au jour de sa naissance : mais cette énergie aura perdu toute « intensité ». Ce sera de l'énergie en équilibre, de l'énergie en sommeil définitif, par conséquent éternellement inactive. Et, à tout prendre, bien que théoriquement la dégradation et la destruction de l'énergie soient deux phénomènes absolument dissemblables, en réalité ceux qui assisteront à la fin de la terre seront en droit de les considérer comme des choses pratiquement équivalentes.

IV

MACHINES — RENDEMENT

Rôle des machines. — Des considérations précédentes, quelque peu abstraites, découle une conclusion très pratique qui régit l'économie de notre installation électro médicale : l'étude du *rendement*.

Tout appareil, quel qu'il soit, qui a pour effet de transformer d'une manière régulière et continue une forme quelconque de l'énergie en une autre forme, se nomme une MACHINE. Ainsi la pile est une machine, puisqu'elle transforme l'énergie chimique en énergie électrique.

Le mot MOTEUR s'applique spécialement aux machines qui produisent de l'énergie mécanique en dépensant une autre forme d'énergie.

L'homme est un *moteur animé*, qui transforme l'*énergie chimique*, produite par les combustions de l'organisme, en *énergie mécanique*. Il est d'autant mieux comparable à une machine à vapeur qu'il dégrade une partie de cette énergie première en chaleur, destinée à maintenir constante sa température intérieure (J.-R. Mayer, 1842).

Rendement industriel. — Théoriquement, en vertu du principe de la conservation de l'énergie, une machine devrait restituer intégralement toute l'énergie qu'on lui fournit.

Pratiquement, il n'en est rien. On a toujours du déchet. Ce déchet s'évalue en calculant le rapport de la puissance recueillie à la puissance dépensée.

La fraction ainsi obtenue exprime la valeur du RENDEMENT INDUSTRIEL de la machine.

$$\text{Rendement} = \frac{\text{Puissance utile recueillie}}{\text{Puissance totale dépensée}}$$

L'amélioration du rendement industriel est l'objet de recherches incessantes de la part des inventeurs, puisqu'elle entraîne l'abaissement du prix de revient du cheval-heure [1].

Rendement des machines thermiques. — Le rendement des machines thermiques est très mauvais.

La *machine à vapeur* ne rend sous forme d'énergie mécanique qu'un dixième au plus de l'énergie calorifique qu'on lui fournit.

1. Le coefficient de transformation. — La colossale importance économique et sociale que comporte le problème de l'amélioration du rendement des machines, c'est-à-dire du *coefficient de transformation de l'énergie,* a été exposée par un des plus éminents maîtres de l'Energétique.

« Il est facile de se rendre compte de la différence qui existe, même dans les cas les plus simples, entre les coefficients de transformation, en taillant du bois successivement avec un couteau mousse et avec un couteau tranchant. La dépense d'énergie que réclame l'exécution du travail en question est théoriquement la même dans les deux cas : mais, en pratique, elle est bien différente, à cause de la différence des coefficients de transformation. Il en est de même de toutes les formes de travail. Un calcul qui demande à un commençant des heures d'un travail acharné, est exécuté en quelques instants par un calculateur exercé...

« On a véritablement le droit de dire que *la tâche générale de la civilisation consiste à obtenir, pour les énergies à transformer, des coefficients de transformation aussi avantageux que possible...* Dans toutes les professions on se propose quelque transformation d'énergie, et, dans toutes, on doit s'attacher à opérer cette transformation de la façon la plus avantageuse possible. C'est la valeur du coefficient de transformation qui indique si le travail est accompli ou non dans de bonnes conditions. Cela s'applique aussi bien aux hommes qu'aux choses. Qu'il s'agisse du prince qui dirige le char de l'État ou de la bicyclette qui facilite les courses que nous imposent nos occupations, le travail sera exécuté dans de bonnes conditions s'il se fait sans gaspillage d'énergie.

« Ces considérations s'appliquent aussi aux questions de *morale sociale,* c'est-à-dire aux questions relatives aux intérêts des masses. La quantité d'énergie libre dont dispose l'humanité n'est pas illimitée. Elle se compose chaque jour, d'une part, de la quantité d'énergie qui lui est apportée dans le jour par le rayonnement solaire, d'autre part, par les quantités d'énergie qu'au cours des âges le rayonnement solaire a accumulées dans la terre, sous forme de charbon. Le bien-être des hommes est en proportion de la part d'énergie qui revient à chacun d'eux... Or, rien ne serait plus propre à améliorer leur sort que de rendre plus avantageux le coefficient de transformation de l'énergie solaire en énergie chimique. Comme on le sait, le phénomène fondamental en vertu duquel nous avons de l'énergie à notre disposition, c'est l'accumulation dans les plantes vertes d'énergie provenant du rayonnement solaire. Cette énergie, accumulée sous forme de combinaisons chimiques, peut être libérée par des combustions. Mais les plantes vertes ne capitalisent qu'*un ou deux pour cent* de l'énergie qu'elles reçoivent. Si l'on arrivait à inventer un transformateur leur permettant d'en accumuler seulement quelques centièmes de plus, on apporterait au sort de l'humanité laborieuse une amélioration plus importante que tous les établissements de bienfaisance du monde. » (W. Ostwald, *L'Énergie*, Trad. E. Philippi.)

L'invraisemblable faiblesse de la valeur du rendement d'une machine à vapeur s'explique ainsi. 40 pour 100 de la chaleur sont perdus ; ils servent à échauffer l'atmosphère et les objets environnants par la flamme du foyer. 20 pour 100 de la chaleur sont gaspillés par la vapeur qui chauffe les parois des tuyaux et des cylindres. 30 pour 100 de la chaleur sont restitués au condenseur de vapeur. Restent 10 pour 100 qui se transforment en énergie mécanique pour actionner les pistons. Et, à cause du frottement des pistons, des bielles et des essieux, on peut dire que 7 à 8 pour 100 seulement de l'énergie potentielle accumulée dans la houille sont envoyés sous forme de mouvement aux jantes des roues motrices de la locomotive. Détestable rendement dont on se contente encore !...

Les *moteurs à explosion* (gaz, essence) ont un rendement meilleur, qui est de 20 pour 100. Le plus avantageux des moteurs à explosion est le *canon,* qui a un rendement de 50 pour 100.

Les moteurs à explosion utilisent mieux la chaleur, parce qu'ils transportent le foyer à l'intérieur du cylindre moteur. Il y a ainsi moins d'énergie calorifique dissipée par conduction.

Rendement des moteurs animés. — « En moyenne, un homme robuste a besoin, au repos, d'une ration d'entretien quotidienne capable, par sa combustion, de fournir environ 2 500 Calories (grandes calories).

« Lorsque cet homme se livrera à un travail, il faudra, pour le maintenir en équilibre de nutrition, lui augmenter sa ration. On pourrait se demander s'il ne suffirait pas d'ajouter à sa ration de repos les 500 Calories nécessaires au travail quotidien (estimé à 212 500 kilogrammètres). L'expérience montre qu'il n'en est pas ainsi.

« Quand l'homme passe du repos au travail, l'excès des combustions n'est pas tout entier affecté à la production de ce travail : pour faire un travail équivalent à 1 Calorie, il faut en réalité produire 5 Calories de plus qu'au repos. Cet homme aura donc besoin d'une ration journalière de 5 000 Calories.

« Dès lors, quel est le rendement de cet homme ? Au point de vue pratique, commercial peut-on dire, comme il nécessite une dépense de 5 000 Calories et qu'il produit un travail équivalent à 500 Calories, son rendement est de 10 pour 100

« Mais au point de vue physiologique nous pourrons raisonner autrement... Quand nous voulons faire produire du travail à l'ouvrier, cela ne nous coûte en réalité que 2 500 Calories, puisque les Calories de repos doivent être inévitablement fournies.

« C'est donc avec les 2 500 Calories fournies en plus que nous produisons 500 Calories utiles. *Le rendement est de 20 pour 100.* » (G. Weiss *Précis de physique biologique,* Paris, 1910.)

Rendement des machines électriques. — Au contraire, le rendement des machines qui font de l'énergie électrique est excellent et atteint une valeur très élevée.

La *dynamo* a un rendement de 90 à 95 pour 100 : c'est-à-dire que, si on lui fournit cent unités d'énergie mécanique, elle laisse récupérer quatre-vingt-dix unités d'énergie électrique.

La *pile,* dans les conditions usuelles où on l'utilise, a un rendement de plus de 50 pour 100.

Un bon *transformateur* de courant (alternatif de haut voltage en alternatif de bas voltage) a un excellent rendement, qui est d'environ 97 pour 100.

Perte apparente et conservation réelle de l'énergie. — Il n'y a en tout cela, on ne saurait trop le répéter, rien qui contredise le principe de la conservation de l'énergie.

Nous fournissons 100 unités d'énergie mécanique à une dynamo. Elle nous rend 90 unités d'énergie électrique. 10 unités d'énergie sont donc perdues en apparence, mais non pas en réalité.

Par suite de la résistance des fils conducteurs, des frottements de l'axe de la dynamo sur ses coussinets, etc., 10 unités d'énergie mécanique ont été dégradées en 10 unités d'énergie calorifique, qui se gaspillent à échauffer inutilement l'ensemble du système. Une équation simple exprime ce fait :

$$100\ \mathrm{EM} = 90\ \mathrm{EE} + 10\ \mathrm{EC}.$$

Autre exemple, plus intéressant pour le médecin. On saura (voir page 648) que si, méconnaissant ces principes, ainsi qu'il nous arrive souvent en clinique, on actionne directement un galvanocautère par un courant industriel, sur 100 unités d'énergie électrique achetées à l'usine, 3,5 unités seulement arrivent au cautère qui les doit transformer en chaleur utilisable. 96,5 unités d'énergie électrique se sont dégradées et transformées, dans les résistances intercalées, en chaleur inutilisée. Soit un déchet invraisemblable, et, par conséquent, un gaspillage d'énergie et d'argent de plus de 2 000 pour 100 ! Ce n'est plus là de la théorie qui soit à dédaigner pour un praticien.

C'est ainsi que dans toute industrie de la matière, bien que le poids total de la matière recueillie à la fin d'une opération soit égal au poids initial de la matière employée, il y a toujours un certain *déchet inutilisable* (P. Janet).

Machines génératrices d'énergie électrique. — On appelle « générateurs d'électricité » les machines transformant une énergie quelconque, qui leur est fournie, en énergie électrique.

On les nomme aussi *sources électriques* ou *électromotrices*, parce qu'elles meuvent l'électricité et maintiennent entre les deux pôles d'un circuit une différence de potentiel constante : par analogie avec les *sources d'eau*, qui assurent dans une canalisation hydraulique une pression constante.

Industriellement et médicalement, nous n'avons à considérer que trois catégories de générateurs d'électricité :

1° Les générateurs qui transforment l'énergie chimique en énergie électrique. Ce sont les *piles hydro-électriques*.

2° Les générateurs qui transforment l'énergie calorifique en énergie électrique. Ce sont les *piles thermo-électriques*.

3° Les générateurs qui transforment l'énergie mécanique en énergie électrique. Ce sont les *machines électrostatiques* et les *machines électrodynamiques*..

CHAPITRE VII

LES PILES ÉLECTRIQUES

I

PILES HYDRO-ÉLECTRIQUES

Force électromotrice de contact. — *Les* PILES HYDRO-ÉLECTRIQUES (par abréviation : les PILES) *transforment l'énergie chimique en énergie électrique.*

Nous savons que les piles ne fabriquent pas l'électricité, mais communiquent seulement à l'électricité préexistante de l'énergie, qu'elle transporte et transforme à notre gré.

Une question préjudicielle se pose : pourquoi l'immersion de deux métaux différents dans un liquide développe-t-elle de l'énergie électrique ? Volta supposait que le contact seul était la cause de ce phénomène ; et il donna à l'électricité ainsi produite le nom d'*électricité de contact* — nous dirions aujourd'hui *force électromotrice de contact,* — par opposition à la vieille *électricité de frottement.* En effet, quand une lame métallique est plongée dans un liquide conducteur, il se produit au niveau de la surface de contact une force électromotrice qui se répartit *inégalement* sur le métal et sur le liquide contigus. Cette f. é. m. est une constante, un « invariant » diraient les mathématiciens, pour un métal et un liquide déterminés, quelle que soit l'étendue de la surface de contact.

a) Tantôt le métal absorbe moins d'électricité que le liquide : il devient alors électronégatif, le liquide étant électropositif. Ainsi, entre le *zinc* et la solution de *sulfate de zinc* (ou, ce qui revient au même, d'acide sulfurique, qui forme dans la pile du sulfate de zinc) il se produit une différence de potentiel constante de 0,515 volt aux dépens du zinc, qui prend la polarité négative *b*) Tantôt le métal absorbe plus d'électricité que le liquide : il devient alors électropositif, le liquide étant électronégatif. Ainsi, entre le *cuivre* et la solution de *sulfate de cuivre* (ou d'acide sulfurique) il se produit une différence de potentiel constante de 0,524 volt au profit du cuivre, qui prend la polarité positive.

Si donc, ainsi que cela a lieu dans la pile Volta actuelle, on plonge simultanément dans de l'acide sulfurique dilué une lame de zinc et une lame de cuivre, on totalise ces deux différences de potentiel. D'une part, la solution a un excès de potentiel de 0,515 volt par rapport au zinc. D'autre part, le cuivre a un excès de potentiel de 0,524 volt par rapport à la solution. Le cuivre aura donc un excès de potentiel de $0,515 + 0,524 = 1,039$ volt par rapport au zinc. Il sera pôle positif ; le zinc sera pôle négatif. La pile ainsi constituée aura par conséquent une force électromotrice de 1,039 volt.

Les mêmes choses se passent si chaque métal plonge dans une solution spéciale (*pile à deux liquides*), à condition que ces deux solutions soient séparées par une cloison qui empêche leur mélange mais ne gêne pas leur communication électrique. On peut considérer, dans ce cas, que les deux liquides sont en contact électrique immédiat. Or, la force électromotrice que fait naître le contact de deux liquides est tellement faible qu'elle peut être ici tenue comme pratiquement négligeable (Graetz).

Inconvénients des piles. — Les piles ont été pendant longtemps les seules sources pratiques d'énergie électrique. On tend maintenant à les abandonner pour deux raisons principales.

1° Parce que, bien que leur rendement soit excellent (jusqu'à 90 pour 100), cependant elles mettent l'énergie à un prix très élevé : car elles consomment un combustible infiniment plus cher que le charbon. Ce combustible est le zinc[1].

1. Le charbon coûte environ 30 francs la tonne. Le zinc vaut 600 francs la tonne. L'énergie électrique produite par les piles revient donc à un prix industriellement inabordable : aussi bien la pile est-elle un *générateur de luxe*, limité aux cas où l'on n'a besoin que de très peu d'énergie (télégraphes, sonneries, etc.).

En effet, pour produire 1 000 ampères-heure, une pile doit consommer 1 213, 30 grammes de zinc. Elle engage ainsi une dépense de 73 centimes : ce qui, dans une pile Daniell du modèle courant, ayant une force électromotrice moyenne de 1 volt, met le prix de revient du kilowatt-heure à 75 centimes environ, non compris les frais de manutention et d'amortissement.

A ce propos, Faivre-Dupaigre et Carimey font remarquer que si l'on pouvait

On peut dire, en effet, que dans la pile il y a combustion chimique (oxydation) de l'électrode négative. L'électrode positive ne sert qu'à faciliter la continuité du courant électrique ; on pourrait la supprimer en plongeant directement dans le liquide l'extrémité du fil de cuivre soudé au zinc.

2° Parce qu'elles ont deux défauts graves : la *polarisation* et la *résistance intérieure*.

II

POLARISATION DES PILES

Causes de la polarisation. — Prenons une pile Volta dont la force électromotrice est d'environ 1 volt. Faisons-la débiter sur un circuit extérieur peu résistant. Bientôt nous constaterons que la tension du courant a baissé ; elle tombe, par exemple, à 2/3 de volt.

On dit alors que *la pile s'est polarisée.*

La *polarisation* est due au phénomène suivant, découvert par A.-C. Becquerel, en 1826. Lorsque la pile ne débite pas sur un circuit extérieur, ou, en d'autres termes, quand aucun conducteur n'en réunit les deux pôles, on voit les bulles d'hydrogène, provenant de la décomposition de l'eau acidulée, se dégager uniquement autour de l'*électrode attaquée,* qui est la lame de zinc. Vient-on à faire débiter la pile sur un circuit extérieur, c'est-à-dire à réunir ses deux pôles par un conducteur, on constate dans la pile un phénomène inverse du précédent. Désormais l'hydrogène libéré, changeant de direction, se portera sur l'*électrode non attaquée,* qui est la lame de cuivre (fig. 158).

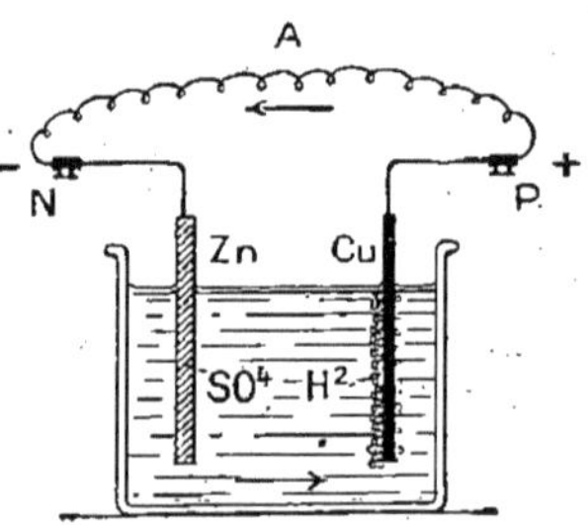

Fig. 158. — *Schéma d'une pile à un liquide* (pile Volta).

transformer *directement* en énergie électrique l'énergie chimique produite par la combinaison du charbon avec l'oxygène, comme le font les piles par la combustion du zinc, *sans passer par l'intermédiaire de la chaleur,* on verrait le prix industriel du kilowatt-heure tomber à 1,5 centime. Ce jour-là, la machine à vapeur, qui ne peut pas fournir le kilowatt-heure à moins de 3 centimes, disparaîtrait définitivement.

Les bulles d'hydrogène, s'accumulant alors autour de l'électrode positive, *l'entourent d'un manchon gazeux,* mauvais conducteur, qui devient de plus en plus épais à mesure que la pile fonctionne. Ainsi s'établit un obstacle progressif au passage du courant à l'intérieur de la pile, qui augmente sa résistance. Et, en même temps, cette accumulation d'hydrogène diminue sa force électromotrice, qui peut finalement tomber à zéro.

Effets de la polarisation. — La polarisation est d'autant plus rapide et plus forte :

a) que l'élément de pile est *plus petit* ;

b) que l'intensité du courant qu'on lui fait débiter est *plus grande.*

Ces deux conditions concourent à abaisser sa force électromotrice. De même, un homme voit sa force s'épuiser d'autant plus vite qu'il est plus chétif ou qu'il doit faire un plus gros travail.

La conséquence inévitable de la polarisation de la pile est l'INCONSTANCE du courant.

Au fur et à mesure qu'une pile se polarise en débitant, sa force électromotrice baisse : et l'intensité du courant fourni diminue, en admettant que la résistance du circuit extérieur reste constante. Cette inconstance est assez grande pour qu'un gros galvanocautère, alimenté par une petite pile, et porté au rouge-blanc, puisse parfois s'éteindre avant que l'opération qu'il effectue soit achevée.

Et, pour comble de malheur, cette inconstance du courant, résultat de la polarisation, est encore accrue dans certaines piles par un autre facteur, qui est l'*épuisement progressif du liquide excitateur,* dont l'acide est neutralisé par le métal qu'il attaque. Les piles dites « à écoulement » échappent bien à ce reproche : mais elles sont trop compliquées et trop encombrantes pour se prêter à nos usages médicaux.

Dépolarisation. — Peut-on supprimer la polarisation ?

Oui, tout au moins pratiquement.

Quand une pile se polarise, c'est à cause de l'accumulation de l'hydrogène sur l'électrode positive. Donc, pour empêcher la polarisation, il faut et il suffit que l'hydrogène soit mis dans l'impossibilité de séjourner en cet endroit.

On remédie à la polarisation de deux manières : mécaniquement ou chimiquement.

a) La *dépolarisation mécanique* consiste à détacher les bulles de gaz qui entourent l'anode, soit par l'agitation continuelle des électrodes, soit par l'insufflation fréquente d'air au sein du liquide. Ces procédés grossiers, jadis assez usités, sont maintenant abandonnés ; ils sont très incommodes.

b) La *dépolarisation chimique*, découverte par Becquerel[1], est infiniment plus pratique. Elle consiste à entourer l'anode de substances solides ou liquides, très oxydantes. Le *corps dépolarisant* cède une partie de son oxygène à l'hydrogène naissant, transforme celui-ci en eau, et supprime ainsi, plus ou moins, l'engainement de l'anode ; ou, tout au moins, il ne lui permet de se former que très lentement.

Les dépolarisants les plus employés sont le *peroxyde de manganèse* (pile Leclanché), l'*acide nitrique* (pile Bunsen), l'*acide chromique* (pile Poggendorf). Ce dernier corps est très souvent utilisé dans nos piles médicales. Son prix est élevé. Il est économique de le remplacer par un mélange de bichromate de potasse et d'acide sulfurique, qui le régénère à l'état naissant au sein de la pile. Le bichromate de soude est encore préférable,.

Piles à un liquide. Piles à deux liquides. — Il y a deux manières d'utiliser un dépolarisant.

1° *On le mélange au liquide excitateur*, ce qui a lieu dans les piles dites « à un liquide » (pile Poggendorf). Mais alors, quand le liquide excitateur est épuisé, il faut sacrifier en même temps le dépolarisant, lequel est encore en partie actif. De là une dépense inutile, d'autant plus que les dépolarisants sont toujours des produits chers, tandis que les liquides excitateurs ont généralement très peu de valeur commerciale.

D'ailleurs, dans les piles à un liquide, la polarisation est plus

1. Antoine-C. Becquerel (1788-1878), physicien français, né à Châtillon-sur-Loing, construisit la première pile à courant constant.

Son fils, Edmond-A. Becquerel (1820-1891), est connu par ses remarquables travaux sur le spectre solaire et sur les phénomènes magnétiques.

Son petit-fils, Henri-A. Becquerel (1852-1908), découvrit en 1896 les radiations invisibles émises par l'uranium (rayons de Becquerel). Ce fut le point de départ des recherches de M. et Mme Curie, qui, deux ans plus tard, trouvèrent le radium.

ou moins atténuée : mais elle n'est jamais supprimée complètement.

2° *On le sépare du liquide excitateur,* en l'enfermant dans un vase poreux qui entoure l'électrode positive, ce qui a lieu dans les piles dites « à deux liquides » (pile Daniell) (fig. 159).

Ces piles à deux liquides offrent deux avantages : *a*) le dépolarisant y est usé complètement, et indépendamment de la consommation du liquide excitateur; *b*) le dépolarisant y est accumulé autour du seul point où son action soit utile, et ainsi il agit plus efficacement. Aussi ces piles donnent-elles, pendant un temps appréciable, un courant assez constant, au lieu de procéder par coups de collier violents mais courts, comme le font certaines piles à un liquide. Toutefois, ces avantages ont pour contre-partie l'augmentation de la résistance intérieure de la pile, due à la présence du vase poreux.

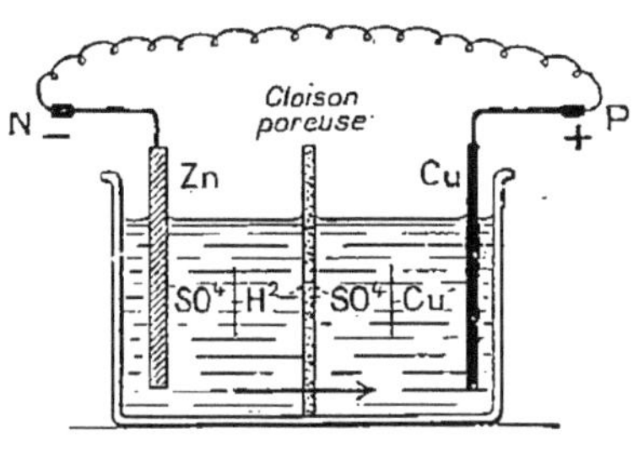

Fig. 159. — *Schéma d'une pile à deux liquides* (pile Daniell).

Dans les piles à deux liquides, la polarisation peut être presque complètement annulée si chaque électrode métallique est en contact avec une solution de ses sels. Exemple : la pile Daniell.

Inconstance des piles. — La pile la plus inconstante est la *pile Volta,* dont la polarisation est rapide et dont la dépolarisation est très lente.

La pile la moins inconstante est la *pile Daniell,* où la dépolarisation se fait d'une façon presque parfaite, et dont, pour cette raison, le débit peut être considéré comme constant.

La *pile Leclanché,* si répandue, et considérée comme type de pile constante, n'a, en réalité, cette qualité que si on la fait travailler par intervalles et en ne lui demandant qu'un faible débit : par exemple, en télégraphie ou en téléphonie. Donc : *a*) jamais une pile Leclanché ne doit fonctionner plusieurs heures de suite; *b*) ne peut être réellement considéré comme non polarisable qu'un élément Leclanché ayant de grandes dimensions par rapport au travail qu'on veut lui imposer.

III

RÉSISTANCE INTÉRIEURE DES PILES

Cause de la résistance intérieure des piles. — On admet que le courant circule à l'intérieur de la pile en allant de l'électrode négative vers l'électrode positive. Sur sa route, il rencontre un obstacle que nous avons défini : *la résistance intérieure de la pile.*

Or, la résistance intérieure des piles est notable. Il y a pour cela deux raisons principales.

1° Les liquides (électrolytes) sont *très peu conducteurs*. Ainsi, la résistivité de l'eau additionnée d'acide sulfurique est environ soixante mille fois supérieure à celle du cuivre. Et les solutions salines, qui se forment dans la pile au fur et à mesure qu'elle fonctionne, sont plus résistantes encore que les acides dilués.

2° A cet obstacle constant s'ajoute un obstacle éventuel, constitué par la *couche d'hydrogène* qui peut entourer l'anode : condition qui nous montre les rapports intimes unissant la résistance intérieure à la polarisation.

Correction de la résistance des piles. — Peut-on annuler la résistance intérieure ? Non.

Peut-on diminuer la résistance intérieure ? Oui.

On peut atténuer la résistance intérieure des piles de trois façons, déduites des lois de la résistance (voir page 111).

1° En *diminuant la longueur* de la tranche liquide interposée entre les électrodes, c'est-à-dire en *rapprochant* le plus possible les deux électrodes.

2° En *augmentant la section* de cette tranche, c'est-à-dire en choisissant des électrodes à *large surface* : de sorte que plus un élément de pile est grand, moins sa résistance intérieure est forte.

3° En *accroissant la conductibilité* de cette tranche liquide : la résistance intérieure varie donc suivant la *nature* de l'élément, grande dans la pile Leclanché, petite dans la pile Poggendorf.

D'autre part, on lutte encore avantageusement contre la résistance intérieure en combattant la polarisation.

Choix d'une pile. — Au point de vue pratique, qui nous intéresse spécialement, la résistance intérieure d'un élément de pile donné est un facteur à considérer sérieusement quand on fait l'achat d'une batterie : attendu qu'une pile quelconque ne peut pas convenir à un travail électromédical déterminé.

Voici ce qui doit guider notre choix.

On sait que la résistance totale d'un circuit est égale à la somme de la résistance extérieure de ce circuit et de la résistance intérieure de la pile. Le rapport qui s'établit entre ces deux valeurs, très différent suivant les cas envisagés, est, pour nous, l'indication primordiale à considérer en l'espèce.

Considérons deux cas :

a) Soit une résistance totale de 6 ohms (galvanocaustie) se répartissant ainsi :

Résistance extérieure du circuit = 4 ohms,
Résistance intérieure de la pile = 2 ohms.

Les deux tiers de l'énergie électrique produite vont se répartir dans le circuit extérieur ; un tiers sera retenu à l'intérieur de la pile. Si donc la force électromotrice d'un élément est de 1,5 volt, un tiers de la différence de potentiel, soit 0,5 volt, sera absorbé par la résistance intérieure ; et, extérieurement, on ne trouvera plus aux bornes de la source, comme différence de potentiel utilisable, que la valeur de 1 volt.

b) Soit une résistance totale de 2 000 ohms (électrolyse) se répartissant ainsi :

Résistance extérieure du circuit = 1 998 ohms,
Résistance intérieure de la pile = 2 ohms.

Le rapport de la résistance intérieure à la résistance extérieure devient alors insignifiant. La force électromotrice de l'élément étant supposée de 1,5 volt, il ne sera retenu dans la pile que 1,5 : 1000 soit 0,0015 volt. Et la différence de potentiel dans le circuit extérieur sera de 1,4985 volt.

On ne saurait trop répéter, aussi souvent qu'on l'oublie, que la différence de potentiel (voltage) qu'une pile, et en général toute source électromotrice, fournit comme valeur utilisable dans un circuit, est égale à la force électromotrice propre de l'élément, diminuée de la différence de potentiel absorbée par sa résistance intérieure. *Force électromotrice* et *différence de potentiel* (aux bornes) ne sont pas des termes équivalents.

Par conséquent, dans notre pratique médicale, si nous voulons faire rougir un galvanocautère, appareil très peu résistant, nous devrons adopter des piles ayant très peu de résistance intérieure ; sinon l'énergie électrique s'emploierait à échauffer le liquide de la pile autant que le platine du cautère.

Au contraire, si nous devons exercer une action thérapeutique par électrolyse, la résistance de la pile devient un facteur négligeable vis-à-vis de la résistance énorme des tissus. La différence de potentiel en circuit extérieur restera sensiblement égale à la force électromotrice ; et il n'y aura point de gaspillage d'énergie électrique.

IV

PUISSANCE DES PILES

Considérations pratiques. — La puissance d'une pile est, de toutes ses conditions, celle qui nous intéresse le plus au point de vue pratique. Quand nous faisons l'acquisition d'une batterie, il importe avant tout de savoir si elle pourra nous fournir le nombre de watts nécessaire au fonctionnement de nos appareils médicaux.

Or, la valeur des watts est subordonnée à celle des volts et à celle des ampères : c'est-à-dire qu'elle dépend de la tension du courant fourni et de l'intensité que peut atteindre ce courant.

Étudions ces deux facteurs.

Force électromotrice des piles. — La force électromotrice d'une pile *demeure identique pour chaque type de pile,* quelle que soit la grandeur de l'élément : attendu que cette force électromotrice dépend exclusivement de la nature des réactions chimiques qui se passent au sein de la pile. Chaque réaction chimique produit, en effet, une force électromotrice en quelque sorte spécifique.

Dans la liste suivante, dite *série de Volta,* chaque corps forme pôle positif avec celui qui le précède, et pôle négatif avec celui qui le suit.

Sodium.
Magnésium.
Zinc.
Fer.
Plomb.
Cuivre.
Argent.
Mercure.
Platine.
Charbon.
Peroxyde de plomb.

L'élément de pile qui aurait en propre la plus grande force électromotrice est celui dont les pôles seraient constitués par les termes extrêmes de la liste précédente. Tous les efforts faits pour accroître la force électromotrice des piles partent de ce principe. Ainsi, en prenant comme électrode négative le sodium, on obtiendrait une f. é. m. de 4,5 volts : mais une telle pile serait irréalisable pratiquement.

La pile Volta (zinc et cuivre) a une f. é. m. de 0,9 volt.

La pile Bunsen (zinc et charbon) a une f. é. m. de 1,9 volt.

On remarquera que le plomb joue le rôle de pôle négatif vis-à-vis du peroxyde de plomb. Ces corps constituent les électrodes de la pile secondaire qu'on nomme « accumulateur ». La distance qui, sur la liste, les sépare, fait comprendre que la force électromotrice d'un accumulateur soit élevée : 2,1 volts.

Les divers types de piles (il y en a plus de six cents) emploient différents corps pour former l'électrode inattaquée, positive (cuivre, platine, mercure, charbon) : mais toutes ou presque toutes sont obligées d'utiliser le même métal pour constituer l'électrode attaquée, négative. Ce métal est le zinc. On a en vain essayé de lui substituer le fer, métal beaucoup moins cher : car la force électromotrice ainsi développée est trop faible ; et il n'y a pas d'avantage économique à cette substitution.

Pour cette raison, on est en droit strict de dire que la pile est un générateur d'électricité qui brûle du zinc.

Intensité du courant des piles. — L'intensité du courant fourni par une pile, abstraction faite de la résistance extérieure du circuit qui la règle, *dépend des dimensions de l'élément.*

En effet, nous savons que plus un élément est grand, plus sa résistance intérieure est faible. Or, la formule d'Ohm $I = \frac{E}{R + r}$ nous enseigne que, si la résistance extérieure du circuit (R) reste constante, l'intensité du courant (I) croît à mesure que la résistance intérieure (r) de la pile diminue. D'ailleurs, même sans passer par l'algèbre, il est facile de concevoir qu'une grande pile débitera plus d'énergie électrique qu'une petite pile.

Pour faire comprendre pourquoi la grandeur des électrodes d'une pile influe sur l'intensité du courant mais non sur la force électromotrice, on peut user de la comparaison suivante (Baudry de Saulnier).

Plus il y a de mineurs sur une paroi de mine occupés à abattre du charbon, plus il est abattu de charbon pendant un temps donné ; c'est-à-dire que plus l'action s'exerce sur une vaste surface, plus la production peut être grande.

Mais les mineurs travaillent chacun avec leur tension personnelle. La *tension du travail,* si l'on peut s'exprimer ainsi, ne change pas, que les mineurs soient cent ou que la mine soit exploitée par un seul mineur.

Quant à la capacité de la pile, elle est proportionnelle à la masse de ce corps. Plus une mine est profonde, longue et large, plus on extraira de charbon.

Piles en court-circuit. — A ces deux facteurs de la puissance d'une pile, *force électromotrice,* fonction de la spécificité de l'élément, et *intensité du courant,* fonction de la grandeur dudit élément, vient s'ajouter une autre influence, qui réside dans la *résistance extérieure du circuit.*

Or, à cet égard, deux règles doivent être posées.

1° *Plus le circuit extérieur est résistant,* plus l'*intensité* du courant baisse ; la loi d'Ohm nous l'a appris.

2° *Moins le circuit extérieur est résistant,* plus la *force électromotrice* de la pile s'affaiblit, du fait de la polarisation ; et, par conséquent, plus la *tension* du courant baisse.

Soit d'abord un exemple.

Nous devons nous servir de plusieurs galvanocautères qui consomment, suivant leur taille, de 30 à 120 watts. On propose de nous vendre, pour les alimenter, une batterie pouvant débiter un courant de 10 ampères sous une tension de 12 volts. Mentalement nous faisons le calcul suivant : 10 ampères × 12 volts = 120 watts. C'est parfait. Nous achetons cette batterie.

Or, le premier jour, nous nous servons d'un petit cautère qui consomme 30 watts ; tout va bien. Le lendemain, nous prenons un cautère plus gros, par conséquent moins résistant, et qui utilise une puissance de 120 watts. Ce cautère rougit à peine ! Cependant notre batterie est théoriquement capable de nous fournir 120 watts. Que s'est-il donc passé ? simplement que nous avons mis nos piles en court-circuit.

Mettre une pile en court-circuit, c'est réunir intempestivement ses deux pôles par un conducteur trop peu résistant, sur lequel elle débite une trop grande quantité d'électricité à la fois.

Or, quand une pile a un débit excessif : 1° la polarisation y devient très forte et la résistance intérieure s'accroît parallèlement ; 2° le liquide excitateur s'appauvrit rapidement. Ces deux effets agissent de concert pour amener une baisse considérable de la force électromotrice : et ainsi, plus l'intensité du courant croît, plus la tension du courant décroît.

Démonstration de la mise en court-circuit. — Revenant à notre familière comparaison hydro-électrique, nous dirons que si, dans un circuit hydraulique, une pompe n'arrive pas à remonter dans un réservoir assez d'eau pour remplacer celle qui s'échappe à flots par le tuyau d'évacuation, le niveau baisse dans ce réservoir ; et la pression diminue jusqu'à devenir nulle.

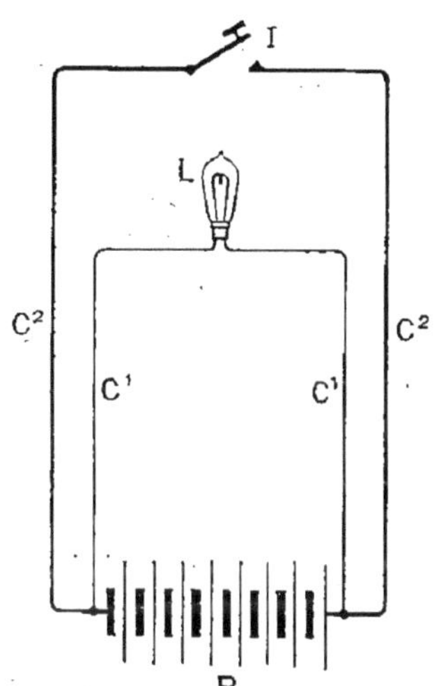

Fig. 160. — *Dispositif démontrant les effets de la mise en court-circuit d'une batterie de piles.*

P, batterie de piles ; C¹, C¹, circuit très résistant ; L, lampe témoin ; C², C², circuit peu résistant ; I, interrupteur.

De même, si l'action chimique n'arrive plus à remonter l'électricité à l'intérieur de la pile, du pôle négatif au pôle positif, assez rapidement pour compenser sa chute extérieure du pôle positif au pôle négatif, la force électromotrice finit par tomber à une valeur très basse, théoriquement à zéro.

Une expérience élégante met en évidence la baisse de la force électromotrice, quand une pile est mise en court-circuit (fig. 160).

Soient deux circuits : l'un très résistant qui alimente une lampe ; l'autre, peu résistant, où se trouve intercalé un interrupteur.

Quand la pile débite seulement sur le circuit résistant, la lampe éclaire bien. Mais si nous fermons le circuit peu résistant, nous mettons la pile en court-circuit : sa force électro-motrice s'affaiblit ; la différence de potentiel aux bornes baisse donc ; et l'éclat de la lampe diminue rapidement.

Utilité de la polarisation. — Cependant, dans les piles, la mise en court-circuit a peu d'effets fâcheux. La polarisation empêche que l'intensité du courant ne prenne une valeur exagérée et n'entraîne des conséquences désastreuses. Au contraire, avec les dynamos et surtout avec les accumulateurs, la mise en court-circuit est beaucoup plus facile et beaucoup plus à craindre : elle peut causer des avaries qui mettent rapidement ces sources électromotrices hors d'usage.

Puissance maxima des piles. — Nous voici donc, en fin de compte, bien embarrassés pour faire l'acquisition d'une batterie de piles convenable.

Quel type de pile devrons-nous choisir pour exécuter un travail donné ? pile à grande force électromotrice ? pile à faible résistance intérieure ?

Et surtout comment faire rendre à une pile sa puissance utile maxima, c'est-à-dire l'amener à fournir le plus grand nombre de watts utilisables ?

Le calcul démontre qu'*une pile donne sa plus grande puissance utile quand la résistance extérieure du circuit est égale à la résistance intérieure de la pile*[1].

Par conséquent, le praticien qui veut établir une installation électrique avantageuse doit connaître la résistance de ses appareils d'utilisation médicale, et se procurer une source électromotrice en rapport avec cette résistance. Peut-être cela paraîtra-t-il un peu compliqué à certains : mais on n'achète pas une batterie de piles comme on fait l'emplette d'une malle. Combien de médecins sont découragés pour avoir fait, souvent à grands frais, l'acquisition d'appareils électriques qui ne fonctionnent pas ! et ils ne veulent pas s'avouer qu'ils auraient évité tant d'ennuis et de dépenses en apprenant d'abord les plus élémentaires principes d'électricité. C'est parce qu'ils sont mauvais ouvriers qu'ils rendent mauvais leurs outils.

1. Cette règle n'est vraie que si le circuit extérieur contient seulement des appareils récepteurs où il se produit exclusivement de la chaleur (endoscopie, galvanocaustie). Elle est inexacte si le circuit comporte un récepteur ayant une force électromotrice inverse (électrolyse, électromotion, etc.).

Rendement des piles. — Le rendement d'une pile est le rapport de la quantité d'énergie chimique (potentielle) qu'elle renferme à la quantité d'énergie électrique qu'elle fournit.

Ce rendement est d'autant plus élevé que l'intensité du courant émis est plus basse. Par conséquent, pour utiliser économiquement une pile, il faudrait lui faire débiter un courant excessivement faible.

Mais, ce que nous demandons à une pile, ce n'est pas d'être économique, c'est d'être puissante.

Or, quand une pile développe le maximum de puissance extérieure dont elle est susceptible, son rendement est théoriquement égal à 50 pour 100. L'énergie chimique qu'elle recèle se transforme alors pour moitié en énergie électrique utile ; et, pour une autre moitié, elle se dégrade en énergie calorifique inutile, gênante même quand celle-ci élève trop la température du liquide de la pile.

V

COUPLAGE DES PILES

But du couplage. — Supposons que nous possédions un certain nombre d'éléments de pile, capables de débiter chacun, dans des conditions normales, un courant ayant une intensité de deux ampères sous une tension de deux volts.

Divers cas d'utilisation de ces piles pourront se présenter en pratique, qui ne manqueront pas de nous embarrasser.

Premier cas. — Deux ampères nous suffisent : mais il nous faut une force électromotrice de dix volts (photophore). En apparence, la difficulté semble insurmontable, attendu qu'aucun type de pile pratique n'a une force électromotrice sensiblement supérieure à deux volts.

Second cas. — Inversement, deux volts nous suffisent : mais nous avons besoin de dix ampères (cautère). Comment faire ? Évidemment, si nous possédions un élément de pile beaucoup plus grand, sa résistance intérieure serait moindre, et son débit, plus abondant. Admettons que nous ne puissions pas nous procurer cet élément géant.

Or, il est facile de satisfaire à ces diverses exigences avec les éléments dont nous disposons. Il suffit de les associer, ou, en termes techniques, de les *coupler*. Ainsi, quand un seul cheval est incapable de traîner une trop lourde voiture, on y attelle plusieurs chevaux.

Variétés de couplage. — Il y a diverses manières d'atteler des chevaux.

a) On peut les atteler en *flèche*, c'est-à-dire les placer l'un devant l'autre : l'un étant en timon, l'autre, en volée.

b) On peut les atteler de *front*, en les accouplant latéralement.

c) On peut les atteler en *manières mixtes* : *en arbalète*, avec deux chevaux accouplés de timon et un seul cheval en volée ; ou *à quatre*, avec un couple de deux chevaux de timon et un autre couple de deux chevaux de volée.

Il y a, de même, plusieurs manières de coupler des éléments de pile :

a) Le couplage en *série* (ou en *tension*).

b) Le couplage en *parallèle* (ou en *quantité*).

c) Le couplage *mixte*.

Chacun de ces modes de couplage a son indication pratique : mais, quelle que soit la manière dont est constituée la batterie, *chaque élément se comporte comme s'il était isolé*. Ce principe fondamental fera comprendre ce qui suit.

A. — Couplage en série (en tension).

Dispositif du couplage en série. — Cette disposition doit être adoptée *quand la résistance extérieure du circuit est forte* (ainsi pour allumer un photophore et surtout pour effectuer une opération électrolytique) : afin d'obtenir une intensité de courant aussi grande que possible.

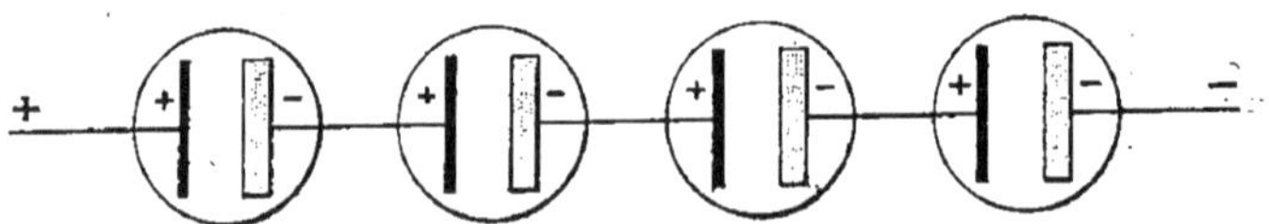

Fig. 161. — *Éléments de pile couplés en série* (en tension).

Le couplage en série consiste à relier le pôle positif du premier élément au pôle négatif du deuxième élément, le pôle positif du deuxième au pôle négatif du troisième, et ainsi de suite; puis, à prendre pour bornes de la source les deux pôles extrêmes de la batterie (fig. 161).

Effets du couplage en série. — Dans le couplage en série, les forces électromotrices des éléments s'additionnent.

Couplons en série des éléments de pile ayant chacun une force électromotrice de deux volts.

Si, dans le premier élément, le potentiel de l'électrode — est 0, celui de l'électrode + sera 2.

Dans le deuxième élément, l'électrode —, étant réunie à l'électrode + du premier, se met au même potentiel que celle-ci, c'est-à-dire au potentiel 2. Donc, le potentiel de l'électrode + du deuxième élément sera $2 + 2 = 4$. Et ainsi de suite.

Mais les résistances intérieures s'additionnent aussi. En effet, le courant doit franchir autant d'obstacles qu'il rencontre de piles sur son parcours.

Exemple :

Soit une lampe à incandescence présentant une résistance telle qu'elle donne une bonne lumière avec un courant de 10 volts. On nous a vendu, pour l'alimenter, des éléments ayant une force électromotrice de 2 volts et une résistance intérieure de 0,3 ohm.

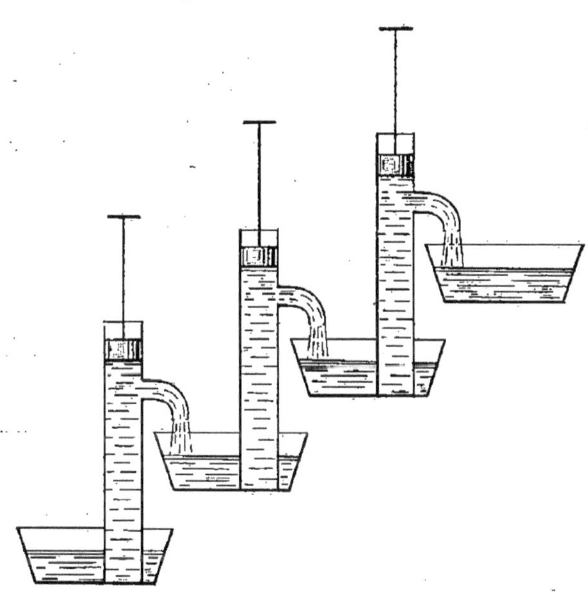

Fig. 162. — *Assemblage de pompes hydrauliques figurant un couplage en série* (en tension).

Couplons en série cinq éléments de ce type. Ce couplage équivaudra *à un élément unique, ayant une force électromotrice de 10 volts, mais présentant une résistance intérieure de 1,5 ohm.* Nous obtenons ainsi la tension de courant désirée; quant à l'augmentation de la résistance intérieure de la source électromotrice qui en résulte, elle nous importe peu, car elle est un facteur négligeable par rapport à la résistance extérieure du circuit, qui, dans l'espèce, est au moins de 15 ohms.

On pourrait comparer ce couplage à un groupe de pompes étagées, élevant l'eau par degrés successifs (fig. 162), et dont l'ensemble monte l'eau à un niveau plus élevé, mais n'en débite pas un plus grand volume que le ferait une pompe isolée.

B. — Couplage en parallèle (en quantité).

Dispositif du couplage en parallèle. — Cette disposition doit être adoptée *quand la résistance extérieure du circuit est faible* (ainsi pour faire rougir de gros cautères) : afin d'obtenir une intensité de courant aussi grande que possible.

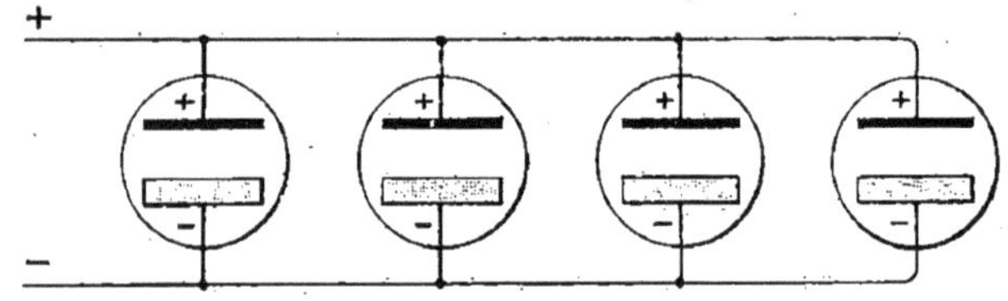

Fig. 163. — *Éléments de pile couplés en parallèle* (en quantité).

Le couplage en parallèle consiste à relier tous les pôles positifs des éléments entre eux, d'une part, tous les pôles négatifs, d'autre part, et à prendre pour bornes de la source les deux groupes de pôles de mêmes noms (fig. 163).

Effets du couplage en parallèle. — Dans ces conditions, les ampères que peut débiter chaque élément s'additionnent. Ce résultat est dû à ce que, à l'inverse de ce qui se passe dans le couplage en série, la valeur de la résistance intérieure est diminuée. La résistance intérieure de l'ensemble de la batterie est devenue *égale à celle d'un seul élément, divisée par le nombre des éléments couplés*. Or, d'après la loi d'Ohm, $I = \frac{E}{R + r}$, si la valeur de r diminue, les autres grandeurs restant constantes, la valeur de I augmente.

En revanche, le nombre des volts n'est pas sensiblement modifié par un tel couplage. La force électromotrice totale de la batterie est à peu près *égale à celle d'un seul des éléments* qui la composent.

La tension du courant reste par conséquent la même. En un mot, *plusieurs petits éléments, couplés en quantité, équivalent à un grand élément unique.* Simultanément augmente la *constance* de la pile : car, avec une plus grande étendue d'électrodes, la polarisation se fait moins sentir.

Exemple :

Soit un galvanocautère qui consomme 12 ampères pour rougir, et dont la résistance n'est que de 0,06 ohm. Nous possédons des éléments ayant chacun une force électromotrice de 2 volts, avec une résistance intérieure de 0,3 ohm. Un seul élément suffira-t-il pour actionner notre cautère ? Demandons-le à la loi d'Ohm.

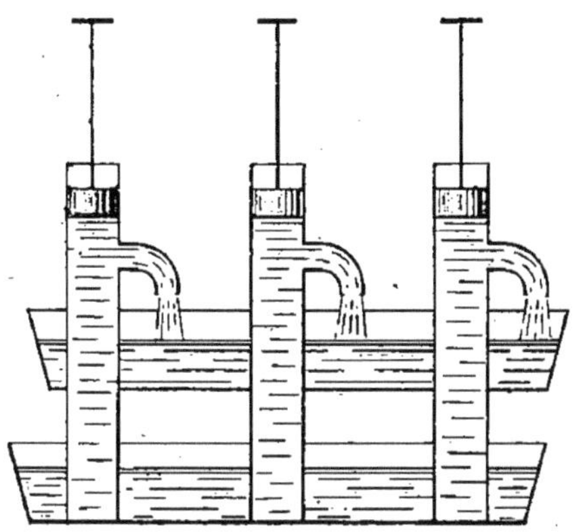

Fig. 164. — *Assemblage de pompes hydrauliques figurant un couplage en parallèle* (en quantité).

Soit x l'intensité du courant que peut nous fournir un seul élément en marche normale.

Calculons la valeur de x, ce qui est facile puisque nous connaissons les valeurs de la force électromotrice de la source, de la résistance intérieure de la pile et de la résistance extérieure du circuit.

$$x = \frac{E}{R + r} = \frac{2}{0{,}06 + 0{,}3} = 5{,}55.$$

Par conséquent, un seul élément ne peut nous fournir que 5,5 ampères, ce qui est trop peu en la circonstance.

Couplons alors en parallèle trois de ces éléments. Nous savons que, puisque la résistance intérieure de chacun d'eux est de 0,3 ohm, celle de la batterie ne sera plus ainsi que de 0,1 ohm. Demandons de nouveau à la loi d'Ohm la valeur de l'intensité que peut nous fournir cette batterie.

$$X = \frac{E}{R + r} = \frac{2}{0{,}06 + 0{,}1} = 12{,}50.$$

Cette batterie nous fournira 12,5 ampères, ce qui est suffisant en l'espèce.

(Le calcul montre que, couplés en tension, ces éléments donneraient une intensité de 6,24 ampères, qu'on peut pratiquement considérer comme équivalente à celle d'un seul élément.)

On pourrait comparer ce couplage à un groupe de pompes, sises au même plan, lequel ne monte pas l'eau à un niveau plus élevé que le fait une pompe isolée, mais en débite un plus grand volume (fig. 164)[1].

C. — Couplage mixte (en série et en parallèle).

Dispositifs du couplage mixte. — Cette disposition est parfois adoptée pour les batteries galvanocaustiques ; elle est très commode et très souple. On l'utilise aussi en électrothérapie médicale, quand on a besoin d'un courant assez intense, mais ayant peu de tension : en général, pour exciter une grosse bobine de Ruhmkorff.

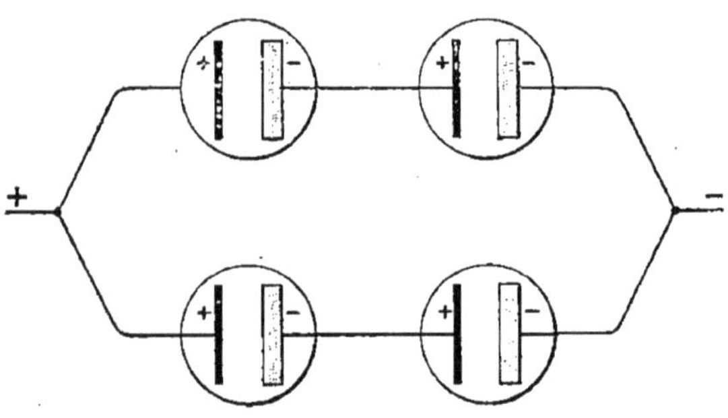

Fig. 165. — *Éléments de pile couplés en série et en parallèle* (couplage mixte).

Le couplage mixte consiste, par exemple, à prendre quatre éléments qu'on couple d'abord deux à deux en série ; puis à coupler ces deux groupes en parallèle (fig. 165).

Ce couplage mixte se prête à de nombreuses combinaisons.

Prenons douze éléments. Nous pouvons les disposer comme il suit.

a) Couplage en parallèle de 2 groupes de 6 éléments couplés en série.

b) Couplage en parallèle de 3 groupes de 4 éléments couplés en série.

1. Voici une façon amusante d'expliquer à des débutants électriciens les rôles différents que jouent le montage des piles en série et le montage des piles en parallèle.

Une effervescence populaire se produit ; il y a lieu de refouler les manifestants. Six agents de police sont commandés pour ce service.

a) Si les six agents se mettent les uns derrière les autres, en monome (couplage en série), et se poussent mutuellement, ils exerceront sur la foule une poussée six fois plus forte que l'aurait fait un seul agent : mais la trouée faite dans la foule ne sera pas plus large que celle qu'aurait produite ce seul agent.

b) Si les six agents se mettent côte à côte, se donnant mutuellement les bras (couplage en parallèle), leur front sera six fois plus large et ils déplaceront six fois plus de manifestants. Mais leur chaîne n'exercera pas une poussée plus forte sur chaque manifestant que l'aurait fait un agent isolé.

c) Couplage en parallèle de 4 groupes de 3 éléments couplés en série.

d) Couplage en parallèle de 6 groupes de 2 éléments couplés en série...

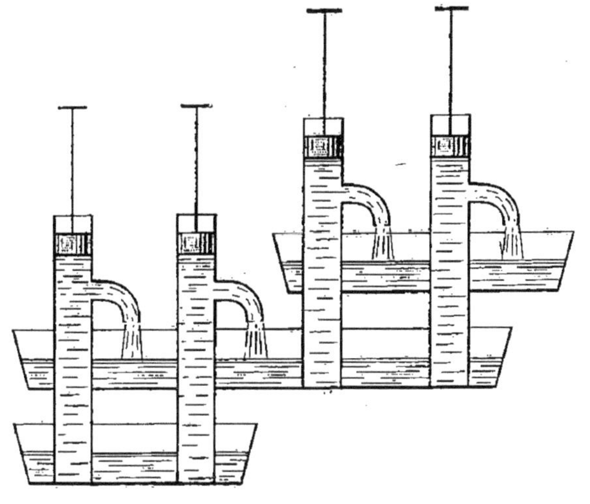

Fig. 166. — *Assemblage de pompes hydrauliques figurant un couplage mixte.*

On pourrait comparer le couplage mixte à deux groupes de pompes, sis à des étages différents, et dont l'ensemble élève, à la fois, l'eau en plus grande quantité et à un niveau plus haut que pourrait le faire une pompe isolée (fig. 166).

Effets du couplage mixte. — Quel est l'avantage à retirer du couplage mixte ?

Nous avons appris que la puissance utile d'une pile est maxima quand sa résistance intérieure devient équivalente à la résistance extérieure du circuit. Par conséquent, pour faire débiter une batterie sur une forte résistance extérieure (photophore), il y a avantage à coupler en série, ce qui élève la valeur de la résistance intérieure. Pour faire débiter sur une faible résistance extérieure (cautère), on doit coupler en parallèle, afin de diminuer la résistance intérieure.

Cependant, il peut se faire que les conditions d'utilisation soient telles que le couplage en série donne $r > R$, et que le couplage en parallèle donne $r < R$. On déterminera alors par le calcul quel est le mode de couplage mixte qui permet de se rapprocher le plus de l'idéal $r = R$.

Théorie du couplage des piles. — L'opposition faite précédemment entre le couplage en série, générateur à courant à forte tension, et le couplage en parallèle, générateur de courant à forte intensité, n'est qu'un schéma destiné à mieux fixer nos idées.

En réalité, le but de toute espèce de couplage est d'obtenir d'une batterie, dans les meilleures conditions, la plus forte intensité de courant possible, c'est-à-dire le maximum d'énergie électrique.

Or, remarquons que si la résistance extérieure du circuit et la résistance intérieure de la batterie étaient des valeurs constantes, il suffirait d'augmenter le voltage pour faire croître l'ampérage : et, dans cette hypothèse, le seul couplage rationnel serait le couplage en série.

Mais ni la *résistance extérieure* ni la *résistance intérieure ne sont des constantes,* dans les diverses circonstances où nous nous trouvons journellement. Et ce sont les variations du rapport de ces résistances entre elles qui commandent tel ou tel couplage des piles, et qui font la supériorité, non pas absolue mais relative, de chacun d'eux dans un cas donné.

Cela demande quelques explications, que nous empruntons en partie à Graetz (L. Graetz, *L'Électricité et ses applications.* Trad. franc. de G. Tardy).

Considérons successivement le couplage en série et le couplage en parallèle.

A. Couplage en série. — Quand ce couplage doit-il être utilisé pour fournir à nos instruments un maximum d'énergie électrique ? *Lorsque la résistance extérieure du circuit est grande.*

Supposons que nous montions 5 éléments en série. Demandons-nous quelle sera l'intensité du courant ainsi obtenue.

Interrogeons pour cela la loi d'Ohm. Elle nous dira :

$$I = \frac{5E}{R + 5r}.$$

$$\text{Intensité du courant} = \frac{\text{5 fois la force électromotrice d'un élément}}{\text{Résistance extérieure du circuit} + \text{5 fois la résistance intérieure d'un élément}}.$$

Or, nous avons deux cas à considérer.

1er *cas. — La résistance du circuit extérieur est faible* (cas d'un galvanocautère). On peut donc la négliger.

L'équation devient alors :

$$I = \frac{5E}{5r} = \frac{E}{r}.$$

$$\text{Intensité du courant} = \frac{\text{Force électromotrice d'un élément}}{\text{Résistance intérieure d'un élément}}.$$

Par conséquent, dans ce cas, *le couplage en série n'augmente pas sensiblement l'intensité du courant.*

2e *cas. — La résistance du circuit extérieure est forte* (cas d'une lampe à incandescence). On peut alors négliger la valeur de la résistance intérieure de la batterie.

L'équation devient :

$$I = \frac{5E}{R}.$$

$$\text{Intensité du courant} = \frac{\text{5 fois la force électromotrice d'un élément}}{\text{Résistance extérieure du circuit}}.$$

Par conséquent, dans ce cas, le *couplage en série augmente notablement l'intensité du courant.*

L'intensité est alors environ 5 fois plus élevée que si l'on employait un seul élément, parce, sur une résistance extérieure qui n'a pas varié, la batterie envoie un courant ayant une tension 5 fois plus forte.

B. Couplage en parallèle. — Quand ce couplage doit-il être utilisé pour fournir à nos instruments un maximum d'énergie électrique? *Lorsque la résistance extérieure du circuit est petite.*

Supposons que nous montions 5 éléments en parallèle. Demandons-nous quelle sera l'intensité du courant ainsi obtenue. Interrogeons encore la loi d'Ohm qui nous dira :

$$I = \frac{E}{R + 1/5r}.$$

$$\text{Intensité du courant} = \frac{\text{Force électromotrice d'un élément}}{\text{Résistance extérieure du circuit} + \text{1/5 résistance intérieure d'un élément}}.$$

Or, nous avons encore ici deux cas à considérer.

1er cas. — La résistance du circuit extérieur est faible par rapport à la résistance intérieure de la batterie. On peut donc la négliger. L'équation devient alors :

$$I = \frac{E}{1/5r}.$$

$$\text{Intensité du courant} = \frac{\text{Force électromotrice d'un élément}}{\text{1/5 résistance intérieure d'un élément}}.$$

Par conséquent, dans ce cas, le *couplage en parallèle augmente notablement l'intensité du courant.* Celle-ci est environ 5 fois plus élevée que si l'on employait un seul élément.

2e cas. — La résistance du circuit extérieur est forte par rapport à la résistance intérieure de la batterie. On peut alors négliger cette dernière. L'équation devient donc :

$$I = \frac{E}{R}.$$

$$\text{Intensité du courant} = \frac{\text{Force électromotrice d'un élément}}{\text{Résistance extérieure du circuit}}.$$

Par conséquent, dans ce cas, le *couplage en parallèle n'augmente pas sensiblement l'intensité du courant* que débiterait un seul élément.

Conclusions. — En résumé, les conditions sont inverses dans le couplage en série et dans le couplage en parallèle.

Le couplage en série accroît l'intensité du courant seulement quand la résistance extérieure est forte, mais non pas quand elle est faible.

Le couplage en parallèle accroît l'intensité du courant seulement quand la résistance extérieure est faible, mais non pas quand elle est forte.

Chacun d'eux a donc ses indications contraires.

Nous aurons ainsi à répéter ce qui a été dit précédemment : à savoir que pour obtenir d'une batterie la plus grande puissance possible, il faut s'efforcer d'égaliser les valeurs R et *r*.

Y a-t-il forte résistance extérieure ? Couplons en série, ce qui augmente la résistance intérieure.

Y a-t-il faible résistance extérieure? Couplons en parallèle, ce qui diminue la résistance intérieure.

VI

PILES EMPLOYÉES EN MÉDECINE

Conditions d'une bonne pile médicale. — La quantité des piles imaginées depuis Volta est considérable.

Le nombre des piles aptes aux usages médicaux est, au contraire, très restreint.

Nous avons, en effet, à exiger de nos piles certaines conditions requises par la nature des appareils qu'elles doivent alimenter. Ces conditions sont les suivantes.

1° *Force électromotrice élevée.* — Ce qui permet de réduire le nombre des éléments en service, et d'établir ainsi une batterie moins encombrante et moins dispendieuse.

2° *Résistance intérieure faible.* — Cette condition est surtout requise en matière de galvanocaustie et d'électromotion.

3° *Constance du débit.* — Ceci est capital pour l'éclairage endoscopique et pour l'électrolyse ; cette condition prime alors la question de la résistance intérieure. Il faut absolument que la pile puisse fournir un courant qui se maintienne constant pendant au moins une demi-heure, si l'on fait de l'électrolyse ; et pendant plus d'une heure, si l'on pratique une opération en s'éclairant avec un photophore frontal.

4° *Capacité suffisante.* — C'est-à-dire que la quantité totale du courant que peut donner l'élément avant un nouveau remplissage, doit avoir une valeur suffisante.

Viennent ensuite des conditions d'ordre économique.

5° *Prix des piles* et *coût de leur entretien.*

6° *Dimensions* et *poids des piles.*

7° *Absence de dégagement de vapeurs irritantes* ou *de gaz odorants.*

Piles à rejeter. — Pour toutes ces raisons, nous sommes amenés à éliminer certaines piles classiques.

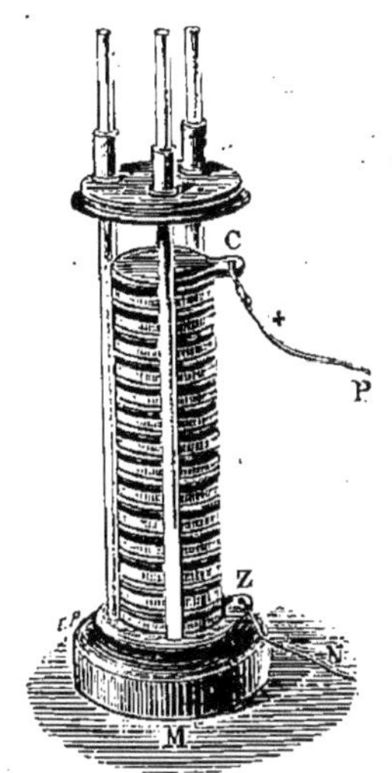

Fig. 167. — *Pile Volta* (modèle primitif).

a) La *pile Volta* (Côme, 1800), faite primitivement d'une pile de disques de cuivre et de zinc isolés par des rondelles de drap imbibées d'eau additionnée d'acide sulfurique, et comportant actuellement une lame de zinc et une lame de cuivre baignant dans cette même solution d'acide sulfurique, *sans dépolarisant*, ne peut nous servir : *a*) parce que sa force électromotrice utile n'est que de 0,9 volt; *b*) parce que sa polarisation est extrêmement rapide. Elle ne donne bientôt aux bornes qu'une différence de potentiel de 0,5 volt (fig. 167).

b) La *pile Daniell* (Londres, 1836), le plus ancien type de pile à deux liquides, comporte une électrode positive en cuivre, plongeant dans une solution dépolarisante de sulfate de cuivre, contenue dans un vase poreux; et une électrode négative en zinc, baignant dans un liquide excitateur, qui est de l'eau additionnée d'acide sulfurique (fig. 168).

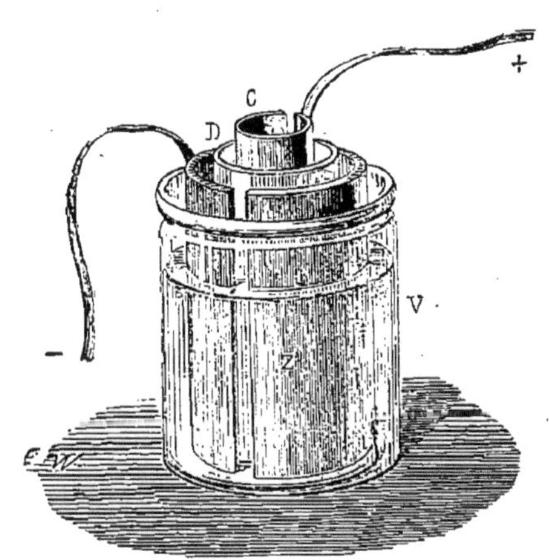

Fig. 168. — *Pile Daniell.*

Cette pile fournit un courant d'une constance remarquable et ne donne aucun dégagement gazeux. Mais sa force électromotrice faible, qui est de 1,07 volt, et sa grande résistance intérieure (de 0,6 à 0,8 ohm pour le modèle moyen) ont empêché son emploi en médecine[1].

c) La *pile Bunsen* (Cassel, 1842) est également une pile à deux liquides, du type de la précédente. Elle en diffère en ce

1. Les télégraphes français sont alimentés par la *pile Callaud*; c'est une pile Daniell rendue très peu résistante par un dispositif qui permet de supprimer le vase poreux en utilisant la différence de densité des solutions de sulfate de cuivre et de sulfate de zinc.

que le dépolarisant est de l'acide azotique, ce qui oblige à faire l'électrode positive en charbon des cornues, corps inattaquable par cet acide (fig. 169).

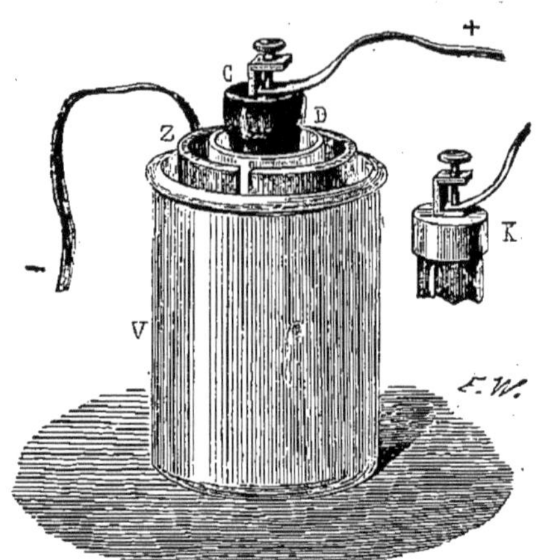

Fig. 169. — *Pile Bunsen.*

Cette pile possède une bonne force électromotrice, qui est de 1,87 volt. Sa résistance intérieure est faible : 0,2 ohm pour l'élément de dimensions courantes. Elle ne reste constante que pendant peu d'heures. Elle dégage en fonctionnement des vapeurs nitreuses suffocantes et très toxiques, qui doivent la faire éliminer de toute installation médicale. On ne peut donc l'employer qu'à l'extérieur [1]. De plus, elle doit être vidée et nettoyée après chaque opération, ce qui est très incommode pour un médecin occupé.

Piles à adopter. — Les piles dont on se sert dans la pratique électromédicale se répartissent en deux groupes.

Premier groupe. — PILES A UN LIQUIDE, dans lesquelles l'excitateur et le dépolarisant sont mélangés.

Ces piles s'usent à circuit ouvert. Il faut donc relever le zinc dans l'intervalle de chaque opération. On les nomme encore « piles à immersion ».

Nous employons deux types :

La pile Poggendorf-Grenet ;

La pile Marié-Davy.

Second groupe. — PILES A DEUX LIQUIDES, dans lesquelles l'excitateur et le dépolarisant sont séparés. Rentrent dans ce groupe plusieurs piles n'ayant qu'un liquide et où le dépolarisant est employé sous forme solide : car elles fonctionnent comme des piles à deux liquides.

Ces piles ne s'usent pas à circuit ouvert [2]. On peut donc sans

1. D'après E. Fesquet, c'est la pile Bunsen qui aurait servi au premier essai d'éclairage public par l'*arc électrique*. Cet essai eut lieu en décembre 1844, à Paris, sur la place de la Concorde.

2. Cet effet différent de l'attaque du zinc *pur* ou *amalgamé* dans les piles à un et à deux liquides peut s'expliquer comme il suit :

inconvénient laisser le zinc constamment immergé ; ce qui simplifie beaucoup leur maniement[1].

Nous employons deux types :

La pile Leclanché ;

La pile de Lalande et Chaperon.

Rôle du zinc amalgamé. — La division précédente n'a de valeur pratique que si l'électrode négative est faite en *zinc amalgamé*.

En effet, le zinc impur du commerce est toujours, dans toutes les piles, attaqué à circuit ouvert. Les impuretés qu'il contient (fer, etc.) constituent des pôles positifs par rapport au zinc. Il en résulte qu'au sein de la pile se forment ainsi sur l'électrode négative, entre ces impuretés et le zinc, une infinité de petits couples, qui se mettent en court-circuit et rongent inutilement le zinc, en produisant seulement de la chaleur. On pare à cet inconvénient en remplaçant le zinc impur :

a) soit par du *zinc chimiquement pur*, ce qui est peu économique ;

b) soit par du *zinc amalgamé*, c'est-à-dire par du zinc dont la surface est frottée de mercure, ou mieux encore auquel le mercure est incorporé par fusion.

Le mercure ne prend aucune part aux réactions chimiques, car on le retrouve intégralement en globules au fond de l'élément quand le zinc est usé. Il sert seulement à protéger le zinc : mais *sa protection ne s'exerce que dans les piles à deux liquides*.

Quand la pile ne débite pas, l'hydrogène provenant de la décomposition de l'eau se dégage autour du zinc, s'y colle et forme une gaine gazeuse qui le défend contre l'acide. Dès que la pile débite, le zinc est découvert, car l'hydrogène se porte sur l'autre électrode. Il est alors attaqué.

Or, dans les piles à un liquide, le dépolarisant répandu dans toute la solution détruit l'hydrogène partout où il le rencontre, aussi bien sur la lame de zinc que sur la lame de charbon. Et ainsi s'explique que le zinc ne puisse pas garder sa gaine protectrice d'hydrogène et qu'il se dissolve, même au repos.

Au contraire, dans les piles à deux liquides, le dépolarisant, cantonné autour de l'électrode positive, ne peut pas venir au contact du zinc qui reste entouré d'hydrogène.

PILE POGGENDORF-GRENET.

Caractères généraux. — Établie par Poggendorf en 1842.

Perfectionnée par Grenet, qui en a supprimé le vase poreux.

Force électromotrice : 2,01 volts.

En service, elle donne une différence de potentiel aux bornes

1. Claude compare les piles à un liquide aux *chevaux*, qui consomment de l'avoine, même quand ils restent inutilisés à l'écurie ; et les piles à deux liquides, aux *automobiles* qui ne brûlent de l'essence que quand elles travaillent.

qui est au début de 1,9 volt, mais tombe à 1,7 volt quand le liquide commence à s'épuiser.

Résistance intérieure très faible : de 0,03 à 0,05 ohm, suivant les dimensions de la pile.

Polarisation assez rapide : donc, inconstance du courant.

Cette pile a pour avantage de posséder une grande force électromotrice, supérieure à celle de la plupart des autres piles. Elle convient bien pour les appareils portatifs à induction, faradisation, etc. Elle convient surtout à la galvanocaustie en raison de sa faible résistance intérieure.

Cette pile a pour inconvénient l'inconstance notable de son débit, ce qui la rend impropre à un éclairage endoscopique de quelque durée. Elle produit surtout des actions énergiques et courtes. Elle donne de vigoureux coups de collier, mais ne soutient pas longtemps son effort.

Structure. — Le modèle classique de la pile Grenet, appelé « pile bouteille » (fig. 170), est construit de la manière suivante.

Deux plaques de charbon des cornues sont portées par un anneau de cuivre, fixé sous un disque isolant d'ébonite servant de couvercle à un vase de verre. Entre ces deux électrodes positives se meut une lame de zinc amalgamé, soutenue par une tige qui coulisse dans un tube de cuivre ajusté sur le couvercle et relié à la borne négative.

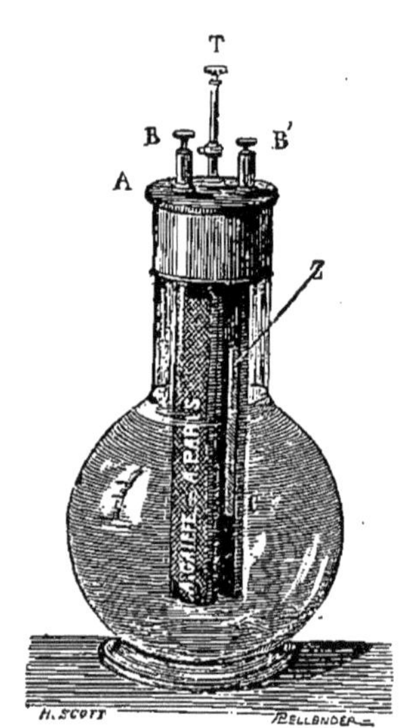

Fig. 170. — *Pile Grenet* (pile bouteille).

Dans les piles médicales à grand débit, les éléments des « batteries à immersion » sont formés de deux larges plaques de charbon et d'une plaque de zinc, toutes les trois fixées sur une forte tablette en chêne, pouvant être à volonté élevée ou abaissée à l'aide de divers dispositifs d'immersion (crémaillère, manivelle à cliquet, etc.). Les électrodes plongent dans des auges rectangulaires de verre ou d'ébonite (fig. 171).

Le liquide, à la fois excitateur et dépolarisant, est une solution d'acide sulfurique et d'acide chromique. Mais, comme ce dernier corps est cher, on a avantage à le produire sur place en faisant le mélange suivant :

Eau distillée (ou de pluie).	1 litre,
Bichromate de potasse.	100 grammes,

ou mieux

Bichromate de soude.	125 grammes.

Ajouter très lentement

Acide sulfurique pur.	200 grammes.

Quand le zinc est immergé, le courant se produit en vertu de réactions chimiques complexes :

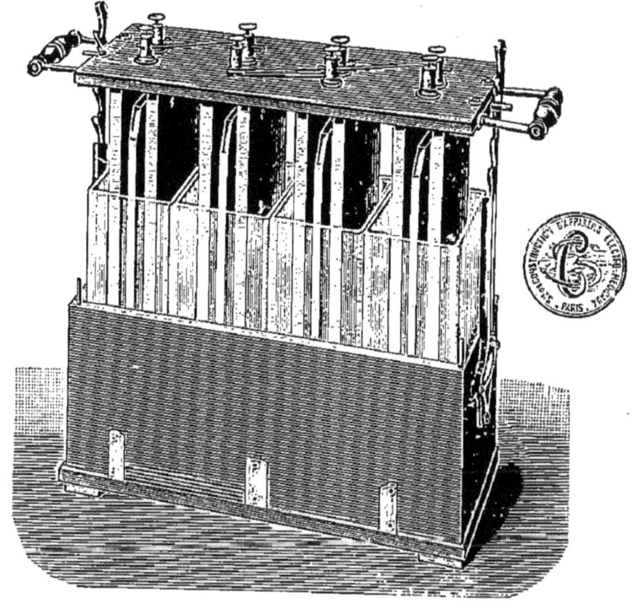

Fig. 171. — *Batterie de piles à immersion.*

Formation d'un sulfate double de potasse et de chrome (alun de chrome) et dégagement d'oxygène qui se combine avec l'hydrogène naissant pour retarder la polarisation. En même temps il se fait du sulfate de zinc [1].

1. Les réactions qui se produisent dans cette pile sont représentées par l'équation :

$$3\,Zn + 7\,SO^4H^2 + Cr^2O^7K^2 = [SO^4K^2 + (SO^4)^3Cr^2] + 3\,SO^4Zn + 7H^2O$$

Entretien. — La pile cesse de fonctionner :

a) Quand l'électrode négative est rongée, ce qui a lieu très rapidement, si on néglige de la relever après emploi : car alors le zinc se dissout, même quand la pile ne débite pas, et quoiqu'il soit amalgamé.

b) Quand le liquide excitateur est épuisé, ce qui se reconnaît à son changement de coloration. Le sulfate double de potasse et de chrome qui s'y forme, alun de chrome violet, cristallise en partie autour des électrodes ; et, pour une autre part, il reste dissous dans le liquide auquel il communique une coloration vert foncé, très facile à distinguer de la couleur rouge-orangé du liquide actif.

Cette pile est assez désagréable à manier, surtout quand on emploie de grands éléments, à cause des éclaboussures du mélange très corrosif qu'elle renferme. Elle détériore les vêtements et les tapis.

Néanmoins elle demande peu de soins. Quand on s'en sert journellement, il suffit de la nettoyer et de la remplir tous les deux ou trois mois (pour les piles à grandes dimensions).

Les charbons sont inusables. Les zincs amalgamés, soigneusement relevés après chaque opération, pourraient, dans certains grands éléments, durer 4 ou 5 ans (Heller).

Le liquide est facile à composer. On trouve, d'ailleurs, dans le commerce, à l'usage des petites piles-bouteilles qui sont employées en faradisation, des flacons de sel chromique tout préparé qu'il suffit de dissoudre dans de l'eau de pluie ; on évite ainsi la manipulation ennuyeuse de l'acide sulfurique pur.

Le nettoyage consiste en ceci : gratter au couteau les cristaux violets d'alun de chrome qui adhèrent aux électrodes ; baigner ces électrodes dans de l'eau chaude, puis les laver à eau courante ; remplacer au besoin la lame de zinc si elle est trop usée, ce que tout médecin peut faire soi-même ; et remplir la pile avec du liquide frais.

Indications. — La pile Grenet convient aux praticiens qui demeurent dans une localité très éloignée d'un centre électrogène, surtout s'ils emploient irrégulièrement leur batterie : car il suffit d'une heure pour remettre en état une batterie épuisée, fût-elle restée une année sans travailler.

Enfin, cette pile est peu encombrante ; et son prix est modique.

Pile Marié-Davy.

Caractères généraux. — Établie par Marié-Davy.

Perfectionnée par Gaiffe dès 1859, et adaptée ainsi à l'usage médical.

Force électromotrice: 1,5 volt.

La différence de potentiel aux bornes possède à peu près la même valeur; elle reste fixe jusqu'à l'usure presque complète de l'élément.

Résistance intérieure très faible.

Polarisation très lente, et, par conséquent, *constance remarquable.*

Comparée à la pile au bichromate, cette pile lui est inférieure par sa force électromotrice, mais elle donne un courant beaucoup plus constant.

Structure. — Divers types ont été construits par Gaiffe. Dans le modèle ordinairement adapté aux batteries pour électrolyse, l'élément est formé d'un vase de verre dans lequel plonge un crayon négatif de zinc amalgamé, placé au centre d'un cylindre positif en charbon des cornues. Un dispositif commode permet l'immersion et l'émersion en bloc des électrodes, en commencement et en fin d'opération.

Le liquide excitateur est ainsi composé :

Verser très lentement

Acide sulfurique pur. . . . . . . 90 grammes,

dans

Eau distillée. . . . . 1 litre,

en agitant constamment.

Puis y faire dissoudre

Bisulfate de mercure. . . . . 150 grammes.

Laisser refroidir et clarifier.

Cette pile, comme la pile au bichromate de potasse, s'use à circuit ouvert. Il faut donc avoir soin de toujours maintenir les zincs émergés entre chaque opération.

Indications. — En raison de sa *constance,* la pile au bisulfate de mercure convient parfaitement à l'électrolyse médicale, même quand la résistance extérieure est relativement faible, ainsi qu'à la galvanisation et la faradisation.

En raison du *prix élevé* des sels de mercure, elle ne permet, tout au moins au point de vue économique, que l'emploi de petits éléments. Elle ne répond donc pas aux autres exigences de notre pratique, endoscopie, galvanocaustie, électromotion, auxquelles satisfont assez bien les piles au bichromate, et mieux encore les piles de la catégorie suivante.

Pile Leclanché.

Caractères généraux. — Établie par Leclanché en 1868. Elle a subi diverses modifications de détail, qui en ont fait créer plusieurs types industriels.

Force électromotrice : 1,48 volt.

Résistance intérieure assez forte : de 0,3 à 0,5 ohm, suivant la grandeur de l'élément. Une telle résistance intérieure est environ dix fois supérieure à celle d'une pile au bichromate de potasse. L'intensité maxima du courant débité est donc relativement faible.

Cette pile, qui est industriellement la plus répandue, même à l'étranger (elle actionne nos sonnettes, nos téléphones, etc.), est une des plus sûres et des plus commodes.

Elle a deux grands avantages qui la rendent préférable à la pile Grenet :

1° *Elle se polarise lentement.* Elle débite un courant à peu près constant, à condition que les éléments en service ne soient pas trop petits. Un élément du modèle habituellement adopté pour les batteries à poste fixe ($9 \times 9 \times 20$ centimètres) peut fournir du courant pendant plusieurs heures consécutives.

2° *Elle ne consomme pas à circuit ouvert.* Le zinc amalgamé y demeure constamment immergé, sans s'user inutilement. Cette pile exige donc bien moins de surveillance que la pile Grenet. Il n'y a pas à craindre avec elle de retrouver, le lendemain du premier jour où on l'a mise en service, le liquide épuisé et les zincs rongés, comme lorsque par mégarde on a laissé immergées les électrodes de la pile au bichromate.

Structure. — Le type classique de la pile Leclanché est construit ainsi qu'il suit (fig. 172).

Un crayon de zinc, formant pôle négatif, baigne dans une solution à 25 pour 100 de chlorure d'ammonium *très pur*, exempt de sels de fer et de plomb, qui détermineraient l'usure du zinc à circuit ouvert[1]. Au centre du vase de verre rectangulaire qui la renferme se trouve un vase poreux contenant un cylindre de charbon des cornues, formant pôle positif, et entouré d'un mélange de charbon et de peroxyde de manganèse concassés. L'élément est clos, puisqu'il n'est pas nécessaire de soulever les électrodes après fonctionnement. Il en résulte que le liquide s'évapore très lentement, et qu'aucune éclaboussure n'est à craindre. C'est donc une pile très propre.

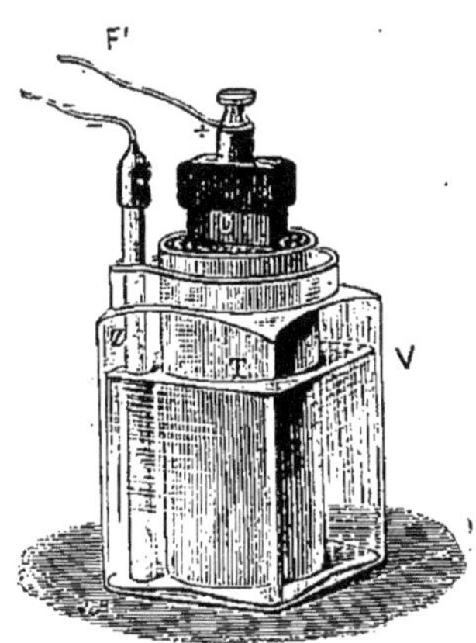

Fig. 172. — *Pile Leclanché* (modèle primitif).

Quand le circuit est fermé, le courant se produit en vertu des réactions chimiques suivantes. Le chlorure d'ammonium est décomposé. L'ammonium (radical AzH^4) gagne l'électrode positive, où une réaction secondaire le transforme en ammoniaque (AzH^3), laquelle se dissout dans l'eau. L'hydrogène, ainsi mis en liberté, se combine avec l'oxygène que peu à peu lui cède le peroxyde de manganèse. Le chlore libéré gagne l'électrode négative, et, l'attaquant, forme du chlorure de zinc.

Dans les nouveaux éléments Leclanché-Barbier (fig. 173) le vase poreux est supprimé, ce qui diminue considérablement la résistance intérieure de la pile. Le pôle positif est fait d'un aggloméré de charbon et de peroxyde de manganèse, formant un cylindre creux, au milieu duquel se trouve, bien isolé par de la porcelaine, le bâton de zinc amalgamé négatif. Le charbon est maintenu dans le col du vase de verre par un anneau de caoutchouc formant fermeture étanche.

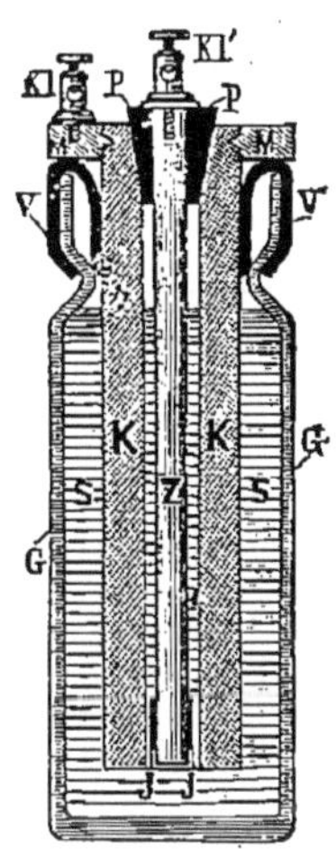

Fig. 173. — *Coupe d'une pile Leclanché-Barbier.*

Dans un type plus récent, appelé *élément sac*, l'électrode positive est faite d'un sac de toile contenant un mélange de peroxyde de manganèse et de graphite, qui engaine un bâton de charbon.

1. A 15° C. la solubilité du chlorure d'ammonium est de 352 grammes par litre d'eau. Un litre de solution saturée fournit théoriquement 130 ampères-heure.

L'électrode de zinc, en forme de manchon fendu, entoure le tout. La suppression du vase poreux fait tomber la résistance intérieure à une valeur très basse, environ 0,06 ohm. La force électromotrice de l'élément monte à 1,63 volt, et assure aux bornes une différence de potentiel de 1,57 volt en service normal.

En général, un tel élément est surtout destiné à fournir une *grande quantité de courant* pendant un *temps très court*.

Dans tous les cas, il ne faut employer que des modèles de pile Leclanché dont la fermeture exacte empêche l'évaporation rapide du liquide, et dont la construction rend l'élément facilement démontable pour le nettoyage.

Entretien. — Rien n'est plus simple que de remettre en état un élément Leclanché qui ne fonctionne plus.

Il y a lieu de procéder au nettoyage avant que la pile soit tout à fait épuisée. On y est invité en voyant une épaisse couche de cristaux se déposer au fond du vase.

Il suffit alors de gratter avec un couteau les cristaux qui adhèrent au charbon et surtout au zinc, par suite de l'évaporation du liquide ; on lave ensuite le vase et les électrodes ; puis on remplit de nouveau le vase aux deux tiers avec la solution saturée de chlorure d'ammonium (sel ammoniac). On aura la précaution d'enduire de vaseline toutes les parties non immergées (électrodes et parois du vase) pour prévenir la formation de sels grimpants[1].

Ce nettoyage se fait très rarement.

Indications. — La pile Leclanché, en raison de son bon marché, de sa propreté et de sa solidité, est une des meilleures piles à conseiller au médecin éloigné d'un centre industriel. Malheureusement, à cause de sa grande résistance intérieure, il n'est pas possible d'employer utilement de petits éléments[2]. C'est donc une pile tout à fait recommandable pour une installation fixe, où le poids d'une batterie n'a pas d'importance. Mais c'est

1. M. François recommande le mélange suivant qui *empêcherait la formation des sels grimpants* et assurerait une plus longue durée aux éléments, en maintenant l'amalgamation du zinc :

Eau	1 000	grammes.
Chlorure d'ammonium sublimé pulvérisé	350	—
Chlorure de zinc sec pulvérisé	150	—
Bichlorure de mercure pulvérisé.	20	—

2. Les fabricants affirment que les plaintes qui leur arrivent au sujet des piles Leclanché cesseraient absolument si on n'employait que de grands éléments.

une pile peu propre aux batteries portatives pour l'électrolyse, lesquelles réclament avant tout des éléments de petites dimensions et de faible débit.

D'ailleurs, comme l'action dépolarisante du bioxyde de manganèse est assez lente, si l'on demande à la pile Leclanché un débit intense, la dépolarisation n'a pas le temps de s'effectuer ; et la tension du courant baisse. En laissant pendant quelques instants la pile au repos, la dépolarisation a le temps de s'achever, et la pile peut travailler à nouveau en conditions normales. C'est donc une *excellente pile pour un service intermittent* (sonneries électriques, etc.).

Pile Bergonié. — La *pile Bergonié,* construite sur le type de la pile Leclanché, et ayant la même force électromotrice (1,45 volts), échappe à ce reproche ; pour cette raison, Bordier la considère comme la meilleure pile pour usages médicaux (électrolyse, galvanocautère).

Son liquide excitateur est une solution de chlorure d'ammonium. Or, la résistance intérieure de cette pile prend des valeurs différentes suivant le degré de concentration de la solution saline.

Dans une solution à 10/1000, la résistance intérieure d'un élément est de 2,3 ohms ; dans une solution à 30/1000, elle devient de 1,1 ohm ; dans une solution à 130/1000, elle tombe à 0,1 ohm ! C'est ce dernier titre qu'il faut choisir : *a*) à cause de la *faible résistance intérieure,* attendu que, contrairement à ce que disent certains traités d'électricité médicale, Bordier rappelle qu'une pile est d'autant plus propre aux usages médicaux usuels que sa résistance intérieure est plus faible ; *b*) à cause de la *conservation de la pile,* qui peut fonctionner ainsi pendant 18 mois sans qu'on soit obligé d'en renouveler le liquide.

Pile de Lalande et Chaperon.

Caractères généraux. — *Force électromotrice très faible* : 0,8 volt.

Résistance intérieure insignifiante : environ 0,03 ohm pour le grand modèle.

Cette pile a des qualités analogues à celles de la pile Leclanché :

1° *Elle se polarise très lentement* et donne un courant d'une intensité relativement grande (6 ampères en moyenne pour le modèle usuel) avec une constance de débit remarquable.

2° *Elle ne consomme pas à circuit ouvert* et, par conséquent, outre l'économie qu'elle réalise de ce fait, elle n'exige aucune surveillance spéciale.

Elle diffère en deux points de la pile Leclanché :

a) Par un inconvénient, qui est d'avoir une *force électromotrice plus faible* : ce à quoi il est facile de remédier en augmentant le nombre des éléments de la batterie ;

b) Par un avantage, qui est d'avoir une *résistance intérieure infiniment moindre.*

D'où il résulte que si, au point de vue de la force électromotrice, il suffit, pour qu'une batterie de Lalande et Chaperon vaille une batterie Leclanché, de coupler environ le double d'éléments en série : inversement, pour qu'une batterie Leclanché, au point de vue de la résistance intérieure, valût une batterie de Lalande et Chaperon, il faudrait y coupler un nombre considérable d'éléments en parallèle.

D'où il résulte encore, selon Vacher, que la pile de Lalande et Chaperon est de toutes les piles *la plus recommandable pour une installation électromédicale à poste fixe.*

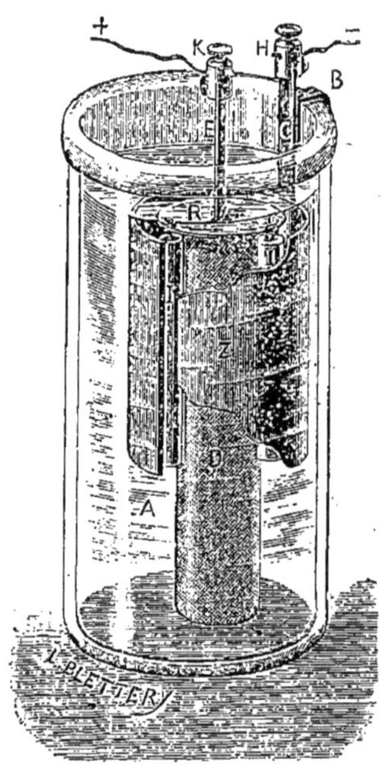

Fig. 174. — *Pile de Lalande et Chaperon.*

Structure. — La pile de Lalande et Chaperon emploie comme dépolarisant solide du bioxyde de cuivre, qui entoure l'électrode positive, faite de cuivre pur. Le liquide excitateur est une solution de potasse caustique, dans laquelle plonge l'électrode négative qui est en zinc (fig. 174).

On voit se produire, en marche, du zincate de potasse; le bioxyde de cuivre, corps dépolarisant, est réduit par l'hydrogène naissant. Il est absolument nécessaire d'éviter l'absorption de l'acide carbonique de l'air par la potasse. A cet effet, on répand à la surface du liquide une couche d'huile de pétrole d'un demi-centimètre d'épaisseur.

Indications. — La pile de Lalande et Chaperon est autant et même plus recommandable que la pile Leclanché aux médecins éloignés de tout centre. Comme celle-ci, elle n'est utilisable que sous forme de grands éléments destinés à établir une batterie à poste fixe. Pour celui qui emploie souvent le galvanocautère, elle présente une réelle supériorité en raison de sa très faible résistance intérieure.

Elle ne demande, d'ailleurs, absolument aucun entretien. Ses diverses parties, zinc, cylindre de cuivre, bioxyde de cuivre et potasse, sont calculées pour s'user parallèlement. Et ainsi la pile fonctionne jusqu'à usure complète et simultanée de ses composants. On n'a donc pas à se préoccuper de renouveler de temps en temps la solution de potasse caustique : ce qui est très avantageux, car une telle solution concentrée à 40 pour 100 est fort dangereuse à manier.

En résumé, la pile de Lalande et Chaperon est d'une stabilité remarquable. Après plusieurs années, elle est encore prête à restituer l'énergie qui ne lui a pas encore été demandée. En raison des *courants très intenses* qu'elle peut débiter avec une *constance absolue,* elle constitue le meilleur élément pour *poste fixe,* surtout pour alimenter les galvanocautères, qui polarisent ou épuisent si facilement les autres types de pile.

Piles sèches.

Caractères généraux. — Les piles sèches sont capricieuses, à ce point qu'aucun fabricant n'en veut garantir le fonctionnement : attendu qu'elles peuvent s'épuiser prématurément et spontanément, sans cause connue. Mais elles ont été perfectionnées dans ces dernières années ; et, pour certaines indications (faradisation, endoscopie), elles méritent actuellement la faveur des médecins.

Presque toutes les piles sèches appartiennent au type Leclanché.

Leur force électromotrice est assez élevée : environ 1,5 volt.

Leur résistance intérieure est grande, d'autant plus que les piles sèches du commerce sont, la plupart du temps, de très petits éléments de poche. Cette résistance est d'environ 0,5 ohm.

Structure. — Elles sont généralement constituées comme il suit.

L'*électrode positive* est formée par un bâton de charbon, qu'enveloppe du peroxyde de manganèse aggloméré et maintenu par un sac de toile.

Tout autour se trouve répartie une matière inerte, imprégnée d'une solution concentrée de chlorure d'ammonium.

Cet ensemble est contenu dans une gaine de zinc, qui forme l'*électrode négative*. Une couche de cire ferme l'élément.

La substance dont est composé le milieu intérieur d'une pile sèche varie suivant les constructeurs, qui gardent prudemment leur secret de fabrication : sciure de bois, gélose, *cofferdam* (périsperme corné de la noix de coco), etc.

Il est à remarquer que, malgré leur nom, *les piles sèches ne sont pas sèches* : sinon, elles n'auraient aucune force électromotrice, car aucune réaction chimique ne se produirait alors. On les appelle piles sèches parce qu'elles ne laissent pas écouler de liquide quand on les renverse.

Inconvénients. — Théoriquement, étant des éléments Leclanché, les piles sèches ne doivent pas se décharger en circuit ouvert. Pratiquement, comme elles sont toujours assez mal isolées, on ne peut les conserver actives que pendant six mois au plus. On améliore leur isolement en les entourant de papier paraffiné, à condition de ne pas les placer à la chaleur.

Elles ne réclament absolument aucun entretien. Quand elles sont épuisées, on les met au rebut : attendu qu'elles ne peuvent pas être remplies à nouveau.

Le principal reproche encouru par les piles sèches est leur *infidélité*. Jamais on ne peut être certain de leur service, car elles se déchargent d'elles-mêmes, parfois très vite et sans cause ; et il suffit d'un seul élément détérioré dans une batterie pour intercaler dans celle-ci une résistance qui entrave parfois son fonctionnement total. Il fait l'office d'un barrage qui arrête la circulation. Toutefois, il est facile d'avoir en réserve une batterie neuve de rechange, en cas de panne de la batterie en service.

Vérification. — Une pile sèche s'abîme plus vite en restant inactive au fond d'un magasin que quand elle travaille entre les mains d'un médecin. En repos prolongé, il se forme sur le zinc de l'oxychlorure, de couleur blanche, qui empêche l'attaque de ce métal par la solution excitatrice. Donc, pour ne pas risquer d'acheter ce que Baudry de

Saulnier appelle une *vieille pile neuve,* il faut refuser systématiquement tout élément où se voient des traces d'oxychlorure de zinc. J'oserais dire que les sels blancs sont pour les piles sèches ce que les cheveux blancs sont pour les hommes : signes de vieillesse !

Il est, d'ailleurs, possible de savoir ce qu'une batterie de piles sèches contient encore d'énergie électrique en réserve. Pour cela, on l'interroge avec un *ampèremètre.* Quand l'intensité du courant, mesurée aux bornes, tombe au 1/3 de la valeur qu'elle avait lorsque la pile était neuve, il faut songer à remplacer celle-ci.

Au contraire, le *voltmètre* ne peut donner aucune indication sérieuse sur la durée probable du fonctionnement d'une pile : attendu que, jusqu'à la veille de son épuisement total, chaque élément débite du courant avec sa force électromotrice spécifique.

Avantages. — Ce qui tend actuellement à donner une grande vogue aux piles sèches, surtout en matière d'endoscopie (car il ne saurait être question d'elles pour la galvanocaustie), c'est la vulgarisation des petites lampes de photophore à filament métallique, qui se contentent, pour fournir une belle lumière, d'une tension de 2 à 4 volts, en consommant à peine 1/2 ampère. Dès ors, une petite batterie composée de deux à trois piles sèches, facile à loger dans la poche, très légère, travaillant dans n'importe quelle position et ne répandant aucun liquide corrosif, paraît être la source électromotrice idéale pour l'éclairage portatif.

Résumé comparatif. — L'*intensité maxima* du courant qu'est susceptible de fournir une pile donnée se calcule facilement comme il suit.

On part de la formule d'Ohm :

$$I = \frac{E}{R + r}.$$

Or, on sait qu'une pile fournit son intensité maxima quand elle est mise en court-circuit, c'est-à-dire quand elle débite sur un circuit extérieur dont la résistance peut être considérée comme nulle : $R = 0$.

Dès lors, la formule précédente devient :

$$I = \frac{E}{0 + r} = \frac{E}{r}.$$

Nous n'avons donc, pour calculer l'*intensité maxima,* qu'à diviser la valeur de la *force électromotrice* d'un élément par la valeur de sa *résistance intérieure*. Nous obtenons ainsi les chiffres suivants :

Pile Daniell.	$\frac{1,07 \text{ volt}}{0,6 \text{ ohm}}$	= *1,8 ampère.*
Pile sèche.	$\frac{1,5 \text{ volt}}{0,5 \text{ ohm}}$	= *3 ampères.*
Pile Leclanché.	$\frac{1,45 \text{ volt}}{0,3 \text{ ohm}}$	= *5 ampères.*
Pile Bunsen	$\frac{1,9 \text{ volt}}{0,2 \text{ ohm}}$	= *9,5 ampères.*
Pile de Lalande et Chaperon.	$\frac{0,8 \text{ volt}}{0,03 \text{ ohm}}$	= *26,5 ampères.*
Pile Grenet.	$\frac{2 \text{ volts}}{0,05 \text{ ohm}}$	= *40 ampères.*

Un tel tableau n'a d'autre but que d'établir une comparaison entre les divers types de piles. Jamais, en effet, nous ne faisons débiter à nos éléments un courant d'intensité aussi grande : car nous savons que cette mise en court-circuit les polariserait rapidement.

VII

PILES THERMO-ÉLECTRIQUES

Principe. — *Les* PILES THERMO-ÉLECTRIQUES *transforment l'énergie calorifique en énergie électrique*[1].

Aucune réaction chimique n'intervient dans le phénomène de la *thermo-électricité*.

Loi des contacts. — Toutes les fois que deux métaux différents sont mis en contact, il s'établit entre eux une différence de potentiel : l'un devient positif, l'autre, négatif (loi des contacts, de Volta). Mais ils ne gardent cette différence de potentiel que s'ils sont isolés. Quand on les réunit par un circuit fermé, ils équilibrent immédiatement leurs charges électriques. En effet, il ne pourrait

1. Nous donnons quelques détails sur les piles thermo-électriques, car certaines maisons en conseillent l'usage aux médecins comme *source autonome* d'énergie électrique (voir page 586).

en être autrement sans contradiction avec le principe de la conservation de l'énergie : puisque, si un courant continu se produisait ainsi, il y aurait alors création d'énergie, c'est-à-dire production de travail sans dépense équivalente d'une autre énergie [1].

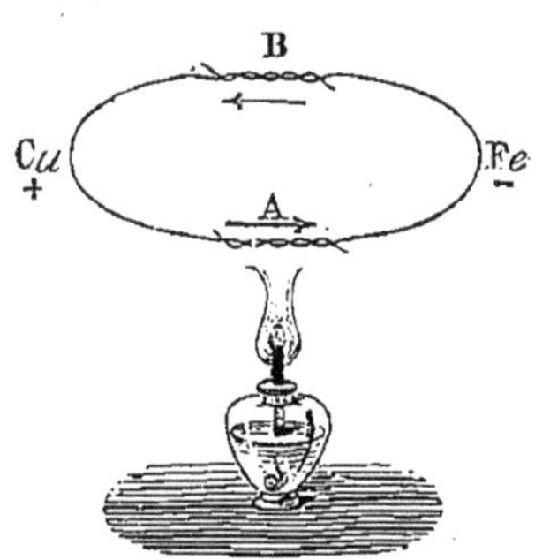

Fig. 175. — *Principe de la pile thermo-électrique.*

Cu, fil de cuivre ; Fe, fil de fer ; A, soudure chaude ; B, soudure froide.

Or, l'expérience démontre qu'un courant se produit et persiste si l'on chauffe la soudure de deux métaux différents. L'énergie nécessaire à l'entretien du courant électrique est alors fournie par la chaleur qui est dépensée dans cet échauffement (fig. 175).

La *force thermo-électromotrice* ainsi produite se nomme « Effet Seebeck » (1821).

Elément thermo-électrique. — Un couple thermo-électrique est essentiellement formé de deux barres de métaux différents, respectivement soudées par leurs extrémités, et dont les deux soudures sont portées et maintenues à des températures différentes. Il se produit alors dans le circuit ainsi formé un courant électrique, qui persiste tant que dure le chauffage (fig. 176).

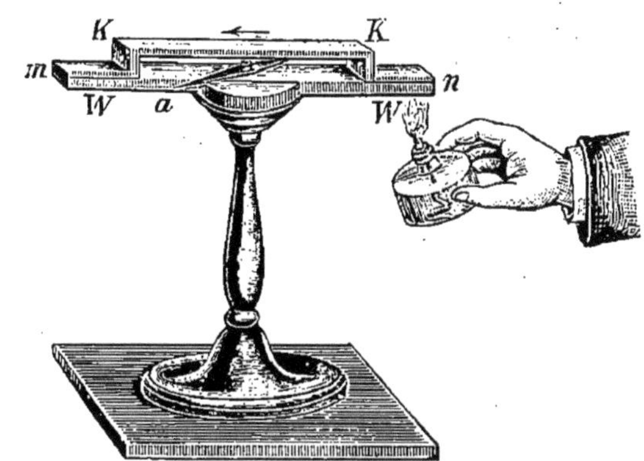

Fig. 176. — *Pile thermo-électrique élémentaire* (d'après Graetz).

W, W, barreau de bismuth ; K, K, bride de cuivre soudée en *m* et *n* ; *a*, aiguille aimantée déviée par le courant que produit le chauffage de la soudure *n*.

1. C'est sur la loi des contacts de Volta que prétendent s'appuyer les charlatans qui vendent des appareils électrogènes, faits de deux métaux différents soudés, formant anneaux, plaques, ceintures, etc.

De tels couples métalliques ne peuvent débiter aucun courant, puisque les deux métaux sont amenés à la température du corps, et puisqu'ils sont disposés de manière à former un circuit fermé.

Sens du courant. — Ce courant est constant. Son sens dépend de la *nature des métaux* mis en contact.

Dans la série thermo-électrique des métaux, dont voici la liste, chaque métal forme pôle positif par rapport au métal qui le suit, et pôle négatif par rapport à celui qui le précède.

Antimoine (+).
Fer.
Zinc.
Argent.
Cuivre.
Plomb.
Platine.
Nickel.
Bismuth (—).

Force électromotrice. — La force électromotrice d'un élément thermo-électrique dépend de deux facteurs :

1° De la *différence de température* des deux soudures. La force, dite *thermo-électromotrice,* reste constante si cette différence demeure invariable.

2° De la *nature des métaux* en contact. La force thermo-électromotrice est d'autant plus grande que les deux métaux occupent des situations plus éloignées dans l'échelle thermo-électrique précédente. La force thermo-électromotrice maxima est donc obtenue par l'échauffement de la soudure *antimoine-bismuth.*

Néanmoins cette force électromotrice est toujours excessivement petite. Elle doit se calculer en *millivolts* (millièmes de volts) ! Ainsi, le système antimoine-bismuth, pour une différence de température de 100 degrés, ne donne qu'une force électromotrice de 10,8 millivolts, soit environ 1/100e de volt.

La force électromotrice est une constante pour deux métaux donnés — et pour une différence de température donnée — à condition que ces métaux ne renferment pas d'impuretés.

On développe une force électromotrice plus élevée quand on utilise des *métalloïdes* (sélénium) ou des *sulfures métalliques.* Ainsi, le couple *pyrite de cuivre et cuivre* donne, pour une différence de température de 100 degrés, une force électromotrice de 66,6 millivolts. Malheureusement, on n'a pas encore pu construire un modèle pratique de pile avec une telle combinaison.

Résistance intérieure. — La résistance intérieure d'un élément thermo-électrique est *très faible*, puisque cet élément est construit avec des métaux, qui sont des corps très conducteurs.

Débit. — La loi d'Ohm s'applique ici, comme pour les piles hydro-électriques. L'intensité du courant dépend de la force électromotrice de l'élément et de la résistance extérieure du circuit.

Notons cependant que les piles thermo-électriques ont leur *maximum de rendement* quand elles développent leur *maximum de puissance* : contrairement aux piles hydro-électriques, qui, dans ces conditions, n'ont qu'un rendement de 50 pour 100 (voir page 244).

Batterie thermo-électrique. — On accroît la force électromotrice fournie par des piles thermo-électriques en *couplant les éléments en série*. La force électromotrice développée dans le circuit est alors égale à la somme de toutes les forces électromotrices produites aux différentes soudures.

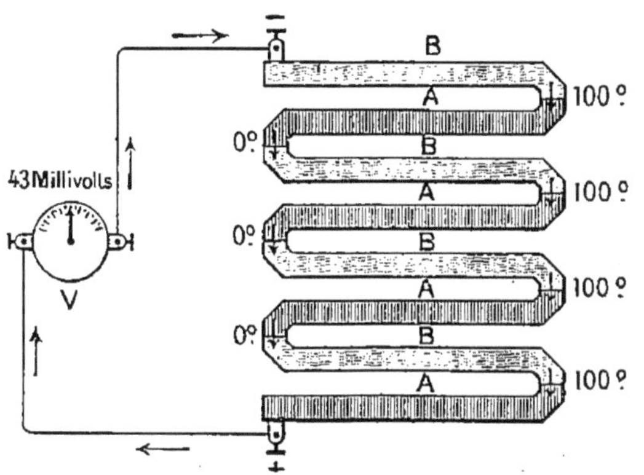

Fig. 177. — *Schéma d'une batterie thermo-électrique.*
A, A, A, A, barreaux d'antimoine ; B, B, B, B, barreaux de bismuth ; V, voltmètre.

Une batterie thermo-électrique est constituée comme il suit.

On réunit un même nombre de barreaux d'antimoine et de barreaux de bismuth, et on les soude deux à deux, en ayant soin de disposer d'un côté toutes les *soudures impaires*, et d'un autre côté toutes les *soudures paires*. On chauffe alors une série de soudures, par exemple celles de droite (fig. 177), les soudures de gauche étant laissées à la température ambiante. Le courant circule alors, dans les soudures chaudes, du bismuth vers l'antimoine, et, dans les soudures froides, de l'antimoine vers le bismuth. On capte extérieurement ce courant sur des bornes fixées au premier barreau de bismuth (pôle négatif) et au dernier barreau d'antimoine (pôle positif).

Usages. — A. Les piles thermo-électriques conviennent

parfaitement *aux expériences de laboratoire,* car elles fournissent un courant qui reste absolument constant pendant un temps très long. De plus, elles jouissent d'une extrême sensibilité : elles rendent ainsi de grands services en *thermométrie,* pour la mesure exacte de très faibles différences de température.

La pile thermo-électrique de Melloni, qui a servi dans l'étude de la chaleur rayonnante, en qualité de thermomètre différentiel excessivement précis, est faite de barreaux d'antimoine et de bismuth (métaux extrêmes de la liste).

Les piles thermo-électriques servent encore de *pyromètres* pour mesurer les températures extrêmes : car les thermomètres ordinaires ne sont utilisables qu'entre — 30 degrés et + 350 degrés. On emploie, dans ces cas, soit un couple difficilement fusible formé de *platine* et de *platine rhodié,* pour les très hautes températures (fours, flammes) ; soit un couple *cuivre-constantan,* pour les très basses températures qui s'obtiennent couramment aujourd'hui jusqu'à — 200 degrés (air liquide, etc.).

B. Les piles thermo-électriques n'ont qu'une valeur médiocre *au point de vue industriel.* La *pile Clamond,* la *pile Gulcher* plus récente (1892), malgré leur ingéniosité, nous rendent peu de services pratiques.

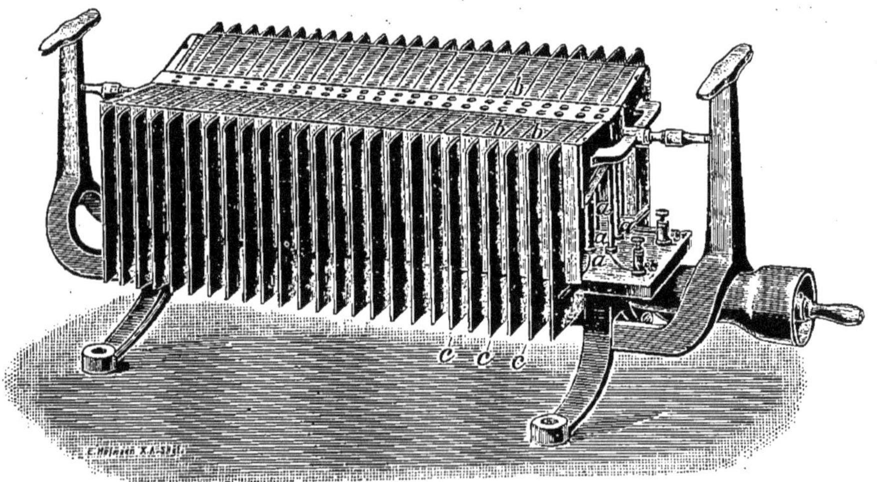

Fig. 178. — *Pile thermo électrique Gulcher.*

Une pile Gulcher (fig. 178), formée de 66 éléments couplés en série, développe seulement une force électromotrice de 4 volts. Sa résistance intérieure est de 0,65 ohm. Elle peut donc donner en court-circuit un courant ayant une intensité maxima de 6 ampères.

Une telle pile a l'avantage d'être toujours prête à fonctionner, puisqu'il suffit d'allumer un brûleur à gaz pour la mettre en action. Mais elle a un encombrement considérable pour ne fournir qu'une puissance électrique insignifiante.

D'autre part, toutes les piles thermo-électriques sont *très fragiles,* et se détériorent facilement sous l'influence d'un excès de chauffage ou d'un choc.

En somme, « le problème de la transformation directe et économique de la chaleur en électricité, problème qui présente une importance énorme au double point de vue scientifique et pratique, n'a pas encore trouvé de solution » (Graetz).

Réversibilité d'action. — Les piles thermo-électriques[1] ont, comme les piles hydro-électriques et comme les dynamos, un effet réversible.

Si on les chauffe, elles fournissent de l'énergie électrique. Inversement, si l'on y fait passer un courant électrique, il se produit au niveau des soudures un changement de température. La soudure se refroidit si le courant se dirige du bismuth sur l'antimoine ; elle s'échauffe quand le courant va de l'antimoine au bismuth. Cet effet se nomme « Effet Peltier » (1827).

1. Théophraste (372-287), né à Ereos, île de Lesbos, qui succéda à Aristote comme directeur du « Lycée », aurait découvert la *pyro-électricité*, c'est-à-dire la transformation directe de l'énergie calorifique en énergie électrique. Il remarqua qu'un morceau de tourmaline (borosilicate naturel d'alumine), quand il est chauffé, acquiert la propriété d'attirer les corps légers, comme le fait l'ambre frotté. En effet, on a reconnu depuis qu'une lame de tourmaline chauffée se charge sur ses faces opposées d'électricités de signes différents.

L'invention de Théophraste est du domaine de la légende. En réalité, la pile thermo-électrique a été découverte, en 1821, par Seebeck (1770-1831), physicien allemand, né à Reval (Esthonie polonaise).

CHAPITRE VIII

LES MACHINES ÉLECTROSTATIQUES

I

ÉLECTRISATION PAR FROTTEMENT
ÉLECTRISATION PAR INFLUENCE

Électricité statique. Électricité dynamique. — Bien que les piles soient en réalité des machines, puisqu'elles transforment l'énergie chimique en énergie électrique, cependant on est convenu de réserver le nom de « machines électriques » proprement dites aux appareils qui transforment *directement* l'énergie mécanique en énergie électrique[1].

On en distingue deux classes :

1° Les *machines électrostatiques* ;

2° Les *machines électrodynamiques*.

L'électricité est une. Toutefois, pour la commodité de son étude, elle est appelée *dynamique* quand elle circule dans des fils en produisant un courant électrique, ainsi qu'il a été exposé précédemment ; elle est dite *statique* quand elle s'immobilise momentanément dans des corps d'où l'on peut ensuite la faire écouler à volonté.

Électrisation par frottement. — Lorsqu'on frotte un corps, on l'électrise : cela veut dire qu'on y fait apparaître de l'énergie électrique.

Ce phénomène est classique et antique.

1. Nous nous bornons à donner des indications très sommaires sur ces machines, employées par les radiologistes et les électrothérapeutes, mais que ni les praticiens, ni les otorhinologistes, auxquels s'adresse ce livre, n'ont l'occasion d'utiliser.
Elles n'ont aucune application industrielle.

C'est en frottant l'ambre jaune que Thalès de Milet[1] découvrit l'électricité.

C'est avec un tube de verre frotté par une étoffe de laine que, dans la seconde moitié du XVIe siècle, le Dr Gilbert[2] fit ses expériences fondamentales sur l'attraction des corps électrisés, lesquelles devinrent l'origine de la science électrique moderne.

Et le *frottement* fut, depuis l'époque grecque jusqu'au XIXe siècle, le seul moyen de produire de l'énergie électrique.

Deux cas sont à considérer :

a) Si le corps frotté est *conducteur* — tel un métal — l'électricité de frottement se répand sur toute sa surface, puis disparaît. On dit alors que *l'électricité est mise à la terre,* c'est-à-dire qu'elle se répand sur l'individu qui frotte, dans la maison qu'il habite, et sur toute la surface de la terre : en un mot, sur une étendue tellement grande que ses effets en deviennent inappréciables.

b) Si le corps frotté est *isolant* — tel l'ambre jaune de Thalès — l'électricité de frottement se cantonne aux points frottés, et s'y conserve indéfiniment, au moins en théorie. Ainsi, elle apparaît et manifeste ses effets, ce qu'elle ne faisait pas dans le cas précédent.

Or, quand deux corps sont frottés l'un contre l'autre, *tous les deux s'électrisent.* L'un prend une charge négative ; l'autre, une charge positive.

Frottons un bâton de cire à cacheter avec de la laine : la cire prend la charge négative ; la laine, la charge positive.

Frottons un bâton de verre avec de la laine : le verre prend la charge positive ; la laine, la charge négative.

Cela démontre qu'il n'y a pas de corps absolument électropositifs ou électronégatifs, mais seulement des corps dont la polarité varie selon la nature du corps qui les frotte. Ainsi le verre est électropositif ou électronégatif, suivant qu'on le frotte avec de la laine ou avec de la soie.

Cette « électricité de frottement » n'est pas autre chose que de

1. THALÈS, né à Milet (Carie), vers 640 avant J.-C., un des sept sages de la Grèce, et chef de l'École Ionique. Il contribua à créer la physique, l'astronomie et la géométrie.

2. William GILBERT (1540-1603), né à Colchester (Angleterre). Il distingua les corps électropositifs des corps électronégatifs, et assimila la terre à un aimant. Il forma le mot « Électricité ».

l'énergie électrique développée par la transformation de l'énergie mécanique dépensée dans l'action de frotter. Un bâton de verre est donc, en réalité, une véritable machine électrique, qui fait de l'électricité avec du mouvement.

Électrisation par influence. — L'INFLUENCE électrique (ne pas confondre avec l'*induction*) est la force qui fait apparaître de l'énergie électrique dans un corps conducteur, sans frottement et sans contact, grâce à la seule présence d'un autre corps électrisé, placé à une faible distance[1].

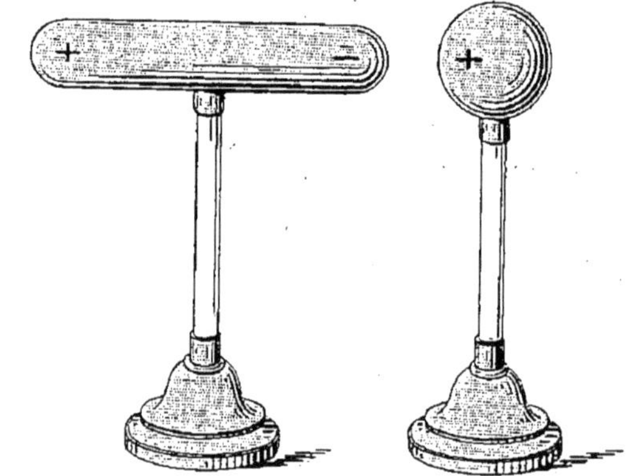

Fig. 179. — *Principe de l'électrisation par influence.*

A. — Soit un cylindre métallique, isolé sur pied de verre, qui se trouve à l'état neutre, c'est-à-dire dans lequel aucune énergie électrique ne se manifeste (fig. 179).

Approchons de l'une de ses extrémités une sphère métallique

1. Il y avait, dans les phénomènes de l'influence électrique, telle qu'elle était comprise par les classiques depuis les travaux de Coulomb (Loi de Coulomb, 1785), quelque chose de mystérieux, presque de surnaturel. C'était la nécessité d'admettre l'existence d'une force électrique *agissant à distance* sur les corps, à travers un espace vide, sans aucune liaison intermédiaire.

Or, lorsque nous observons, dit Graetz, un homme assis à une table, et que nous voyons sur cette table un verre qui paraît se déplacer seul, nous sommes tout naturellement portés à rechercher une liaison quelconque, fil caché, mécanisme secret, qui réunisse l'homme au verre. Il en est de même pour les forces électriques d'attraction.

La théorie des électrons de Maxwell nous satisfait en nous donnant une explication rationnelle des faits mystérieux de l'influence électrique. Les forces que met en jeu l'influence électrique (et ceci s'applique aussi aux phénomènes de l'induction magnéto-électrique) ne sont plus considérés comme agissant à distance, sans intermédiaire, par une sorte d'effet « télépathique », mais bien comme s'exerçant de proche en proche, à l'aide d'un intermédiaire, qui est probablement le milieu impondérable de l'éther.

Les électrons du corps électrisé influençant exercent des tractions sur l'éther environnant; et ce dernier, à la façon d'un accouplement élastique de deux machines, imprime des oscillations similaires aux électrons contenus dans le corps influencé. Hypothèse, certes : mais hypothèse meilleure que les précédentes, puisqu'elle a permis de prévoir théoriquement les phénomènes découverts plus tard pratiquement par Hertz.

également isolée; et supposons que cette sphère ait été d'abord électrisée positivement. Le cylindre est « influencé » par elle. A l'extrémité qui est voisine de la sphère apparaît de l'électricité négative (baisse de potentiel). A l'autre extrémité se montre de l'électricité positive (hausse de potentiel). En effet, les électricités dites de mêmes noms se repoussent; les électricités de noms contraires s'attirent.

Éloignons ensuite la sphère : le cylindre revient à l'état neutre. On admet alors que les deux électricités, momentanément séparées, se sont de nouveau neutralisées; ou bien que la différence de potentiel ainsi produite s'est annulée.

L'influence n'a donc pas fait naître d'électricité dans le cylindre; elle y a momentanément fait apparaître deux charges électriques de noms contraires et de valeurs égales.

Empruntons à l'hydraulique une comparaison. Supposons deux vases communicants, contenant chacun deux litres d'eau. Élevons l'un des vases jusqu'à ce qu'il ne s'y trouve plus qu'un litre de liquide; l'autre vase en renfermera alors trois litres. Il n'y aura pas eu création, mais seulement dénivellation d'eau. Remettons les deux vases au même niveau; l'équilibre hydraulique se rétablit; et, dans les deux vases, l'eau revient à l'état d'inertie.

B. — Si maintenant on fait communiquer avec la terre, par exemple à l'aide d'une chaînette métallique, le cylindre ainsi électrisé par influence, on observe deux faits différents.

Son *électricité positive* s'écoule vers le sol.

Son *électricité négative*, retenue par l'attraction de la charge positive de la sphère, ne s'écoule pas vers le sol.

Cela étant, si l'on supprime ensuite la communication du cylindre avec la terre, ce cylindre reste exclusivement chargé d'électricité négative. Et cette charge y persiste, se répandant sur toute sa surface, après l'éloignement définitif de la sphère positive influençante.

L'influence nous permet donc d'engendrer d'une façon durable de l'énergie électrique dans un corps conducteur, à l'aide de l'énergie mécanique dépensée en déplaçant le corps influençant.

En résumé, l'*électrisation par frottement* et l'*électrisation par influence* sont deux moyens d'obtenir, à l'aide du mouvement, de l'*électricité* dite *statique*. Mieux qu'avec la main, cet effet est réalisé par les *machines* dites *électrostatiques*.

Principe des machines électrostatiques. — Toutes les machines électrostatiques sont fondées sur un même principe.

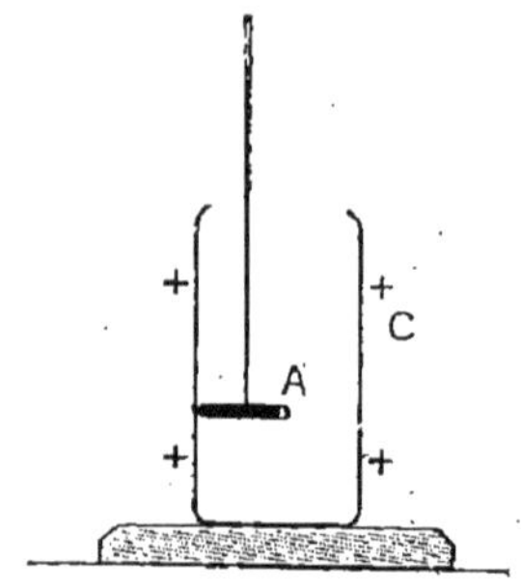

Fig. 180. — *Addition des charges électriques sur un corps conducteur* (par le contact).

« Pour comprendre le principe de ces machines, imaginons que dans un conducteur creux et isolé (fig. 180) on porte un corps électrisé A, tel que le plateau d'un petit électrophore, et que l'on opère le contact ; la charge de A passe intégralement sur la surface extérieure de C, quelle que soit celle qui s'y trouve déjà. On peut d'ailleurs répéter l'opération autant de fois que l'on voudra, on accroîtra ainsi la charge de C, et par suite son potentiel et aussi son énergie.

« Nous avons supposé A corps conducteur ; s'il est un isolant (verre, ébonite, etc.) le contact ne suffit plus pour faire passer sa charge sur C. On tourne la difficulté en armant de pointes aiguës la surface intérieure du conducteur creux (fig. 181).

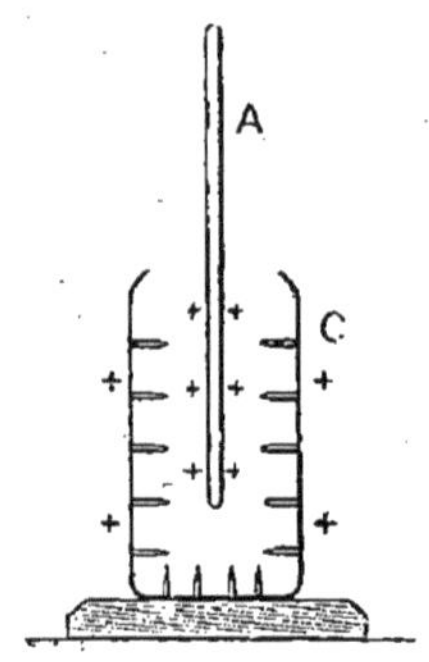

Fig. 181. — *Addition des charges électriques sur un corps isolant* (par le pouvoir des pointes).

« Le corps A (un bâton de verre, par exemple) étant chargé positivement, la charge négative produite par *influence* sur la surface intérieure de C ne peut y rester. Elle s'échappe par les pointes (en raison de leur pouvoir émissif) et vient neutraliser A. Le conducteur creux reste donc encore chargé d'une quantité d'électricité positive égale à celle de A (Faivre-Dupaigre et Carimey)[1]. »

Structure générale des machines électrostatiques. — Toute machine électrostatique se compose essentiellement de trois parties :

1. Un conducteur muni de pointes ne peut pas garder d'électricité ; celle-ci s'échappe par les pointes jusqu'à ce que le corps soit ramené à l'état neutre. C'est pour cette raison qu'on donne des formes arrondies aux appareils destinés à conserver l'électricité statique.

La découverte de ce *pouvoir émissif des pointes* a conduit Franklin à l'invention du *paratonnerre*.

Les nuages sont chargés tantôt d'électricité positive, tantôt d'électricité négative, surtout pendant les orages. La foudre est l'étincelle qui éclate entre eux et équilibre leur potentiel. L'éclair est la lumière de cette décharge ; le tonnerre en est le bruit. Les silencieux « éclairs de chaleur », qui illuminent d'une lueur diffuse le ciel pur des nuits d'été, sont les reflets d'orages lointains, éclatant au-dessous de l'horizon visible.

1° un organe *producteur* d'électricité, qui sert à charger...

2° un organe *transporteur* d'électricité, lequel cède ensuite sa charge électrique à...

3° un organe *collecteur* d'électricité.

Le *producteur* possède une charge invariable. Le *transporteur* contient momentanément une charge déterminée. Le *collecteur* accumule les charges qui lui sont successivement apportées.

On peut grossièrement comparer le *producteur* à une *source* d'eau intarissable ; le *transporteur*, à un *vase*, plein à l'aller, vide au retour ; le *collecteur*, à un *réservoir* qui se remplit en additionnant les quantités d'eau qu'on lui apporte successivement. Quand le réservoir est trop plein, il déborde ; quand la machine est trop chargée, elle se décharge par une étincelle.

Or, l'électrisation de l'organe transporteur peut être effectuée de deux manières différentes :

a) par *frottement* ;

b) par *influence*.

Suivant le mode d'électrisation qu'elles appliquent, les machines électrostatiques sont appelées :

A. *Machines à frottement* ;

B. *Machines à influence*.

II

MACHINES A FROTTEMENT

Structure des machines à frottement. — L'ancêtre des machines actuelles est la machine d'Otto von Guericke[1], construite

Or, lorsqu'un nuage orageux — supposons-le positif — passe au-dessus d'un édifice qui est à l'état neutre, il électrise ce dernier par influence. L'électricité positive en est repoussée vers le sol ; l'électricité négative est attirée vers le haut de l'édifice, ce qui contribue à augmenter la différence de potentiel entre celui-ci et le nuage. La décharge se fait ; la foudre tombe. Mais si l'on place un paratonnerre sur cet édifice, il exerce contre la foudre un *effet préventif*. Il laisse échapper dans l'atmosphère l'électricité négative produite par influence, laquelle tend à neutraliser la charge positive du nuage, qui devient ainsi inoffensif : cependant que des conducteurs (barres de fer aboutissant dans une citerne) mènent vers le sol, où elle se perd, la charge positive repoussée.

1. Otto von Guericke (1602-1686), né à Magdebourg (Allemagne), construisit également la *machine pneumatique*.

en 1662, à Magdebourg. Elle était formée d'une sphère de soufre, mise en mouvement par une manivelle, et sur laquelle frottait du drap tenu à la main.

La machine à frottement la plus connue, dont on se sert aujourd'hui dans les laboratoires, est la *machine de Ramsden*[1], imaginée en 1770. L'énergie électrique y est produite par un plateau de verre frottant contre des coussins.

Fonctionnement de la machine de Ramsden. — Considérons la figure 182.

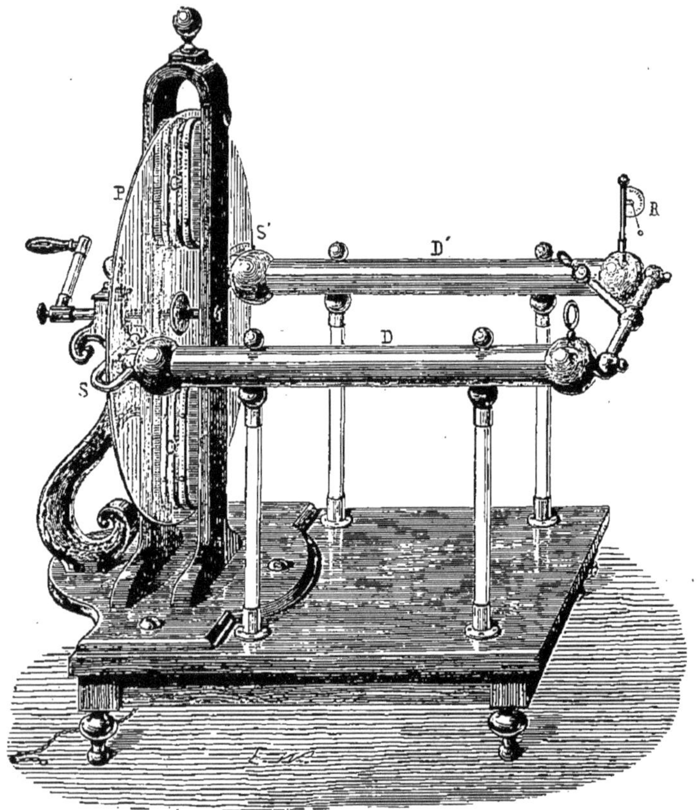

Fig. 182. — *Machine de Ramsden.*

Un plateau de verre P est commandé par une manivelle. Aux extrémités de son diamètre vertical, il est serré entre deux paires de coussins CC', faits de cuir rembourré. Ces *frottoirs* sont enduits d'une couche

1. Jessé RAMSDEN (1735-1800), opticien, né à Halifax (Angleterre).

pulvérulente d' « or mussif » ou amalgame d'étain, destinée à accentuer le frottement.

Aux extrémités de son diamètre horizontal, le plateau passe entre deux pièces de cuivre en fer à cheval SS'. Ces *peignes* sont munis de pointes sur leur concavité ; ils sont, d'autre part, reliés à des *cylindres* de cuivre DD', destinés à augmenter leur capacité et à permettre l'emmagasinement d'une plus grande quantité d'électricité. Des *colonnes de verre* les isolent.

Faisons fonctionner cette machine, en tournant à la main le plateau de verre. Réduisons, par la pensée, ce plateau à un petit secteur.

Au moment où ce secteur passe entre les deux frottoirs supérieurs, il se charge d'électricité positive, tandis que les frottoirs prennent de l'électricité négative. En raison de la non-conductibilité du verre, cette charge positive reste localisée aux points du plateau où elle s'est produite.

Ayant fait une rotation de 90°, le secteur se présente entre les branches d'un peigne. Alors se produit *par influence* une décomposition de l'électricité neutre contenue dans ce peigne. L'électricité positive est repoussée vers les cylindres ; l'électricité négative est, au contraire, attirée : et, en raison du pouvoir émissif des pointes, elle s'en écoule et neutralise l'électricité positive accumulée sur le plateau. Le secteur revient alors à l'état neutre.

Mais, ayant fait une nouvelle rotation de 90°, ce secteur passe au contact des frottoirs inférieurs, et il prend encore une charge positive, qu'il va neutraliser de nouveau plus loin entre les branches du peigne suivant ; ce faisant, il y libère une nouvelle quantité d'électricité positive, qui va s'ajouter à celle qu'il avait fait apparaître précédemment dans les cylindres. Et ainsi de suite. Il y a donc incessamment addition de petites quantités d'électricité positive à celle qui est déjà accumulée dans les cylindres, jusqu'à ce que la charge de ceux-ci ait atteint le maximum compatible avec la capacité du système.

Une telle machine peut donner à volonté de l'électricité positive ou de l'électricité négative.

a) Pour obtenir de l'*électricité positive,* on relie les coussins au sol par une chaîne métallique. Le plateau de verre et les cylindres prennent une charge positive.

b) Pour obtenir de l'*électricité négative,* on isole les coussins ; et on les met en communication avec un conducteur, lequel prend ainsi une charge négative.

Inconvénients. — Les machines électrostatiques à frottement sont actuellement abandonnées, parce qu'elles gaspillent la plus grande partie de l'énergie mécanique qu'on leur fournit, pour vaincre la résistance due au frottement du plateau de verre contre les coussins. Elles ont un débit infiniment trop faible. On ne les rencontre guère que dans les musées de physique. En électrothérapie, on emploie les machines du type suivant.

III

MACHINES A INFLUENCE

Structure des machines à influence. — Les machines électrostatiques à influence sont fondées sur le même principe : addition successive de petites quantités d'électricité produites par influence, qui accroissent ainsi indéfiniment une charge initiale limitée.

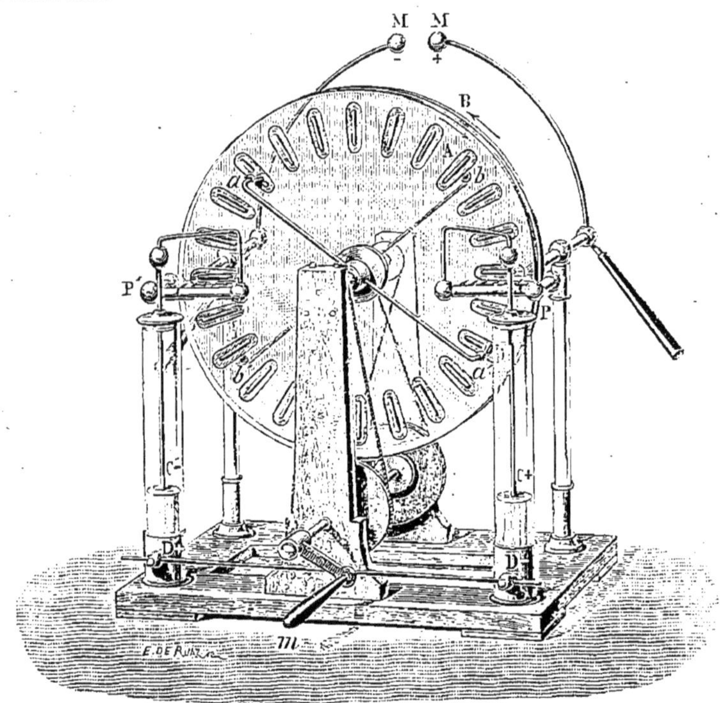

Fig. 183. — *Machine de Wimshurst.*

Parmi les machines à influence, nous ne signalerons que les deux principales :

La *machine de Holtz*, la plus ancienne, construite à Berlin en 1855 ;

La *machine de Wimshurst,* à laquelle on donne actuellement la préférence (fig. 183), parce qu'elle présente le double avantage de pouvoir s'amorcer d'elle-même et de n'avoir aucune tendance à renverser sa polarité, grâce à la disposition ingénieuse de ses « conducteurs diamétraux ».

Fonctionnement de la machine de Wimshurst. — Considérons la figure 183.

Deux plateaux de verre identiques, A et B, sont montés sur un axe commun. Une manivelle les fait tourner en sens inverses, au moyen de deux cordes sans fin, dont une est croisée. Chacun des plateaux est muni extérieurement d'une série de bandes ou *secteurs d'étain,* disposés dans le sens des rayons.

Aux extrémités de leur diamètre horizontal, les deux plateaux sont embrassés, sans contact immédiat, par des *peignes* en fer à cheval, PP', intérieurement armés de pointes. Ces deux peignes communiquent respectivement avec deux tiges de laiton, terminées par des masses ou *boules polaires,* MM', pouvant à volonté être rapprochées ou éloignés l'une de l'autre.

En outre — et ceci est la caractéristique de la machine de Wimshurst — en avant du plateau antérieur et en arrière du plateau postérieur se trouvent disposées deux tiges métalliques *aa'*, *bb'*, orientées en croix. Ces tiges, appelées *conducteurs diamétraux* ou *égaliseurs,* ont leurs deux extrémités terminées par de petits balais qui frottent contre les secteurs d'étain.

Faisons maintenant fonctionner cette machine, en manœuvrant la manivelle à la main, ou plutôt en l'actionnant avec un petit moteur électrique. Les deux plateaux vont tourner en sens inverses.

Or, admettons que la machine soit amorcée, ce qui est le cas ordinaire quand elle a déjà servi, à condition que les plateaux soient bien secs. Supposons qu'un des secteurs du plateau A ait une légère charge électrique positive. En se déplaçant, ce secteur tend à réagir sur tous les secteurs du plateau B en face desquels il passe : mais, en réalité, il ne peut électriser par influence que le secteur *b* momentanément touché par un des balais du conducteur diamétral de B. Ce secteur *b* se charge alors d'électricité négative ; son électricité positive repoussée s'écoule par l'intermédiaire du conducteur diamétral vers un secteur *b'* situé en position opposée, lequel prend ainsi une charge positive.

Dès lors, ces deux secteurs *b* et *b'*, abandonnés par les balais, gardent isolément leurs deux charges — et + : mais ils les perdent bientôt en passant entre les dents des peignes. Le secteur *b* revient à l'état neutre en électrisant négativement par influence le peigne P' qui envoie cette charge à la boule M' ; le secteur *b'* se neutralise en électrisant de même par influence le peigne P qui transmet sa charge positive à la boule M.

Et, grâce à la rotation inverse des deux plateaux, le croisement incessant des secteurs qui s'influencent mutuellement ajoute, suivant une progression géométrique, des charges successives à celles que contiennent déjà les boules polaires.

Bientôt un bruit caractéristique de grésillement se fait entendre, en même temps qu'une lueur violette s'échappe des peignes. La machine fonctionne. Si l'on écarte alors les boules M et M', on voit jaillir entre elles de fortes étincelles (décharge instantanée dite *disruptive*).

Avantages. — Les machines statiques à influence sont préférables aux machines à frottement. Elles ont un rendement relativement meilleur, attendu que l'énergie mécanique transmise n'est dégradée que par le seul frottement des plateaux sur leur axe, puisqu'il n'y a plus ici la résistance des coussins capable de l'absorber en grande partie.

IV

PUISSANCE DES MACHINES ÉLECTROSTATIQUES

Force électromotrice. — *La différence de potentiel créée par les machines électrostatiques est considérable.* Elle peut dépasser cent mille volts. Leur voltage s'apprécie d'une façon approximative, en tenant compte de ce fait qu'il faut environ une tension de cinq mille volts pour fournir une étincelle capable de franchir la distance d'un millimètre dans l'air sec. Or, les machines actuelles donnent souvent des étincelles de 15 centimètres de longueur[1].

Débit. — *L'intensité du débit des machines électrostatiques est extraordinairement faible.* Elle n'atteint qu'une minime fraction d'ampère. Il en résulte que ces machines, malgré leur haute tension, sont peu dangereuses : mais la puissance qu'elles fournissent est, pour cette même raison, généralement insignifiante. Elles ne pourraient alimenter aucun des appareils utilisés couramment dans la pratique médicale. Ainsi, comme leur puissance ne dépasse guère un watt, il faudrait huit machines électrostatiques moyennes pour allumer une lampe de photophore, et plus de cent machines pour faire rougir un petit galvanocautère.

1. On appelle *potentiel explosif* la différence de potentiel nécessaire pour qu'éclate une étincelle. Le potentiel croît avec la distance des parties entre lesquelles jaillit l'étincelle, mais il croît *moins vite* que cette distance. Il n'y a pas ici de proportionnalité. Ainsi, le potentiel explosif, qui est de cinq mille volts pour une distance d'un millimètre, est de cent mille volts dans une étincelle de quinze centimètres.

En effet, l'intensité du débit est proportionnelle à la vitesse de rotation des plateaux. Or, cette vitesse est extrêmement faible, si on la compare à la vitesse angulaire de rotation d'une dynamo. Elle atteint au plus dix tours à la seconde dans les machines à influence; elle dépasse rarement un ou deux tours à la seconde dans les machines à frottement, en raison de la grande résistance opposée par les coussins. Telle est la cause du meilleur débit des machines à influence, et de l'adoption exclusive de ces dernières en électrothérapie.

Toutes ces machines ont, en outre, un *très mauvais rendement* : à peine 8 pour 100. L'industrie ne les utilise pas.

Usages. — Au point de vue de leurs utilisations médicales, les machines électrostatiques présentent cependant un grand intérêt: car l'électricité de frottement fut longtemps la seule électricité appliquée à la thérapeutique. En 1743, l'abbé Nollet eut le premier l'idée d'employer « des commotions pour guérir la paralysie ».

La découverte des courants galvaniques et faradiques la fit oublier. La pile de Volta et la bobine de Ruhmkorff supplantèrent la machine de Ramsden. Cependant, de nos jours, grâce à la substitution des machines à influence aux machines à frottement, qui avaient une trop faible puissance, l'emploi de l'électricité statique a reconquis la faveur médicale, en créant une branche spéciale de l'électrothérapie, appelée la FRANKLINISATION [1].

1. Benjamin FRANKLIN (1706-1790), né à Boston, démontra l'identité de la foudre et de l'électricité, et inventa le paratonnerre. Il fut le principal auteur de l'indépendance des États-Unis. Turgot a résumé sa vie en partie double dans un vers célèbre :

Eripuit cœlo fulmen, sceptrumque tyrannis.

CHAPITRE IX

LES MACHINES ÉLECTRODYNAMIQUES (DYNAMOS[1])

Principe. — Les *machine électrodynamiques*, ou mieux *dynamo-électriques*, transforment directement l'énergie mécanique en énergie électrique.

Le courant y est produit par le déplacement relatif de circuits et d'aimants. Or, pour effectuer ce déplacement, et surtout pour vaincre la résistance opposée par les forces électromagnétiques, il faut dépenser une certaine quantité de travail mécanique. C'est ce travail qui est transformé par les « dynamos » (δύναμις, travail) en électricité.

Toutes les machines dynamo-électriques ont pour caractère commun d'établir entre leurs deux pôles une différence de potentiel. Quand on réunit ces pôles par un circuit extérieur, l'électricité y circule sans s'arrêter ni s'accumuler nulle part; elle va du pôle positif au pôle négatif à travers les conducteurs, et revient du pôle négatif au pôle positif à travers la machine elle-même. Mêmes phénomènes que dans une pile; phénomènes tout autres que dans une machine électrostatique.

1. On pourrait s'étonner que, dans un livre destiné à des médecins, nous nous étendions si complaisamment sur l'étude des *dynamos*. On nous objecterait, avec apparence de raison, que ce sont là des machines qui trouvent leur place dans des fabriques, non pas dans des cliniques; et que le médecin n'a pas à s'occuper de produire l'énergie électrique, qui lui est livrée généralement toute faite par l'industrie...

Cela est vrai. Mais chirurgiens et spécialistes usent couramment des *électromoteurs*. D'autre part, il n'est pas de clinique ou de salle d'opération qui ne demande à des *commutatrices, transformatrices*, etc., de « cuisiner » en quelque sorte les courants de secteurs pour les approprier à leur consommation. Or, toutes ces machines ne sont autres choses que des *dynamos génératrices* ou *réceptrices*. Sous les diverses appellations qui la masquent, la machine de Gramme se mêle incessamment à notre vie professionnelle.

Chassagny compare les machines dynamo-électriques aux *pompes centrifuges,* petites turbines qu'emploient les automobiles pour assurer la circulation d'eau nécessaire au refroidissement du moteur. L'eau, comme l'électricité, occupe une conduite fermée sur elle-même. La turbine la refoule d'un côté (pression positive), l'aspire d'un autre côté (pression négative) et produit ainsi un courant hydraulique continu.

I

INDUCTION DES COURANTS

Variations de flux magnétique. — Le principe, ou plutôt le phénomène qui préside au fonctionnement de toutes les machines dynamos-électriques, est L'INFLUENCE QU'EXERCE UNE VARIATION DE FLUX MAGNÉTIQUE SUR UN CIRCUIT FERMÉ.

Pour expliquer à des médecins ce fait fondamental, grâce auquel travaillent les appareils qu'ils manient chaque jour, nous userons non pas d'équations algébriques, mais de comparaisons familières.

Envisageons trois cas.

1° **Circuit immobile. Flux constant.** — A. — Soit un cerceau plongé dans une rivière. Une certaine quantité d'eau, ou, si l'on veut, un certain *flux aqueux* (*fluere,* couler) traversera l'espace circonscrit par ce cerceau.

Supposons :

a) que le cerceau reste immobile ;

b) que le courant d'eau ait un écoulement constant.

Il est évident que, dans ces conditions, le flux aqueux qui traversera le cerceau ne variera pas de quantité.

B. — Soit, d'autre part, un anneau métallique (ou, ce qui revient au même, une série de spires constituant un enroulement) placé dans un champ magnétique où passent des lignes de force : par exemple dans l'espace qui sépare les deux pôles d'un aimant courbé en fer à cheval. Une certaine quantité de force magnétique, ou, si l'on veut, un certain *flux magnétique* traversera l'aire circonscrite par cet anneau.

Supposons :

a) que l'anneau reste immobile ;

b) que le champ magnétique ait une intensité constante.

Il est évident que, dans ces conditions, le flux magnétique qui traversera l'anneau ne variera pas.

Or, quand le flux magnétique ne varie pas, il ne fait apparaître aucun courant dans l'anneau. L'effet de l'induction électromagnétique ne s'exerce pas dans ces conditions.

Il n'y a là rien qui puisse nous surprendre. Nous avons appris (voir page 47) que les choses se passent de même quand on induit un circuit par un autre circuit. Nous savons qu'un courant inducteur qui circule dans le circuit primaire d'une bobine d'induction (ou d'un transformateur) ne fait pas naître de courant induit dans le circuit secondaire de la bobine s'il reste constant.

Même chose a lieu en matière d'électromagnétisme. Un flux magnétique ne fait apparaître du courant dans un circuit fermé que s'il subit des variations. Et la durée du courant ainsi induit est naturellement égale à celle de la variation du flux, c'est-à-dire qu'il n'y a de courant que pendant le temps que le flux met à varier.

Ces *variations de flux magnétique* peuvent être produites de deux façons, ainsi qu'il va être dit.

2° **Circuit immobile. Flux variable.** — A. — Soit un cerceau plongé dans une rivière.

Supposons :

a) que le cerceau reste immobile ;

b) que le courant d'eau ait un écoulement variable.

Il est évident que le flux aqueux qui traversera le cerceau subira aussi des variations.

B. — Soit, d'autre part, un anneau métallique (que nous appellerons désormais un *circuit fermé*) placé dans un champ magnétique.

Supposons :

a) que le circuit reste immobile ;

b) que le champ magnétique fasse varier son intensité d'un instant à l'autre.

Il est évident que le flux magnétique qui traversera le circuit subira les mêmes variations.

Dès lors, ces variations de flux magnétique feront naître synchroniquement dans le circuit des courants électriques induits.

Règle du tire-bouchon de Maxwell. — Quel sera le sens des courants ainsi induits ?

Rappelons-nous ce qui se passe en matière d'induction électrique (induction mutuelle de deux circuits). Le courant qui s'établit dans un circuit primaire, et qui, par conséquent, croît de zéro au maximum, fait naître, pendant la durée de cette variation, un courant de sens contraire dans le circuit secondaire. Puis, quand le courant primaire cesse, et, par conséquent, décroît du maximum à zéro, il fait naître synchroniquement dans le circuit secondaire un courant de même sens.

Même chose a lieu en matière d'induction électromagnétique. *Le sens du courant induit change suivant que le flux magnétique varie en augmentant ou varie en diminuant.*

La classique *règle du tire-bouchon* de Maxwell[1] nous donne un moyen pratique de déterminer le sens de ce courant induit.

Supposons que l'espace circonscrit par le circuit représente la coupe d'un bouchon ; et introduisons-y un tire-bouchon, de façon que celui-ci s'enfonce dans la direction que suivent les lignes de force du flux magnétique.

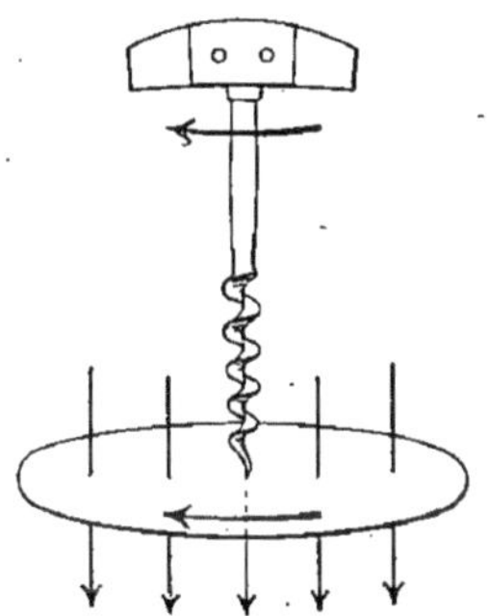

Fig. 184. — *Schéma de la règle de Maxwell.*

Le flux diminue. Le courant induit circule dans la spire *dans le sens* du mouvement d'enfoncement du tire-bouchon.

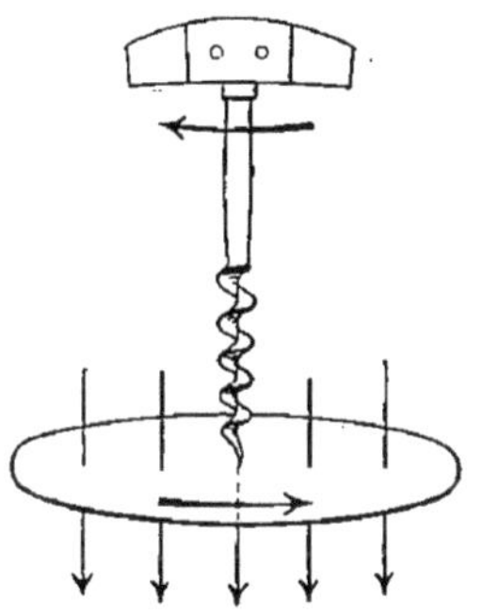

Fig. 185. — *Schéma de la règle de Maxwell.*

Le flux augmente. Le courant induit circule dans la spire *en sens inverse* du mouvement d'enfoncement du tire-bouchon.

Si le *flux diminue,* le courant induit circule dans le circuit suivant le sens de la rotation du tire-bouchon que l'on enfonce (fig. 184).

1. J.-C. MAXWELL (1831-1879), né à Édimbourg (Écosse), un des plus grands physiciens du XIXe siècle.

Si le *flux augmente,* le courant induit circule en sens inverse de la rotation du tire-bouchon que l'on enfonce (fig. 185).

Ce mode d'induction électromagnétique (circuit immobile et flux variable) est employé par l'industrie dans les alternateurs, mais non dans la dynamo de Gramme, où le champ magnétique reste constant. Le phénomène de l'induction s'obtient alors comme il suit.

3° **Circuit mobile. Flux constant.** — A. — Soit un cerceau plongé dans une rivière.

Supposons :

a) que le cerceau se déplace ;

b) que le courant d'eau ait un écoulement constant.

Le flux aqueux qui traversera le cerceau subira des variations.

En effet, si le cerceau est perpendiculaire au courant, il admettra une quantité d'eau maxima. S'il se présente obliquement, il en laissera passer une quantité moindre, et d'autant plus faible qu'il accentuera davantage son obliquité. En fin de compte, si le cerceau s'offre de champ au courant, c'est-à-dire parallèle au fil de l'eau, il ne sera traversé par aucun flux aqueux.

B. — Soit, d'autre part, un circuit métallique fermé placé dans un champ magnétique.

Supposons :

a) que le circuit se déplace ;

b) que le champ magnétique ait une intensité constante.

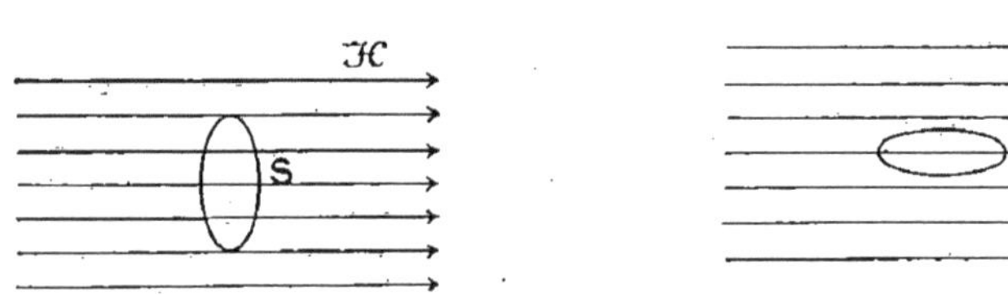

Fig. 186. — *Circuit fermé perpendiculaire à la direction du flux magnétique.*

Fig. 187. — *Circuit fermé parallèle à la direction du flux magnétique.*

Il est évident que le flux magnétique qui traversera le circuit variera suivant la position de ce dernier. Il sera maximum si le circuit se place perpendiculairement (fig. 186) aux lignes de force du champ magnétique ; il sera nul si le circuit leur devient parallèle (fig. 187).

Comme dans le cas précédent, mais par un mécanisme différent que l'industrie applique dans la machine de Gramme, ces variations de flux magnétique feront naître dans le circuit des courants induits.

Loi fondamentale. — Dans tous les cas, l'induction électromagnétique obéit à la règle suivante :

La force électromotrice du courant induit dépend de la vitesse des variations du flux inducteur.

II

MACHINE DE GRAMME

Historique. — La première machine fut construite à Paris, en 1832, par les frères Pixii, qui la nommèrent *machine électromagnétique*. Une manivelle, mue avec la main, faisait tourner un aimant permanent devant deux bobines. Ainsi naissait un courant induit, qui changeait de sens à chaque demi-révolution de l'aimant. Ce courant était un *courant alternatif*.

Deux modifications furent apportées dans la suite à cette machine primitive ; elles en firent l'admirable générateur électrique de l'industrie moderne.

Ce furent : *a*) l'utilisation de l'électro-aimant ; *b*) l'invention du collecteur.

a) Wilde reconnut qu'on pouvait obtenir des courants beaucoup plus puissants en remplaçant les aimants permanents par des *électro-aimants* ; et les « magnétos »[1] devinrent alors des « dynamos ».

b) Une seconde modification, plus féconde, consista dans l'invention d'un appareil, nommé *collecteur*, capable de redresser le courant alternatif produit par les dynamos, c'est-à-dire de le transformer en courant continu. Gramme[2] en fut l'inventeur, en 1869.

1. Les magnétos sont rarement utilisées par l'industrie à cause de leur mauvais rendement. Elles conviennent bien pour l'allumage des moteurs d'automobiles, où l'on exige de la source un faible débit et peu d'encombrement.

2. Zenobe GRAMME (1826-1901), né à Jehay-Bodegnee (Belgique). Cet ouvrier mécanicien est le père de l'électromotion industrielle. En 1867, il inventa sa machine à courant alternatif. En 1869, il imagina son collecteur, qui lui permit de construire dans la suite une machine à courant continu.

(Faisons remarquer, dès maintenant, que les dynamos ne font jamais que du courant alternatif; et que c'est uniquement la manière de recueillir leur courant, avec ou sans collecteur, qui le redresse en continu ou le conserve en alternatif.)

En 1872, Gramme construisit la première machine industrielle à courant continu ; à partir de ce moment, l'emploi de l'énergie électrique devint pratique et se généralisa.

La vogue industrielle des dynamos est due à ce que l'énergie mécanique qu'elles transforment est d'un prix notablement inférieur à celui de l'énergie chimique. Ainsi le charbon, ou « houille noire », que brûle une machine à vapeur destinée à faire tourner une dynamo, coûte de quinze à vingt fois moins cher que le zinc consommé par une pile.

« Un calcul très simple permet de *comparer le coût de l'énergie électrique, lorsqu'elle est produite, soit par des éléments galvaniques, soit par une dynamo actionnée par un moteur thermique.*

« Pour établir cette comparaison, nous supposerons que toute l'électricité fournie par la dynamo ou par l'élément soit transformée intégralement en chaleur-Joule. Nous mettrons alors en parallèle cette quantité de chaleur et les frais de sa production.

« Un kilogramme de zinc dégage en se consumant une quantité de chaleur de 550 Calories (unités thermiques). Nous admettrons, ce qui est à peu près exact, que cette chaleur est transformée entièrement en électricité.

« D'autre part, un kilogramme de charbon fournit en brûlant 8000 Calories : mais les machines à vapeur n'utilisent pratiquement que 8 pour 100 environ de ces Calories, soit 640 Calories ; et encore, de ces 640 Calories, c'est-à-dire du travail qui leur correspond, il faut déduire environ 10 pour 100, absorbés pour vaincre les résistances de la dynamo ou perdus en chaleur inutilisée. Il ne reste donc, en définitive, que 90 pour 100 : soit, au total, 570 Calories qui sont transformées en électricité.

« En résumé, un kilogramme de zinc fournit une quantité d'énergie électrique correspondant à 550 Calories ; un kilogramme de charbon, une quantité qui correspond à 570 Calories.

« Or, comme le prix du zinc est environ 15 fois plus élevé que celui du charbon, *l'énergie électrique obtenue par combustion du charbon revient plus de 15 fois meilleur marché que celle qui est obtenue par oxydation du zinc* » (Graetz).

L'économie est plus grande encore quand l'industrie se procure cette énergie mécanique à très bon compte, en utilisant la

« houille blanche », c'est-à-dire l'énergie que nous fournit la nature sous forme de chutes d'eau.

Réversibilité de la machine de Gramme. — La machine de Gramme[1] a un *effet réversible.*

Elle est génératrice ou réceptrice.

A. — La *dynamo génératrice* transforme l'énergie mécanique en énergie électrique.

L'énergie mécanique lui est fournie soit par une machine à vapeur, soit par un moteur à explosion (gaz, essence), soit par une turbine hydraulique.

Cette énergie déplace un circuit mobile dans un champ magnétique fixe. L'induction développe alors de la force électromotrice.

B. — La *dynamo réceptrice* transforme l'énergie électrique en énergie mécanique.

L'énergie électrique, fournie par une source de courant extérieure, est envoyée dans le circuit. L'action électromagnétique du champ met alors ce circuit en mouvement. Et l'énergie mécanique ainsi produite est recueillie sur l'axe de la dynamo.

Plus loin sera étudiée la dynamo réceptrice (voir page 384), vulgairement appelée *électromoteur*.

Nous allons ici exposer la structure de la dynamo génératrice, de la « dynamo » proprement dite.

1. On appelle indifféremment *machine de Gramme*, *machine dynamo-électrique*, *dynamo* (trois termes synonymes), une machine constituée par un anneau de Gramme *induit*, tournant entre les pôles d'un électro-aimant *inducteur* :

a) peu importe que cette dynamo soit *productrice* ou *réceptrice* de courant;

b) peu importe que le courant produit ou reçu par elle soit du courant *continu* ou du courant *alternatif*.

Cependant les techniciens, c'est-à-dire les fabricants d'appareils électriques, ont pris l'habitude de restreindre le sens du mot *dynamo*. Ils appellent exclusivement *dynamo* la machine de Gramme génératrice d'énergie électrique, et ils nomment *électromoteur* la machine de Gramme réceptrice d'énergie électrique.

Donc, en théorie et en pratique, le mot *dynamo* n'a pas le même sens : de là des confusions inévitables.

Dans ce livre, le mot *dynamo* conservera son vrai sens générique, tel que l'emploient les physiciens : il désignera aussi bien la machine de Gramme génératrice que la machine de Gramme réceptrice. Il n'y a pas de raison pour qu'un homme change de nom quand il donne de l'argent ou quand il en reçoit ; sa structure anatomique ne varie pas pour cela.

Structure de la machine de Gramme. — La machine de Gramme comporte deux organes essentiels :

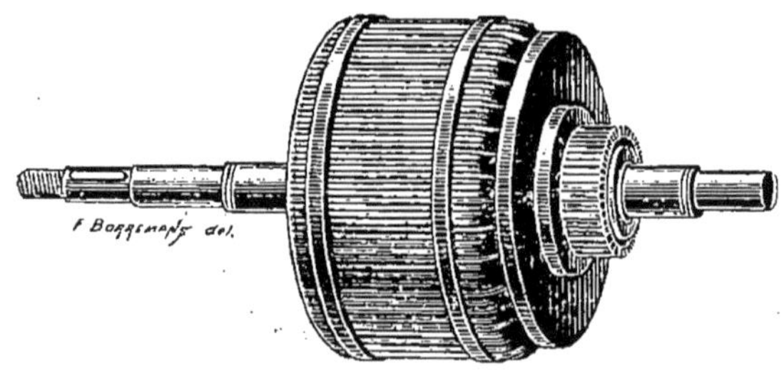

Fig. 188. — *Anneau de Gramme.*

1° Un SYSTÈME INDUIT mobile, constitué par un *circuit fermé* qui se déplace dans un champ magnétique fixe.

2° Un SYSTÈME INDUCTEUR immobile, formé par un *électro-aimant* qui produit ce champ magnétique fixe.

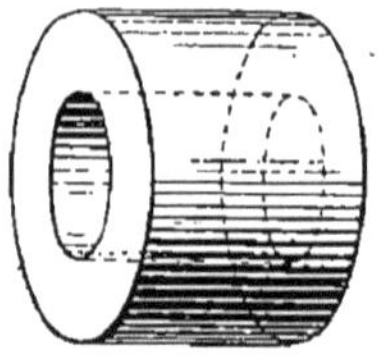

Fig. 189. — *Armature de l'anneau de Gramme.*

Induit. — L'INDUIT est représenté par le classique anneau de Gramme (fig. 188)[1].

Cet anneau est constitué par une carcasse de fer doux (fig. 189) formant un cylindre creux, et disposée de manière à pouvoir tourner autour de son axe.

Cette carcasse, ou noyau, se nomme *armature.*

Autour d'elle est enroulé un *circuit unique fermé sur lui-même.* Il est généralement fait d'un fil de cuivre, isolé par un double guipage de coton et par un vernis de gomme laque, dont toutes les spires sont bobinées en hélice[2] (fig. 190).

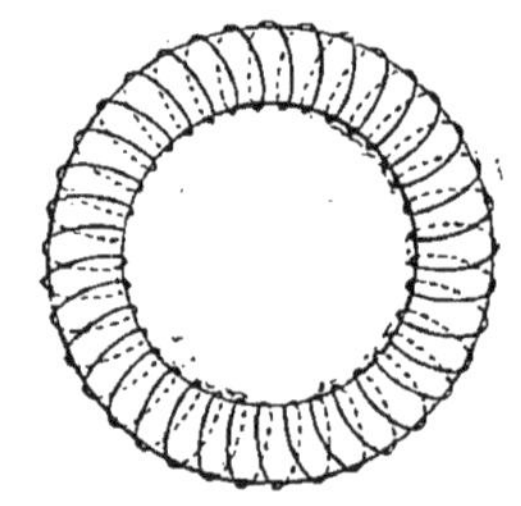

Fig. 190. — *Circuit fermé de l'anneau de Gramme.*

Cet enroulement est dit *fermé,* parce qu'on peut parcourir toute son étendue et revenir au point de départ en traversant une fois seulement toutes les spires qui le constituent.

Dans l'anneau Gramme, la portion de l'enroulement qui se trouve à

1. Cet « anneau » fut imaginé en 1863 par un Italien, Pacinotti. On le nomme cependant « anneau de Gramme » : car Gramme, artisan génial, mais sans érudition, construisit seul la première dynamo pratique.

2. Il est curieux que la gaine de coton vernie, isolante pour le courant électrique, soit conductrice pour le fluide magnétique. Cette gaine empêche le courant électrique de passer en court-circuit entre deux spires voisines : mais elle n'empêche pas l'action de l'électro-aimant de s'exercer sur les fils métalliques.

l'intérieur de l'anneau n'est pas soumise à l'action de l'induction; donc, non seulement elle ne produit pas de courant induit, mais elle forme une résistance inutile. Cet inconvénient disparaît dans l'*induit en tambour* de Hefner-Alteneck, où le fil se trouve exclusivement à l'extérieur du cylindre de fer; il est alors disposé sur la surface de ce cylindre suivant sa longueur et passe diamétralement sur sa base pour gagner la surface opposée. Le rendement de l'induit à tambour est tellement supérieur que « l'on peut prévoir l'époque prochaine où l'anneau de Gramme sera passé dans le domaine de l'histoire ».

Inducteur. — L'INDUCTEUR, c'est-à-dire le système destiné à produire un champ magnétique fixe, est un *électro-aimant*. Cet « électro » est fait d'une *culasse* en fer K (fig. 191).

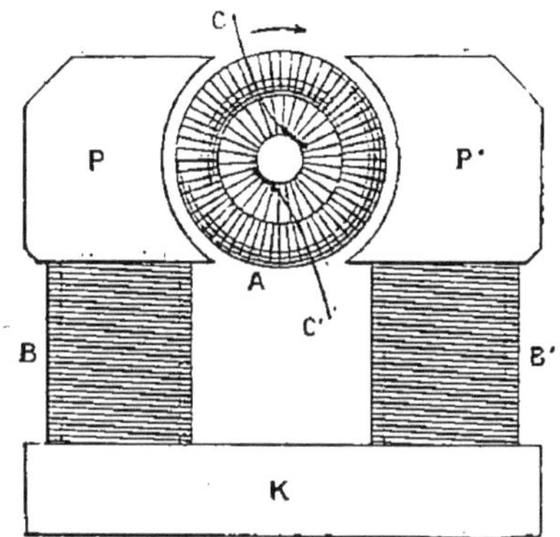

Fig. 191. — *Schéma d'une machine de Gramme* (type supérieur).

A, anneau de Gramme; C, C', amorces du circuit extérieur; P, P', pièces polaires de l'électro-aimant; K, culasse de l'électro-aimant; B, B', bobines inductrices.

Sur celle-ci reposent verticalement deux masses de fer doux, servant de noyau à *deux bobines* B et B' chargées de les aimanter (voir page 41).

Plus haut ces masses s'épanouissent en deux *pièces polaires* P et P'. Ces pôles nord et sud sont évidés de manière à laisser entre eux un espace cylindrique où peut tourner l'anneau A. La fente qui sépare les pièces polaires de la surface extérieure de l'anneau se nomme *entrefer*.

Entrefer. — Supposons un instant que l'espace compris entre les deux épanouissements polaires soit vide. Les lignes de force magnétique qui se rendent du pôle nord au pôle sud seront alors uniformément distribuées dans le champ magnétique interpolaire.

Plaçons maintenant dans cet espace un anneau de fer doux. Celui-ci, en raison de sa perméabilité magnétique qui est 20 000 fois plus grande que celle de l'air, va canaliser le flux magnétique. Ce flux, sorti du pôle nord de l'aimant, se bifurque pour se rendre au pôle sud. Les deux branches de bifurcation du flux passent à travers les deux moitiés respectives de l'anneau, puis se rejoignent en revenant au pôle sud. Il n'y a donc pas de champ magnétique à l'intérieur de l'espace circonscrit par l'anneau (fig. 192).

Le noyau de fer doux, en concentrant ainsi le flux magnétique, accroît l'intensité des phénomènes d'induction[1].

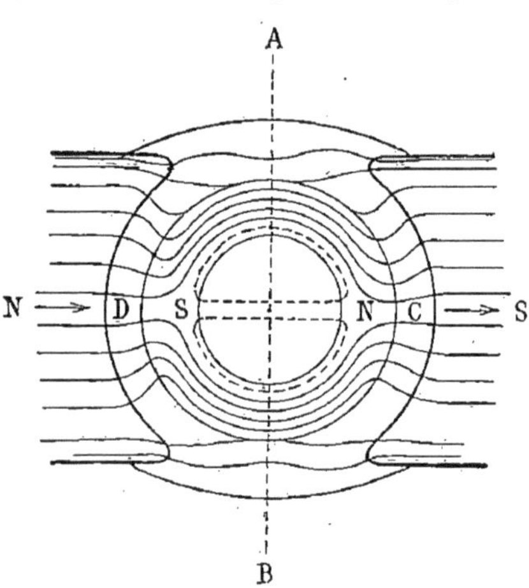

Fig. 192. — *Canalisation du flux magnétique par l'armature de l'anneau de Gramme.*

Une comparaison ingénieuse de Janet fait comprendre la déviation des lignes de force du flux magnétique, résultant de la différence de perméabilité du fer et de l'air ambiant. Il suppose un vase, où une membrane filtrante présenterait certains points plus perméables : par ceux-ci passerait la plus grande partie de l'eau (fig. 193).

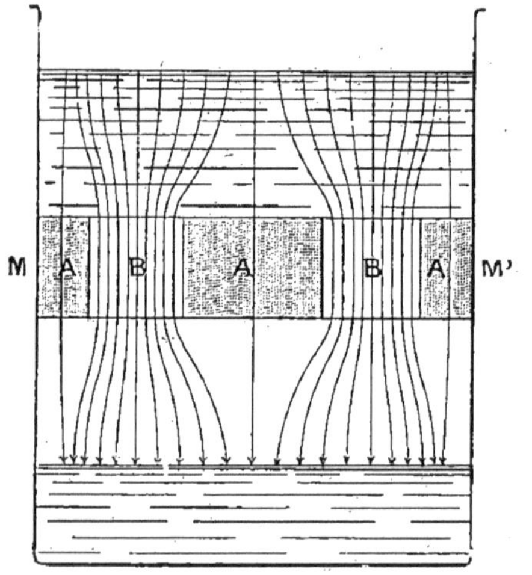

Fig. 193. — *Analogie hydraulique.*
M, M', membrane filtrante ; B, B, portions très perméables de la membrane filtrante canalisant le courant d'eau.

Malheureusement, on est obligé de laisser entre les épanouissements polaires et l'anneau un certain espace, pour éviter l'usure des fils qui se produirait si l'anneau frottait sur ces pièces[2]. Cet espace est l'entrefer. L'air qui le remplit oppose une grande résistance au passage du flux magnétique. Aussi s'attache-t-on à réduire le plus possible l'épaisseur de cet entrefer.

Formes du courant de dynamo. — Nous savons que la

1. Si le noyau annulaire était fait de tout autre métal que le fer (fer doux, fonte ou acier), les lignes de force du champ inducteur auraient la même direction que si l'espace interpolaire était vide.

2. Cette usure se produit quand l'anneau, ayant à la longue pris du jeu sur son axe, est décentré.

dynamo fait naître du courant en déplaçant un circuit mobile dans un champ magnétique fixe.

Théoriquement, le courant ainsi produit est nécessairement du *courant alternatif*: car, lorsque le circuit tourne, après s'être déplacé dans un certain sens pendant une demi-révolution de l'anneau, il revient ensuite sur ses pas pendant l'autre moitié de la révolution. Il y a donc alors inversion du courant.

Pratiquement, nous pourrons cependant faire rendre à volonté à une dynamo soit *du courant alternatif*, soit *du courant continu*. Il suffira, pour cela, d'user d'un artifice, c'est-à-dire d'*établir une modification de l'enroulement de l'induit,* qui nous fera *recueillir le courant d'une façon différente* dans chaque cas.

Étudions donc successivement la dynamo :

a) quand elle débite du courant alternatif;

b) quand elle débite du courant continu.

Le premier cas est le plus simple à considérer. Il a surtout un intérêt théorique : car, actuellement, la machine de Gramme est presque exclusivement employée à produire du courant continu.

III

DYNAMO DÉBITANT DU COURANT ALTERNATIF

Périodicité du courant. — Le courant d'une dynamo est *périodique* et *alternatif*.

Pourquoi le courant d'une dynamo est-il périodique?

Considérons seulement une spire *ab* du circuit induit fermé (fig. 194), et suivons-la pendant une révolution complète de l'anneau.

Cette spire tourne à une vitesse uniforme : mais la variation du flux magnétique qui la traverse pendant son voyage circulaire n'est pas uniforme; et pour cette raison le courant induit n'y est pas continu, c'est-à-dire que la force électromotrice induite n'a pas une valeur constante.

Suivons la spire quand elle se rend du point IV au point I. Elle coupe de moins en moins de lignes de force magnétique, à mesure que son plan, de parallèle, tend à se placer perpendiculaire à ces lignes.

Donc, pendant qu'elle chemine dans ce quadrant, la variation du flux qui la traverse devient de moins en moins grande : et simultanément baisse la force électromotrice qui se développe par induction dans cette spire.

Dans le quadrant suivant, pendant sa marche du point I vers le point II, un phénomène inverse se produit. La spire, qui, de perpendiculaire, tend à devenir parallèle au flux, coupe de plus en plus de lignes de force. La valeur de la variation du flux s'accroît : et simultanément s'accroît la force électromotrice du courant induit.

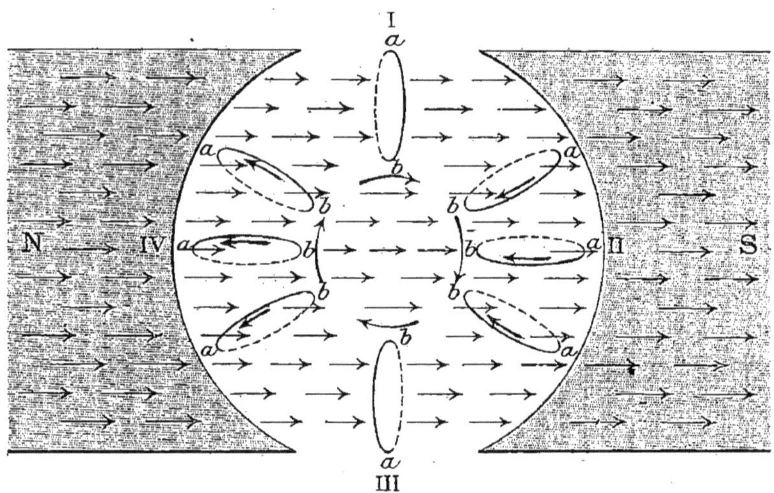

Fig. 194.— *Schéma de la production du courant dans l'induit d'une dynamo.*

N, S, pôles de l'électro-aimant ; *a, a, a, a*, positions prises successivement par une spire de l'induit ; *b, b, b*, sens de la rotation de l'induit. (Les lignes de force ne sont pas ici canalisées par une armature d'induit.)

Dans le trajet de II à III, les choses se passent comme entre IV et I. Il y a diminution de la variation de flux et abaissement de la force électromotrice.

Et inversement, quand la spire revient de III en IV à son point de départ.

Pendant ce trajet circulaire, la spire a donc vu sa force électromotrice prendre *deux valeurs maxima* en IV et en II, ainsi que *deux valeurs minima*, égales à zéro, en I et en III.

On pourrait considérer comme un paradoxe que la force électromotrice du courant induit soit nulle aux deux extrémités du diamètre vertical de l'anneau, puisqu'aux points I et III la quantité de flux magnétique embrassée par la spire est maxima..., et s'étonner aussi que la force électromotrice soit maxima aux deux extrémités du diamètre horizontal de l'anneau, puisqu'aux points II et IV aucun flux magnétique ne traverse le plan de la spire.

On oublierait alors cette loi fondamentale de l'induction électromagnétique : pour que la force électromotrice produite soit très élevée, il faut que la variation du flux magnétique soit très rapide.

La rotation de l'anneau ayant une vitesse constante, la variation du flux magnétique change d'allure à intervalles égaux, c'est-à-dire à chaque quart de rotation. Pour cette raison, la tension du courant induit diminue à partir de IV, augmente au delà de I, diminue encore après II, puis augmente de nouveau au delà de III.

Le courant n'est donc pas uniforme mais PÉRIODIQUE, c'est-à-dire qu'il passe par les mêmes valeurs à des intervalles de temps égaux.

Alternances du courant. — *Pourquoi le courant d'une dynamo est-il alternatif?*

L'explication qui suit demande quelque attention.

Considérons encore la spire *ab*, et suivons-la pendant une révolution complète de l'anneau.

Dans ce trajet, elle rencontre les quatre points I, II, III, IV, où la variation du flux magnétique change d'allure ; de croissante, cette variation devient décroissante, ou inversement. Or, nous savons, d'après la loi de Lenz, que le courant induit devrait changer de sens en ces quatre points, puisque ce courant n'a pas le même sens quand le flux magnétique inducteur croît et quand il décroît.

Cependant les choses se passent autrement. Le courant change bien de sens aux points I et III (points de force électromotrice nulle) : mais il ne change pas de sens, ainsi qu'on pense qu'il devrait le faire, aux points II et IV (points de force électromotrice maxima).

Voici pourquoi.

Quand la spire passe au point II, la variation de flux, qui était croissante, devient décroissante : donc changement de sens du courant induit. Mais observons que, quand elle passe de la zone supérieure dans la zone inférieure de l'anneau, la *spire se retourne* par rapport à la direction constante du flux magnétique.

Au-dessus de II, elle présente au flux sa face supérieure ; au-dessous de II, elle présente au flux sa face inférieure. Les choses se passent en réalité comme si les lignes de force du champ magnétique avaient changé de direction et entraient dans la spire non plus de haut en bas, mais de bas en haut. Or, ce changement de direction du flux, d'après la loi de Maxwell, détermine un changement de sens du courant induit.

Donc, au point II le courant induit s'inverse deux fois. Il change de sens une première fois parce que l'allure de la variation du flux magnétique s'inverse. Il change de sens une seconde fois parce que la direction du flux magnétique se renverse par rapport à la spire. Ces deux inversions simultanées du courant s'annulent ; et, en fin de compte, le courant continue à circuler dans la spire suivant le même sens.

Au point IV, les choses se passent de même : pas de changement de sens du courant, en raison de cette double inversion simultanée.

C'est ainsi qu'un homme, qui fait deux demi-tours sur lui-même, conserve en fait sa position première dans l'espace.

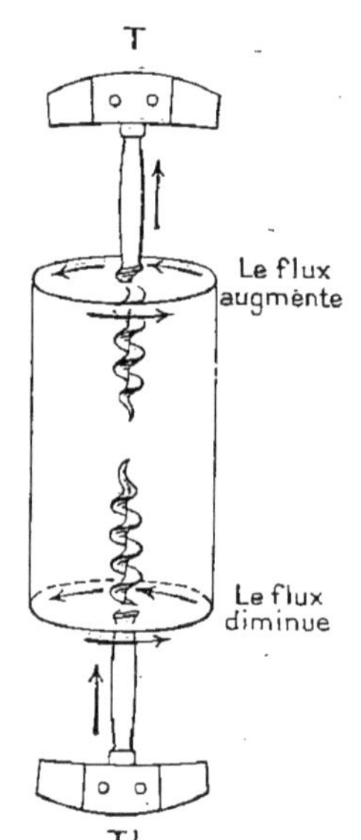

Fig. 195. — *Exemple des deux tire-bouchons.*

T, tire-bouchon sortant ; T', tire-bouchon entrant.

Usant de la comparaison classique de Maxwell, on pourrait mettre en évidence le non-changement de sens du courant au point II et au point IV, à l'aide d'un bouchon et de deux tire-bouchons.

Prenons un bouchon cylindrique, qui figure la spire *ab* dans les diverses positions successives qu'elle occupe aux alentours du point II. Supposons un tire-bouchon piqué dans chacune des bases du bouchon.

Le tire-bouchon supérieur T représente le flux magnétique entrant de haut en bas dans la spire avant son passage au point II. A ce moment *le flux augmente :* donc le courant circule en sens inverse du mouvement du tire-bouchon, ou, si l'on veut, dans le *même sens* que prend le tire-bouchon quand on l'extrait.

Le tire-bouchon inférieur T' représente le flux magnétique entrant de bas en haut dans la spire après son passage au point II. A ce moment *le flux diminue* : donc le courant circule dans le *même sens* que le tire-bouchon qu'on enfonce.

Or si, fixant le bouchon, on dévisse le tire-bouchon supérieur en même temps qu'on visse le tire-bouchon inférieur, on constate que les deux tire-bouchons, quoique fonctionnant en directions inverses, et quoique placés en opposition — ou plutôt parce qu'inversés et opposés — tournent tous les deux dans le même sens (fig. 195).

Représentation graphique. — Le courant induit de la dynamo se renverse deux fois symétriquement pendant une rotation de l'anneau. Il est ALTERNATIF.

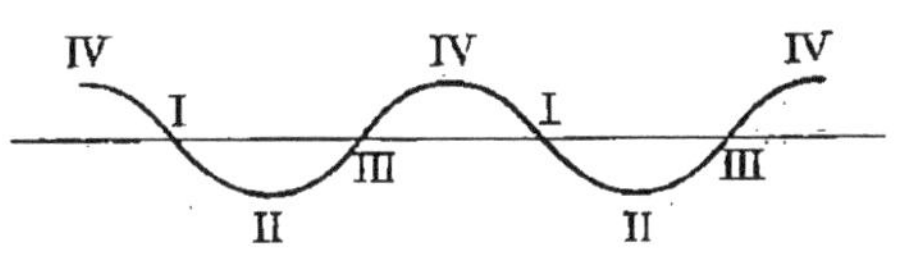

Fig. 196. — *Variations de l'intensité du courant alternatif sinusoïdal.*

Si nous représentons à l'aide d'un graphique les variations du courant (fig. 196), nous verrons, en suivant la spire *ab* à partir du point IV :

a) que de IV en I, le courant diminue ;

b) qu'en I, le courant s'annule et renverse ;

c) que de I en II, le courant augmente ;

d) qu'en II, le courant atteint un maximum mais ne se renverse pas ;

e) que de II à III, le courant diminue ;

f) qu'en III, le courant s'annule et se renverse ;

g) que de III à IV, le courant augmente ;

h) qu'en IV, le courant atteint un maximum mais ne se renverse pas... et ainsi de suite.

Ce courant est non seulement alternatif, mais encore SINUSOÏDAL, c'est-à-dire que la courbe sinueuse qui l'inscrit graphiquement est une sinusoïde.

Captage du courant alternatif. — L'enroulement induit d'une dynamo est constitué par un circuit fermé sur lui-même. Le fil qui le forme ne présente pas d'extrémités libres, pouvant être reliées à des bornes de prise de courant.

Comment pourrons-nous donc recueillir le courant alternatif créé par la dynamo et le diriger dans un circuit extérieur d'utilisation ? En le récoltant par l'artifice suivant.

Relions les deux extrémités du circuit extérieur à deux spires quelconques du circuit fermé : mais à deux spires *diamétralement opposées* (fig. 197).

En considérant le schéma suivant, nous verrons que quand

la spire A est au delà du point IV et la spire B au delà du point II, un courant circule dans le circuit extérieur qui les relie, en se dirigeant de A vers B (position *m*).

Quand A et B prennent respectivement les situations I et III, où la force électromotrice s'annule, aucun courant ne circule dans le circuit extérieur (position *n*).

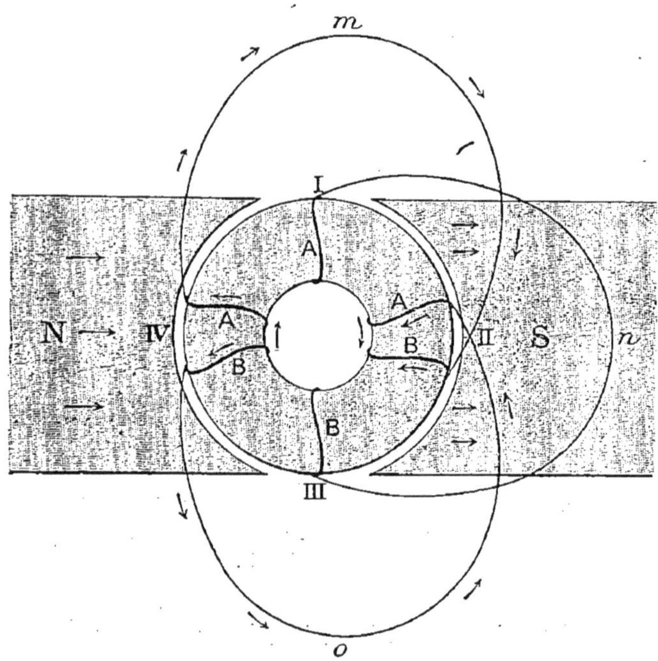

Fig. 197. — *Théorie du captage du courant alternatif.*

N, S, pôles de l'électro-aimant ; A, B, spires diamétralement opposées de l'induit ; *m, n, o,* positions successives du circuit extérieur.

Puis, quand A et B, ayant encore fait un quart de tour, viennent se placer en deçà de II et de IV, le courant prend de nouveau un maximum : mais il circule alors de B vers A, c'est-à-dire en sens inverse de sa direction précédente (position *o*).

Et ainsi de suite : le courant s'annulant de nouveau après un quart de tour, et reprenant un maximum en sens inverse après un demi-tour.

Bagues et balais. — Dans la pratique, un tel système serait irréalisable. La rotation de l'anneau aurait vite fait de tordre et de rompre les fils du circuit extérieur.

On évite cet inconvénient par un dispositif qui permet d'assurer une connexion permanente entre l'induit qui tourne et le circuit fixe où doivent être envoyés les courants d'induction.

Les deux fils F et F', reliés à deux spires diamétralement opposées, viennent s'attacher à deux *bagues* calées sur l'arbre de rotation de l'anneau (fig. 198).

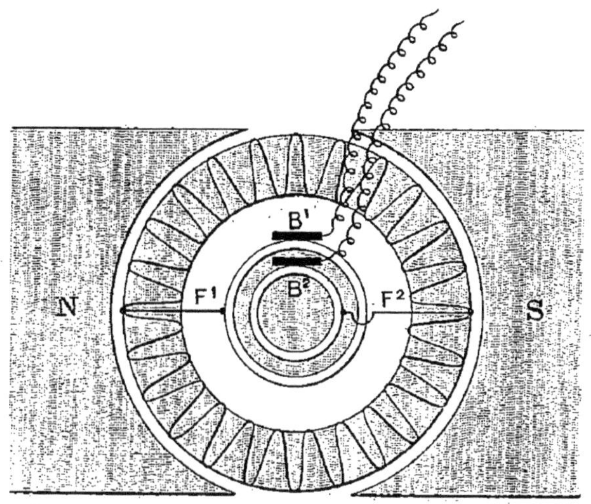

Fig. 198. — *Bagues de captage du courant alternatif.*

B^1, B^2, bagues sur lesquelles frottent les balais formant les pôles ; F^1, F^2, fils reliant les bagues à deux points diamétralement opposés de l'induit.

Ces bagues de cuivre sont bien isolées et respectivement indépendantes.

Sur les bagues rotatives s'appuient deux lames fixes B1 et B2, appelées *balais*. Ces balais sont reliés, d'autre part, à deux bornes où l'on attache les fils du circuit extérieur.

On emploie communément deux types de balais.

a) *Balais de cuivre*, constitués par une toile métallique de cuivre, plusieurs fois repliée sur elle-même en forme de lame étroite. L'extrémité est taillée en biseau, pour porter obliquement sur les bagues.

b) *Balais de charbon*, constitués par des barres de charbon très homogène. L'extrémité en est concave, pour reposer perpendiculairement sur les bagues. Les balais de charbon donnent moins d'étincelles ; ils sont surtout préférables quand on utilise les dynamos comme électromoteurs.

Contrairement à ce qui sera dit au sujet de la disposition des balais dans les dynamos à courant continu, les balais collectant le courant alternatif peuvent affecter n'importe quelle position ; il suffit qu'ils frottent sur les bagues. Des ressorts, appelés *tendeurs*, assurent un contact constant à frottement doux.

Captage des courants polyphasés. — Le courant alternatif ainsi obtenu est monophasé. Cependant on peut recueillir sur la dynamo des courants polyphasés.

Ainsi, pour obtenir des courants triphasés, on place sur l'axe trois bagues correspondant à trois balais ; et on fait trois prises sur l'anneau, distantes de 120° (fig. 199).

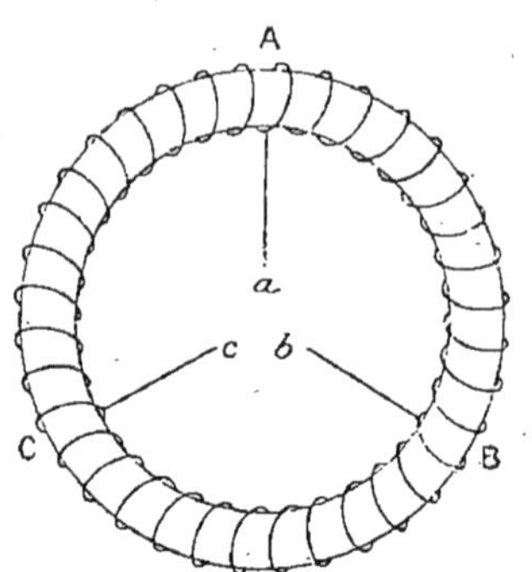

Fig. 199. — *Dispositif des prises de courant sur l'anneau de Gramme, fournissant des courants triphasés.*

A, B, C, points de prise de courant distants de 120° ; *a, b, c*, fils reliant ces trois points à trois bagues.

Remarque. — La machine de Gramme à courants alternatifs, que nous venons de décrire, n'est presque jamais employée comme *génératrice* (v. p. 320).

Mais elle est couramment utilisée :

a) Comme *réceptrice*, pour constituer un électromoteur alternatif dit de « conduction » (v. p. 403).

b) Comme *commutatrice*, pour transformer le courant continu en courant alternatif, ou réciproquement.

IV

DYNAMO DÉBITANT DU COURANT CONTINU

Opposition des forces électromotrices. — La même machine, qui tout à l'heure nous donnait du courant alternatif, va pouvoir maintenant nous fournir du courant continu si nous usons, pour recueillir ce courant, d'un dispositif différent.

Le circuit fermé qui entoure l'anneau est constitué par une série de spires reliées les unes aux autres, formant ainsi un fil ininterrompu. Ce qui a été dit précédemment pour une spire considérée isolément, s'applique aussi à l'ensemble de l'enroulement.

Or, remarquons que toutes les spires qui se trouvent d'un même côté de l'axe vertical, perpendiculaire au flux magnétique, sont parcourues par un courant de même sens. Ces spires, étant réunies bout à bout, se trouvent en réalité *couplées en série*. Donc les forces électromotrices produites dans chacune des spires s'ajoutent. De là il résulte que dans les deux moitiés droite et gauche de l'anneau existent deux forces électromotrices totalisées de *sens différents* (fig. 200).

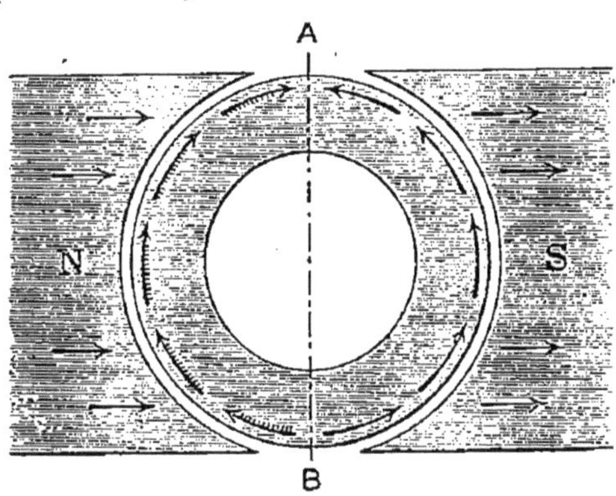

Fig. 200. — *Annulation des deux forces électromotrices opposées d'une dynamo ne débitant pas sur un circuit extérieur.*

La force électromotrice de gauche, aussi bien que la force électromotrice de droite, est *constante*.

Et ces deux forces sont *équivalentes*.

On pourrait comparer les deux moitiés de l'anneau à *deux batteries de piles couplées en série*, de même puissance, ayant leurs pôles positifs en haut, leurs pôles négatifs en bas (fig. 201).

Or, si le circuit fermé de l'induit n'est relié à aucun circuit extérieur, en d'autres termes si la dynamo tourne à vide, aucun courant effectif n'est produit. En effet, les deux forces électromotrices égales et opposées, gauche et droite, se neutralisent. De même se neutraliseraient les courants contraires de deux batteries de piles, de forces électromotrices égales, qui débiteraient l'une sur l'autre.

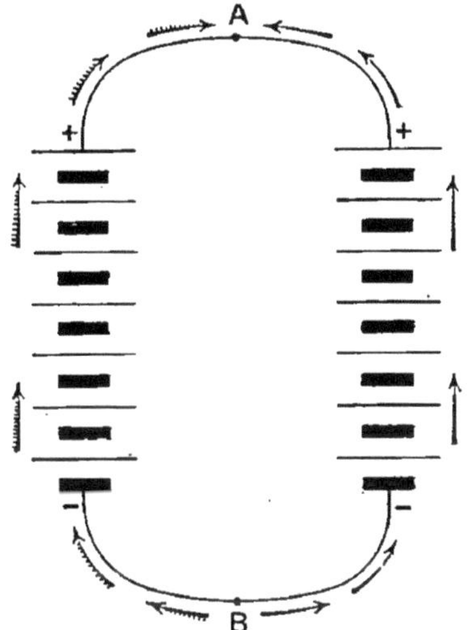

Fig. 201. — *Annulation des forces électromotrices de deux batteries de piles mises en opposition, et débitant l'une sur l'autre.*

Addition des forces électromotrices. — Faisons au contraire débiter la dynamo sur un circuit extérieur, en reliant celui-ci aux deux extrémités A et B du diamètre vertical de l'anneau. Les deux forces électromotrices, nées dans ses deux moitiés gauche et droite, vont se diriger dans le circuit extérieur, sortant de l'anneau en haut par le point A, y rentrant en bas par le point B.

Et les deux courants que ces forces établissent vont y circuler *dans le même sens* (fig. 202).

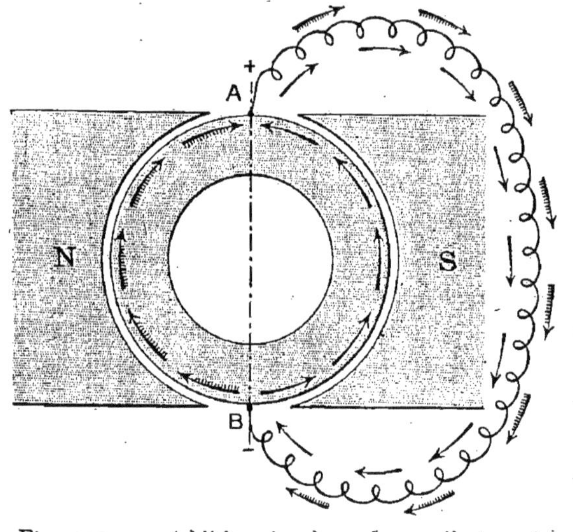

Fig. 202. — *Addition des deux forces électromotrices opposées d'une dynamo débitant sur un circuit extérieur.*

Il y aura donc maintenant, non plus *neutralisation,* mais *association* des deux courants gauche et droit; d'adversaires, ils sont devenus alliés.

Le point A, par où les courants alliés sortent de l'anneau, devient pôle positif; le point B, point de rentrée, devient pôle négatif. Tout se passe, en somme, comme si les deux moitiés de l'anneau formaient deux batteries de piles couplées en série, lesquelles auraient leurs deux pôles positifs et leurs deux pôles négatifs respectivement reliés à un circuit extérieur (fig. 203).

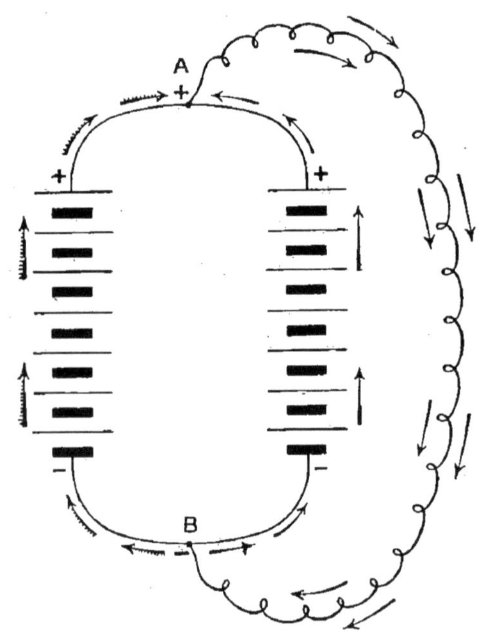

Fig. 203. — *Addition des forces électromotrices opposées de deux batteries de piles débitant sur un circuit extérieur.*

Pour que l'analogie fût complète, il faudrait supposer que les éléments de pile du milieu de la batterie aient une force électromotrice plus élevée que les éléments extrêmes, où celle-ci deviendrait nulle.

Captage du courant continu. — Une difficulté se présente quand on veut passer de la théorie à la pratique.

Puisque l'anneau est en rotation constante, comment greffer deux prises de courant sur les deux extrémités du diamètre vertical de cet anneau, où passent incessamment des spires nouvelles ?

On pourrait, il est vrai, dénuder extérieurement le fil enroulé, tout en maintenant les spires isolées latéralement, et faire frotter deux balais sur les deux pôles de l'enroulement. Mais, étant donnée la vitesse périphérique de l'anneau qui fait plus de mille tours à la minute, les fils seraient rapidement usés et coupés par un tel frottement.

Or, Gramme a très élégamment résolu ce problème par l'invention de son collecteur.

Collecteur de Gramme. — Le *collecteur* est formé d'une série de lames ou touches de cuivre, soigneusement isolées par des intervalles garnis de feuilles de mica. Ces lames parallèles sont calées sur l'arbre de rotation de la dynamo et tournent avec lui (fig. 204).

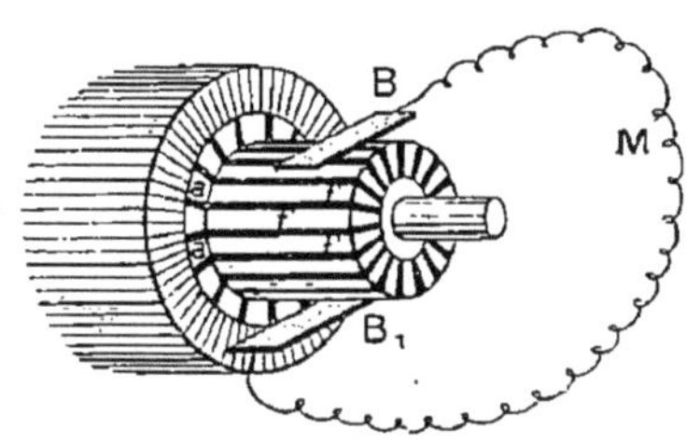

Fig. 204. — *Collecteur de Gramme.* *f, f, f*, lames du collecteur ; *a, a, a*, tiges de cuivre reliant le collecteur à l'anneau induit ; B, B', balais captant le courant continu ; M, circuit extérieur.

L'enroulement induit, c'est-à-dire le fil de cuivre ininterrompu enroulé sur l'anneau et formant un circuit fermé sur lui-même, est divisé en un certain nombre de *sections* (huit sections dans le schéma de la figure 205). Chacune de ces sections comprend un *même nombre de spires* (quatre spires dans l'exemple actuel). Le collecteur porte *autant de lames* isolées qu'il y a de sections dans l'induit (huit lames dans le cas présent). La dernière spire de chaque section communique avec la lame correspondante du collecteur par l'intermédiaire d'une *tige* de cuivre, dirigée suivant un rayon de l'anneau. Il y a autant de tiges que de sections à l'induit et de lames au collecteur.

Dans les grandes dynamos industrielles, la différence de potentiel entre deux touches du collecteur ne doit pas dépasser 20 volts ; elle n'est que de quelques volts dans les dynamos à basse tension, utilisées en électricité médicale.

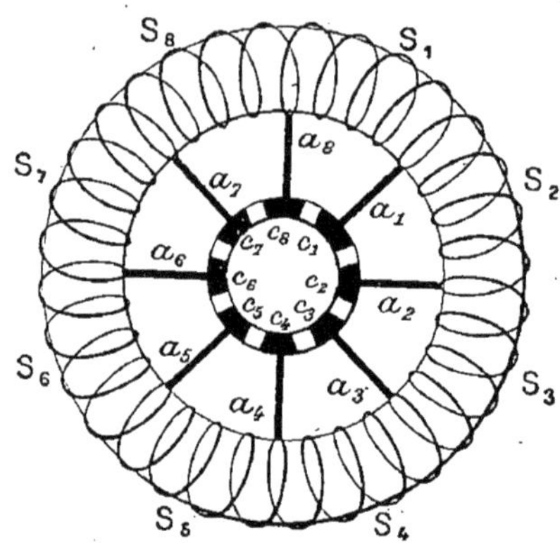

Fig. 205. — *Schéma du collecteur.*

S^1 à S^8, sections de l'enroulement induit; c^1 à c^8, lames du collecteur; a^1 à a^8, tiges faisant respectivement communiquer une section de l'induit avec une lame du collecteur.

Grâce à ce dispositif, le potentiel se répartit sur le collecteur exactement comme sur l'anneau; et, en faisant frotter les deux balais aux points opposés A et A′ du collecteur, on recueille le même courant que s'ils portaient sur la périphérie de l'anneau en des points correspondants (fig. 206).

Les deux balais sont reliés, d'autre part, aux deux bornes de la machine, où vient s'attacher le circuit extérieur. Le balai supérieur forme *pôle positif* : le balai inférieur forme *pôle négatif* (fig. 207).

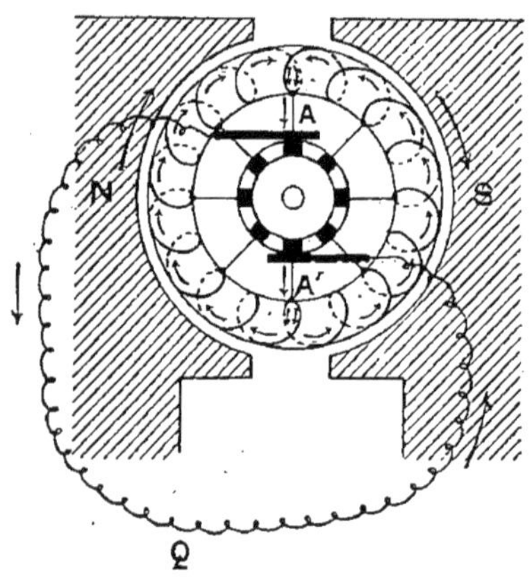

Fig. 206. — *Coupe du collecteur de Gramme.*

N, S, pièces polaires de l'inducteur ; A, balai positif; A′, balai négatif.

Angle de calage des balais. — La théorie enseigne qu'on doit faire frotter les balais sur le collecteur aux deux extrémités du diamètre vertical AA′, c'est-à-dire aux points correspondant à ceux où le courant change de sens dans l'anneau. Or, si l'on procède ainsi, on voit se produire de fortes étincelles, qui détériorent rapidement le collecteur. L'étincelle jaillit entre le balai et la lame qu'il vient de quitter ; elle se renouvelle au passage de chaque lame. On dit alors que la machine « crache ». C'est une *étincelle de rupture*, due à la self-induction qui se produit quand le courant change de sens dans un secteur de l'enroulement induit, au moment où ce secteur traverse la ligne neutre verticale AB.

Pour réduire au minimum ces étincelles, il faut *décaler*, c'est-à-dire déplacer les balais *dans le sens du mouvement*.

Ils occuperont alors les extrémités d'une ligne A′B′. L'angle aigu que forme la ligne A′B′ des balais avec la ligne de symétrie verticale AB se nomme *angle de calage* des balais. Cet angle de calage doit être d'autant plus grand que le débit de la dynamo est plus intense (fig. 208).

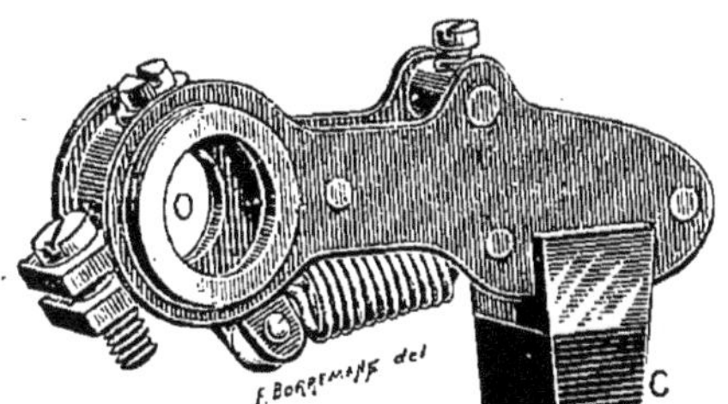

Fig. 207. — *Balai de dynamo.*

C, prisme de charbon appuyé sur les lames du collecteur par un ressort en boudin.

En pratique, on *décale* les balais en cherchant par tâtonnement la position où ils donnent le minimum d'étincelles, où ils *crépitent* le moins.

Excitation de l'inducteur. — L'inducteur d'une dynamo est un électro-aimant.

Pour réaliser l'aimantation de ce système inducteur, il faut donc envoyer un courant excitateur dans les deux bobines qui entourent les pièces polaires.

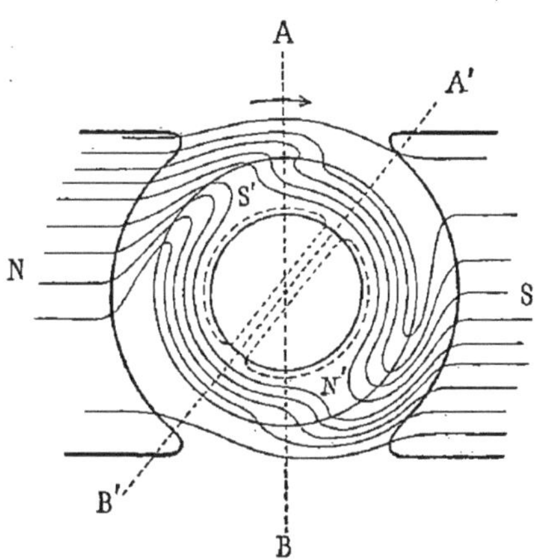

Fig. 208. — *Décalage des balais.*

A, B, diamètre de contact théorique; A', B', diamètre de contact pratique.

Plusieurs dispositifs sont utilisés dans ce but.

Ils tirent leurs indications propres des conditions dans lesquelles la dynamo doit fonctionner.

A. — Excitation séparée.

On peut fournir le courant à l'inducteur à l'aide d'une petite machine auxiliaire, dite *machine excitatrice*. C'est ainsi qu'on excite les dynamos à courants alternatifs.

B. — Auto-excitation.

Il est beaucoup plus simple de se servir du courant créé par la dynamo elle-même, pour exciter ses propres inducteurs. (Cette auto-excitation est impraticable sur les dynamos à courants alternatifs, parce que le courant alternatif induit ne peut pas donner la fixité d'aimantation nécessaire aux inducteurs).

a) *Excitation en série.* — Siemens faisait circuler la totalité du courant produit par l'induit d'abord dans les bobines inductrices, puis dans le circuit extérieur. Enroulement inducteur et enroulement induit sont alors mis en *série*. Le fil de l'inducteur est court et gros, pour n'absorber qu'une faible portion de la différence de potentiel (fig. 209).

b) Excitation en dérivation. — Wheatstone n'envoyait dans les inducteurs qu'une partie du courant total. L'enroulement de l'inducteur est alors placé en *dérivation* (shunt) sur les balais de la dynamo. Comme la valeur de l'intensité du courant dérivé est faible, on la compense en enroulant autour de l'inducteur un fil mince mais long (fig. 210).

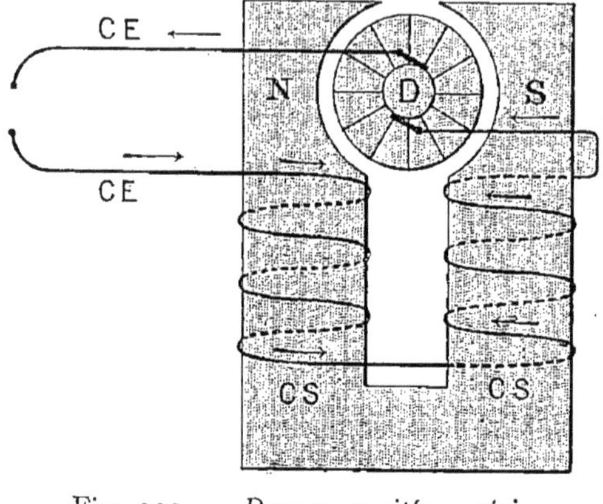

Fig. 209. — *Dynamo excitée en série.*

D, induit de la dynamo ; CE, circuit extérieur ; CS, circuit de l'électro-aimant.

Auto-excitation des dynamos. — Dans ces derniers cas, puisque la dynamo au repos ne donne aucun courant et par suite ne peut pas aimanter les pièces polaires de l'électro-aimant ; et puisque, d'autre part, ces pièces polaires ne peuvent induire de courant dans l'anneau que quand elles sont elles-mêmes aimantées... il semble que jamais la machine ne pourra être amorcée. Fort heureusement, il n'est pas de fer qui ne soit naturellement quelque peu aimanté, surtout par le magnétisme rémanent d'un fonctionnement antérieur ; et cette aimantation, quelque minime qu'elle puisse être, suffit à produire dans la dynamo un très faible courant, qui accroît l'aimantation du fer, laquelle, ainsi accrue, induit un courant moins faible : de telle sorte qu'en quelques secondes l'intensité du courant induit s'élève jusqu'à atteindre un maximum constant, à condition que la dynamo tourne avec une vitesse constante. On obtient ainsi un renforcement réciproque de la cause et de l'effet, excellent principe mécanique qui donne des machines simples et puissantes.

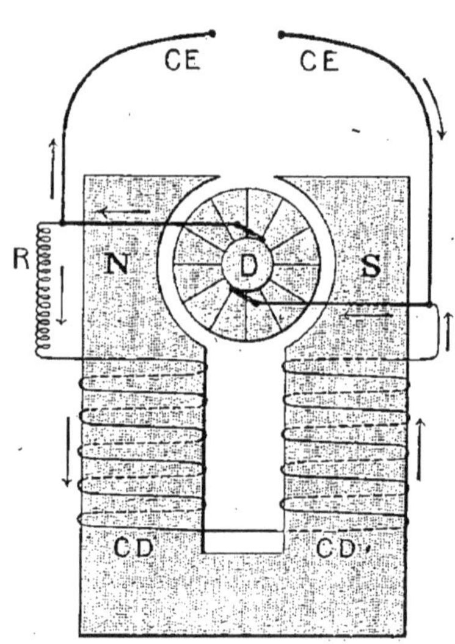

Fig. 210. — *Dynamo excitée en dérivation.*

D, induit de la dynamo ; CE, circuit extérieur ; CD, circuit de l'électro-aimant ; R, rhéostat de réglage du courant dérivé.

Choix du mode d'excitation. — Il n'y a qu'un seul cas où le médecin ait à employer lui-même une dynamo, c'est quand il dispose d'une certaine quantité d'énergie mécanique (moteur, chute d'eau, etc.), et, qu'étant situé loin de tout centre industriel, il veut l'utiliser *pour charger une batterie fixe d'accumulateurs* destinée à alimenter le tableau de distribution de son cabinet (voir page 618).

Dans ce cas, *il faut employer une dynamo excitée en dérivation* et non pas une dynamo excitée en série.

Voici pourquoi :

1° La dynamo en dérivation *s'amorce à vide*, c'est-à-dire sans que le circuit extérieur soit fermé. Au contraire, la dynamo en série ne s'amorce pas ainsi : il faut exécuter une manœuvre d'amorçage, ce qui complique l'emploi de la machine.

2° La dynamo en dérivation se comporte comme une pile, c'est-à-dire que, *quand son débit augmente, sa force électromotrice baisse*. Au contraire, dans la dynamo en série, plus le débit augmente, plus la force électromotrice monte. Cela a des inconvénients en l'espèce.

En effet, si nous chargeons une forte batterie d'accumulateurs avec une dynamo en dérivation, et que, par suite de la mise en court-circuit accidentelle de ceux-ci, leur résistance vienne à diminuer notablement, la force électromotrice de la dynamo en dérivation (dynamo-shunt) devient minime. Il n'y a pas de dégâts.

Au contraire, si nous nous servons d'une dynamo en série[1], le court-circuit des accumulateurs augmente à la fois le débit de la machine et sa force électromotrice. Il en résulte que le courant produit par la dynamo devient tellement puissant qu'il brûle l'enroulement de l'anneau enduit. La dynamo est mise hors d'usage.

Courant alternatif redressé. — Le collecteur de Gramme transforme en *courant continu* le *courant alternatif* né dans l'induit de la dynamo.

Dans l'induit, le courant change deux fois de sens pendant une rotation de l'anneau.

1. Dans l'industrie, plus de 90 pour 100 des dynamos sont des *dynamos en dérivation*. Celles-ci présentent de nombreux avantages quand la résistance du circuit extérieur est sujette à de fréquentes variations, ce qui est le cas le plus ordinaire.

Dans le circuit extérieur, il ne change plus de sens : ce qu'on énonce en disant que *le courant alternatif a été redressé*. Le collecteur porte parfois, pour cette raison, le nom de « collecteur-redresseur ».

Voici comment le collecteur produit un tel résultat en pratique.

I. — Considérons d'abord un schéma (fig. 211) qui figure une dynamo en coupe horizontale. L'enroulement y est représenté par une seule spire AB, pour faciliter la compréhension de ce qui va suivre. Les deux extrémités de cette spire sont reliées à deux bagues CC′, sur lesquelles frottent deux balais, formant les pôles du circuit extérieur.

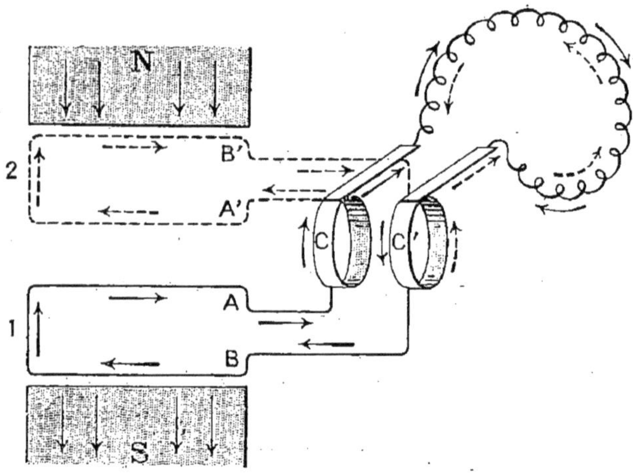

Fig. 211. — *Captage du courant alternatif sur une dynamo avec deux bagues collectrices* (d'après Baudry de Saulnier).

Quand la spire a fait une demi-rotation de 180 degrés, le courant y a changé de sens. En effet, en position 2, la spire se présente au flux magnétique interpolaire dans une situation inversée par rapport à sa position 1. Le courant y circule de A′ vers B′ et non plus de B vers A. Il s'est *renversé*.

Ainsi le courant qui se rend par les bagues et les balais dans le circuit extérieur est un courant alternatif sinusoïdal, passant successivement par un maximum positif, une annulation, un maximum négatif, une annulation : et ainsi de suite.

II. — Cherchons maintenant à redresser ce courant alternatif. Pour cela, relions les deux extrémités de la spire à deux demi-bagues C et C′ tournant en même temps qu'elle. Deux balais fixes, frottant sur ces demi-bagues, les relient au circuit extérieur.

Quand la spire occupe la position 1 (fig. 212), le courant y circule de B vers A. La demi-bague C′ devient pôle positif, la demi-bague C est pôle négatif : et, par l'intermédiaire des balais fixes, le courant passe dans le circuit extérieur.

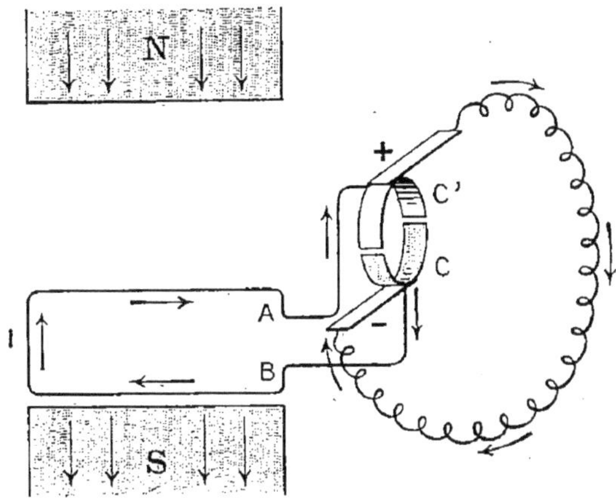

Fig. 212. — *Captage d'un courant alternatif redressé par un collecteur à deux lames.*

Faisons tourner de 180 degrés la spire pour l'amener dans la position 2 (fig. 213). Le courant s'y est renversé : mais simultanément les deux demi-bagues se sont aussi inversées. Ces deux inversions simultanées s'annulent. C'est maintenant la demi-bague C qui est positive ; et elle envoie le courant dans le circuit extérieur avec le même sens que précédemment.

Ainsi, dans ce cas, le collecteur à deux demi-bagues (à deux lames) a redressé le courant alternatif de la dynamo.

Le courant alternatif redressé passe par un maximum positif, par une annulation : et ainsi de suite.

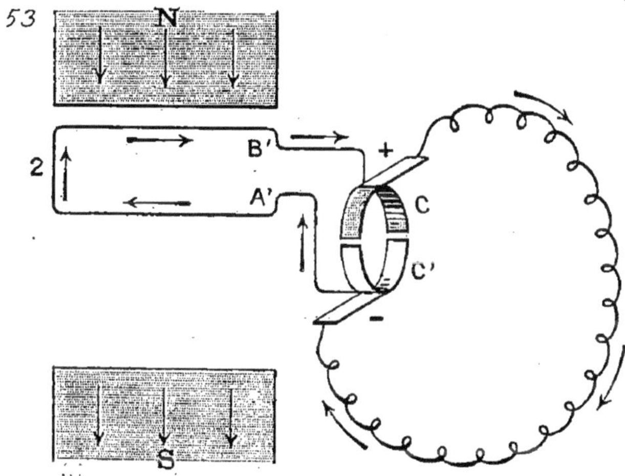

Fig. 213. — *Captage d'un courant alternatif redressé par un collecteur à deux lames.*

En considérant le graphique du courant ainsi redressé (fig. 214), on se rend compte *qu'il n'est plus alternatif,* puis qu'il ne change plus de sens : mais *qu'il n'est pas encore continu,* attendu qu'il est toujours périodique. Les demi-périodes négatives ont seulement été transformées en demi-périodes positives : mais elles ont gardé leur forme et leur durée.

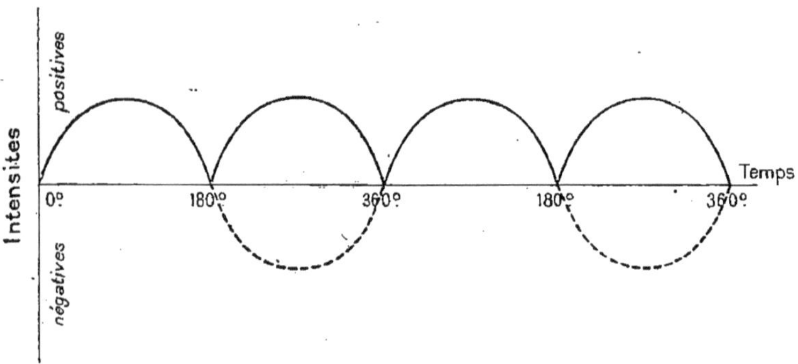

Fig. 214. — *Courbe d'un courant de dynamo redressé par un collecteur à deux lames.*

Supposons maintenant un enroulement représenté par deux spires perpendiculaires l'une à l'autre ; et faisons aboutir leurs quatre extrémités à un collecteur formé de quatre quarts de bagues. Le redressement du courant sera différent. Le courant aura encore des minima et des maxima ; toutefois ceux-ci seront moins écartés. Le courant sera encore *périodique :* mais il deviendra *continu,* car il ne présentera plus d'annulations (fig. 215).

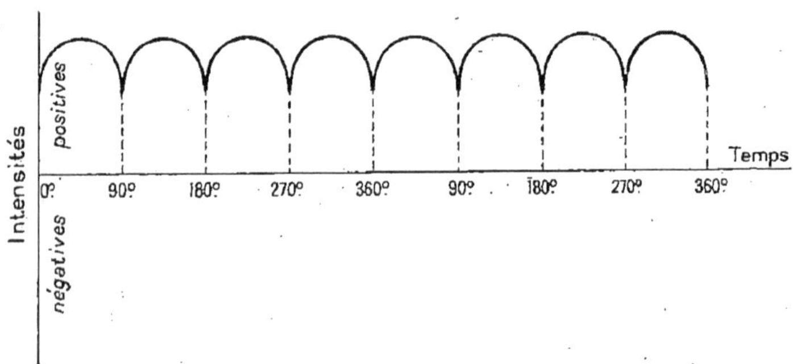

Fig. 215. — *Courbe d'un courant de dynamo redressé par un collecteur à quatre lames.*

Or, plus le nombre des lames du collecteur est grand, plus le courant redressé se rapproche de l'uniformité. Pour qu'il arrivât à être aussi constant et uniforme qu'un courant de pile, il faudrait que le collecteur présentât autant de lames qu'il y a de spires sur l'induit : ce qui est irréalisable en pratique.

Néanmoins, on conçoit que le courant des grosses dynamos, susceptibles de porter sur leur arbre un grand nombre de lames collectrices, sera plus uniforme que celui des petites dynamos [1] (fig. 216).

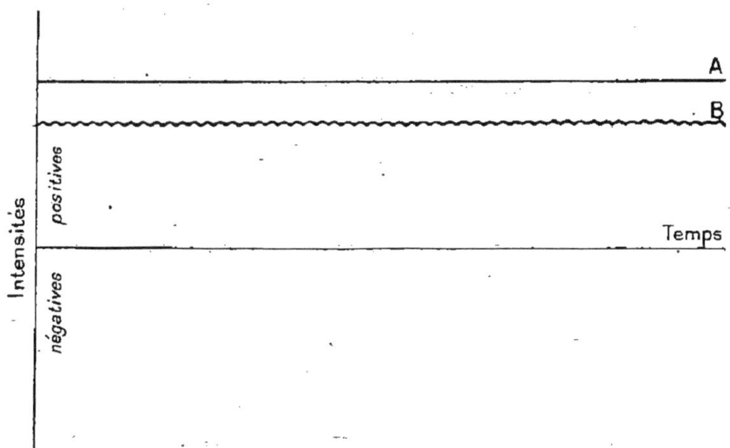

Fig. 216. — *Courbes d'un courant continu de pile et d'un courant continu de dynamo.* A, courant de pile *constant*; B, courant de dynamo *ondulatoire.*

D'ailleurs, la self-induction de l'enroulement induit a pour effet de restreindre encore les variations du courant ondulatoire de la dynamo : de telle sorte qu'en pratique celui-ci peut être considéré comme constant.

Puissance et rendement d'une dynamo. — La *force électromotrice* d'une machine de Gramme (fig. 217) est proportionnelle :

1° Au *nombre des spires* enroulées sur l'armature de l'induit.

2° A l'*intensité du flux magnétique* qui traverse cette armature. Pour obtenir un flux magnétique intense, on emploie des électro-aimants puissants, gros et trapus.

3° A la *vitesse de rotation* de l'anneau. Plus l'anneau tourne vite, plus la variation de flux est grande dans un même espace de temps [2].

1. Le courant des petites dynamos est moins régulier que celui des grandes machines : aussi certains électrothérapeutes se refusent-ils à employer le courant des petites dynamos de cabinet (commutatrices ou transformatrices) pour faire l'électrolyse et la galvanisation, et conseillent-ils exclusivement l'usage du courant de piles ou d'accumulateurs.

2. Afin d'obtenir une plus grande puissance électrique, l'industrie tend à substituer, pour actionner les dynamos, des turbines à vapeur aux machines à pistons. Celles-ci ne peuvent faire plus de 300 tours à la minute ; les turbines effectuent 3 000 révolutions dans le même temps. L'accouplement de ces turbines avec des dynamos, d'ailleurs construites spécialement à cet effet, constitue des *turbodynamos.*

Mais cette force électromotrice, tout au moins dans les *dynamos en dérivation,* qui sont les plus employées, *varie avec le débit de la machine.*

Une dynamo se met donc très facilement en court-circuit.

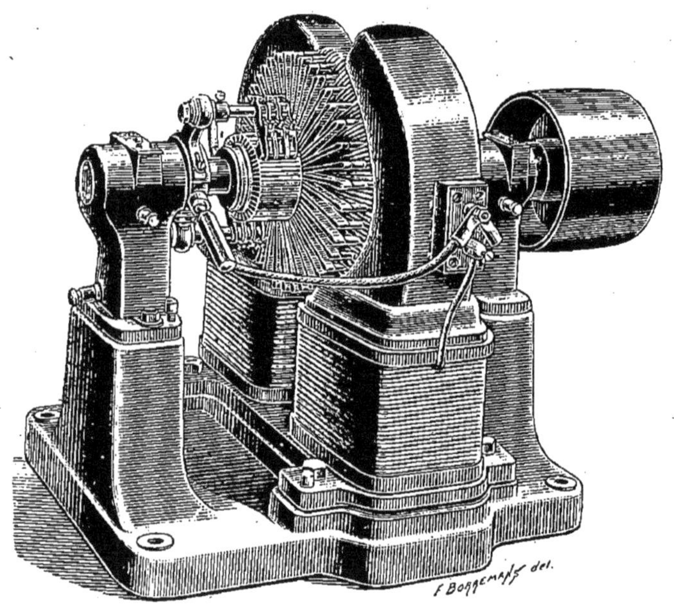

Fig. 217. — *Machine de Gramme.*
Machine à deux pôles débitant du courant continu.

Dans la grande industrie, pour éviter une vitesse de rotation exagérée, on emploie des *dynamos multipolaires* (fig. 218). Ce sont des machines où le champ magnétique inducteur est produit non plus seulement avec deux pôles, mais avec un certain nombre de pôles alternés. Dans ces machines, quand une spire passe du pôle nord au pôle sud suivant, elle subit la même variation de flux que quand elle fait un demi-tour dans une dynamo à deux pôles.

La *puissance* développée par une machine de Gramme à courant continu est égale au produit de sa force électromotrice par l'intensité du courant qu'elle débite.

Le *rendement* d'une bonne machine est d'environ 90 pour 100. Il tombe à 75 ou 80 pour 100 dans les petites dynamos que comportent les installations électromédicales particulières.

La perte de 20 pour 100 est fonction de la dégradation de l'énergie électrique en énergie calorifique. Cette dégradation est due à quatre causes :

1° à l'échauffement des circuits, en vertu de la loi de Joule (*effet Joule*) ;

2° à la production des *courants de Foucault* ;

3° à l'*hystérésis* ;

4° au *frottement des pièces métalliques* en mouvement, surtout de l'arbre sur les coussinets. Un graissage attentif en atténue les effets.

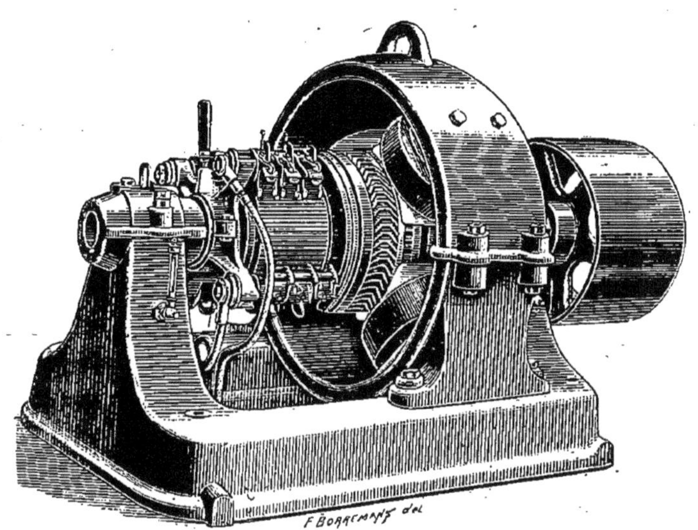

Fig. 218. — *Machine de Gramme à quatre pôles.*

Courants de Foucault. — Les variations de flux magnétique inducteur, qui résultent de la rotation de l'anneau de Gramme, ne font pas seulement naître des courants dans le *cuivre* de l'enroulement induit : elles en produisent aussi dans le *fer* de l'armature annulaire. Ces derniers se nomment *courants de Foucault.* Ils ne servent à rien et gaspillent de l'énergie en pure perte.

Ils sont même nuisibles. En effet, obéissant à la loi de Lenz (voir page 47), les courants de Foucault cherchent à s'opposer à la variation de flux qui leur a donné naissance : ils tendent donc à ralentir le déplacement de l'anneau. Mais, comme leur effet est annihilé par la force mécanique extrinsèque infiniment plus grande qui meut la dynamo, ils se bornent à se dégrader en chaleur.

Or, la formation de cette énergie calorifique se fait au détriment d'une partie de l'énergie mécanique fournie à la dynamo ; elle nuit donc au rendement de celle-ci.

On ne peut pas supprimer les courants de Foucault : mais on peut les atténuer considérablement. Pour obtenir ce résultat, on divise les masses de fer, soumises à l'induction électromagnétique, en les sectionnant perpendiculairement à la direction desdits courants, et en isolant chaque section, de sorte que ces courants rencontrent sur leur passage une série de barrages résistants.

Ainsi, dans l'anneau de Gramme, les courants de Foucault circulent parallèlement à la direction des fils de l'enroulement induit, c'est-à-dire en hélice. Il faut donc feuilleter le noyau de cet anneau perpendiculairement à la direction de ces fils. On le forme pour cela d'un empilement de minces disques de tôle circulaires, montés perpendiculairement à l'axe de rotation de l'anneau, et séparés par du papier isolant (fig. 219).

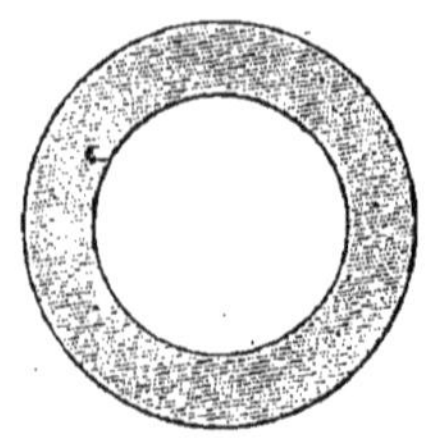

Fig. 219. — *Disque annulaire de tôle de fer doux.*

L'empilement de tels disques, séparés par des couches de vernis ou par des feuilles de papier, forme l'armature de l'anneau de Gramme en atténuant les courants de Foucault.

Remarquons que comme ces tôles sont orientées dans le sens des lignes de force du champ magnétique inducteur, qui les abordent de profil, le feuilletage de l'induit ne diminue pas sensiblement la conductibilité magnétique de l'anneau ainsi sectionné.

Il est inutile de « feuilleter » le fer de l'armature de l'électro-aimant inducteur, puisque celle-ci, restant immobile dans un champ magnétique fixe, n'est exposée à aucune variation de flux. Il ne s'y produit jamais de courants de Foucault.

Mais ces courants peuvent naître dans une *armature immobile,* si elle est traversée par un *champ magnétique variant rapidement.* C'est pour cette raison qu'on feuillette le noyau annulaire des transformateurs statiques (voir page 98) et le noyau rectiligne des bobines de Ruhmkorff (voir page 458).

Hystérésis. — L'*hystérésis* (ὑστερέω, *rester après*) est l'état du fer qui a déjà subi une aimantation et qu'on soumet à une nouvelle action magnétique.

Nous savons qu'on ne désaimante pas un barreau d'acier en supprimant le champ magnétique qui l'a aimanté. L'acier conserve du « magnétisme rémanent ».

Ce magnétisme rémanent ou hystérésis est beaucoup moins accentué dans le fer doux (fer peu carburé) ; cependant, aucun fer n'est absolument exempt de cette propriété.

Si l'on veut absolument désaimanter du fer, il faut le soumettre à une action magnétisante de sens inverse.

En l'espèce, de ce qui précède résulte ceci. Quand la moitié gauche de l'armature annulaire d'une dynamo, ayant fait une demi-rotation, devient moitié droite, elle conserve encore un peu de son aimantation antérieure. Et le courant renversé qui circule maintenant dans les spires qui l'entourent, avant de lui communiquer un flux magnétique de sens contraire, est obligé de s'employer d'abord à annuler le reliquat du flux précédent. Ce faisant, il gaspille un peu d'énergie électrique, qui se dégrade en chaleur.

Il est classique de comparer ce fait avec ce qui a lieu quand, ayant courbé trop énergiquement une lame d'acier élastique, on lui a imprimé une certaine déformation permanente qui l'empêche de reprendre spontanément sa position d'équilibre médiane. Il faut, pour redresser cette lame, exercer un certain effort en sens inverse. L'énergie mécanique ainsi dépensée se transforme en chaleur. Qui n'a remarqué combien s'échauffe un fil de fer qu'on tord ou qu'on plie pour le couper ?

On réduit au minimum la dégradation d'énergie électrique due à l'hystérésis :

1° en employant, pour former l'armature annulaire d'une dynamo, du fer aussi pur que possible ;

2° en évitant d'imprimer à ce fer des déformations moléculaires intenses, c'est-à-dire en évitant de le soumettre à des champs magnétiques trop puissants.

ALTERNATEURS INDUSTRIELS

Structure des alternateurs. — L'induistre demande la production des courants alternatifs non pas à des dynamos de Gramme, mais à d'autres machines appelées ALTERNATEURS.

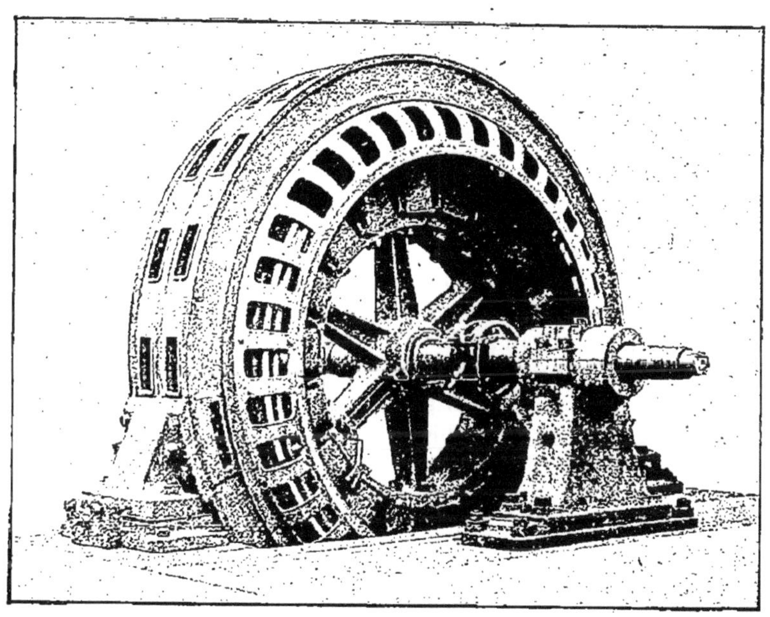

Fig. 220. — *Alternateur industriel.*

L'*alternateur à induit fixe et à inducteur mobile* en est le type le plus répandu (fig. 220).

Cette machine est essentiellement formée :

a) d'un *volant*, calé sur l'arbre d'un moteur quelconque ;
b) d'une *couronne* immobile, à l'intérieur de laquelle tourne ce volant.

Le volant est l'*inducteur*. Sur sa jante sont fixés des *électro-aimants* dont les pôles alternent (fig. 221).

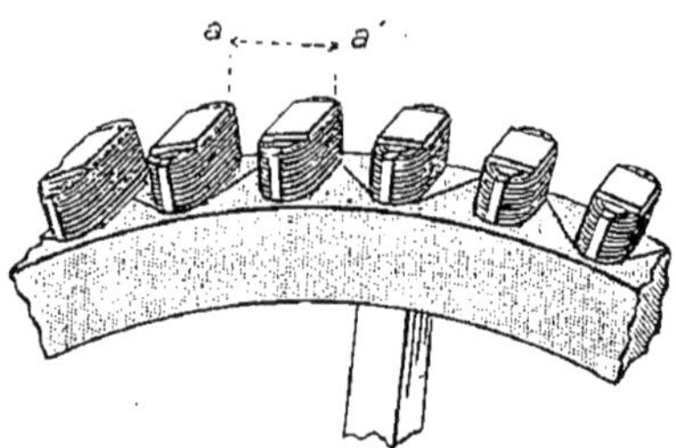

Fig. 221. — *Segment du volant inducteur d'un alternateur.*

a, a', électro-aimants présentant des pôles alternés de deux en deux.

La couronne est l'*induit*. Sur sa face interne sont creusées des *rainures* équidistantes, formant des rectangles, dans lesquels serpente, coudé à la grecque, un fil bien isolé. Ce fil constitue un *circuit unique*, dont les deux extrémités aboutissent aux deux pôles de la machine (fig. 222).

Or, le courant induit change de sens dans toute l'étendue de ce circuit chaque fois qu'un pôle de l'inducteur passe en face de l'intervalle de deux rainures.

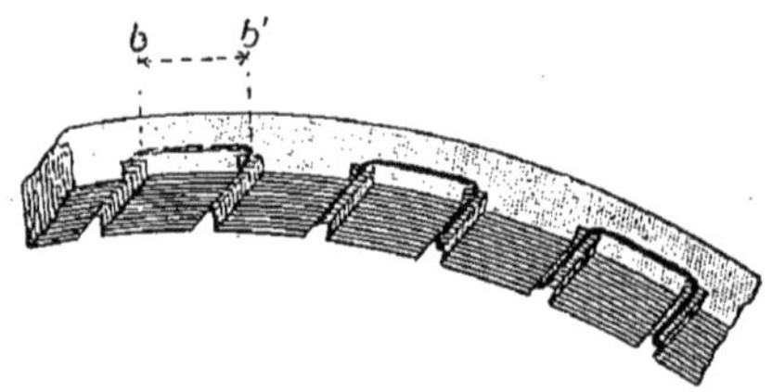

Fig. 222. — *Segment de la couronne induite d'un alternateur.*

b, b', rainures en nombre égal à celui des pôles du volant inducteur (courant monophasé).

Si le nombre des rainures de l'induit est le même que le nombre des pôles de l'inducteur, le courant est *monophasé* (fig. 223).

Si le nombre des rainures est triple de celui des pôles, le courant est *triphasé* (fig. 224).

Dans ce cas, l'induit comprend trois circuits indépendants. Il y circule trois courants. Chacun d'eux a même voltage, même intensité, même fréquence : mais il est *décalé*, c'est-à-dire retardé d'un *tiers de période* sur le courant qui le précède (voir page 21).

Les courants triphasés sont très souvent utilisés par l'industrie. Théoriquement, il faudrait six fils, trois d'aller, trois de retour, pour constituer leurs trois circuits. Mais, en pratique, on n'établit qu'une *canalisation à trois fils* : le fil d'aller d'un courant servant au retour des deux autres courants.

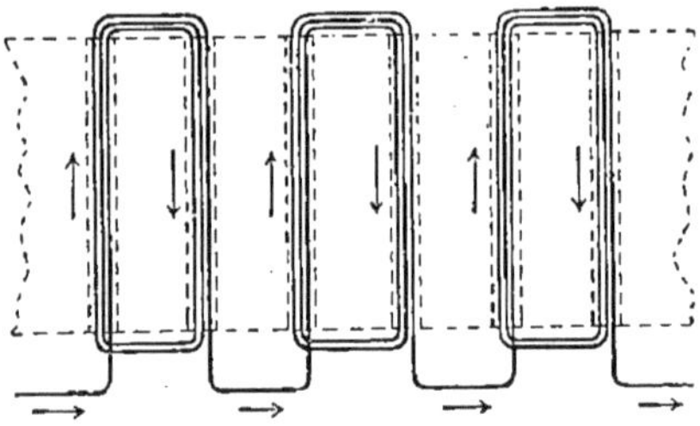

Fig. 223. — *Schéma d'un circuit induit à courant monophasé.*

Dans ces rainures s'emboitent des bobines formées d'un fil unique, dont les deux extrémités aboutissent aux deux bornes de la machine.

Avantages industriels des alternateurs. — Cette comparaison, faite au point de vue industriel, intéresse indirectement les médecins.

A. — *Alternateurs ou dynamos à courant continu?* — Quand on consomme sur place, ou près de sa source, l'énergie électrique (distributions d'éclairage à circonscriptions restreintes), on peut indifféremment employer un alternateur ou une dynamo à courant continu.

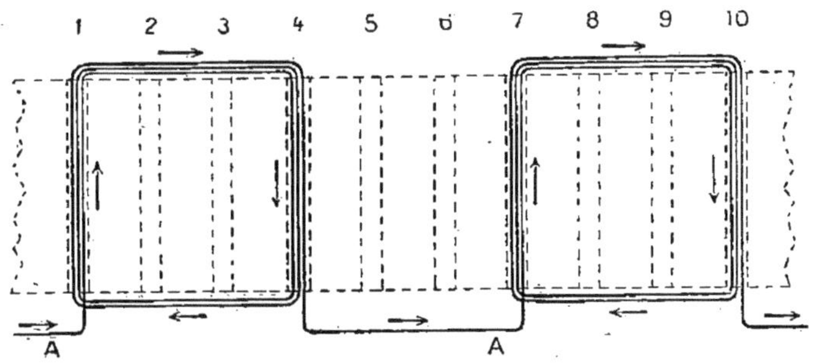

Fig. 224. — *Schéma de trois circuits induits à courants triphasés.*

Dans cette figure, un seul des trois circuits indépendants est représenté. Ce circuit formant bobines est logé dans les rainures 1, 4, 7, 10. Le second circuit occuperait les rainures 2, 5, 8, 11. Le troisième circuit occuperait les rainures 3, 6, 9, 12. Les extrémités de ces trois circuits aboutissent à six bornes distinctes.

Il n'en est pas de même si l'on veut transporter l'énergie électrique à de grandes distances. Nous avons dit (voir page 107) que pour assurer économiquement ce transport on doit donner au courant une très haute tension, qui peut dépasser 100 000 volts.

Un tel courant sera nécessairement *alternatif*, puisqu'il doit, à son arrivée dans les appareils récepteurs, être ramené à une tension basse, beaucoup moins dangereuse (en général 110 ou 220 volts) : ce qui se pratique à l'aide de *transformateurs*.

D'autre part, il faut envisager la question de *production*.

Or, une dynamo à courant continu ne peut ordinairement fournir une tension supérieure à 500-600 volts : car son collecteur ne résisterait pas aux étincelles qu'y produiraient des voltages très élevés. Pour obtenir des dizaines de milliers de volts, il faudrait coupler beaucoup de dynamos en série, ce qui serait fort désavantageux. Cet inconvénient n'existe pas avec les alternateurs. D'ailleurs, l'induit de la dynamo ne tolérerait pas des différences de potentiel aussi considérables.

B. — *Alternateurs ou dynamos à courants alternatifs ?* — L'industrie préfère également les alternateurs aux dynamos débitant un courant alternatif à haute tension, bien que celles-ci soient dépourvues de leur organe fragile, le collecteur.

En effet, quand on est obligé de fournir de très grandes puissances, on adopte les alternateurs à induit fixe : car on y peut localiser les hautes tensions dans des parties immobiles, faciles à isoler, ce qu'on ne pourrait pas faire avec les dynamos.

Des dynamos génératrices aussi puissantes demanderaient pour leur conduite une grande surveillance, laquelle serait dangereuse à l'égard des ouvriers.

Le médecin n'a pas une telle raison pour marquer cette préférence aux alternateurs. Certes, nous aurons souvent à produire nous-mêmes du courant alternatif, par exemple pour exciter nos transformateurs lumière-cautère (voir page 679) quand nous serons branchés sur un réseau à courant continu. Mais le courant alternatif que nous récolterons en ces circonstances sera toujours du courant de tension peu élevée, en général à 78 volts. Nous pourrons donc le demander sans crainte à des dynamos ; et ainsi nous adopterons une des machines les plus précieuses pour l'utilisation médicale de l'électricité : la *commutatrice*.

QUATRIÈME PARTIE

LES RÉSERVOIRS D'ÉNERGIE ÉLECTRIQUE

CHAPITRE X

LES ACCUMULATEURS[1]

Réservoirs hydrauliques. — Soit, à notre disposition, une chute d'eau naturelle, tombant d'une assez grande hauteur, mais ayant un très petit débit. Nous voudrions lui faire faire un certain travail : malheureusement, en raison de sa faible puissance, elle en est tout à fait incapable.

Cherchons un moyen de sortir d'embarras. Le travail exigé doit être accompli d'une façon *intermittente* et pendant de courtes périodes. Or, l'écoulement de ce filet d'eau est *continu*. Usons donc d'un artifice. Retenons l'eau dans un réservoir placé au niveau supérieur de sa chute. Elle s'y « accumulera » peu à peu ; et ainsi nous arriverons à disposer d'une grande masse de liquide, qui pourra, en tombant abondamment et de toute la hauteur de la dénivellation, nous fournir pendant le temps voulu l'énergie nécessaire au travail à exécuter.

Réservoirs électriques. — Admettons, par analogie, que nous possédions une source électromotrice fournissant un courant d'une tension assez élevée, mais dont l'intensité est minime (batterie de plusieurs petits éléments couplés en série). Cette

1. Étudiant exclusivement, au point de vue de la pratique médicale, l'électricité dynamique, nous ne parlerons dans ce chapitre que des accumulateurs proprement dits, ou *accumulateurs électrochimiques*, laissant de côté les *condensateurs*, qui accumulent l'électricité statique.

source développe une faible puissance ; elle ne pourrait exécuter le travail que nous avons à lui demander. Certes, elle débiterait du courant *pendant un temps très long*. Mais peu nous importe, puisque nous ne devons la faire travailler que *pendant quelques instants* : par exemple, pendant les huit ou dix secondes que dure une cautérisation au galvanocautère.

Tirons-nous d'affaire comme nous l'avons fait tout à l'heure. Emmagasinons, d'une façon continue, l'énergie électrique fournie par la batterie, dans un réservoir qui pourra nous la restituer abondamment pendant un espace de temps très court.

Un tel réservoir existe. Il se nomme un ACCUMULATEUR.

L'accumulateur n'est donc pas une *source* d'énergie électrique, à l'égal d'une pile ou d'une dynamo, mais seulement un *réservoir* d'énergie électrique, qui ne peut restituer que ce qu'on lui a confié, ou même moins que ce qu'on lui a confié. Ce n'est pas une fabrique, c'est un entrepôt.

En pratique, les accumulateurs peuvent justement être considérés comme des *réservoirs d'énergie électrique*, puisqu'ils emmagasinent de l'énergie électrique et restituent de l'énergie électrique.

En théorie, cependant, ils se comportent autrement. L'énergie électrique a une tendance invincible à se transformer en une autre forme d'énergie, et ne se conserve pas longtemps à l'état d'énergie potentielle.

Pour réaliser l'accumulation de l'énergie électrique, les accumulateurs doivent procéder par *voie indirecte*. Ils transforment séance tenante l'énergie électrique qu'on leur fournit en énergie chimique, facile à conserver ; et ils retransforment instantanément celle-ci en énergie électrique, quand on le leur demande. Les accumulateurs ne sont donc, en réalité, que des *réservoirs d'énergie chimique*, sous une forme instable qu'on pourrait appeler *énergie électrochimique*.

I

VOLTAMÈTRE

Pile et voltamètre. — L'accumulateur est construit d'après le principe classique du VOLTAMÈTRE.

a) Plongeons dans de l'acide sulfurique dilué deux lames faites de métaux différents, par exemple *zinc* et *cuivre*. Il s'établira une différence de potentiel électrique entre ces deux électrodes. Un courant circulera donc dans le circuit extérieur qui les réunira.

b) Plongeons ensuite dans ce même liquide deux lames faites d'un même métal, par exemple *platine* et *platine*. Les deux électrodes, subissant des attaques chimiques équivalentes, auront un même potentiel électrique. Et si nous les réunissons par un circuit extérieur, aucun courant ne circulera dans celui-ci.

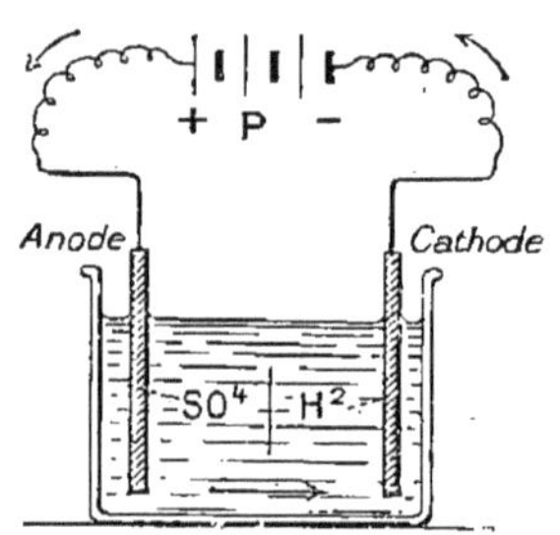

Fig. 225. — *Pile débitant sur un voltamètre.*

Dans le premier cas, nous avons fait une *pile*. Dans le second cas, nous construisons un *voltamètre*.

c) Accouplons alors ces deux appareils. Faisons passer le courant débité par la pile à travers le voltamètre. Ce courant, qui marche extérieurement du pôle positif vers le pôle négatif de la pile, circule à l'intérieur du voltamètre en se dirigeant de sa lame anode (+) vers sa lame cathode (—) (fig. 225).

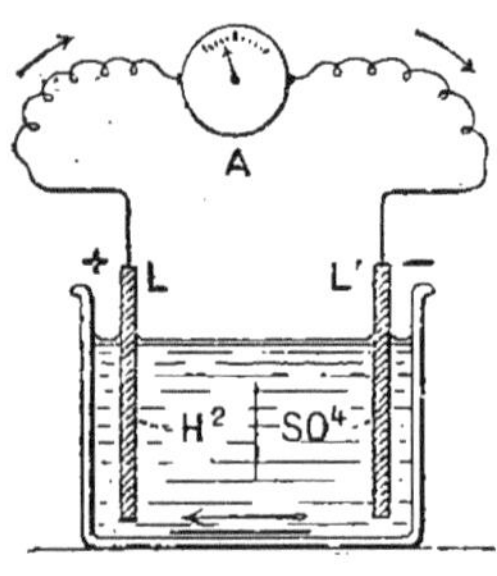

Fig. 226. — *Voltamètre débitant sur un galvanomètre.*

d) Lorsque ce courant a passé pendant un certain temps, éloignons la pile; et remplaçons-la dans le circuit par un galvanomètre. Nous allons constater un fait inattendu. Malgré la suppression de la pile, un courant parcourt encore le circuit, car l'aiguille aimantée est déviée. Observant avec plus de soin, nous voyons que c'est un *courant nouveau* : en effet, il circule en sens inverse du précédent. Il se dirige maintenant, à l'intérieur du voltamètre, de la lame L (+) vers la lame L' (—) (fig. 226).

Quelle en est la raison ?

Polarisation du voltamètre. — Le voltamètre, qui était au début de l'expérience un appareil inerte, incapable de créer aucune différence de potentiel, est devenu, du fait du passage du premier courant, une véritable pile, capable de fournir à son tour de l'énergie électrique. Et, comme il n'est devenu tel que secondairement, après le passage du courant de la pile, nous l'appellerons « pile secondaire », par opposition à la pile proprement dite, qui méritera le nom de « pile primaire ».

Cette modification temporaire du voltamètre est due à ce que le courant primaire a *polarisé* les deux électrodes similaires de ce voltamètre et les a différemment altérées, de telle sorte qu'elles sont devenues ainsi inégalement attaquables par l'eau acidulée qui les baigne. De cette différence de réaction chimique résulte naturellement une différence de potentiel. Les deux électrodes du voltamètre vont donc se comporter comme les deux électrodes d'une pile ordinaire ; elles deviendront des pôles (polarisation). Et le courant, qui en naît, circulera, dans le circuit extérieur, en allant du pôle positif vers le pôle négatif de ce système.

Le courant primaire — *courant polarisant* — et le courant secondaire — *courant de polarisation* — cheminent donc à l'intérieur du voltamètre en sens inverses. De sorte que les électrodes du voltamètre, qui, pendant le passage du courant polarisant, étaient réunies aux pôles positif et négatif de la pile, *gardent leurs polarités* et constituent respectivement, à leur tour, un pôle positif et un pôle négatif pour le courant de polarisation.

Or, un tel voltamètre n'est autre chose qu'un *accumulateur électrique*.

Ainsi donc, si, dans les piles, la polarisation est un défaut que nous cherchons à atténuer, dans les accumulateurs, au contraire, elle est une qualité ; nous l'utilisons et nous tâchons de l'accroître. C'est, en effet, grâce aux réactions réversibles du dépolarisant et des gaz électrolytiques que l'énergie électrique s'y emmagasine sous forme d'énergie chimique potentielle, et que celle-ci donne, à la décharge, de l'énergie électrique utilisable.

Durée du courant de polarisation. — Le courant de polarisation *a une durée nécessairement limitée*. Il cesse quand les modifications chimiques produites sur les électrodes du voltamètre sont annulées, c'est-à-dire quand ces électrodes sont *dépolarisées* : car le voltamètre, redevenu symétrique, ne présente plus alors de différence de potentiel entre ses lames.

Or, la durée de ce courant secondaire sera d'autant plus longue que le courant primaire aura fait emmagasiner plus d'énergie électrochimique par les lames du voltamètre. Elle dépendra donc de la nature de ces lames et des réactions chimiques dont elles peuvent être le siège.

Le voltamètre à lames de platine fonctionne comme pile secondaire pendant une *fraction de seconde*; il ne présente, par conséquent, qu'un intérêt purement théorique. Il y a donc lieu de chercher une autre combinaison voltaïque capable d'emmagasiner et de restituer de l'énergie électrique dans de meilleures conditions industrielles.

Accumulateur Planté. — Planté[1] a découvert, après de nombreux tâtonnements, la combinaison qui est la base de presque tous les accumulateurs actuellement employés.

Il a reconnu que la polarisation est surtout accentuée quand on emploie comme électrodes du voltamètre des *lames de plomb*. Malgré les inconvénients qui résultent de son poids considérable, c'est ce métal que l'industrie a adopté : car l'accumulateur « plomb-plomb » possède à la fois, par une coïncidence heureuse, une force électromotrice élevée et une grande capacité.

II

FORMATION DES ACCUMULATEURS

Structure des accumulateurs. — Le premier accumulateur était fait de deux plaques de plomb enroulées en spirale, séparées par des bandelettes de toile et plongeant dans de l'acide sulfurique dilué. Il était relié à une pile Bunsen, qui le « chargeait ».

Actuellement, l'accumulateur primitif de Planté a subi des modifications de forme. Mais, bien que chaque fabricant en établisse un modèle spécial, cependant la structure élémentaire de l'accumulateur reste constante. Des *plaques*, isolées par des *séparateurs*, plongent dans un *bac* contenant un *liquide* électrolyte.

PLAQUES. — Les électrodes à polariser sont constituées par des *plaques*, ou lames de plomb rectangulaires, orientées parallèlement.

Ces lames de plomb sont toujours en nombre impair. Leur nombre varie de trois (pour les petits accumulateurs légers) à onze, rarement davantage.

Les *plaques impaires* forment les *électrodes négatives*. Les

1. Gaston PLANTÉ (1834-1900), électricien français, inventa en 1860 l'accumulateur industriel.

plaques paires forment les *électrodes positives*. Ainsi, à chaque extrémité de ce groupement se trouve une plaque négative[1] (fig. 227).

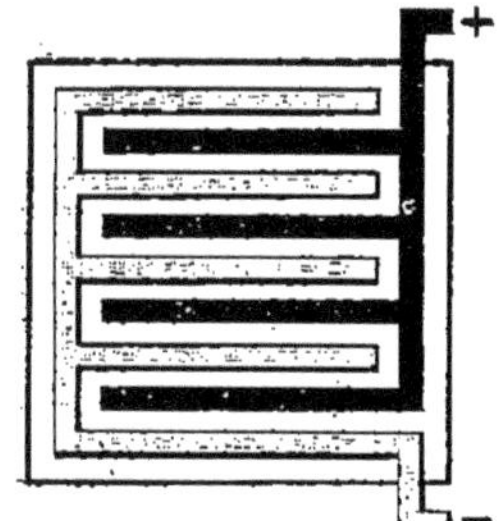

Fig. 227. — *Dispositif des plaques d'un accumulateur* (vues en projection).

Les attaches ou *queues* des plaques de mêmes noms sont situées d'un même côté. Chaque groupe de plaques est maintenu par une bande de plomb et relié par elle à une des deux bornes de l'élément. Les plaques sont donc couplées en parallèle.

Liquide. — Le liquide, ou *électrolyte,* dans lequel ces plaques sont complètement immergées, est généralement formé d'un mélange de deux parties (en volume) d'acide sulfurique pur, exempt d'arsenic[2], et de dix parties d'eau distillée[3].

Bac. — Ce liquide est contenu dans un bac de matière isolante, choisie de préférence parmi les corps transparents (verre pour les accumulateurs lourds, celluloïd pour les accumulateurs légers), de manière à permettre la surveillance facile de l'intérieur de l'accumulateur. On évitera l'ébonite qui est opaque et devient poreuse à la longue.

Isolateurs. — Ces plaques parallèles sont distantes d'environ 15 millimètres dans les éléments à poste fixe et 5 millimètres dans les éléments transportables. Sous l'influence d'un choc ou d'une décharge trop brusque, deux plaques de polarités contraires pourraient venir en contact ; elles établiraient ainsi à l'intérieur de l'accumulateur un court-circuit, qui le mettrait rapidement hors d'usage.

Pour obvier à cet inconvénient, on interpose entre les plaques de plomb des *séparateurs,* qui maintiennent leur parallélisme. Ces séparateurs, toujours faits de matières isolantes, varient suivant les constructeurs : jarretières de caoutchouc, tiges de verre

1. On adopte cette disposition parce que les plaques positives se déforment plus facilement que les plaques négatives ; si l'on faisait travailler une plaque positive d'*un seul côté,* sa déformation serait très rapide.

2. Si l'on ne dispose pas d'acide sulfurique pur — appelé dans le commerce « acide au soufre » — on purifie l'acide ordinaire en y projetant du sulfure de baryum ; on décante après vingt-quatre heures de repos.

3. Quand on n'a que de l'eau de source, on l'additionne d'une petite quantité d'acide sulfurique, on la fait bouillir et on la filtre.

(fig. 228), diaphragmes d'ébonite perforés; et silice gélatineuse dans les accumulateurs secs.

Pour la même raison, il est préférable que les plaques soient *suspendues aux bords du bac,* sur lesquels s'appuient leurs queues, plutôt que posées sur son fond. On doit, en effet, ménager un espace libre dans le bas de ce bac, pour que les matières, tombant des électrodes, puissent s'y déposer sans créer de court-circuit entre deux lames contiguës.

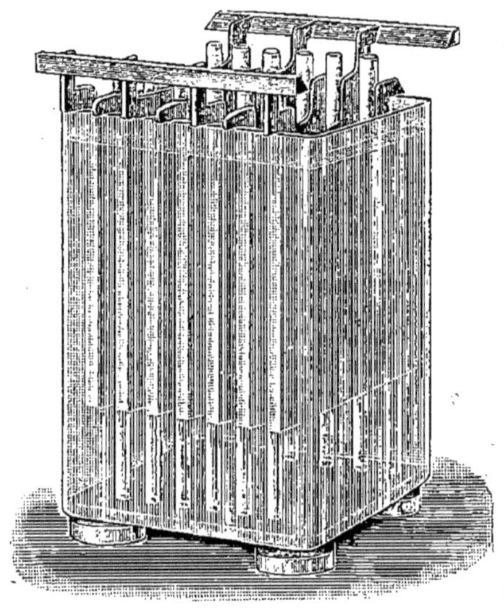

Fig. 228. — *Accumulateur* (modèle Tudor).

Formation des plaques. — Cependant, les plaques de plomb — *plomb doux* du commerce — ont une capacité électrique encore bien trop faible pour les usages pratiques. Elles ne peuvent absorber et restituer qu'une très petite partie de l'énergie électrique qu'on leur fournit. Toutefois, on peut accroître leur capacité à l'aide d'un procédé de charge imaginé par Planté, qui se nomme *formation des plaques.*

« Former les plaques » consiste à donner au plomb un état allotropique, à le rendre poreux, spongieux. Le plomb prend alors une grande aptitude à s'oxyder et à se réduire ensuite : parce que, grâce aux multiples cavités qui s'y creusent, l'oxygène peut le pénétrer profondément et l'attaquer sur une grande surface.

Il y a lieu de distinguer : *a*) la *formation naturelle* ; *b*) la *formation artificielle.*

Formation naturelle. — Ce procédé de formation consiste à faire passer très longtemps à travers l'accumulateur un courant puissant, dont on renverse le sens chaque fois que des bulles de gaz se dégagent autour des plaques. On le nomme aussi *formation autogène,* parce que la matière active y est formée aux dépens du support de plomb.

A chaque circulation de courant dans un sens donné, l'oxygène, mis en liberté par la décomposition électrolytique de l'eau, se porte sur le groupe de plaques reliées au pôle positif de la pile et les oxyde en formant une couche de bioxyde de plomb (oxyde puce, PbO^2). L'hydrogène se rend vers l'autre groupe de plaques, reliées au pôle négatif de la pile, y réduit le bioxyde de plomb formé pendant le passage du précédent courant et le transforme en plomb spongieux (mousse de plomb). Au renversement suivant du courant, l'oxygène réoxyde le plomb réduit et attaque en outre légèrement la couche sous-jacente de plomb doux, qu'il oxyde : tandis que l'hydrogène se porte sur l'autre électrode et réduit le bioxyde de plomb antérieurement formé. Ainsi, peu à peu, l'épaisseur de la couche attaquée augmente ; et la capacité électrique de l'accumulateur croît sensiblement.

Formation artificielle. — La formation naturelle des plaques a l'inconvénient de durer au moins deux mois. Elle est, par conséquent, peu économique.

C. Faure a fait faire, en 1880, un grand progrès à l'industrie des accumulateurs en inventant la *formation artificielle*, qui raccourcit considérablement la durée de cette opération. On la nomme aussi *formation hétérogène*, parce que la matière active est rapportée sur le support.

Pour réaliser cette formation artificielle, on recouvre les lames métalliques d'une pâte de protoxyde de plomb.

Actuellement, l'industrie préfère appliquer de la litharge (PbO) sur les plaques négatives et du minium (Pb^3O^4) sur les plaques positives ; elle obtient une pâte poreuse et homogène en broyant ces oxydes dans l'acide sulfurique.

On fait ensuite passer *deux ou trois fois seulement* le courant de charge dans chaque sens.

Ce courant décompose l'eau acidulée dans laquelle baignent les plaques. L'oxygène se porte sur les plaques positives et transforme l'oxyde de plomb en bioxyde (oxyde puce) : ces plaques prennent alors une couleur brun chocolat. L'hydrogène se porte sur les plaques négatives, réduit l'oxyde de plomb et rend les plaques brillantes comme si elles étaient faites de métal frais.

La marche de ces réactions peut s'exprimer par les formules suivantes, très simplifiées.

Avant le passage du courant :

$$(=)\ \mathrm{PbO}.\ \ .\ \ .\ \ .\ \ \mathrm{H^2O}.\ \ .\ \ .\ \ .\ \ \mathrm{PbO}\ \ (=);$$

Pendant le passage du courant :

$$\mathrm{PbO} \leftarrow \mathrm{H^2}.\ \ .\ \ .\ \ .\ \ .\ \ .\ \ .\ \ \mathrm{O} \rightarrow \mathrm{PbO};$$

Après le passage du courant :

$$(-)\ \mathrm{Pb}.\ \ .\ \ .\ \rightarrow \mathrm{OH^2}.\ \ .\ \ .\ \ .\ \ \mathrm{PbO^2}\ \ (+).$$

Les deux séries de plaques sont ainsi immédiatement différenciées. L'accumulateur est devenu une pile secondaire. Il est chargé, prêt à débiter.

Cependant la formation artificielle a pour inconvénient de *rendre les plaques assez fragiles*: car la couche rapportée s'en détache facilement. De nombreux essais ont été faits pour corriger ce défaut.

Faure maintenait primitivement la pâte plombique sur les plaques à l'aide d'un sac de feutre.

Plus tard, Volckmar réalisa un progrès sérieux en conglomérant la pâte en *pastilles,* enchâssées dans un gaufrage de la surface des lames, ou mieux encore dans une carcasse grillagée.

Les meilleurs accumulateurs à formation artificielle sont ceux :

a) où la matière active est fixée le plus solidement possible dans la carcasse de plomb ;

b) où la carcasse est la plus robuste; pour augmenter sa rigidité, on la fabrique, non pas en plomb pur, mais avec un alliage de plomb renfermant 3 à 4 pour 100 d'antimoine ; cet alliage empêche le plomb de support d'être attaqué par l'eau acidulée (Sellon).

Accumulateurs mixtes. — La formation artificielle a, sur la formation naturelle, l'avantage de donner aux accumulateurs une capacité plus grande : ce qui revient à dire que, pour une même capacité, les accumulateurs à formation artificielle sont moins encombrants, moins lourds à transporter. De plus, ils conservent leur charge plus longtemps que les accumulateurs à formation naturelle. En revanche, ils sont plus fragiles que les accumulateurs à formation naturelle, et se détériorent sous l'influence de chocs mécaniques ou de variations trop brusques de débit.

Les pastilles d'oxyde de plomb, se dilatant pendant la charge, se contractant pendant la décharge, *finissent par se détacher*. Elles restent alors suspendues, formant pont entre deux lames voisines. L'accumulateur, ainsi mis en court-circuit, se décharge sur lui-même à circuit extérieur ouvert.

Certains fabricants, pour cette raison, tendent à revenir partiellement à la formation naturelle. L'usage se répand d'*accumulateurs mixtes*, à formation naturelle pour les plaques positives, qui sont les plus fragiles, et à formation artificielle pour les plaques négatives. A ce type appartiennent les accumulateurs Fulmen[1], les accumulateurs Tudor[2], etc.

Choix d'un accumulateur médical. — Quel type d'accumulateur devons-nous préférer pour constituer nos batteries d'utilisation médicale ?

1° Batteries a poste fixe. — Dans ce cas, la condition primordiale est la *solidité*. Peu importe le poids des éléments. Nous adopterons alors des accumulateurs à *formation mixte*, avec plaques négatives à formation artificielle et plaques positives à formation naturelle (type Tudor). Ces accumulateurs mixtes supportent bien les grandes variations de débit auxquelles nous les soumettons, quand nous les faisons travailler alternativement en faible décharge, pour l'électrolyse, et en décharge forcée, pour la galvanocaustie. On les couple en série (fig. 229).

1. Accumulateurs Fulmen.

Plaques positives. — Elles sont constituées par un cadre de plomb antimonié auquel sont soudées des languettes de plomb doux obtenues à la filière. Ces languettes présentent une section semblable à celle d'un double peigne fin, pour augmenter la surface d'attaque.

Plaques négatives. — Elles sont formées d'une matière spéciale à base de litharge, placée entre deux grilles de plomb antimonié.

2. Accumulateurs Tudor.

Plaques positives. — Elles constituent des lames pleines portant des ailettes, comme les radiateurs d'automobiles, pour accroître la surface utile. Leur formation est d'abord naturelle, puis artificielle. On commence par les former naturellement en les soumettant à un courant de charge pendant 2 ou 3 mois. Après quoi, on insère une pâte au minium entre les ailettes, et on fait encore passer le courant pendant 15 jours, de manière à assurer la plus grande adhérence possible du bioxyde de plomb ainsi produit. On sait, en effet, que la matière active a beaucoup plus de tendance à se détacher des plaques positives que des plaques négatives.

Plaques négatives. — Elles constituent des grilles. Leur formation est exclusivement artificielle. On enchâsse de la pâte à la litharge dans les interstices des barreaux et l'on fait passer le courant pendant quelques heures seulement.

2° Batteries transportables. — Dans ce cas, la condition primordiale est la *légèreté*. Les éléments doivent présenter le maximum de capacité, avec le minimum de poids et d'encombrement. Il nous convient qu'ils soient plus portatifs que robustes.

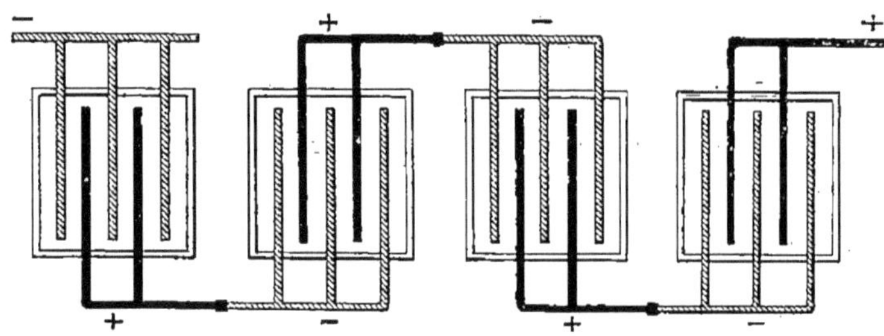

Fig. 229. — *Dispositif habituel du couplage en série des accumulateurs.*

Ces accumulateurs transportables ont assez peu à craindre les grandes variations de débit : car, en général, ils sont respectivement affectés à un seul et même service, endoscopie ou galvanocaustie.

Ils ont à redouter surtout les secousses du transport, les chocs accidentels, qui déchaussent les pastilles d'oxyde rapportées. Ce danger est évité dans certains accumulateurs (type Fulmen) où les pastilles sont maintenues entre des grilles métalliques, que séparent des feuilles d'ébonite perforées, empêchant la mise en court-circuit de deux plaques voisines par une pastille détachée.

Décharge d'un accumulateur. — Quand l'accumulateur, ainsi devenu pile secondaire, fonctionne à son tour comme générateur d'électricité, c'est-à-dire quand il se décharge normalement sur un circuit extérieur, il s'y produit des réactions chimiques semblables à celles qui ont lieu dans une pile ; et, par conséquent, inverses de celles qui se sont faites dans l'accumulateur pendant sa charge.

L'eau acidulée est encore décomposée : mais les gaz cheminent en sens inverses. L'oxygène se porte sur les plaques négatives et oxyde le plomb spongieux, qui devient oxyde de plomb. L'hydrogène se porte sur les plaques positives, prend au bioxyde de plomb une partie de son oxygène pour former de l'eau et ramène ce corps à l'état de protoxyde de plomb. La matière active positive devient rougeâtre ; la matière active négative devient blanchâtre.

L'accumulateur se comporte donc comme une pile dont le *métal brûlé serait du plomb* et dont le *dépolarisant serait du bioxyde de plomb.*

Lorsque les deux plaques sont redevenues chimiquement identiques, l'accumulateur cesse de débiter du courant.

En somme, le courant de décharge détruit l'effet produit par le courant de charge.

La marche de ces réactions, inverses des précédentes, s'exprime par les formules suivantes :

Avant la décharge :

$$(-)\ Pb. \quad . \quad . \quad . \quad OH^2. \quad . \quad . \quad . \quad PbO^2\ (+);$$

Pendant la décharge :

$$Pb \leftarrow O. \quad . \quad . \quad . \quad H^2 \rightarrow PbO^2;$$

Après la décharge :

$$(=)\ PbO. \quad . \quad . \quad . \quad H^2O. \quad . \quad . \quad . \leftarrow PbO\ (=).$$

Sulfatation des plaques. — En réalité, les réactions chimiques qui se passent au sein de l'accumulateur pendant sa décharge sont plus complexes que ne l'indiquent ces équations.

L'acide sulfurique (SO^4H^2) contenu dans le liquide est électrolysé. Son hydrogène, se portant sur la plaque positive, réduit le bioxyde de plomb en protoxyde, dont une petite partie, au contact de l'acide sulfurique encore libre, forme du sulfate de plomb (SO^4Pb). Le radical SO^4 se porte sur la plaque négative et forme aussi avec le plomb poreux une petite quantité de sulfate de plomb. Les deux plaques, positive et négative, *se sulfatent* donc pendant la décharge. Et elles sulfatent d'autant plus que la décharge est plus poussée.

a) Après une décharge de régime normal, le sulfate de plomb ainsi formé est détruit quand on fait à nouveau passer dans l'accumulateur un courant de charge. Les plaques *se désulfatent* spontanément.

Sur la plaque positive sulfatée, le sulfate s'oxyde : il se forme du bioxyde de plomb ; et l'acide est mis en liberté. Sur la plaque négative, le sulfate est réduit par l'hydrogène : la plaque apparaît de nouveau métallique ; l'acide sulfurique est régénéré et se mêle au liquide.

b) Mais si la décharge est malencontreusement poussée à fond, et surtout si l'accumulateur reste un certain temps sans être rechargé, le sulfate de plomb forme des cristaux difficilement solubles. Bientôt la couche de sulfate devient si épaisse qu'elle oppose une résistance excessive au passage du courant chargeur. Celui-ci ne suffit plus à désulfater normalement les plaques. Il faut alors les régénérer par des moyens spéciaux (voir page 350).

III

PUISSANCE DES ACCUMULATEURS

Force électromotrice. — La *force électromotrice* d'un accumulateur est de 2,1 volts au moment où l'on interrompt le courant de charge.

Elle s'établit à 2 volts quand l'accumulateur commence à débiter; puis elle tombe très rapidement à 1,95 volt.

Elle se maintient à ce taux jusqu'à ce que les deux tiers environ de l'énergie électrique emmagasinée soient dépensés.

Elle baisse alors assez vite à 1,87 volt. A ce moment, il faut interrompre le service de l'accumulateur : sinon, en continuant à travailler, il se détériorerait rapidement (fig. 230).

Cette force électromotrice diminue aussi quand l'accumulateur reste inactif : mais avec une lenteur d'autant plus grande que l'élément est plus volumineux.

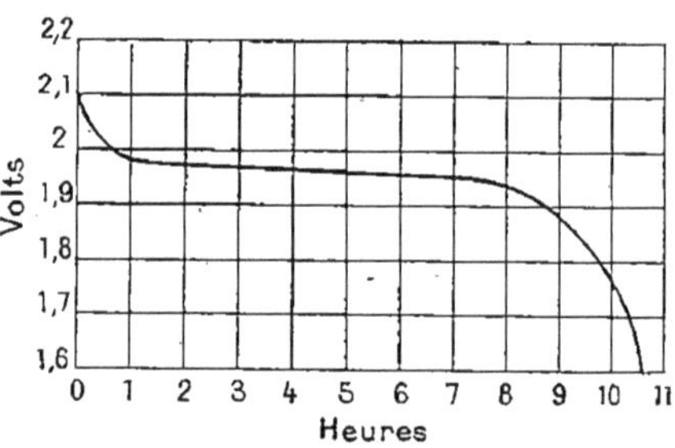

Fig. 230. — *Courbe de la décharge d'un accumulateur.*

La force électromotrice des accumulateurs est la même, non seulement, pareillement aux piles, quelles que soient les *dimensions de l'élément* : mais encore, contrairement aux piles, quel que soit le *type de l'accumulateur* (formation naturelle, artificielle ou mixte). En effet, tous les accumulateurs plomb-plomb mettent en jeu la même réaction chimique : l'électrolyse de l'acide sulfurique dilué par des électrodes de plomb.

Cette règle demande un correctif. Tous les types d'accumulateur plomb-plomb ont une même force électromotrice *à condition que la solution acide ait une même densité* : car les variations de densité de l'eau acidulée font varier notablement la force électromotrice. Celle-ci monte à 2,09 volts si la densité de l'électrolyte est de 1,302 ; elle descend à 1,87 volt quand la densité tombe à 1,043 (L. Juman). La diminution de la densité de l'eau acidulée est une des causes de l'abaissement de la force électromotrice de l'accumulateur en fin de décharge.

Résistance intérieure. — La *résistance intérieure* d'un accumulateur est très faible ; elle est pratiquement nulle, inférieure à un centième d'ohm dans les grands éléments. Cela est dû à la grande surface des lames de plomb, et à la mince épaisseur de la couche d'eau acidulée qui les sépare.

Il en résulte que, contrairement à ce qui a lieu dans les piles toujours plus ou moins résistantes, la *différence de potentiel mesurée aux bornes d'une batterie d'accumulateurs est pratiquement égale à la force électromotrice de cette batterie.*

Et, même quand l'accumulateur est mis en court-circuit, la différence de potentiel qu'il établit entre ses bornes baisse à peine.

De là il résulte encore que le *courant fourni par un accumulateur a une constance remarquable.*

Un cas doit être excepté : c'est quand un accumulateur, maladroitement déchargé à fond, se « sulfate » ; c'est-à-dire quand les plaques s'encroûtent d'une couche de sulfate de plomb, qui augmente ainsi considérablement la résistance intérieure. Un accumulateur très sulfaté peut donner aux bornes une différence de potentiel voisin de zéro.

Régime normal de décharge. — L'*intensité du courant* qu'un accumulateur peut débiter sans être détérioré, se nomme, dans la pratique, son « régime de décharge ». Celui-ci est généralement indiqué par le constructeur sur la boîte qui renferme les batteries médicales.

Ce régime de décharge dépend de l'étendue de la surface des électrodes.

Pour les applications médicales, on considère que le débit normal est de 0,25 ampère par centimètre carré. Et comme un kilogramme d'électrodes développe, en moyenne, une surface de 9 décimètres carrés, on conclut que l'intensité à demander à un accumulateur est de 2,25 ampères par kilogramme de plaques (et non pas par kilogramme d'élément, le poids de l'eau acidulée n'entrant pas comme facteur dans ce calcul).

On pourrait évidemment augmenter dans de fortes proportions ce débit en diminuant les résistances extérieures (loi d'Ohm). On forcerait ainsi l'accumulateur, comme on force un cheval : mais, dans ce cas, on mettrait bien vite l'un et l'autre hors de service (mise en court-circuit). L'accumulateur craint les courts-circuits encore plus que ne les redoute la pile : car la résistance intérieure, bien plus forte dans les piles, garantit celles-ci jusqu'à un certain point.

En revanche, il n'y a aucun inconvénient à décharger un accumulateur « en dessous », c'est-à-dire plus bas que son régime normal ; tout au contraire, on augmente ainsi son rendement.

Accumulateur en court-circuit. — Nous venons de dire que la mise en court-circuit est beaucoup plus à craindre avec les accumulateurs qu'avec les piles ; en voici la raison.

Une pile, mise en court-circuit par un débit sur une résistance extérieure trop faible, tend à se polariser : ce qui a pour effet désavantageux de faire baisser momentanément sa force électromotrice, mais pour effet utile de restreindre progressivement son débit. Cette polarisation est un procédé de défense. Et, dans la suite, la pile se régénère spontanément, se dépolarise, puis récupère son énergie.

Un accumulateur, mis en court-circuit, ne se polarise pas : ce qui a pour effet de maintenir momentanément la différence de potentiel constante dans le circuit extérieur. Mais, ne sachant pas ainsi se défendre, il se décharge à fond. Ses plaques se sulfatent, se déforment ; et l'élément est perdu.

Il faut donc faire débiter les accumulateurs avec beaucoup plus de prudence que les piles, car ils ne nous avertissent pas, comme celles-ci, de leur fatigue. Leur mort est presque subite.

Entre une pile qui, fabriquant elle-même son énergie électrique, ne la livre pas facilement, et un accumulateur qui, ayant simplement recueilli cette énergie, tend à l'éliminer le plus vite possible, on pourrait établir une comparaison.

L'accumulateur est comme ces « fils de famille » qui, ayant hérité d'une fortune toute faite, n'en apprécient pas la valeur ; qui, à la première occasion mauvaise, la dépensent inconsidérément en très peu de temps ; et qui, vidés à fond comme les accumulateurs, finissent par se détruire, toujours comme les accumulateurs.

La pile est autre. On pourrait l'assimiler à celui qui, « fils de ses œuvres », a fabriqué lui-même sa fortune et en sait la valeur ; qui, quand l'occasion d'une dépense exagérée se présente, sait se contenir, retenu par son instinct d'économie qui est une sorte de polarisation financière ; et qui, dans la suite, livré de nouveau à soi-même, récupère son énergie, répare ses pertes et se régénère, toujours comme la pile.

Un accumulateur peut être considéré comme une pile *impolarisable, sans résistance intérieure,* ayant une *force électromotrice de deux volts.*

Régimes exceptionnels de décharge. — On doit cependant admettre deux exceptions à la règle précédente.

1° Le débit de l'accumulateur peut être, sans inconvénient sérieux, doublé pour de *très courtes décharges* : en galvanocaustie, par exemple.

Ainsi, si nous voulons alimenter des cautères de 15 ampères, il faut théoriquement employer des accumulateurs ayant environ 6 ou 7 kilogrammes de plaques ; néanmoins, ce poids peut être réduit à 3 ou 4 kilogrammes, puisque le travail du cautère est généralement très court.

2° Inversement, le débit d'un accumulateur doit être ramené à un taux inférieur à la règle et ne pas dépasser 1,5 ampère par kilogramme, quand on fait fonctionner la batterie d'une façon ininterrompue *pendant plus d'un quart d'heure.* Tel est le cas d'une longue opération pratiquée à l'aide du photophore électrique.

Capacité. — La *capacité* d'un accumulateur est la quantité totale d'énergie électrique qu'il peut contenir : c'est-à-dire, en pratique, le travail que nous pouvons lui demander sans le faire recharger. Elle est le produit de l'intensité du courant de décharge par le temps de la décharge ; elle se mesure en ampères-heure. Ainsi, un accumulateur d'une capacité de 10 ampères-heure peut théoriquement fournir 1 ampère pendant 10 heures ou 2 ampères pendant 5 heures.

La capacité dépend de la *surface des plaques* et, par conséquent, de leur poids.

Les accumulateurs dont la capacité est grande (types Fulmen, Jullien, etc.), contiennent en moyenne 15 ampères-heure par kilogramme de plaques : ce qui, sous une tension de 2 volts, équivaut à un travail de 30 watts-heure[1].

Influence du couplage sur la capacité. — *On n'augmente pas*

1. A poids égal, l'accumulateur fournit trente fois moins d'énergie que le charbon, cinquante fois moins que l'essence de pétrole : ce qui explique l'insuccès des voitures électromobiles.

la capacité d'une batterie d'accumulateurs en couplant les éléments en série. Prenons 4 accumulateurs d'une capacité de 6 ampères-heure ; et couplons-les en série. La batterie aura une force électromotrice de 8 volts : mais sa capacité gardera la valeur de 6 ampères-heure.

On augmente la capacité d'une batterie d'accumulateurs en couplant les éléments en parallèle. Prenons 4 accumulateurs d'une capacité de 6 ampères-heure ; et couplons-les en parallèle. La batterie conservera une force électromotrice de 2 volts : mais sa capacité deviendra égale à 24 ampères-heure. Tout se passe alors comme si on déchargeait successivement les quatre accumulateurs.

Influence du régime de décharge sur la capacité. — Cependant, la capacité d'un accumulateur ne dépend pas exclusivement de son poids : elle est encore fonction du régime de décharge. Plus vite se décharge un accumulateur en débitant un courant plus intense, moins sa capacité effective est grande.

Graetz cite comme exemple le petit modèle de l'accumulateur de Hagen, dont la capacité varie comme il suit, selon son mode de décharge :

Régime de décharge	*Durée de la décharge totale*	*Capacité*
4,5 ampères	7 heures 1/2	33 ampères-heure
6 ampères	5 heures	30 ampères-heure
9 ampères	3 heures	27 ampères-heure
11 ampères	2 heures	22 ampères-heure
19 ampères	1 heure	19 ampères-heure

Rendement des accumulateurs. — Un accumulateur ne restitue pas intégralement, en se déchargeant, toute l'énergie électrique qu'on lui a fournie en le chargeant.

Il est évident que la double transformation qui s'y opère, d'énergie électrique en énergie chimique, à la charge, d'énergie chimique en énergie électrique, à la décharge, ne s'effectue pas sans une certaine dégradation d'énergie. Il se produit ordinairement un déchet de 20 pour 100.

Le rendement normal d'un accumulateur est d'environ 80 pour 100 : c'est-à-dire que si on lui a fourni à la charge 100 watts, il rend à la décharge 80 watts.

Ce rendement varie, d'ailleurs, non seulement suivant les divers types d'accumulateurs, mais encore, pour un même accumulateur, d'après le service qu'on lui fait faire.

Ainsi, le rendement d'un accumulateur est d'autant plus faible que son débit est plus intense. Un accumulateur qui alimente un gros cautère très peu résistant voit tomber son rendement à 50 pour 100.

D'autre part, le rendement diminue d'autant plus qu'on conserve l'accumulateur chargé pendant un temps plus long.

L'accumulateur est, en somme, un gardien d'électricité qui perçoit un droit de garde sur le dépôt de watts qu'on lui confie. Il le perçoit d'autant plus élevé qu'on lui demande soit une restitution plus brusque, soit un emmagasinement plus prolongé.

IV

CHARGE ET ENTRETIEN DES ACCUMULATEURS

Conditions de la charge des accumulateurs. — Il importe de savoir charger correctement un accumulateur : car on n'a pas toujours dans son voisinage une usine électrique pouvant assurer cette opération. Il est, d'ailleurs, plus économique de la faire soi-même ; on évite ainsi les accidents qui pourraient survenir pendant le transport des accumulateurs, effectué sans ménagement.

Seules, les considérations générales relatives à la tension et à l'intensité du courant de charge seront indiquées ici. Les diverses sources électromotrices auxquelles on peut s'adresser pour obtenir ce courant seront comparativement étudiées dans un autre chapitre (voir page 558).

Tension du courant de charge. — Pour charger un accumulateur, il faut disposer d'une source d'énergie électrique dont la force électromotrice soit naturellement supérieure à celle de la force électromotrice de l'accumulateur qu'on lui oppose. Si les deux forces électromotrices opposées étaient égales, il ne passerait pas de courant. Et si la force électromotrice de l'accumulateur était supérieure à celle de la source, l'accumulateur achèverait de se décharger sur la source.

Or, la force électromotrice d'un élément d'accumulateur étant en moyenne de 2 volts, on doit donner au courant de charge une tension de 2,5 volts par élément à charger.

Intensité du courant de charge. — La *tension* du courant de charge est une *constante*, quelle que soit la grandeur de l'élément.

L'*intensité* du courant de charge est une *variable*, qui dépend des dimensions de l'élément.

Cette intensité ne doit pas dépasser 1,5 ampère par kilogramme de plaque.

Il faut donc avoir la précaution : *a*) d'intercaler un ampèremètre dans le circuit de charge ; *b*) de déterminer le poids des plaques des éléments.

On se rappellera, à cet égard, que quand les accumulateurs sont couplés en parallèle, le poids total de la batterie équivaut à la somme des poids de chaque élément. Au contraire, dans le couplage en série, le poids théorique de toute la batterie est égal à celui d'un seul élément. D'ailleurs, on règle une fois pour toutes l'intensité du courant de charge pour une batterie donnée ; et on ne la modifie plus dans la suite, si la f. é. m. de la source reste constante. Les fabricants indiquent ordinairement, en livrant les accumulateurs, le *régime de charge* qu'ils réclament ; ce qui dispense le médecin de peser les plaques de ses éléments. D'une façon générale, plus la charge se fait lentement, mieux s'en trouvent les plaques.

Sens du courant de charge. — Rappelons que les pôles positif et négatif de la source électromotrice doivent être respectivement reliés aux pôles positif et négatif de l'accumulateur en charge : *il faut réunir les pôles de même signe.* De cette façon, à l'intérieur de l'accumulateur le courant de charge va du pôle positif vers le pôle négatif (c'est-à-dire en sens inverse de sa marche normale dans une pile primaire).

En général, *la borne positive est peinte en rouge, la borne négative est peinte en noir*[1]. Mais parfois ce repérage manque, soit par négligence du constructeur, soit par usure des éléments.

1. Le pôle négatif est peint en *vert* dans certains accumulateurs de fabrication étrangère.

On doit donc pouvoir, en cas d'incertitude, déterminer extemporanément la situation des pôles d'un circuit quelconque.

Recherche des pôles. — La détermination des pôles se fait avec du « papier-pôle » (Wilke) : papier blanc, non collé, imbibé de phtaléine du phénol et d'un sel neutre de potassium ou de sodium. La phtaléine jouit de la propriété de se colorer en carmin vif, en présence des bases alcalines libres.

Pour se servir de ce papier, on en mouille un fragment sur lequel on applique les extrémités des fils dont on veut reconnaître les polarités. Leur distance varie selon l'intensité du courant. Elle doit être de quelques millimètres, s'il s'agit d'une batterie de piles ; elle peut être de quelques centimètres pour les courants des distributions urbaines.

On aura soin, pendant cette recherche, de ne pas mettre les deux bouts de fils dénudés en contact immédiat, de crainte de produire un court-circuit.

Il se fait alors une électrolyse du sel neutre, dont la base alcaline se porte vers le pôle négatif et s'y combine avec la phtaléine qu'elle colore. Ainsi le pôle négatif trace une marque rouge sur le papier, tandis que le pôle positif ne l'impressionne pas.

A la rigueur, le papier de tournesol ordinaire peut servir d'indicateur; il suffit de l'humecter et de mettre les deux conducteurs à son contact, en les espaçant. Il se fera une tache rouge autour du pôle positif, si l'on se sert de papier de tournesol bleu. Il se fera, au contraire, une tache bleu-violet au pôle négatif, si l'on emploie du papier de tournesol rouge. L'essai avec le papier bleu est beaucoup plus net.

Contrôle de la charge. — Il importe de savoir reconnaître le moment où la charge est achevée : car la prolongation intempestive du passage du courant de charge pourrait avoir pour conséquence la désagrégation des pastilles d'oxyde de plomb.

a) Le procédé le plus précis consiste à mesurer avec un voltmètre la force électromotrice de chaque élément à ses bornes pendant la charge, et à interrompre l'opération quand cette f. é. m. atteint 2,5 volts par élément.

Les panneaux de charge comportent, en général, à côté de l'ampèremètre intercalé en série sur le circuit de charge, un voltmètre monté en dérivation sur les bornes de la batterie en charge. Dès que le circuit de charge est rompu, la force électromotrice tombe à 2,1 volts et atteint bientôt son régime normal de 1,95 volt.

b) Un procédé plus simple consiste à observer les accumulateurs, ou à les « ausculter » quand ils sont en boîtes closes. En effet, lorsque toutes les couches actives des lames de plomb ont été régénérées par le courant de charge, l'hydrogène et l'oxygène ne se fixent plus sur les électrodes de l'accumulateur, et se dégagent librement. A ce moment se produit un bouillonnement visible et bruyant, qui est, pour ainsi dire, une sonnerie d'avertissement de fin de charge. On dit communément que les accumulateurs « bullent ».

Il arrive parfois qu'un des éléments ne donne pas de bouillonnement : c'est qu'il y existe un court-circuit par chevauchement d'une pastille entre deux plaques. En tapotant l'élément, on parvient souvent à faire tomber la pastille au fond du bac et à supprimer le court-circuit.

c) Le liquide de l'accumulateur devient de plus en plus acide et par conséquent de plus en plus dense à mesure que la charge augmente. La charge doit être arrêtée quand la densité atteint une valeur déterminée d'avance. Cette densité se mesure avec un aréomètre Baumé : contrôle facile pour les gros accumulateurs fixes, qui sont à découvert, mais irréalisable pour nos accumulateurs portatifs, généralement enfermés dans des boîtes.

La densité du liquide augmente pendant la charge, parce qu'il s'y produit de l'acide sulfurique, en raison de la décomposition, par le courant de charge, du sulfate de plomb qui s'est formé sur les plaques. Et inversement, elle baisse pendant la décharge, parce que de l'acide sulfurique libéré se reporte sur le plomb pour le sulfater.

D'ailleurs, la densité du liquide, en fin de charge, varie suivant les types d'accumulateurs qu'on utilise. En effet, si l'on veut accroître la force électromotrice et la capacité d'un accumulateur aux dépens de sa durée, on emploie une solution acide *plus dense*. Si, au contraire, on préfère assurer à l'accumulateur une vie plus longue en lui demandant moins de travail, on se sert d'une solution *moins dense*.

C'est pourquoi :

a) Dans les gros accumulateurs à poste fixe, où le poids de l'élément est chose négligeable, on donne à l'électrolyte une densité maxima de 1,22 (26° Baumé) en charge complète.

b) Dans les petits accumulateurs transportables, où l'on cherche à mettre le moins de liquide possible pour en diminuer le poids, on use d'une solution plus concentrée dont la densité varie de 1,28 (32° Baumé) en fin de charge à 1,24 (28° Baumé) en fin de décharge. [Au-dessus de 1,3 (34° Baumé) l'acide sulfurique attaque le plomb antimonié, même à circuit ouvert.]

Entretien des accumulateurs. — La négligence qu'apportent beaucoup de médecins à l'entretien de leurs accumulateurs est, bien plus souvent que les fautes de charge ou de décharge, la cause de leur détérioration rapide.

Il faut avouer, d'ailleurs, que les précautions à prendre en cette matière sont assez minutieuses.

Théoriquement, les accumulateurs devraient conserver indéfiniment leur charge tant qu'on ne les fait pas débiter : attendu que, comme les piles Leclanché, ils sont censés ne se décharger que quand on les fait travailler sur un circuit fermé. Par analogie, un réservoir d'eau bien étanche doit conserver indéfiniment le liquide qu'il contient, si on ne lui en soutire pas. Cependant, à la longue, le niveau de l'eau baisse par évaporation et pour d'autres causes. Il en est de même dans le réservoir d'électricité.

Pratiquement, les accumulateurs se déchargent spontanément en un laps de temps qui varie d'un à six mois, suivant leur grandeur, et surtout d'après le soin avec lequel ils sont isolés. Cette décharge spontanée est plus rapide dans les accumulateurs à formation naturelle.

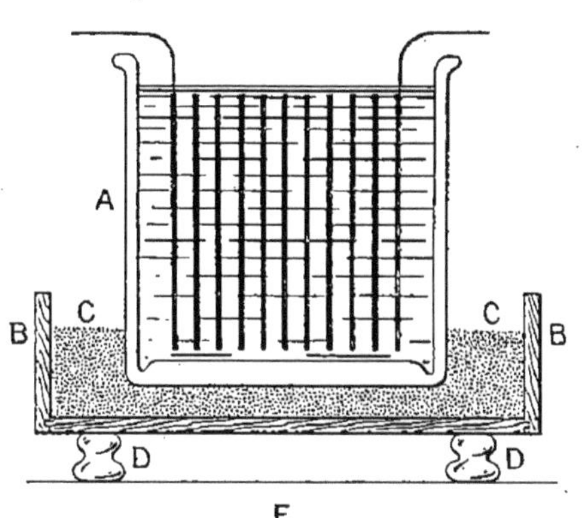

Fig. 231. — *Dispositif de l'isolement d'un accumulateur.*

A, accumulateur ; B, caisse de bois paraffiné ; C, sciure de bois ; D, isolateurs de porcelaine : S, sol.

L'*isolement d'un accumulateur* doit être aussi exactement assuré que celui d'une pile, et davantage encore. Bordier recommande de placer chaque élément dans une caisse de bois paraffiné, remplie de sciure de bois : chaque caisse reposant elle-même sur quatre isolateurs en verre ou en porcelaine paraffinés (fig. 231).

Il est prudent de garnir le fond de la caisse d'une cuve étanche en plomb, qui protège le bois contre les fuites possibles du liquide.

Les accumulateurs doivent être situés côte à côte, sans se toucher.

De bons accumulateurs, non malmenés et bien entretenus,

travaillent très longtemps. Il suffira de faire renouveler les plaques positives[1] (plaques brunes) tous les deux ans. Les plaques négatives (plaques grises), au contraire, peuvent durer dix ans.

ACCUMULATEURS SECS

Principe. — L'introduction dans la technique endoscopique des petites lampes à filament métallique, pouvant donner un très bel éclairage sous une tension très basse, a amené les constructeurs à fabriquer de petites sources électromotrices transportables, auxquelles on demande deux qualités : légèreté et étanchéité.

Les piles sèches ont résolu ce problème.

On a cherché à en obtenir une autre solution avec des accumulateurs légers dit *secs,* ou plutôt *à charge sèche.*

Dans ces accumulateurs, qui ont toujours de petites dimensions, l'eau acidulée est transformée en une sorte de gelée. Cela s'obtient suivant différents procédés : soit avec du cofferdam, ou cellulose extraite des noix de coco, qui absorbe 50 pour 100 de liquide ; soit avec un mélange de sciure de bois et de plâtre ; soit, plus généralement, avec de la silice rendue gélatineuse par l'acide sulfurique. On noie dans la masse des fils d'amiante, pour faciliter le dégagement des gaz pendant la charge.

Les accumulateurs secs se déchargent et se chargent suivant les mêmes règles que les accumulateurs ordinaires.

Inconvénients. — Cependant, ces accumulateurs ont plusieurs inconvénients.

a) Leur *résistance intérieure* est très augmentée, et, par suite, la tension de leur débit est diminuée. De plus, leur capacité est amoindrie : l'immobilisation du liquide la réduit de 20 pour 100 environ.

b) Il se fait dans la masse gélatineuse des fissures où s'encastrent des parcelles de plomb venant des plaques : et ainsi

1. Les plaques positives travaillent plus que les plaques négatives. Pendant une charge trop brutale, ce sont surtout les plaques positives qui se déforment ; il s'y produit ce qu'on appelle du *foisonnement,* en argot d'électricien. De même, pour une décharge poussée trop loin.

peuvent s'établir des *courts-circuits intérieurs,* qui épuisent rapidement un élément.

c) Enfin un accumulateur sec n'a pas la siccité d'une pile sèche. Une *couche de liquide* doit toujours être maintenue à la surface de la « gelée » : sinon, celle-ci se dessèche, et la résistance intérieure devient excessive. Ce liquide acide s'échappe facilement de l'élément, même bouché, quand on le transporte ; et il détériore les enveloppes qui le contiennent [1].

RÈGLES POUR LA BONNE CONSERVATION DES ACCUMULATEURS

I. Manier les accumulateurs avec ménagement et leur éviter tout choc intense. Craindre les cahots pendant le transport.

II. Ne pas soumettre les accumulateurs à un régime de décharge exagéré, surtout s'il s'agit d'éléments à formation artificielle, ce qui est le cas ordinaire. La décharge ne doit jamais dépasser : *a*) en *emploi continu,* 1,5 ampère par kilogramme de plaques ; *b*) en *emploi discontinu long* (examen endoscopique : 15 minutes au maximum), 2,5 ampères ; *c*) en *emploi discontinu court* (cautérisation : 1 minute au maximum), 5 ampères. Se rappeler que les accumulateurs sont d'autant plus fragiles qu'ils sont plus petits.

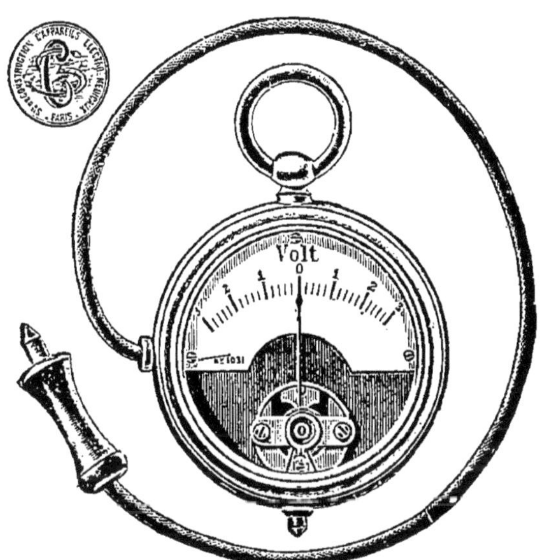

Fig. 232. — *Voltmètre de poche.*

III. Ne jamais décharger à fond un accumulateur. On doit le recharger dès que sa force électromotrice tombe au-dessous de 1,85 volt. Il est donc nécessaire de contrôler de temps en temps cette force électromotrice avec un petit voltmètre de poche [2] (fig. 232 et 233).

1. Cela n'arrive pas avec les piles « dites sèches » : car le liquide excitateur y est retenu par la matière inerte qu'il imbibe, et ne se trouve jamais à l'état de liberté.

2. Les voltmètres de poche contiennent, à l'intérieur de leur boîtier, une résistance

Cet examen doit se faire, non pas sur l'ensemble de la batterie, mais en dérivation sur chacun des accumulateurs séparément, pendant qu'ils débitent dans un circuit extérieur : c'est-à-dire en service ordinaire.

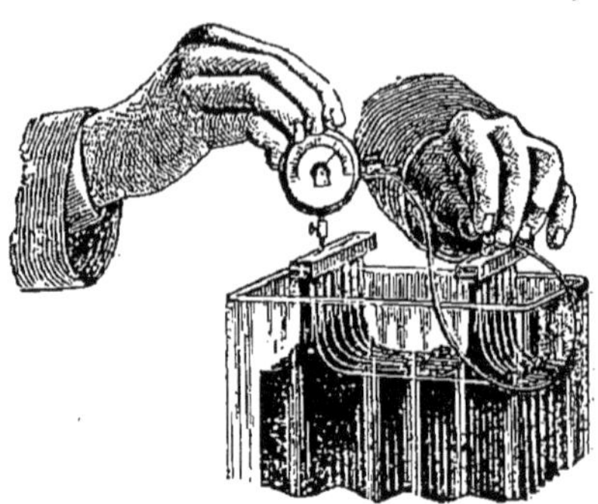

Fig. 233. — *Manière de volter un accumulateur.*

Ne pas les volter quand ils ne travaillent pas. En effet, il arrive souvent que la tension d'un accumulateur presque déchargé reste à 2 volts quand il est au repos, mais baisse très rapidement dès qu'on le fait fonctionner.

Parfois, on constate que la différence de potentiel aux bornes est très basse. Il y a lieu de supposer qu'il s'est fait un court-circuit entre deux plaques. Celui-ci peut tenir à plusieurs causes : *a*) une pastille d'oxyde de plomb s'est détachée et forme pont entre deux plaques voisines : on doit alors faire tomber la pastille au fond du bac en tapotant légèrement l'accumulateur ou encore en poussant cette pastille avec une tige de verre ; *b*) deux plaques se touchent directement : on glisse alors entre les points de contact une lame de verre ou d'ébonite qu'on laisse à demeure ; cependant, dans ce cas, il vaut mieux envoyer le plus tôt possible l'accumulateur à la réparation [1].

Quand le court-circuit a été supprimé, il faut prendre soin de recharger à part l'élément altéré, pour remonter sa force électromotrice au taux de celle des autres éléments de la batterie.

IV. Maintenir constamment les éléments remplis avec de l'eau acidulée, dont le niveau doit dépasser de cinq millimètres le bord supérieur des plaques. Quand les bacs sont en matière opaque (ébonite), il faut regarder de temps en temps dans l'intérieur des éléments par l'orifice de remplissage. Les portions de plaques positives non baignées par du liquide s'altèrent assez rapidement au contact de l'air ; elles se sulfatent, ce qui diminue la capacité de l'accumulateur.

Au début, il suffit de faire le plein avec de l'eau distillée. Au bout d'un certain temps, il est bon de mesurer la densité du liquide. Cette

qu'on met en circuit en appuyant sur un bouton qui se trouve dans l'anneau de suspension. La mesure de la tension doit être effectuée en quelques secondes, car ces voltmètres mettent momentanément l'accumulateur en court circuit. Lorsqu'on possède des accumulateurs de capacités différentes, il faut acheter un voltmètre établi pour une capacité moyenne.

1. On peut, à priori, supposer la cause du court-circuit : *a*) si la force électromotrice de l'élément est à peu près nulle, il y a court-circuit franc, dû au contact de deux plaques déformées : *b*) si la force électromotrice de l'élément est seulement abaissée, il y a court-circuit résistant, dû au chevauchement d'une pastille de matière active entre deux plaques.

densité doit se maintenir au-dessus de 20° Baumé[1]. Si elle est descendue au-dessous d'un minimum de 16°, il faut jeter le liquide et le remplacer par un liquide neuf, dont les proportions sont en volume :

Eau distillée.	1 000 cent. cubes
Acide sulfurique pur à 66°[2].	200 —

Avoir soin de verser très lentement l'acide dans l'eau, en agitant sans cesse avec une baguette de verre. Procéder inversement, ce serait s'exposer à une violente projection du liquide[3].

Laisser ensuite ce mélange se refroidir avant de remplir les accumulateurs.

Enfin recharger immédiatement la batterie. Cette dernière opération doit être menée très rapidement : sinon, l'acide attaquerait les plaques, lesquelles se sulfateraient et perdraient une partie de leur capacité électrique, en même temps qu'augmenterait la résistance intérieure[4].

V. Ne pas placer des accumulateurs à bac de celluloïd dans un endroit chaud (au soleil ou dans un placard voisin d'une cheminée). — Le celluloïd, formé par l'action de l'acide nitrique sur la cellulose, contient souvent un reliquat d'acide, non éliminé. Si le celluloïd est exposé à la chaleur (40°), cet acide nitrique se dégage et détruit la matière active des plaques.

La présence d'acide nitrique, ainsi libéré dans un accumulateur à bac

1. La densité de l'électrolyte varie beaucoup suivant les types d'accumulateurs. Se renseigner à ce sujet auprès du fabricant qui a fourni la batterie.

2. L'acide sulfurique impur, fabriqué avec des pyrites, contient des produits arsénieux qui attaquent les plaques à circuit ouvert. L'acide sulfurique pur (qui marque 68° Baumé) se vend chez les droguistes sous le nom d'*acide sulfurique au soufre*.

3. Baudry de Saulnier, dans ses « Recettes du Chauffeur », donne à cet égard aux automobilistes de sages conseils dont les médecins peuvent faire leur profit.

Quand vous remplissez des accumulateurs, ayez toujours à votre portée : 1° un flacon d'ammoniaque ; 2° un bol rempli d'une solution de carbonate de soude.

Si l'acide sulfurique saute sur vos vêtements, imbibez largement d'ammoniaque les taches rouges qui s'y produisent : vous éviterez la formation de trous.

Si l'acide tombe sur vos mains, plongez-les bien vite dans le bol. Il est même prudent, comme mesure préventive, de les y mouiller de temps en temps.

4. *Désulfatation.* — Au contact de l'air, il se forme sur les plaques du *sulfate de plomb*, dont la très grande résistivité augmente notablement la résistance intérieure de l'accumulateur (C'est pour cette raison qu'il faut veiller à ce que le niveau du liquide soit toujours au-dessus du bord supérieur des plaques).

On peut régénérer les plaques, superficiellement sulfatées, en procédant comme il suit.

Emplir l'élément d'eau additionnée d'acide sulfurique, marquant seulement 5° à l'aréomètre Baumé. Charger lentement l'élément jusqu'à ce qu'il atteigne une force électromotrice de 2,5 volts. Faire ensuite passer le courant pendant douze heures ; l'accumulateur bulle fermé pendant ce temps. Puis, laisser l'élément huit jours au repos. Le vider alors, et le remplir sans tarder avec la solution sulfurique au taux usuel.

de celluloïd, se reconnaît à ce que l'élément mousse énormément quand on le charge. — Il faut, dans ce cas, laver à fond les plaques avec de l'eau distillée, en ayant soin de ne jamais les laisser à sec.

VI. Quand on s'absente pour peu de temps, ne pas oublier de charger à fond les accumulateurs. Ils se détérioreraient en restant déchargés ; les plaques se sulfateraient [1] (blanchissement) et seraient mises hors d'usage. Il est bon que cette recharge soit faite une fois par mois, qu'on se serve ou non des accumulateurs [2].

Si l'absence doit durer plusieurs mois, il faut jeter le liquide, rincer les éléments avec de l'eau distillée qu'on y laisse quelques heures, vider à nouveau, et remettre de l'eau distillée à demeure. Au retour, faire l'opération inverse. Mais ne jamais laisser à sec les plaques chargées pendant plus de quelques secondes, sinon elles chauffent et peuvent fondre partiellement. Donc, vider l'accumulateur de son électricité en le déchargeant à fond, avant de le vider de son liquide.

VII. Pour qu'une batterie d'accumulateurs se conserve bien, il importe que tous les éléments qui la constituent soient également chargés. Si l'un des éléments était en décharge, il en résulterait ce qui suit : *a*) l'élément affaibli se déchargerait très vite ; *b*) puis, il se sulfaterait sous l'influence du courant envoyé par les éléments voisins ; *c*) alors, il intercalerait dans la batterie une grande résistance qui gênerait le débit de celle-ci ; *d*) enfin, ainsi abîmé, et remis en charge, il ne reprendrait plus de charge électrique, mais s'échaufferait seulement au passage du courant chargeur. Le seul moyen de se mettre en garde contre cette sérieuse cause de détérioration est de « volter » de temps en temps chaque élément séparément.

VIII. Pour éviter l'oxydation des fils intérieurs de connexion, maintenir ceux-ci très secs. Avoir soin de bien enfoncer les bouchons de caoutchouc dans les trous de remplissage quand on transporte la batterie, et, au contraire, de les enlever pendant la recharge, pour éviter que les gaz accumulés ne les chassent en projetant du liquide acide. — Surveiller et décaper soigneusement les bornes, surtout la borne positive où se forment facilement des sels grimpants, qui arrêtent le passage du courant : puis, les enduire de vaseline ou d'accummoline. — Préférer, à ce point de vue, les accumulateurs où les bornes de cuivre sont remplacées par des pinces d'ébonite inattaquable qui assurent par pression le contact des fils avec les lames de plomb.

IX. Enfin, si l'on charge soi-même ses accumulateurs avec une petite

1. Un accumulateur se détériore d'autant moins qu'on s'en sert davantage. Le repos lui est funeste. Théoriquement, un accumulateur est susceptible d'être déchargé et rechargé indéfiniment, à condition que la décharge et la recharge se succèdent à de courts intervalles. Il s'abîme quand il ne travaille pas : lentement, s'il reste chargé ; rapidement, s'il est déchargé.

2. Cette recharge doit être faite plus souvent pour les accumulateurs à formation naturelle, qui gardent moins longtemps leur charge que les accumulateurs à formation artificielle.

dynamo, avoir soin de se servir d'une *dynamo excitée en dérivation*. Avec une dynamo excitée en série (voir page 312) on courrait le risque de voir l'accumulateur achever de se décharger dans le circuit de la dynamo ; accumulateurs et dynamo seraient ainsi détériorés.

X. Ne jamais acheter une batterie d'accumulateurs sans exiger du fabricant une *instruction détaillée* sur sa structure, sur sa capacité, sur son régime de décharge et son régime de charge... ni *sans l'avoir essayée soi-même avec ses lampes et avec ses cautères* (Heryng). Faire repérer les bornes positives, si cette précaution a été omise (bornes + en rouge et bornes — en noir ou en vert).

CINQUIÈME PARTIE

LES RÉCEPTEURS D'ÉNERGIE ÉLECTRIQUE (APPAREILS ÉLECTROMÉDICAUX)

CHAPITRE XI

LA GALVANOCAUSTIE

Appareils électromédicaux. — Un appareil *récepteur d'énergie électrique* est un appareil qui, recevant de l'énergie électrique, la transforme en une autre modalité de l'énergie.

Les récepteurs d'électricité peuvent se répartir en trois groupes principaux :

A. *Récepteurs thermiques.* — Ce sont les plus avantageux. Ils ont un rendement voisin de 100 pour 100 : car *toute l'énergie* recueillie est de la chaleur, produite d'après les lois de Joule (lampes, cautères).

B. *Récepteurs mécaniques.* — Ils ont un rendement très bon, mais moins avantageux que celui des précédents : car *une partie seulement de l'énergie électrique* produit des effets mécaniques ; le reste se dégrade sous forme de chaleur (moteurs).

C. *Récepteurs chimiques.* — Leur rendement est également bon, bien qu'ici encore *une partie seulement de l'énergie électrique* produise des effets chimiques ; le reste apparaît sous forme de chaleur inutilisée (électrolyse, etc.).

Envisagés au point de vue médical, et plus spécialement au point de vue oto-rhino-laryngologique, ces appareils sont nombreux, car ils doivent satisfaire à des indications variées.

Ils ont à fournir de l'énergie calorifique pour chauffer les cautères et allumer les lampes endoscopiques ; à faire de l'énergie mécanique pour mettre en action les électromoteurs, dont l'emploi se généralise en chirurgie ; à donner naissance à de l'énergie chimique pour électrolyser les tissus ; à produire de l'énergie physiologique pour exciter les muscles. De nouvelles énergies ont été récemment découvertes, que l'électricité se charge aussi de fournir.

Parmi les appareils médicaux récepteurs d'électricité, nous étudierons, dans ce qui va suivre, ceux dont le praticien est le plus souvent appelé à se servir : appareils qui effectuent la *galvanocaustie*, l'*endoscopie*, l'*électromotion*, l'*électrolyse*, l'*ionisation*, la *galvanisation* et la *faradisation*.

Considérons d'abord la galvanocaustie.

I

PRINCIPE

Lois de Joule. — La galvanocaustie est une méthode chirurgicale ayant pour but de détruire les tissus par la chaleur que développe un courant électrique, en traversant un conducteur résistant, appelé *galvanocautère*.

Galvanocaustie et *galvanocautère* étaient des expressions justes à l'époque où l'on ne se servait, à cet effet, que du courant *galvanique* débité par les piles. Ce sont aujourd'hui des dénominations impropres, puisqu'on obtient le même résultat avec du courant alternatif. Mieux vaudrait dire : *électrocaustie* et *électrocautère*. Cependant l'usage prévaut encore.

La galvanocaustie applique les *lois de Joule*, qui régissent la transformation de l'énergie électrique en énergie calorifique.

Première loi. — *La quantité de chaleur produite dans un conducteur est proportionnelle au carré de l'intensité du courant.*

Cette loi règle l'emploi clinique du galvanocautère. Il suffit de faire varier l'intensité du courant, soit en modifiant la force électromotrice de la source (couplage d'un nombre variable d'éléments), soit plutôt en modifiant la résistance du circuit (rhéostat ou transformateur), pour amener le galvanocautère à des températures différentes.

Le rapport de l'énergie calorifique à l'énergie électrique, établi par Joule, s'exprime par l'équation :

$$1 \text{ calorie} = 4{,}2 \text{ joules.}$$

La *calorie* (*petite* calorie des physiciens), unité de mesure de chaleur, est la quantité de chaleur nécessaire pour élever d'un degré centigrade la température d'un gramme d'eau distillée. Ne pas la confondre avec la Calorie (*grande* calorie), qui élève d'un degré la température d'un kilogramme d'eau.

DEUXIÈME LOI. — *La quantité de chaleur produite dans un conducteur est proportionnelle à la résistance de ce conducteur*[1].

Cette loi préside à la fabrication du galvanocautère. Ainsi rougissent seules la lame de platine ou l'anse de fil d'acier, qui ont plus de résistivité et moins de section que les conducteurs de cuivre.

TROISIÈME LOI. — *La quantité de chaleur produite dans un conducteur est proportionnelle à la durée du passage du courant.*

Théoriquement, la température d'un conducteur parcouru par un courant devrait s'élever progressivement jusqu'à la fusion de ce conducteur. En pratique, sa température devient fixe quand la quantité de chaleur rayonnée par ce conducteur dans le milieu ambiant est égale à celle que lui fournit le courant électrique.

Courant continu. Courant alternatif. — Le *courant continu* et le *courant alternatif* peuvent être indifféremment utilisés pour produire l'incandescence du galvanocautère.

a) Avec le *courant continu*, dès la fermeture du circuit la température du cautère s'accroît, plus ou moins vite suivant la

1. Cet échauffement, appelé *effet-Joule*, doit donc être très accentué dans le corps humain qui est très résistant.

a) En matière d'*électrothérapie*, l'échauffement est peu appréciable à cause de la très faible intensité et de la basse tension des courants qui servent à la galvanisation, à l'électrolyse. Cependant des expériences ont montré, chez les animaux, une élévation de température de 1/10e de degré dans les tissus situés au-dessous des électrodes appliquées sur la peau.

b) En matière d'*électrocution*, l'échauffement est beaucoup plus considérable. Zimmern relate un fait historique :

« Le 6 avril 1890, le condamné à mort Kemmsler inaugura, à ses dépens, « l'électrocution dans la bonne ville de New-York. On le plaça sur une chaise, et « on relia sa tête et ses lombes aux deux pôles d'un générateur de 1 800 volts envi- « ron. Pendant quinze secondes on foudroya Kemmsler : quinze secondes pendant « lesquelles les assistants constatèrent *une odeur intense de chair brûlée.* »

masse à échauffer ; elle atteint un maximum déterminé ; et elle s'y maintient constante, tant que dure le passage du courant. Quand on coupe le circuit, le refroidissement du cautère se fait progressivement.

b) Avec le *courant alternatif*, les choses se passent différemment en théorie, mais semblablement en pratique ; de telle sorte qu'il n'est pas possible, en voyant rougir un galvanocautère, de distinguer par cela seul la forme du courant qui l'alimente.

Cependant, puisqu'un cautère ne s'échauffe que lorsqu'il est traversé par le courant, il devrait s'éteindre chaque fois que s'annule le courant alternatif, c'est-à-dire entre chaque alternance. Mais la masse du cautère est telle qu'elle exige pour s'échauffer ou pour se refroidir une période de temps beaucoup plus longue que la durée d'une alternance de ce courant : surtout quand on utilise les courants alternatifs industriels, qui ont, en général, une fréquence de 50 périodes.

En réalité, le cautère passe par des alternatives de maxima et de minima thermiques : mais ces oscillations sont si rapides et si faibles que, pratiquement, le cautère se maintient à une température aussi constante que s'il était alimenté par du courant continu.

A cet égard, les galvanocautères se montrent infiniment moins sensibles aux variations accidentelles du voltage du courant continu que les lampes électriques.

Théorie de l'effet-Joule. — La production de la chaleur par le courant électrique, dite *effet-Joule*, trouve une élégante explication dans la théorie moderne de l'électricité.

Quand un courant électrique s'établit dans un fil, il se produit dans le fil un *déplacement d'électrons*.

Il est peu probable qu'une masse d'électrons se précipite à travers le fil, en se ruant du pôle positif vers le pôle négatif de la pile.

On suppose, au contraire, qu'il préexiste dans ce fil un nombre considérable d'électrons à l'état de repos. Lorsque le courant passe, un électron, arrivant au pôle positif de la pile, imprime un choc à l'électron immédiatement voisin et l'ébranle. Ce deuxième électron exerce à son tour une poussée sur un troisième électron. Et ainsi, de proche en proche, tous les électrons, alignés dans le fil comme des billes, sont ébranlés dans la même direction, et tendent à se rapprocher du pôle négatif. Ils ne se déplacent cependant chacun que sur une distance infiniment petite. Le courant électrique serait donc un *courant de déplacement* et non pas un courant de transport.

Pendant leur déplacement, les électrons sont gênés par les obstacles que leur opposent les molécules métalliques. Ils les heurtent, les frottent; et de ce frottement entre électrons et molécules résulte la production de chaleur, de l'effet-Joule.

II

SOURCES ÉLECTROMOTRICES

Conditions générales. — Pour éviter les redites à propos de chaque appareil récepteur médical, nous étudierons plus loin en bloc les divers types de sources électromotrices appropriées, quand nous critiquerons les projets d'installation qui pourront nous être soumis par les fournisseurs. Quelques indications générales nous suffiront en ce moment.

Tout appareil galvanocaustique a pour caractères essentiels :

a) de présenter une *faible résistance ;*

b) de consommer une *forte quantité* d'énergie électrique.

En conséquence, la source électromotrice chargée de l'alimenter devra fournir un courant :

a) De *faible tension*. Celle-ci varie entre 2-3 volts pour un brûleur de platine et 5-6 volts pour une grande anse de fil d'acier.

b) De *forte intensité*. Les cautères rhino-laryngologiques consomment en moyenne 15-18 ampères. L'anse galvanocaustique réclame une intensité moindre. Cheval a établi qu'un fil d'acier de 3 centimètres de longueur et de 1/3 de millimètre de diamètre prend 5 ampères pour atteindre le rouge sombre hémostatique.

Avec un fil de ce diamètre, il faut 8 ou 10 ampères pour enlever de grosses amygdales.

De toutes les applications médicales de l'électricité, la galvanocaustie est celle qui polarise le plus vite les piles, qui décharge le plus rapidement les accumulateurs, qui fait passer le plus d'hectowatts au compteur des distributions urbaines.

III

APPAREILS

Rhéostat. — Un rhéostat est indispensable pour régler l'intensité du courant, quand on se sert d'*accumulateurs* ou de *piles*.

A la rigueur, il serait inutile quand on emploie des piles au bichromate; car, dans ce cas, on pourrait plonger les électrodes dans le liquide jusqu'à la profondeur nécessaire pour faire rougir le cautère : mais, par suite de la polarisation rapide, il faudrait constamment surveiller la batterie et augmenter peu à peu l'immersion des électrodes à mesure que l'accroissement de la résistance intérieure ferait baisser la température du cautère. Mieux vaut donc, même avec les batteries au bichromate, immerger d'emblée la totalité des électrodes et graduer le courant avec un rhéostat.

Un rhéostat est inutile quand on se raccorde à une *distribution de courant alternatif*; il est alors remplacé dans sa fonction par un *transformateur*, qui se charge de régler seul l'intensité du courant.

Le rhéostat pour galvanocaustie doit être formé de gros fil, afin que son échauffement soit modéré ; un fil fin, tel que celui qui constitue les rhéostats de lumière, serait porté au rouge par le passage d'un courant de 15 ampères. Ce fil est ordinairement fait d'un métal peu résistant, cuivre ou laiton. La résistance totale de l'appareil doit être naturellement calculée pour la force électromotrice dont on dispose, et suivant les limites extrêmes de l'ampérage qu'on utilise. En général, on se contente d'un rhéostat ayant une résistance maxima d'*un ohm* (la source étant une batterie de piles ou d'accumulateurs).

Ampèremètre. — Un ampèremètre, destiné à mesurer exactement l'intensité du courant qui traverse le cautère, n'est pas nécessaire, tout au moins pour les opérations oto-rhino-laryngologiques où l'on surveille facilement le travail effectué. Il suffit de régler approximativement le courant d'après l'incandescence apparente du cautère, en faisant la part du refroidissement que subira celui-ci au contact des tissus. D'ailleurs, la résistance très variable des divers cautères qu'on utilise ne permet pas de déterminer d'avance un nombre fixe d'ampères à consommer pour une opération donnée.

L'ampèremètre est, au contraire, indispensable quand le cautère est noyé dans les tissus ; seul alors, il peut nous renseigner sur son degré d'incandescence.

Conducteurs. — Les CONDUCTEURS SOUPLES qui unissent le manche du galvanocautère aux bornes du rhéostat ou du transformateur, doivent avoir une section suffisante pour ne pas s'échauffer, et une longueur telle qu'elle n'affaiblisse pas sensiblement l'intensité du courant. Ces conducteurs ne devront pas présenter une résistance supérieure à 0,02 ohm. Ils seront souples et légers, pour ne pas gêner les mouvements de la main de l'opérateur. On les confectionne avec un grand nombre de fils fins de cuivre, tressés et enfermés dans une double gaine de coton ou de soie : l'une, propre à chaque conducteur, l'autre, commune, engainant le tout.

La CANALISATION qui unit les piles ou les accumulateurs au rhéostat doit présenter une résistance également très faible. Or, comme, d'une part, une longue canalisation à fil fin serait beaucoup trop résistante, et comme, d'autre part, une longue canalisation à gros fil serait très coûteuse, il y a intérêt à ce que la batterie qui fournit la force électromotrice soit placée le plus près possible du lieu de l'opération.

Manches. — Les opérations galvanocaustiques se font suivant deux procédés différents, nécessitant chacun un dispositif instrumental spécial.

a) La *destruction galvanocaustique* des tissus se pratique à l'aide du *galvanocautère* proprement dit.

b) La *ligature* ou *section galvanocaustique* des tumeurs se pratique à l'aide du serre-nœud ou *anse galvanocaustique*.

On a construit des manches, dits « universels », pouvant se prêter à ces deux modes d'intervention. En réalité, il est préférable de posséder deux types de manches : manche pour galvanocautère et manche pour anse galvanocaustique.

1° **Manche pour galvanocautère.** — Heryng a précisé les conditions que doit remplir, tout au moins en oto-rhino-laryngologie, un manche simple pour galvanocautère ; et bien des fabricants qui, ignorant ces règles, construisent des modèles « perfectionnés », seraient les premiers à y renoncer s'ils devaient s'en servir.

Un tel manche doit avoir deux qualités : être bien en main et ne pas gêner la vue.

Il est fait d'une *matière isolante et légère,* assez solide pour permettre de donner à l'instrument un volume réduit. Le bois d'ébène ou l'ébonite sont les matières qui le composent. La fibre végétale n'est pas assez robuste. Tout métal est prohibé : il alourdirait le manche; et il s'échaufferait, s'il se faisait quelque court-circuit à son intérieur.

Dans le manche se trouvent incluses *deux tiges de cuivre* parallèles, l'une continue, l'autre sectionnée en biseau. Un ressort maintient séparées les deux surfaces de section ; en pressant sur un bouton, on les met en contact et on ferme le circuit.

Certains manches présentent une disposition qui assure, à l'aide d'un verrou, la fermeture du circuit sans qu'il soit nécessaire de maintenir la pression du doigt. Ils sont à déconseiller, n'ayant point la précision des manches classiques.

Les deux conducteurs de cuivre qui traversent le manche doivent avoir un diamètre suffisant pour ne pas s'échauffer sensiblement ; ce diamètre a été fixé par Bruns à *trois millimètres*. Un manche bien construit et bien entretenu ne chauffe jamais.

Les deux surfaces de section sont recouvertes d'une couche de platine iridié, pour retarder l'oxydation due à l'étincelle de rupture qui s'y produit. Une petite *fenêtre* doit être ménagée dans le manche, pour laisser facilement enlever cet oxyde isolant, sans qu'on soit obligé de démonter l'instrument.

Le *bouton de pression* est fait d'ivoire : assez épais, pour ne pas transmettre au doigt la chaleur dégagée par cette étincelle.

Le *ressort* doit jouer avec une grande facilité, car la qualité principale d'un bon-manche est de permettre la fermeture et la rupture instantanées du circuit, conditions de toute cautérisation habile.

La pression s'exerce sur le bouton avec la pulpe de l'index. Il faut donc placer ce bouton sur la face supérieure du manche, et non pas sur le côté comme cela a lieu dans certains manches mal compris.

Le manche, devant être tenu comme une plume à écrire, aura une *section rectangulaire verticale*. Ses dimensions seront de 12 centimètres de longueur ; 1,5 centimètre de hauteur ; 1 centimètre d'épaisseur. Ne pas s'écarter de ces dimensions fixées par une longue expérience. Le bouton de pression doit se trouver à 9 centimètres de l'extrémité postérieure. Un manche trop court, un manche plat ne sont pas en main.

Le *manche de Schech* remplit au mieux toutes ces conditions (fig. 234).

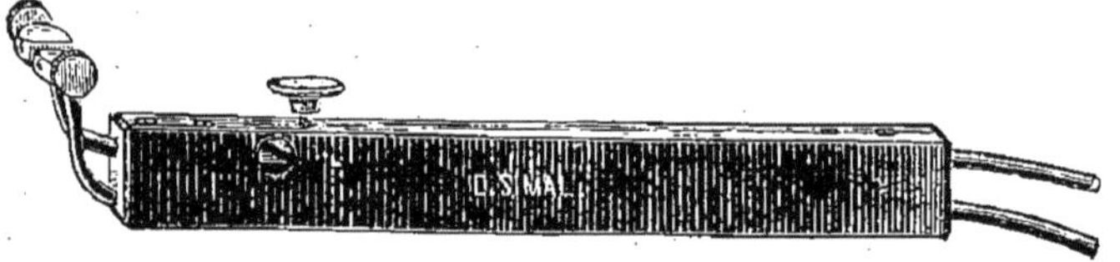

Fig. 234. — *Manche simple de Schech pour galvanocaustie.*

Les deux conducteurs de cuivre dépassent les extrémités du manche. En avant, ils se recourbent en haut et portent deux douilles à vis de pression destinées à recevoir les cautères; en arrière, ils se recourbent en bas et restent libres pour pouvoir être fixés eux-mêmes dans les douilles terminales des conducteurs souples.

2° **Manche pour anse galvanocaustique.** — Ce manche, plus compliqué, porte aussi le nom de « manche universel ». En effet, à l'encontre du précédent qui ne peut s'adapter qu'aux cautères, celui-ci est capable d'utiliser soit les anses, soit les cautères. Toutefois, comme il est toujours plus lourd et plus fragile que le manche simple, on préfère le réserver au seul emploi de l'anse chaude.

Il est, d'une façon générale, construit sur les mêmes principes que le manche simple : mais il en diffère en ce qu'il porte un dispositif permettant de serrer l'anse métallique, tout en y maintenant le passage du courant.

Heryng en distingue deux types :

1er TYPE. — Manches de Schech, de Moritz-Schmidt, etc.

Le *manche de Schech* dérive du manche primitif de Bruns : mais il est plus gracile, étant surtout destiné aux opérations rhino-laryngologiques (fig. 235).

Il porte un chariot mobile pouvant se déplacer dans une glissière qui occupe toute sa longueur. Ce chariot est muni sur sa face supérieure et sur sa face inférieure de deux anneaux où l'on engage, en haut l'index, en bas le médius, tandis que le pouce prend un point d'appui fixe sur un troisième anneau placé à l'arrière du manche. Le chariot porte latéralement deux vis qui fixent les deux extrémités du fil métallique formant l'anse. En ramenant les deux doigts vers le pouce, on ferme l'anse, tandis que l'annulaire y fait passer le courant en appuyant sur une gâchette placée en contrebas. Si l'on veut adapter à ce manche un simple cautère, il suffit d'immobiliser le chariot avec une vis de serrage.

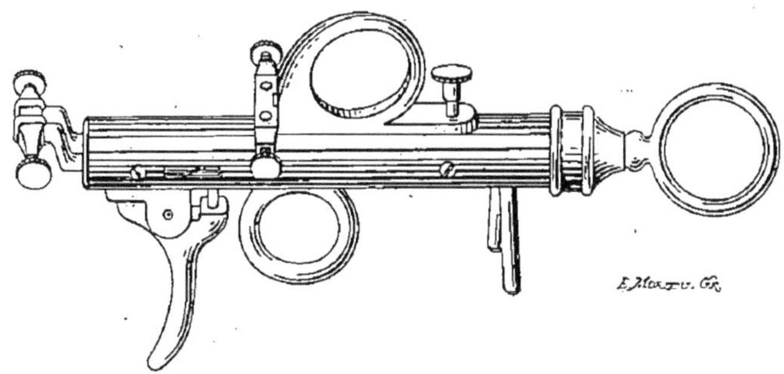

Fig. 235. — *Manche universel de Schech pour galvanocaustie.*

Le manche de Schech a donné lieu à un grand nombre d'imitations. La plupart de ses dérivés ont deux réels inconvénients : *a*) l'anse métallique dérape souvent, parce que les vis qui la fixent aux bornes du chariot manquent de prise ; *b*) la gâchette est située trop près de l'anneau inférieur du chariot, ce qui expose à fermer par mégarde le circuit.

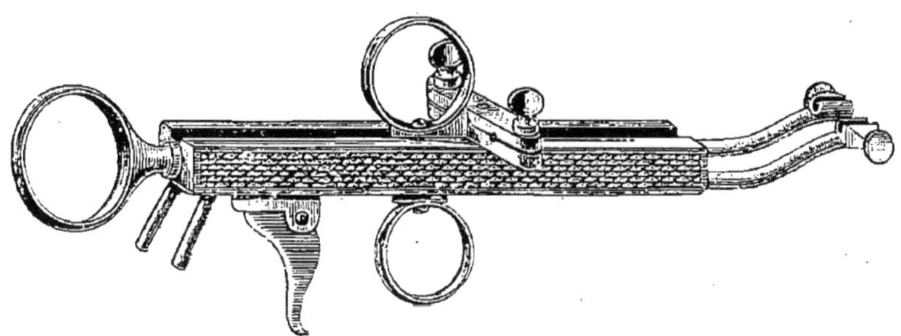

Fig. 236. — *Manche galvanocaustique de Moritz-Schmidt.*

Le *manche de Moritz-Schmidt* (fig. 236) échappe à ces deux reproches : *a*) les fils métalliques y sont solidement maintenus par deux lames d'ivoire à surface large et à pression élastique ; *b*) la gâchette de contact est reportée en arrière et se manœuvre avec le petit doigt, non sans quelque effort, de sorte qu'il n'est pas possible de fermer involontairement le circuit en serrant l'anse.

Il est vrai que ce manche de tout repos, qui jamais ne manque à sa tâche, et qui convient surtout à l'ablation des amygdales pour laquelle d'ailleurs Moritz-Schmidt l'a fait spécialement construire, est trop volumineux pour exécuter certaines interventions nasales délicates.

Mieux vaut avoir recours, dans ce cas, aux manches du type suivant.

2e TYPE. — Manches de Kuttner, de Keimer, de Jacobi, de Heryng, etc.

Le *manche de Kuttner* est le modèle le plus répandu (fig. 237).

La gaine est supprimée, ce qui rend le manche plus mince et dégage le champ visuel, surtout en matière de chirurgie intranasale. Les deux conducteurs métalliques sont à nu. Ils forment deux lames, séparées par une couche isolante de fibre végétale, sur lesquelles glisse le chariot.

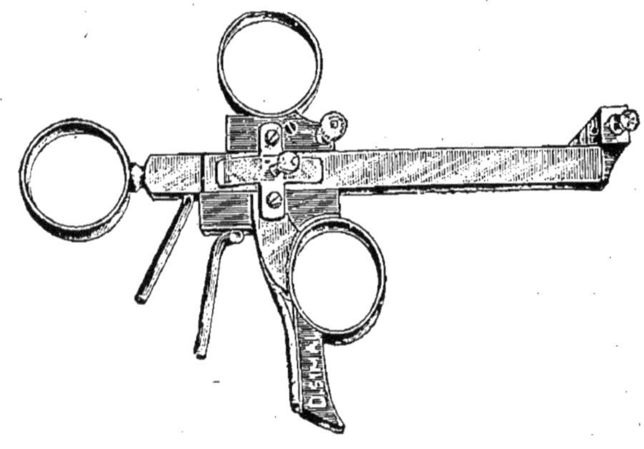

Fig. 237. — *Manche galvanocaustique de Kuttner.*

Heryng a récemment perfectionné le manche de Kuttner; le mécanisme du serrage du guide-anse est rendu interchangeable, de sorte qu'on peut très rapidement y adapter successivement des anses préparées à l'avance.

Au reste, en ces matières, il y a lieu de tenir compte des préférences individuelles de l'opérateur.

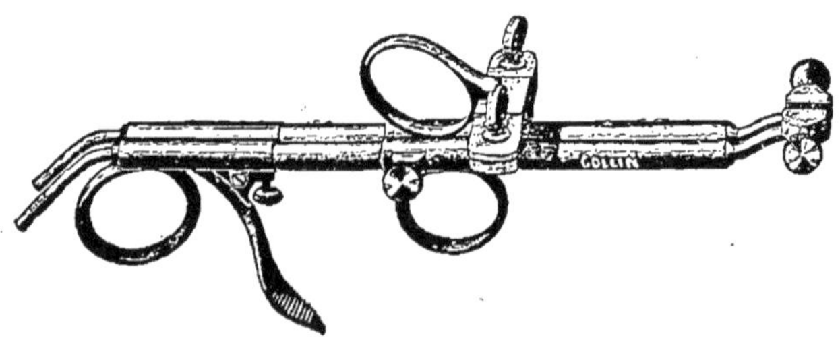

Fig. 238. — *Manche galvanocaustique universel de Collin.*

Le *manche de Collin* me paraît recommandable : car, tout en étant très gracile, il conserve l'excellent mode de fixation du fil entre deux plaques d'ivoire, ce qui est la plus grande qualité du manche de Moritz-Schmidt (fig. 238).

Manche à rhéostat. — Tous les manches ont le même inconvénient. L'anse métallique devient de plus en plus incandescente à mesure qu'elle diminue de longueur, parce qu'en même temps elle affaiblit sa résistance, ce qui permet au courant de prendre une intensité croissante.

Pour obvier à cet inconvénient, Ruault a fait construire un manche qui contient un rhéostat, et qui permet ainsi de maintenir automatiquement l'anse à une température constante, quelle que soit sa longueur.

Malheureusement ce manche est assez lourd et encombrant. Cheval préfère employer un manche ordinaire, et faire régler l'intensité du courant par un aide, qui veille à ce que l'aiguille d'un ampèremètre intercalé dans le circuit se maintienne au même degré. Garel, plus simpliste, trouve, non sans raison, que ce sont là des complications, et qu'en pratique on peut éviter la fusion du fil métallique en procédant avec précaution et expérience.

Cautères. — Un cautère galvanique se compose de deux parties : un *brûleur* supporté par deux *tiges conductrices* :

1° Le BRULEUR, qui est la seule pièce cautérisante de l'instrument, est fait en platine. Ce métal a été choisi : *a*) parce que son point de fusion est très élevé (1 780°) ; *b*) parce que sa résistivité est environ 6,5 fois plus forte que celle du cuivre : ce qui, en vertu d'une loi de Joule, permet de limiter l'incandescence au seul brûleur[1].

Les formes du brûleur de platine sont extrêmement variables suivant les organes auxquels on le destine : pointes, lames, spirales, etc. (fig. 239).

1. Voici approximativement (d'après Izart) les rapports entre la *couleur* du brûleur de platine et sa *température*.

Cerise naissant.	800 degrés
Cerise clair.	1 000 —
Orange clair.	1 200 —
Blanc	1 400 —
Blanc éblouissant.	1 500 —

Les petits cautères pointus seront faits de *platine iridié,* qui compense leur prix plus élevé par une rigidité plus grande, laquelle leur évite les déformations et les ruptures si fréquentes.

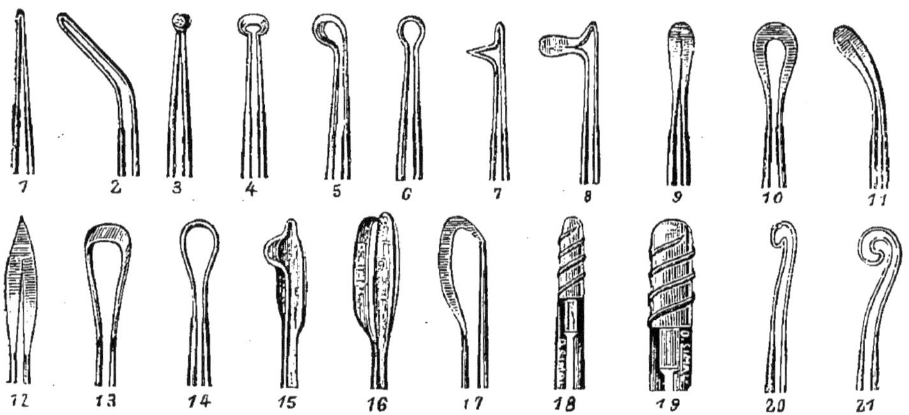

Fig. 239. — *Types de brûleurs de galvanocautère utilisés en oto-rhino-laryngologie.*

Certains cautères sont constitués par une masse de *porcelaine* réfractaire, entourée d'une spirale de platine destinée à la rendre incandescente ; leur volume et la lenteur avec laquelle ils s'échauffent et se refroidissent les font délaisser par les oto-rhino-laryngologistes.

2° Les TIGES CONDUCTRICES sont faites de fils de cuivre, ayant en moyenne deux millimètres de diamètre ; très peu résistantes, elles s'échauffent à peine. La résistance totale d'un cautère est ainsi ramenée à 0,02 ohm, laquelle, jointe à la résistance des conducteurs souples et du manche, donne une *résistance totale extérieure d'environ* 0,06 *ohm à froid, de* 0,10 *ohm à chaud*[1].

La *forme* et la disposition de ces tiges de cuivre sont également susceptibles de nombreuses variations (fig. 240). Mais, dans tous les cas, elles doivent présenter à la fois une rigidité suffisante pour ne pas se déformer quand on appuie le cautère sur une surface résistante, et une souplesse telle qu'elles puissent être coudées extemporanément suivant le profil nécessaire à chaque cas particulier.

Le *bon isolement* des deux tiges de cuivre réclame notre attention.

1. Les métaux sont plus résistants à chaud qu'à froid. Un cautère ayant une résistance de 0,02 ohm à froid, pourra atteindre au blanc vif une résistance de 0,07 ohm (Ducellier).

Il faut refuser les cautères de pacotille, où les deux conducteurs de cuivre sont séparés par quelques lâches spires de soie

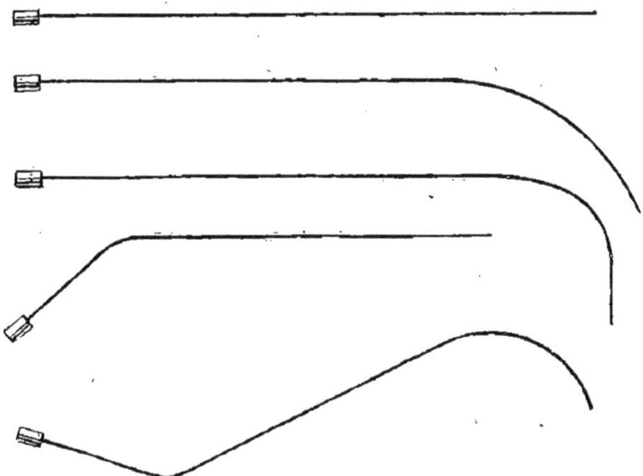

Fig. 240. — *Schémas des types de galvanocautères utilisés en oto-rhino-laryngologie.*
1, droit (oro-pharynx); 2, courbé (hypopharynx); 3, cintré (larynx); 4, coudé (nez); 5, coudé-cintré (naso-pharynx).

en huit de chiffre, recouvertes d'une couche éphémère de vernis isolateur. Il ne faut accepter que les cautères dans lesquels une *lame de fibre végétale* sépare les deux tiges sur toute leur longueur, et qu'une gaine de soie très serrée maintient solidement[1].

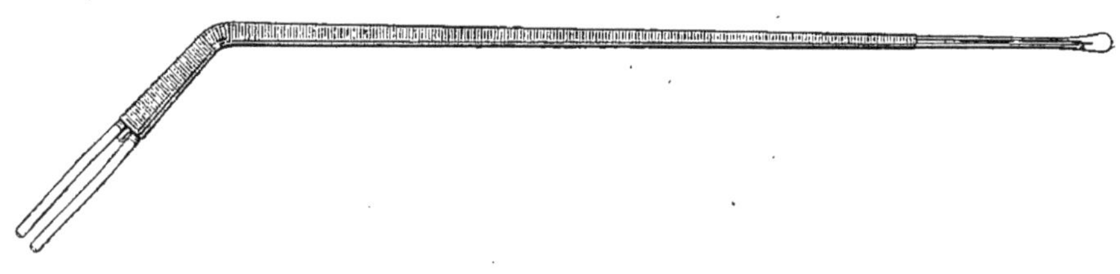

Fig. 241. — *Tige de galvanocautère* (modèle classique).

Cette gaine ne doit pas s'approcher à plus d'un centimètre du brûleur; sinon elle se carboniserait à ce niveau et se déviderait dans le reste de son étendue. Au voisinage du brûleur, une couche de gomme laque suffit à l'isolement (fig. 241).

Cautères stérilisables. — Récemment ont été construits des

1. L'isolement des deux conducteurs par une *lamelle d'ivoire* intermédiaire suivant toute leur longueur est à éviter : car cette lamelle se casse et cesse d'isoler quand on veut modifier la courbure du cautère.

cautères stérilisables pouvant être extemporanément aseptisés, soit par flambage, soit par ébullition.

1° Tantôt les deux tiges de cuivre sont enroulées en torsade et séparées par une matière isolante incombustible (fig. 242).

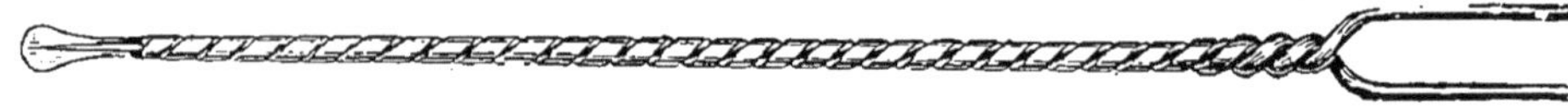

Fig. 242. — *Galvanocautère aseptique en torsade.*

2° Tantôt les deux tiges de cuivre restent parallèles et sont réunies par des bagues de métal isolées à l'amiante ou au mica (fig. 243).

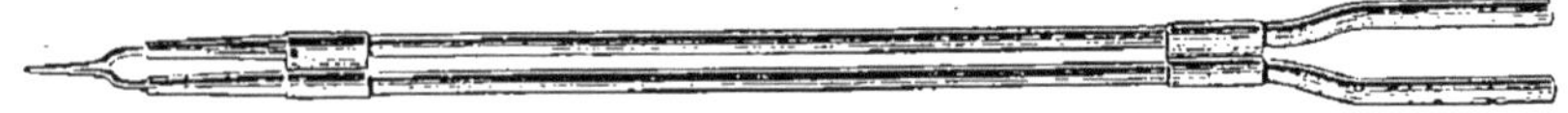

Fig. 243. — *Galvanocautère aseptisable à tiges parallèles.*

Ce second type est inférieur au précédent. Il encombre le champ opératoire et masque la vue ; de plus, il ne se prête pas à toutes les modifications de forme que l'opérateur veut lui imprimer.

Anse galvanocaustique. — Une anse galvanocaustique se compose de deux parties : un *fil métallique* maintenu par *deux tubes conducteurs*.

1° Le FIL MÉTALLIQUE, ou anse proprement dite, correspond au brûleur du galvanocautère. C'est la partie incandescente du système.

Il est fait soit en *platine*, soit plus souvent en *acier*. Une anse de platine, de dimensions moyennes (diamètre d'une amygdale), consomme au maximum 10 ampères ; une anse d'acier a une consommation moindre, bien que sa résistivité soit presque équivalente à celle du platine, parce que le diamètre du fil est généralement plus petit.

La *résistance* de l'anse est proportionnelle à sa *longueur*. Dans tous les cas, elle est notablement supérieure à celle de la lame du cautère : si bien qu'une force électromotrice de 2 volts, qui est capable de rougir celle-ci, ne peut pas porter une large anse à l'incandescence.

A mesure que l'anse, en se serrant, diminue d'ouverture, elle diminue également de résistance ; de sorte que si la force électromotrice reste constante, comme c'est le cas habituel, l'intensité du courant croît, et fait fondre le fil quand l'anse arrive vers la fin de sa course.

2° Les TUBES CONDUCTEURS, analogues des tiges conductrices du galvanocautère, sont faits de tubes de cuivre étirés, ayant 2 millimètres de diamètre extérieur. Leur diamètre intérieur varie suivant la grosseur du fil qu'on désire employer.

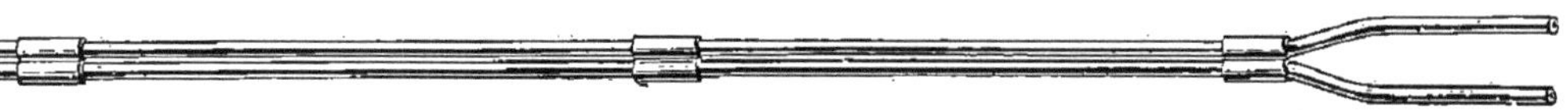

Fig. 244. — *Guide-anse galvanocaustique aseptisable.*

Ce dernier point mérite une grande attention. En effet :

a) Si le diamètre intérieur des tubes est trop petit, les fils grippent dans ces tubes; et le serrage de l'anse exige un certain effort, incompatible avec l'exécution d'une opération délicate.

b) Si le diamètre intérieur des tubes est trop grand, l'incandescence de l'anse se fait mal. En voici la raison. Dans le galvanocautère, le brûleur est intimement uni par brasage aux tiges de cuivre qui lui amènent le courant. Dans le serre-nœud galvanocaustique, anse et tubes guide-anse sont indépendants ; et le courant ne passe du guide-anse dans l'anse qu'à la faveur d'un simple contact, qui s'établit par la paroi intérieure du tube. Or, ce contact doit être assez étendu pour donner passage aux ampères nécessaires à l'incandescence du fil. Cela revient à dire que guide-anse et fil métallique doivent être soigneusement appareillés. L'oubli de cette précaution est la cause la plus commune des pannes de la ligature galvanocaustique. On peut prendre comme règle que *la lumière des tubes guide-anse doit avoir un demi-millimètre de diamètre de plus que le fil métallique.*

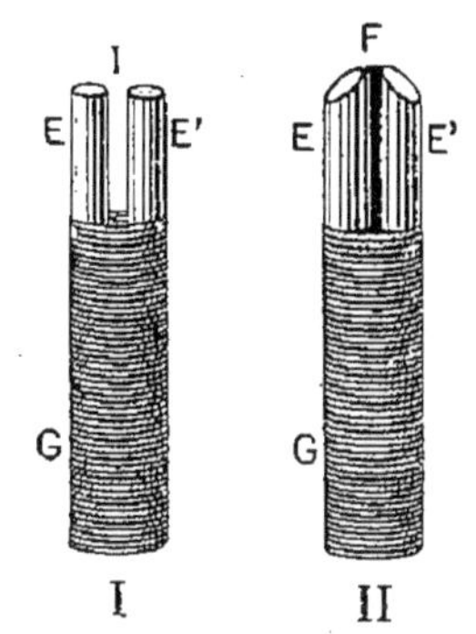

Fig. 245. — I. *Extrémité d'un guide-anse défectueux.* — II. *Extrémité d'un guide-anse correct.*

E, E', tubes du guide-anse; G, gaine de soie commune; F, lamelle isolante intertubulaire; I, intervalle vide nuisible.

Tout ce qui a été dit plus haut au sujet de la forme, de la rigidité, de la souplesse, de l'isolement des tiges du galvanocautère, s'applique également aux tubes conducteurs guide-anse.

Mais, dans les modèles aseptisables, seul peut être admis le type à *tubes parallèles* reliés par des bagues métalliques : attendu que la torsion n'est pas réalisable dans ce cas (fig. 244).

Il est fort important qu'à leur extrémité les deux tubes ne présentent pas un intervalle libre, où une portion du pédicule de la tumeur pourrait s'encastrer, échapper à la cautérisation, être arrachée, et donner lieu à un écoulement de sang abondant. Cet intervalle doit être soigneusement comblé par la lamelle isolante intertubulaire de fibre[1] (fig. 245).

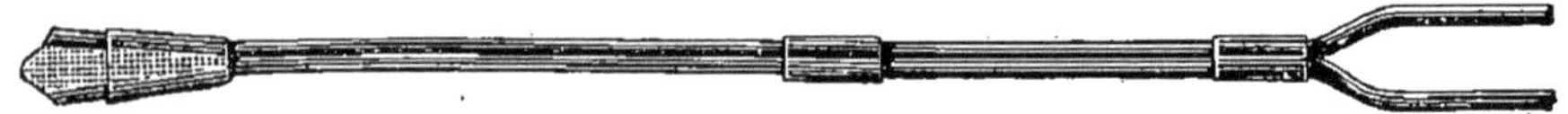

Fig. 246. — *Guide-anse stérilisable à coin de mica.*

On peut encore, pour éviter un tel inconvénient, faire diverger l'extrémité des tubes et y intercaler un coin arrondi en mica ou en porcelaine (fig. 246). Cependant la section se fait alors moins nettement.

Stérilisation des cautères.

Stérilisation à froid. — Voltolini pensait que le passage du courant suffisait à « nettoyer » les cautères, erreur qu'Heryng a vivement relevée.

Les cautères sont, au contraire, des agents de contamination très dangereux. Il est évident que le courant ne peut aseptiser que le brûleur de platine, puisqu'il ne doit pas échauffer sensiblement les tiges de cuivre. Des croûtes restent adhérentes au brûleur; du sang s'infiltre entre les conducteurs.

On doit absolument et on peut parfaitement stériliser les cautères anciens, dits *non stérilisables*: mais il faut pour cela s'astreindre à quelques précautions. Elles ont le double avantage de préserver à la fois les malades d'une contamination accidentelle et les cautères d'une destruction précoce.

Quand le cautère a servi, commencez par porter le brûleur au rouge vif, pour carboniser et volatiliser le sang et les mucosités qui s'y collent. Ensuite, avec un couteau fin, grattez ce qui adhère aux tiges de cuivre. Brossez doucement le guipage de soie. Puis, plongez les cautères dans un bain antiseptique froid, où ils doivent séjourner un jour. Craignez les solutions mercuriques qui amalgameraient le cuivre et le rendraient cassant. Le formol à 1/1 000e, le phénosalyl à 1/100e sont recommandables.

1. La fibre a l'inconvénient de se rétracter au bout d'un certain temps : mais elle n'est pas cassante comme une lamelle d'ivoire.

Au bout de vingt-quatre heures, retirez les cautères du bain et laissez-les sécher à l'air pendant un jour; après quoi, ils sont prêts à servir de nouveau. Un simple essuyage ne suffit pas pour les sécher : car la lamelle de fibre végétale, qui sépare les deux tiges sous le guipage de soie, reste humide et conductrice ; elle ferait court-circuit.

Si l'on stérilise un guide-anse recouvert de soie, il faut prendre une précaution supplémentaire pour assécher l'intérieur des tubes après le bain antiseptique. Soufflez dans les tubes avec une poire de Politzer. Chassez-en bien le liquide. Versez de l'alcool dans les tubes. Soufflez à nouveau ; et ainsi l'assèchement sera absolu. Surtout ne laissez jamais de fil d'acier à demeure dans un guide-anse.

Défauts des cautères dits stérilisables. — L'insistance que je mets à détailler ces minutieuses précautions me permet de faire, sans arrière-pensée, le procès des *cautères stérilisables* actuellement en vogue. Ils ôtent à la galvanocaustie la délicatesse et la souplesse, deux qualités qui la rendent si précieuse.

Certes, tous ces soins d'antisepsie sont ennuyeux : et ils immobilisent les cautères pendant les deux jours nécessaires à la stérilisation et à l'assèchement. Mais les cautères stérilisables ont des inconvénients qu'il faut bien signaler, et qui compensent ceux-là.

1° Les cautères stérilisables sont *trop gros* et masquent la vue, surtout quand on fait une cautérisation dans une fosse nasale rétrécie. Il m'a paru qu'ils ont notablement augmenté la fréquence des synéchies endonasales.

2° Les cautères stérilisables *chauffent*, ce qui a lieu surtout dans les cautères en torsade, parce que les tiges de cuivre sont amincies pour n'être pas trop encombrantes. Et comme il n'y a pas de guipage de soie qui protège les parties saines contre cet « effet-Joule », qui devient très sensible quand la cautérisation a quelque durée, on échaude le bord des lèvres ou l'orifice des narines. Les malades s'en plaignent : ils ont raison.

3° Les cautères stérilisables sont *trop rigides*, surtout les cautères à tiges parallèles, et ne se prêtent pas, comme les minces cautères à guipage de soie, aux diverses courbures qu'il faut parfois, dans une même séance, imprimer à leur tige pour toucher correctement une queue de cornet à posteriori, ou pour atteindre un point de tuberculose situé à la commissure antérieure de la glotte.

4° Les cautères stérilisables se mettent facilement en *court-circuit* : en particulier les guide-anse, formés de deux tubes concentriques séparés par une fine toile d'amiante, laquelle présente assez rapidement des points faibles qui laissent passer le courant.

IV

INTERRUPTIONS ACCIDENTELLES

Causes de la mise en panne. — Tout étant disposé comme il vient d'être dit pour une opération galvanocaustique, il arrive parfois que brusquement le cautère s'éteigne ou que, dès le début, il se refuse à rougir. Le courant ne passe plus ou ne passe pas.

Trois choses peuvent se produire : *a*) la source ne débite pas ; *b*) il existe une interruption accidentelle sur le trajet du courant ; *c*) il s'est produit un court-circuit.

Pour déterminer le siège de cette panne, il faut, avec méthode et surtout sans hâte, explorer le circuit depuis le cautère jusqu'à la source électromotrice.

Panne de cautère. — A. — Il y a interruption par fusion de la lame de platine, ou par séparation de cette lame d'avec les tiges de cuivre qui la supportent[1]. Changez le cautère. — Ou bien, s'il s'agit de l'anse galvanocaustique, le fil métallique ne prend pas un contact suffisant avec l'intérieur d'un tube guide-anse trop large. Choisissez un fil plus gros.

B. — Il y a court-circuit par contact accidentel des deux tiges de cuivre ; de sorte que le courant ne passe plus par le brûleur de platine. Cela se remarque à l'échauffement insolite des tiges de cuivre. Séparez les tiges qui se touchent, en vous servant de l'ongle ou d'un objet non conducteur. Observez si la gaine isolante n'est pas brûlée ; et, dans ce cas, faites-la remplacer.

S'il y a incertitude, un procédé de contrôle très simple consiste à essayer plusieurs cautères, sans toucher au reste du circuit.

Panne de manche. — Très souvent, le bouton de contact ne ferme plus le circuit, parce qu'un dépôt d'oxyde de cuivre, inévitablement produit par l'explosion de l'étincelle de rupture dans l'intérieur de ce manche, a formé une couche isolante au niveau des surfaces de section du conducteur. Décapez ces surfaces en les grattant avec un canif à travers une petite fenêtre ménagée dans ce but sur la partie latérale du manche ; ou mieux, en démontant le manche et en avivant les tranches de cuivre avec du papier d'émeri très fin. (D'une façon générale, il importe que toutes les surfaces de contact, bornes, broches des conducteurs,

1. Cela ne se produit pas dans les cautères bien construits, où les extrémités du brûleur de platine pénètrent dans des douilles ménagées dans les tiges de cuivre, et y sont soudées à l'argent.

manette du rhéostat ou du transformateur, surface dénudée des enroulements de ces derniers appareils, etc., soient souvent décapées avec du papier d'émeri fin : cela évite une perte notable d'énergie électrique, qui se produit plus d'une fois du fait des mauvais contacts, sans aller cependant jusqu'à l'interruption complète du courant.)

Panne de conducteurs. — A. — Il y a très fréquemment une interruption due au desserrage d'une des bornes qui fixent les broches des conducteurs. Vérifiez et resserrez toutes les vis des bornes.

B. — Il y a assez souvent interruption par rupture d'un des conducteurs. Cette rupture, qui se reconnaît à un excès de souplesse localisé au point détérioré, a presque toujours lieu au bout des cordons, là où le fil s'unit à la broche terminale : car, en ces points, se produisent des flexions brusques qui coupent peu à peu les brindilles de cuivre des conducteurs. Séparez le fil de la broche ; dénudez ce fil de son guipage de soie sur une étendue de deux ou trois centimètres ; puis attachez par enroulement le fil dénudé sur la dite broche. Cette réparation provisoire peut encore assurer un assez long service. Elle se fait plus facilement quand les conducteurs se terminent par des broches à ressort.

C. — Enfin, accident plus grave, il y a court-circuit parce que les tresses métalliques des deux conducteurs se touchent en un point où la gaine isolante, qui les doit séparer, est usée. Si vous n'avez pas une autre paire de conducteurs sous la main, il faut

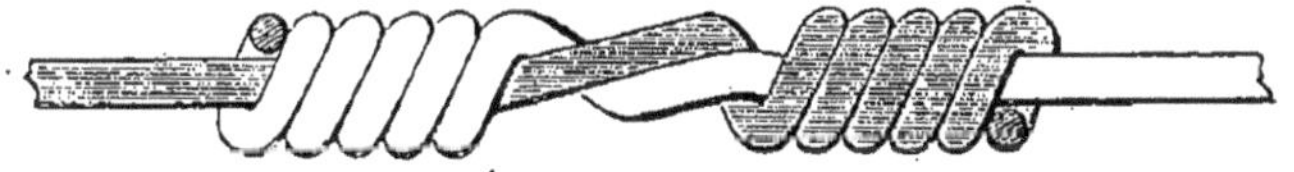

Fig. 247. — *Jonction en torsade de deux fils.*

réséquer la portion suspecte, et raccorder les extrémités de chaque fil, après les avoir dénudées sur une certaine étendue. L'épissure la plus simple est la jonction en torsade espagnole (fig. 247). Entourez ces deux épissures d'un corps isolant, par exemple d'un petit ruban de *chatterton*[1], qui se trouve dans la trousse

1. Le *chatterton* est une composition isolante, contenant :
3 parties de gutta-percha,
1 partie de résine,
1 partie de goudron de bois.

de tous les ouvriers électriciens. Ayez soin que les sections des deux fils soient pratiquées à des niveaux différents, pour que, en cas de mauvaise isolation, les deux épissures ne se touchent pas.

Panne de rhéostat ou de transformateur. — A. — Il y a, le plus souvent, interruption parce que le ressort de la manette de réglage ne se met plus en contact avec l'enroulement du rhéostat ou du transformateur. Resserrez la vis qui maintient la manette.

B. — Il y a oxydation de la partie dénudée des spires de l'enroulement. Frottez au papier d'émeri.

Il est bien entendu que toutes ces réparations extemporanées doivent être faites seulement quand le circuit est coupé: sinon, on risquerait de produire de nouveaux courts-circuits.

Panne de source électromotrice. — Rappelons ici en deux mots ce qui a déjà été dit précédemment au sujet de l'entretien des piles et des accumulateurs.

A. Piles. — La batterie de piles ne fonctionne plus : *a*) parce que les zincs sont rongés : remplacez-les ; *b*) parce que le liquide s'est en partie évaporé et ne baigne plus une étendue suffisante d'électrodes : ajoutez-en ; *c*) parce que le liquide est devenu inactif : remplacez-le ; *d*) parce qu'il existe un court-circuit à l'intérieur d'un élément, soit que deux électrodes se touchent, soit qu'un pont de cristaux les réunisse, chose facile à corriger séance tenante ; *e*) parce qu'il a mauvais contact au niveau des bornes : nettoyez les connexions.

B. Accumulateurs. — La batterie d'accumulateurs ne fonctionne plus : *a*) parce qu'elle est déchargée : faites-la recharger ; *b*) parce qu'un court-circuit s'est produit, soit par le contact accidentel de deux plaques, soit par l'interposition d'une pastille détachée : agissez comme il a été dit page 349 ; *c*) parce qu'une des soudures qui unissent les fils de connexion aux électrodes s'est rompue : essayez tant bien que mal de faire une réparation de fortune. Ici, comme pour les piles, la propreté et le bon contact de toutes les connexions doivent être l'objet d'une surveillance sévère.

C. Branchement sur secteur. — Le courant fourni par l'usine ne passe plus : *a*) parce qu'il y a une interruption à l'usine, fait assez rare, surtout quand on est branché sur réseau à courant continu ; *b*) soit, le plus souvent, parce qu'un coupe-circuit est fondu : réparez celui-ci, après avoir pris la précaution de couper momentanément le courant.

Courts-circuits de recherche. — Il faut bien reconnaître qu'une telle recherche est longue et quelque peu agaçante, surtout si elle est faite en présence d'un malade qui attend.

Or, voici un moyen simple pour déterminer presque immédiatement quel est le point faible d'un circuit accidentellement interrompu.

Il suffit, avec un bout de fil de fer très mince, donc très résistant, d'établir successivement des courts-circuits momentanés sur différents points du circuit, en remontant méthodiquement du cautère vers la source.

Supposons qu'on obtienne une étincelle de rupture en réunissant les deux bornes d'entrée du manche, et qu'on ne la produise pas au niveau des bornes de sortie : c'est qu'évidemment l'obstacle siège dans le manche. Il suffira donc de circonscrire ses recherches en ce point.

On se comportera de même vis-à-vis des autres pièces de l'installation galvanocaustique.

Si, en réunissant directement les deux pôles de la source, on n'obtient pas d'étincelle, c'est que la panne siège à cet endroit. On doit alors interroger successivement chaque élément de pile ou d'accumulateur : car, presque toujours, il n'y a qu'un seul élément qui ait cessé de débiter ; et il intercale une résistance dans la batterie.

Il suffit alors, pour aller au plus pressé, de le retirer momentanément du circuit ; la batterie fonctionne à nouveau, mais avec une force électromotrice moindre.

CHAPITRE XII

L'ENDOSCOPIE

Importance de l'endoscopie. — L'endoscopie est une méthode d'exploration de nos cavités naturelles qui prend chaque jour une extension plus grande, et dont le développement est presque exclusivement fonction des progrès de l'éclairage électrique.

La lampe à incandescence, donnant une lumière blanche et puissante, dégageant très peu de chaleur, n'ayant pas besoin d'être alimentée par de l'air, est la seule lampe qui puisse être introduite dans l'intérieur du corps (cystoscopie, diaphanoscopie); et, pour l'éclairage externe par réflexion, c'est, sinon le seul, du moins le meilleur foyer lumineux que nous possédions.

En raison de l'importance considérable du dispositif de l'éclairage électrique médical, une étude d'ensemble lui sera consacrée à la fin de cet ouvrage. Dans ce chapitre, il est seulement question du dispositif clinique de nos installations endoscopiques, par comparaison avec ce qui a été dit précédemment au sujet de la galvanocaustie.

I

PRINCIPE

Application des lois de Joule. — L'éclairage par les lampes électriques à incandescence est, au même titre que la cautérisation avec le galvanocautère, une application des lois de Joule.

Le filament de charbon ou de métal, qui se trouve dans l'intérieur de l'ampoule de verre, devient incandescent par la même transformation d'énergie qui rougit la lame de platine du galvanocautère : c'est-à-dire parce qu'il est la partie la plus résistante de tout le circuit d'éclairage.

L'*intensité de la lumière dépend de l'intensité du courant* qui alimente la lampe ; on influence l'une et l'autre en faisant varier la résistance totale du circuit, ou en modifiant la force électromotrice de la source par le couplage d'un nombre variable d'éléments.

Le *courant continu* et le *courant alternatif* peuvent être indifféremment employés pour alimenter les lampes à incandescence, à condition, toutefois, que la fréquence du courant alternatif soit au moins de 40-50 périodes (voir page 742).

II

SOURCES ÉLECTROMOTRICES

Conditions générales. — Les lampes à incandescence médicales ont pour caractères essentiels :

a) de présenter une *résistance moyenne*, qui varie de 10 à 25 ohms ;

b) de consommer une *faible quantité* d'électricité, qui peut osciller entre 0,2 et 1,5 ampère.

En conséquence, la source électromotrice chargée de les alimenter devra fournir un courant :

a) De *tension plus élevée* que celle qui est nécessaire au galvanocautère : en moyenne de 8 à 12 volts pour les petites lampes à filament de charbon.

b) De *faible intensité* : environ de 0,5 à 1 ampère pour les photophores usuels.

Les sources d'énergie électrique appropriées à ce travail seront étudiées plus tard. D'ailleurs, l'endoscopie est une des utilisations médicales de l'électricité qui peut se contenter des batteries de piles ou d'accumulateurs les moins encombrantes.

III

APPAREILS

Rhéostat. — Un rhéostat n'est pas nécessaire si l'on utilise des lampes exactement étalonnées pour le voltage de la source employée : ainsi quand on actionne des lampes de 4 volts avec une petite batterie de deux accumulateurs couplés en série.

Mais, en général, comme une même batterie est destinée à alimenter divers appareils d'endoscopie munis de lampes de voltages différents, et que la force électromotrice de cette batterie est toujours calculée pour établir une différence de potentiel supérieure aux besoins de la lampe la plus résistante de notre arsenal, il est indispensable d'adapter à ladite batterie un rhéostat qui puisse donner toute latitude pour se servir de n'importe quel endoscope, sans risque de le brûler. Ce rhéostat doit être naturellement moins résistant que la lampe. Le rhéostat d'un ohm, utilisé en galvanocaustie, ne peut être ici employé. Un rhéostat pour endoscopie doit avoir une résistance d'environ *10 ohms* et assurer une graduation délicate. Il est formé par l'enroulement d'un fil assez fin, fait d'un alliage résistant, le ferro-nickel. Son diamètre sera tel qu'un courant de 1,5 ampère puisse le traverser sans l'échauffer notablement.

On peut utiliser ce même rhéostat si l'on est branché sur le réseau de la ville : mais à condition qu'il n'ait à graduer qu'un courant dont la tension aura été préalablement abaissée par une forte lampe de résistance, intercalée en série dans le circuit.

Cependant, pour la sécurité de l'opérateur, il vaut mieux se servir dans ce cas d'un *réducteur de potentiel.*

Une sécurité absolue est assurée par l'emploi d'un *transformateur,* utilisable seulement sur les réseaux à courant alternatif.

Ampèremètre. — Un ampèremètre est inutile ; on règle l'intensité du courant en observant l'intensité lumineuse que donne la lampe pendant la manœuvre du rhéostat ou du transformateur.

Conducteurs. — Les fils conducteurs souples qui aboutissent à l'appareil d'endoscopie sont minces et légers, car ils n'ont que des fractions d'ampère à laisser passer. Ils peuvent, sans inconvénient, être aussi longs qu'on le jugera utile, attendu que leur résistance est négligeable par rapport à celle de la lampe.

Dans la plupart des endoscopes de fabrication étrangère, les deux fils sont réunis en un câble unique par une gaine commune ; et l'extrémité qui doit s'adapter à l'instrument endoscopique est munie d'un seul contact à broche, où les deux pôles sont juxtaposés concentriquement. Cette disposition, qui présente, en apparence, une simplicité séduisante, n'est pas à recommander : car, en cas d'interruption accidentelle de l'éclairage, l'examen et la réparation extemporanée des cordons sont bien plus difficiles que si l'on use de deux cordons distincts, à broches de contact séparées.

La canalisation qui unit la source au rhéostat peut, sans inconvénient, être assez résistante : ce qui permet de réduire sa section et d'allonger à volonté son trajet. Il n'est donc pas nécessaire que la batterie soit toute proche du lieu où se pratique l'endoscopie.

Lampes à incandescence. — Elles ressortissent actuellement à deux types :

Type ancien : lampe Edison à filament de charbon.

Type récent : lampes à filament métallique.

L'étude de ces lampes sera faite plus loin en détail (voir page 754).

Lampe à filament de charbon. — Le pouvoir éclairant de cette lampe se mesure en bougies décimales. Pour obtenir un éclairage suffisant du nez ou du larynx, l'intensité lumineuse de la lampe doit être de *deux bougies* environ.

Or, la lampe à filament de charbon consomme au minimum 3,5 watts par bougie, chiffre qui rapidement atteint et dépasse 4 watts dès que la lampe a un peu servi. Pour obtenir un éclairage de 2 bougies, il faut disposer au moins de 7 watts.

a) L'*intensité* du courant qu'on doit fournir à une lampe de photophore usuelle est d'environ 0,8 ampère. Certes, une lampe de même voltage, consommant 1,5 ampère, éclairerait mieux. Mais elle présenterait deux inconvénients : α) elle exigerait l'emploi d'une batterie portative de poids exagéré : car, dans ce cas, de petits accumulateurs ne donneraient pas une durée d'éclairage suffisante, et se fatigueraient d'ailleurs très vite en travaillant sous un régime de décharge supérieur à leur taux normal ; β) elle dégagerait une chaleur incommodante pour le malade.

b) La *tension* nécessaire pour qu'une lampe Edison fournisse un éclat de 2 bougies avec un courant de 0,8 ampère est de 9 volts. Mais, sous ce régime minimum, la lampe donne encore une lumière orangée, peu favorable à l'endoscopie. Il faut la survolter pour la rendre suffisamment blanche : et plus tard même, la pousser à 12 volts, car sa consommation croît à mesure que l'âge diminue son rendement lumineux.

Six accumulateurs couplés en série constituent donc la source électromotrice obligée. Or, comme chaque élément doit débiter environ 0,8 ampère, et puisque, dans le cas de « débit discontinu long » (éclairage), on ne peut pas faire rendre à un kilogramme de plaques plus de 2,5 ampères : il en résulte que la batterie de six éléments portatifs, accrue de la surcharge du rhéostat qui lui est annexé, pèsera au moins *cinq kilogrammes.*

Lampes à filament métallique. — Ces lampes (type Tantale, type M. S., type Osram, etc.), malgré leur prix élevé et leur grande fragilité mécanique, tendent à se substituer aux précédentes dans la plupart des appareils endoscopiques. Elles donnent une lumière qui a trois qualités :

a) *Blanche,* ne nécessitant pas le survoltage des lampes ;

b) *Froide,* permettant l'introduction des endoscopes dans les cavités naturelles ;

c) *Économique,* attendu que ces lampes consomment au maximum 1,4 watt par bougie, soit 2,8 watts pour la lampe endoscopique du photophore de Clar. Il suffira donc, pour les alimenter, d'une batterie beaucoup moins lourde que dans le cas précédent, pesant au plus *quinze cents grammes.* Et ce poids est plus réduit encore si l'on se sert de piles sèches.

Montage des lampes. — Les lampes endoscopiques sont petites, faites d'une ampoule sphérique d'environ 1 centimètre de

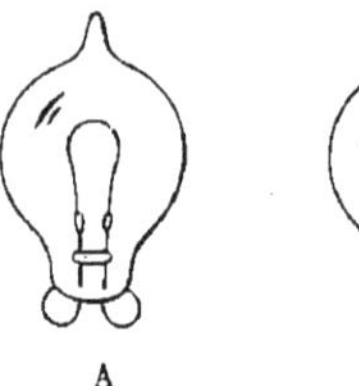

Fig. 248. — *Lampes à incandescence pour miroir de Clar.*

A, ampoule à béquet médian (bon modèle) ; B, ampoule à béquet latéral (mauvais modèle).

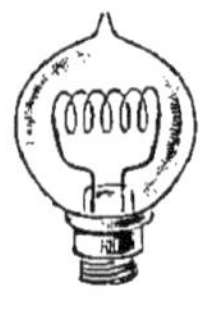

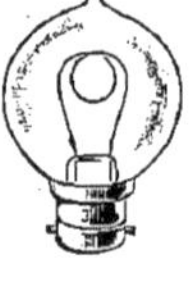

Fig. 249. — *Lampes de photophore à culot métallique.*

A, modèle à vis (Edison) ; B, modèle à baïonnette (Swan).

diamètre pour les photophores à éclairage externe ; et infiniment plus réduites encore dans l'éclairage interne, qui porte la lampe dans la cavité même de l'organe : telle la cystoscopie.

Elles se montent de deux façons.

a) Tantôt, et c'est ce qui se fait ordinairement pour le miroir de Clar, l'ampoule porte à sa base deux petites anses de fil de platine, qu'on enfile simplement sur deux tiges métalliques (fig. 248).

b) Tantôt, et c'est le cas de la plupart des endoscopes directs, diaphanoscopes, bronchoscopes, etc., l'ampoule est montée sur un culot à baïonnette ou plutôt à vis. Ce second type d'ampoule est plus cher : mais il assure une fixité plus grande de la source lumineuse (fig. 249).

Appareils d'endoscopie. — Les appareils qui utilisent les lampes à incandescence pour l'éclairage de nos organes sont nombreux.

Abstraction faite des grosses lampes dressées sur pied ou sur appliques murales, qui ne dépendent pas à proprement parler de l'arsenal endoscopique, nous signalerons deux catégories principales d'endoscopes.

Endoscopes externes. — Ils maintiennent la source lumineuse à l'extérieur du corps.

Ces endoscopes ressortissent à deux types :

a) Réflecteurs, tenus à la main ou plus souvent fixés au devant du front, soit par un bandeau circulaire, soit par un ressort

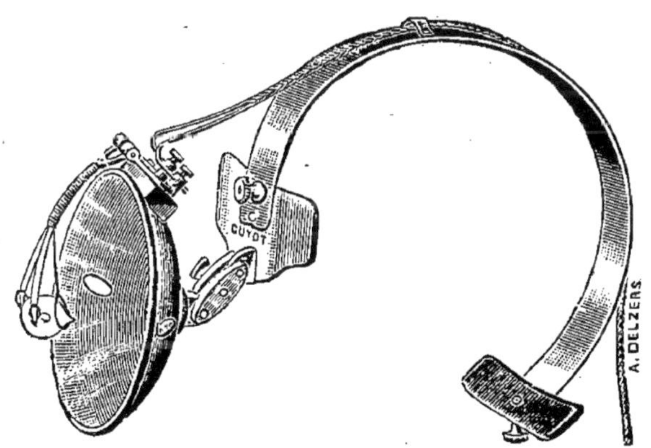

Fig. 250. — *Miroir de Clar.*

fronto-occipital ; les rayons lumineux y sont concentrés à l'aide d'un miroir concave. Tel est le classique miroir de Clar (fig. 250).

b) PROJECTEURS, dans lesquels les rayons divergents émanés de la lampe à incandescence sont rendus convergents ou parallèles à l'aide d'une lentille convexe.

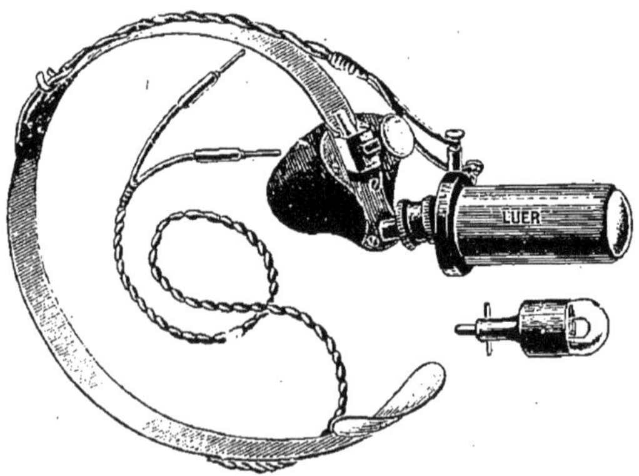

Fig. 251. — *Photophore frontal de Meissen.*

A ce type appartiennent le plus ancien photophore frontal qui ait été construit (Hélot et Trouvé, 1882) ainsi que les appareils légèrement modifiés qui en dérivent (fig. 251).

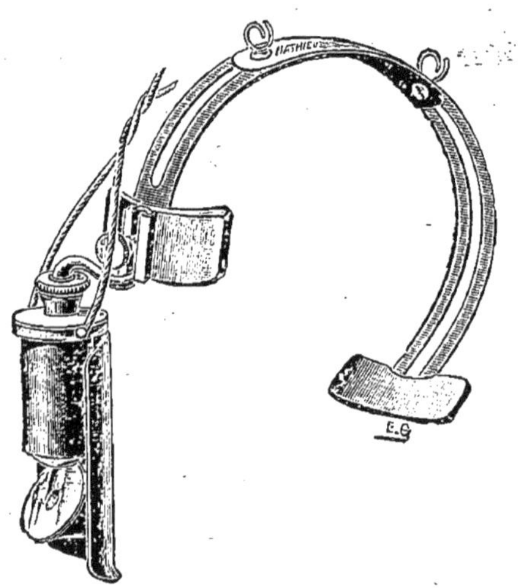

Fig. 252. — *Lampe frontale de Kirstein.*

A ce type appartiennent aussi la lampe frontale de Kirstein, l'éclaireur bronchoscopique de Brünings, etc. (fig. 252). Ceux-ci, il est vrai, constituent des *appareils mixtes* : car ils réfléchissent les rayons concentrés par la lentille, à l'aide d'un miroir plan perforé.

Citons encore les *éclaireurs par contact*, où la lumière est canalisée par un cylindre de verre qui empêche l'échauffement des téguments (fig. 253).

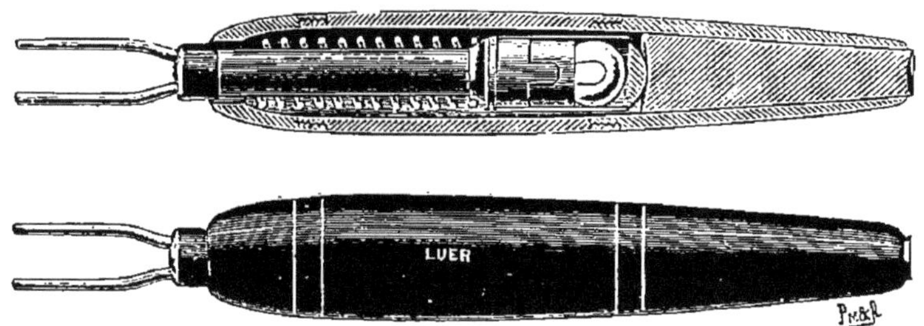

Fig. 253. — *Éclaireur par contact de Rochon-Duvigneaud.*

Endoscopes internes. — Ils portent la source lumineuse, sous forme d'une très petite ampoule, à l'intérieur même des cavités.

Dans cette classe rentrent les divers cystoscopes des urologistes, le salpingoscope de Valentin, les lampes à diaphanoscopie du sinus maxillaire, etc. (fig. 254).

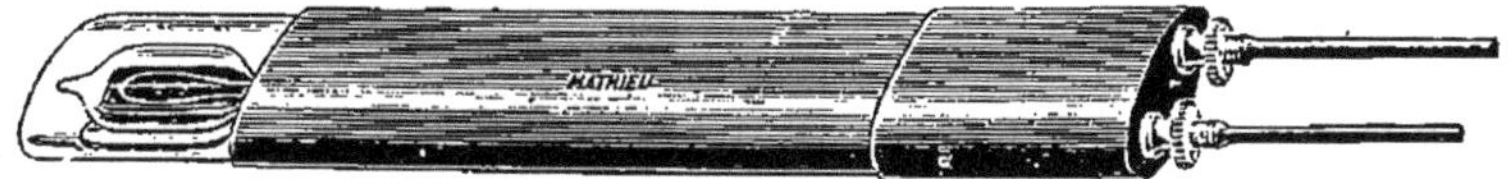

Fig. 254. — *Éclaireur de Lombard pour diaphanoscopie du sinus maxillaire.*

Cette seconde classe d'endoscopes a surtout bénéficié de la substitution des lampes à filament métallique aux lampes à filament de charbon.

Les endoscopes tenus à la main sont généralement munis d'un *interrupteur* (bouton ferme-circuit à pression ou à poussoir) monté sur le manche qui les supporte.

Les photophores frontaux ne possèdent pas d'interrupteur, qu'il serait d'ailleurs difficile d'actionner quand on a l'appareil sur la tête.

Si cependant on désire y adapter un interrupteur (ce qui est inutile, le jeu de la manette de prise de courant suffisant à cet effet), on l'intercale sur le conducteur souple qui unit le rhéostat au photophore frontal.

IV

INTERRUPTIONS ACCIDENTELLES

Panne de lampe. — L'extinction spontanée des lampes est un accident assez fréquent. Elle se produit soit par l'interruption du courant, soit par l'établissement d'un court-circuit. Ou bien encore, la lampe refuse de s'allumer à la fermeture du circuit.

Or, c'est presque toujours au niveau de la lampe que siège le dommage; et c'est là qu'il faut tout d'abord porter ses investigations.

Deux choses peuvent avoir lieu.

1° Ou bien *la lampe est mal fixée : a*) parce qu'une de ses anses de platine s'est brisée et a abandonné la tige métallique qui l'embroche ; *b*) parce que sa douille s'est un peu dévissée, ce qui se produit sous l'influence des trépidations ou des échauffements. Dans ce cas, raccrochez la lampe ou revissez-la à fond.

2° Ou bien *le filament de la lampe est rompu*. Cela se reconnaît : *a*) à ce que l'ampoule de verre a pris une teinte fuligineuse ; *b*) à ce que parfois, au point de rupture, éclatent de petites étincelles. Dans ce cas, remplacez la lampe par une autre, ce qui est toujours facile à faire extemporanément.

L'extinction subite de la lumière est un contre-temps très ennuyeux quand elle survient au cours d'une opération. On a la chance de prévenir cet incident en mettant de côté les lampes qui ont beaucoup servi et qui commencent à prendre une couleur noirâtre. Il est prudent d'avoir à portée de la main une lampe de secours, *qui aura été préalablement essayée*. De plus, quand on met en service une lampe neuve, on doit y faire passer en commençant un faible courant. Au bout de quelques secondes de fonctionnement, on pourra la pousser davantage sans inconvénient.

Courts-circuits d'exploration. — Si la cause de la panne d'éclairage ne siège pas au niveau de lampe, on explorera toute la canalisation, comme il a été dit à propos de la galvanocaustie. Il faut seulement considérer qu'en raison de la faible intensité du courant l'étincelle de rupture, déterminée par l'exploration des diverses parties du circuit à l'aide d'un fil métallique, est très peu lumineuse et ne peut souvent être observée en plein jour. On lui fera un écran de fortune avec un objet quelconque.

CHAPITRE XIII

L'ÉLECTROMOTION

Importance de l'électromotion. — Le moteur électrique, ou *électromoteur*, introduit à la fin du siècle dernier dans l'arsenal chirurgical, est devenu à l'heure actuelle l'hôte obligé de tout cabinet oto-rhino-laryngologique, soit pour pratiquer des opé rations, soit pour effectuer des massages.

L'*électromotion*, c'est-à-dire l'utilisation directe de l'énergie électrique pour produire de la force motrice, est, de toutes les applications de l'électricité, celle qui a entraîné les plus grandes conséquences économiques et bouleversé « aussi bien la vie des nations que la vie des individus ». L'éclairage électrique, dont la popularité est due à notre besoin croissant de confort, a réalisé un progrès insignifiant, si on le compare aux résultats de l'électromotion industrielle[1].

I

PRINCIPE

Effet réversible de la dynamo. — Nous savons que la transformation de l'énergie mécanique en énergie électrique est effectuée par les *dynamos*. Or, ces machines de Gramme ont un *effet réversible*, c'est-à-dire qu'elles peuvent inversement transformer

1. Moritz H. VON JACOBI (1801-1874), physicien allemand, né à Potsdam, connu par des découvertes de haut intérêt pratique, eut le premier l'idée d'utiliser les forces électromagnétiques d'induction pour produire du travail mécanique. A Saint-Pétersbourg, il fit marcher un bateau sur la Néva à l'aide d'une machine électromagnétique alimentée par une puissante batterie de piles. — Jacobi inventa aussi la *galvanoplastie*, tandis que Spencer faisait simultanément la même invention à Londres, en 1837.

l'énergie électrique en énergie mécanique : elles fonctionnent alors comme moteurs.

a) Si on les fait tourner *passivement*, en fournissant de l'énergie mécanique à leur axe, elles rendent de l'énergie électrique, récoltable sur leur enroulement. Le travail dépensé pour faire tourner l'anneau induit entre les pôles de l'électro-aimant inducteur produit des courants d'induction.

b) Si on leur fournit de l'énergie électrique, en lançant un courant exogène dans leur enroulement, elles se mettent à tourner *activement*, et restituent de l'énergie mécanique, qu'on recueille sur leur arbre de rotation.

Les dynamos sont d'admirables moteurs, peu encombrants, assez silencieux, et d'un rendement extrêmement élevé.

Principe de la dynamo réceptrice. — Il ne sera question, en ce moment, que de l'*électromoteur à courant continu*, qui est le plus avantageux pour les usages médicaux.

Ce moteur est exactement construit comme la dynamo à courant continu (voir page 305). Entre une machine de Gramme fonctionnant comme réceptrice de mouvement et *génératrice d'électricité*, et une machine de Gramme fonctionnant comme réceptrice d'électricité et *génératrice de mouvement*, il y a, en quelque sorte, différence physiologique et similitude anatomique[1].

La principale dissemblance réside dans le mode de *calage des balais*. Ce calage, dans la dynamo-motrice, se fait *en arrière* et non plus en avant de la ligne neutre verticale (voir page 400).

Faisons donc fonctionner la dynamo comme réceptrice. Pour cela, intercalons une pile P dans le circuit extérieur (fig. 255). Orientons cette pile de telle façon que son pôle positif corresponde au balai supérieur B, et son pôle négatif, au balai inférieur B′. Le

1. Les mots *machine de Gramme* et *machine dynamo-électrique* (ou dynamo) sont synonymes. Ils désignent une machine faite d'un anneau de Gramme tournant entre des inducteurs fixes.

Dans la pratique industrielle, on a détourné ce mot de sa signification vraie. Les constructeurs ont pris l'habitude de réserver le nom de *dynamo* à la machine de Gramme *génératrice*, et ils dénomment incorrectement *électromoteur* la machine de Gramme *réceptrice*. C'est là en quelque sorte un « argot d'atelier » qu'il faut connaître pour éviter tout malentendu.

courant, amené par le balai B, pénètre dans le collecteur au point A, et se rend aux spires correspondantes de l'enroulement. Là, il se *bifurque* : une partie de ce courant descend dans le segment gauche de l'anneau ; l'autre partie descend dans le segment droit. Arrivées au point déclive A′, ces deux fractions de courant se réunissent, passent de l'enroulement et du collecteur dans le balai B′, puis reviennent à la pile. La rotation de l'anneau ne modifie en rien cette distribution, puisque, immobile ou mobile, cet anneau conserve sa même situation relative dans l'espace.

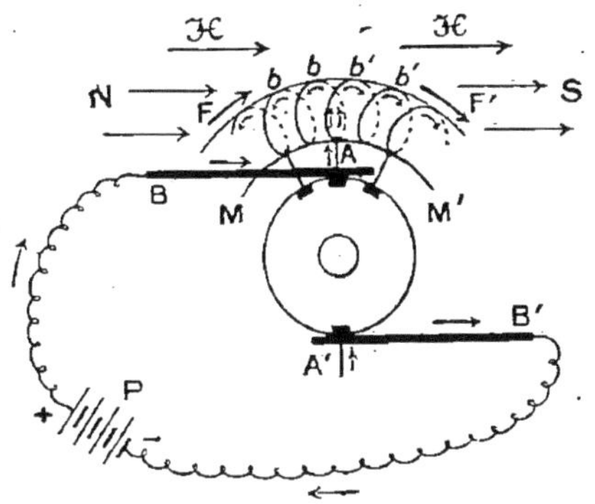

Fig. 255. — *Schéma d'une machine de Gramme fonctionnant comme dynamo-réceptrice.*

P, source électromotrice ; B, B′, balais positif et négatif ; M, M′, portion de l'anneau de Gramme ; N, S, direction du flux magnétique dans l'entrefer ; *b*, *b*, direction du courant exogène dans la moitié gauche de l'anneau ; *b*, *b′*, direction du courant exogène dans la moitié droite de l'anneau ; F, F′, sens de la rotation de l'anneau.

Or, dès que le courant s'établit, l'anneau se met à tourner. En voici la raison. Quoique très sommaires, les indications qui suivent réclament une certaine attention.

Rappelons-nous la théorie de la boussole. Pourquoi son aiguille aimantée marque-t-elle la direction Nord-Sud ? Parce que tout aimant mobile, placé dans un champ magnétique fixe (ici, celui de la terre), tend à se placer en équilibre de telle façon que les lignes de force de son flux magnétique propre aient la même direction que celles du flux de ce champ magnétique fixe.

Cette loi n'est pas abrogée : *a*) si nous remplaçons l'aimant permanent qui constitue l'aiguille de la boussole par un électro-aimant mobile, fait d'un enroulement entourant un anneau de fer; *b*) et si nous constituons le champ magnétique fixe par le flux qui circule entre les deux épanouissements polaires d'un gros aimant (ou électro-aimant) en fer à cheval.

Or, en l'espèce, quand il s'agit d'une dynamo réceptrice, chaque spire de l'enroulement peut être assimilée à la bobine susdite, c'est-à-dire considérée comme un circuit, donnant naissance à un champ magnétique propre, dont le flux prend la direction de son axe. Les lignes de force y sont disposées comme les brindilles d'un fagot par rapport au cercle d'osier qui les enserre.

Observons maintenant la figure schématique (fig. 256), et considérons la spire S′ quand elle occupe la position C. Lorsque nous envoyons du courant dans cette spire, il se fait en son aire un champ magnétique dont les lignes de force ont la direction indiquée par les petites flèches *f, f*. Or, ces flèches sont obliques par rapport à la direction du flux magnétique du champ inducteur, représenté par les grosses flèches FF à direction horizontale. Que va-t-il se passer? La spire va se déplacer et se porter au point A. Là, elle trouverait une position d'équilibre, puisque ses lignes de force auraient la même direction que les lignes de force du champ inducteur.

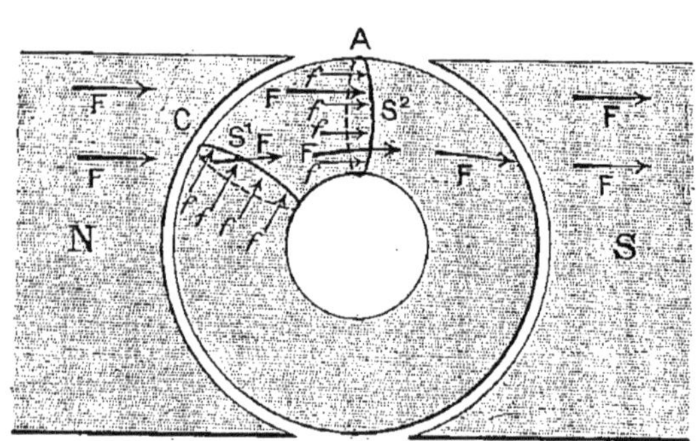

Fig. 256. — *Déplacement d'une spire mobile dans un champ magnétique fixe.*

N, S, pôles de l'électro-aimant; F, F, direction du flux magnétique de l'électro-aimant; S^1, position de départ de la spire mobile; S^2, position d'arrivée de la spire mobile; *f, f, f*, sens du flux magnétique induit par le courant exogène qui parcourt la spire mobile.

Claude compare ingénieusement le mouvement de la spire tendant à ce que ses lignes de force magnétiques prennent la direction des lignes du champ inducteur, au déplacement d'un fêtu de paille flottant sur un ruisseau et qui cherche à s'orienter longitudinalement dans le sens du courant d'eau.

Une fois arrivée au point A, la spire, ayant trouvé sa position idéale, va-t-elle s'y arrêter? Non pas. Et voici la raison qui l'empêche de s'y fixer.

Il ne suffit pas, pour obtenir l'équilibre d'immobilité, que les lignes de force du champ de la spire induite et celles du champ inducteur aient la même DIRECTION. Il faut encore qu'elles soient dirigées dans le même SENS.

Quand la spire S^1, mise en mouvement, arrive au point A, entraînée par sa vitesse acquise elle ne peut s'empêcher de dépasser un peu cette limite. Elle entre alors dans l'autre moitié de l'anneau. Or, ainsi qu'il a été dit plus haut (voir page 366), le courant électrique envoyé dans la spire se renverse dès qu'est franchie cette frontière médiane ; et, conséquemment, le flux magnétique qu'il induit change de sens (il s'inverse de 180°). Dès lors, la spire cesse d'être en équilibre ; et, pour trouver une nouvelle position favorable, elle est obligée de faire un demi-tour d'anneau et de se rendre au point B. Mais là, elle ne sait pas encore s'arrêter à temps ; et cette spire voyageuse repart de nouveau pour le point A, qu'elle dépassera de même (fig. 257). Et ainsi de suite. De cette façon « on obtiendra un mouvement continu de rotation de la bobine, qui, éternelle juive errante, sera toujours en route vers une position d'équilibre qu'elle n'atteindra jamais » (Claude).

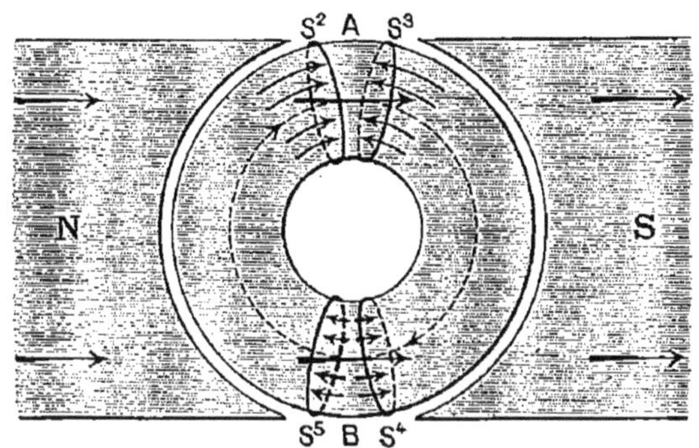

Fig. 257. — *Cause du déplacement continuel d'une spire mobile dans un champ magnétique fixe.*

N, S, pôles de l'électro-aimant ; S², S³, S⁴, S⁵, positions successives de la spire mobile. Les grandes flèches indiquent la direction constante du flux magnétique de l'électro-aimant. Les petites flèches indiquent le sens du flux magnétique induit dans l'aire de la spire et qui se renverse au moment où celle-ci franchit les points neutres A et B.

Or, chaque spire de l'anneau de Gramme, alimentée par un courant extérieur, tend, quelle que soit sa position, à se déplacer dans le même sens. Les efforts individuels de toutes les spires s'ajoutent. Et comme le nombre des spires est très grand, leur effet total est puissant. L'anneau tourne de plus en plus vite jusqu'à atteindre son régime normal. Celui-ci est obtenu quand le travail fourni par le moteur est égal au *travail résistant*, c'est-à-dire à la somme du travail utile et du travail absorbé par les résistances.

II

SOURCES ÉLECTROMOTRICES

Courant d'excitation. — Les électromoteurs peuvent être actionnés soit par du courant continu, soit par du courant alternatif.

Mais, à l'encontre des lampes et des cautères, qui, avec une même structure, fonctionnent indifféremment avec l'une ou l'autre forme de courant, les moteurs doivent être construits spécialement en vue de la forme du courant qu'ils ont à utiliser. Un même électromoteur ne pourrait pas davantage fonctionner à volonté sur courant continu ou sur courant alternatif qu'une même dynamo ne pourrait indifféremment, avec un même dispositif de captage de courant, débiter du courant continu ou du courant alternatif.

Nous avons à étudier séparément deux groupes d'électromoteurs :

A. — Les électromoteurs à courant continu.

B. — Les électromoteurs à courants alternatifs.

III

ÉLECTROMOTEURS A COURANT CONTINU

Avantages. — Ce sont les plus employés et les plus recommandables pour les usages chirurgicaux :

1° parce qu'ils se mettent en marche sans difficulté ;

2° parce qu'ils sont plus facilement réglables et ne sont pas exposés à s'arrêter (à se décrocher) quand on leur demande trop de puissance ;

3° parce qu'ils peuvent être à volonté alimentés par des courants de piles, d'accumulateurs ou de dynamos.

Toutefois, les piles primaires ne conviennent guère pour alimenter les électromoteurs-continus. Ceux-ci consomment, dans ce cas, une trop grande quantité d'énergie électrique : de sorte que les piles se polarisent rapidement et ne donnent pas un courant suffisamment constant, à moins qu'on ne choisisse des éléments de capacité considérable. Exception doit être faite pour les petits moteurs, qui sont destinés à travailler pendant un temps court et à de rares intervalles.

Force contre-électromotrice des électromoteurs. — Quand on envoie, par l'intermédiaire des balais et du collecteur, un courant électrique dans un électromoteur, l'anneau induit se met à tourner.

Or, cette rotation a pour conséquence de faire apparaître à son tour une force électromotrice dans l'enroulement de l'induit. Peu importe, en effet, que la rotation de l'anneau soit produite par de l'énergie mécanique (dynamo) ou par de l'énergie électrique (moteur) : le résultat est le même.

Ce courant « endogène » est indépendant du courant « exogène » envoyé à l'anneau pour le faire tourner. Bien plus, il a un sens opposé au sens du courant d'alimentation du moteur. C'est un *contre-courant,* créé par une *force contre-électromotrice.*

Il est évident que la force électromotrice de la source, qui oblige le courant à passer à travers le moteur, doit être plus élevée que la force contre-électromotrice qui agit en sens inverse. Si toutes les deux avaient la même valeur, le courant ne passerait pas.

La *tension du courant utile,* mesurée aux bornes de l'électromoteur, est donc égale à la valeur de la force électromotrice diminuée de la valeur de la force contre-électromotrice (voir page 127).

Rendement des moteurs. — L'énergie électrique reçue par un électromoteur est égale au produit de l'intensité du courant par la différence de potentiel mesurée aux bornes de ce moteur.

Mais cette énergie n'est pas intégralement employée à fournir du travail utile : une certaine partie est gaspillée à vaincre la résistance des frottements et à produire de la chaleur.

Le rendement des électromoteurs-continus varie de 90 à 50 pour 100, suivant leur volume et leur mode de construction.

Le rendement de nos petits moteurs médicaux, qui développent en moyenne une puissance de 1/8e de cheval, ne dépasse pas 50 pour 100.

Puissance des moteurs. — La puissance développée par un électromoteur dépend de deux facteurs :

1° *De la tension et de l'intensité* du courant électrique qui l'alimente. Il est facile de comprendre qu'un moteur consomme d'autant plus d'énergie électrique qu'il a plus d'énergie mécanique à fournir. Cependant, il n'y a pas en cela proportionnalité : attendu que le rendement des moteurs n'a pas une valeur uniforme.

2° De la *vitesse de rotation* du moteur.

Ce que nous devons considérer avant tout dans un électromoteur, c'est la *puissance* qu'il devra développer. Celle-ci se restreint, en général, à 1/8e de cheval (environ 10 kilogrammètres) en oto-rhino-laryngologie, soit pour les opérations, soit pour les massages.

Or, 10 kilogrammètres valent approximativement 100 joules (exactement : 1 kilogrammètre vaut 9,81 joules) ; 1/8e de cheval correspond donc à 100 watts.

Mais, comme nos petits moteurs n'ont qu'un rendement de 50 pour 100, pour obtenir d'eux une telle puissance il faut leur fournir une quantité double d'énergie électrique : soit 200 watts.

Sources électromotrices. — Cette valeur fixe de 200 watts peut être obtenue avec des courants d'intensité ou de tension différentes, à condition que la valeur des ampères varie en raison inverse de la valeur des volts. Et cette variation dépendra de la nature de notre source électromotrice.

a) Si nous branchons notre moteur sur une *distribution urbaine*, il y aura grande économie à utiliser la plus forte tension possible, ce qui permettra de réduire au minimum la consommation des ampères. Si donc le réseau nous envoie un courant continu de 110 volts, il suffira de lui demander à peine 2 ampères : puisque 110 volts × 2 ampères = 220 watts. Sur les canalisations de 220 volts, on prendra seulement un ampère.

b) Si nous actionnons notre moteur par une *batterie d'accumulateurs* (les piles étant, nous le savons, peu recommandables en l'espèce), il sera avantageux de forcer l'intensité du courant aux dépens de sa tension. En effet, au lieu de demander un courant de 110 volts à une batterie de 55 accumulateurs, qui serait très dispendieuse et très encombrante, contentons-nous d'utiliser 10 accumulateurs couplés en série, lesquels nous donneront un courant d'une tension de 20 volts. Et demandons à chaque élément un débit de 10 ampères : ce qui, en fin de compte, nous assurera les 200 watts dont nous avons besoin. A la rigueur, on pourrait descendre jusqu'à 12 volts : mais, au-dessous, le rendement du moteur serait trop faible.

Quoi qu'il en soit, un moteur continu doit être construit en vue du voltage à utiliser. En effet, dans le premier cas, l'enroulement de l'induit, ayant à supporter une tension de 110 volts et à laisser passer seulement 2 ampères, sera fait d'un fil plus mince et plus long que dans le second cas, où un gros fil est nécessaire, puisque la tension moindre du courant demande un circuit de résistance moindre.

Par conséquent, quand on veut faire l'acquisition d'un moteur à courant continu, il faut donner au fabricant les renseignements suivants :

a) *Puissance maxima* que doit développer le moteur.

b) *Tension* sous laquelle il doit travailler.

Structure des moteurs. — L'électromoteur à courant continu de Braunschweig (fig. 258), appareil très simple et de construction robuste, fut introduit en rhinologie, vers 1894, par Moritz-Schmidt pour opérer les épaississements de la cloison nasale. Son emploi a été ensuite étendu à beaucoup d'autres opérations chirurgicales ; et divers modèles plus perfectionnés ont été fabriqués dans la suite. Les moteurs actuels sont pour la plupart excellents et ne diffèrent que par des détails de construction.

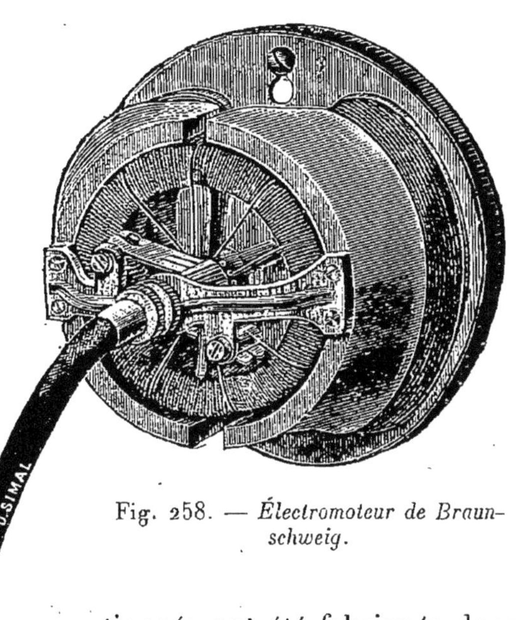

Fig. 258. — *Électromoteur de Braunschweig.*

Le *moteur de Gaiffe* (fig. 259), dont le rendement varie de 50 à 70 pour 100 suivant les dimensions données à l'appareil, est construit comme les moteurs industriels, avec pièces interchangeables et balais en charbon. Les têtes de l'induit sont protégées par des calottes de cuivre. La solidité de ce moteur est très grande.

On reconnaît, du reste, qu'un moteur est mal construit, quand il produit un ronflement intense indiquant qu'il y a du jeu de l'axe sur les coussinets qui le supportent, ou des crépitements résultant de ce que le frottement des balais sur le collecteur est mal réglé : ce qui amène l'usure rapide de celui-ci.

Certaines maisons fabriquent des moteurs dits « cuirassés » (fig. 260) très robustes, assez silencieux, ayant une forme ramassée, et entièrement enfermés dans une boîte métallique, sauf le collecteur qu'il faut pouvoir facilement surveiller.

Cette cuirasse met l'induit à l'abri des poussières et des vapeurs nocives : mais elle favorise son échauffement en s'opposant à la perte par rayonnement de la chaleur-Joule produite dans l'enroulement.

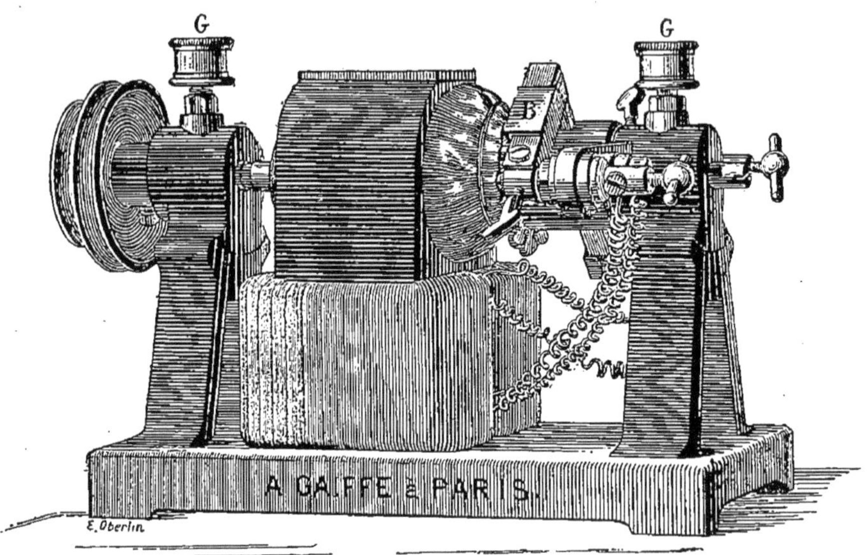

Fig. 259. — *Électromoteur de Gaiffe à courant continu.*

Moteurs-série. Moteurs-shunt. — Il importe de classer les divers électromoteurs-continus en deux catégories, *moteurs-série* et *moteurs-shunt*, suivant que le circuit qui entoure l'électro-aimant inducteur est monté en *série* ou en *dérivation* sur le circuit qui se rend à l'enroulement de l'anneau (voir page 310).

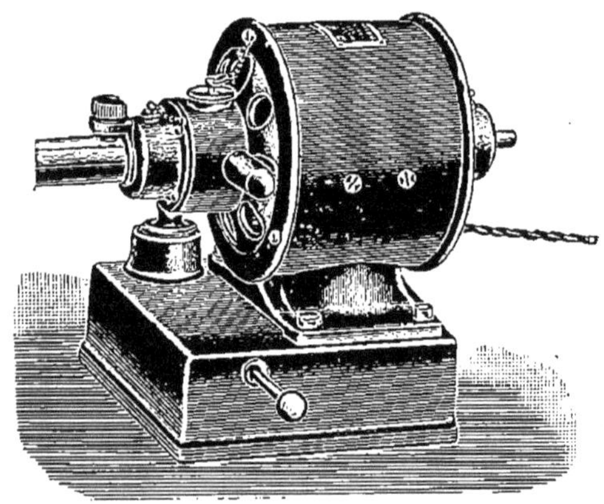

Fig. 260. — *Électromoteur cuirassé de Heller à courant continu.*

MOTEURS-SÉRIE. — Les moteurs à *excitation en série* sont ceux où l'enroulement inducteur des électro-aimants et l'enroulement de l'induit sont mis en série : de telle sorte que la totalité du courant fourni par la source électromotrice les traverse successivement.

Les moteurs-série (fig. 261) ont l'avantage de posséder une grande puissance de démarrage : ils sont susceptibles d'un coup de collier initial (propriété précieuse pour les moteurs de tramways ou d'automobiles électriques, qui doivent démarrer si souvent sur des rampes raides avec de grosses charges).

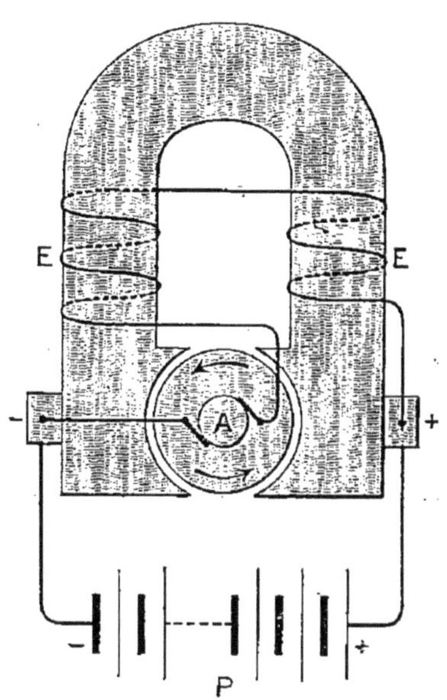

Fig. 261. — *Schéma d'un moteur-série.*

P, source électromotrice ; A, anneau de Gramme ; E, E, circuit d'excitation de l'électro-aimant.

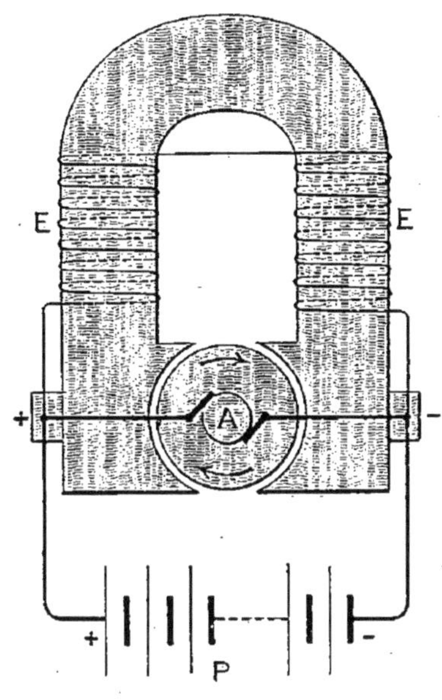

Fig. 262. — *Schéma d'un moteur-shunt.*

P, source électromotrice ; A, anneau de Gramme ; E, E, circuit d'excitation de l'électro-aimant.

Mais, par contre, ils ont le très grave inconvénient de ne pas proportionner l' « effort moteur » à l' « effort résistant », c'est-à-dire à la charge qui leur est opposée. S'ils ont beaucoup de travail à fournir, ils tournent très lentement. S'ils ont peu de travail à fournir, ils tournent très rapidement. De sorte que si nous diminuons la charge d'un moteur-série, sa vitesse augmente beaucoup ; et si nous le laissons tourner à vide, il s'emballe et prend une allure compromettante pour sa solidité.

B. — Moteurs-shunt. — Les moteurs shunt, à *excitation en dérivation*, sont ceux où l'enroulement inducteur des électro-aimants est monté en dérivation sur les balais qui amènent le courant à l'enroulement de l'induit : de telle sorte qu'une fraction seulement du courant total émis par la source les traverse.

Les moteurs-shunt (fig. 262) sont inférieurs aux précédents

au point de vue du démarrage ; souvent même, ils ne peuvent pas se mettre en mouvement s'ils sont un peu trop chargés. Il faut alors les faire démarrer à vide, et ne leur donner la charge qu'en pleine vitesse.

En revanche, une fois mis en route, ils ont l'avantage de conserver une vitesse invariable, quelles que soient les variations de charge qu'ils subissent. A l'inverse des moteurs-série, les moteurs-shunt proportionnent automatiquement leur puissance à l'effort qu'ils ont à faire. Ils empruntent à la source électromotrice une quantité d'énergie électrique proportionnelle à la valeur du travail qu'ils effectuent.

Si nous laissons tourner à vide un moteur-shunt, non seulement il ne s'emballe pas, mais il ne consomme presque pas de courant.

Les moteurs-shunt sont donc préférables aux moteurs-série quand la tension du courant reste constante : ce qui est la condition normale de nos moteurs chirurgicaux.

La majorité des chirurgiens emploie donc des *moteurs-shunts* (Lewis Jones). Ceux-ci se règlent plus facilement ; et, en outre, ils s'échauffent moins quand une résistance trop grande ralentit leur vitesse[1].

D'ailleurs, ils conviennent parfaitement aux opérations chirurgicales. Ainsi, quand on évide un os :

a) on *démarre à vide*, c'est-à-dire qu'on ne fait mordre la fraise que quand elle est en mouvement ;

b) on fait incessamment *varier la charge* que supporte le moteur, c'est-à-dire que la résistance que rencontre la fraise varie incessamment — suivant qu'on fait un travail en surface ou une perforation en profondeur, et selon la densité inégale des couches osseuses entamées.

Par conséquent, la faiblesse au démarrage est un bien petit défaut ; la régularité de marche est une très grande qualité.

Résistance de démarrage. — L'intensité du courant qui circule dans un circuit extérieur où se produit une *force contre-électromotrice* — en l'espèce, l'enroulement de l'anneau induit — s'exprime par l'équation suivante que nous avons déjà étudiée :

$$\text{Intensité du courant} = \frac{\text{Force électromotrice de la source} - \text{Force contre-électromotrice du circuit}}{\text{Résistance du circuit}}$$

1. Même recommandation si l'on se sert d'un moteur pour faire du massage *vibratoire*, où les variations incessantes de la pression de l'instrument masseur ont leur répercussion sur la marche du moteur.

A. — Soit donc un moteur ayant une résistance de 2 ohms, actionné par un courant continu d'une tension de 100 volts. Supposons que ce moteur produise en pleine marche une force contre-électromotrice de 80 volts.

L'intensité du courant qui le traversera en service normal sera donc :

$$\text{Intensité} = \frac{100 \text{ volts} - 80 \text{ volts}}{2 \text{ ohms}} = 10 \text{ ampères.}$$

B. — Considérons maintenant ce moteur à l'arrêt; et envoyons-lui le courant de 100 volts. Au moment où il commence à démarrer, il produit une force contre-électromotrice presque nulle, donc négligeable dans notre équation. L'intensité du courant excitateur prend alors la valeur suivante :

$$\text{Intensité} = \frac{100 \text{ volts} - 0 \text{ volt}}{2 \text{ ohms}} = 50 \text{ ampères.}$$

A mesure que le moteur accroît sa vitesse de rotation, cette intensité baisse progressivement pour atteindre la limite de 10 ampères.

Mais le fil qui constitue l'induit a une section calculée pour laisser passer 10 ampères. Si on lui envoie 50 ampères, et si la fusion d'un coupe-circuit ne le protège pas, ce fil va s'échauffer et détruire sa gaine isolante, mettant ainsi le moteur hors d'usage en quelques instants.

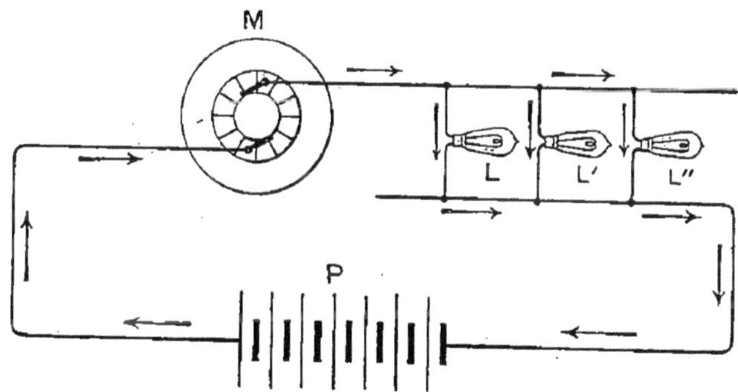

Fig. 263. — *Démonstration de la force contre-électromotrice d'un électromoteur.*

P, source électromotrice; M, moteur; L, L', L'', lampes en dérivation. Les flèches indiquent le sens du courant de la force électromotrice.

Une expérience élégante et classique démontre d'une façon très nette les effets de la force contre-électromotrice produite par un moteur en marche.

Faisons passer dans un moteur M le courant fourni par la pile P. Et disposons sur le circuit des lampes LL′L″ en dérivation (fig. 263).

a) Immobilisons d'abord le moteur. Celui-ci ne fournit aucune puissance mécanique et par suite ne développe aucune force contre-électromotrice. Le courant de la pile prend alors une grande intensité; et les lampes brillent d'un bel éclat.

b) Laissons maintenant le moteur tourner librement. Immédiatement l'éclat des lampes s'atténue. Que s'est-il passé ? Le moteur, dont l'enroulement se déplace dans un champ magnétique, développe une force contre-électromotrice (E′) qui gêne le passage du courant exogène, en s'opposant à la force électromotrice (E) de la pile. Et en vertu de la formule

$$I = \frac{E - E'}{R},$$

l'*intensité du courant* (I) *baisse* brusquement.

Pour éviter cet inconvénient, quand on veut mettre en marche un gros moteur, on commence par lui envoyer le courant à travers une *résistance de démarrage* (bobine) qui diminue beaucoup son intensité et permet de démarrer en sécurité. Puis, quand le moteur a atteint une certaine vitesse et qu'il s'est produit dans son enroulement une force contre-électromotrice suffisante pour le protéger, on retire du circuit la résistance de démarrage.

Le moteur alors reste seul en circuit.

Cependant, dans les très petits électromoteurs médicaux, où le contre-courant est presque immédiat en raison de la faible inertie mécanique de l'induit, on se contente de démarrer à l'aide du seul rhéostat de réglage.

Rhéostat de réglage. — La puissance des moteurs à courant continu est, pour un modèle donné, fonction de la vitesse de rotation. Elle se règle, comme l'incandescence d'une lampe ou d'un cautère, à l'aide d'un simple *rhéostat*.

L'enroulement du rhéostat sera fait de *fil gros et court* ou de *fil mince et long*, suivant qu'on utilisera, comme source électromotrice, une batterie d'accumulateurs (courant de fort ampérage et de faible voltage) ou une canalisation industrielle (courant de faible ampérage et de fort voltage).

Le *siège du rhéostat* dans le circuit doit varier suivant le type du moteur (fig. 264 et 265).

a) Dans les *moteurs-série*, le rhéostat s'intercale simplement sur le trajet allant de la source électrique au moteur.

Rhéostat, inducteur, induit y sont donc groupés en série.

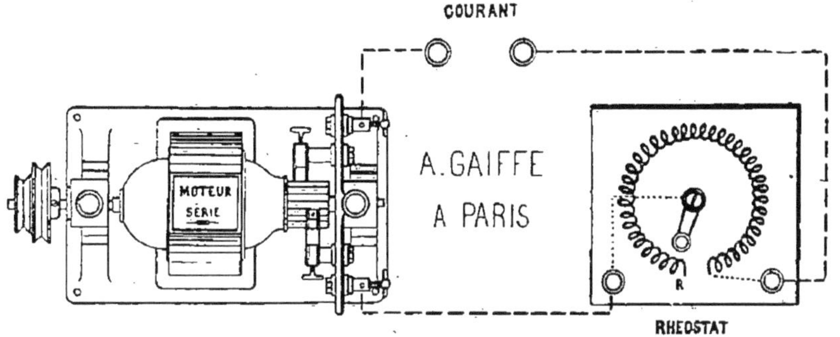

Fig. 264. — *Montage du rhéostat dans un moteur-série.*

b) Dans les *moteurs-shunt*, la disposition est plus compliquée. L'enroulement inducteur, qui crée le champ magnétique, est, d'un côté, rattaché directement à un balai, et, de l'autre côté, relié indirectement au second balai par l'intermédiaire du rhéostat.

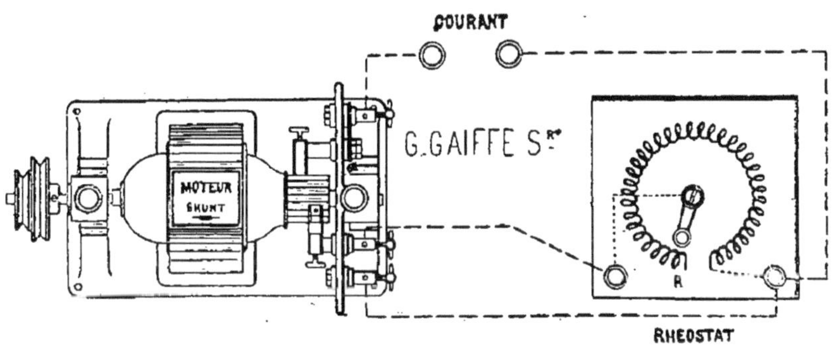

Fig. 265. — *Montage du rhéostat dans un moteur-shunt.*

D'autre part, la canalisation partant de la source aboutit directement aux deux bornes de l'enroulement inducteur.

En un mot, le rhéostat est mis en série dans le circuit dérivé qui va constituer l'enroulement inducteur. Il fait varier la vitesse de rotation du moteur en modifiant l'intensité du champ magnétique.

Sens de la rotation. — Un *moteur-shunt* tourne dans le

même sens que s'il travaillait comme dynamo-génératrice. Un *moteur-série* tourne en sens opposé.

Il n'y a pas à s'inquiéter du *sens du courant* de la source. Peu importe à quels pôles on rattache les bornes du moteur : car on ne change pas le sens de rotation de l'anneau en changeant le sens du courant qui l'excite, si le renversement du courant se fait simultanément dans l'inducteur et dans l'induit.

Pour changer le sens du mouvement, il faudrait renverser le courant dans l'induit seul ou dans l'inducteur seul : ce qui a peu d'intérêt en chirurgie, attendu que nos moteurs ont rarement besoin de faire marche arrière.

De là découle une conséquence inattendue en théorie mais importante en pratique. Si le changement de direction du courant, à la fois dans l'inducteur et l'induit, ne modifie pas le sens de la rotation du moteur, on pourra donc renverser le courant aussi souvent qu'on voudra sans influencer le mouvement. On pourra donc — et cela sera dit plus loin — actionner un tel moteur à collecteur *en lui envoyant du courant alternatif*. Il suffira de lui faire subir, dans ce but, quelques légères modifications de structure.

Dispositifs d'arrêt. — Il est nécessaire de pouvoir obtenir l'arrêt immédiat de l'instrument (fraise ou tréphine) mû par l'électromoteur. Or, il ne suffit pas pour cela d'interrompre le courant d'alimentation : car, en vertu de sa vitesse acquise, l'anneau induit, entraînant l'instrument, continue à tourner encore un certain temps jusqu'à ce que sa force vive soit annihilée par les frottements.

Pour obtenir l'arrêt instantané, on peut adapter au moteur un *interrupteur-frein de Heller*, qui, interrompant le courant et mettant les balais en court-circuit, laisse le moteur marcher un instant exclusivement en dynamo : il s'y produit ainsi une puissante force contre-électromotrice, laquelle arrête instantanément la rotation de l'anneau.

On peut, du reste, arriver au même résultat à l'aide des dispositifs d'embrayage qui seront indiqués plus loin.

Entretien des moteurs-continus. — L'entretien des moteurs-continus est très simple. Il réclame seulement deux précautions :

1° *Assurer le graissage* des coussinets qui supportent l'arbre de rotation, lequel doit tourner librement à la main, comme une toupie. Ce graissage se pratique avec de la graisse consistante, dont on remplit à de rares intervalles des graisseurs automatiques montés sur les paliers. A la rigueur, le graissage peut se faire avec de l'huile d'olive. Il importe cependant de ne pas exagérer ce graissage : car l'excès de graisse, chassé par la force centrifuge, remonterait sur le collecteur, l'encrasserait et pourrait former isolant entre le collecteur et les balais.

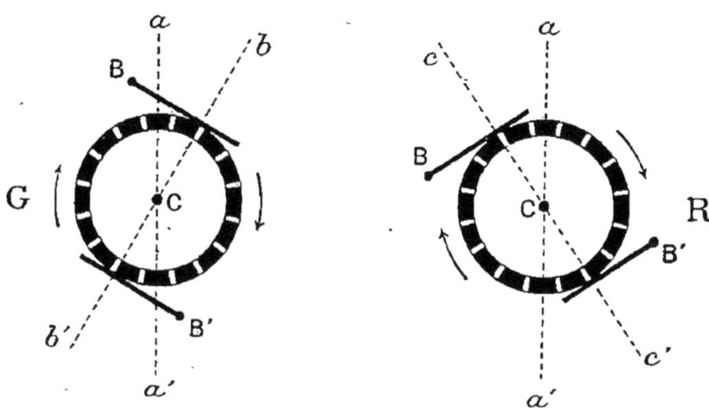

Fig. 266. — *Schéma du décalage des balais : G, dans une dynamo-génératrice ; R, dans une dynamo-réceptrice* (moteur).

B, B', balais frottant sur le collecteur ; C, collecteur ; *a, a'*, axe vertical du collecteur, *b, b'*, axe du décalage des balais (génératrice) ; *c, c'*, axe du décalage des balais (réceptrice) ;

2° *Surveiller les balais*, afin d'éviter la production d'étincelles qui brûlent et détériorent assez rapidement le collecteur. Pour parer à cet inconvénient, les balais doivent frotter, non pas aux extrémités du diamètre vertical du collecteur, mais un peu en arrière de cette position, dans le sens du mouvement. Ce « décalage » ou mieux « rétro-décalage » des balais mérite notre attention (fig. 266). D'ailleurs, quand un moteur marche normalement, on ne doit pas :

1° voir d'étincelles, de « crachement » aux balais ;

2° constater un trop grand échauffement du moteur. Un échauffement exagéré peut être dû à deux causes : *a*) soit à un *graissage insuffisant* : ce sont alors les paliers qui s'échauffent et le moteur ronfle anormalement ; *b*) soit à un *court-circuit* : c'est alors l'anneau du moteur qui s'échauffe. Il faut cependant compter avec un certain échauffement obligé (effet-Joule) qui se manifeste principalement quand le moteur tourne au-dessous de sa vitesse normale ; car la force contre-électromotrice produite par l'induit devient alors très faible et laisse passer un courant d'alimentation trop intense. Un tel échauffement se produit surtout dans les moteurs-série, quand on leur impose un effort énergique qui ralentit leur marche.

IV

ÉLECTROMOTEURS A COURANTS ALTERNATIFS

Inconvénients. — Ces moteurs sont inférieurs, pour la pratique électromédicale, aux moteurs à courant continu :

1° en raison de la manœuvre de leur mise en marche ;

2° à cause de la difficulté qu'on éprouve à régler leur vitesse : ils sont souvent exposés à se « décrocher », c'est-à-dire à s'arrêter quand on leur demande trop de puissance ;

3° parce qu'ils n'utilisent que des courants de machines.

Courant d'alimentation. — Les moteurs alternatifs fonctionnent avec des courants *monophasé* ou *polyphasés.*

Dans l'industrie, il y a avantage à les alimenter avec des courants à plusieurs phases : en général, avec des *courants triphasés.*

En chirurgie, où les moteurs développent très peu de puissance, on ne se sert que de courant *monophasé,* même si l'on est alimenté par une canalisation à courants polyphasés. Il suffit de brancher le moteur sur deux fils du réseau, de manière à n'en utiliser qu'une seule phase[1] (voir page 510).

Il faut donc, quand on fait l'acquisition d'un moteur à courants alternatifs, donner au fabricant les renseignements suivants :

a) *Puissance maxima* que doit développer le moteur ;

b) *Tension* sous laquelle il doit travailler ;

c) *Fréquence du courant* qui doit l'alimenter ;

d) *Nombre de phases* de ce courant.

Classification des moteurs à courants alternatifs. — Au point de vue pratique, on divise les moteurs à courants alternatifs en deux catégories, suivant qu'il existe ou non un SYNCHRONISME

1. Les moteurs monophasés réellement pratiques, utilisant du courant alternatif simple, sont de création plus récente que les moteurs à courants alternatifs polyphasés. Exposer la théorie des « champs tournants » qui préside au fontionnement de ces moteurs nous entraînerait à des considérations extra-médicales. Nous nous bornerons donc à résumer les caractères généraux des divers types de moteurs à courants alternatifs, pour pouvoir en faire un choix raisonné.

entre leur vitesse de rotation et la fréquence du courant qui les alimente :

A. *Moteurs synchrones.*

B. *Moteurs asynchrones.*

Moteurs synchrones. — Les moteurs synchrones sont d'un emploi très restreint, surtout avec le courant alternatif monophasé.

Ils ont pour principe la réversibilité d'effet des alternateurs. Ce sont en réalité des *alternateurs employés comme machines réceptrices*. Ils n'ont donc ni balais, ni collecteur : ce qui les rend moins fragiles et plus aptes à supporter de très hautes tensions.

Le grand défaut des moteurs synchrones consiste en leur synchronisme même, c'est-à-dire en ce qu'ils ne marchent qu'à condition que l'alternateur-générateur et l'alternateur-récepteur soient accordés.

Il faut que le changement de sens du courant excitateur coïncide exactement avec le moment où les pôles du volant du moteur passent au milieu de l'intervalle qui sépare deux rainures de la couronne fixe recevant ce courant.

Or, ce synchronisme — en argot électrique, cet *accrochage* du moteur — est difficile à réaliser.

Il en résulte :

a) Que ces moteurs *ne démarrent pas d'eux-mêmes,* et qu'il faut, soit avec la main, soit par tout autre moyen, leur imprimer une vitesse voisine de celle du générateur ; alors seulement on peut y envoyer utilement le courant alternatif excitateur.

b) Que ces moteurs *ne peuvent pas travailler à vitesse variable,* attendu que s'ils se ralentissent parce qu'on leur demande plus de puissance qu'ils n'en peuvent fournir, le synchronisme cesse, et ils s'arrêtent. On dit alors qu'ils se *décrochent*. Il faut, pour les remettre en train, recommencer les manœuvres d'accrochage.

Au reste, peu nous importe : car ces moteurs sont surtout faits pour développer des puissances que l'industrie utilise souvent, mais que ne réclame jamais la pratique chirurgicale.

Moteurs asynchrones. — Les moteurs asynchrones ont, sur les moteurs synchrones, le très grand avantage de pouvoir fonctionner sans qu'il soit nécessaire de réaliser le synchronisme entre leur vitesse de rotation et la fréquence du courant alternatif qui les alimente. Pour cette raison, ce sont les moteurs dont l'emploi s'est le plus généralisé.

On les subdivise en deux groupes, suivant que le courant alternatif traverse l'induit ou ne le traverse pas :

1° *Moteurs de conduction.*

2° *Moteurs d'induction.*

Les moteurs asynchrones de conduction, à courant alternatif simple (monophasé), sont les seuls ou presque les seuls qui aient reçu des applications chirurgicales.

Moteurs asynchrones de conduction. — Le courant alternatif traverse à la fois l'inducteur et l'induit.

Ces moteurs ont pour principe l'effet réversible de la machine de Gramme. Ce sont tout simplement des *électromoteurs à courant continu* — type MOTEUR-SÉRIE[1] — recevant le même courant alternatif dans l'induit et dans l'inducteur. Comme le courant change de sens à chaque alternance, à la fois dans l'inducteur et dans l'induit, la force électromagnétique qui agit sur l'anneau a un sens constant[2].

Toutefois, les moteurs-série continus doivent subir certaines modifications dans leur construction pour être appropriés à leurs nouvelles fonctions.

1° Non seulement la carcasse de l'anneau induit, mais aussi celle de l'électro-aimant inducteur sont feuilletées (formées de lames de tôle minces séparées par un isolant) : *a*) pour éviter l'échauffement produit par les courants de Foucault, qui y seraient intenses ; *b*) pour lutter contre l'hystérésis et permettre au fer de subir instantanément les

1. On n'utilise pas les *moteurs-shunt* (type courant continu) comme moteurs asynchrones de conduction. En effet, le courant alternatif qui passe en dérivation dans le circuit inducteur ne peut être en concordance de phase avec le circuit induit, où la self-induction bien plus grande produit un retard, c'est-à-dire un décalage de phase. Il en résulte que la puissance réelle du courant est notablement inférieure à sa puissance apparente, et que le moteur-shunt a un faible rendement.

Cela n'est pas à craindre avec les *moteurs-série,* où tout le courant, passant à la fois par le circuit de l'enroulement inducteur et celui de l'enroulement induit, subit aussi de la part de cette double self-induction un décalage, mais un décalage qui laisse l'inducteur et l'induit en concordance de phase.

2. Cependant, comme la puissance qu'on demande aux électromoteurs chirurgicaux est très variable, les moteurs alternatifs *asynchrones* eux-mêmes sont susceptibles de se décrocher parfois quand on en exige un trop grand effort.

changements de polarité que doivent lui imprimer les inversions alternatives du courant dans le circuit des bobines inductrices.

2° Un dispositif spécial est adopté pour éviter au collecteur les étincelles dues aux extra-courants intenses qui se produisent dans les secteurs de l'enroulement, au moment où les balais, reposant sur deux touches du collecteur, les mettent en court-circuit.

3° Enfin, un ingénieux circuit de démarrage leur est annexé. Les moteurs monophasés — contrairement aux polyphasés — ne pourraient pas démarrer spontanément, au moins en théorie. Divers moyens ont été proposés pour obtenir spontanément, en pratique, ce démarrage. « Le procédé le plus simple consiste à utiliser le moteur d'abord comme un moteur polyphasé. Dans ce but, on le munit, en dehors de son enroulement principal, d'un enroulement auxiliaire. Ce dernier est relié extérieurement à une bobine à self-induction très élevée. Lorsqu'on branche le moteur dans le circuit, des courants alternatifs de phases différentes circulent dans ses deux enroulements, car la self-induction élevée produit un décalage de phase (fig. 267). Le moteur se met alors en marche comme un *moteur diphasé*. Dès qu'il a atteint une vitesse de rotation suffisante, on coupe le courant dans l'enroulement auxiliaire par un simple interrupteur ; et l'on a alors un courant monophasé » (Graetz).

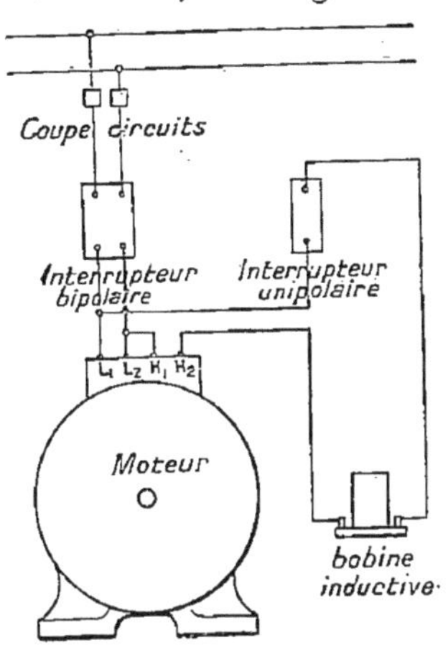

Fig. 267. — *Dispositif de démarrage d'un moteur monophasé* (d'après Graetz).

Ces moteurs, appelés vulgairement moteurs alternatifs à collecteur, ont pour nous de grands avantages.

1° Ils *démarrent facilement*, puis ils prennent leur régime de marche normale par le simple jeu d'un *commutateur* à deux plots. Toutefois, pour démarrer, ils consomment deux ou trois fois plus d'énergie électrique qu'en pleine marche.

2° Ils *fonctionnent à toutes les vitesses*, soit en hypo- soit en hyper-synchronisme ; il suffit de graduer avec un rhéostat la tension du courant fourni à leurs bornes.

Les moteurs à collecteur sont très propres à fournir de faibles puissances, telles qu'on les demande en chirurgie, où elles atteignent rarement 1/2 cheval. Par contre, ils ne conviennent pas à l'industrie.

Moteurs asynchrones d'induction. — Le courant alternatif ne traverse que l'inducteur.

Ces moteurs ont pour principe l'action des « champs tournants » magnétiques.

Ils sont formés de deux pièces :

1° Le *stator* — inducteur immobile — recevant le courant alternatif fourni par la source.

2° Le *rotor* — induit tournant — ne recevant pas de courant par conduction, et formant un circuit indépendant, fermé sur lui-même. Le rotor n'a ni collecteur, ni bagues, ni balais ; le courant s'y produit simplement par l'action inductrice du courant du stator. Il est, tout au moins dans les moteurs de moyenne puissance, formé d'une série de tiges de cuivre, orientées parallèlement à l'axe de rotation, et dont les extrémités sont réunies par deux cercles de cuivre. Ce rotor affecte la forme d'une *cage d'écureuil* (fig. 268).

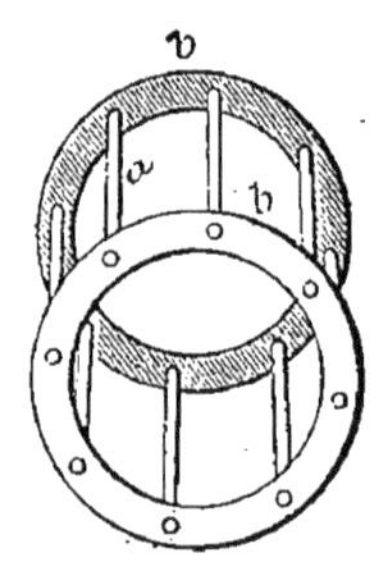

Fig. 268. — *Induit en cage d'écureuil.*

[On donne encore à ces moteurs le nom de moteurs à *induit en court-circuit.*]

L'emploi des moteurs asynchrones d'induction se généralise de plus en plus dans l'industrie, à cause de leurs nombreux avantages qui en font des moteurs parfaits, surtout sur courants polyphasés.

1° Leur construction est d'une simplicité idéale et d'une très grande robustesse. Ils n'ont aucune pièce (balais, collecteur, bagues) pouvant s'user par les frottements.

2° Ils démarrent d'eux-mêmes, et ils sont capables de travailler à des vitesses variables.

Mais ils sont peu employés en chirurgie, à cause de leur encombrement. Gaiffe en a cependant construit un bon modèle.

Choix d'un moteur-alternatif pour usage chirurgical. — En résumé, nous choisirons, pour nos salles d'opérations, des *moteurs peu encombrants, de faible puissance, capables de démarrer spontanément, et pouvant travailler à des vitesses variables sans se décrocher.*

Ces desiderata sont remplis par les moteurs asynchrones de conduction, c'est-à-dire par des dynamo-réceptrices à courant continu, munies de balais et de collecteur, *excitées en série,* ayant subi les modifications de construction précédemment indiquées.

Certaines maisons construisent des moteurs (fig. 269) ayant quatre pôles, ce qui augmente leur puissance sous le même volume, puisque la vitesse des variations de flux est ainsi doublée.

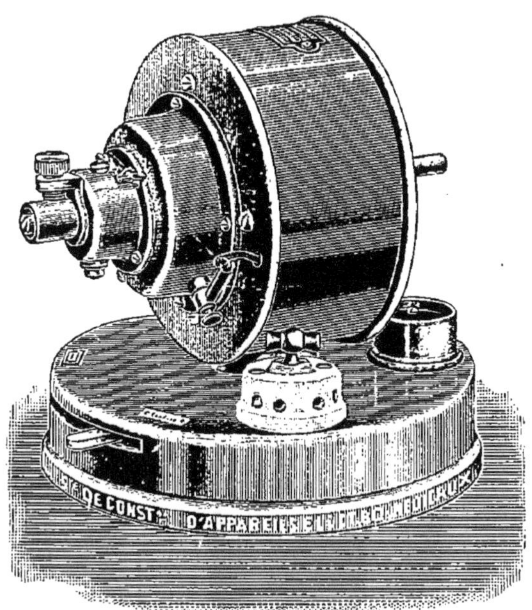

Fig. 269. — *Électromoteur cuirassé multipolaire à courant alternatif.*

De tels moteurs se font pour courant monophasé. On ne peut pas employer pour les usages chirurgicaux des moteurs à courants triphasés de ce type : car leur vitesse n'est pas réglable, ce qui est un grand inconvénient. D'ailleurs, les moteurs monophasés se montent facilement sur une canalisation à trois fils de courants alternatifs triphasés : on les branche sur une seule phase, c'est-à-dire qu'on les relie à deux fils quelconques du réseau.

Dispositif d'arrêt. — L'arrêt brusque des moteurs-alternatifs à l'aide de l'interrupteur-frein électrique (voir page 399) n'est pas possible. On ne peut utiliser ici que des dispositifs de *débrayage mécanique*, qui rompent la connexion entre l'axe du moteur et le bras flexible chargé de transmettre le mouvement aux instruments.

Réglage de la vitesse. — Le *réglage de la vitesse* des moteurs-alternatifs se fait de plusieurs façons : *a*) soit avec un rhéostat ; *b*) soit plutôt avec une bobine de self-induction montée en série sur le circuit principal.

La *vitesse de rotation* des moteurs-alternatifs que nous employons en chirurgie varie de 1 500 à 4 000 tours à la minute, en utilisant des courants usuels d'une fréquence de 50 périodes.

V

MONTAGE DES ÉLECTROMOTEURS

Moteurs amovibles et inamovibles. — Abstraction faite des électromoteurs à main, qui sont montés sur poignée pour le massage vibratoire des téguments, il existe deux modes principaux de montage de nos électromoteurs.

1° Électromoteurs amovibles. — Ce dispositif est recommandé aux spécialistes qui se servent assez rarement du moteur. Il est assez encombrant : mais il se transporte facilement d'un poste à l'autre.

L'appareil est porté sur un pied de fonte, à socle large et lourd (fig. 270), et repose sur une épaisse couche de feutre destinée à en amortir le bruit.

Le rhéostat de réglage peut être logé à l'intérieur du socle, qui n'en laisse sortir que la manette.

Un long fil souple aboutit à une prise de courant murale. Il y a avantage à intercaler sur le trajet de celui-ci un *contact à pédale,* qui permet à l'opérateur de fermer ou de rompre le circuit sans le secours d'un aide.

2° Électromoteurs inamovibles. — Ce dispositif est adopté dans le cabinet des dentistes, où l'emploi du moteur est de tous les instants.

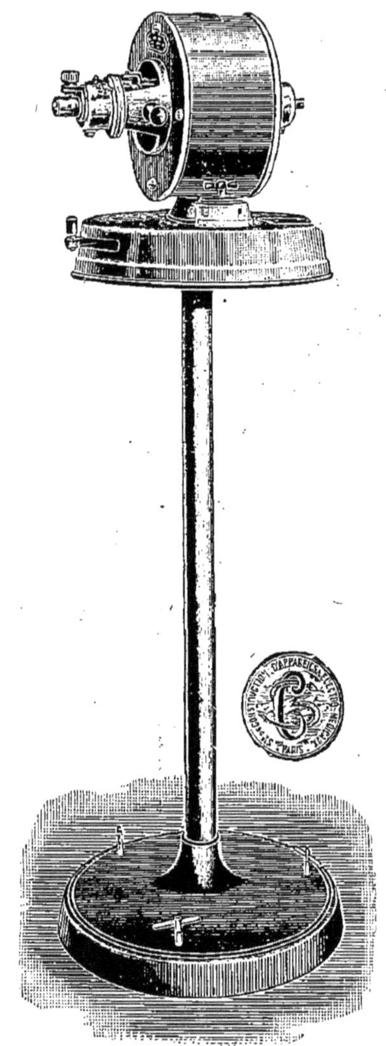

Fig. 270. — *Électromoteur à courant alternatif,* monté sur pied, avec rhéostat de réglage logé à l'intérieur du socle.

Le moteur est supporté par une *applique murale* à laquelle il est relié à l'aide d'une *suspension à la cardan,* c'est-à-dire que, comme dans un compas de navire, le moteur est porté par deux anneaux mobiles autour de deux axes perpendiculaires l'un à l'autre (fig. 271).

Ce dispositif a l'avantage d'occuper très peu de place et de réduire au minimum le bruit du moteur : mais il a l'inconvénient de n'être pas transportable.

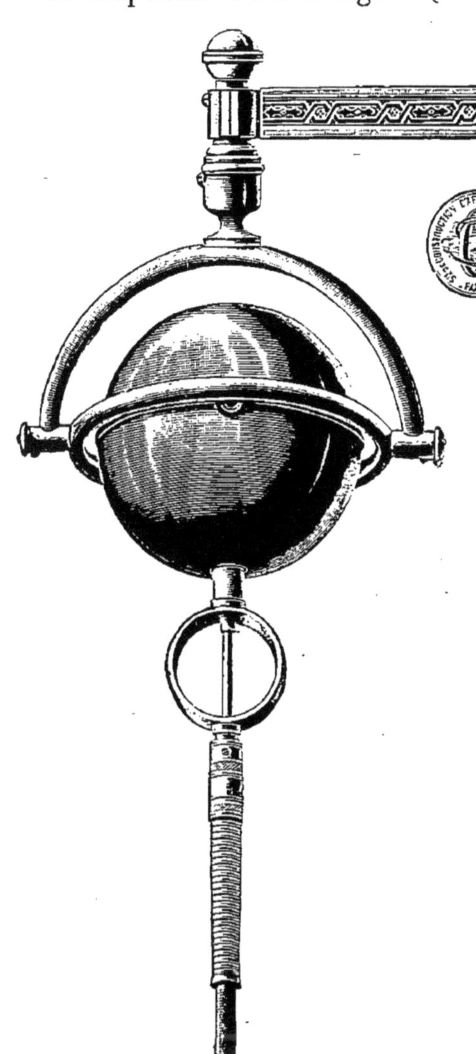

Fig. 271. — *Moteur avec suspension à la Cardan.*

La résistance qui règle la vitesse du moteur est parfois fixée au mur. Ce système est mauvais : car alors l'opérateur perd le contrôle de son moteur et doit compter sur un aide pour en régler la marche. Mieux vaut employer une *pédale mobile,* qui, par un simple mouvement de levier à droite ou à gauche d'un point mort, commande la marche avec des vitesses différentes, donne l'arrêt instantané, et permet même la marche-arrière — ce qui parfois peut être utile pour désenclaver une fraise qui se coince dans une cavité dentaire.

Il y a lieu de distinguer deux types de pédales mobiles, auxquels les dentistes, si experts en cette matière, reconnaissent des qualités différentes.

1° Les *pédales à griffes,* qui permettent au levier de demeurer fixé sur le point où on le place (fig. 272).

Leur manœuvre est analogue à celle d'un rhéostat à plot.

2° Les *pédales sans griffes,* dans lesquelles le levier a tendance à revenir de lui-même au point mort, et doit être maintenu avec le pied (fig. 273).

Leur manœuvre est plus délicate que celle des pédales précédentes,

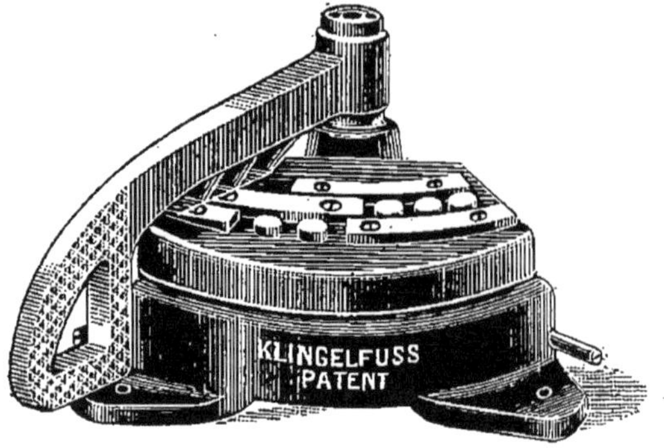

Fig. 272. — *Contact à pédale à griffes Klingelfuss.*

car elles obligent à travailler constamment du pied : mais elles ont une bien plus grande souplesse. Avec elles, on règle à volonté la marche du moteur par graduation insensible. Pour les changements de vitesse, pour l'arrêt, pour la marche-arrière, il n'est pas besoin, comme dans les pédales précédentes, de regarder le plot sur lequel on doit placer le levier. Avec quelque habitude, on fait obéir la pédale par un déplacement réflexe du pied, à l'aveugle.

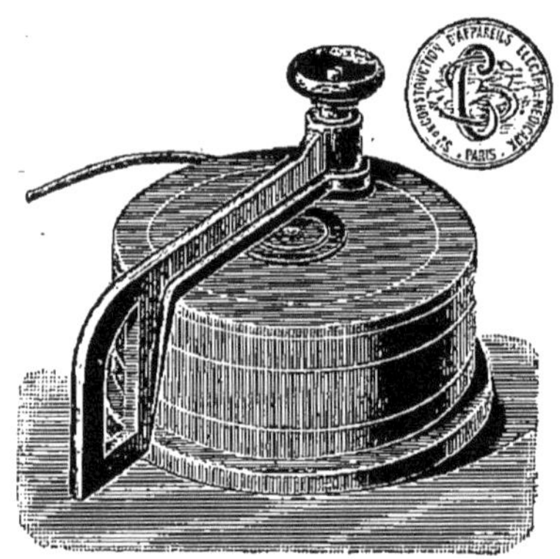

Fig. 273. — *Contact à pédale sans griffes Columbia.*

VI

APPAREILS

Bras flexible. — La transmission du mouvement de l'arbre du moteur aux instruments qui doivent l'utiliser se fait à l'aide d'un *bras flexible,* analogue à celui qui est adapté depuis longtemps au tour de White des dentistes.

Ce « flexible » est formé d'un câble en fils d'acier extrêmement solide, terminé à chaque extrémité par un cylindre d'acier. Chaque cylindre porte une languette plate, destinée à s'emboîter dans une encoche ou dans une fourche creusées sur les axes du moteur et du porte-instrument.

Le flexible est entouré d'une spirale de laiton, souvent engainée de soie. A l'une des extrémités de celle-ci se trouve une pièce destinée à fixer le flexible sur le bâti du moteur ; à l'autre extrémité est une armature qui soutient le bout du flexible. Ainsi le câble d'acier central et l'enveloppe de laiton sont indépendants. Le premier tourne ; l'autre demeure immobile.

Porte-instrument. — Le mouvement transmis par l'intermédiaire du flexible est recueilli par des *manches porte-instrument.*

Ceux-ci se divisent en deux catégories suivant qu'ils effectuent un mouvement circulaire ou un mouvement de va-et-vient.

1° Mouvement circulaire. — C'est le mouvement le plus souvent utilisé (*transmission homocinétique*). La plupart des instruments travaillent en rotation : forets ou mèches, tréphines, c'est-à-dire tubes d'acier terminés par une scie en couronne, fraises, scies circulaires, etc.

a) La *poignée droite*, d'usage courant en chirurgie et en art dentaire, est faite d'un cylindre métallique. Celui-ci est maintenu à l'aide d'un loquet sur le « slip-joint », c'est-à-dire sur l'armature de la gaine de laiton du flexible ; intérieurement, la languette du câble d'acier pénètre dans une fourche de l'axe du porte-outil et lui communique le mouvement de rotation. A son autre extrémité, cette poignée reçoit la fraise ou la tréphine, dont la tige s'y fixe solidement par un verrou à ressort (fig. 274).

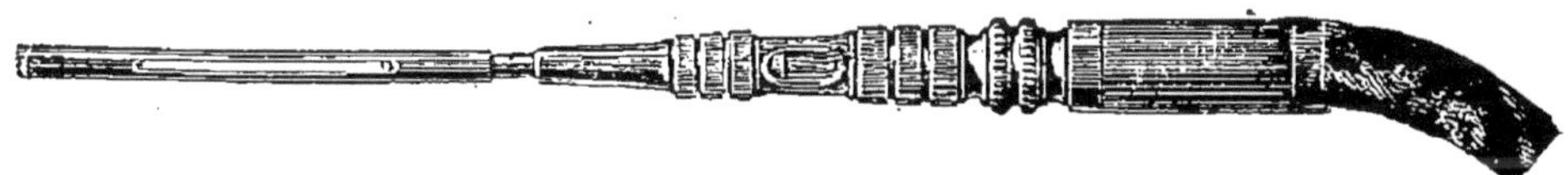

Fig. 274. — *Porte-instrument à poignée droite.*

b) La *poignée en équerre*, ayant la forme d'un manche de pistolet, est spécialement avantageuse dans la chirurgie rhinologique, car elle met l'instrument mieux en main, prévient le dérapage et dégage bien le champ visuel (fig. 275).

2° Mouvement de va-et-vient. — La transformation du mouve-

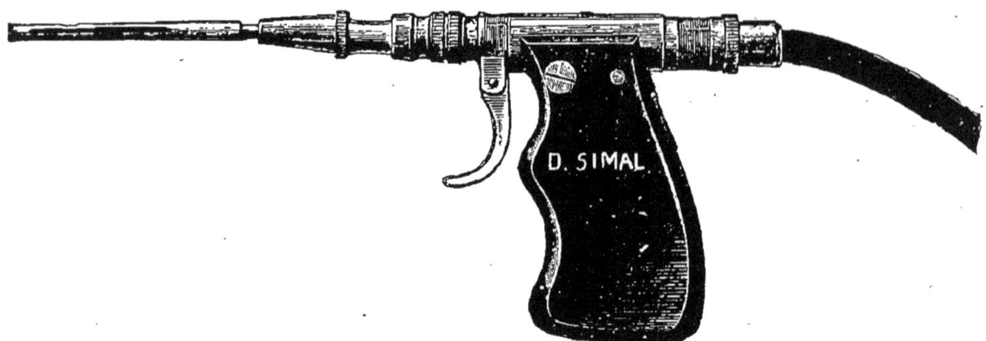

Fig. 275. — *Porte-instrument à poignée en équerre.*

ment de rotation en mouvement de va-et-vient (*transmission hétérocinétique*) est nécessaire pour actionner les scies destinées à la résection des éperons de la cloison nasale, ou bien les sondes et les tiges effectuant le massage vibratoire des muqueuses.

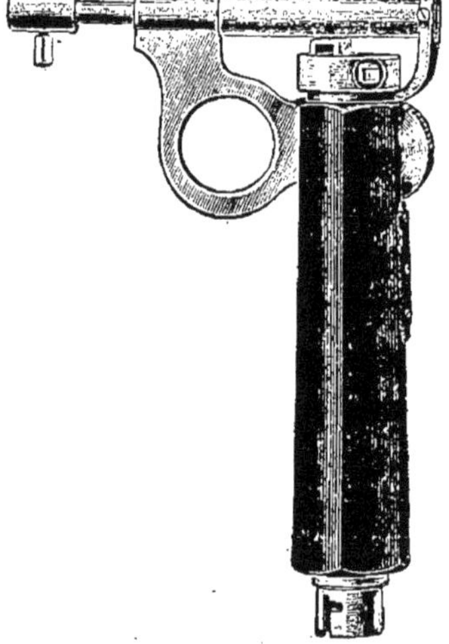

Fig. 276. — *Porte-instrument à poignée à excentrique.*

Cette transformation s'effectue à l'aide d'une *poignée à excentrique* qui réalise une disposition inverse de celle qu'on observe dans une machine à pistons.

L'extrémité libre de la poignée porte un petit disque excentré, dont on peut régler le jeu, et qui actionne une petite bielle. Cette bielle est réunie à une tige qui se meut dans une glissière rectiligne, et sur laquelle on adapte l'instrument.

On règle l'amplitude du mouvement de cette manivelle en modifiant l'excentricité de l'axe du disque (fig. 276).

Dispositif d'embrayage. — Ces divers manches comportent un *dispositif d'embrayage* (*bague mobile* sur la poignée droite, *gâchette* sur la poignée en équerre, *roue dentée* sur la poignée à excentrique). L'instrument peut être ainsi rendu à volonté dépen dant ou indépendant du flexible. Par un enclenchement ou un déclenchement faciles à produire avec un seul doigt, on détermine son démarrage ou son arrêt brusques, sans qu'il soit nécessaire d'interrompre la rotation de l'électromoteur. Ce dispositif est, d'ailleurs, bien connu des automobilistes.

La commande d'embrayage au doigt, placée sur le porte-instrument, est plus simple et moins encombrante que l'embrayage à l'aide d'une pédale.

VII

INTERRUPTIONS ACCIDENTELLES

Panne de moteur. — L'arrêt ou la marche défectueuse d'un moteur a cinq causes principales.

a) *Grippage de l'arbre* sur les coussinets, par manque de graissage. Cela se reconnaît à la difficulté qu'on éprouve pour faire tourner l'anneau induit à la main, lorsque le circuit est ouvert. Dans ce cas, graissez les coussinets jusqu'à obtenir une rotation facile (rotation de toupie). Si vous n'y parvenez point, n'essayez pas de lancer le courant : mais portez le moteur au fabricant pour qu'il fasse la réparation nécessaire.

b) *Insuffisance d'une connexion*. Vérifiez avec soin si les fils sont fixés aux bornes du moteur, et si les vis sont serrées à fond.

Décapez, au papier d'émeri fin, les surfaces de contact oxydées.

c) *Mauvais fonctionnement des balais*, qui ne frottent plus suffisamment. Resserrez alors leurs tendeurs, pour les faire mieux porter sur le collecteur. Mais gardez-vous d'un serrage trop énergique, qui produirait des étincelles et détériorerait le collecteur. Un balai qui est correctement serré doit pouvoir être facilement relevé avec le doigt. Changez les balais s'ils sont usés ; souvent il suffit de régulariser leur biseau avec une lime douce.

d) *Malpropreté du collecteur*. Le collecteur, organe délicat de la dynamo, demande un entretien soigneux. α) Tantôt de la *graisse*, coulant en excès des coussinets, se répand sur le collecteur et intercale sa résistance (la graisse est isolante) entre les lames et les balais. β) Tantôt de la *limaille de cuivre*, provenant des balais, établit un court-circuit entre les lames du collecteur. Relevez alors les balais, et faites tourner la dynamo à très petite vitesse; appuyez sur le collecteur, soit un chiffon imbibé d'huile de vaseline pour enlever la graisse, soit un papier d'émeri fin pour détacher la limaille; et terminez par un essuyage soigneux avec un linge bien sec.

e) *Décrochage*, quand il s'agit de moteurs-alternatifs synchrones, parce qu'on leur a demandé plus de puissance qu'ils n'én peuvent fournir. Il faut alors les « accrocher » à nouveau.

f) Surtout ne laissez dans le voisinage immédiat du moteur aucun *instrument en acier*, qui pourrait être attiré par l'électro-aimant et causer des dégâts sérieux.

Panne de flexible. — Il arrive parfois que, lorsque la fraise rencontre une résistance trop grande qui l'arrête, le câble d'acier, faisant alors frein sur l'axe du moteur, se brise s'il n'est pas d'excellente fabrication. Cette rupture a lieu le plus souvent au niveau de l'union des extrémités du câble avec les languettes destinées à pénétrer dans les fourches de l'arbre du moteur ou de l'axe du porte-instrument. Aucune réparation extemporanée n'est possible. Il est donc prudent de posséder un flexible de rechange.

Il peut encore arriver qu'une extrémité du flexible se soit simplement déclenchée. Ayez donc soin de bien visser la pièce de jonction sur le moteur, et d'engager à fond la languette distale du flexible dans l'axe du porte-instrument. Sinon, il pourrait en résulter un contre-temps fâcheux au cours d'une opération rapide et délicate, telle que l'ablation d'un éperon nasal.

CHAPITRE XIV

L'ÉLECTROLYSE

Réversibilité des actions électrochimiques. — La transformation de l'énergie chimique en énergie électrique effectuée par les piles est *réversible*: c'est-à-dire qu'inversement il est possible de transformer l'énergie électrique en énergie chimique.

Cette réversibilité de transformation énergétique donne naissance à l' « électrolyse ».

C'est à l'électrolyse que l'industrie doit les accumulateurs, la galvanoplastie, le raffinage des métaux, la préparation industrielle de la soude, de l'aluminium, du magnésium, de l'or, etc.

La médecine lui emprunte aussi diverses méthodes thérapeutiques qui vont être étudiées dans ce chapitre [1].

Historique. — La pratique électromédicale a pour parrains deux physiciens anglais, Joule et Faraday.

A Joule les médecins sont redevables de l'électro-endoscopie et de la galvanocaustie : car Joule, en 1843, a découvert les lois qui président à la transformation de l'énergie électrique en énergie calorifique.

A Faraday les médecins doivent la thérapeutique électrolytique: car Faraday, en 1833, a découvert les lois qui président à la transformation de l'énergie électrique en énergie chimique.

Faraday a appelé *électrolyse* (ἤλεκτρον, λύω, *délier*) la décomposition des corps par le courant électrique. Faraday a nommé *électrolyte* le corps qui se décompose ; il a nommé *ions* (ἰών, *allant, venant*) les produits de cette décomposition.

Faraday a donné au pôle positif le nom d'*anode* (ἀνὰ, *en haut*, ὁδός, *route*), au pôle négatif le nom de *cathode* (κατὰ, *en bas*). Il a appelé *anions*

1. Il est encore classique de réserver le nom d'*électrolyse* aux seules applications du courant électrique produisant des effets caustiques. Cette restriction n'a plus de raison d'être. On sait aujourd'hui que tous les effets produits par le courant électrique chez les êtres vivants sont des *effets électrolytiques* (Leduc).

les ions qui vont à l'anode, *cathions* ceux qui se rendent à la cathode.

Et il a formulé plusieurs lois, dont une intéresse particulièrement le médecin : à savoir que l'action électrolytique est proportionnelle au produit de l'intensité du courant par la durée de son passage.

La formule $Q = I \times T$ est la base de toute électrolyse médicale.

I

PRINCIPE

Électrolytes. — Certains corps, dits CONDUCTEURS, *s'échauffent* quand ils sont traversés par un courant électrique : mais ils *ne se décomposent pas.*

D'autres corps, dits ÉLECTROLYTES, laissent aussi passer le courant, à condition qu'ils soient amenés à l'état de fusion ou de solution. Ils *s'échauffent* également : mais ils *se décomposent.*

Tout électrolyte est formé de trois parties :

1° d'un *solvant,* c'est-à-dire du liquide qui dissout le corps ;

2° de *molécules* entières de ce corps, électriquement neutres ;

3° d'*ions,* c'est-à-dire de molécules dissociées, de fragments de molécules portant des charges électriques différenciées et ainsi préparées pour accomplir des actions physiques.

Formation des ions. — Clausius formula, en 1857, une hypothèse sur la « formation des ions », que plus tard, en 1886, le physicien suédois Swante Arrhenius reprit et élargit hardiment pour édifier une *théorie de l'électrolyse,* aujourd'hui universellement adoptée.

L'hypothèse de Clausius suppose *une dissociation moléculaire préexistant dans les solutions à toute action électrique.* Elle l'explique comme il suit.

On sait que les corps sont composés de *molécules,* celles-ci étant leurs plus petites parties capables d'exister à l'état physique.

Ces molécules sont faites d'un ou plusieurs *atomes,* les atomes étant les plus petites parties d'un corps susceptibles de participer à une réaction chimique.

Or, il suffit de dissoudre un corps dans un solvant, pour, de ce seul fait, sans le secours d'aucune intervention étrangère, dissocier ses molécules en fragments, que nous appellerons ici des IONS.

Mais toutes les molécules ne sont pas vouées à une telle

fragmentation. D'après Arrhenius, la dissociation des molécules est d'autant plus prononcée que la solution est moins concentrée.

A un degré de dilution moyenne, une solution contient côte à côte des molécules et des ions, c'est-à-dire des molécules non dissociées et des molécules dissociées. A l'état d'extrême dilution, dont le degré est d'ailleurs variable pour chaque corps, une solution ne contient plus que des ions. Toutes les molécules ont été dissociées.

Pour expliquer l'action dissociante d'une dissolution, on suppose que, quand un corps se dissout dans un solvant, ses molécules se déplacent avec rapidité dans le liquide; qu'elles se rencontrent, se heurtent violemment ; et que de ces « accidents de molécules » résulte leur fragmentation en particules : ces particules sont les ions. On peut se demander pourquoi les molécules, étant formées d'atomes, mettent en liberté, quand elles se désagrègent, non pas des atomes, mais des ions ? Parce que le fait de dissoudre des molécules dans un solvant donne lieu au phénomène de l'IONISATION. Voici comment les ions apparaissent dans la solution.

a) Les *molécules* sont électriquement neutres. Elles renferment des quantités équivalentes d'électrons positifs et d'électrons négatifs, qui équilibrent ainsi leurs attractions.

b) Les *ions*, au contraire, ont personnellement une charge électrique de polarité déterminée. Les uns prennent les électrons négatifs. Les autres gardent les électrons positifs.

Or, tant qu'ils restaient captifs dans la molécule, les ions enchaînés côte à côte échangeaient leurs charges électriques et les neutralisaient : ils n'étaient alors que de simples *atomes*. Une fois mis en liberté par la destruction de l'édifice moléculaire, ils prennent une allure indépendante ; et chacun d'eux va désormais faire valoir sa polarité propre.

Donc, ce qu'on appelle *ion*, c'est *l'assemblage d'un atome chimique et des électrons qui s'y accrochent*. C'est, en quelque sorte, l'accouplement d'une unité de matière avec plusieurs unités d'énergie.

Cet accouplement se fait suivant certaines affinités préétablies.

1° Les atomes chimiques formant les *radicaux basiques* des molécules épousent les *électrons positifs*.

2° Les atomes chimiques formant les *radicaux acides* des molécules épousent les *électrons négatifs*.

Molécules, atomes, ions, électrons sont des entités physiques ou chimiques dont les débutants ont quelque peine à différencier la valeur. On pourrait schématiser comme il suit leurs rapports pour en faciliter la compréhension.

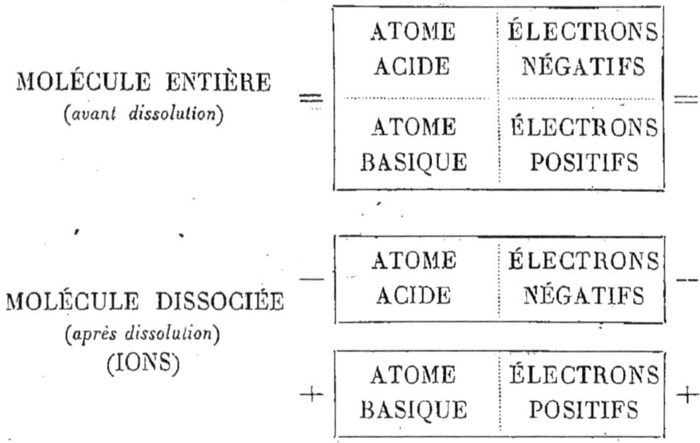

Pour simplifier notre démonstration, nous avons pris dans le tableau précédent, comme exemple de sel à ioniser, le *chlorure de sodium*, constitué d'un atome Na et d'un atome Cl, que la dissolution transforme en un ion $\overset{+}{Na}$ et en un ion $\overline{Cl}$.

Mais il ne faudrait pas en conclure que l'ion est toujours formé d'un seul atome. L'ion peut être polyatomique ; il est souvent constitué par un groupe d'atomes, jouant dans les réactions le même rôle qu'un atome simple : ce que les chimistes appellent un « radical composé ».

Ainsi, en dissolvant une molécule de sulfate de cuivre $SO^4 Cu$, on la sépare en deux ions : ion $\overset{+}{Cu}$ et ion $\overline{SO^4}$. Mais, tandis que l'ion $\overset{+}{Cu}$ correspond à un seul atome, l'ion $\overline{SO^4}$ est constitué par un groupe de cinq atomes, formant un *radical* acide.

Sels, acides, bases. — Citons des exemples d'électrolytes.

a) Les *sels* forment les solutions électrolytes types.

Soit une molécule de *chlorure de sodium* (NaCl). En se dissolvant dans l'eau, cette molécule se divise en *deux ions*. L'ion acide *chlore* se charge d'électricité négative ($\overline{Cl}$). L'ion basique *sodium* se charge d'électricité positive ($\overset{+}{Na}$).

La dissociation moléculaire peut être plus complexe. Ainsi une molécule de sulfate de soude (SO^4Na^2) se partage en *trois ions* : un ion acide ($\overline{SO^4}$) et deux ions basiques ($\overset{+}{Na}\ \overset{+}{Na}$).

b) Les *acides* sont aussi des électrolytes, car on peut les considérer comme des solutions de sels dont l'hydrogène est le métal. Ainsi l'acide chlorhydrique (HCl), dissous dans l'eau, se décompose en un ion acide *chlore* ($\bar{Cl}$) et un ion basique *hydrogène* ($\overset{+}{H}$).

c) Les *bases* sont également des électrolytes, car elles forment des sels où l'hydroxyle joue le rôle d'acide. Ainsi la potasse (KOH), dissoute dans l'eau ou fondue, se partage en un ion acide *hydroxyle* ($\bar{OH}$) et un ion basique *potassium* (K).

d) En revanche, ne sont pas électrolytes : les alcools, les éthers, les hydrocarbures, etc., ni les corps colloïdes[1].

Faisons remarquer qu'une solution électrolyte de sel, d'acide ou de base est toujours électriquement neutre : peu importe son degré de dilution.

Il n'en pourrait être autrement. En effet, quel que soit le nombre des ions libérés (petit dans une solution forte, grand dans une solution faible), les quantités d'ions positifs libres et d'ions négatifs libres sont toujours respectivement équivalentes, et, par conséquent, les charges positives des uns et les charges négatives des autres se font équilibre parfait. Il ne peut donc s'y produire aucune manifestation électrique extérieure appréciable.

Transport des ions. — Nous venons de voir comment se forment ces atomes, que Faraday appelait des *ions-voyageurs*. Nous allons maintenant apprendre à les mobiliser en ordre.

Alors, et alors seulement, intervient le courant électrique, qui est non pas un agent de formation, mais un *agent de transport des ions*. La fragmentation moléculaire s'est faite sans lui et avant lui. Il n'a d'autre rôle que de charrier ces débris de molécules en deux sens opposés. Ainsi, après une bataille, survient le service des équipages du train pour convoyer les soldats mutilés vers les deux camps adverses.

Faraday s'est trompé, en théorie, quand il a dit que l'électrolyse

1. Cependant cette donnée classique a été battue en brèche par les curieuses expériences d'Iscovesco, qui a montré que les colloïdes des humeurs sont pourvus de charges électriques dont il a pu déterminer le signe. Ainsi, la fibrine du sang est électropositive. La bile ne contient que des colloïdes électronégatifs. Et, dans certaines maladies, les sécrétions voient leur signe électrique changer ; l'urine normale est négative, l'urine diabétique est positive...

Commandon, par des expériences de microcinématographie, a confirmé ces faits ; les corpuscules colloïdaux des humeurs, les microbes, etc., se rendent, pendant le passage du courant, vers le pôle qui les attire par l'influence de son signe contraire à celui de leur polarité.

est la décomposition des corps par le courant électrique. Arrhenius nous a appris que l'électrolyse n'a d'autre effet que de conduire et d'accumuler en deux points opposés les corps déjà décomposés. Mais, en apparence, les choses se passent comme le croyait Faraday, puisque seul le courant électrique met en évidence la décomposition des molécules, qui restait latente avant son passage.

Jamais les ions ne se collectent dans la masse du liquide ; ils s'accumulent seulement à la surface des électrodes : principe riche en applications thérapeutiques. On ne constate par conséquent aucune trace de décomposition dans le milieu de l'électrolyte.

Considérons donc nos ions mobilisés par le courant, à trois périodes de leur voyage : *a) au départ* ; *b) pendant le trajet* ; *c) à l'arrivée.*

Départ des ions. — Plongeons dans une solution saline deux électrodes reliées aux bornes d'une source électromotrice ; et fermons le circuit. Dès que le courant commence à traverser l'électrolyte, les ions se mettent en mouvement.

Ils se séparent en deux groupes, qui prennent chacun une direction opposée.

1° Les *ions acides,* chargés d'électricité négative, se rendent à l'électrode positive qui les attire.

Ils marchent en sens contraire du courant ; ils *remontent le courant* (ἀνά, en haut).

Comme ces ions se dirigent vers l'*anode,* on les nomme *anions.*

2° Les *ions basiques,* chargés d'électricité positive, se rendent à l'électrode négative qui les attire.

Ils marchent dans le sens même du courant ; *ils descendent le courant* (κατά, en bas).

Comme ces ions se dirigent vers la *cathode,* on les nomme *cathions.*

[Nous rappelons que, *par convention,* on admet que le courant continu va de l'électrode positive à l'électrode négative.]

Cette terminologie est imparfaite et prête à des malentendus.

L'électrode positive étant appelée ANode, et l'électrode négative, CATHode, on doit en conclure que le préfixe AN indique une polarité positive, et le préfixe CATH, une polarité négative. Généralisant cette règle de linguistique, les débutants admettent tout naturellement que l'anion est un ion positif, et le cathion, un ion négatif. Or, c'est précisément le contraire! Et il est illogique mais exact de dire que les préfixes AN ou CATH, ajoutés à l'ion, indiquent, non pas quelle est la polarité de cet ion, mais seulement quelle est la polarité de l'électrode qu'il recherche.

Ce qui complique encore cette nomenclature, c'est que le *signe de polarité* qui surmonte le symbole atomique est en opposition avec son *préfixe de polarité*. Je m'explique.

Le symbole $\overset{+}{Na}$ de l'*ion basique sodium* est surmonté du signe +, ce qui veut dire que cet ion a une charge électropositive. Mais le même ion est simultanément orné du préfixe CATH (négatif), ce qui signifie qu'il est attiré par l'électrode de charge contraire à la sienne, par l'électrode négative ou cathode.

Rappelons-nous donc que le signe d'un ion définit sa polarité propre, et que son préfixe indique la direction de sa marche. On évite les erreurs initiales en apprenant cet axiome mnémotechnique : *les anions vont à l'anode, les cathions vont à la cathode.*

Trajet des ions. — Les divers ions se déplacent avec des vitesses inégales, variables suivant différents facteurs.

1° *Tension du courant électrolysant.* — Les ions cheminent d'autant plus vite que le courant a une tension plus forte.

2° *Température du liquide électrolysé.* — Les ions voient leur vitesse augmenter à mesure que s'élève la température de l'électrolyte.

3° *Poids atomique de l'ion.* — Il y a, en général, un certain rapport entre le poids moléculaire et la vitesse propre de chaque ion.

L'ion H, dont le poids moléculaire vaut 2, est celui qui se déplace le plus rapidement. Pour une différence de potentiel de 1 volt par centimètre, la vitesse de l'ion hydrogène est de 0 cent. 00325 à la seconde; celle du sodium (poids moléculaire : 46) est de 0 cent. 00045 à la seconde (Zimmern).

Les anions simples, *monoatomiques*, sont plus mobiles et se déplacent mieux que les ions compliqués, *polyatomiques*.

Les anions et les cathions se meuvent donc *en des sens différents, avec des vitesses inégales*. Les schémas suivants traduisent ces phénomènes.

La figure 277 représente une cuve contenant une solution de sulfate de cuivre non électrolysée.

La figure 278 schématise l'état de cette cuve pendant le passage du courant, en admettant, avec Leduc à qui nous l'empruntons, que les anions se déplacent ici deux fois plus vite que les cathions.

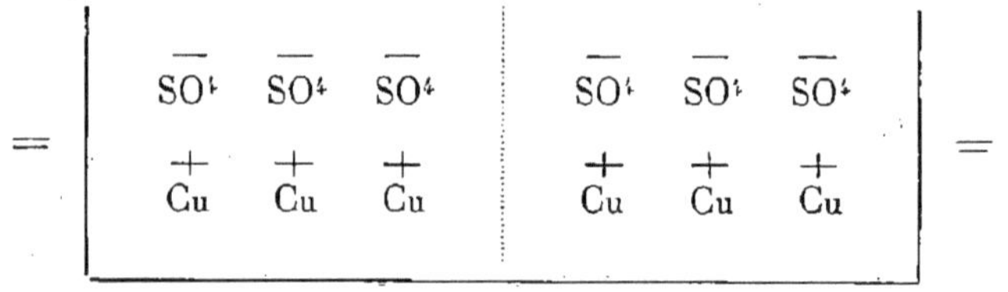

$\overline{SO^4}$ $\overline{SO^4}$ $\overline{SO^4}$ | $\overline{SO^4}$ $\overline{SO^4}$ $\overline{SO^4}$

= $\overset{+}{Cu}$ $\overset{+}{Cu}$ $\overset{+}{Cu}$ | $\overset{+}{Cu}$ $\overset{+}{Cu}$ $\overset{+}{Cu}$ =

Fig. 277. — *Avant le passage du courant.*

La ligne verticale figure une cloison poreuse séparant la cuve en deux compartiments égaux.

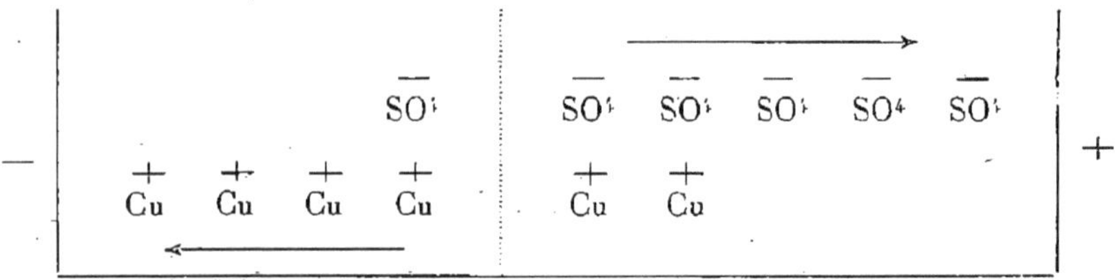

Fig. 278. — *Pendant le passage du courant.*

Arrivée des ions. — Dès qu'ils arrivent au contact des pôles de noms contraires qui les attirent, anions et cathions y annulent leurs charges électriques. Ils cessent ainsi d'être des *ions* doués d'affinités *physiques*, pour devenir des *atomes* doués d'affinités *chimiques*. Mais, se trouvant alors à l'état éminemment instable de radicaux acides ou basiques, ils sont obligés de se combiner soit avec le métal de l'électrode, soit avec un des éléments du solvant, soit avec un des corps présents dans l'électrolyte.

En outre, ils s'échappent dans l'air s'ils sont à l'état gazeux.

C'est la possession d'une charge électrique qui permet aux ions d'exister isolément dans un liquide. Et, par contre, c'est la perte de cette charge qui empêche les atomes, restes d'ions, d'y demeurer en liberté.

Considérons une molécule de chlorure de sodium NaCl, se trouvant non dissociée dans une solution aqueuse concentrée de sel marin. Cette molécule, qui n'a ni affinité électrique, ni affinité chimique, va rester indéfiniment inerte dans l'eau.

Vient-on à étendre la solution, la molécule se dissocie.

a) Or, si elle se fragmentait *en deux atomes* Na et Cl, ceux-ci disparaîtraient immédiatement. L'atome Na réagirait énergiquement sur l'eau pour la décomposer. L'atome Cl s'échapperait dans l'air à l'état de gaz.

b) Mais la molécule NaCl se fragmente en *deux ions* $\overset{+}{\text{Na}}$ et $\overset{-}{\text{Cl}}$. Ces ions sont des corps saturés, parfaitement capables de rester en liberté dans le sein du liquide. Seulement, dès que la force attractive puissante des électrodes en a arraché leurs électrons, ils deviennent atomes et succombent immédiatement à la mise en action de leurs affinités chimiques. C'est ainsi que le cathion $\overset{+}{\text{Na}}$ abandonne sa charge positive à la cathode, devient atome Na et se combine sans tarder avec l'oxygène de l'eau pour former une molécule neutre d'oxyde de sodium.

Conductivité électrolytique. — L'anion qui, arrivant à l'anode, lui abandonne sa charge négative pour devenir un atome, est immédiatement suivi d'une série d'autres anions, qui se comportent de même et apportent sans cesse de nouvelles charges négatives à cette anode.

Même chose se passe du côté de la cathode, où une succession de cathions viennent perdre leurs charges positives.

Et cela dure tant qu'il y a des ions dans le liquide : *a*) soit que, dans les solutions étendues tous les ions préexistent au passage du courant ; *b*) soit que, dans les solutions concentrées, les molécules non encore dissociées se fragmentent peu à peu en ions, à mesure que disparaissent des ions au niveau des électrodes.

Ainsi donc, dans tout liquide électrolysé, il se fait une double procession d'ions, en sens contraires : les anions pérégrinant vers l'anode, les cathions cheminant vers la cathode.

Or, comme le dit Leduc, ce double courant inverse des ions n'est pas *la conséquence* du passage du courant électrique. Il est, au contraire, *la cause* de ce passage. Le déplacement des ions, c'est-à-dire des atomes qui viennent déposer leurs électrons sur les électrodes, CONSTITUE LE COURANT ÉLECTRIQUE LUI-MÊME.

Les ions seuls véhiculent l'électricité ; le solvant et les molécules non dissociées n'effectuent pas ce transport (Arrhenius).

Sont donc exclusivement conductrices d'électricité les solutions de substances ionisées[1].

1. Non seulement les diverses actions des substances électrolytiques sont presque exclusivement des actions ioniques : mais même les propriétés toxiques ou pharmacologiques des différents corps, quel que soit leur mode de pénétration dans l'organisme, sont dues aux *groupements ioniques*. Le seul groupement intéressant à connaître pour le médecin, ce n'est ni l'atome, ni la molécule : c'est l'ION.

On peut alors admettre que l'énergie électrique, pareillement à l'énergie calorifique (voir page 832) se transporte de trois façons :

1° par *rayonnement* : ainsi procèdent les ondes hertziennes dans les courants de haute fréquence ;

2° par *conduction* : ce qui est la manière habituelle dont se propage l'électricité à travers les métaux ;

3° par *convection* : c'est-à-dire par conductivité électrolytique à travers les liquides.

La migration des ions au sein des solutions, sous l'influence d'un courant continu, est le phénomène fondamental de l'électrolyse.

Lewis Jones a ingénieusement comparé une solution électrolysée à une salle de bal où se trouvent des valseurs unis par couples, représentant les molécules entières, et un certain nombre de cavaliers et de dames isolés, figurant les ions dissociés. Soudain des miroirs et des fleurs apparaissent à une des extrémités de la salle ; à l'autre extrémité surgit un buffet abondamment pourvu de champagne et de cigares. Immédiatement les femmes se précipitent vers les miroirs ; les hommes se ruent au buffet ; et les couples de valseurs encore unis se séparent pour suivre ces mouvements. Une telle salle représente l'image d'une solution saline quand un courant électrique la traverse.

Poursuivant cette comparaison, on pourrait dire que l'électricité, qui se meut avec les ions, est comme les vêtements des danseurs (figurant

Leduc compare à cet égard les *phosphures*, extrêmement toxiques, et les *phosphates*, qui n'ont aucune toxicité. Tous les deux contiennent cependant du phosphore. Mais, dans les phosphures, l'ion phosphore est libre ; dans les phosphates, le phosphore fait partie d'un ion complexe $\overline{PO_4}$, dont les propriétés sont absolument différentes de l'ion phosphore des phosphures. De même, dans les cacodylates, l'arsenic fait partie d'un ion complexe et y a perdu ses propriétés caractéristiques.

D'autre part, ainsi qu'il a été dit plus haut, certains dissolvants très employés en médecine, tels que l'*éther*, la *glycérine*, la *vaseline*, ne conduisent pas le courant électrique, parce qu'ils ne dissocient pas en ions les substances qu'on y dissout. Il y a donc suppression des effets ioniques et, par conséquent, suppression des effets toxiques ou caustiques des corps ainsi employés.

Une solution très concentrée de phénol dans la glycérine pure n'est pas irritante pour la peau, et est à peine toxique en ingestion (Leduc).

La *glycérine phéniquée forte*, couramment prescrite dans le traitement des otites, n'est aucunement irritante pour le conduit auditif ou le tympan, tant qu'elle reste pure. Mais vient-on à faire préalablement un lavage à l'eau dans le conduit auditif, ou bien une sécrétion aqueuse sort-elle de la caisse par une perforation du tympan : les accidents caustiques apparaissent, parce que le solvant-eau libère les ions et leur permet d'exercer leur action chimique.

De même, une pommade formée de vaseline contenant 5 pour 100 de phénol constitue un excellent pansement d'ulcère de jambe, qui ne produit aucune action caustique ni irritante ; tandis qu'une solution aqueuse de phénol au même titre, appliquée pendant un certain temps, détermine des accidents très graves.

les électrons), lesquels ne peuvent se déplacer que si les danseurs (figurant les ions) les transportent en se déplaçant eux-mêmes à travers la salle (figurant la cuve à électrolyse).

Convection électrique dans les liquides. — Jamais un liquide ne se comporte vis-à-vis d'un courant comme un conducteur ordinaire.

Ou bien il *intercepte le courant* et reste inaltéré (chloroforme, glycérine, éther, pétrole, eau distillée, etc.).

Ou bien il *laisse passer le courant* et se décompose (solutions salines, acides, basiques, etc.).

Un liquide ne peut donc être qu'un *isolant* ou qu'un *électrolyte* (exception faite pour les métaux fondus et pour le mercure).

a) Les liquides isolants sont ceux dont les molécules, en se dissolvant, ne se dissocient pas en ions ; ils ne renferment par conséquent pas de véhicules pouvant charrier l'électricité.

b) Les liquides électrolytes sont d'autant plus conducteurs qu'ils ont plus de molécules dissociées en ions. Ainsi un chemin de fer transporte d'autant plus de voyageurs qu'il a plus de wagons disponibles ; le wagon est l'ion, les voyageurs sont les électrons.

Électrolyse de l'eau. — L'eau distillée n'est pas un électrolyte.

N'est-ce pas cependant l'eau qui a fourni le premier exemple d'électrolyse dans le voltamètre ?

Ici se place une des plus célèbres erreurs qui ait eu cours en électricité : l'*électrolyse de l'eau* ! Les premiers physiciens qui firent passer un courant continu dans l'eau H^2O, virent se dégager une certaine quantité d'oxygène $\overline{O}$ à l'électrode positive, et une quantité double d'hydrogène $\overset{+}{H}\overset{+}{H}$ à l'électrode négative. D'où ils conclurent que le courant électrique dissociait directement l'eau en ses deux gaz composants.

On se rendit compte plus tard qu'il s'agissait là d'une erreur d'interprétation, et qu'on n'avait pas tenu compte des *réactions secondaires* qui se passent au sein de l'eau prétendue électrolysée. Si l'eau, d'apparence pure, qu'on employa d'abord put être électrolysée, c'est qu'elle était, en réalité, impure. Elle contenait en dissolution une très petite quantité de sels : c'était donc une solution saline extrêmement étendue qu'on électrolysait.

L'eau absolument pure n'est ni électrolysable, ni par conséquent conductrice. Pour lui donner ces propriétés physiques, il suffit de lui ajouter, par exemple, une très petite quantité d'acide.

Dès lors, c'est cet acide et non pas l'eau elle-même qui subit la décomposition électrolytique. Mais l'acide se reforme tant qu'il y a de l'eau en excès ; et, en fin de compte, l'eau finit par être entièrement décomposée. Elle subit ainsi en quelque sorte une *électrolyse indirecte*. De cette façon, une quantité d'acide limitée permet de décomposer une quantité d'eau indéfinie.

ÉLECTROLYSE DES TISSUS

Décomposition électrolytique des tissus. — Appliquons les données précédentes à l'électrolyse médicale. Et voyons comment se comportent nos tissus vis-à-vis du courant électrique.

On peut théoriquement considérer le corps humain comme *un électrolyte, formé d'un substratum poreux imprégné d'une solution de chlorure de sodium à 7 pour 1 000.*

Le courant électrique y produira trois séries d'effets : *a*) effets primaires ; *b*) effets secondaires ; *c*) effets tertiaires.

Effets primaires de l'électrolyse. — Le courant, agissant sur le chlorure de sodium, mobilise les ions $\overline{Cl}$ et $\overset{+}{Na}$ qui le constituent. Les cathions sodium se portent vers le pôle négatif. Les anions chlore se rendent au pôle positif. Là, les uns et les autres perdent leurs charges électriques.

Effets secondaires de l'électrolyse. — Ces effets sont dus aux réactions chimiques qu'exercent les atomes, alors dépossédés de leurs électrons, sur le solvant-eau.

A la cathode, les ex-cathions sodium prennent à l'eau de l'oxygène pour former de la soude. Ils mettent ainsi en liberté de l'hydrogène, qui se dégage autour de l'électrode négative.

A l'anode, les ex-anions chlore, se trouvant à l'état naissant et éminemment instable de radical anhydride acide, empruntent à l'eau de l'hydrogène pour faire de l'acide chlorhydrique : et l'oxygène libéré se dégage autour de l'électrode positive, moitié moins abondant que l'hydrogène[1].

Effets tertiaires de l'électrolyse. — Ce sont des effets de *destruction* ou de *coagulation* (Bergonié) produits sur les tissus

1. On prépare industriellement le *sodium* en électrolysant du chlorure de sodium fondu. Le sodium mis en liberté se rassemble autour de la cathode : mais, n'ayant pas à sa disposition de l'eau qui puisse lui céder de l'oxygène, il reste à l'état métallique. — On prépare l'*aluminium* en électrolysant le fluorure double d'aluminium et de sodium fondu. — On prépare le *magnésium* par l'électrolyse du chlorure double de magnésium et de potassium fondu.

par les néo-corps ainsi formés au niveau des électrodes. C'est par eux que nous obtenons les résultats thérapeutiques de l'électrolyse.

De sorte qu'en dernière analyse les tissus ne subissent aucune action due à l'énergie électrique, mais une double attaque à la fois *chimique* et *mécanique*.

1° Attaque chimique. — Tout se passe, en réalité, comme si l'on pratiquait, au point d'introduction des électrodes, une cautérisation chimique. Au pôle positif (cautérisation par l'acide chlorhydrique naissant) il se forme une escarre grise, sèche, dure, adhérente à l'aiguille employée comme électrode. Au pôle négatif (cautérisation par la soude naissante) l'escarre est rouge, humide, molle, non adhérente à l'aiguille.

Cette différence d'effets tient à l'inégal *pouvoir de coagulation* des deux pôles sur l'albumine du sang. Seul, le pôle positif est coagulant : ce qu'il doit à l'action des composés chlorés mis en liberté à son niveau.

On peut même accroître le pouvoir coagulant du pôle positif en utilisant l'action simultanée de l'électrolyse sur le *métal constituant l'électrode*. Ainsi, si l'on prend comme anode une aiguille de fer, il s'y forme du chlorure de fer, dont l'action coagulante est énergique ; ce procédé est souvent appliqué à la cure des angiomes. Si l'on prend comme anode une aiguille de cuivre, le chlore qui s'y dégage forme du chlorure de cuivre naissant, dont on a cherché à utiliser l'action antiseptique. Gautier, Cheval ont jadis préconisé ce dispositif dans le traitement de l'ozène (électrolyse cuprique).

2° Attaque mécanique. — Pendant l'opération électrolytique, une mousse blanchâtre se montre autour des aiguilles-électrodes ; des bulles d'oxygène se dégagent au pôle positif, des bulles plus abondantes d'hydrogène apparaissent au pôle négatif. Ainsi donc, à l'action chimique du courant s'ajoute un certain effet mécanique, dû à l'effraction des cellules par les gaz. Et ces deux actes concourent à produire la destruction des tissus.

Les escarres ainsi formées se séparent des tissus sains par un travail de réaction inflammatoire. Elles sont en partie résorbées, en partie éliminées. Cependant l'escarre négative, quoique plus étendue et plus profonde, s'élimine plus rapidement que l'escarre positive.

Applications de la loi de Faraday. — La loi de Faraday nous dit que *les quantités d'électrolyte décomposées* :

a) sont proportionnelles à la tension du courant ;

b) sont proportionnelles à la durée du passage du courant ;

c) sont dans le rapport des équivalents chimiques des ions.

A. — TENSION DU COURANT. — Quand on envoie du courant continu à travers un électrolyte, il se produit dans ce dernier une *force contre-électromotrice de polarisation.* C'est d'après ce principe que sont établis nos accumulateurs.

La tension du courant électrolysant est donc égale à la force électromotrice de la source diminuée de la force contre-électromotrice de la solution électrolysée.

En matière d'électrolyse, la grandeur qui surtout nous intéresse est l'INTENSITÉ du courant. Celle-ci se calcule à l'aide de l'équation connue :

$$I = \frac{E - E'}{R + r}$$

$$\text{Intensité du courant électrolysant} = \frac{\text{F. é. m. de la pile} - \text{F. c.-é. m. de l'électrolyte}}{\text{Résistance extérieure du circuit} + \text{Résistance intérieure de la pile}}$$

Mais, quand il s'agit d'électrolyse médicale, nous devons faire observer :

1° que la *force contre-électromotrice de polarisation* produite dans les tissus est très faible (1,5 volt environ dans une solution de NaCl à 7 pour 1000), par rapport à la force électromotrice des batteries employées pour l'électrolyse (au moins 25 volts) ;

2° que la *résistance intérieure* de la batterie de piles (à peine 2 ohms dans la batterie de Bergonié) a une valeur insignifiante si on la compare à celle de la résistance extérieure du circuit, c'est-à-dire de la résistance de nos tissus, qui n'est presque jamais inférieure à 100 ohms.

Ces deux valeurs E' et r peuvent donc être négligées dans nos calculs. D'où il résulte que l'intensité du courant électrolysant doit être considérée comme variant parallèlement à sa tension.

B. — DURÉE DU PASSAGE DU COURANT. — L'unité de quantité électrique, le *coulomb,* met en liberté environ 1/100 000e de gramme d'hydrogène en un temps indéterminé.

Si l'on veut obtenir ce même travail dans l'unité de temps,

qui est la seconde, on prendra comme unité électrique le *coulomb-seconde*, c'est-à-dire l'*ampère*.

Dix ampères, agissant pendant une seconde, libèreront dix fois plus d'hydrogène. Mais inversement, un ampère, agissant pendant dix secondes, aura le même effet.

De là découle la formule capitale de la loi de Faraday :

$$Q = I \times T$$

c'est-à-dire que l'effet électrolytique (Q) est proportionnel au produit de l'intensité du courant (I) par la durée de son passage (T).

De cette formule se déduit une conséquence pratique très utile à considérer en médecine.

La sensation provoquée par le passage du courant à travers les tissus est, pour un organe donné, d'autant plus vive que l'intensité du courant est plus forte. Par conséquent, chez un sujet très sensible, on peut obtenir un effet électrolytique analogue à celui que produirait un courant intense pendant une période de temps courte, en augmentant la durée de la séance et en réduisant inversement l'intensité du courant. L'électrolyse est ainsi rendue infiniment moins douloureuse.

C. — Rapports des équivalents chimiques libérés. — On appelle *équivalents chimiques* les nombres qui expriment les rapports suivant lesquels les éléments peuvent se remplacer dans une combinaison chimique.

Ainsi, dix-huit grammes d'eau renferment deux grammes d'hydrogène et seize grammes d'oxygène. Il faudra donc huit fois plus d'oxygène que d'hydrogène pour faire de l'eau. Si l'on prend l'équivalent de l'hydrogène comme l'unité, l'équivalent de l'oxygène sera 8.

Remplaçons dans cette combinaison l'oxygène par du chlore, nous formerons de l'anhydride chlorhydrique. Pour saturer les deux grammes d'hydrogène, il faudra soixante et onze grammes de chlore. L'équivalent du chlore est donc 35,5.

A son tour, transformons l'acide chlorhydrique en chlorure de sodium par la substitution du métal sodium au métalloïde hydrogène. Il faudra employer pour cela quarante-six grammes de sodium. L'équivalent du sodium est donc 23.

Or, quand nous faisons passer un courant continu dans une solution de chlorure de sodium, chaque fois qu'il se décompose 58,5 grammes de ce corps, il apparaît 23 grammes de sodium à la cathode et 35,5 grammes de chlore à l'anode.

On appelle *Valence-gramme* d'un corps la quantité de ce corps qui peut être libérée par un nombre déterminé de coulombs : *cent mille* ou plus exactement 96 540 coulombs. Cette quantité est proportionnelle à son *équivalent* calculé en grammes. Ainsi, en faisant passer 96 540 coulombs dans une solution de chlorure de sodium, on libère simultanément 23,05 grammes de sodium à la cathode et 35,5 grammes de chlore à l'anode.

Par conséquent :

$$\text{Atome Na} + 96\,540 \text{ coulombs positifs} = \text{Ion } \overset{+}{\text{Na}}$$

$$\text{Atome Cl} + 96\,540 \text{ coulombs négatifs} = \text{Ion } \overset{-}{\text{Cl}}$$

Conclusion : on peut mesurer l'intensité d'un courant continu par la quantité d'un électrolyte décomposée en un temps donné.

II

SOURCES ÉLECTROMOTRICES

Forme du courant. — Le *courant continu* est seul applicable à l'électrolyse. Le courant alternatif ne peut produire aucun travail électrolytique, puisque l'effet chimique d'une alternance de ce courant est immédiatement neutralisé par l'effet inverse de l'alternance suivante [1].

Tension du courant. — La *tension* du courant nécessaire à une électrolyse médicale doit être élevée, attendu que la résistance opposée par les tissus est très grande. On ne peut cependant fixer aucune moyenne à cet égard, car cette résistance varie dans

1. Si l'on fait passer un *courant continu* dans une cuve d'eau salée, il se produit de l'électrolyse : des bulles de gaz se dégagent sur les électrodes.

Si l'on fait passer dans cette même cuve un *courant alternatif*, il ne se produit pas d'électrolyse : il n'y a pas de dégagement de gaz.

Mais, si l'on prend la température du liquide, on constate qu'elle s'élève davantage dans le second cas que dans le premier cas. Le courant continu, électrolysant, emploie presque toute son énergie électrique à faire de l'*énergie chimique*. Le courant alternatif, non électrolysant, transforme son énergie électrique en *énergie calorifique*.

Ce dernier effet est bien plus accentué avec les *courants alternatifs de haute fréquence* (Nagelschmidt). Une telle expérience démontre que l'effet *thermique endogène* est l'effet primordial produit par le traitement de haute fréquence. En le renforçant par certains artifices on obtient une méthode nouvelle de physiothérapie : la *diathermie* ou *thermo-pénétration*.

des limites extrêmement étendues suivant la façon dont est faite l'électrolyse. Ainsi :

a) Si l'on pratique l'électrolyse bipolaire, en introduisant dans les tissus deux aiguilles-électrodes très rapprochées, on ne rencontre qu'une résistance d'environ 100 ohms.

b) Si l'on pratique l'électrolyse unipolaire, avec une électrode pénétrant dans les tissus et une autre électrode appliquée à la surface de la peau, la résistance est beaucoup plus grande. Elle varie de 1 000 à 3 000 ohms, quand la peau est chaude et humide au lieu d'application de l'électrode externe. Mais si l'électrode est petite, et si elle est appliquée sur une peau sèche et froide, la résistance peut atteindre 50 000 ohms.

Pour surmonter ces fortes résistances, une batterie électrolysante « universelle » doit pouvoir fournir une tension de 100 volts, laquelle est nécessaire en électrolyse gynécologique (et aussi pour la galvanisation étendue de l'axe cérébro-spinal). Mais, pour les électrolyses oto-rhino-laryngologiques, ainsi que pour toutes les opérations électrolytiques ou galvaniques pratiquées sur la tête, où l'épiderme est assez peu résistant et les centres nerveux sont très proches, une tension de 10 volts suffit souvent; 25 volts sont un maximum.

Intensité du courant. — L'*intensité* du courant nécessaire est également susceptible de très grandes variations suivant la nature du travail électrolytique. Ainsi, pour l'épilation il suffit de 1 milliampère, tandis qu'en gynécologie on peut dépasser des intensités de 100 milliampères. Il n'est donc pas possible de fixer un chiffre moyen, même approximatif. D'ailleurs, les batteries portatives que nous livre le commerce sont susceptibles de fournir une intensité de 250 milliampères, suffisant à tous nos besoins.

Constance du courant. — La *constance* du courant est indispensable. Cette considération est la plus importante à retenir pour l'achat d'une batterie électrolytique.

a) Les piles et surtout les accumulateurs conviennent parfaitement à cette besogne.

Tous les modèles d'*accumulateurs* sont bons. Quant aux *piles*, il faut éliminer les types qui se polarisent facilement, et choisir, au contraire, des éléments peu polarisables, à débit constant, capables de travailler pendant au moins un quart d'heure sans affaiblissement sensible de leur force électromotrice.

b) Le courant continu peu ondulé, que débitent les *grosses dynamos* et qui est en réalité du courant alternatif redressé, convient aussi à l'électrolyse médicale. Par contre, le courant redressé que débitent les *petites dynamos* ou les *commutatrices* de nos installations autonomes, n'est très recommandable. En effet, en raison du petit nombre de lames que portent les collecteurs de ces machines en miniature, le courant qu'elles redressent est très fortement ondulé et manque de la constance que nous réclamons avant tout pour une action électrolytique indolore.

Il sera dit plus loin que les autres méthodes électrothérapiques, l'ionisation et la galvanisation, ont les mêmes exigences que l'électrolyse.

III

APPAREILS

Collecteur d'éléments. — Les batteries portatives destinées à l'électrolyse contiennent, fixés sur une planchette à l'intérieur de la boîte qui les renferme, un *renverseur de courant* et un *collecteur d'éléments*.

Ces appareils ayant déjà été décrits dans ce livre, nous n'y reviendrons pas.

Rappelons seulement que le collecteur, et surtout le collecteur double, a plutôt pour effet de ménager la batterie, en faisant travailler tour à tour ses divers éléments, que de protéger le malade auquel il n'évite pas une succession de chocs voltaïques.

Rhéostat. — Un *rhéostat* est indispensable pour graduer l'intensité du courant. En raison de la résistance excessive des tissus, ce rhéostat doit être lui-même très résistant. Il y a ici indication à l'emploi des rhéostats de graphite ou mieux encore des rhéostats à liquide.

Le rhéostat suffit à régler le courant des *batteries de piles* et *d'accumulateurs*.

Réducteur de potentiel. — Un *réducteur de potentiel* doit être substitué au rhéostat quand on se sert du courant d'une station centrale : car il y aurait alors danger grave à intercaler le malade dans le circuit, sous la simple protection d'un rhéostat.

Le réducteur de potentiel, ne dérivant qu'une fraction minime du courant vers le malade, réduit ainsi notablement l'intensité du choc voltaïque, en cas d'interruption accidentelle.

Cette précaution doit surtout être observée par les rhinologistes : car un choc voltaïque, même modéré, survenant au cours d'une opération électrolytique faite sur la cloison nasale, peut, en vertu du réflexe de François-Franck, produire une syncope inquiétante.

Milliampèremètre. — L'emploi d'un *milliampèremètre* au cours d'une opération électrolytique est absolument obligatoire. Le seul moyen de contrôler l'effet du travail qui se fait dans les tissus est de connaître à chaque instant l'intensité du courant qui les traverse. Un excellent appareil est le *galvanomètre apériodique de d'Arsonval et Gaiffe*. Le modèle gradué à 25 milliampères suffit aux besoins de l'oto-rhino-laryngologie. Un ampèremètre, étalonné pour laisser passer des courants plus intenses, n'aurait pas une graduation assez large qui permette de lire facilement sur son cadran les différences d'un milliampère, lesquelles, en électrothérapie auriculaire, forment des écarts déjà considérables pour la susceptibilité de l'oreille interne (fig. 279).

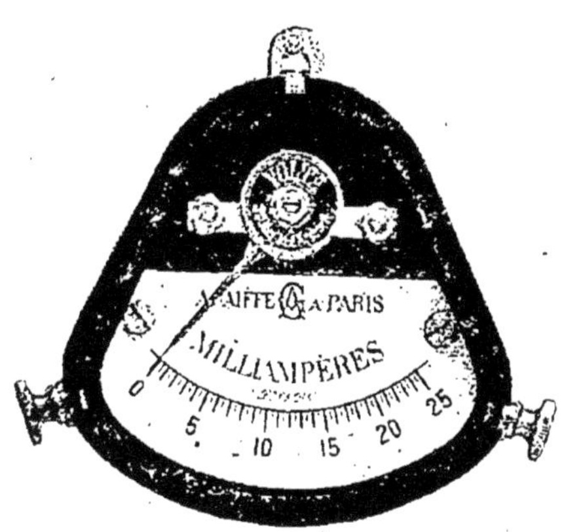

Fig. 279. — *Milliampèremètre de d'Arsonval et Gaiffe.*

On aura bien soin de monter l'ampèremètre et le rhéostat (ou le réducteur de potentiel) *en série*, comme l'indique la figure 280.

Conducteurs. — Les conducteurs souples, qui aboutissent aux aiguilles électrolytiques, seront *fins*, car leur résistance est insignifiante par rapport à celle des tissus ; ils seront *longs*, pour qu'un mouvement intempestif du patient n'exerce pas sur eux une traction capable de rompre le circuit en arrachant l'électrode hors des tissus. Ces conducteurs doivent être parfaitement *isolés* ; car les effets des courts-circuits ne sont pas seulement nuisibles pour les appareils, mais surtout fort pénibles pour les patients. Aussi vaut-il mieux se servir de deux fils indépendants que d'un conducteur unique réunissant ces deux fils dans un même guipage de soie. Pour bien se repérer, on rattachera au pôle positif un conducteur engainé de soie rouge; au pôle négatif, un conducteur engainé de soie verte.

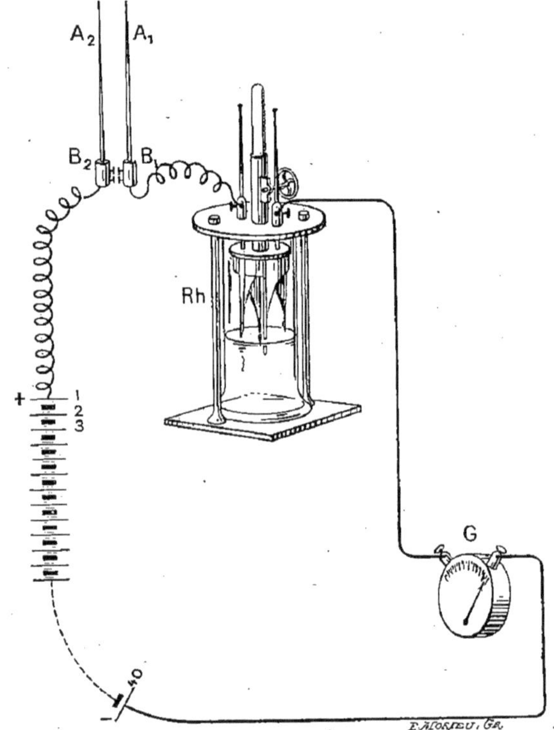

Fig. 280. — *Dispositif d'une opération électrolytique.*
+ —, batterie de 40 éléments couplés en série; G, milliampèremètre; Rh, rhéostat de Bergonié; B_1, B_2, douilles à vis de serrage formant les pôles du circuit; A_1, A_2, aiguilles à électrolyse.

ÉLECTRODES

Densité du courant. — Les électrodes destinées à faire pénétrer les courants dans les tissus sont dites *actives* ou *indifférentes*.

Pour expliquer cette distinction, nous devons faire intervenir un facteur très important en électrothérapie, et dont il n'a pas encore été question : la DENSITÉ ÉLECTRIQUE.

On appelle *densité électrique* d'un courant *le rapport de l'intensité du courant à la section du conducteur* qu'il traverse. Dans les applications médicales de l'électricité, la densité du courant représente le nombre de milliampères qui traversent un centimètre carré d'électrode ; aussi, la surface de l'électrode est-elle une des conditions les plus utiles à considérer quand on applique le courant sous une forme quelconque au corps de l'homme (Bordier) : à ce point qu'elle a plus d'importance encore que la valeur absolue de l'intensité du courant. Il est évident que si l'on fait entrer dans le corps un courant de 100 milliampères par une surface de 1 centimètre carré, on aura des effets autres que si l'on utilise une surface de 100 centimètres carrés. En oubliant de tenir compte de ce facteur, le médecin expose son patient à des douleurs inutiles et parfois à des accidents graves.

Le schéma suivant (fig. 281) aidera à comprendre l'importance de cette notion.

Considérons deux électrodes A et B appliquées en deux points du corps, que traverse un courant allant de A vers B. Si la surface de l'électrode A est vingt fois plus grande que celle de l'électrode B, la densité du courant sera vingt fois moindre au point d'entrée qu'au point de sortie. Le schéma montre qu'en A ce courant est en quelque sorte dilué dans une grande masse de tissus, tandis qu'en B il est concentré sur un très petit espace : aussi y aura-t-il au niveau de l'électrode B (électrode active) des effets électrolytiques bien plus puissants qu'au niveau de l'électrode A (électrode indifférente). En réalité cependant, tout courant continu qui traverse nos tissus exerce sur eux, au point d'application des électrodes, une certaine action électrolytique qu'on ne peut pas absolument annihiler, mais dont on peut faire varier le degré à l'infini, en modifiant l'étendue de la surface d'application de ces électrodes.

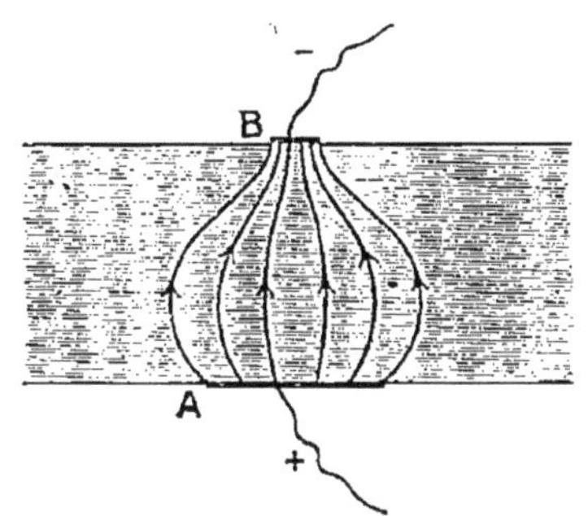

Fig. 281. — *Schéma des variations de la densité d'un courant.*

A, électrode à grande surface (indifférente) ; B, électrode à petite surface (active).

Électrolyse bipolaire et unipolaire. — De là résultent deux procédés très différents d'électrolyse. Celle-ci, suivant la disposition des électrodes, peut être : *a*) bipolaire ; *b*) unipolaire.

a) L'ÉLECTROLYSE BIPOLAIRE est celle où chaque pôle correspond à une électrode active.

b) L'ÉLECTROLYSE UNIPOLAIRE n'utilise qu'un seul pôle. Ce pôle est relié à l'électrode active, l'autre pôle se rattachant à l'électrode indifférente.

L'électrolyse unipolaire comporte deux méthodes secondaires, suivant le pôle auquel on relie l'électrode active.

1° Quand il s'agit de détruire une cicatrice vicieuse, on fait de l'*électrolyse unipolaire négative* : c'est-à-dire qu'on met l'aiguille en communication avec le pôle négatif, car celui-ci produit une destruction plus étendue avec une douleur moindre, et laisse une cicatrice plus souple.

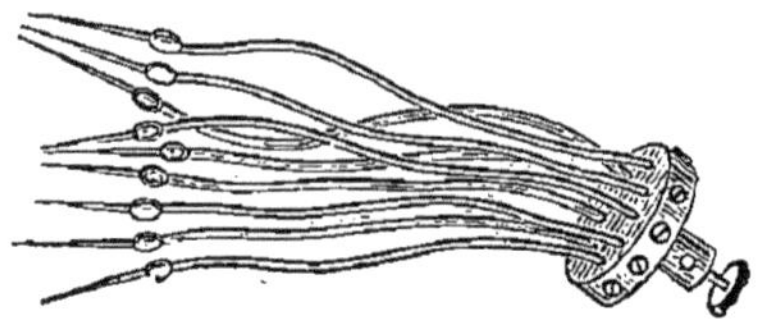

Fig. 282. — *Électrode unipolaire à aiguilles multiples.*

2° Quand on veut provoquer la coagulation du sang dans un angiome ou dans un anévrisme, on fait de l'*électrolyse unipolaire positive*, en rattachant l'électrode active au pôle positif, qui est hémostatique.

On peut, du reste, pratiquer l'électrolyse unipolaire avec plusieurs aiguilles, celles-ci étant toutes mises en communication avec le même pôle (fig. 282).

Pour ces raisons, un même dispositif peut servir pour faire soit de l'*électrolyse*, soit de l'*ionisation*, soit de la *galvanisation*. L'installation sera identique dans tous les cas : *il suffira de faire varier la forme des électrodes.*

Électrodes actives. — Les *électrodes actives*, naturellement petites pour accroître fortement la densité du courant, affectent des formes variées suivant la nature de l'opération électrolytique à accomplir.

En *gynécologie*, on utilise des électrodes intra-utérines de divers calibres, faites en cuivre et ayant la forme d'*hystéromètres*.

En *urologie*, on se sert d'électrodes intra-urétrales ayant la disposition d'*urétrotomes internes*, pour l'électrolyse linéaire, ou de *sondes cylindriques à olives*, pour l'électrolyse circulaire.

En *dermatologie* et en *oto-rhino-laryngologie*, on emploie presque toujours des *aiguilles*.

Aiguilles à électrolyse. — Ces aiguilles sont faites en or, en platine, ou mieux en *platine iridié*, si on les veut inoxydables. On les choisit en *cuivre* ou en *acier*, si l'on désire obtenir des effets chimiques surajoutés : mais ces dernières, qui s'emploient comme anodes, s'oxydent, deviennent rugueuses, et ne peuvent servir qu'une seule fois. Est-il besoin de dire que les aiguilles doivent être aseptisées après chaque séance, attendu que le passage du courant ne les stérilise pas?

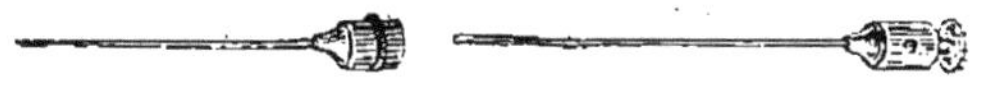

Fig. 283. — *Aiguilles pour électrolyse unipolaire.*
A, aiguille fixée sur douille; B, aiguille fixée sur borne à vis.

La forme des aiguilles varie suivant l'organe qu'on veut traiter.

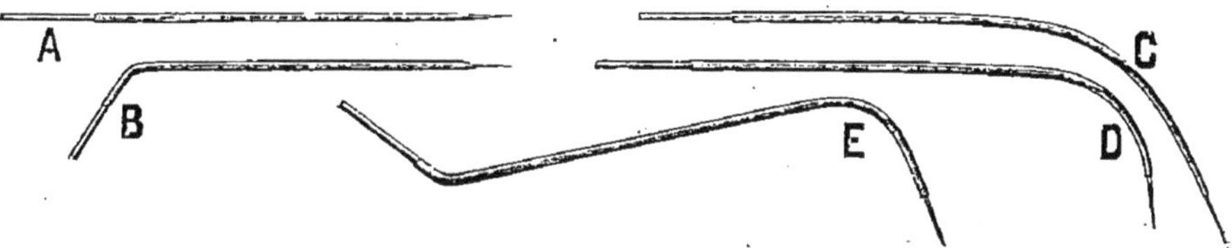

Fig. 284. — *Formes usuelles des aiguilles à électrolyse unipolaire utilisées en oto-rhino-laryngologie.*
A, aiguille droite (oro-pharynx); B, aiguille coudée (nez); C, aiguille courbée (larynx); D, aiguille cintrée (hypo-pharynx); E, aiguille coudée-cintrée (naso-pharynx).

a) Pour la peau et pour les muqueuses superficielles, on emploie de *simples aiguilles droites* ou *coudées* (fig. 283).

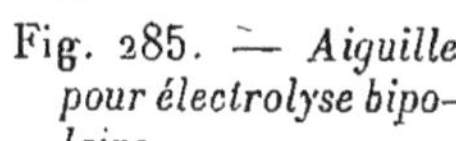

Fig. 285. — *Aiguille pour électrolyse bipolaire.*
Elle se monte sur un manche de galvanocautère.

Elles portent à une extrémité soit une *pièce de raccordement* évidée, analogue à celle des aiguilles des seringues de Pravaz, où la broche qui termine le fil conducteur entre à frottement, ou mieux encore se visse dans une douille filetée ; soit une *borne* où la broche du fil est fixée par une vis de pression. Ce dernier dispositif, quoiqu'un peu plus lourd,

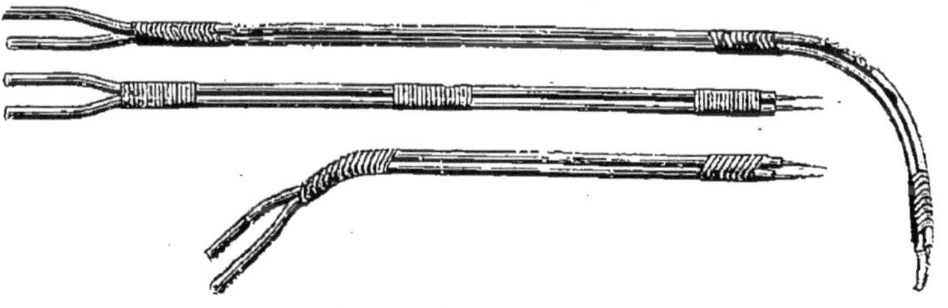

Fig. 286. — *Formes usuelles des aiguilles à électrolyse bipolaire utilisées en oto-rhino-laryngologie.*
Les branches de ces aiguilles se construisent superposées ou juxtaposées latéralement.

est préférable : car il assure une connexion plus solide entre l'aiguille et son conducteur.

Avec des aiguilles ainsi disposées, il est facile de faire à volonté de l'électrolyse unipolaire ou de l'électrolyse bipolaire.

b) Pour les organes profonds, comme le larynx, les aiguilles sont adaptées à des *tiges de cuivre* malléables de forme appropriée, semblables à celles qui supportent les brûleurs des galvanocautères. Tantôt ce sont des aiguilles simples (fig. 284) pour pratiquer l'électrolyse unipolaire, tantôt des aiguilles doubles en fourche pour l'électrolyse bipolaire (fig. 285 et 286).

Dans ce cas, les tiges qui portent les aiguilles se montent sur le même manche que les cautères. Mais alors il est prudent que ce manche soit dépourvu d'interrupteur, ou bien muni d'un contact à verrou : car il serait difficile de maintenir le circuit fermé par la pression digitale sur le bouton de contact des manches ordinaires pendant la durée souvent longue d'une opération électrolytique.

Électrodes indifférentes. — *Les électrodes indifférentes* doivent : *a*) permettre le passage facile du courant ; *b*) réduire au minimum la douleur produite par l'application de ce courant ; *c*) éviter toute action électrolytique appréciable au lieu d'application.

A cet effet, elles auront à satisfaire strictement aux conditions suivantes.

1° Dimensions. — Elles offriront une *surface* aussi grande que possible, afin de réduire considérablement la densité du courant. Pour les intensités habituellement employées en rhinologie, en dermatologie, une surface de 100 centimètres carrés est une bonne moyenne.

2° Structure. — Elles présenteront une *résistance* aussi voisine que possible de celle de la peau. Ainsi, les électrodes usuelles, garnies de la classique peau de chamois, ont une résistance trop faible et causent une sensation de brûlure au point d'application. Mieux vaut les recouvrir de parchemin mouillé, qui a la même résistance que la peau[1] (Bordier). La plus élémentaire propreté conseille, en outre, d'entourer les électrodes d'une toile fine, renouvelée à chaque malade.

L'*humidité de l'électrode* sera obtenue avec de l'*eau pure* et non pas avec de l'eau salée, plus conductrice il est vrai, mais

1. Les expériences de Bordier montrent que le courant éveille d'autant moins la sensibilité cutanée qu'il y a moins de différence entre la résistance de l'électrode et celle de la peau.

capable de produire des effets électrolytiques pénibles. On se sert d'eau à 40°, qui ne produit pas sur la peau l'impression désagréable de l'eau froide, et qui, ramollissant mieux la couche cornée de l'épiderme, diminue sa résistance.

Le *noyau de l'électrode* sera formé d'une plaque de métal malléable, pouvant extemporanément épouser la forme de la région où on l'applique (bras, dos) (fig. 287).

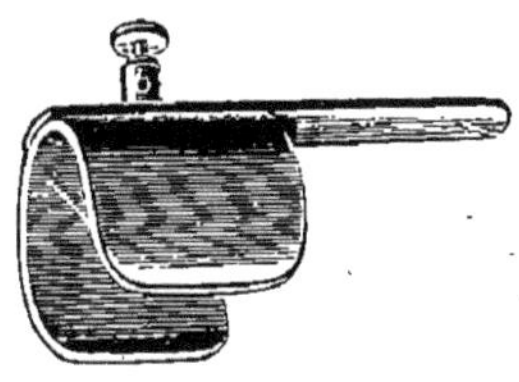

Fig. 287. — *Électrode indifférente pour le bras.*

Le *choix du métal* est de la plus haute importance pour l'électrode indifférente *reliée au pôle positif* (Bordier). Si l'on se sert d'une plaque de cuivre, il s'y produit à la longue un dépôt de carbonate et de sous-oxyde de cuivre. Ces corps sont excessivement résistants ; et comme ils ne forment pas une couche continue, le courant passe par les zones de moindre épaisseur, y prend une densité plus grande, et détermine des escarres. Bordier conseille, pour les électrodes positives, l'*aluminium* ou mieux encore le *cuivre platiné.*

3° Application. — Elles devront être très exactement *appliquées* sur la peau. Pour cette raison, on se sert de plaques souples faciles à modeler sur les parties où on les adapte ; et on les maintient de préférence à l'aide d'une *bande de caoutchouc.* Quand on emploie de fortes intensités, pour l'électrolyse gynécologique, par exemple, on assure le contact intime de l'électrode abdominale en interposant entre elle et la peau une couche d'argile humide.

4° Connexions. — Enfin le conducteur souple doit être fixé à l'électrode indifférente non pas par une broche serrée dans une borne, mais par une *soudure très solide* (Leduc). Dans la médication ionique, qui exige de grandes intensités, il faut absolument éviter tout choc voltaïque dangereux ; ce choc peut se produire avec une broche mal fixée, qu'un mouvement intempestif détacherait de sa borne.

IV

INTERRUPTIONS ACCIDENTELLES

Danger des interruptions accidentelles. — Quelle que soit l'intensité du courant employé, et qui, du reste, est variable suivant l'organe électrolysé, il faut absolument éviter toute interruption, toute saute brusque de courant, d'où pourrait résulter un choc voltaïque.

On ne saurait trop répéter que l'intensité du courant doit partir de zéro, croître lentement jusqu'au maximum voulu, et décroître avec une même régularité pour revenir à zéro.

Il importe donc de bien connaître les principales causes d'interruptions ou de courts-circuits, pour les prévenir : ce qui vaut mieux que de les corriger.

Pendant l'opération électrolytique, on voit se dégager autour des aiguilles une fine mousse gazeuse. Si cette mousse ne se montre pas, et, surtout si le patient n'accuse aucune sensation pénible (car, à tout prendre, l'électrolyse est un procédé douloureux), c'est que le courant ne passe plus.

Interrogez alors l'ampèremètre.

Si l'aiguille marque le maximum, il y a court-circuit en aval de l'ampèremètre.

Si elle est à zéro, il y a court-circuit en amont; ou bien le circuit est interrompu.

Recherchez-en les causes.

Panne d'électrodes. — Il peut y avoir interruption parce que l'aiguille s'est détachée ou parce que l'électrode indifférente s'est déplacée. Remettez les choses en place. — Ou bien encore, l'électrode indifférente a été insuffisamment humectée; et, en se desséchant, elle intercale dans le circuit une résistance très rapidement croissante.

Il se fait parfois un court-circuit, pendant l'électrolyse bipolaire, par contact accidentel entre deux aiguilles mal isolées. Entourez-les d'un mince tube de caoutchouc, qui ne laissera dépasser que la partie pénétrant dans les tissus. — La mousse électrolytique qui s'amasse entre le talon des aiguilles peut aussi faire court-circuit. Épongez-la de temps en temps avec un peu de coton hydrophile.

Panne de conducteurs. — (Voir ce qui a été dit au chapitre « Galvanocaustie ».)

Panne de rhéostat. — (Se reporter au même chapitre.) Si vous soupçonnez que le rhéostat ne fonctionne pas, quoique les vis des bornes où aboutissent les fils soient bien serrées, voici ce qu'il faut faire. Enlevez le rhéostat du circuit et remplacez-le momentanément par un fil de cuivre. Si le courant passe à nouveau, c'est que le rhéostat est détérioré et réclame une réparation chez le fournisseur. Pendant la durée de la réparation, contentez-vous de régler l'intensité du courant avec le collecteur double.

Panne de batterie. — Supposons, ce qui est le cas le plus fréquent, qu'on se serve comme source électromotrice d'une batterie portative, comprenant environ vingt éléments de pile, dont les connexions sont établies par un collecteur fixé sur la boîte qui les contient.

C'est généralement dans la batterie que siège la cause de l'interruption du courant.

Les causes en sont diverses.

a) Une des nombreuses vis dont est munie la batterie peut s'être desserrée pendant le transport, sous l'influence des chocs ou des trépidations, ou bien par suite des variations de température. Vérifiez les contacts, resserrez toutes les vis.

b) Un des éléments peut être mis hors de service, et intercale alors dans la batterie une résistance exagérée, qui en trouble le fonctionnement. La détérioration d'un élément est le plus souvent produite par une des deux causes suivantes : ou bien un vase s'est fêlé et a laissé échapper son liquide ; ou bien la manette du collecteur, ayant été par mégarde laissée à cheval sur deux plots, a établi un court-circuit : une électrode de zinc s'est ainsi complètement corrodée. Remplacez provisoirement les éléments défectueux par les derniers éléments de la batterie, qui, travaillant très peu, sont probablement encore intacts.

c) Les fils qui se rendent des éléments au collecteur peuvent être rongés par les sels grimpants, surtout aux électrodes positives. Vérifiez et rétablissez les connexions par une épissure provisoire. Si vous avez eu la précaution de vaseliner les fils qui se trouvent à l'intérieur de la boîte, au niveau de leurs attaches aux électrodes et aux vis de serrage, vous aurez rarement à constater ce dernier dommage.

Contrôle de la batterie. — Pour vous assurer que l'interruption siège au niveau de la batterie, et pour localiser en quel point de celle-ci elle se trouve, il y a trois moyens : deux bons, un mauvais.

1° Un assez bon moyen consiste à rechercher si une *étincelle de rupture* se produit dans un circuit qui réunit les deux bornes extérieures de la batterie.

Servez-vous, pour établir cette connexion momentanée, non pas d'un des conducteurs souples, dont l'intégrité n'est pas toujours certaine, mais simplement d'un bout de fil de fer. Mettez d'abord en connexion les deux plots extrêmes du collecteur. S'il n'y a pas d'étincelle, interrogez séparément divers groupes de plots jusqu'à ce que vous ayez localisé l'élément défectueux.

Mais n'appliquez pas ce procédé aux batteries faites de petits accumulateurs : car ceux-ci sont fortement endommagés par ces mises en court-circuit répétées, tandis que les piles se régénèrent.

2° Un meilleur moyen consiste à vous servir d'un *galvanomètre* (milliampèremètre). Prenez deux conducteurs intacts, reliés chacun par une de leurs extrémités aux bornes du milliampèremètre, et appliquez successivement leurs deux autres extrémités sur les plots 1 et 2, 2 et 3, etc. Si vous possédez un collecteur double, fixez simplement les extrémités des conducteurs aux bornes de la batterie, et promenez sur chaque collecteur les manettes, en établissant seulement entre elles un écart d'un élément.

3° Un mauvais moyen, ordinairement employé par les ouvriers, consiste à se servir de la *langue* comme galvanoscope. En effet, en appliquant sur sa pointe les deux extrémités des conducteurs, on perçoit un goût métallique : mais on ressent aussi une secousse, qui peut être pénible. On cite le cas d'un médecin qui, voulant vérifier une batterie de 40 éléments, porta les conducteurs à sa langue et resta évanoui pendant une heure.

CHAPITRE XV

L'IONISATION

Ionisation et cataphorèse. — Cette élégante méthode thérapeutique demande à l'électricité non plus des effets caustiques, mais des actions modificatrices locales ou générales (Leduc).

Sous le nom d'*ionisation* ou de *thérapeutique ionique,* on est convenu aujourd'hui de désigner l'introduction de médicaments dans nos tissus par des procédés électrolytiques.

On donnait jadis à ce phénomène le nom de *cataphorèse* ; et l'on admettait que le courant électrique transporte à travers les organes certaines substances *sans les décomposer*.

Il y a ici un malentendu. La cataphorèse et l'ionisation sont deux choses différentes.

En physique, on désigne sous le nom de *cataphorèse* l'entraînement par le courant de molécules chimiques *entières*. Cet entraînement se fait uniquement du pôle positif vers le pôle négatif, en descendant le courant : d'où le nom de cataphorèse (κατὰ, *en bas,* φέρω, *porter*).

La cataphorèse existe réellement. Quand on fait passer un courant continu dans un vase divisé en deux parties par une cloison poreuse, on voit le niveau du liquide s'abaisser du côté positif et s'élever du côté négatif (Porret). Il y a donc *transport en masse* de molécules liquides dans le sens descendant du courant.

Mais c'est tout à fait à tort qu'on a voulu appliquer le « Phénomène de Porret » à la thérapeutique, et expliquer avec la cataphorèse une pénétration des médicaments à travers la peau, par simple action mécanique du courant.

La théorie médicale de la cataphorèse a donc vécu.

On admet aujourd'hui que les molécules des substances médicamenteuses sont réellement *décomposées,* et qu'il y a *transport des ions* par effet électrolytique.

I

PRINCIPE

Expérience de Davy. — Le transport des ions se démontre par l'expérience classique de Davy.

Considérons trois vases, dont le premier contient une solution de *potasse,* le deuxième, de l'*eau,* le troisième, une solution de *sulfate de soude.* Relions respectivement ces vases deux à deux avec des mèches de coton mouillé (fig. 288).

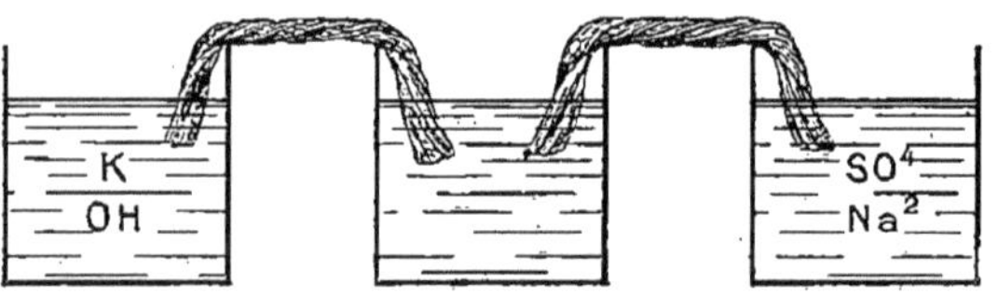

Fig. 288. — *Expérience de Davy* (avant le passage du courant).

Plongeons dans le premier vase une électrode positive, plongeons dans le troisième vase une électrode négative, et faisons passer un courant. Au bout d'un certain temps, nous trouverons dans le premier vase, outre la potasse préexistante, de l'acide sulfurique. Et, dans le troisième vase, nous verrons qu'au sulfate de soude est venue s'adjoindre de la potasse (fig. 289).

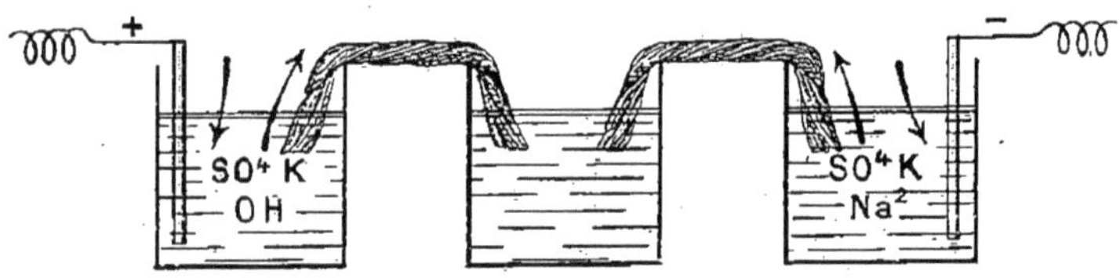

Fig. 289. — *Expérience de Davy* (pendant le passage du courant).

Il y a donc eu transport du cathion $\overset{+}{K}$ vers la cathode et transport de l'anion $\overline{SO^4}$ vers l'anode.

En un mot, le passage du courant électrique détermine dans ce système *un double mouvement de sens inverses,* par lequel les anions remontent vers l'anode et les cathions descendent vers la cathode.

Transport des ions dans l'organisme. — Des phénomènes

analogues ont lieu dans le conducteur représenté par le corps humain. En employant, pour introduire le courant électrique dans les tissus, non plus des électrodes métalliques qui produisent les phénomènes caustiques étudiés dans un chapitre précédent, mais des *électrodes-électrolytes* formées par des solutions aqueuses de sels, d'acides ou de bases, on effectue, entre le corps et ces électrodes, des *échanges ioniques* qui se résument en ceci : *le courant fait pénétrer dans les tissus des cathions sous l'anode et des anions sous la cathode.*

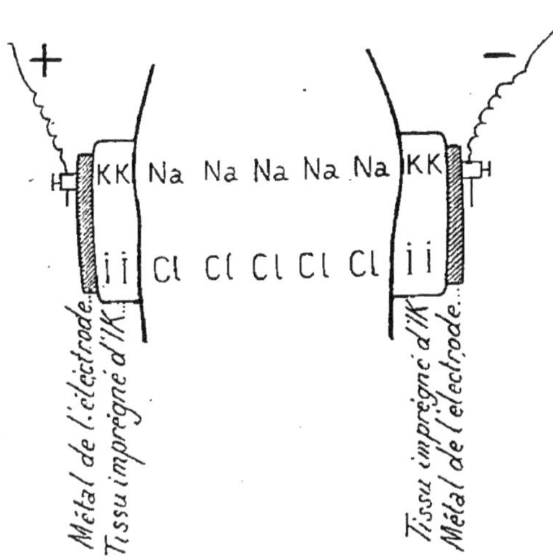

Fig. 290. — *Positions des ions avant le passage du courant* (d'après ZIMMERN).

Supposons, avec Leduc, que, dans le système de Davy, le vase du milieu soit représenté par notre corps, assimilable, nous l'avons dit, à une solution faible de chlorure de sodium. Admettons que les vases extrêmes soient remplacés par des électrodes imbibées d'une solution d'iodure de potassium. Pendant le passage du courant, le cathion potassium pénètrera dans les tissus, sous l'anode, pour se diriger vers la cathode ; et l'anion iode entrera sous la cathode pour se porter vers l'anode. Les figures 290 et 291 indiquent ce transport.

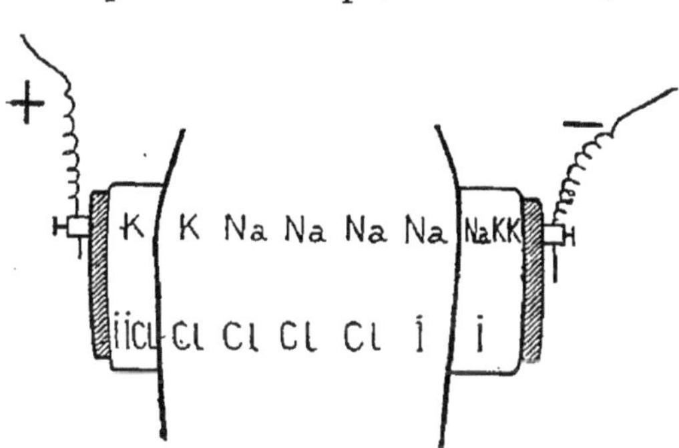

Fig. 291. — *Positions des ions après le passage du courant* (d'après ZIMMERN).

On a longtemps soutenu que, dans ce cas, l'absorption se fait simplement par la peau, sans intervention du courant électrique. Les expériences élégantes de Leduc prouvent l'action réelle de l'électrolyse en l'espèce.

Leduc applique dans l'oreille d'un lapin un tampon de coton imbibé d'une solution de sulfate de strychnine. Ce tampon peut y demeurer indéfiniment sans produire le moindre effet toxique. Mais, vient-on à relier ce tampon à une anode et à appliquer en un point quelconque du corps une cathode formée d'une solution de chlorure de sodium : dès que passe un courant suffisamment intense, le lapin est pris d'accidents tétaniformes mortels. En effet, le cathion strychnine a dû traverser le corps de l'animal pour se rendre à la cathode qui l'attire. — Si l'on fait passer le courant en sens contraire, l'animal ne présente aucun signe d'empoisonnement : attendu que le cathion strychnine, se trouvant d'emblée situé à la cathode, qui est son but, n'a aucune tendance à pénétrer dans l'organisme.

Et voici une expérience inverse. En se servant comme électrode d'une solution de cyanure de potassium, qui doit sa toxicité à l'anion cyanogène, on tue le lapin avec des accès de convulsions cloniques, à condition que le cyanure soit placé à la cathode ; car, mis à l'anode, il ne produit aucun effet toxique.

Effets de l'ionisation. — La supériorité de la thérapeutique ionique sur la thérapeutique par ingestion ou par injection consiste, d'après Leduc, en ce que la première détermine la *substitution des ions* médicamenteux aux ions de l'organisme, tandis que la vieille thérapeutique effectue seulement une *superposition des ions*. En effet, non seulement le courant électrique fait pénétrer des substances nouvelles dans le corps, mais aussi, par une action inverse, il en fait sortir celles qui s'y trouvent. C'est ainsi qu'on élimine de l'économie certains poisons minéraux à travers la peau saine, à l'aide des bains hydro-électriques.

Ainsi donc, l'anode est la porte de sortie des anions humoraux et la porte d'entrée des cathions médicamenteux. Inversement, la cathode voit sortir les cathions endogènes et entrer les anions exogènes.

Ionisation générale. Ionisation locale. — A ce propos, il est intéressant de remarquer que la diffusion des ions dans les tissus varie beaucoup suivant la substance employée.

a) Tantôt l'ionisation a un *effet général*, comme le prouve l'expérience de Leduc sur le lapin strychnisé. Bordier a également montré que si l'on applique à un goutteux une anode faite de chlorure de lithium, on voit à ce niveau : 1° le cathion lithium pénétrer dans l'organisme ; 2° l'anion acide urique en sortir.

b) Tantôt l'ionisation a seulement un *effet local*. A l'inverse du cathion strychnine, le cathion cocaïne ne diffuse pas ; il produit seulement l'anesthésie au niveau de la zone recouverte par l'anode, sans provoquer le moindre phénomène général d'intoxication. On a proposé ce procédé d'électrococaïnisation pour obtenir impunément, chez les sujets à intolérance cocaïnique, l'anesthésie locale de la pituitaire : mais la complication du dispositif instrumental est un obstacle à son emploi courant. — Telle est aussi l'influence sclérolytique, signalée par Leduc, de la cathode formée par une solution de chlorure de sodium. L'anion chlore, pénétrant à son niveau dans les tissus sous-jacents, ramollit et fait résorber les formations scléreuses. C'est ainsi que dans l'otite moyenne adhésive ou cicatricielle on pourrait employer avec quelque utilité une cathode chlorure de sodium introduite dans le conduit auditif, l'électrode indifférente (anode) étant placée sur le bras du malade.

Il semble, en effet, qu'avant d'être plus ou moins absorbée, la substance ionisée se combine momentanément avec les tissus à l'endroit malade.

La marche du médicament subit parfois, au-dessous de l'électrode, un temps d'arrêt de durée variable. L'iode n'apparaît dans l'urine qu'au bout de six heures et s'élimine encore le troisième jour. Le lithium ne se montre dans l'urine qu'après vingt-quatre heures.

II

APPAREILS

Sources électromotrices. — Mêmes appareils que pour l'électrolyse usuelle. Leduc conseille de disposer d'une force électromotrice de 40 à 50 volts : laquelle, si l'on évalue la résistance minima des tissus à 500 ohms, donnera une intensité maxima de 100 milliampères.

Solutions. — L'introduction électrique des ions exige des précautions aussi minutieuses que la pratique de l'asepsie (Leduc). Si l'on dissout les substances actives dans de l'eau quelconque, si l'on ne fait pas un choix spécial de la matière spongieuse constituant l'électrode, on obtiendra un effet tout différent de celui auquel on s'attend.

Les solutions actives seront faites avec de l'eau distillée, soigneusement conservée à l'abri de l'air.

Elles ne doivent pas être concentrées : car elles renferment alors moins d'ions actifs que les solutions étendues. Dans la pratique, on adopte en général, le titre de 1 à 2 pour 100.

Électrodes. — Les électrodes du commerce — les vulgaires plaques d'étain recouvertes de peau de chamois — seront rejetées. L'électrode métallique doit être noyée dans une épaisse couche d'ouate ou de tissu de coton hydrophile : *a*) *préalablement lavée* à l'eau distillée, car elle ne doit contenir aucune autre substance électrolytique que celle qu'on veut employer ; *b*) *très épaisse*, pour protéger la peau contre l'introduction des *ions parasites*, nés au niveau du métal qui constitue le noyau de l'électrode.

Leduc recouvre l'électrode d'un tissu de coton hydrophile, plié en huit ou seize épaisseurs. D'ailleurs, pour mettre davantage encore les tissus à l'abri des ions parasites, l'anode métallique doit être faite, autant que possible, du métal de la solution électrolytique.

A. — Quand on pratique une *ionisation générale* (traitement de la goutte par l'ion lithium, de l'épilepsie par l'ion brome, du rachitisme par l'ion calcium, de la syphilis par l'ion mercure, etc.), les électrodes doivent être aussi grandes que possible. Pour circonscrire exactement la surface d'introduction, on applique sur la peau une feuille de taffetas gommé dans laquelle on a ménagé une fenêtre ; et on comprime sur elle l'électrode-électrolyte.

La fixation de l'électrode réclame notre attention. Le meilleur moyen de l'assurer est de maintenir celle-ci sur un membre à l'aide d'une bande de caoutchouc de 50 centimètres de longueur et de 5 centimètres de largeur, modérément serrée, dont les bouts sont arrêtés avec une pince à forcipressure (Maingot). Toutes les fois qu'on le pourra, on utilisera de préférence, comme électrode, un *bain* de bras ou de jambe.

B. — Quand on pratique une *ionisation locale*, l'électrode active est de dimensions plus réduites.

Dans les fosses nasales, on place un cylindre d'ouate engainant une tige métallique, qu'il est d'ailleurs assez difficile de maintenir exactement.

L'ionisation de l'oreille moyenne se fait en remplissant le conduit auditif avec une solution tiède, dans laquelle plonge l'électrode (un fil de cuivre) sans toucher aux parois cutanées.

Technique. — L'ionisation est une méthode thérapeutique assez pénible, tout au moins au début : mais, au bout de quelques minutes, la sensation devient supportable. L'intensité du courant à employer varie suivant la sensibilité de l'organe, et suivant l'étendue de l'électrode, qui règle la densité du courant. Dans l'oreille, quelques milliampères seulement sont tolérés, pendant cinq ou dix minutes. Avec une très grande électrode, on peut utiliser jusqu'à 80 ou 100 milliampères pendant trois quarts d'heure, temps nécessaire pour ioniser efficacement les plasmas (Larat).

Une surveillance attentive des régions ionisées est recommandée. Des escarres accidentelles peuvent s'y produire. Elles ne sont cependant à craindre, avec les solutions électrolytes usuelles de chlorure de sodium, que si les téguments présentent des surfaces dénudées (écorchure, bouton) vers lesquelles le courant se canalise en prenant une très grande densité. On en est prévenu par une douleur vive, par une sensation de brûlure circonscrite. Il est facile de parer à cet inconvénient en recouvrant préalablement de collodion tout point où l'intégrité de l'épiderme paraît suspecte.

CHAPITRE XVI

LA GALVANISATION

Avantages. — La galvanisation[1] est un procédé de physiothérapie très souvent employé en médecine.

Il n'entre pas dans le plan de cet ouvrage d'en donner les indications diagnostiques et thérapeutiques. Qu'il suffise de dire que la galvanisation est supérieure aux autres procédés d'électrisation (faradisation, voltaïsation sinusoïdale, franklinisation), à cause de

1. Louis GALVANI (1737-1797), médecin, né à Bologne (États de l'Église).

Il est connu par une expérience célèbre faite en 1789, et due au hasard.

Galvani avait fait préparer par sa femme des cuisses de grenouilles, destinées à composer un bouillon médicinal. Il suspendit ces cuisses à son balcon de fer, à l'aide de fils de cuivre qui accrochaient leurs nerfs sciatiques. Le vent soufflait avec force et faisait balancer les demi-grenouilles. Galvani observa alors que chaque fois que l'extrémité inférieure d'une patte venait au contact du balcon, la patte était secouée par une violente contraction musculaire.

Cette expérience, souvent répétée et toujours avec succès, eut un très grand retentissement dans les milieux scientifiques de l'Europe. Mais Galvani se trompa sur sa signification et eut le grand tort d'y voir la manifestation d'une *force vitale* qu'il admettait à priori.

Galvani en conclut que le cerveau de tous les animaux sécrète un fluide spécial, analogue à l'électricité, et que les nerfs le conduisent dans tout le corps. Cette électricité se condenserait dans les muscles comme dans une bouteille de Leyde.

Volta reprit ces recherches et en donna l'explication vraie, en montrant que l'électricité ainsi produite était d'origine extérieure et non point d'ordre physiologique.

Il vit que, pour réussir l'expérience de Galvani, deux conditions étaient nécessaires : 1° la présence de *deux métaux différents* : 2° l'existence d'un *circuit fermé*, formé en l'espèce par la cuisse de grenouille touchant d'un côté le fer, de l'autre côté le cuivre. Il prouva que, dans l'expérience de Galvani, la cuisse de grenouille n'intervient pas pour produire de l'électricité : elle est seulement, par ses contractions, un agent révélateur du phénomène, comme le bleuissement de l'amidon est l'indicateur de la présence de l'iode.

Et, pour conclure, Volta inventa la pile électrique.

la précision que l'on peut donner à ses applications, ce qui assure à ses effets un maximum d'efficacité.

Le courant galvanique s'emploie *seul* ou *combiné* au courant faradique.

I

PRINCIPE

Effets généraux. — La galvanisation consiste à faire passer un courant continu (courant galvanique) à travers les tissus, afin d'y provoquer certaines modifications *nutritives* ou *dynamiques*, tout en cherchant à réduire au minimum les effets électrolytiques, qu'il est impossible de supprimer d'une façon absolue.

Elle diffère de l'électrolyse en ce qu'elle transforme l'énergie électrique, non plus en énergie chimique, mais, pour ainsi dire, en *énergie physiologique*.

RÉSISTANCE DU CORPS HUMAIN

Valeur de la résistance. — Certains physiologistes font varier la résistance du corps humain entre 200 et 900 000 ohms. C'est manquer de précision. Il est vrai que, pour l'évaluation d'une résistance de ce genre, on se heurte à de grosses difficultés, dont la principale est que le corps humain, formé d'os, de sang, de chair, constitue un conducteur tout ce qu'il y a de moins homogène.

La résistance électrique du corps humain est la *résistance opposée par l'organisme au déplacement des ions* (Leduc).

Causes de la résistance. — La résistance du corps humain est la totalisation des résistances individuelles opposées au courant par les divers tissus qu'il traverse. Elle est généralement plus élevée chez les femmes que chez les hommes : d'environ 1/7e.

La fièvre, en augmentant la température du corps, fait baisser sa résistivité électrique.

La *peau* est le tissu le plus résistant. Elle doit cette qualité à la résistivité de l'épiderme. Jolly, enlevant l'épiderme par l'application d'un vésicatoire, a fait tomber, dans un cas, la résistance de l'organisme de 190 000 ohms à 640 ohms !

La couche cornée de l'épiderme est extraordinairement résistante. Cette résistance varie suivant son épaisseur. On trouve de 40 000 à 100 000 ohms entre les deux mains d'un ouvrier, 5 000 ohms seulement entre les deux mains d'un employé de bureau.

En outre, l'épiderme offre à l'état *sec* une résistivité bien plus considérable que quand il est humide.

Les *enduits sébacés* sont également très résistants.

Voici, d'après Eckart, la résistivité comparée de nos tissus à l'état sain, en prenant comme unité la résistivité du tissu musculaire :

Muscles	1
Tendons	1,8 à 2,5
Nerfs	1,6 à 2,4
Cartilages	1,8 à 2,3
Os	16 à 22.

Entre les lèvres et le rectum, la résistance n'est que de 800 à 1 000 ohms.

A *l'état pathologique,* la résistance des téguments subit des variations qui peuvent avoir une certaine importance pour le diagnostic.

« Supposez que vous voyiez entrer dans votre cabinet : *a*) une *hystérique* avec troubles mentaux ; *b*) un *basedowien* ; *c*) un sujet *sain*....

« Placez-vous dans des circonstances expérimentales identiques pour chacun de ces trois sujets, et vous trouverez probablement que la résistance, chez la malade hystérique, est plus élevée que chez le sujet sain ; et que, chez le basedowien, elle est au contraire très inférieure à la résistance normale (Zimmern). »

Décroissance de la résistance. — La résistance de l'organisme *décroît par le passage du courant.* Très marquée au commencement, cette diminution de résistance se ralentit, puis cesse. On passe ainsi par trois phases : 1° phase de maximum initial ; 2° phase de décroissance ; 3° phase de minimum définitif.

La principale cause de cette décroissance de la résistance est l'imbibition de la couche cornée de l'épiderme par le liquide imprégnant les électrodes. La vaso-dilatation des capillaires cutanés en est aussi un facteur.

II

SOURCES ÉLECTROMOTRICES

Forme du courant. — La galvanisation a les mêmes besoins que l'électrolyse. Le *courant continu* seul lui est applicable.

Tension du courant. — La *tension* du courant doit être encore plus élevée que pour l'électrolyse. En effet, la résistance des tissus est ici beaucoup plus grande ; puisque, les deux électrodes étant appliquées en surface, le courant surmonte la double résistance de la peau aux deux points de contact. Cette résistance a pour valeur minima 500 ohms (dans l'électrolyse elle peut tomber au-dessous de 100 ohms).

Intensité du courant. — L'*intensité* du courant est toujours faible, précisément en raison de cet excès de résistance. Les courants galvaniques utilisés pour la galvanisation oto-rhino-laryngologique, par exemple, dépassent rarement 20 milliampères. Cette intensité peut atteindre 100 milliampères en gynécologie.

Constance du courant. — La *constance* du courant est ici tout aussi indispensable qu'en matière d'électrolyse. Cependant, en raison de l'excessive résistance des tissus qui réduit considérablement le débit des piles, on peut utiliser, sans grand inconvénient, des éléments à polarisation facile.

Choix de la batterie. — Mêmes générateurs d'énergie électrique que pour l'électrolyse.

Le médecin, qui pratique beaucoup plus souvent la galvanisation que les autres procédés d'électrisation, a surtout besoin d'une *batterie très élastique*: c'est-à-dire d'une batterie qui, employée journellement, puisse fournir pendant plusieurs semaines le courant nécessaire sans être rechargée ; et qui, d'autre part, puisse rester inactive pendant longtemps, tout en étant toujours prête à fonctionner.

Les ACCUMULATEURS ne sont pas à recommander, puisqu'il faut les faire recharger régulièrement, et qu'ils se déchargent spontanément, même sans travailler. On ne les utilisera pour la galvanisation que si, entre temps, on peut les faire servir à d'autres usages (endoscopie, galvanocaustie, etc.).

Les PILES sont plus avantageuses.

a) Si l'on se sert d'une *batterie portative*, ce qui est, pour le praticien, le cas le plus fréquent, on choisira une *batterie à immersion* dont le nettoyage, le remplissage et le changement des zincs soit facile.

Conviennent surtout les *piles au bisulfate de mercure*.

Conviennent également, mais au second plan, les *piles au bichromate de potasse*, moins constantes. Leur force électromotrice est grande, ce qui réduit le nombre des éléments à transporter. Et on ne peut pas trop leur reprocher leur polarisation facile : car cette polarisation ne se produit guère ici, en raison du très faible débit que leur impose la grande résistance du circuit extérieur.

b) Dans les hôpitaux et les cliniques, mieux vaut se servir d'une *batterie fixe*. On préfèrera alors les *piles Leclanché* ou les *piles de Lalande et Chaperon* (voir page 599).

Voici, d'après Heller, le nombre d'éléments nécessaires, couplés en série, pour obtenir une intensité voulue, étant donnée telle ou telle résistance opposée par le corps.

Ce tableau s'applique aux piles au bichromate, dont la force électromotrice est de 2 volts. Il faut compter moitié plus d'éléments si l'on se sert de piles ayant une force électromotrice voisine de 1,5 volt (éléments Gaiffe, éléments Leclanché).

NOMBRE D'ÉLÉMENTS	INTENSITÉ APPROXIMATIVE EN MILLIAMPÈRES, LA RÉSISTANCE DU CORPS ÉTANT DE :			
	100 ohms.	500 ohms.	1000 ohms.	5000 ohms.
10	75 MA	30 MA	15 MA	2 MA
15	110 —	45 —	20 —	4 —
24	140 —	75 —	35 —	7 —
32	160 —	85 —	50 —	10 —
40	180 —	100 —	60 —	12 —
48	200 —	125 —	75 —	15 —

Les batteries portatives sont enfermées dans une boîte et présentent, suivant les fabricants, divers *dispositifs d'immersion*, qui tous ont pour effet de séparer automatiquement les zincs du liquide excitateur quand la boîte est fermée pour le transport : ce qui les met à l'abri d'une négligence pouvant détruire les zincs et épuiser le liquide par une immersion intempestive.

III

APPAREILS

Dispositif d'ensemble. — Le dispositif du *circuit extérieur* sera le même que pour l'électrolyse. La boîte contenant la batterie porte un *collecteur double*, un *renverseur de courant* et un *combinateur de Watteville* permettant la galvano-faradisation simultanée.

Seront intercalés en série dans le circuit un *rhéostat* et un *milliampèremètre*.

Électrodes. — Les électrodes sont *actives* ou *indifférentes*. En l'espèce, elles diffèrent seulement par l'étendue de leur surface et par leur mode d'application : car elles doivent toutes remplir les conditions que nous avons indiquées en étudiant l'électrode indifférente de l'électrolyse unipolaire. Elles seront constituées : *a*) soit par des plaques d'aluminium, recouvertes de parchemin mouillé, et fixées avec un lien de caoutchouc, à la fois élastique et isolant, qui assure un bon contact de l'électrode sur la peau ; *b*) soit par des tampons à manche, faits des mêmes matières, qu'on promène à la surface des téguments. Il ne peut être donné ici que des indications générales à cet égard : car la forme des électrodes varie à l'infini suivant les organes auxquels on les destine.

La résistance des tissus au passage du courant tient à deux causes principales.

1° *La résistance de la peau.* — On diminuera cette résistance en humectant les électrodes avec de l'eau tiède (40°) ; l'eau froide ramollit moins bien l'épiderme, et, d'ailleurs, produit une sensation très désagréable. Surtout, ne jamais employer d'eau salée, qui expose les téguments à de désagréables effets électrolytiques.

Il y a aussi avantage à enlever, par un savonnage, la couche sébacée qui couvre la peau, et qui accroît encore sa résistance. Celle-ci, dans de bonnes conditions, doit varier entre 1 000 et 20 000 ohms (moyenne : 3 000-5 000 ohms).

2° *L'écartement des électrodes.* — Ce second facteur est bien moins important à considérer que le précédent : en effet, en faisant varier cette distance, on ne modifie guère la résistance que de quelques centaines d'ohms.

Rappelons que plus les électrodes sont petites, plus la sensation produite par le passage du courant est pénible : car la *densité* du courant est ainsi notablement accrue. Or, comme assez souvent, pour la galvanisation du nerf olfactif ou du nerf auditif par exemple, l'étroitesse des cavités naturelles nous oblige à employer des petites électrodes, il faut, pour éviter à la fois les effets douloureux et électrolytiques, *réduire l'intensité du courant proportionnellement à la diminution de la surface des électrodes.*

Méthode de direction. Méthode polaire. — On accordait jadis une grande importance au *sens* de la direction du courant dans les tissus, lui attribuant une action différente suivant qu'il était *ascendant* (centripète) ou *descendant* (centrifuge) par rapport aux centres nerveux. On sait aujourd'hui que le sens du courant est un facteur sans importance pratique.

La MÉTHODE DE DIRECTION a donc été remplacée par la MÉTHODE POLAIRE ou mieux *unipolaire.*

Celle-ci consiste à agir sur la partie malade avec *un seul pôle.*

Le pôle *positif* est *calmant.*

Le pôle *négatif* est *excitant.*

L'*électrode active,* placée sur l'organe malade, est assez réduite. L'*électrode indifférente* est formée d'une plaque très large, appliquée sur une région plus ou moins distante du point malade (nuque ou bras, quand on galvanise une oreille).

La *galvanisation stabile,* où les électrodes demeurent immobiles, est moins excitante que la *galvanisation labile,* qui promène les électrodes à la surface des téguments.

Les *interruptions* et surtout les *renversements de courant* ont une action excitante énergique. Ils sont, d'ailleurs, pénibles à supporter.

CHAPITRE XVII

LA FARADISATION

Historique. — La faradisation est le procédé d'électrisation qui obtint la plus grande faveur des médecins au siècle dernier, à cause de la simplicité instrumentale dont elle se contente, et en raison de l'énergie des effets physiologiques qu'elle provoque.

La « faradisation localisée », imaginée par Duchenne de Boulogne, a réalisé, d'ailleurs, un des plus beaux progrès de l'électrothérapie. Cependant cette méthode thérapeutique, en raison même des abus et des méfaits qu'entraîna sa trop grande vulgarisation, voit aujourd'hui ses indications se restreindre. Elles sont réclamées, d'une part, par la *galvanisation*, d'autre part, par la *voltaïsation sinusoïdale*.

I

PRINCIPE

Effets physiologiques. — La faradisation consiste à faire passer un courant dit *faradique* à travers l'organisme, pour exciter d'une façon intensive la peau, les muscles, les nerfs, l'intestin, etc. De toutes les formes de courants, c'est la plus apte à provoquer la contraction du tissu musculaire lisse ou strié. L'énergie électrique serait ici transformée en *énergie physiologique*.

Les effets chimiques du courant faradique sont extrêmement faibles, parce que chaque émission de courant a une durée très courte, et parce que chacune neutralise jusqu'à un certain point l'action électrolytique de l'émission précédente. On ne peut cependant pas dire que cet effet chimique soit nul, comme l'est celui de l'électrisation avec un courant alternatif sinusoïdal.

II

BOBINE DE RUHMKORFF

Structure. — Le courant faradique est produit dans la *bobine d'induction* inventée à Paris par Masson, en 1842, et construite sous sa direction par Ruhmkorff.

Pour cette raison, le nom de *bobine de Ruhmkorff* est indistinctement donné à toutes les bobines d'induction, bien que construites et modifiées par d'autres fabricants.

La bobine de Ruhmkorff est *un transformateur* (voir page 99).

C'est un transformateur à circuit magnétique ouvert, essentiellement élévateur de tension.

Ainsi que tout transformateur, cette bobine d'induction comprend deux circuits et un noyau (fig. 292).

1° Un *circuit inducteur primaire*, formé d'une bobine droite sur laquelle s'enroule un fil de cuivre isolé assez gros, ayant en moyenne de $5/10^e$ à $7/10^e$ de millimètre de diamètre. Ce fil décrit de 100 à 800 tours, suivant la grandeur de la bobine. Sa résistance est faible : elle varie de 1 à 5 ohms. Il peut donc être alimenté par une petite source électromotrice, incapable de produire la moindre étincelle apparente.

2° Une carcasse ou *noyau de fer doux*, formant l'axe de la bobine primaire et ayant pour effet de renforcer l'action inductrice du courant primaire, lequel, grâce à cela, peut acquérir une

1. La bobine de Ruhmkorff valut à son constructeur, et non à son auteur, le prix Volta.

Ce prix fut fondé par Bonaparte, en 1800, au cours de la campagne d'Italie, « pour donner en encouragement une somme de 60 000 francs à celui qui, par ses « expériences et ses découvertes, fera faire à l'électricité et au galvanisme un pas « comparable à celui qu'ont fait faire à ces sciences Franklin et Volta. »

Il est curieux que ce prix n'ait encore été décerné à aucun Français. On l'a attribué trois fois : à un Allemand, Ruhmkorff, pour la construction de la bobine d'induction ; à un Belge, Gramme, pour l'invention de la dynamo ; à un Américain, Graham Bell, pour la découverte du téléphone.

Claude fait remarquer que la bobine de Ruhmkorff, qui, il y a soixante-dix ans, excita à un si haut point l'admiration du monde savant, demeura longtemps sans utilité industrielle, lorsque simultanément, dans ces dernières années, elle se trouva dotée de deux applications étonnantes : la radiologie et la télégraphie sans fil.

tension atteignant 50 volts. Ce noyau est formé d'un faisceau de fils de fer vernis, qui prend et perd très vite le magnétisme produit par le passage du courant.

3° Un *circuit induit secondaire,* formé d'une autre bobine engainant la première et sur laquelle s'enroule un fil de cuivre très mince, ayant 1/10e de millimètre de diamètre, recouvert d'une couche isolante d'émail souple. Sa longueur est considérable. Il décrit généralement de 3000 à 10000 tours; et, dans les grandes bobines d'induction, il développe plusieurs kilomètres.

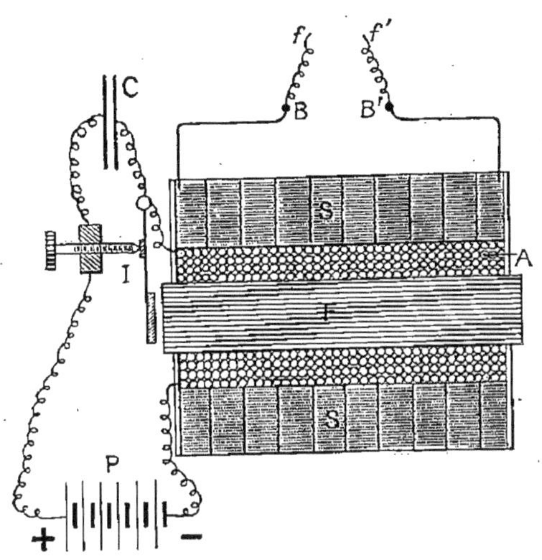

Fig. 292. — *Coupe d'une bobine d'induction.*

F, faisceau de fils de fer doux isolés; A, circuit primaire; S, circuit secondaire; B, B', bornes du circuit secondaire; *f, f'*, fils recueillant les courants induits; P, source électromotrice; I, interrupteur à marteau; C, condensateur.

Au lieu d'enrouler ce fil par couches, on le dispose sous forme de galettes perpendiculaires à l'axe de la bobine, que l'on juxtapose en les reliant en série. Ainsi le potentiel va graduellement croissant d'une extrémité à l'autre de cette bobine (Guerre).

Dans les bobines secondaires à haute tension — bobines industrielles — l'isolement du circuit induit doit être parfait. On le réalise en séparant chaque couche de fil par du papier paraffiné, puis en noyant l'ensemble dans un bain de paraffine chaude.

La résistance des bobines secondaires est forte. Elle varie généralement entre 100 et 900 ohms.

Tension et intensité du courant faradique. — A. — La *tension* du courant faradique dépend de trois facteurs variables : 1° nombre des tours de l'enroulement secondaire ; 2° intensité du courant inducteur ; 3° rapprochement des deux bobines. Elle s'élève parallèlement à la valeur de ces facteurs. Nous savons qu'elle est accrue par la présence d'un électro-aimant au centre de la bobine inductrice.

On arrive ainsi, à l'aide d'un courant primaire ayant une tension maxima de 10 ou 20 volts, à obtenir des courants secondaires possédant une tension de 30 000 volts. Dans les grandes bobines, cette tension monte jusqu'à 100 000 volts et donne des étincelles de plusieurs décimètres de longueur ; on obtient alors les mêmes effets que ceux des machines électrostatiques.

B. — Mais inversement, suivant les lois de la transformation, l'*intensité* du courant induit diminue à mesure que croît sa tension. Elle n'est, en général, que de quelques milliampères : ce qui explique que, malgré ce haut voltage, exagéré encore par la self-induction, l'étincelle de rupture ne présente pas de danger sérieux. Cette étincelle fait défaut quand on ferme le circuit secondaire sur un corps conducteur : rôle que joue le corps humain en électrothérapie.

Danger des grandes bobines. — Cela est vrai pour les petites bobines que les médecins utilisent dans la faradisation musculaire. Au contraire, les grandes bobines d'induction sont infiniment plus dangereuses que les machines électrostatiques, qu'elles tendent à supplanter : parce qu'à voltage égal elles débitent une quantité d'électricité bien plus élevée.

Sens du courant faradique. — La pile envoie au circuit primaire un courant galvanique continu. Pour que ce dernier puisse faire naître les phénomènes de l'induction, il faut qu'il soit transformé en *courant galvanique interrompu* (ne pas confondre avec le courant alternatif). Cela s'obtient à l'aide d'un INTERRUPTEUR qu'on intercale sur un des fils qui joint la pile au circuit primaire (voir pages 48 et 182).

Au moment où l'interrupteur ferme le circuit primaire, il s'y produit un *état variable de fermeture* auquel correspond nécessairement dans le circuit secondaire une *onde induite de fermeture*.

Au moment où l'interrupteur ouvre, rompt le circuit primaire, il s'y produit un *état variable d'ouverture* auquel correspond dans le circuit secondaire une *onde induite d'ouverture* (ou de rupture).

Dans l'intervalle de ces deux ondes, aucun courant n'existe dans le circuit secondaire, puisque le courant inducteur prend alors un *état permanent* dans le circuit primaire : état permanent que nous savons être incapable d'induire une force électromotrice quelconque.

Les ondes induites de fermeture et d'ouverture présentent des différences physiques, qui ont une très grande importance physiologique.

En raison de la self-induction, l'onde de fermeture a une durée plus longue mais une tension plus faible que l'onde d'ouverture (voir page 53).

Si les pôles de l'induit sont mis en connexion par l'intermédiaire du corps humain, la secousse éprouvée par celui-ci est beaucoup plus forte à l'ouverture qu'à la fermeture du courant. Si même la résistance des tissus est excessive, il peut se faire que seule l'onde induite d'ouverture ait une tension suffisante pour les impressionner.

Le courant faradique d'ouverture (ou de rupture) est donc toujours prépondérant. Sa direction est prise comme repère pour étalonner les bornes des bobines d'induction, qui portent ainsi les signes + et —.

Cette notation serait évidemment inadmissible si les deux ondes de sens contraires avaient la même tension.

III

SOURCES ÉLECTROMOTRICES

Tension du courant inducteur. — Le *courant continu* convient seul pour alimenter le primaire de la bobine d'induction. La *tension* de ce courant peut être très faible, attendu que la résistance du circuit primaire des bobines médicales varie entre 1 et 5 ohms.

Une *force électromotrice* de 4 volts est suffisante ; elle peut même descendre à 2 volts pour les petites bobines d'induction qu'emploient les praticiens.

a) La plupart des *appareils portatifs* sont munis d'un seul élément au bichromate de potasse (F. é. m. environ 2 volts).

Cependant, pour se garder des éclaboussures du liquide corrosif, qui sont toujours à craindre pendant le transport de ces appareils, même avec les éléments les mieux fermés, ou encore des dégâts qu'un renversement accidentel cause aux vêtements, aux meubles, aux tapis, il est bien préférable de se servir de *piles sèches*. En raison de leur moindre force électromotrice (F. é. m. environ 1,5 volt), on doit employer deux éléments couplés en série.

L'effet de la polarisation est négligeable, car le courant continu est incessamment rompu par l'interrupteur ; la pile se régénère donc pendant chaque pause.

b) Pour les *installations fixes*, le dispositif le plus simple consiste à se brancher sur réseau urbain à courant continu ; il suffit d'intercaler comme résistance une lampe à incandescence. Si non, on prendra des éléments Leclanché ou de Lalande.

Intensité du courant inducteur. — L'*intensité* du courant envoyé dans le circuit primaire de la bobine d'induction médicale est en moyenne de 2/3 d'ampère. Les éléments de pile pourront donc avoir un volume très réduit.

D'ailleurs, l'intensité nécessaire dépend de la grandeur de la bobine, et constitue, ainsi que la résistance, des quantités connues. C'est ce qu'on nomme le *régime de la bobine*. Ce régime est indiqué sur chaque bobine par le constructeur.

IV

APPAREILS

Inconvénients des petites bobines. — Les petits appareils d'induction portatifs, renfermant dans une boîte de faible volume la pile, la bobine et tous les accessoires — si commodes en apparence, et malheureusement si répandus — ont deux inconvénients très sérieux. *a*) Ils comportent des *bobines à fil trop fin*, car on y compense la longueur insuffisante du fil secondaire par la réduction exagérée de son diamètre. *b*) Ils donnent des *interruptions trop rapides*. Ce sont de médiocres appareils, assez dangereux, qu'il faut laisser aux industriels des foires. On ne doit pas s'étonner de voir la faradisation, faite dans de telles conditions, décourager le médecin par son inefficacité et mécontenter le malade : car de telles bobines ne peuvent produire que de l'inutile douleur (Bordier).

Conditions d'une bonne bobine. — Quelles sont donc les conditions que doit remplir un bon appareil d'induction médical ?

Quatre conditions sont à retenir :

1° Les *bobines* ne doivent pas présenter des dimensions trop réduites, pour ne pas nécessiter l'emploi de fil trop fin dans l'enroulement secondaire[1].

2° L'*interrupteur* doit avoir une vitesse réglable à volonté.

3° Un *condensateur* sera placé en dérivation sur le circuit primaire.

4° La *graduation* de l'intensité du courant doit pouvoir se faire dans des limites très étendues.

Interrupteurs. — Un bon interrupteur doit pouvoir donner un nombre d'intermittences facile à faire varier extemporanément dans des limites étendues, de 1 à 50 à la seconde. Quarante intermittences par seconde suffisent pour provoquer la tétanisation des muscles. Plus rapides, elles sont dangereuses en électrothérapie (Bordier).

Divers modèles d'interrupteurs ont été adoptés. Leurs indications diffèrent selon la grandeur de la bobine, et en vue de la précision du travail qu'on leur demande.

Ils sont fondés, d'ailleurs, sur des principes différents, suivant qu'on emploie le courant faradique pour la thérapeutique, pour des recherches physiologiques, pour la radiothérapie, etc.

A. — Dans les petites bobines médicales courantes, on adopte un interrupteur automatique à trembleur, analogue à celui des sonneries électriques.

Toutefois, les « trembleurs » ne peuvent fournir que des intermittences très rapides. Aussi leur préfère-t-on des interrupteurs à vitesse variable, dont le type le plus apprécié des électrothérapeutes est l'*interrupteur à levier*.

Nous empruntons à Zimmern le schéma ci-contre (fig. 293).

Cet interrupteur est constitué : 1° par une palette de fer doux AB, mobile autour d'un axe horizontal; 2° par un levier métallique *cr*, en forme d'équerre, également articulé autour d'un autre axe horizontal.

Quand la palette a une position horizontale, elle ferme le circuit

1. Duchenne (de Boulogne) aimait à répéter qu'il devait à « la puissance de son appareil » les merveilleux résultats que lui donnait l'*électrisation localisée*.

primaire. Mais à ce moment même le noyau de la bobine s'aimante, et il attire en bas l'extrémité B de la palette ; celle-ci oscille autour de son axe, et, soulevant son autre extrémité, rompt le circuit en A. Immédiatement l'action magnétique cesse ; la palette reprend alors sa position horizontale primitive. De nouveau s'aimante le noyau de la bobine : et ainsi de suite.

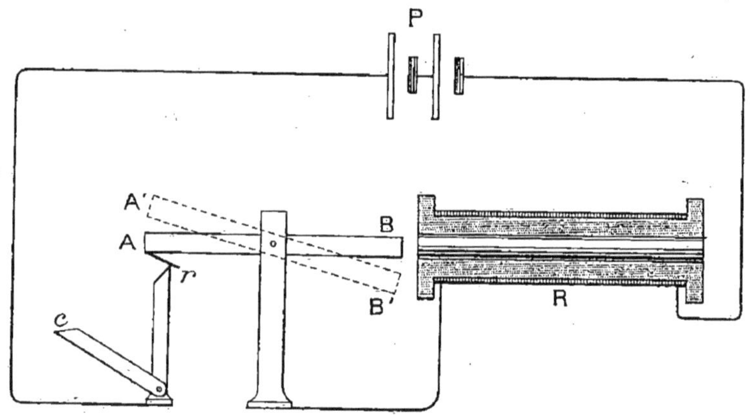

Fig. 293. — *Schéma de l'interrupteur à levier.*

R, bobine d'induction ; AB, palette mobile ; *cr*, levier en équerre ; *r*, ressort de contact ; P, pile.

Remarquons que le contact de la palette avec le levier se fait au point *r* par l'intermédiaire d'un *ressort*, dont le degré de flexion varie avec le point d'attaque du levier. On peut modifier à volonté l'amplitude des oscillations de la palette, en relevant ou abaissant la branche verticale du levier. On obtient ainsi des intermittences variant de 1 à 50 par seconde.

B. — Dans les laboratoires de physiologie, où la durée des interruptions doit être exactement chronométrée, on adopte l'*interrupteur à métronome de Bergonié* (voir page 182).

C. — Sur les grandes bobines, ces interrupteurs ne peuvent être employés : car, bien qu'on ait soin de recouvrir de platine les points de contact pour éviter les oxydations, et malgré la présence d'un condensateur de Fizeau, l'étincelle de rupture y détermine un arrachement du métal. Cela se produit dès que la tension du courant primaire dépasse trente volts.

Dans ce cas, on utilise :

a) Soit un *interrupteur de Foucault*, où l'étincelle jaillit entre une pointe de platine et un godet de mercure, recouvert d'une couche d'alcool qui refroidit cette étincelle.

b) Soit un *interrupteur de Wenhelt* ; cet interrupteur électrolytique est actuellement très employé pour les grandes bobines d'induction destinées à la radiologie (voir page 184).

Condensateur de Fizeau. — Un *condensateur* de Fizeau sera placé en dérivation sur le circuit primaire, de part et d'autre de l'interrupteur.

Cet appareil supprime l'étincelle de rupture qui, du fait de la self-induction de la bobine primaire, éclate normalement entre les contacts du trembleur. Au lieu de franchir cet intervalle sous forme d'étincelle, l'extra-courant trouve alors dans le condensateur un chemin plus facile.

La suppression de l'étincelle de rupture a de grands avantages.

A. — *Au point de vue physique. a*) La puissance de la bobine est accrue. En effet, l'étincelle, qui n'est jamais instantanée, prolonge la durée de l'état variable d'ouverture du courant primaire. A travers un condensateur, la décharge se fait beaucoup plus vite. La variation de flux du courant primaire, rendue ainsi plus brusque, induit dans le circuit secondaire une onde d'ouverture plus intense.

b) Les vibrations de l'interrupteur deviennent beaucoup plus régulières.

c) Enfin les contacts de l'interrupteur s'oxydent moins vite.

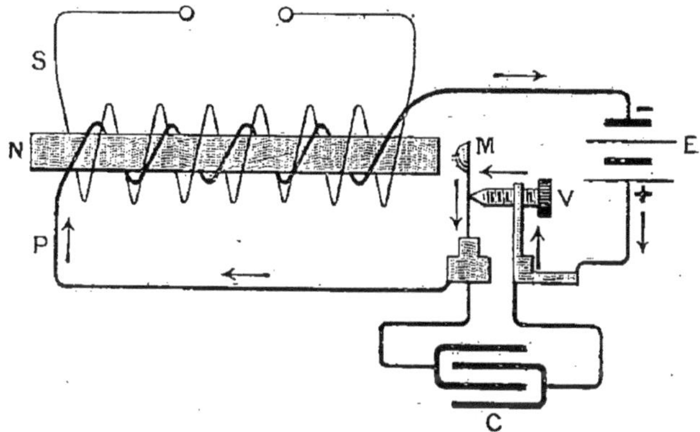

Fig. 294. — *Schéma d'une bobine d'induction avec condensateur.*

E, pile; N, noyau de fer doux; P, enroulement primaire; S, enroulement secondaire; M, marteau de l'interrupteur; V, vis de réglage; C, condensateur shunté sur l'interrupteur. — Dans la position du marteau figurée sur ce schéma, le courant émis par la pile E passe de la vis de réglage V dans la tige du marteau M, circule alors dans le primaire et aimante le noyau de fer doux N. Celui-ci attire le marteau M : par suite de ce déplacement, le contact entre la vis de réglage et la tige du marteau est rompu; le courant primaire s'interrompt, le noyau de fer doux se désaimante et cesse d'attirer le marteau M; ce dernier, sollicité par l'action d'un ressort, reprend sa position première et rétablit le contact MV; le courant passe de nouveau dans l'enroulement primaire. Et ainsi de suite.

B. — *Au point de vue physiologique.* On réduit au minimum

l'irritation des téguments par le passage du courant, sans que l'effet de la faradisation musculaire en soit atténué[1] (fig. 294).

Condensateurs d'électricité. — Nous donnerons seulement quelques indications sur les condensateurs, qui intéressent peu les médecins à qui ce livre est destiné.

Les condensateurs jouent en électricité statique un rôle assez analogue à celui que remplissent les accumulateurs en électricité dynamique. Chargés par une source à très haut potentiel (machine électrostatique, bobine de Ruhmkorff), ils emmagasinent, condensent l'électricité : mais ils la restituent brusquement sous forme d'étincelle, et non pas lentement sous forme de courant, comme le font les accumulateurs.

Le condensateur le plus anciennement connu est la célèbre *bouteille de Leyde*.

Tout condensateur est formé de deux lames métalliques portant des charges de signes contraires, séparées par une lame isolante, faite d'un corps dit *diélectrique* (verre, paraffine, mica).

Les condensateurs plans, qu'on utilise actuellement, ressemblent d'autant plus aux accumulateurs qu'ils sont constitués d'un certain nombre de lames métalliques paires et d'un même nombre de lames métalliques impaires, respectivement reliées entre elles (fig. 295).

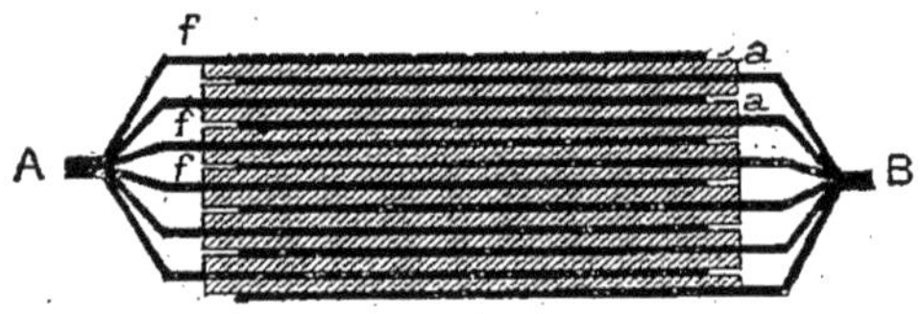

Fig. 295. — *Dispositif d'une batterie de condensateurs plans.*

f, f, f, feuilles métalliques conductrices ; *a, a*, lames de mica isolantes ; A, borne reliée aux feuilles métalliques d'ordre impair ; B, borne reliée aux feuilles métalliques d'ordre pair.

Le condensateur de Fizeau, dont il est ici question, est formé de feuilles d'étain séparées par des feuilles de papier imprégnées de paraffine.

Ainsi qu'une *self* (c'est-à-dire comme un système de self-induction) un *condensateur* fonctionne à la manière d'un ressort-tampon.

Il emmagasine l'énergie électrique due à l'extra-courant de rupture, pour la restituer ensuite : mais il travaille en sens inverse de la self.

En plaçant sur le circuit primaire de la bobine de Ruhmkorff un condensateur qui ait une capacité correspondante à celle de sa self, on agit comme si l'on mettait en opposition deux ressorts de même force. Le premier se détend en tendant l'autre ; et ils amortissent ainsi mutuellement la brusquerie de leurs actions[2].

1. La sensation physiologique que produit une bobine donnée est très différente suivant que cette bobine est munie ou non d'un *condensateur*. Il faut essayer plusieurs condensateurs différents sur une même bobine, et choisir celui qui éveille la sensation cutanée minima (Bordier).

2. La mise en série sur circuit à courant alternatif d'un condensateur et d'un

Dispositifs de graduation du courant. — La graduation du courant faradique peut se faire de deux manières : soit en réglant le courant primaire, soit en réglant le courant secondaire.

1° Le *réglage du courant primaire* s'obtient ordinairement comme il suit :

a) Tantôt on enfonce plus ou moins le noyau de fer doux dans la bobine primaire. Le courant est minimum quand le noyau en est retiré ; il s'accroît à mesure que le noyau y pénètre plus profondément.

b) Tantôt on intercale entre la bobine et le noyau un tube de laiton, métal amagnétique, qui a pour effet de supprimer l'influence de l'électro-aimant. Ce tube est mobile. Plus il recouvre le noyau, plus il atténue le courant dans le primaire.

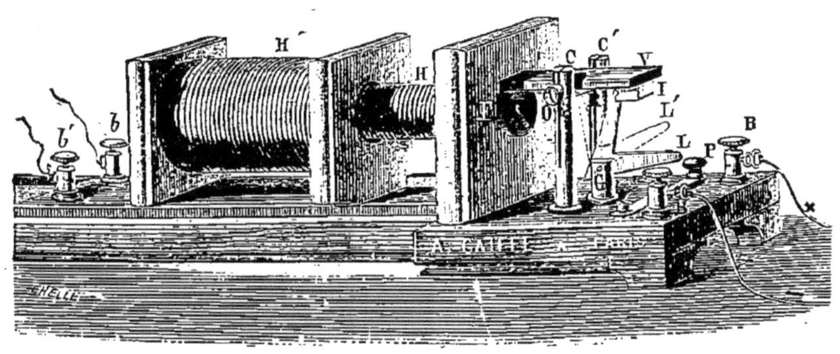

Fig. 296. — *Appareil faradique à chariot.*

Ces deux dispositifs sont surtout appliqués aux appareils portatifs. On les emploie indifféremment.

2° Le *réglage du courant secondaire* est réalisé le plus souvent en faisant varier les rapports respectifs des deux bobines. La bobine secondaire est portée sur un chariot qui peut être avancé ou reculé à l'aide d'une crémaillère, de façon à recouvrir ou à découvrir complètement la bobine primaire. Dans le premier cas, le courant induit est maximum ; dans le second cas, il tombe à zéro (fig. 296).

Ce dispositif, imaginé par Dubois-Reymond, donne la graduation

solénoïde produisant une self-induction intense donne lieu au curieux phénomène de la *résonance*, qui accroît considérablement la tension du courant alternatif.

La télégraphie sans fil, la thérapeutique par la haute fréquence mettent à profit les phénomènes de la résonance électrique.

la plus exacte. On l'adapte surtout aux appareils d'induction fixes : il est le seul admis pour les expériences de physiologie. Il permet, en outre, l'emploi de bobines secondaires *interchangeables*, à enroulements différents.

Parmi les appareils utilisables en médecine, l'*appareil à chariot de Dubois-Reymond*, modifié par Gaiffe, est un des plus avantageux (fig. 297).

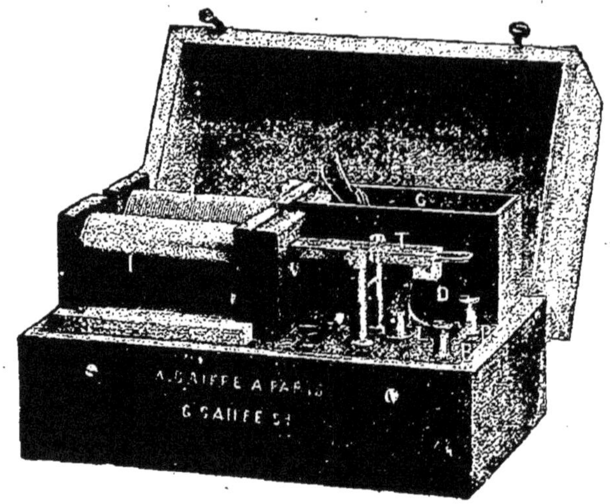

Fig. 297. — *Appareil faradique portatif à bobines interchangeables.*

Il comporte deux bobines induites : l'une à fil gros et court (résistance : 1 ohm); l'autre à fil mince et long (résistance : de 500 à 2 000 ohms).

On pourrait aussi régler le courant secondaire par l'intercalation d'un rhéostat dans son circuit. Ce dispositif est peu utilisé.

Électrodes. — Les électrodes sont semblables à celles qu'on emploie pour la galvanisation. On peut, sans inconvénient, les choisir de petite surface, car les courants faradiques ont très peu d'action chimique. Cependant, comme la bobine de Ruhmkorff possède un pôle positif et un pôle négatif, il y a lieu, ici encore, de différencier les électrodes en *électrodes actives* et *électrodes indifférentes*.

Si l'on emploie un courant de gros fil (courant de quantité) dont la tension est faible, les électrodes doivent être mouillées et très exactement appliquées, comme quand on pratique la galvanisation.

Si l'on emploie un courant de fil fin (courant de tension) dont la tension est forte, il n'est pas nécessaire d'humecter les électrodes. Ainsi, on promène souvent sur la peau sèche, pour y provoquer une vive excitation, une électrode en forme de pinceau métallique.

Courants de quantité. Courants de tension. — Au point de vue électrothérapique, les deux éléments les plus importants à considérer dans un appareil à faradisation sont le diamètre du fil de la bobine induite et la durée des interruptions.

1° *Diamètre du fil de la bobine induite.* — *a*) Les bobines à gros fil donnent des courants dont l'intensité est assez forte mais dont la tension est faible, puisqu'on ne peut faire faire à ce fil qu'un petit nombre de tours. En raison de leur minime résistance, elles ont peu de self-induction, et engendrent, par conséquent, un extra-courant très modéré. On nomme vulgairement *courants de quantité* les courants faradiques ainsi débités.

b) Les bobines à fil fin donnent des courants dont l'intensité est très faible[1] mais dont la tension est très élevée, attendu que ce fil décrit un très grand nombre de tours. En raison de la forte résistance de ce circuit, il s'y fait une énergique self-induction, d'où naît un extra-courant puissant. On nomme ces courants *courants de tension*[2].

2° *Durée des interruptions.* — Les interruptions lentes excitent la contractilité musculaire. Les interruptions rapides épuisent cette contractilité ou provoquent des contractures.

a) Si l'on veut agir sur la *sensibilité* (traitement d'une aphonie fonctionnelle), on choisira une bobine induite à fil fin avec interruptions rapides. On obtiendra ainsi une action stimulante mais douloureuse.

b) Si l'on veut réveiller la *contractilité musculaire* (traitement d'une paralysie laryngée), on choisira une bobine induite à gros fil et on fera des interruptions lentes. Le courant induit de gros fil est peu douloureux et possède seul une intensité suffisante pour faire énergiquement contracter les muscles. D'autre

1. La tension du courant induit dans les bobines secondaires utilisées pour l'allumage des automobiles est de 20 000 volts. Son intensité est très faible : elle se mesure en millionièmes d'ampères. Ce courant est désagréable à percevoir mais absolument inoffensif.

2. C'est seulement quand on fait usage d'*électrodes sèches* qu'on observe une grande différence entre le courant de tension et le courant de quantité. Le courant de la bobine à fil fin est alors plus difficile à supporter que celui de la bobine à gros fil. Cette différence disparaît quand on se sert d'électrodes humides, qui diminuent la résistance de l'épiderme. Parfois, à engainement égal, le courant d'une bobine à fil moyen est même plus désagréablement perçu que celui d'une bobine à fil fin (Zimmern).

part, les interruptions lentes (2 à 3 par seconde) produisent des contractions musculaires bien rythmées ; elles préviennent ainsi le tétanos musculaire et l'épuisement consécutif que risquent de provoquer des interruptions trop rapides. C'est ce dernier effet qu'on obtient le plus souvent avec les petits appareils portatifs, maniés d'une façon quelconque, dont l'enroulement trop fin et les intermittences trop rapides exposent le muscle paralysé à la contracture secondaire.

L'*excitation directe* d'un muscle produit une contraction moins énergique que l'*excitation indirecte* de ce muscle par l'intermédiaire de son nerf moteur. Dans les deux cas, d'ailleurs, les excitations sont prédominantes quand l'électrode active est reliée à la *cathode*. Elles sont plus énergiques, dans l'état normal, à l'*ouverture* (rupture) qu'à la fermeture du courant[1].

Si l'on ne dispose pas d'une bobine secondaire à gros fil, on peut se servir directement du courant de la bobine primaire, dont l'effet thérapeutique est à peu près le même.

V

INTERRUPTIONS ACCIDENTELLES

Panne de batterie. — Bien souvent la bobine d'induction refuse de fonctionner entre les mains des médecins, ce qui se reconnaît ordinairement au silence du trembleur. C'est même là l'état normal des appareils portatifs qui traînent dans nos salles d'hôpital.

La cause de l'interruption siège souvent au niveau de la pile ou de l'interrupteur : surtout dans les appareils médicaux usuels, envisagés ici tout particulièrement.

La pile portative, ayant de petites dimensions, s'épuise très vite ; elle devra être remplie au moins deux fois par mois avec du liquide frais. La solution acide de bichromate prend alors une

1. Cette règle s'applique aussi et surtout à la galvanisation des muscles striés. Elle s'exprime cliniquement par la formule suivante :

$$NF > PF \geqslant PO > NO.$$

Dans la réaction d'Erb, dite *réaction de dégénérescence*, la formule s'inverse et devient :

$$NO > PO > PF > NF.$$

teinte verdâtre, qui indique sa neutralisation. En outre, on grattera avec un couteau les électrodes souvent encrassées de cristaux violets d'alun de chrome. Les zincs usés seront remplacés. Les charbons qui ont longtemps servi devront aussi être renouvelés.

Quand il s'agit de piles sèches, aucune réparation n'est possible. Il n'y a qu'à remplacer les éléments épuisés par des éléments neufs.

Panne d'interrupteur. — C'est l'organe le plus délicat de l'appareil d'induction, surtout sur nos appareils portatifs munis d'un interrupteur à marteau. Ayez bien soin de ne pas déplacer sans nécessité la *vis de contact*, et de ne pas modifier la position que lui a donnée le fabricant, laquelle est, pour chaque appareil, la position de choix, établie après essais.

Le *marteau* doit se trouver normalement à un millimètre du noyau de fer doux qui l'attire. Si cela n'est pas, démontez le marteau et courbez avec précaution son ressort pour l'amener à la distance convenable.

Nettoyez de temps à autre au papier d'émeri fin la vis platinée et la région correspondante du ressort, où se trouve rivée une mince lame de platine.

Surtout, jamais d'huile sur le trembleur : il en résulterait des arrêts de courant.

Il arrive souvent qu'un interrupteur, même en bon état, ne peut pas démarrer de lui-même. Aidez-le à se mettre en marche, en donnant une très légère impulsion au marteau avec le doigt.

Autres pannes. — Lorsque ni la pile ni l'interrupteur ne peuvent être incriminés, il y a lieu : *a*) de vérifier tous les contacts, de resserrer les bornes à fond, et de voir s'il n'y a point de cristaux ou de poussières isolantes interposées ; *b*) de contrôler l'intégrité des fils conducteurs ; *c*) de rechercher s'ils sont bien fixés aux électrodes.

Les petits appareils ne peuvent être essayés qu'en appliquant sur la peau les électrodes préalablement mouillées : car ils ne débitent pas un courant de tension suffisante pour que deux doigts secs, simplement posés sur les bornes de cuivre, souvent enduites d'un vernis isolateur, puissent percevoir des secousses.

SIXIÈME PARTIE

LES DISTRIBUTIONS URBAINES D'ÉLECTRICITÉ

CHAPITRE XVIII

LES TRANSFORMATEURS ROTATIFS (MOTEURS-GÉNÉRATEURS ET COMMUTATRICES)

Réseaux électriques. — Les pages qui vont suivre exposeront des notions très élémentaires sur les distributions industrielles de l'énergie électrique, surtout considérées à l'intérieur des villes.

Il n'est pas inutile d'expliquer aux médecins le fonctionnement des réseaux électriques sur lesquels ils sont placés ; de leur dire comment est fabriquée, comment est transportée l'énergie électrique qu'ils utilisent de plus en plus dans leurs cabinets. Ceux-là même qui n'ont chez eux qu'une simple installation d'éclairage domestique, pourront trouver ici quelques renseignements avantageux.

Nous étudierons les distributions urbaines de *courant continu* et les distributions urbaines de *courants alternatifs*.

Nous ferons précéder cette étude d'un court exposé sur les *transformateurs rotatifs*, qui sont, sous des formes et à des titres divers, tant employés aussi bien dans les usines d'où part le courant que dans nos cabinets où il arrive : admirables machines, qui disciplinent l'électricité et la plient à toutes nos exigences.

Nous terminerons par un aperçu sur les *pertes à la terre*, danger constant qui nous menace insidieusement, et par l'indication des précautions à prendre contre ce « guet-apens électrique » dont beaucoup d'entre nous n'ont pas souci de se garantir.

I

CLASSIFICATION DES TRANSFORMATEURS

Transformateurs immédiats et différés. — Les générateurs d'énergie électrique ne produisent pas toujours cette énergie *au moment* ni *sous la forme* où l'on a besoin de l'utiliser. Il faut donc pouvoir la « transformer ».

Les appareils qui effectuent cette transformation portent le nom générique de TRANSFORMATEURS.

On les divise en deux grandes classes (Hospitalier) :

1° Les TRANSFORMATEURS IMMÉDIATS, dans lesquels l'utilisation se fait au moment même de la transformation. Ces transformateurs sont fondés sur le principe de l'*induction*.

2° Les TRANSFORMATEURS DIFFÉRÉS, dans lesquels le moment de production peut être séparé du moment d'utilisation par un intervalle de temps théoriquement indéfini. A ce groupe appartiennent les transformateurs *électrochimiques*, nommés *accumulateurs*.

Il ne sera question dans ce chapitre que des transformateurs immédiats : les transformateurs différés ont déjà été étudiés.

A cet égard, on ne peut s'empêcher de faire remarquer que si les transformateurs différés (accumulateurs) ne conviennent qu'à l'utilisation du seul courant continu, au contraire les transformateurs immédiats ont surtout pour effet de mettre en valeur les courants alternatifs. Nous ne connaissons pas encore, dit Graetz, le *courant idéal* et *parfait* qui posséderait à la fois, comme le continu, la faculté d'accumulation, et, comme l'alternatif, la souplesse de transformation : laquelle, somme toute, donne à ce dernier, au moins dans l'industrie, sa supériorité actuelle.

Rôle des transformateurs immédiats. — Un courant électrique quelconque se définit par deux ordres de caractères :

1° par ses QUALITÉS, c'est-à-dire par sa *tension*, son *intensité*, et, dans le cas de courant alternatif, par sa *fréquence* ;

2° par sa FORME, suivant qu'il est *continu*, *interrompu*, *ondulé*, *faradique*, *alternatif*, *sinusoïdal* (monophasé, diphasé, triphasé).

Un transformateur peut agir à volonté sur les qualités seules du courant, ou, à la fois, sur ses qualités et sur sa forme. On voit donc de quelle élasticité nous jouissons pour approprier l'énergie électrique, qui nous est fournie, au but précis de son utilisation.

Transformateurs immédiats *statiques* et *dynamiques*. — Parmi les transformateurs immédiats (ou transformateurs d'induction) nous retiendrons seulement, pour ce qui peut nous intéresser pratiquement, une division en deux groupes, fondée sur le type général de leur construction.

1° Les TRANSFORMATEURS STATIQUES ne comprennent aucune pièce en mouvement, ce qui leur assure une grande simplicité et une forte robustesse.

Ils ne conviennent malheureusement qu'aux courants alternatifs, et ont seulement pour effet de modifier leur tension et leur intensité, sans pouvoir agir sur leur fréquence ou sur leur nombre de phases. Nous les avons étudiés (voir page 97).

2° Les TRANSFORMATEURS DYNAMIQUES sont appelées aussi ROTATIFS, parce qu'ils comportent des pièces mobiles où les phénomènes de l'induction sont produits par la rotation d'enroulements.

Ces transformateurs, plus compliqués, plus chers, plus fragiles que les précédents, ayant en outre un moins bon rendement, sont cependant très employés. En effet :

a) d'une part, ce sont les seuls qui puissent *transformer le courant continu* ;

b) d'autre part, seuls aussi ils peuvent *faire varier la fréquence des courants alternatifs* ou *modifier leur forme* (changement du nombre de phases).

Transformateurs dynamiques *indirects* et *directs*. — Les transformateurs dynamiques rotatifs se subdivisent eux-mêmes en deux catégories :

1° Les TRANSFORMATEURS INDIRECTS transforment les courants indirectement en passant par une forme intermédiaire d'énergie, qui est l'énergie mécanique. On les nomme *moteurs-générateurs*.

2° Les TRANSFORMATEURS DIRECTS effectuent directement la transformation des courants. On les nomme *commutatrices* (ou *convertisseurs rotatifs*).

Les moteurs-générateurs et les commutatrices, étant très souvent utilisés pour l'établissement de nos installations électromédicales à domicile, vont être sommairement étudiés.

Le tableau suivant, emprunté à Hospitalier, montre quels sont les divers modes de transformation des courants que nous pouvons effectuer, et avec quels appareils nous les réalisons.

NATURE DES COURANTS A TRANSFORMER	COURANT CONTINU	COURANT INTERROMPU	COURANT REDRESSÉ	COURANTS ALTERNATIFS		
				SIMPLE	DIPHASÉS	TRIPHASÉS
CONTINU	TRANSFORMATEURS ROTATIFS DIRECTS OU INDIRECTS	TREMBLEUR DE NEEF, INTERRUPTEUR DE WEHNELT	»	COMMUTATRICES	COMMUTATRICES	COMMUTATRICES
INTERROMPU	»	»	»	BOBINE DE RUHMKORFF	»	»
REDRESSÉ	»	»	»	»	»	»
ALTERNATIF SIMPLE	MOTEURS-GÉNÉRATEURS OU COMMUTATRICES, CONVERTISSEUR A VAPEUR DE MERCURE	SOUPAPES MÉCANIQUES	SOUPAPES ÉLECTROLYTIQUES	TRANSFORMATEURS STATIQUES	COMBINAISON DE CONDENSATEURS, DE BOBINES DE SELF-INDUCTION ET TRANSFORMATEURS PAR INDUCTION	TRANSFORMATEURS PAR INDUCTION
ALTERNATIFS DIPHASÉS	COMMUTATRICES	»	»	»	TRANSFORMATEURS PAR INDUCTION	TRANSFORMATEURS SCOTT
ALTERNATIFS TRIPHASÉS	COMMUTATRICES	»	»	TRANSFORMATEURS PAR INDUCTION	TRANSFORMATEURS SCOTT	TRANSFORMATEURS PAR INDUCTION

II

MOTEURS-GÉNÉRATEURS

Principe. — Deux dynamos sont montées sur un même arbre de rotation. L'une, réceptrice, reçoit un courant préformé, qui la met en mouvement. L'autre, génératrice, entraînée par la première dont son axe la rend solidaire, transforme ce mouvement en un courant néoformé (fig. 298).

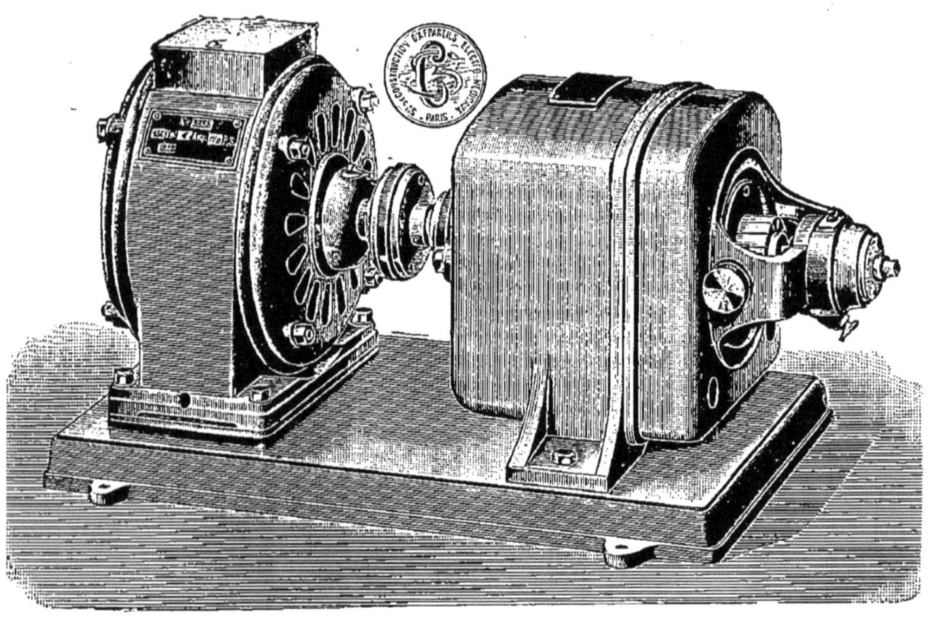

Fig. 298. — *Moteur-générateur.*

Effets. — Les moteurs-générateurs sont capables d'imprimer au courant qu'ils reçoivent toutes les transformations possibles, soit de tension, soit de forme, soit de fréquence, etc.

En effet, chacune des deux dynamos pourra être établie d'après un type quelconque.

La *dynamo-réceptrice* pourra être soit un moteur-continu série ou shunt, soit un moteur-alternatif synchrone ou asynchrone, etc.

La *dynamo-génératrice* pourra être soit une dynamo à courant continu, soit une dynamo à courants alternatifs, de fréquence ou de nombre de phases variables à volonté.

Les moteurs-générateurs sont des appareils plus encombrants, plus chers que les commutatrices ; et ils ont un moins bon rendement.

Cependant, il y a deux cas où, pour nos installations médicales, les moteurs-générateurs sont recommandés :

A. — Pour transformer un *courant continu à haute tension* en un *courant continu à basse tension*. Toutefois, dans ce cas, nous inclinons à préférer les commutatrices, si le courant a une faible puissance.

B. — Pour transformer un *courant alternatif monophasé à haute tension* en un *courant continu à basse tension*. Ici, la supériorité des moteurs-générateurs sur les commutatrices ne peut pas être discutée.

A. — Transformation d'un courant continu a haute tension en un courant continu a basse tension.

Les moteurs-générateurs qui transforment la tension d'un courant continu, sont, en général, formés par l'accouplement de *deux dynamos excitées en dérivation* : ce qui a pour effet de pouvoir faire varier facilement, et dans des limites très étendues, la tension du courant secondaire qu'on désire obtenir au moyen d'un courant primaire de tension invariable.

a) Dans l'industrie, les moteurs-générateurs sont souvent utilisés pour élever la tension du courant continu : ainsi, par exemple, quand il faut transformer le courant continu de 110 volts qui alimente les lignes aériennes d'un tramway à trolley en un courant de 500 volts nécessaire au fonctionnement du moteur de ce tramway.

b) Dans la pratique électromédicale, au contraire, nos moteurs-générateurs font la transformation inverse. Ils changent le courant continu de 110 volts, distribué par les stations centrales, en un courant continu de 15 à 20 volts, destiné à charger nos batteries portatives d'accumulateurs : transformation qui a pour corollaire d'augmenter l'ampérage du courant de charge sans demander plus d'ampères au secteur.

B. — Transformation d'un courant alternatif a haute tension en un courant continu a basse tension.

Les moteurs-générateurs, chargés de cette transformation, sont formés par l'accouplement, sur un arbre commun, d'une machine réceptrice constituée par un *moteur-alternatif monophasé asynchrone* (nous n'utilisons pas les courants polyphasés) et d'une *dynamo à courant continu excitée en dérivation*.

Nous avons souvent à faire cette transformation dans nos cabinets médicaux : quand, par exemple, nous voulons charger nos batteries portatives d'accumulateurs. Il faut alors transformer un courant alternatif de 110 volts que nous envoie la station centrale en un courant continu de 15 à 20 volts.

L'avantage de ce moteur-générateur, en l'espèce, est : 1° de n'avoir pas de tendance à se décrocher ; 2° de pouvoir fournir du courant continu sous n'importe quelle tension.

III

COMMUTATRICES

Structure. — Une commutatrice est, en quelque sorte, la condensation d'un moteur-générateur *en un seul organisme,* destiné à jouer à la fois le double rôle de récepteur et de transformateur de courant (fig. 373).

Le mot « commutation » implique l'idée d'un changement de forme du courant, d'une transformation, dite *polymorphique,* de courant continu en courant alternatif, ou inversement.

Les commutatrices, appareils légers, peu encombrants, mais peu aptes à supporter des courants de grande puissance, conviennent tout particulièrement à nos chétives installations électromédicales ; tandis que les moteurs-générateurs, plus souples et plus robustes, répondent mieux aux exigences de la grande industrie.

En général, nous demandons aux commutatrices, utilisées par nous, deux sortes de travaux :

a) La *transformation homomorphique* d'un courant continu à haute tension en un courant continu à basse tension.

b) La *transformation polymorphique* ou *commutation* d'un courant continu en un courant alternatif, lequel sera nécessairement monophasé, puisque nos appareils médicaux ne sont pas construits pour admettre des courants polyphasés.

A ces deux modes de transformation répondent assez exactement deux types différents de commutatrices :

a) Dans l'un, la carcasse de l'anneau induit porte *deux enroulements.*

b) Dans l'autre, la carcasse de l'anneau induit ne porte qu'*un enroulement.*

A. — COMMUTATRICES A DEUX ENROULEMENTS

Principe. — Les deux dynamos réceptrice et génératrice

confondent les carcasses, mais elles maintiennent distincts les enroulements de leurs induits.

Ainsi, sur un *anneau unique* induit sont bobinés côte à côte, et bien isolés, *deux enroulements*. L'un reçoit un courant A destiné à la production du mouvement; l'autre débite un courant B, engendré par ce mouvement.

On peut également concevoir que l'anneau porte plusieurs enroulements générateurs de courants différents. C'est sur ce principe que sont fondées la dynamo-magnéto d'Angebaud (voir page 685), la transformatrice de Gaiffe (voir page 694), etc.

Effets. — Les commutatrices à deux enroulements exécutent toutes les transformations dont sont capables les moteurs-générateurs.

Ainsi, non seulement elles peuvent changer la forme du courant, mais elles peuvent encore abaisser ou élever sa tension, accomplissant ces deux actes séparément ou simultanément.

A. — *Dans les installations électromédicales,* nous utilisons souvent les commutatrices à deux enroulements pour abaisser la tension d'un courant continu : par exemple, quand nous voulons charger nos accumulateurs portatifs sur une distribution urbaine. Nous abaissons généralement de 110 à 15-20 volts la tension du courant continu que nous envoie la station centrale. Il vaut mieux procéder ainsi que d'employer des résistances absorbant inutilement des volts : car, ce faisant, nous augmentons simultanément l'intensité du courant transformé.

En effet, dans un anneau de Gramme, la force électromotrice est proportionnelle :

a) à la puissance du champ inducteur ;

b) à la vitesse de rotation de l'induit ;

c) au nombre de spires qui forment l'enroulement de l'induit.

Dans l'espèce, ces deux premiers facteurs étant constants, le seul moyen de faire varier la force électromotrice débitée par l'anneau, fonctionnant comme générateur, est donc de faire varier le nombre de spires qui s'y enroulent.

C'est ce qui a lieu dans une commutatrice à deux enroulements.

Soit une transformatrice de Gaiffe pour courant continu destiné aux usages médicaux[1] (voir page 694). Si l'enroulement générateur, bobiné sur la carcasse unique, a le même nombre de spires que l'enroulement

1. Il ne saurait être question, en pratique, de transformatrices pour courant alternatif; les *transformateurs statiques* se chargent de cette besogne à bien meilleur compte.

récepteur voisin, la tension du courant débité sera égale à celle du courant reçu. Si l'enroulement générateur a moins de spires que l'enroulement récepteur, la tension du courant débité sera moins élevée que celle du courant reçu (corollairement, son intensité sera plus grande). Et inversement.

Une transformatrice pour courant continu obéit donc aux mêmes lois qu'un transformateur statique pour courants alternatifs. Dans l'une comme dans l'autre, le rapport des volts du courant reçu aux volts du courant débité est égal au rapport du nombre des spires du circuit récepteur à celui des spires du circuit générateur. Si ce dernier a dix fois moins de spires que l'autre, il débite un courant de tension dix fois moins forte.

B. — *Dans l'industrie*, les commutatrices à deux enroulements, destinées à effectuer la transformation homomorphique d'un courant continu de tension donnée en un courant continu de tension différente, sont beaucoup moins employées que les moteurs-générateurs : *a*) parce qu'on ne peut pas y faire varier à volonté la tension du courant secondaire, si celle du courant primaire reste fixe : le coefficient de transformation étant invariable pour une commutatrice de structure donnée ; *b*) parce que le voisinage immédiat des deux enroulements inducteur et induit est dangereux, si l'un d'eux a de hautes tensions à supporter : il s'y fait facilement des court-circuits qui détruisent les enroulements. Or, ce desideratum et ce danger n'ont pas à être pris en considération dans nos installations électromédicales.

B. — COMMUTATRICES A UN ENROULEMENT

Principe. — La condensation des deux dynamos peut être poussée encore plus loin.

Non seulement les deux dynamos confondent alors leurs carcasses, mais elles confondent aussi leurs enroulements induits.

Ainsi, sur un *anneau unique* est bobiné un *enroulement unique*, formant à la fois circuits primaire et secondaire, et aboutissant à différents dispositifs de captage du courant.

Ce type de commutatrice est fondé sur le principe de la *dynamo-omnibus*, qui démontre la fécondité de la machine de Gramme.

Considérons une figure schématique (fig. 299).

L'anneau de Gramme, muni d'un enroulement unique, porte, à gauche, un collecteur ordinaire à lames avec deux balais C, C', et, à droite, trois bagues isolées B_1, B_2, B_3, sur lesquelles frottent trois balais, le tout calé sur l'arbre de rotation. Les lames du collecteur de gauche sont reliées à des sections correspondantes de l'enroulement. Les trois bagues de droite sont en relation avec trois points équidistants pris sur ce même enroulement.

A. — Si l'on fait tourner l'anneau à l'aide d'un moteur quelconque (les inducteurs étant montés en série), la machine de Gramme débite A LA FOIS du *courant continu* par les balais C, C′, et des *courants alternatifs triphasés* par les balais C_1, C_2, C_3.

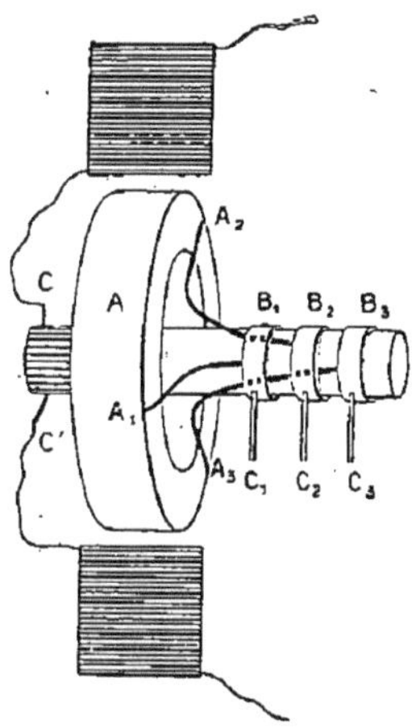

Fig. 299. — *Principe de la dynamo-omnibus.*

C, C′, balais amenant ou captant du courant continu ; B^1, B^2, B^3, bagues amenant ou captant des courants alternatifs triphasés ; A^1, A^2, A^3, trois points équidistants de l'anneau de Gramme en relation avec les trois bagues.

B. — Admettons maintenant que les inducteurs aient une excitation séparée. Faisons arriver par les balais C, C′, du *courant continu* : la machine de Gramme devient un *moteur asynchrone,* et débite par les bagues C_1, C_2, C_3, des *courants alternatifs triphasés.*

C. — Inversement, fournissons-lui par les bagues des *courants triphasés* : la machine va devenir un *moteur synchrone,* et on recueillera par le collecteur du *courant continu* (Joubert).

[Même chose a lieu si l'axe ne porte à droite que deux bagues reliées à deux points diamétraux de l'anneau : le courant alternatif est alors monophasé.]

Effets. — Les commutatrices à un seul enroulement sont surtout destinées à la *commutation,* c'est-à-dire à la transformation de la forme du courant ; accessoirement, elles modifient sa tension.

a) Dans l'industrie, surtout quand il s'agit de passer du courant monophasé au courant continu, elles cèdent le pas aux moteurs-générateurs ; car elles fonctionnent dans de mauvaises conditions d'utilisation et de rendement.

b) Dans les installations électromédicales, elles sont tantôt d'excellents, tantôt de médiocres appareils, et, suivant le cas qu'on considère, supérieures ou inférieures aux moteurs-générateurs.

Pour bien comprendre le parallèle à établir, en l'espèce, entre ces deux types de transformateurs, il y a lieu d'envisager les commutatrices à un seul enroulement sous leurs deux aspects habituels : comme transformateurs de la *tension* et comme transformateurs de la *forme* du courant.

A. — Transformation de la tension du courant.

Les commutatrices à un seul enroulement ne sont pas susceptibles, en théorie, de modifier la tension. Leur circuit induit unique, tournant avec une vitesse constante dans un champ magnétique invariable, ne peut pas produire simultanément deux courants de tensions différentes.

Et cependant, en fait, le courant alternatif débité par une

commutatrice qui reçoit du courant continu, n'a pas la même tension que ce courant continu.

Pourquoi cela ?

Parce que la modification de tension alors imprimée au courant par la commutatrice à un seul enroulement a une cause différente de celle qui vient d'être exposée à propos des commutatrices à deux enroulements. Elle résulte du rapport qui existe entre la valeur de la différence de potentiel efficace d'un courant alternatif et celle de la différence de potentiel d'un courant continu, de même tension maxima (voir page 71).

Ce rapport est *constant.*

En conséquence, la modification de tension que la commutatrice fait subir à un courant en changeant sa forme est également régie par un rapport constant.

a) Si l'on envoie à une commutatrice un courant continu ayant une tension de 110 volts, elle rendra un courant alternatif monophasé ayant une tension maxima de 110 volts : soit de 78 volts efficaces.

b) Si l'on envoie à une commutatrice à un seul enroulement du courant alternatif monophasé sous une tension de 110 volts efficaces, correspondant à une tension maxima de 155 volts, elle rendra nécessairement du courant continu ayant une tension de 155 volts. Elle est incapable de faire varier le voltage suivant un autre rapport.

Au contraire, une commutatrice à deux enroulements peut modifier la tension du courant reçu dans n'importe quelle proportion : il suffit pour cela d'établir un rapport donné entre les spires réceptrices et les spires génératrices.

B. — Transformation de la forme du courant.

A cet égard, nous devons établir une grande différence entre les commutatrices transformant le courant continu en courant alternatif monophasé (bons appareils) et les commutatrices transformant le courant alternatif monophasé en courant continu (mauvais appareils).

1° Les *commutatrices du premier genre* (de C. C. en C. A.) reçoivent par un collecteur le courant continu de la station centrale, l'envoient à leur enroulement unique, et nous donnent à recueillir du courant alternatif monophasé sur deux bagues reliées à deux points diamétralement opposés de cet enroulement (fig. 300).

Ces commutatrices sont avantageuses pour deux raisons :

a) parce qu'*elles démarrent spontanément,* en leur qualité de moteurs à courant continu ;

b) parce qu'en même temps qu'elles commuent sa forme, *elles abaissent de 110 à 78 volts la tension du courant transformé* ; or, les courants industriels ont toujours une tension beaucoup trop forte pour nos appareils médicaux, et toujours nous devons abaisser leur voltage.

2° Les *commutatrices du second genre* (de C. A. en C. C.) reçoivent par deux bagues le courant alternatif monophasé de la station centrale, l'envoient à leur enroulement unique, et nous donnent à recueillir sur leur collecteur un courant continu : ou plutôt un courant redressé, à la vérité continu mais non constant.

Ces commutatrices sont désavantageuses pour deux raisons, sur lesquelles nous insisterons plus loin (voir page 670).

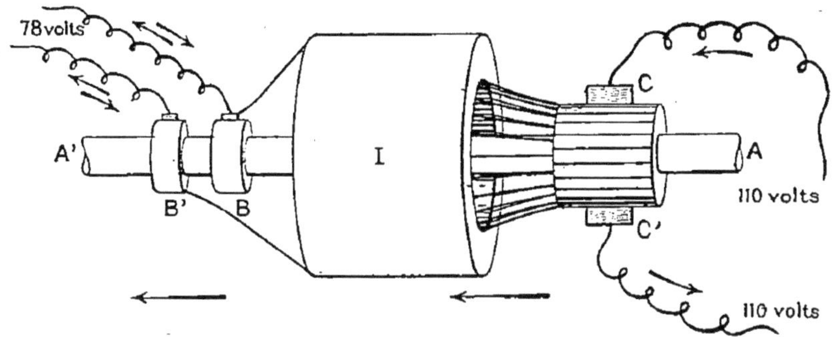

Fig. 300. — *Schéma d'une commutatrice de courant continu en courant alternatif.*

I, anneau unique de l'induit ; A, axe de la commutatrice ; C, C', balais amenant au collecteur le courant continu ; B, B', bagues fournissant au circuit d'utilisation le courant alternatif néo-formé.

a) parce qu'*elles sont assez difficiles à faire démarrer et se décrochent souvent* ;

b) parce qu'*elles élèvent de 110 à 155 volts la tension du courant transformé*, ce qui est non seulement inutile, mais nuisible à l'intégrité de nos appareils médicaux.

Ces considérations nous dictent notre choix.

Pour la transformation du courant continu en courant alternatif, nous adopterons les *commutatrices*.

Pour la transformation du courant alternatif en courant continu, les *moteurs-générateurs*, faciles à mettre en marche, non susceptibles de se décrocher, et pouvant abaisser à volonté la tension du courant alternatif urbain, doivent être préférés par nous.

CHAPITRE XIX

LES DISTRIBUTIONS URBAINES DE COURANT CONTINU

I

STATIONS CENTRALES

Stations génératrices de courant. — La vogue qu'eut la machine de Gramme, il y a quarante ans, fit tout d'abord appliquer le courant continu à l'éclairage électrique. Chaque grand établissement (gare, théâtre) fabriquait individuellement l'énergie électrique dont il avait besoin pour s'éclairer, à l'aide de machines à vapeur ou de moteurs à gaz.

Mais, quand l'invention des lampes à incandescence eut fait pénétrer l'éclairage électrique dans les maisons particulières, on reconnut qu'il y aurait avantage à distribuer l'électricité en commun, comme était distribué le gaz. De cette idée naquirent les premiers réseaux électriques. Le secteur Edison inaugura à Paris, en 1889, l'éclairage urbain.

L'usine, ou *station centrale,* affectait alors un dispositif très simple. Une dynamo à courant continu maintenait entre ses deux pôles une *différence de potentiel constante de 110 volts.* Cette dynamo était mise en action à l'aide d'une machine à vapeur. Dans les villes de montagne, plus favorisées, une turbine hydraulique lui était avantageusement substituée.

Mais le courant continu, au moins à forte puissance, n'est pas économiquement transportable. Il ne peut, sans grosses pertes, rayonner à plus de *800 mètres* de l'usine qui l'a produit sous 110 volts. Il faut donc, dans une ville de quelque étendue, installer plusieurs usines. Ainsi fit le secteur Edison, qui, bien qu'ayant à éclairer un quartier restreint de Paris, établit deux stations centrales : l'une, dans les sous-sols du Palais-Royal, l'autre, au Faubourg Montmartre.

Stations transformatrices de courant. Sous-stations. — L'industrie emploie aujourd'hui, pour transporter économiquement l'énergie électrique sur de longues distances, des courants alternatifs polyphasés à haute tension. Cette solution permet de reporter les stations électriques en dehors des grandes villes. On y trouve un avantage hygiénique, en supprimant les nombreux foyers d'oxyde de carbone qui vicient l'atmosphère ; et surtout un avantage économique, car les nouvelles usines sont construites à proximité d'une rivière ou d'un chemin de fer, ce qui facilite le ravitaillement en charbon[1] et évite les frais d'octroi.

Cependant, on ne peut pas sacrifier les canalisations urbaines préexistantes, établies pour courant continu. On ne peut pas non plus obliger les abonnés à modifier toutes leurs installations intérieures, surtout celles qui comportent des petits moteurs. Il faut donc tourner cette difficulté. Aussi, les anciennes usines urbaines ne disparaissent pas ; elles se modifient seulement. Elles continuent à assurer le même service que dans le passé : mais, au lieu de fabriquer elles-mêmes l'énergie électrique à l'aide de machines à vapeur, elles la reçoivent toute faite, de très loin. Les *dynamos génératrices* y sont remplacées par des *moteurs-générateurs*, chargés de transformer les courants alternatifs à haute tension qui leur sont envoyés. En un mot, ce sont toujours les mêmes dynamos qui travaillent : mais elles sont maintenant mues par l'apport de l'électricité suburbaine.

Les *stations centrales* sont devenues des *sous-stations*.

Les abonnés des secteurs ne s'aperçoivent pas de ce changement. Ils continuent à recevoir leur courant avec la même forme et sous la même tension que précédemment. Ils utilisent encore les mêmes appareils récepteurs. Ainsi, le secteur de la place Clichy, à Paris, persiste à fournir à nos installations médicales du courant continu à 110 volts : mais il nous livre cette fourniture en transformant les courants alternatifs triphasés à 3000 volts que lui envoie l'usine d'Asnières.

1. A partir de 1914, Paris sera exclusivement alimenté par deux gigantesques usines de 100000 chevaux chacune, situées l'une au nord (Saint-Denis), l'autre au sud (Moulineaux) de l'enceinte fortifiée.

Tension du courant. — Tout appareil d'utilisation — une lampe à incandescence, par exemple — consomme une certaine quantité d'énergie électrique, égale au produit de la tension par l'intensité du courant qui la traverse. La constance du fonctionnement des appareils alimentés par une distribution d'électricité sera donc assurée si l'on maintient un de ces deux facteurs constant — puisque la résistance de chaque appareil est théoriquement constante.

De là deux grandes classes de distributions :

a) *Distributions d'électricité* à INTENSITÉ CONSTANTE.

b) *Distributions d'électricité* à POTENTIEL CONSTANT.

Les distributions à potentiel constant, infiniment moins dispendieuses et moins dangereuses, sont seules autorisées en France pour desservir nos habitations.

La tension du courant distribué est différente suivant les réseaux.

La *tension de 65 volts* est adoptée sur les navires.

La *tension de 110 volts* est actuellement la plus utilisée pour alimenter les canalisations urbaines destinées à l'éclairage domestique.

La *tension de 220 volts* commence à être adoptée en France et en Angleterre dans les réseaux neufs : car elle favorise l'utilisation de certaines lampes.

La *tension de 440 ou 550 volts* n'est distribuée qu'aux installations de force motrice. Cependant, on la voit parfois autorisée pour la lumière dans les localités dépourvues de service d'éclairage électrique, et ne comportant que des tramways actionnés par du courant continu. Elle est dangereuse.

La différence de potentiel dans un circuit donné est théoriquement une constante : mais, en réalité, elle est susceptible de *variations*, qui, d'ailleurs, sont extrêmement préjudiciables à la vie des lampes à incandescence.

A Paris, les règlements autorisent des *variations de voltage de 3 pour 100* en moins ou en plus du voltage officiel. Il n'est pas rare que ces variations soient plus considérables, quand l'entrée en service simultanée de nombreux appareils met momentanément les dynamos en court-circuit et fait baisser leur force électromotrice. Cela arrive, dans les grandes villes, le matin, quand commence le service des ascenseurs, et, dans la soirée, au moment de l'allumage des théâtres.

Intensité du courant. — Dans une distribution électrique à potentiel constant, l'intensité du courant fourni par l'usine est essentiellement sujette à varier, puisque la consommation d'énergie électrique dans le réseau n'est jamais uniforme. Les lampes brûlent le soir; les moteurs tournent le jour. Il y a, au cours de la journée, un moment où la consommation est maxima : on l'appelle *pointe de consommation*. Cette période est assez courte, surtout en été; elle dure depuis le crépuscule jusqu'à dix heures du soir.

Inversement, la consommation est presque nulle entre une heure et six heures du matin.

Pour pouvoir fournir à volonté l'intensité exigée, les grandes stations centrales groupent plusieurs dynamos. Ces dynamos sont couplées en parallèle, ce qui ne fait donc pas varier la différence de potentiel. Au fur et à mesure que le réseau demande plus d'intensité, on intercale une à une les dynamos dans le circuit, à l'aide de dispositifs spéciaux qui évitent des sautes de lumière dans le service des abonnés.

Dans les installations moyennes (fabriques, châteaux, etc.), on remédie aux inégalités de consommation par l'emploi de *batteries-tampons*.

Batteries-tampons. — Une batterie-tampon est constituée par une *batterie d'accumulateurs* couplés en série, ayant une force

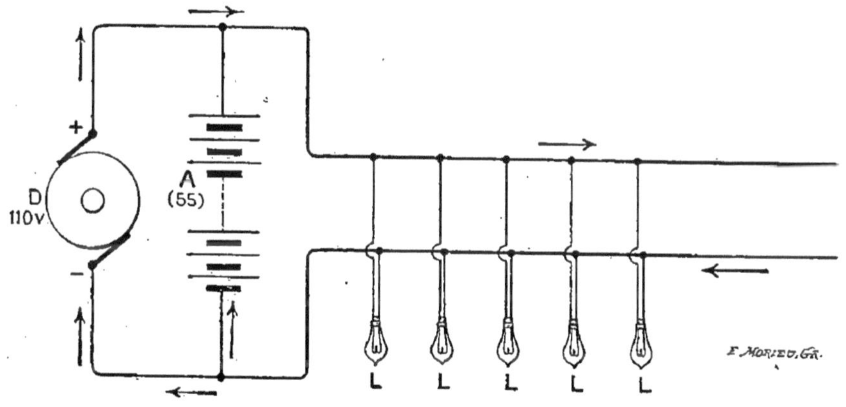

Fig. 301. — *Batterie-tampon.*
D, dynamo à 110 volts; A, batterie de 55 accumulateurs en série; L, L, L, L, lampes.

électromotrice égale à celle de la dynamo qu'elle doit protéger. Ainsi, pour une distribution de 110 volts, on emploie une batterie de 55 accumulateurs. Cette batterie est mise en dérivation (couplage parallèle) sur le circuit de distribution, ainsi que l'indique le schéma de la figure 301.

Son rôle est double.

1° Si la consommation d'électricité diminue momentanément sur la ligne, la force électromotrice de la dynamo s'élève : la batterie se charge alors et absorbe cet excès de puissance.

2° Si la consommation d'électricité croît, la force électromotrice de la dynamo baisse au contraire : mais la batterie-tampon vient à son aide ; elle se décharge et fournit à la ligne le complément de puissance nécessaire. Ainsi se trouve pratiquement régularisée la force électromotrice qui alimente la ligne ; et l'éclairage reste fixe, quel que soit le nombre des lampes mises à tout instant en service.

La batterie tampon a donc pour effet de rendre constante — avant qu'elle n'arrive à la dynamo — la demande variable de courant faite par les appareils consommateurs.

II

DISTRIBUTIONS A DEUX FILS

Principe. — Une distribution à deux fils est établie sur le plan général d'un circuit de pile.

La station centrale a, comme pôles, deux barreaux, dits *barres collectrices* (barres omnibus), auxquels sont souvent reliées en parallèle plusieurs dynamos.

Entre ces deux barreaux existe une *différence de potentiel constante*. La barre positive est, par exemple, au potentiel de 110 volts ; la barre négative est alors au potentiel zéro.

Ces deux barres sont réunies par le *circuit urbain*, sur lequel sont branchés les appareils d'utilisation.

On admet, par convention, que le courant électrique marche du pôle positif vers le pôle négatif. On donne donc le nom de *fil d'aller* à la portion du circuit qui unit le pôle positif de la source électromotrice à l'appareil d'utilisation. Et on appelle *fil de retour* l'autre portion du circuit, qui joint cet appareil au pôle négatif de la source.

Or, il est évident que l'usine a tout intérêt à dépenser la plus grande partie de la différence de potentiel chez les abonnés, et à dégrader le moins possible d'énergie électrique pour échauffer sans profit son circuit. On s'arrange donc pour donner aux fils d'aller et de retour une *résistance insignifiante*, de telle sorte que la chute de potentiel se fasse presque entièrement à l'intérieur de l'appareil d'utilisation[1].

Cela étant, il en résultera que le courant, à son entrée dans ledit appareil d'utilisation, aura à peu près la même tension qu'au départ de la source ; et, parallèlement, au sortir de l'appareil, il présentera une tension presque aussi basse qu'à son point de retour à cette source.

Supposons que la source soit une *batterie de piles*, et l'appareil d'utilisation, une *lampe à incandescence* (fig. 302).

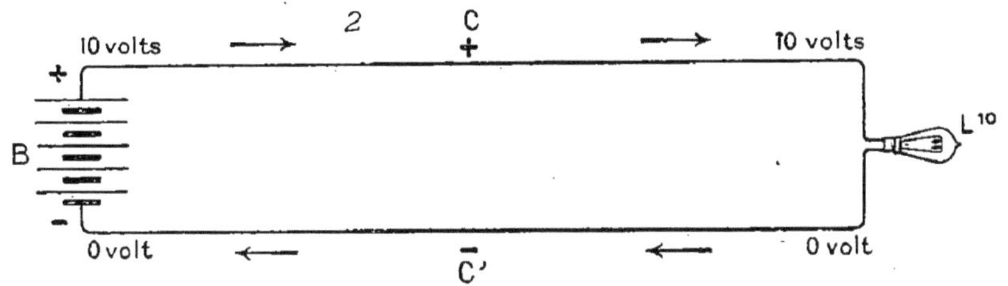

Fig. 302. — *Schéma d'un circuit électrique.*

B, batterie établissant une différence de potentiel de 10 volts ; L10, lampe absorbant 10 volts ; C, fil d'aller (fil positif) au potentiel de 10 volts ; C', fil de retour (fil négatif) au potentiel de 0 volt.

Si la batterie établit une différence de potentiel de 10 volts entre ses deux pôles, et si la lampe absorbe presque tout le potentiel ainsi créé, on pourra considérer approximativement que le fil d'aller est au potentiel de 10 volts sur tout son trajet, et que le fil de retour est au potentiel zéro, en supposant la résistance de ces fils théoriquement nulle.

Réseaux de distribution. — On appelle *canalisations*, en langage industriel, les fils du *réseau de distribution* destinés à transporter, depuis l'usine d'électricité jusqu'aux maisons qu'elle doit desservir, l'énergie électrique créée par cette usine.

Une canalisation est établie suivant le principe énoncé plus

1. Réglementairement, le voltage aux bornes d'utilisation, chez l'abonné, ne doit pas être inférieur de plus de 3 pour 100 au voltage mesuré aux bornes de départ du courant à l'usine.

haut à propos de notre circuit schématique : c'est-à-dire qu'on lui donne une très faible résistance, pour que, même aux points les plus éloignés de la ville, la différence de potentiel ait une valeur sensiblement équivalente à celle qu'elle possède au départ de l'usine.

Néanmoins, il est impossible qu'il ne se dégrade pas une certaine quantité d'énergie électrique en chaleur-Joule. Ce déchet constitue la *perte en ligne*. Elle est surtout appréciable dans les distributions de courant continu à deux fils ; et elle oblige alors à limiter à un rayon d'environ 800 mètres l'étendue du secteur urbain desservi par l'usine.

Les réseaux électriques de distribution urbaine ont des formes très variées, qui toutes concourent au même but : maintenir la différence de potentiel aussi constante que possible dans le réseau. Ils sont ordinairement établis : *a*) soit en *étoile* ; *b*) soit en *toile d'araignée*, où des canalisations secondaires réunissent les branches principales de l'étoile ; *c*) soit en *arborescence*.

Dans les réseaux assez étendus, la différence de potentiel est maintenue constante à l'aide de *feeders* (en anglais : *to feed*, alimenter) ou *alimentateurs*.

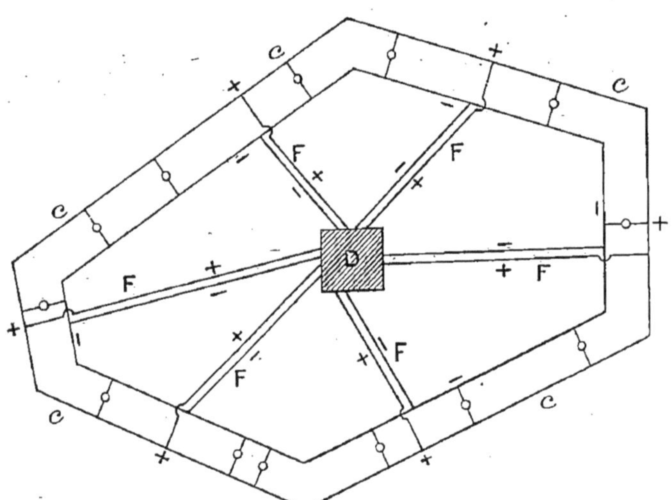

Fig. 303. — *Distribution à deux fils avec feeders.*
D, usine ; c, c, c, circuit de distribution à deux fils ; F, F, F, feeders.

Les feeders sont des câbles d'alimentation se rendant directement de l'usine en divers points du circuit de distribution, sans qu'on prenne de dérivation sur leurs parcours. L'usine envoie dans les feeders un courant de tension supérieure à celle du réseau. Des rhéostats placés sur les feeders absorbent l'excès de tension et permettent ainsi de maintenir la même différence de potentiel sur tous les points du secteur, quelle que soit leur distance de la source électromotrice (fig. 303).

Montage des appareils en dérivation, dit en « pont ». — La condition essentielle de tout éclairage électrique de ville est que les lampes puissent être allumées ou éteintes au gré de leurs propriétaires, sans gêner les voisins. Il faut donc assurer une indépendance absolue entre toutes les lampes du réseau, quoique ces lampes se trouvent placées sur un même circuit et soient alimentées par une même machine.

Edison a résolu élégamment un tel problème en montant toutes les lampes en *dérivation* sur le réseau. Avant lui, les distributions de lumière comportaient de rares et puissants foyers lumineux, montés en série sur un circuit restreint.

Or, si l'on échelonnait les lampes en série (lampes de 110 volts sur réseau de 110 volts) la différence de potentiel se répartirait dans ces lampes proportionnellement à leur résistance.

Si donc il s'y trouvait 220 lampes, chacune d'elles n'absorberait qu'une différence de potentiel de 110 : 220 soit 0,5 volt, avec laquelle il lui serait impossible de fournir le moindre éclairage.

D'autre part, l'extinction d'une seule lampe couperait le circuit et éteindrait toutes les autres.

Le montage en dérivation a l'avantage :

a) d'assurer dans tous les circuits dérivés la même tension que dans le circuit principal ;

b) de fournir dans chaque circuit dérivé l'intensité électrique qui lui est nécessaire, quelle que soit l'intensité débitée sur la canalisation principale : attendu qu'on peut régler à volonté l'intensité du courant admis dans une dérivation en faisant varier la résistance de cette dérivation.

Et, quel que soit le nombre des circuits dérivés ainsi établis, l'intensité reste constante dans le circuit principal, à condition (ce qui est toujours réalisé dans les secteurs) que l'usine fournisse une quantité d'énergie électrique proportionnelle à la demande.

Dans l'industrie, une dérivation porte le nom imagé de PONT. Une canalisation en circuit dérivé forme, en effet, comme *un pont jeté entre deux rives* représentées par les deux conducteurs de la canalisation principale.

Le point capital est donc que l'usine maintienne une différence de potentiel invariable entre ses deux bornes.

Ainsi, sur un circuit de 110 volts :

a) On emploiera des *lampes à incandescence* dites de 110 volts, c'est-à-dire fabriquées de manière à émettre sous cette tension leur pouvoir lumineux normal.

b) On se servira de *moteurs*, d'*appareils de chauffage*, construits en vue de ce voltage.

c) On pourra utiliser aussi des lampes à incandescence fabriquées pour supporter une *tension moindre*, à condition d'en monter sur une même dérivation (sur un même pont) un nombre suffisant pour que la somme de leurs résistances corresponde à une absorption de 110 volts : par exemple, 2 lampes de 55 volts en série.

d) Si l'on emploie des *lampes à arc* qui fonctionnent normalement sous une tension de 45 volts, on couplera deux lampes en série sur le même pont, avec une résistance complémentaire de 20 volts en l'espèce.

Peu importe la consommation des divers appareils ainsi montés en dérivation. L'intensité du courant qui y circule est réglée par la résistance propre de chaque appareil (fig. 304).

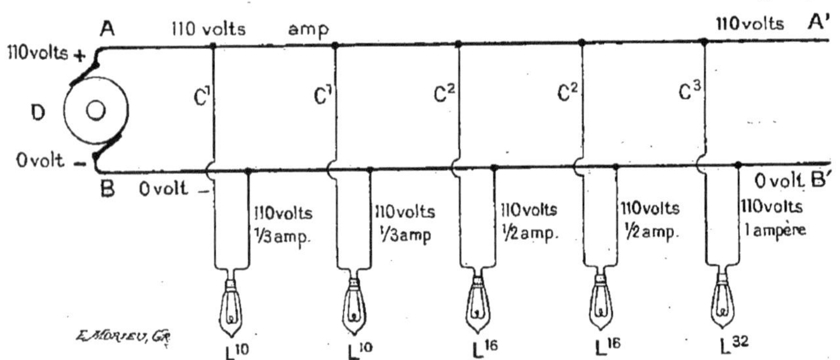

Fig. 304. — *Branchement en dérivation de diverses lampes à incandescence sur un réseau urbain à 110 volts.*

D, dynamo ; A, A', fil d'aller ; B, B', fil de retour ; C^1, C^2, C^3, circuits « en pont » ; L^{10}, L^{16}, L^{32}, lampes de 10, 16, 32 bougies.

Canalisations extérieures. — L'ensemble d'une distribution électrique est analogue à celui d'une distribution de gaz.

Des deux pôles de la machine génératrice partent deux câbles principaux qui vont jusqu'à l'extrémité de la zone desservie. On les appelle couramment *fil d'aller, fil de retour* : d'où le nom de *canalisation à deux fils.*

Ces câbles principaux ont une forte section :

a) pour réduire au minimum la *perte en ligne*; il n'y a, en général, pas plus de 3 pour 100 de différence entre la tension du courant au départ de l'usine et celle qu'il possède encore à l'arrivée dans les lampes;

b) pour ne pas produire dans le circuit un *échauffement* susceptible de détruire les isolants.

Dans les grandes villes, ces câbles sont *souterrains.* Les câbles aériens sont généralement proscrits, non seulement pour raison d'esthétique, mais aussi pour motif de sécurité : car un violent orage peut les rompre, les faire tomber sur les maisons, et provoquer des courts-circuits dangereux.

On adopte presque exclusivement des *câbles armés enfouis directement dans le sol.*

Ces câbles comprennent trois parties :

1° une *âme conductrice,* faite de torons de cuivre électrolytique de haute conductibilité, c'est-à-dire de fils tordus ensemble ;

2° une *enveloppe isolante,* faite de papier imprégné de résine et d'huile lourde de pétrole ;

3° une *gaine de protection mécanique,* faite de plomb comprimé à la presse hydraulique.

Boîtes de dérivation. — Les câbles principaux suivent les rues principales.

Au croisement des rues secondaires s'en détachent des *dérivations de deuxième ordre,* formées de câbles de section moindre.

Devant les maisons sont branchées sur celles-ci des *dérivations de troisième ordre,* qui, sous le nom de *colonnes montantes,* montent jusqu'aux étages supérieurs (fig. 305).

La jonction des câbles, aux points de branchement dans les rues, ne s'effectue pas directement, comme pour une canalisation de gaz. A ces carrefours se trouvent des *boîtes de dérivation* visitables, permettant de faire aux lieux de croisement toutes les manœuvres voulues, de couper ou d'enclencher chaque circuit indépendamment des autres.

Canalisations intérieures. — Chaque appartement comporte au moins un circuit général dérivé sur la colonne montante. Lorsque le nombre des lampes à allumer est très grand, on dispose plusieurs circuits indépendants, de manière à ne pas donner aux conducteurs une trop forte section.

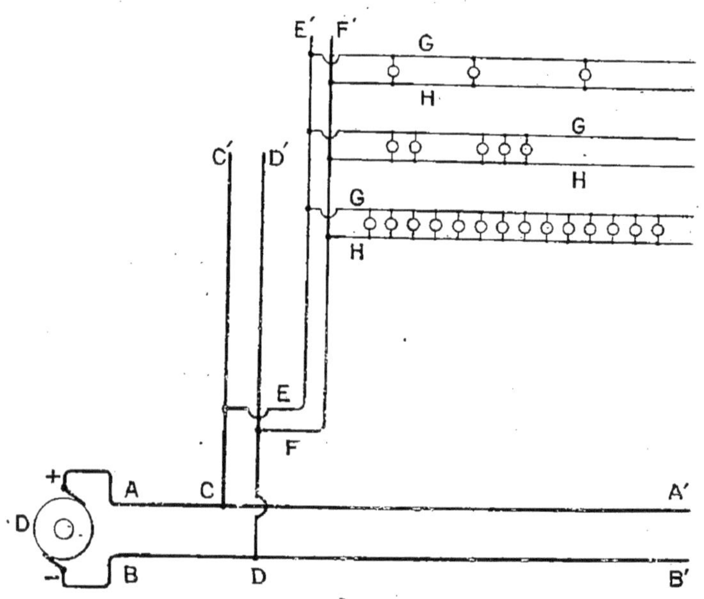

Fig. 305. — *Ensemble d'une distribution urbaine d'électricité.*

D, dynamos ; A, A', B, B', circuits principaux ; C, C' D, D', circuits de deuxième ordre ; E, E', F, F', circuits de troisième ordre : colonnes montantes ; G, H, circuits de quatrième ordre : circuits d'appartement. (Chacun de ces circuits est « en pont » sur le précédent.)

Ici se pose une question qui intéresse les médecins. Devons-nous installer nos appareils (tableaux de distribution pour cautères, moteurs, etc.) sur un circuit dérivé spécial ?

Trois cas sont à considérer.

Premier cas. — Si, suivant la méthode ancienne, nous branchons *directement* nos cautères, etc., sur le réseau urbain, auquel nous demandons ainsi des intensités pouvant atteindre trente ampères, la canalisation d'alimentation de notre tableau doit obligatoirement être indépendante de notre canalisation d'éclairage domestique.

Deuxième cas. — Si, suivant la méthode actuelle, nous raccordons notre tableau de distribution au réseau par l'intermédiaire de *transformateurs statiques* ou *rotatifs*, nous pouvons, sans aucun inconvénient, nous servir de la même canalisation pour notre éclairage et nos besoins professionnels. Il est rare que la consommation de l'enroulement primaire du transformateur médical dépasse alors 2 ou 3 ampères, c'est-à-dire la consommation de quelques lampes de 16 bougies.

Troisième cas. — Mais si, même dans cette hypothèse, nous voulons bénéficier du tarif réduit que consentent les stations centrales quand on emploie l'énergie électrique comme force motrice ou comme agent de chauffage (réduction de 7 centimes à 3 centimes l'hectowatt, à Paris), les compagnies exigent que nos appareils soient alors branchés sur un circuit indépendant de notre circuit d'éclairage, et muni d'un compteur spécial.

A l'entrée du circuit dérivé dans notre appartement se trouvent un *coupe-circuit bipolaire* et un *compteur*.

Le compteur d'électricité a pour but de mesurer la quantité d'énergie électrique consommée pendant un certain temps. Cette consommation, qui a pour mesure le watt, s'apprécie généralement en heures. Le compteur enregistre donc des watts-heure, ou plus couramment des hectowatts-heure. L'hectowatt-heure est, dans les villes, l'unité de consommation tarifée à un prix forfaitaire.

Le circuit principal de l'appartement envoie dans chaque pièce un ou plusieurs petits circuits dérivés sur lesquels sont montées nos lampes d'éclairage.

Pour pouvoir facilement reconnaître, en cas de réparation, le fil positif et le fil négatif, on a soin de les disposer méthodiquement.

a) Dans les parcours horizontaux, le fil positif est AU-DESSUS du fil négatif.

b) Dans les parcours verticaux, le fil positif est A GAUCHE du fil négatif (fig. 304-305).

Ducellier recommande aux médecins de surveiller eux-mêmes la pose des canalisations urbaines dérivées qui pénètrent dans leurs habitations. Elles doivent être établies avec grand soin, non seulement pour prévenir les *courts-circuits*, mais aussi pour diminuer le plus possible les risques des *pertes de courant à la terre*.

Les fils nus sont interdits dans nos appartements. On n'y admet que des fils entourés d'une gaine isolante [1], et enfermés dans une moulure de bois sec à deux rainures, faite de hêtre plutôt que de sapin.

Dans les locaux humides, il y a avantage à remplacer les moulures par des tuyaux de plomb, fixés au mur à l'aide de clous cavaliers, ou à placer les fils entourés de gutta à une certaine distance des murs, en les supportant sur des isolateurs de porcelaine, appelés *poulies*.

1. *Isolement faible* : cuivre, un guipage de coton, une tresse de coton, un enduit spécial.

Isolement moyen : cuivre étamé, une couche de caoutchouc vulcanisé, un ruban de toile caoutchoutée, un enduit.

Les fils d'aller et de retour doivent toujours laisser entre eux un écartement d'au moins un centimètre ; ils ne peuvent jamais se croiser.

On s'opposera à la fixation directe à l'aide de clous en U ; ces clous finissent par dénuder le fil en usant le guipage isolant, et ils favorisent alors les court-circuits.

On évitera également le voisinage des fils avec des tuyaux, ce qui augmente beaucoup le danger des pertes à la terre accidentelles. La proximité des tuyaux de gaz est surtout dangereuse. Un court-circuit peut faire fondre le plomb, percer la paroi du tuyau et enflammer le gaz qui s'échappe. C'est là une des principales causes des incendies spontanés dus à l'électricité.

Il est absolument interdit de faire revenir le courant à la source par la terre, à l'aide des conduites d'eau et de gaz, ou des charpentes métalliques.

Les fils doivent avoir au minimum 0,64 millimètre carré de section de cuivre, soit 0,9 millimètre de diamètre.

Leur section doit d'ailleurs être telle que, en service normal, leur échauffement ne dépasse pas de 10 degrés centigrades la température ambiante. Pour atteindre ce résultat, on exige que la densité du courant n'excède pas :

3 ampères par millimètre carré, pour des fils ayant moins de 5 millimètres carrés de section ;

2 ampères par millimètre carré, pour les sections variant de 5 millimètres carrés à 50 millimètres carrés ;

1 ampère par millimètre carré, au-dessus d'une section de 50 millimètres carrés.

Retour par la terre. — Dans la plupart des canalisations électriques des types précédents, un des fils est au potentiel zéro, c'est-à-dire au potentiel du sol.

Or, la terre est relativement bonne conductrice de l'électricité. N'y aurait-il pas avantage, pour diminuer encore les frais d'établissement du réseau, à supprimer le fil au potentiel zéro et à le remplacer simplement par le sol lui-même, qui ferait ainsi office de « fil de retour » ?

Prenons comme exemple une canalisation à deux fils. Faisons communiquer le pôle négatif de la dynamo avec la terre par un fil noyé dans le sol. Faisons également communiquer avec le sol l'extrémité du fil positif, ou, ce qui revient pratiquement au même, tous les fils négatifs des circuits dérivés. Nous aurons ainsi fermé le circuit général sur la terre. Le courant à 110 volts, parti de l'usine, circulera dans le fil positif, abandonnera son potentiel dans les appareils d'utilisation, se perdra dans le sol, et, à travers celui-ci, reviendra à la dynamo. On dit qu'une telle canalisation a *un retour par la terre.*

Ce dispositif économique est toujours adopté pour l'installation des lignes télégraphiques terrestres. Tout le monde a remarqué que ces lignes ne comportent qu'un seul fil aérien, dit *fil de ligne,* fixé à des appuis (poteaux ou potelets) par l'intermédiaire d'isolateurs de verre, de porcelaine ou de faïence (fig. 306).

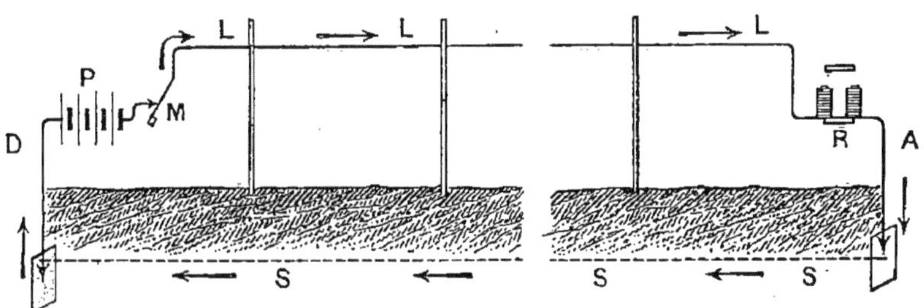

Fig. 306. — *Dispositif d'une ligne télégraphique.*

D, poste de départ; P, pile; M, manipulateur; A, poste d'arrivée; R, récepteur; L, L, L, ligne aérienne isolée (fil d'aller) au potentiel de N volts; S, S, S, sol formant fil de retour au potentiel zéro.

Ce dispositif permet aussi d'obtenir, avec une même pile, un courant d'intensité double. En effet, le fil de fer galvanisé de 4 millimètres de diamètre, ordinairement adopté pour l'établissement des lignes télégraphiques aériennes, a une résistance de 12 ohms par kilomètre, tandis que la résistance du sol n'est que de 10 ohms, quel que soit l'écartement des postes télégraphiques.

Pour l'établissement du téléphone, au contraire, on constitue le circuit avec deux câbles de bronze phosphoreux. On n'utilise pas le sol comme fil de retour : car les courants qui reviennent par la terre ont des variations continuelles d'intensité, négligeables pour le télégraphe, mais fâcheuses pour le téléphone. Ces courants telluriques accidentels produisent dans les appareils récepteurs un grésillement désigné sous le nom de *friture.* Celui-ci peut, mais à un moindre degré, se produire dans les lignes aériennes, sous l'influence de l'électricité atmosphérique ou des changements de température.

Ce dispositif est absolument interdit, au moins en France, pour les canalisations d'éclairage et de force motrice qui transportent une grande quantité d'énergie électrique. Il aurait pour conséquence d'introduire des perturbations graves dans les canalisations électriques voisines, et de créer un danger permanent d'électrocution par courts-circuits accidentels.

III

DISTRIBUTIONS A PLUSIEURS FILS

Principe. — Dans les réseaux à courant continu d'une certaine étendue, l'exploitation trouve avantage à élever la tension du courant, pour réaliser une économie sur les frais de canalisation.

Marcel Deprez nous a appris que, pour transporter une puissance électrique donnée, plus on augmente le voltage du courant, plus on peut réduire le diamètre des conducteurs (voir page 107).

A cet effet, les distributions actuelles établissent sur leurs réseaux des différences de potentiel de 220, 330 et 440 volts.

Mais, comme nos appareils usuels (lampes à incandescence, moteurs domestiques de faible puissance) n'admettent pas volontiers de telles tensions, on a tourné la difficulté en multipliant le nombre des conducteurs du réseau, et en établissant des canalisations dites à *plusieurs fils*.

Nous n'étudierons ici que les deux types de distribution le plus souvent adoptés en France :

1° *Distribution à trois fils* avec tension de 220 volts ;

2° *Distribution à cinq fils* avec tension de 440 volts.

La distribution à quatre fils (330 volts) est très rarement installée.

Les distributions à plus de cinq fils ne sont pas avantageuses. Les canalisations seraient trop compliquées à établir ; et, pour une tension supérieure à 440 volts, les installations intérieures seraient difficiles à isoler effectivement.

Distribution à trois fils. — Soit une ville éclairée par une station centrale de courant continu à 110 volts. Cette ville renferme, je suppose, 1 000 lampes de 16 bougies (consommant chacune 0,5 ampère). L'usine, qui les doit alimenter, installe une dynamo capable de fournir une intensité de 500 ampères environ, nécessaire à la consommation des dites lampes, supposées fonctionnant toutes à la fois.

Vienne à doubler la consommation de la ville ; vienne le nombre des lampes à passer de 1 000 à 2 000. La dynamo, précédemment installée, sera incapable de fournir l'énergie électrique supplémentaire réclamée par cet excédent d'éclairage. L'usine devra donc établir une seconde dynamo de même puissance. Chacune d'elles commandera un réseau indépendant à deux fils (fig. 307).

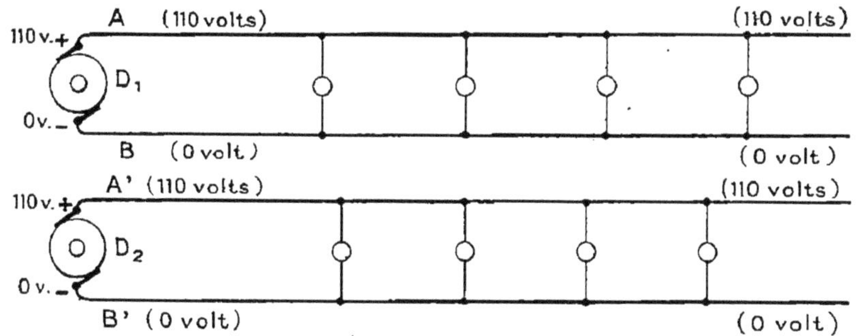

Fig. 307. — *Schéma de deux canalisations jumelées à deux fils.*

AB, A'B', circuits principaux indépendants à 110 volts. Les lampes sont respectivement branchées « en pont » sur chacun des circuits. D_1, D_2, dynamos indépendantes commandant chacune un des circuits.

On pourrait, il est vrai, coupler une dynamo de même puissance en parallèle avec la première : ce qui, sans modifier la force électromotrice de la source, doublerait son débit. Mais, dans ce cas, il faudrait poser des câbles beaucoup plus gros pour le même réseau, ce qui entraînerait des dépenses exagérées.

Or, étant donné le prix élevé des gros câbles de cuivre, il y a intérêt, pour diminuer les frais d'établissement des lignes, à adopter le dispositif suivant, dit *canalisation à trois fils,* lequel assure le même débit que deux canalisations indépendantes à deux fils.

Les deux dynamos sont couplées en série, ce qui additionne leurs forces électromotrices respectives. Des deux bornes extérieures de ce groupe et de la borne commune aux deux machines partent trois câbles (trois fils).

Les *deux fils extérieurs* A et C (fig. 308) sont respectivement mis au potentiel de + 110 volts et — 110 volts, ce qui établit dans le circuit une différence de potentiel de 220 volts.

Le *fil intermédiaire* est maintenu au potentiel zéro.

Le réseau est ainsi divisé en *deux ponts,* suivant l'expression consacrée ; et nos appareils sont généralement branchés en dérivation sur *un seul pont,* c'est-à-dire sur deux fils voisins, pour y recueillir la différence de potentiel de 110 volts nécessaire à leur fonctionnement.

De ce dispositif résulte que le fil intermédiaire, qui est au potentiel zéro, joue respectivement le rôle de fil positif vis-à-vis du fil C au potentiel — 110, et de fil négatif vis-à-vis du fil A au potentiel + 110.

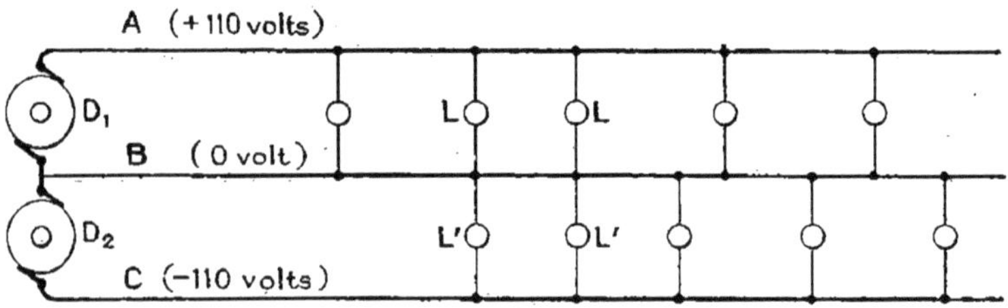

Fig. 308. — *Schéma d'une canalisation électrique à trois fils.*

D_1, D_2, dynamos couplées en série, créant chacune une différence de potentiel de 110 volts; A, fil au potentiel de + 110 volts; B, fil au potentiel de 0 volt; C, fil au potentiel de — 110 volts; L, L, dérivations de 110 volts en pont sur les fils à + 110 et 0; L', L', dérivations de 110 volts en pont sur les fils à 0 et — 110.

Avantages de la distribution à trois fils. — Cette distribution permet à l'exploitation de réaliser une notable économie sur le poids du cuivre des lignes.

a) D'une part, le diamètre des *fils conducteurs* peut être réduit, puisque la tension du courant à transporter a doublé. Et il est possible d'étendre à un rayon de 1 200 mètres le périmètre desservi par la station centrale.

b) D'autre part, le fil intermédiaire, appelé *fil compensateur, fil neutre,* peut être ramené à une très faible section : car il ne sert qu'à assurer le passage du courant provenant d'un excédent de consommation des lampes sur un des deux ponts. S'il y avait le même nombre de lampes allumées sur chaque circuit, on pourrait même le supprimer.

Considérons la figure 308. Les lampes L et L', étant montées symétriquement sur deux ponts, peuvent, en réalité, être considérées comme étant montées en série sur un seul circuit dérivé réunissant les deux conducteurs extrêmes. Si donc ces deux lampes sont allumées simultanément, le courant qui les alimente arrive par le fil A et s'en va par le fil C, sans emprunter le chemin du fil de compensation.

Mais il est impossible, en pratique, de maintenir le même nombre de lampes allumées sur chaque circuit ; le fil neutre est donc indispensable.

Équilibratrices. — Toutefois, même avec un fil compensateur, de semblables distributions ne fonctionnent bien que si l'intensité absorbée est la même dans chacun des ponts. Il n'en est plus ainsi quand, comme cela arrive à chaque instant dans la pratique, il y a manque d'équilibre, parce que l'un des ponts est plus chargé que l'autre.

C'est pour obvier à cet inconvénient que l'on a imaginé le dispositif suivant. Deux dynamos de construction spéciale, appelées compensatrices, égalisatrices ou *équilibratrices*, montées toutes les deux sur le même arbre, sont placées en un point approprié du réseau. Lorsque les deux ponts sont convenablement équilibrés, l'ensemble des deux compensatrices tourne à sa vitesse normale, en absorbant chacune sur son propre pont une énergie insignifiante, puisqu'elles n'ont aucun autre travail à accomplir que vaincre leur propre inertie.

Si, au contraire, l'un des deux ponts vient à être moins chargé que l'autre, la différence de potentiel entre ses deux fils tendra à augmenter, tandis que celle du second pont tendra à diminuer. A ce moment, la compensatrice du pont peu chargé accélèrera sa vitesse, et, par là même, puisque les deux machines sont montées sur le même arbre, elle tendra à accélérer la marche de l'autre compensatrice, laquelle aurait tendance à se ralentir, puisque la différence de potentiel à ses bornes diminue.

Dans la pratique, il n'y a pour ainsi dire pas de variation de vitesse ; il se produit simplement ce résultat, que la machine du pont peu chargé fonctionne comme *moteur*, transmettant à la machine de l'autre pont une *énergie mécanique* que celle-ci, comme *dynamo*, transforme en *courant électrique* : de sorte que l'énergie non absorbée sur un pont se trouve équilibrée par celle qui est fournie à l'autre pont, de façon automatique, et sans autre connexion à cet effet.

Ainsi, les équilibratrices puisent de la puissance sur le pont le moins chargé et la versent sur le pont le plus chargé.

Distribution à cinq fils. — Les distributions de courant continu de 110 volts, à cinq fils, permettent de desservir des zones assez étendues, dans un rayon d'environ deux kilomètres.

L'usine génératrice couple quatre dynamos de 110 volts en série, de façon à établir entre leurs bornes extrêmes une différence de potentiel de 440 volts.

Cinq câbles parallèles partent des bornes de ces machines (fig. 309). Le fil A est au potentiel de + 220 volts ; le fil B, au potentiel de + 110 volts ; le fil D, au potentiel de — 110 volts ; le fil E, au potentiel de — 220 volts.

Le fil du milieu C est fil neutre. Il est ramené au potentiel zéro.

Les deux câbles extrêmes, qui constituent en réalité un circuit à 440 volts, sont à forte section : les trois câbles intermédiaires, jouant le rôle de câbles compensateurs, sont à petite section.

Le réseau est ainsi divisé en *quatre ponts de 110 volts*. Sur chaque pont est branchée une dynamo-égalisatrice, qui maintient un équilibre convenable entre deux ponts voisins, de façon à assurer le fonctionnement régulier de l'ensemble.

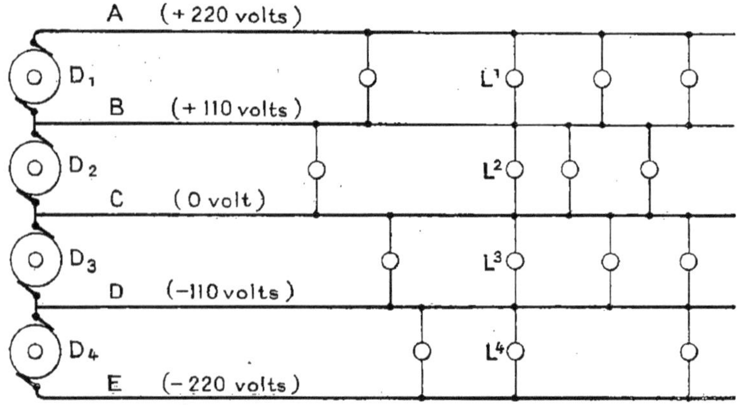

Fig. 309. — *Schéma d'une canalisation électrique à cinq fils.*

D_1, D_2, D_3, D_4, dynamos couplées en série, créant chacune une différence de potentiel de 110 volts; A, fil au potentiel de + 220 volts; B, fil au potentiel de + 110 volts; C, fil au potentiel de 0 volt; D, fil au potentiel de — 110 volts; E, fil au potentiel de — 220 volts; L^1, L^2, L^3, L^4, dérivations de 110 volts.

Chacun des fils intermédiaires est négatif par rapport au fil précédent, et positif par rapport au fil suivant. Seuls, les deux fils extrêmes gardent une polarité invariable.

Service des abonnés médecins. — Le courant envoyé par l'usine possède un voltage quatre fois plus élevé que celui qu'utilisent les abonnés. Deux fils seulement de la distribution pénètrent d'ordinaire chez ceux-ci, dont les lampes ne travaillent que sur un seul pont de 110 volts.

Mais, quand il s'agit de nos installations médicales, les conditions de distribution ne sont plus aussi simples.

Plusieurs cas sont à considérer.

a) Les tableaux de distribution pour appareils médicaux, qui consomment assez peu d'énergie, sont montés, comme les lampes, à la plus basse tension du réseau, c'est-à-dire sur un seul pont.

b) Les moteurs chirurgicaux, d'une puissance inférieure à 1/2 HP (soit moins de 40 kilogrammètres), sont également montés sur un seul pont, comme les lampes à incandescence. Mais, dès qu'on dépasse la puissance d'un cheval, les compagnies ont le droit d'exiger qu'on se branche sur deux ponts.

c) Les installations médicales qui réclament une grande puissance, comme les installations de radiologie, de haute fréquence, ne sont presque jamais autorisées par les compagnies à se brancher sur un seul pont, c'est-à-dire sur deux fils voisins. Il faut reconnaître qu'il n'y a là aucune prétention exagérée, si l'on envisage le débit énorme qu'exigent les modèles intensifs récents. Une perturbation grave se ferait sentir dans le service des autres abonnés du même pont, si ces appareils prenaient sur ce pont une intensité hors de proportion avec son débit normal.

Dans ce cas, on est obligé d'avoir recours à un groupe *moteur-générateur*. Le moteur reçoit le courant continu de deux ou plusieurs ponts à 220, 330 ou 440 volts ; et la génératrice produit du courant à tension basse, approprié à l'installation qu'elle est destinée à alimenter[1].

Il nous arrive encore de tomber sous le coup de cette interdiction si nous nous servons de galvanocautères branchés directement sur circuit urbain par l'intermédiaire de rhéostats. La consommation de ceux-ci dépasse souvent 25 ampères. Il est donc prudent, avant de commander à un fabricant d'appareils électriques médicaux un appareil d'adaptation direct muni d'un cautère, de se renseigner à l'usine pour savoir si elle autorise le raccordement de cet appareil à deux fils voisins. Et, suivant quelle le permettra ou non, nous devrons indiquer à notre fabricant que nous travaillerons avec 110 volts ou avec 220 volts.

Cette recommandation s'adresse surtout aux spécialistes qui manient de très gros cautères, tels que ceux de Bottini pour la prostate.

POTENTIEL NÉGATIF

Potentiel zéro. — Le *potentiel négatif* — c'est-à dire inférieur au potentiel zéro – dont il n'a pas encore été question dans ce livre, est en apparence un fait paradoxal et qui demande à être expliqué avec quelques détails.

1. A Paris, le cahier des charges des Compagnies d'éclairage électrique stipule aussi que celles-ci *peuvent imposer aux abonnés des mesures ayant pour effet d'empêcher des troubles dans l'exploitation et notamment la mise en marche ou l'arrêt trop brusque d'une puissance trop considérable*. Sur certains secteurs, si l'on utilise une puissance supérieure à 1 cheval, on doit se servir de 220 volts.

J'ai souvent entendu mes élèves s'étonner qu'une canalisation électrique puisse avoir un *potentiel négatif*, et me dire : « Puisque la terre est au potentiel zéro, comment peut-on imaginer un courant utilisable qui possède un potentiel inférieur à celui de la terre? Comment concevoir, en dehors des abstractions mathématiques, qu'il puisse exister quelque chose qui soit moins que rien? »

Ce malentendu naît d'une conception fausse, assez tenace dans l'esprit des débutants. Ceux-ci croient que la terre est vierge de tout potentiel électrique, ce qui est une erreur grossière. Un corps est toujours à un certain potentiel; il n'y a rien qui soit au potentiel zéro absolu. Seulement, pour assurer la commodité des calculs et mesurer plus facilement la valeur relative des différents potentiels, on est convenu de les comparer à un niveau électrique étalon, qui est le potentiel de la terre; et on donne à celui-ci le signe zéro : ce qui ne veut pas dire que la terre soit réellement privée de tout potentiel. On aurait pu tout aussi bien attribuer au potentiel terrestre d'autres valeurs conventionnelles : 100, 1 000, etc. On ignore d'ailleurs absolument sa valeur réelle.

Potentiel positif. Potentiel négatif. — Cela étant posé, il est logique de donner le signe + aux potentiels supérieurs à celui de la terre, et le signe — aux potentiels qui lui sont inférieurs.

Même chose, d'ailleurs, a lieu en matière de chaleur. Pour effectuer plus facilement la mesure de la température des corps avec le thermomètre, Réaumur a attribué le signe zéro à la température de la glace fondante, ce qui ne signifie point que la dite glace fondante n'ait aucune température : car il ne peut pas exister de corps sans charge thermique, pas plus que sans charge électrique. Et, en se servant de ce point de comparaison, selon que les corps étudiés sont plus chauds ou plus froids que la glace fondante, on fait précéder le chiffre qui exprime leur température des signes + ou —.

Tout cela n'est évidemment que conventions. Ainsi, dans le thermomètre Fahrenheit, l'échelle de graduation thermique porte le chiffre 32 correspondant à la température de la glace fondante. Or, si l'on voulait donner à ces chiffres zéro et 32 une valeur absolue, on arriverait à cette conclusion absurde que la glace fond à des températures différentes chez les peuples latins qui usent du thermomètre centigrade, et chez les peuples anglo-saxons qui se servent du thermomètre Fahrenheit!

Différence de potentiel. — Au reste, la seule condition qui puisse nous intéresser dans un circuit électrique, c'est non pas la valeur absolue de son potentiel, mais bien la *différence de potentiel* utilisable qui s'établit entre ses deux pôles.

Nous avons déjà dit, au début de ce livre, que piles, dynamos, etc., créent seulement des différences de potentiel. Ces machines n'engendrent pas l'électricité : elles se bornent à la mobiliser en la dénivelant, ainsi qu'une pompe déplace le niveau de l'eau. Aussi bien, les nomme-t-on justement des « sources électromotrices » et non pas des « sources électrocréatrices ».

Or, la *valeur relative* de la différence de potentiel établie par une telle source est une quantité constante, quelles que soient les variations de la *valeur absolue* du potentiel de ses pôles. De cette dernière, nous n'avons donc aucunement à tenir compte dans la pratique.

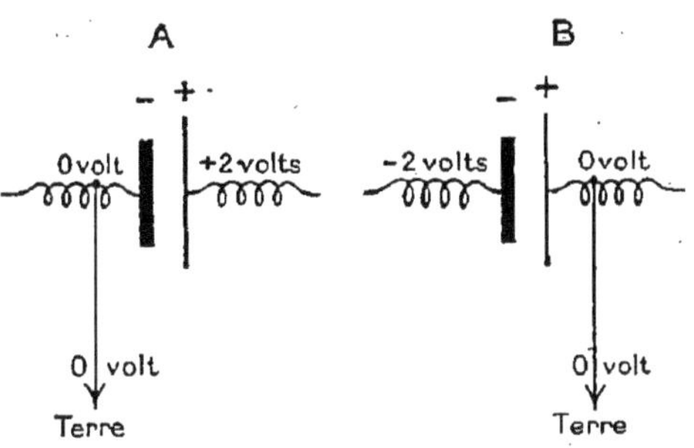

Fig. 310. — A. *Pile ayant son pôle négatif au potentiel zéro* (circuit à potentiel positif). — B. *Pile ayant son pôle positif au potentiel zéro* (circuit à potentiel négatif).

Citons quelques exemples :

a) Soit une *pile au bichromate* créant une différence de potentiel de 2 volts. Mettons à la terre son pôle négatif. Son potentiel tombera à zéro : le pôle positif sera donc au potentiel + 2 volts.

Inversement, mettons le pôle positif en communication avec la terre. La différence de potentiel créée par la pile ne variera pas : mais désormais son pôle positif sera au potentiel zéro, et son pôle négatif, au potentiel — 2 volts (fig. 310).

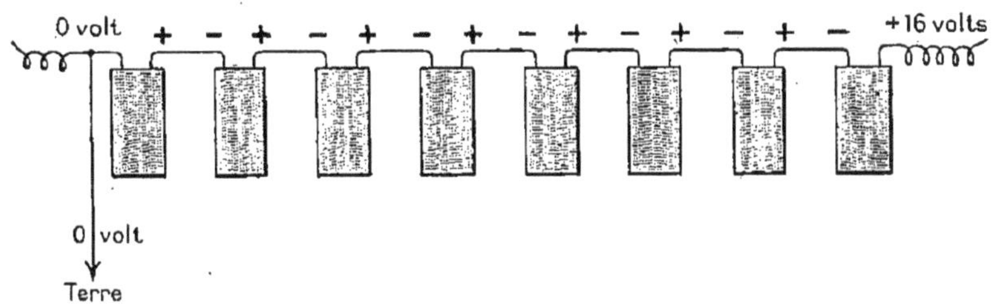

Fig. 311. — *Batterie d'accumulateurs ayant son pôle négatif au potentiel zéro.*

b) Soit une *batterie de huit accumulateurs* couplés en série, établissant une différence de potentiel de 16 volts. Mettons son pôle négatif en communication avec la terre : il tombera au potentiel zéro. Dans ce cas, le pôle positif restera au potentiel + 16 volts (fig. 311).

Inversement, mettons à la terre le pôle positif : celui-ci va maintenant prendre le signe zéro. Mais, comme la valeur de la différence de potentiel créée par cette batterie ne peut pas changer, son pôle négatif va désormais s'inscrire au potentiel — 16 volts (fig. 312).

Enfin, si nous établissons un contact à la terre au milieu de la chaîne des accumulateurs, en cet endroit le potentiel tombera à zéro. Mais, comme la différence de potentiel doit rester fixe à 16 volts, le pôle positif aura un potentiel de + 8 volts, et le pôle négatif, un potentiel de — 8 volts (fig. 313).

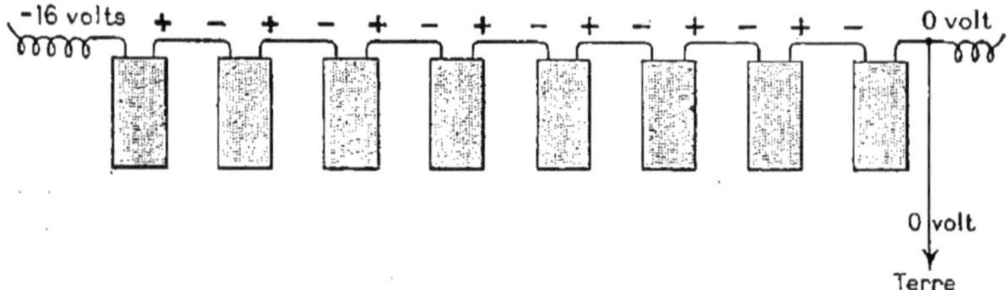

Fig. 312. — *Batterie d'accumulateurs ayant son pôle positif au potentiel zéro.*

c) Même chose a lieu avec une *dynamo*.

Soit une dynamo créant une différence de potentiel de 110 volts.

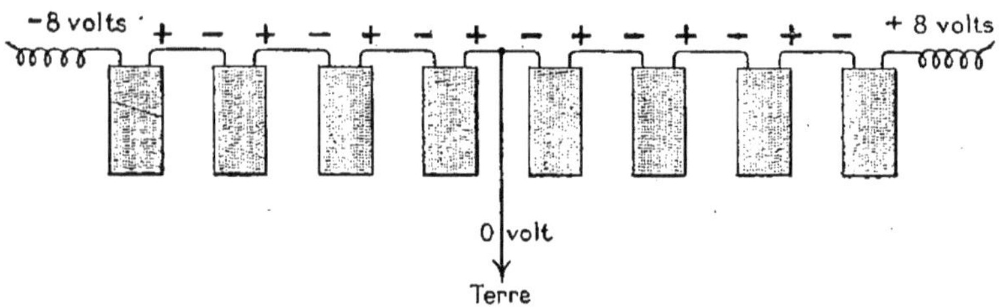

Fig. 313. — *Batterie d'accumulateurs ayant un pôle à potentiel positif et un pôle à potentiel négatif.*

Mettons son pôle négatif à la terre : elle établira une différence de potentiel entre + 110 et zéro (fig. 314).

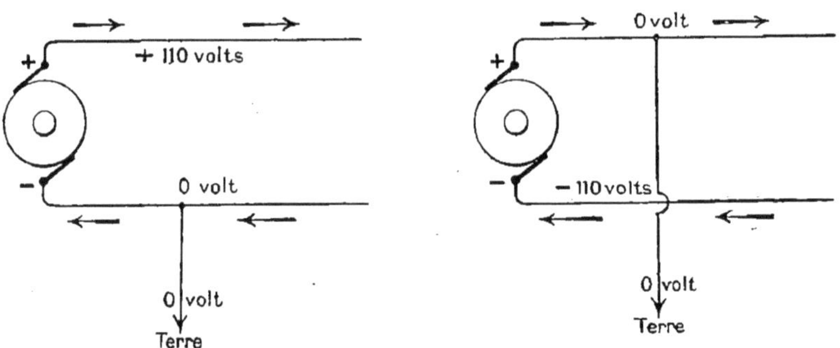

Fig. 314. — *Dynamo débitant un courant à potentiel positif.*

Fig. 315. — *Dynamo débitant un courant à potentiel négatif.*

Mettons son pôle positif à la terre, elle établira désormais sa différence de potentiel entre zéro et — 110 (fig. 315).

Or, sur une canalisation à plusieurs fils, il est prudent de donner à un ou deux fils un potentiel négatif, pour que, dans le cas de décharge accidentelle par perte à la terre, la secousse soit atténuée.

Ainsi, sur une canalisation à cinq fils, dont tous les fils, sauf un, possèdent un potentiel positif, et où s'établit respectivement une différence de potentiel de 110 volts entre deux fils voisins, s'il se fait une perte à la terre, la décharge pourra dans certains cas atteindre une tension de 440 volts (fig. 321).

Que si, au contraire, deux fils sont aux potentiels positifs de + 110 et + 220, et deux autres, aux potentiels négatifs de — 110 et — 220, le fil du milieu se trouvant à zéro, les décharges accidentelles ne pourront avoir une tension supérieure à 220 volts. Et cependant la station centrale n'en établit pas moins sur son réseau une différence de potentiel utilisable de 440 volts (fig. 320).

Analogie hydraulique. — L'exemple qui assimile le courant électrique à un courant d'eau et compare la pile créant une différence de potentiel électrique à la pompe établissant une différence de niveau hydraulique, va nous aider à saisir mieux encore la signification des potentiels positif et négatif.

Pour déterminer l'altitude d'un lieu, on prend comme point de repère le niveau de la mer, auquel on rapporte tous les autres niveaux, et auquel on donne la cote zéro : ce qui ne veut pas du tout dire que la mer ait une altitude nulle, et qu'il ne puisse pas y avoir d'objets situés plus bas que sa surface.. !

Or, supposons que nous ayons à faire fonctionner une turbine qui demande une pression hydraulique de 10 mètres. Nous l'actionnerons avec une pompe capable de créer une telle dénivellation.

Plusieurs cas peuvent alors se présenter :

a) Établissons la turbine au bord même de l'Océan. Le niveau supérieur de la chute d'eau marquera la cote + 10 ; son niveau inférieur sera à la cote zéro.

b) Établissons notre système au bord du lac de Genève, dont la surface se trouve à 372 mètres au-dessus du niveau de l'Océan. Le niveau supérieur de notre chute d'eau artificielle sera à la cote + 382 ; son niveau inférieur, à la cote + 372 (cotes positives).

c) Établissons-nous sur les rives de la mer Caspienne, dont la surface est à 26 mètres en contrebas du niveau de l'Océan. Le niveau supérieur de notre chute d'eau sera à la cote — 16 ; son niveau inférieur, à la cote — 26 (cotes négatives).

Dans ces trois cas cependant, malgré ces grandes variations du niveau absolu, qui tantôt sont positives, tantôt sont négatives, notre chute d'eau nous fournira une même puissance : car nous n'aurons à tenir compte en pratique, son débit étant supposé constant, que de la différence de niveau relative de ses deux cotes extrêmes.

CHAPITRE XX

LES DISTRIBUTIONS URBAINES DE COURANTS ALTERNATIFS

I

CONSIDÉRATIONS GÉNÉRALES

Avantages des courants alternatifs. — Quand la distance qui sépare l'usine centrale des appareils d'utilisation dépasse 1 500 ou 2 000 mètres, les compagnies d'électricité préfèrent s'adresser aux courants alternatifs pour desservir leurs réseaux urbains.

Les courants alternatifs ont, en l'espèce, deux avantages précieux.

1° Ils permettent de *transporter* l'énergie électrique sur de grandes distances et à très bon compte, en lui donnant une forte tension et une faible intensité : ce qui laisse établir des canalisations principales de petite section.

2° Ils permettent de *transformer* l'énergie électrique et de la rendre inoffensive à distribuer, en abaissant sa tension et en élevant son intensité, à l'aide de transformateurs statiques, lesquels n'exigent aucune surveillance et ont un rendement qui monte à 98 pour 100 en pleine charge.

Tension des courants alternatifs. — La tension des courants ainsi *transportés* varie, dans les villes, de 1 000 à 10 000 volts. Industriellement, dans les réseaux extrêmement étendus, on dépasse 60 000 volts et parfois 100 000 volts. On a même pu atteindre, en 1912, la tension de 140 000 volts (triphasé du Michigan sur 200 kilomètres).

La tension des courants *utilisés* (courants secondaires) est basse. Elle varie suivant la nature des applications des courants : 32 volts pour les lampes à arc, 110 volts pour les lampes à incandescence, 220 volts pour les électromoteurs, etc.

Fréquence des courants alternatifs. — On tend de plus en plus à abandonner les fréquences élevées, parce qu'elles ne conviennent pas aux électromoteurs dont l'emploi se généralise tant. Cependant, il y a antagonisme entre les lampes, dont la lumière est d'autant plus fixe que la fréquence du courant est plus haute, et les moteurs, qui marchent mieux à basse fréquence. Aussi établit-on deux types de distribution à ce point de vue.

a) Les distributions qui alimentent peu de moteurs et beaucoup de lampes (villes) se font à des fréquences variant entre 40 et 60 périodes (42 p. à Paris) (50 p. en Allemagne et en Suisse). Au-dessous de 40 p. on ne peut plus utiliser les courants alternatifs pour allumer des lampes à arc.

b) Les distributions qui ont surtout pour but de fournir la force motrice (faubourgs) s'établissent généralement à une fréquence de 25 périodes. Cette fréquence tombe à 15 périodes quand il s'agit d'alimenter des lignes de tramways à courant monophasé.

Phases des courants alternatifs. — Le seul courant alternatif primitivement employé était le courant monophasé. On lui substitue actuellement les courants polyphasés, qui conviennent beaucoup mieux aux installations de force motrice : car les moteurs à courants polyphasés démarrent plus facilement. Parmi les courants polyphasés, l'industrie n'emploie que les triphasés et les diphasés.

Nous allons donc avoir à étudier les distributions de *monophasé*, de *triphasés*, de *diphasés*.

Inconvénients des courants alternatifs. — Les courants alternatifs urbains ont cependant des inconvénients qu'on ne peut passer sous silence.

a) Ils conviennent moins bien aux lampes que le courant continu. Les lampes à filament métallique surtout craignent leurs alternances.

b) Ils sont impropres à tous les usages électrochimiques : charge d'accumulateurs, etc.

Aussi beaucoup de villes adoptent-elles maintenant un système de *distribution combinée*. Le courant transporté est *alternatif à haute tension*. Le courant distribué est *continu à basse tension*. La transformation du courant se fait à l'aide de moteurs-générateurs, installés dans des sous-stations (voir page 484).

II

DISTRIBUTIONS DE COURANT MONOPHASÉ

Distribution à deux fils. — Une distribution de courant alternatif monophasé ne comporte jamais plus de deux fils.

Un alternateur établit entre ces deux conducteurs une différence de potentiel considérable.

Ces conducteurs sont soigneusement isolés.

Les *canalisations aériennes* sont faites de deux fils de cuivre nus, assez distants, et supportés par des poteaux munis d'isolateurs en porcelaine.

Les *canalisations souterraines*, dans les villes, sont établies avec des câbles armés, enfouis dans le sol. Ces câbles sont constitués par deux conducteurs concentriques.

Transformateurs. — Les transformateurs donnent du courant d'utilisation à la tension de 110 volts.

Dans les canalisations aériennes, les transformateurs sont inclus en des cabines spéciales, supportées par des poteaux élevés. Dans les canalisations urbaines souterraines, il y a généralement un transformateur dans la cave de chaque immeuble.

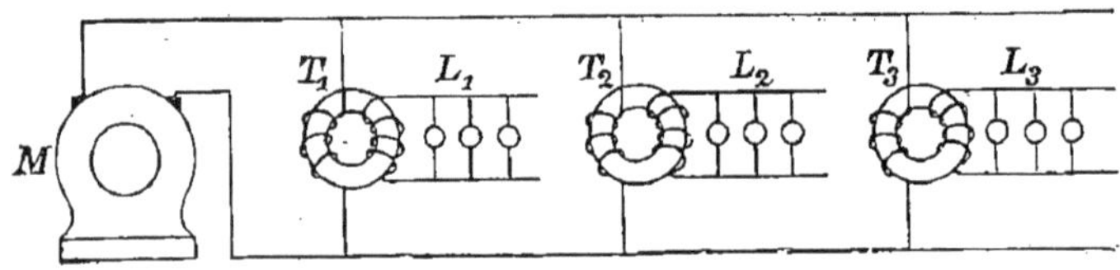

Fig. 316. — *Transformateurs montés en dérivation sur une canalisation urbaine.*
M, alternateur ; T_1, T_2 T_3, transformateurs en dérivation sur la canalisation principale ; L_1, L_2, L_3, groupes de lampes montées en dérivation sur le circuit secondaire de chaque transformateur (d'après GRAETZ).

Ces *cabines de transformation*, d'où sort le courant secondaire utilisable, sont rendus inaccessibles ; aucune personne étrangère à leur service ne peut y avoir accès.

Les circuits primaires des transformateurs sont montés en *dérivation*, en *pont*, sur les deux fils du circuit principal. Et sur les circuits secondaires qui s'en détachent pour desservir chaque maison, sont également branchés en *dérivation* les lampes et les autres appareils d'utilisation (fig. 316).

Canalisations intérieures. — Les canalisations à l'intérieur des appartements s'établissent exactement comme pour le courant continu. Il n'y a naturellement pas à se préoccuper de la polarité des fils.

III

DISTRIBUTIONS DE COURANTS TRIPHASÉS

Distribution primaire à trois fils. — Les courants triphasés, constitués en réalité par l'assemblage de trois courants monophasés semblables, décalés d'un tiers de période l'un sur l'autre, réclament en principe trois circuits distincts, soit six conducteurs. Cependant, on peut réduire à trois le nombre des conducteurs en reliant entre elles les trois bobines génératrices, soit en *étoile,* soit en *triangle.*

Ce dispositif est économique. A égalité d'énergie électrique transmise, les trois fils d'un circuit de courants triphasés n'ont pas besoin d'avoir une section supérieure à celle des deux fils d'un circuit de courant monophasé.

Les cabines de transformation renferment soit *trois petits transformateurs distincts,* un pour chaque phase, soit *un gros transformateur unique,* où les enroulements sont disposés sur trois noyaux magnétiques reliés en étoile.

Distribution secondaire à trois ou quatre fils. — Dans les ateliers, où l'on se sert de moteurs de puissance moyenne, le circuit secondaire est fait également de trois fils ; chacun d'eux est relié à l'un des trois sommets de l'étoile formée par le groupement des trois noyaux du transformateur.

On dit alors qu'on utilise les *trois phases du courant.* N'est-ce pas, d'ailleurs, la grande facilité de démarrage et la merveilleuse souplesse des moteurs triphasés (moteurs à champ tournant) qui ont donné à ce type de courant alternatif sa vogue industrielle ?

Dans les maisons particulières, on n'utilise ordinairement

qu'*une phase du courant*. Or, si l'on établissait alors une distribution secondaire à trois fils, on serait toujours obligé, pour équilibrer le fonctionnement du réseau, d'allumer les lampes par groupes de trois conjuguées : ce qui serait fort gênant. L'indépendance des lampes s'obtient par une distribution secondaire

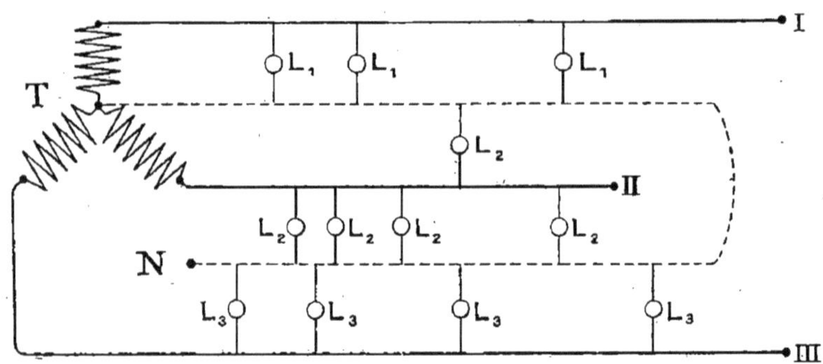

Fig. 317. — *Schéma d'une canalisation de courants triphasés avec fil neutre.*

T, transformateur triphasé à enroulements en étoile (l'induit est ici seul représenté) ; 1, 2, 3, fils de phase ; N, fil neutre ; L_1, L_2, L_3, lampes branchées en dérivation entre les fils de phase et le fil neutre, et n'utilisant ainsi qu'une phase.

dite à *quatre fils*. Le quatrième fil, ou *fil neutre*, est relié au centre de l'étoile du transformateur. Les lampes sont individuellement branchées en dérivation entre un « fil de phase » et le « fil neutre » (fig. 317).

Service des abonnés médecins. — Nous avons à considérer plusieurs cas, comme quand il s'agissait du courant continu.

On peut dire, en effet, qu'il y a une certaine analogie, tout au moins quant à l'équilibre à obtenir dans le réseau, entre une installation triphasée et une installation de courant continu à plusieurs fils. Les *ponts* sont ici remplacés par des *phases*. Mais, tandis que les ponts, en courant continu, sont réunis en série, les phases, en courant alternatif, sont réunies en dérivation. Le *fil neutre* est l'analogue du *fil compensateur* des distributions de courant continu.

Chaque phase, comme chaque pont, peut être à 110 volts.

a) Si nous utilisons peu d'énergie électrique, pour alimenter par exemple un transformateur universel de Gaiffe destiné à l'endoscopie et à la galvanocaustie, ou un petit moteur asynchrone à collecteur dont la puissance dépasse rarement 1/2 cheval, nous pourrons nous brancher sur une seule phase du courant (110 volts).

Nous avons déjà dit que les moteurs alternatifs polyphasés n'ont pas d'applications médicales courantes.

b) Si nous devons dépenser une grande quantité d'énergie électrique (radiographie, haute fréquence), les compagnies nous obligent le plus souvent à nous brancher sur les trois phases du courant (330 volts), de même qu'en matière de courant continu elles nous forçaient à nous placer sur plusieurs ponts. Or, comme nous n'avons besoin que d'une phase, force nous est ici encore d'établir dans notre installation un moteur-générateur, pour transformer le courant triphasé à basse tension que l'usine nous envoie par l'intermédiaire du transformateur statique de notre immeuble, en courant alternatif monophasé.

IV

DISTRIBUTIONS DE COURANTS DIPHASÉS

Distribution primaire. — Les courants diphasés, constitués en réalité par l'assemblage de deux courants monophasés semblables, décalés d'un quart de période, réclament théoriquement deux circuits distincts. Mais, dans la pratique, le nombre des fils qui constituent le circuit primaire est de trois seulement : deux *fils d'aller* distincts et un *fil de retour* commun aux deux courants.

Distribution secondaire. — Dans les installations non industrielles (lampes d'éclairage indépendantes, appareils médicaux consommant peu de puissance) la distribution secondaire, à la sortie du transformateur, se fait à *cinq fils,* soit quatre « fils de phase » et un « fil neutre ». Celui-ci, comme dans le cas du courant triphasé, sert à maintenir l'équilibre dans le réseau.

Dans les installations médicales de radiologie, on exige souvent le branchement sur les deux phases. Il faut donc ici encore avoir recours à l'intercalation d'un moteur-générateur, pour transformer le courant diphasé, fourni obligatoirement, en courant monophasé nécessaire à nos appareils.

CHAPITRE XXI

LES PERTES A LA TERRE

Définition. — On dit qu'il y a « une perte à la terre » lorsqu'en touchant UN SEUL des deux fils conducteurs d'une canalisation électrique on sent passer le courant.

Cette expression industrielle signifie qu'il existe une dérivation du circuit par le sol.

Dans nos installations électromédicales, les pertes à la terre font parfois sentir durement leurs effets, en nous octroyant des décharges électriques. Celles-ci ont des conséquences graves, allant jusqu'à la syncope prolongée. Elles peuvent atteindre l'opérateur et l'opéré.

Il y a donc lieu d'étudier la pathogénie de cette complication désagréable de l'électrothérapie, pour en mieux rechercher les moyens prophylactiques.

Une telle éventualité devient, il est vrai, de plus en plus rare, à mesure que nos constructeurs perfectionnent leurs appareils.

Il faut néanmoins toujours y penser: car c'est le plus souvent dans un moment d'inattention que l'accident arrive ; et Jellinek nous a appris que les décharges électriques sont surtout dangereuses quand elles nous surprennent à l'improviste.

« Les accidents causés par l'électricité ont lieu, la plupart du temps, non au voisinage de la machine génératrice même, mais à distance, à un tableau de distribution ou sur la ligne. Là, en effet, le danger est caché. Près de la machine, on le voit : le générateur est en marche, on est prévenu, on se méfie. A un tableau de distribution, rien n'indique ce qui va se passer ; on oublie que telle pièce de métal, d'apparence si inoffensive, est d'un contact si redoutable, on n'est pas en éveil, et l'accident se produit à la moindre distraction, avec une telle rapidité qu'on ne peut pas l'éviter aussitôt qu'il se présente » (G. Weiss).

I.

PERTES A LA TERRE SUR RÉSEAUX A COURANT CONTINU

Contacts bipolaires. Contacts unipolaires. — Si, dans une installation quelconque de courant continu, nous venons à toucher simultanément deux bornes de polarités différentes, nous fermons le circuit sur nous-mêmes. Et le courant nous traverse.

Le phénomène est constant, bien que souvent nous ne le percevions pas. En effet, l'impression subjective que nous donne un courant est fonction de l'intensité qu'il développe pendant la traversée de nos tissus. Or, comme notre corps est extrêmement résistant, il faut que, suivant la loi d'Ohm, le courant possède une tension assez élevée pour prendre une intensité qui ait sur nous une action sensible.

Exemple. — Supposons que la résistance moyenne du corps humain soit de 10 000 ohms. Mettons une main sur chacune des bornes d'une batterie d'accumulateurs qui débite un courant de 10 volts. Nous allons être traversés par un courant dont l'intensité sera de $\frac{10}{10\,000}$ soit un milliampère : intensité tout à fait insuffisante pour impressionner nos organes.

Venons maintenant en contact avec les deux conducteurs d'un circuit de 500 volts. Un courant de $\frac{500}{10\,000}$ soit 50 milliampères nous traverse brusquement : un choc électrique des plus pénibles nous révèle alors son passage.

Ainsi donc, si l'effet physiologique de la perte à la terre est inconstant, son effet physique est constant.

Pour cette raison, le *montage en dérivation* de nos appareils médicaux, en cas de raccordement direct à un secteur, est moins dangereux que leur *montage en série*. Dans le premier cas, une partie seulement du courant nous traverse. Dans le second cas, la totalité du courant passe en nous.

Mais voici qui est plus paradoxal. Que nous puissions éprouver les effets pénibles d'une décharge électrique en touchant *une seule borne* de la distribution, c'est une chose qui paraît au premier abord impossible et qui pourtant se réalise assez souvent.

La façon dont sont établies les distributions urbaines d'électricité explique ce phénomène.

Distribution à deux fils. — Prenons comme premier exemple une distribution simple de courant continu à deux fils. Le fil d'aller, qui unit le pôle positif de la dynamo à la borne positive de notre installation, est au potentiel de + 110 volts. Le fil de retour, partant de la borne négative, est au potentiel zéro. Ce fil n'est pas mis volontairement à la terre : car l'usine, qui n'a aucun intérêt à gaspiller du courant, isole de son mieux les deux câbles conducteurs. Mais, en pratique — et c'est ce cas le plus commun — à la longue l'isolement d'un des deux câbles peut devenir insuffisant : il se fait alors un contact accidentel avec la terre. Cela n'a aucun inconvénient au point de vue du bon fonctionnement des appareils, si l'autre câble reste bien isolé. Dans l'exemple actuel nous supposons que c'est le câble de retour, correspondant à notre borne négative, qui a une « terre accidentelle ».

Si nous venons à toucher (dans certaines conditions qui seront définies plus loin) la borne négative de notre installation, aucun choc n'est ressenti. Si nous touchons, au contraire, la borne positive, nous recevons une décharge.

Pourquoi ?

Il suffit de considérer, pour s'en rendre compte, le schéma ci-dessous (fig. 318).

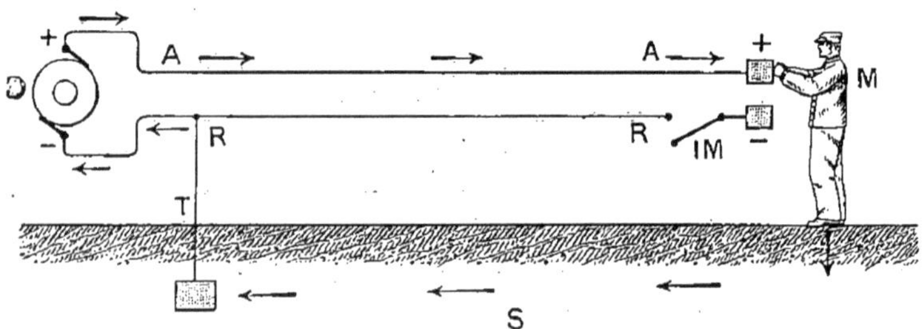

Fig. 318. — *Effet d'une perte à la terre.*

D, dynamo ; A, A, fil d'aller ; R, R, fil de retour ; T, mise à la terre accidentelle du fil de retour ; IM, interrupteur unipolaire ouvert ; M, sujet conduisant le courant de la borne positive au sol ; S, sol.

Le sujet M, dont la main prend contact avec la borne positive et dont les pieds reposent sur le sol, reçoit le courant à 110 volts qui lui arrive par le fil d'aller. Ce courant traverse son corps, s'écoule par ses pieds vers le sol, suit ce dernier qui est bon conducteur en raison de son humidité constante, et remonte par le contact accidentel T pour rentrer dans la dynamo. De cette façon, le circuit a été fermé par la connexion du conducteur d'aller normal, *fil de cuivre,* avec un conducteur de retour accidentel, *système corps humain-terre.*

Il a été dit plus haut (voir page 494) que le sol peut être considéré comme un conducteur ayant une résistance constante de 10 ohms, quelle que soit l'étendue parcourue. Cette valeur minime, comparée à la valeur très élevée de la résistance du corps, montre qu'en fait presque toute la différence de potentiel créée par la dynamo est absorbée par nos tissus.

Inversement, s'il y avait une mise à la terre accidentelle du fil positif, le fil de retour tomberait alors au potentiel de — 110 volts. Ce serait donc en touchant la borne négative que nous recevrions un choc.

Distribution à trois fils. — Les mêmes remarques s'appliquent aux distributions de courant continu à trois fils, en deux ponts de 110 volts, avec fil compensateur accidentellement mis à la terre.

Si nous sommes branchés sur le premier pont (+ 110 volts 0 volt) c'est le contact de la borne positive qui est à craindre. Si nous sommes branchés sur le second pont (0 volt — 110 volts) c'est le contact de la borne négative qu'il faut éviter.

Il est possible de se renseigner à l'usine pour savoir sur quel pont on se trouve placé, de manière à prendre ses précautions en conséquence. Mais, mieux vaut considérer les deux bornes comme dangereuses : attendu que parfois l'usine nous change de pont pour assurer la régularité de son service. Cette mutation n'a pour nous aucune importance, puisqu'elle ne modifie pas la tension de 110 volts envoyée à nos appareils, et ne renverse pas non plus la polarité des bornes auxquelles ils se rattachent.

On voit l'intérêt qu'il y a à ramener au potentiel zéro le fil médian compensateur et non pas un des deux fils extrêmes.

Admettons, en effet (fig. 319), que le troisième fil C soit au potentiel du sol. Dans ce cas, le fil B sera à + 110 volts, le fil A, à + 220 volts. Or, supposons que nous soyons branchés sur le premier pont + 220 volts + 110 volts. Le contact des deux pôles devient alors dangereux. Et si nous touchons, en mauvais isolement, la borne positive, nous fermons avec notre corps le circuit sur une différence de potentiel de 220 volts ; ainsi nous recevons

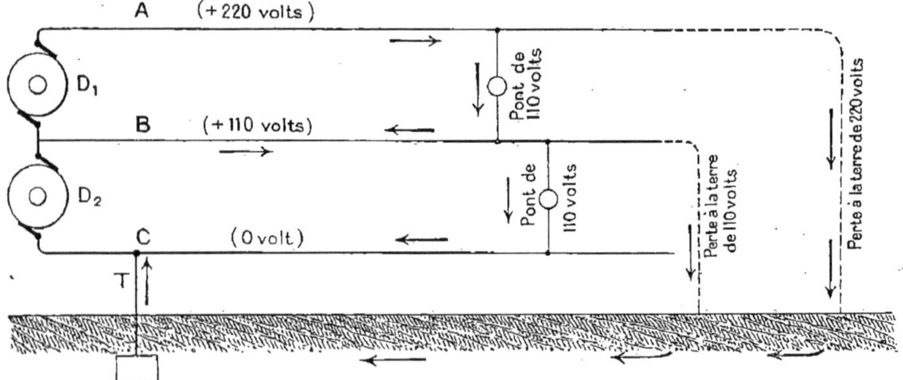

Fig. 319. — *Effet d'une perte à la terre sur une distribution à trois fils.* (On suppose que le fil C est accidentellement mis à la terre.)

une secousse deux fois plus forte que ne pouvait le faire supposer la valeur connue de la tension de 110 volts du courant urbain envoyé à nos appareils.

Distribution à cinq fils. — Dans les réseaux à cinq fils, on ramène, pour les mêmes considérations que ci-dessus, le fil de compensation du milieu au potentiel zéro. Certains abonnés ont

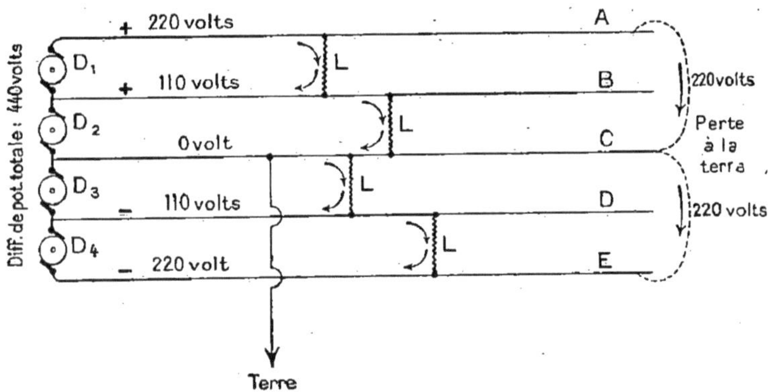

Fig. 320. — *Effets des pertes àla terre sur une distribution à cinq fils.* (Le fil du milieu est accidentellement mis à la terre.)

donc avec la terre une différence de potentiel de 110 volts ; d'autres, une différence de potentiel de 220 volts : mais aucun d'eux n'a les 330 ou les 440 volts existant cependant entre certains fils.

Si donc nous sommes branchés sur le premier pont + 220 + 110 volts (fig. 320), le contact de la borne positive nous exposera à recevoir une décharge de 220 volts, et le contact de la borne négative, une décharge de 110 volts. Si nous sommes, au contraire, branchés sur le quatrième pont — 110 — 220 volts, la borne positive ne nous donnera plus qu'une décharge de 110 volts, et la borne négative fournira une décharge de 220 volts.

Or, si l'usine imprévoyante avait mis au potentiel du sol le cinquième fil E (fig. 321) et si nous étions branchés sur le premier pont + 440 + 330 volts, c'est une décharge de 440 volts ou de 330 volts que nous serions exposés à recevoir en touchant soit la borne positive, soit la borne négative, en cas de perte à la terre sur le fil E.

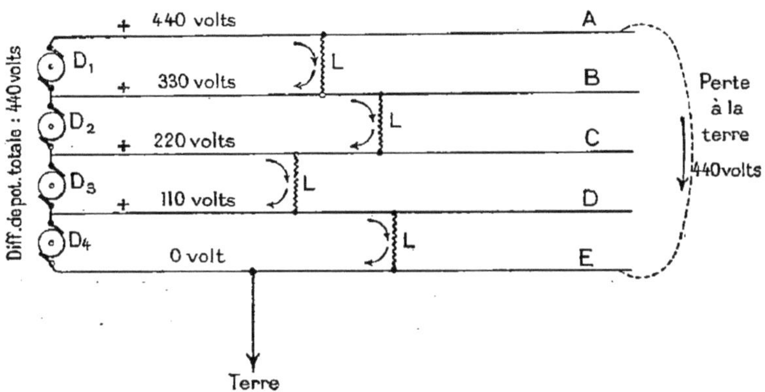

Fig. 321. — *Effets des pertes à la terre sur une distribution à cinq fils.* (Un fil extrême est accidentellement mis à la terre.)

Répétons une remarque déjà faite au sujet de la polarité dans les réseaux à plusieurs fils, avec fil du milieu au potentiel de la terre. Si l'on considère la figure 309, on constate que les abonnés branchés sur les ponts du haut auront leur pôle — à la terre, tandis que les abonnés branchés sur les ponts du bas auront, au contraire, leur pôle + à la terre. Cette remarque a son importance ; car, dans certains appareils médicaux, notamment sur les tableaux, les constructeurs doivent avoir soin d'établir les circuits de telle façon que la différence de potentiel, en cas de contact accidentel avec la terre, soit minima entre celle-ci et le médecin ou le malade (François).

Ces précautions se limitent aux cas où le médecin et le malade doivent être *directement* en rapport avec le réseau : pour la *galvanisation*, l'*électrolyse*, l'*endoscopie*, la *galvanocaustie* ; et encore, pour les deux dernières applications, seulement lorsqu'il s'agit d'installations dépourvues d'un procédé d'isolement (par convertisseur ou par accumulateurs avec dispositif de conjonction et de disjonction). Il est évident qu'il n'y a pas à envisager les mêmes précautions pour les *moteurs* utilisés en chirurgie, pour les installations de *radiologie*, ni pour les appareils de *haute fréquence*.

II

PERTES A LA TERRE SUR RÉSEAUX A COURANTS ALTERNATIFS

Innocuité des pertes à la terre. — Sur les réseaux à courants alternatifs, il n'y a pas de fil de terre dans les distributions *monophasées*. Par contre, le fil neutre des distributions *diphasées* ou *triphasées* est presque toujours mis à la terre : la différence de potentiel chez les abonnés se trouve ainsi réduite au minimum ; et, notamment dans le cas d'une distribution diphasée avec trois fils par phase (dont le fil neutre est à la terre), les abonnés n'ont jamais que 110 volts entre un fil et la terre, quoique 220 volts existent entre les fils de la même phase.

Les conditions d'isolement du malade ou du médecin n'ont pas besoin d'être les mêmes sur les réseaux alternatifs que sur les réseaux à courant continu, pour cette simple raison *qu'il n'y a pas d'application utilisant directement le courant même de distribution : on passe toujours par un transformateur ou par un groupe moteur-générateur*. Il suffit d'exiger des constructeurs que leurs appareils soient soigneusement isolés, et qu'il n'y ait aucun contact défectueux entre les primaires et les secondaires des transformateurs, pour pouvoir s'en servir sans aucune précaution, même dans un local dallé et humide.

En un mot, les installations électromédicales sur courant alternatif n'ont point à se préoccuper des pertes à la terre.

Secteurs électriques de Paris.

Les grandes villes présentent souvent plusieurs régimes différents de distribution électrique. Paris, à cet égard, est actuellement partagé, très inégalement, en quatre secteurs, ainsi que l'indique la carte ci-jointe (fig. 322).

Le secteur A distribue du *courant continu* par une *canalisation à cinq fils*, fournissant une tension maxima de *440 volts*.

Le secteur B distribue du *courant continu* par une *canalisation à trois fils*, fournissant une tension maxima de *220 volts*.

Le secteur C distribue du *courant alternatif monophasé* sous une tension de *2 800 volts*, avec une *fréquence de 42 périodes*. Dans chaque habitation un transformateur abaisse la tension du courant à *110 volts*

Le secteur D distribue du *courant alternatif diphasé* sous des tensions de *6 000* et de *12 000 volts*, avec une *fréquence de 42 périodes*. Des transformateurs abaissent cette tension à *220 volts* pour la force motrice, ou à *110 volts* pour l'éclairage.

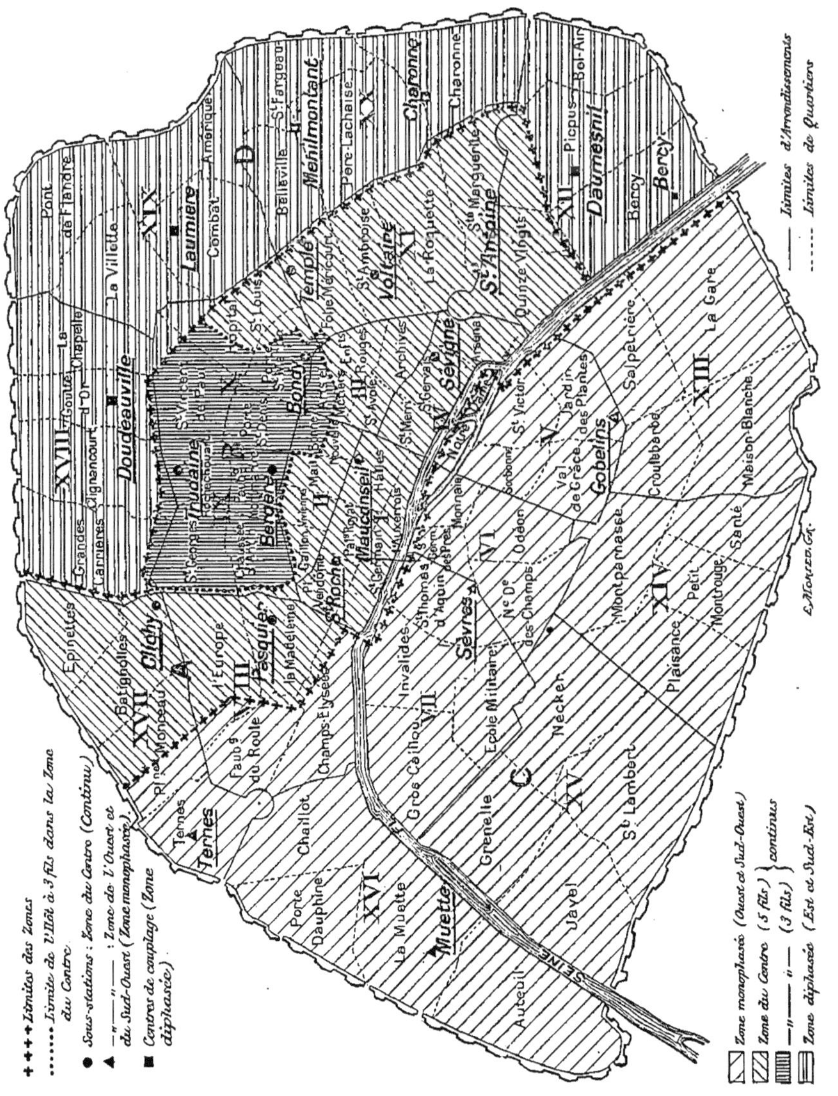

Fig. 322. — *Secteurs électriques de Paris.*

Pour le *courant continu*, la tension doit être de 110 volts par pont, avec tolérance de 3 pour 100 en plus ou en moins.

Pour le *courant alternatif*, la fréquence de 42 peut varier dans des limites de 3 pour 100 en plus ou en moins de sa valeur normale.

Les secteurs parisiens usent différemment de cette tolérance. Aussi les fabricants de lampes à filament métallique — lesquelles doivent travailler au voltage exact du secteur — recommandent de monter des lampes de 110 volts sur le secteur A (secteur de Clichy) et des lampes de 115 volts sur les autres secteurs.

III

MOYENS DE PRÉSERVATION DES PERTES A LA TERRE

Conditions générales. — La violence du choc électrique produit par une perte à la terre est d'autant plus grande que le courant qui traverse notre corps a une intensité plus forte.

Or, cette intensité dépend de deux facteurs :

1° *Tension du courant,* qui, dans les conditions normales, reste constante à 110 volts ;

2° *Résistance du conducteur* formé par le corps humain, laquelle est éminemment sujette à varier. Cette résistance est d'autant moindre : *a*) que les tissus présentent une plus faible résistivité ; *b*) que les contacts avec la borne dangereuse et le sol sont mieux établis.

Il y a lieu, à cet égard, de considérer séparément les conditions inhérentes au *sujet* et les conditions inhérentes à l'*installation.*

Conductibilité du sujet. — Nous devons, pour ceci, renvoyer le lecteur à ce qui a été dit, quand nous parlions de la galvanisation, au sujet de la résistance de nos tissus (voir page 450).

Faisons remarquer que les personnes dont les mains sont naturellement moites sont infiniment plus exposées que celles dont la peau est sèche. Par conséquent, prenons garde quand nous venons de nous laver les mains, et, plus encore, au cours d'une opération où nous avons les mains mouillées.

Les accidents sont surtout à craindre quand la surface cutanée en contact avec un pôle est très étendue, et principalement quand elle se trouve au voisinage des centres nerveux. C'est ainsi que la plupart des accidents dont les oto-rhino-laryngologistes ont eu à souffrir, se sont produits pendant qu'ils avaient sur la tête un photophore.

Certains photophores à ressort fronto-occipital, de mauvaise fabrication, *mettent à la masse* un des fils du circuit.

Cette expression, que comprendront tous les automobilistes, veut dire qu'au lieu de faire arriver, en isolement parfait, les deux conducteurs souples aux deux bornes qui commandent l'alimentation de la lampe du photophore, on isole un des contacts seulement : l'autre est relié à la masse métallique du photophore, dont l'ensemble prend ainsi un signe de polarité positif ou négatif, suivant la borne du tableau d'adaptation auquel il est momentanément relié. Or, supposons que nous ayons attaché le fil de masse à la borne positive ; nous avons ainsi mis notre tête en connexion directe avec le câble positif du pont de distribution sur lequel nous sommes branchés. Et, si en cas de « terre » du fil de retour, nous venons à prendre bon contact avec le sol, par exemple en touchant un robinet de gaz ou d'eau, nous fermons le circuit entre notre tête et notre main : d'où décharge et parfois syncope.

L'accident arrive de préférence chez les chauves, dont l'épiderme crânien est peu résistant ; il est beaucoup moins à craindre avec une chevelure abondante et un peu grasse, qui constitue un bon isolant.

Contact avec la terre. — Diverses précautions sont à prendre.

1° Sol. — Assurent une bonne conduction du courant :

a) des chaussures de cuir à semelles mouillées ;

b) un sol dallé, dont la conductibilité est suffisante pour rendre la perte à la terre fort dangereuse ;

c) un parquet humide.

Il faut donc, quand on travaille dans des conditions défectueuses, c'est-à-dire en étant branché sur une distribution urbaine de courant continu sans protection de transformateurs :

a) porter des chaussures à *semelles de caoutchouc* ;

b) isoler sa chaise, le fauteuil du patient et la table sur laquelle on place ses instruments, à l'aide d'un *tapis de linoleum* ou de caoutchouc : attendu que même un tapis épais de haute laine n'assure pas un isolement suffisant. Ces précautions sont surtout nécessaires quand on travaille dans un local à sol dallé, beaucoup plus conducteur qu'un plancher de bois sec et ciré : la cire étant une matière isolante.

2° Murs. — Mais, même avec cet isolement soigneux, on n'est pas encore à l'abri de toute décharge : attendu que celle-ci peut encore se produire si le médecin ou le patient, étendant le bras dans un geste brusque, viennent à toucher soit une canalisation d'eau ou de gaz, soit même simplement un mur nu dans lequel circulent de telles conduites. Dans ce cas, quel que soit le bon isolement réalisé sur le sol, le circuit se ferme entre la main et l'appareil électrique en fonctionnement.

Le danger est plus grand dans les maisons neuves à charpentes de fer que dans les vieilles habitations à poutres de bois.

De telle sorte que si l'on tient à un isolement absolu qui donne toute sécurité, il faut se brancher sur le circuit urbain par l'intermédiaire de *transformateurs*.

Et, pour les interventions au domicile des malades, on emploiera exclusivement des *batteries portatives de piles* ou *d'accumulateurs*.

A ceux qui suivront ces conseils, les pertes à la terre seront absolument indifférentes.

IV

ÉLECTROCUTION

Conditions efficientes. — Jellinek a bien étudié les conditions qui régissent les effets physiologiques des chocs électriques accidentels.

Le danger de ceux-ci dépend de deux facteurs :

1° nature du courant ;

2° état du patient.

Nature du courant. — Il y a lieu de considérer :

1° *La forme du courant.* — L'alternatif est plus à craindre que le continu. Dans l'industrie, on convient que l'alternatif est dangereux à partir de 120 volts, le continu, seulement à partir de 400 volts.

En effet, avec les courants alternatifs, le contact accidentel est meilleur à cause de la *contracture des fléchisseurs* que provoquent les variations incessantes de ces courants, et qui empêche la victime de lâcher le fil saisi par mégarde.

2° *La fréquence du courant.* — Le danger croît avec la fréquence du courant pour passer par un maximum et diminuer ensuite.

Ce sont les courants de 150 alternances à la seconde qui sont les plus à craindre (Prévost et Batelli).

3° *La tension du courant.* — C'est un fait absolument établi par les accidents industriels et les électrocutions judiciaires américaines, que les morts instantanées sont l'effet habituel des courants de *moyen voltage* (5 à 600 volts), bien plutôt que des courants de très haut voltage (2 000 volts et au-dessus) ; l'homme est généralement foudroyé par les courants moyens et ne peut être rappelé à la vie, alors que les courants très forts ne déterminent souvent qu'une perte de connaissance, cédant aux moyens thérapeutiques appropriés, respiration artificielle, etc. (Besson, Lenormant).

Les recherches expérimentales de Prévost et Batelli permettent d'interpréter ce paradoxe apparent. Les courants de faible ou moyen voltage ont pour effet de produire des trémulations fibrillaires du myocarde ; et l'on sait que, lorsque le myocarde est entré en trémulation fibrillaire, le retour à la contraction rythmique normale est impossible ; le sujet meurt donc par le cœur, et l'arrêt respiratoire n'est que secondaire.

Les courants de haut voltage, au contraire, n'ont pas d'effet direct sur le cœur ; ils inhibent le centre respiratoire ; le blessé perd connaissance et sa respiration s'arrête, le cœur continuant à battre. Or, il faut une certaine durée d'application du courant pour que se produise l'arrêt secondaire du cœur et pour que la mort soit définitive ; pendant quelque temps la mort n'est qu'apparente, et le blessé peut être ranimé par la respiration artificielle.

État du patient. — Il y a lieu de considérer :

1° *La résistance des tissus.* — La peau humide accroît infiniment le danger. En effet, la gravité des accidents se mesure en partie à l'*intensité* du courant qui a traversé le patient. Or, en vertu de la loi d'Ohm, pour une même tension cette intensité croîtra en raison inverse de la résistance des tissus. — Bergonié cite, d'une part, des ouvriers dont l'épiderme sec et corné est si résistant qu'ils peuvent toucher un instant des fils à 5 000 volts sans éprouver de commotion trop désagréable ; il rappelle, d'autre part, l'histoire d'une jeune fille qui, étant dans sa baignoire métallique, prit à la main le conducteur d'une lampe électrique au-dessous de 100 volts et tomba inanimée.

2° *Le chemin parcouru par le courant.* — Un courant de basse fréquence et de quelques milliampères, traversant le bulbe, amène la mort. Un courant de haute fréquence et de plusieurs ampères, traversant le mollet, ne provoque pas d'accident notable.

3° *L'état psychique du patient.* — Il y a une très grande différence entre un *contact par attention* et un *contact par surprise* (Jellinek). La surprise psychique a souvent des conséquences désastreuses pour les fonctions vitales. « Quand on tient compte de cette circonstance, on comprend pourquoi les victimes des accidents meurent tout de suite, tandis que dans l'électrocution américaine la mort est difficile à produire. En effet, la surprise manque au moment du choc. »

Une expérience de Jellinek confirme cette théorie.

On tue facilement un lapin en appliquant dans sa bouche et dans son rectum les pôles d'un courant alternatif sous 1 500 volts : mais un lapin de même race, soumis à la narcose chloroformique jusqu'à la disparition presque complète des phénomènes vitaux, est réveillé et sauvé de la mort par le même courant alternatif de 1 500 volts.

Rôle des brûlures. — Besson a insisté sur le *rôle prophylactique des brûlures* vis-à-vis des accidents mortels pouvant résulter des courants électriques de haut voltage.

« Elles interviennent pour modifier la résistance opposée par le corps humain au passage de ce courant. Cette résistance du corps est un facteur très important et très variable dans les accidents causés par l'électricité. Elle peut varier du simple au triple, d'après les expériences déjà anciennes de Grange, suivant l'épaisseur, l'état d'humidité des téguments, la présence de vêtements, etc. Lorsque la peau est fine et humide, les conditions sont des plus favorables à la pénétration du courant, et il peut arriver que le blessé soit foudroyé, sans lésion locale au point d'application. La peau est-elle, au contraire, sèche, épaisse, calleuse — cas habituel chez les ouvriers — la résistance devient considérable. « Le point d'appui étant généralement très restreint, la localisation du courant va se faire avec une densité très élevée et production consécutive d'une température énorme qui va : 1° carboniser les tissus en profondeur ; 2° amener un dégagement de gaz à ce niveau. Cette escarre sèche et l'atmosphère gazeuse vont encore augmenter la résistance jusqu'à un point tel que *le passage du courant peut être interrompu* (Besson). » Ce n'est pas là une simple hypothèse ; Prévost et Batelli en ont montré la réalité par une expérience fort ingénieuse : ils mettent en série, dans le même circuit, un lapin et une lampe, et font passer le courant ; la lampe s'éclaire, puis, au bout d'une seconde et demie, s'éteint ; l'escarre résultant de la brûlure a coupé le courant. »

« Il en va de même chez l'homme : les brûlures produites au point d'application interrompent le passage du courant avant que l'arrêt respiratoire ne soit définitif ; le blessé, « isolé » presque immédiatement, peut être rappelé à la vie par une thérapeutique énergique. Ainsi s'expliquent ces cas nombreux où un individu, exposé pendant plusieurs minutes à l'action d'un courant électrique formidable, s'en est tiré au prix d'une perte de connaissance passagère et de brûlures plus ou moins graves (Ch. Lenormant). »

SEPTIÈME PARTIE

LES INSTALLATIONS ÉLECTROMÉDICALES PORTATIVES

CHAPITRE XXII

LES INSTALLATIONS ÉLECTRIQUES EN OTO-RHINO-LARYNGOLOGIE

Économie et sécurité. — Nous voici enfin sortis des bancs de l'école. Nous allons ouvrir notre cabinet de consultation oto-rhino-laryngologique[1]. Avant que viennent les clients, ce qui ne peut tarder, approvisionnons-nous en instruments.

Certainement la partie électrique de notre installation est celle qui nous causera le plus de soucis, si j'en juge par les conseils que m'ont souvent demandés à cet égard mes élèves.

C'est donc au milieu de tels embarras que ce chapitre va nous guider. Il indiquera quelles sont, parmi les nombreuses propositions qui nous auront été faites, celles qui conviennent particulièrement à notre situation.

Avant tout, il faut exiger d'une bonne installation électrique deux qualités essentielles : l'économie et la sécurité.

1° L'*économie* : c'est-à-dire qu'elle ne gaspille pas l'énergie électrique dans des résistances où celle-ci se dégraderait inutilement.

2° La *sécurité* : c'est-à-dire qu'elle mette médecin et patient à l'abri de toute décharge accidentelle.

1. Les indications qui vont suivre concernent spécialement la pratique oto-rhino-laryngologique, dans laquelle l'énergie électrique est utilisée à tout instant. Néanmoins, il sera facile, pour celui qui exerce une autre spécialité, d'adapter ces indications à ses propres besoins, en faisant une simple correction sur le nombre des watts nécessaires pour chacune des opérations électromédicales.

I

BUDGET ÉLECTRIQUE

A. — DÉPENSES

Établissons d'abord le budget de nos dépenses électriques. Calculons le nombre de WATTS que vont consommer nos divers appareils.

Endoscopie. — *Tension* maxima : 12 *volts.*
Intensité maxima : 1 *ampère.*
Soit : 12 WATTS.

Galvanocaustie. — *Tension* faible. Pour chauffer un cautère de platine, il suffit souvent de 2 *volts* : mais pour vaincre la résistance d'une grande anse de fil d'acier, il faut parfois 6 *volts.* Prenons ce dernier chiffre comme maximum.
Intensité maxima : 20 *ampères.*
Soit : 120 WATTS.

Électromotion. — Nos moteurs doivent tout au plus développer une puissance de 10 kilogrammètres, ce qui équivaut environ à 100 watts.

Mais, comme le rendement de ces petits moteurs n'est que de 50 pour 100, il faudra leur fournir 200 WATTS.

Sous une *tension* de 110 *volts* (distribution urbaine), cette puissance s'obtiendra avec une *intensité* de 2 *ampères.*

Sous une *tension* de 20 *volts* (installation par piles ou par accumulateurs), il faudra 10 *ampères.*

Électrolyse et galvanisation. — *Tension* : doit au moins pouvoir atteindre 25 *volts.*
Intensité : dépasse rarement 50 *milliampères.*

Faradisation. — *Tension* nécessaire : 2 ou 4 *volts,* suivant la grandeur des bobines.
Intensité maxima pour le courant primaire d'alimentation : 1/2 *ampère.*

Charge des accumulateurs. — *Tension* du courant de charge: 2,5 *volts* par élément, dans le couplage en série; 2,5 volts pour toute la batterie, dans le couplage en parallèle.

L'*intensité* du courant de charge dépend essentiellement de la grandeur des éléments.

De toutes façons, il faut disposer de 2,5 WATTS par kilogramme de plaques. Dans le couplage en série, on ne compte que le poids des plaques d'un seul élément. Dans le couplage en parallèle, on doit calculer le poids total des plaques de tous les éléments.

En résumé, notre consommation s'exprime par les chiffres suivants :

A. — Maximum d'ampères (galvanocaustie) : 20 *ampères*.

B. — Maximum de volts (galvanisation) : 25 *volts*.

B. — RECETTES

Comment allons-nous nous procurer l'énergie électrique nécessaire à de telles dépenses de watts ? A l'aide de dispositifs divers, indiqués dans le tableau suivant :

<table>
<tr><td rowspan="3">A. Appareils portatifs.</td><td colspan="2" rowspan="3"></td><td>a. PILES PORTATIVES.</td></tr>
<tr><td>b. ACCUMULATEURS PORTATIFS.</td></tr>
<tr><td>c. RÉSISTANCES PORTATIVES.</td></tr>
<tr><td rowspan="5">B. Installations fixes..</td><td colspan="2" rowspan="2">1° autonomes</td><td>a. PILES FIXES.</td></tr>
<tr><td>b. ACCUMULATEURS FIXES.</td></tr>
<tr><td rowspan="3">2° reliées à un réseau urbain</td><td rowspan="3">continu ou alternatif</td><td>a. RACCORDEMENT DIRECT.</td></tr>
<tr><td>b. INTERCALATION D'ACCUMULATEURS.</td></tr>
<tr><td>c. INTERCALATION DE TRANSFORMATEURS.</td></tr>
</table>

CHAPITRE XXIII

LES PILES PORTATIVES

Piles à liquide. Piles sèches. — Il arrive bien souvent que nous ayons à examiner, à traiter et même à opérer un malade en son domicile. Nous devons donc disposer d'une source d'énergie électrique transportable, indépendamment de l'installation fixe de notre cabinet.

Étant données les très grandes variétés de tension et d'intensité des courants que réclament les divers appareils électriques que nous utilisons, il est facile de prévoir qu'une même source électromotrice sera impropre à les alimenter tous.

Si donc nous adoptons des piles portatives, il faudra faire l'acquisition de plusieurs modèles.

Parmi celles-ci, une première division s'impose, au point de vue pratique, entre les *piles à liquide* et les *piles sèches*.

I

PILES A LIQUIDE

Inconvénients. — Ces piles sont peu commodes à transporter. Sous l'influence des cahots, le liquide acide se répand et produit des dégâts. Des éclaboussures rongent les conducteurs dissimulés dans la boîte contenant la batterie ; des sels grimpent le long des charbons et détériorent les contacts des bornes. Pour éviter ces inconvénients, on recommande bien de vider les piles, de mettre le liquide excitateur à part dans un flacon clos... puis de les remplir à nouveau au domicile des patients... et de recommencer la même opération quand on rentre chez soi !

Or, une telle manipulation est impraticable en raison de la perte de temps qu'elle entraîne, surtout dans les batteries à électrolyse, dont certains modèles renferment quarante-huit éléments.

Peut-être dira-t-on que ce reproche est justifié pour les piles à immersion (piles au bichromate de potasse, piles au bisulfate de mercure) dont les vases doivent nécessairement rester ouverts : mais qu'il ne s'applique pas aux piles Leclanché, dont on construit actuellement des modèles (type Leclanché-Barbier) absolument clos. Or, n'oublions pas que les éléments Leclanché ne travaillent bien que quand ils ont un grand volume. Il n'est vraiment pas raisonnable d'employer de petits éléments Leclanché, qui, à cause de leur forte résistance intérieure, fonctionnent mal et donnent beaucoup d'ennuis.

Indications. — Les appareils d'utilisation dont nous nous servons au domicile de nos clients sont surtout des appareils d'*endoscopie*. Rarement nous avons besoin du *galvanocautère* (ablation des amygdales à l'anse). Plus rarement encore les oto-rhino-laryngologistes ont à faire en ville de l'*électrolyse,* de la *galvanisation* ou de la *faradisation*. Quant au *moteur,* il ne doit pas sortir de notre cabinet de consultation ou de notre salle d'opération.

A chaque appareil correspond un type de pile approprié.

II

PILE PORTATIVES POUR ENDOSCOPIE

Force électromotrice. — Les photophores exigent surtout un *courant de tension.* Il faudra donc choisir, pour les alimenter par une batterie portative, des piles qui aient une grande force électromotrice, c'est-à-dire des piles au bichromate de potasse (f. é. m. = 2 volts). Les douze volts dont peut avoir besoin l'endoscopie seront ainsi demandés à une *batterie de six éléments couplés en série.* Ceux-ci, débitant sur des lampes assez résistantes, donneront chacun théoriquement une différence de potentiel utilisable d'environ 1,9 volt, en bonne marche.

Dans la pratique ces chiffres ne sont pas atteints.

Les catalogues sérieux conseillent : pour les lampes de 6 volts, 4 éléments ; pour les lampes de 9 volts, 6 éléments ; pour les lampes de

12 volts, 8 éléments : de façon à pousser un peu ces lampes et à leur donner un éclat suffisant pour une bonne endoscopie.

Capacité. — L'*intensité* maxima du courant consommé par les photophores est d'un ampère; il est même rare que ce taux soit atteint.

Il n'est donc pas nécessaire que les éléments au bichromate soient grands, puisque leur débit sera faible.

Cependant, n'oublions pas :

1° Que plus les éléments de pile sont petits, plus la polarisation est rapide, et plus vite baisse l'éclat des lampes ; or, il peut être indispensable, dans certaines opérations sur l'oreille ou sur les sinus, de disposer d'un éclairage ininterrompu pendant plus d'une heure.

2° Que la durée de la lumière que peut fournir un élément est proportionnelle à son volume : ainsi, un élément qui contient 250 grammes de liquide donne seulement deux heures de lumière (en éclairage discontinu), après quoi il est définitivement épuisé ; 500 grammes correspondent à quatre heures, etc.

Le montage de ces batteries, étant le même que celui des batteries pour galvanocaustie, sera étudié dans le paragraphe suivant.

III

PILES PORTATIVES POUR GALVANOCAUSTIE

Résistance intérieure. — Les galvanocautères, peu résistants, demandent à être alimentés par des piles à *résistance intérieure très faible*. Nous choisirons encore ici la pile au bichromate de potasse, non plus, comme tout à l'heure, à cause de sa haute force électromotrice, qui nous intéresse peu en l'espèce, mais en raison de sa faible résistance intérieure, qui varie de 0,03 à 0,05 ohm suivant la grandeur de l'élément.

Force électromotrice. — La *tension* nécessaire pour faire rougir une anse galvanocaustique en fil d'acier est de 4 à 6 volts. On pourrait à la rigueur se contenter *d'une batterie de deux éléments couplés en série* (fig. 323) dont la force électromotrice est de 4 volts, et qui maintient dans le circuit extérieur la différence de potentiel voulue pendant le temps nécessaire à une cautérisation. A plus forte raison cette batterie peut-elle échauffer une lame de cautère, beaucoup moins résistante. Une batterie de trois éléments vaut cependant mieux.

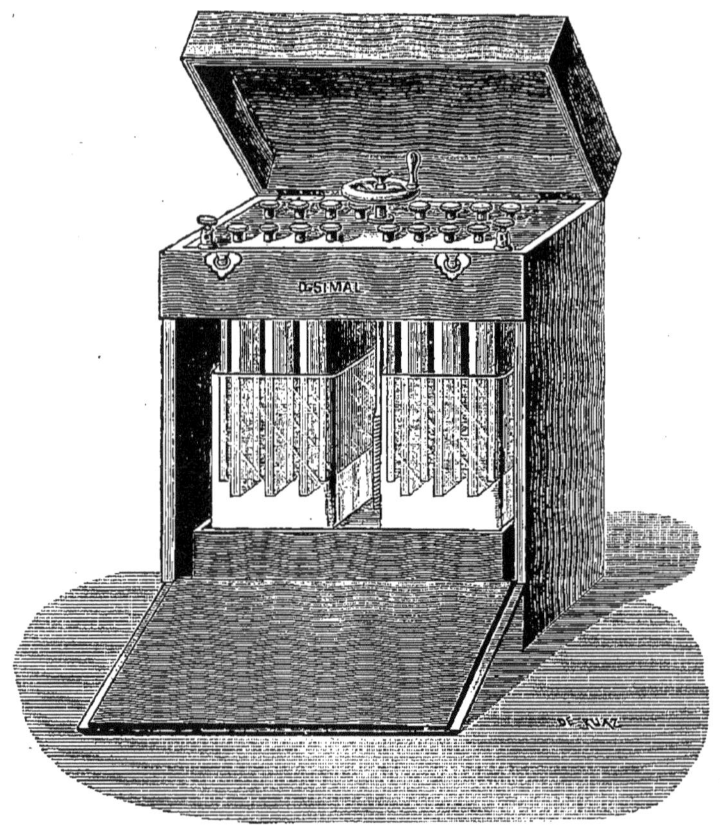

Fig. 323. — *Batterie de piles pour galvanocaustie* (deux éléments au bichromate de potasse à grande surface).

Capacité. — L'*intensité* du courant consommé par un cautère rhinologique est au maximum de 20 ampères. Pour obtenir ce débit avec quelque régularité, étant donnée la polarisation rapide des piles au bichromate quand elles débitent sur une faible résistance extérieure, il faudrait, en théorie, des éléments ayant une capacité de plus de deux litres. Mais, comme les opérations galvanocaustiques sont excessivement courtes (débit discontinu court) et comme elles ont rarement le temps de polariser suffisamment la pile pour que le cautère s'éteigne, on pourra se contenter d'éléments moins grands. Leur capacité ne doit cependant pas descendre au-dessous d'un demi-litre.

BATTERIES « LUMIÈRE-CAUTÈRE »

Dispositifs. — En résumé, il nous faut :

Pour l'endoscopie, *six éléments de* 250 *cent. cubes* ;

Pour la galvanocaustie, *trois éléments de* 500 *cent. cubes*.

On emploie : *a*) soit deux batteries séparées, *batteries simples*, l'une pour la lumière, l'autre pour le cautère ; *b*) soit une seule batterie, *batterie mixte*, servant aux deux usages.

Batteries simples. — Elles sont construites, en général, sur le type suivant.

A l'intérieur de la boîte de bois contenant la batterie dite portative se trouvent les *vases à acide*, à demi-remplis. Pour réduire leur poids, au lieu de leur donner la forme d'auges rectangulaires en verre épais, ce qui est évidemment le dispositif exposant le moins à la fuite du liquide corrosif, on les fusionne en un bac d'ébonite, divisé en autant de compartiments qu'il y a d'éléments. On assure ainsi à l'appareil une légèreté relative, aux dépens de sa solidité.

Les charbons et les zincs sont montés sur une tablette de bois, formant couvercle intérieur. Le *dispositif d'immersion* varie suivant les constructeurs. Il doit être tel que les électrodes soient nécessairement émergées quand on veut fermer la boîte pour le transport. Le meilleur dispositif est celui où cette tablette est fixe, et où les vases à acide sont élevés et abaissés à l'aide d'une tige à broche ou à crémaillère.

Un *rhéostat* métallique gradue l'intensité du courant : ce qui permet d'immerger entièrement les électrodes dès le début du fonctionnement de la pile, et de retarder ainsi la polarisation, en établissant une plus grande surface d'attaque. Le réglage sans rhéostat, à l'aide de l'immersion progressive des électrodes, n'est pas à recommander.

Or, à vrai dire, de telles batteries usurpent l'épithète de « portatives », car leur poids est relativement considérable.

a) Une batterie de piles à immersion, destinée à alimenter une lampe à incandescence de 8 volts, renferme 6 éléments d'une contenance de 250 centimètres cubes. Elle pèse environ 10 kilogrammes.

b) Une batterie de piles à immersion, destinée à chauffer une anse galvanocaustique, renferme 3 éléments d'une contenance de 500 centimètres cubes. Elle pèse près de 20 kilogrammes, accessoires compris.

Batteries mixtes. — Les fabricants construisent des *batteries mixtes*, transportables plutôt que portatives, qu'ils appellent *batteries légères pour endoscopie et galvanocaustie*. Le modèle ci-dessous (fig. 324)

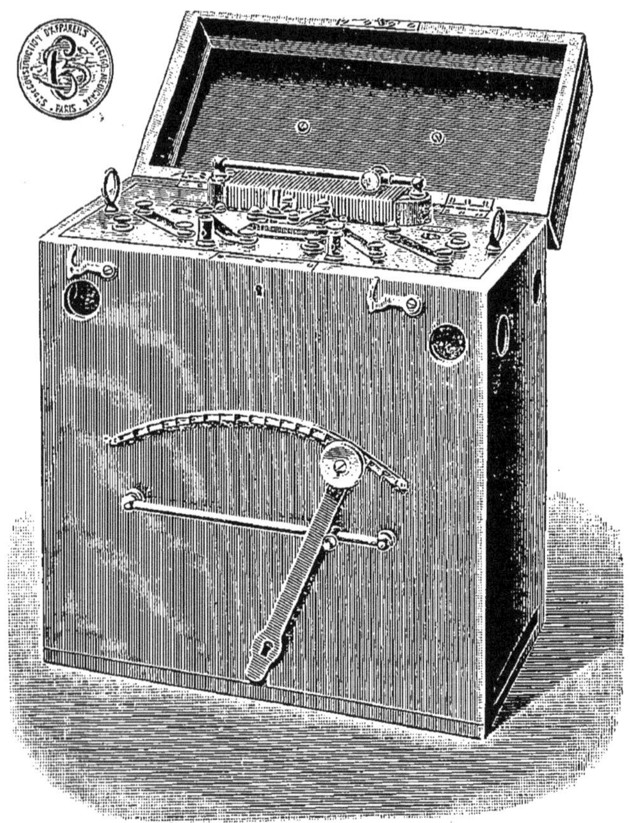

Fig. 324. — *Batterie mixte de piles pour endoscopie et galvanocaustie* (avec six éléments au bichromate de potasse).

contient 6 éléments de 500 centimètres cubes, pouvant alimenter des lampes de 8 à 9 volts et des anses d'une longueur de 15 centimètres. Un commutateur à manette permet d'employer ALTERNATIVEMENT la même batterie pour l'endoscopie ou pour la galvanocaustie, en modifiant le couplage des éléments.

Si l'on veut utiliser SIMULTANÉMENT la batterie mixte pour l'endoscopie et la galvanocaustie, il faut y adapter *deux rhéostats,* l'un pour la lumière, l'autre pour le cautère. Il en résulte que ces batteries, dites légères, pèsent environ 25 kilogrammes ! Un tel poids n'a rien d'engageant pour le praticien qui ne dispose pas de moyens de transport faciles.

D'ailleurs, pourquoi nous encombrer d'une telle masse? Pourquoi porter le poids mort inutile d'une batterie pour cautère, alors que, dans l'immense majorité des cas, nous n'avons à pratiquer qu'une simple endoscopie au domicile des malades?

De l'aveu même des fabricants, ces batteries mixtes ont un fonctionnement médiocre. Les catalogues des maisons sérieuses préviennent que lorsqu'on utilise simultanément la même batterie pour l'endoscopie et la cautérisation, l'intensité lumineuse de la lampe baisse au moment où s'allume le cautère : car la mise en circuit de celui-ci amène une brusque chute de potentiel aux bornes de la source, à cause du débit énorme qu'on lui demande alors. Ils cherchent à excuser ce défaut en disant qu'il n'est pas nécessaire de surveiller le cautère pendant son travail, puisque les vapeurs dégagées en masquent la vue... ce qui n'est peut-être pas l'avis des oto-rhino-laryngologistes. Finalement, ils concluent en disant que celui qui veut utiliser en même temps lumière et cautère fera mieux de se servir de deux batteries séparées... ce qui est tout à fait notre avis.

Mais, dans ce cas encore, pour faire une simple endoscopie, il faut transporter une batterie de 10 kilogrammes, remplie d'un liquide corrosif : ce qui constitue une grosse infériorité par rapport aux autres sources électriques endoscopiques que nous fournit actuellement le commerce.

IV

PILES PORTATIVES POUR ÉLECTROLYSE ET GALVANISATION

Force électromotrice. — L'électrolyse et la galvanisation réclament un courant de *tension* assez élevée, qui doit pouvoir atteindre un maximum de 25 volts en oto-rhino-laryngologie.

Cela nous oblige à employer un assez grand nombre d'éléments : au moins 12 éléments, en admettant que nous nous servions d'éléments au bichromate de potasse (force électromotrice = 2 volts), ou 18 éléments au bisulfate de mercure (force électro trice = 1,5 volt).

Capacité. — L'*intensité* du courant nécessaire à la plupart de nos actions électrolytiques est généralement très faible : quelques dizaines de milliampères, au maximum 100 milliampères. Par conséquent, les dimensions des éléments peuvent être excessivement réduites ; d'où il résulte que, malgré leur nombre, ceux-ci constituent une batterie pratiquement transportable.

Constance. — L'électrolyse réclame surtout une *continuité* absolue du courant, et exige des piles dont le débit reste très *constant*, au moins pendant une opération électrolytique qui dure environ un quart d'heure. On choisira donc les piles les plus constantes.

Pour cette raison, nous conseillons peu l'emploi de la pile polarisable au bichromate de potasse, cependant recommandée pour cet usage à l'étranger. Il est vrai, comme le font remarquer certains fabricants, qu'en raison de l'énormité de la résistance extérieure, cette pile a un très faible débit et ne se polarise que très lentement.

Ce raisonnement est exact. Cependant il s'applique mieux encore à des piles infiniment moins polarisables que les précédentes, telles que la pile Marié-Davy au bisulfate de mercure, perfectionnée par Gaiffe. Il s'applique aussi aux éléments Leclanché. Mais, en raison des ennuis que causent souvent les éléments Leclanché de petit volume, nous préférons adopter pour les batteries portatives à électrolyse la pile Gaiffe au bisulfate de mercure ; et nous réservons la pile Leclanché, qui, étant close, présente l'avantage d'un transport plus facile, aux cas où l'on a particulièrement à redouter l'effet des cahots du transport sur les piles au bisulfate, dont les vases doivent nécessairement rester ouverts.

Rappelons que l'élément au bisulfate de mercure se polarise très lentement, et donne par conséquent un courant de constance remarquable. Sa force électromotrice est de 1,5 volt : elle reste à peu près fixe jusqu'à l'usure complète de l'élément.

Batterie pour électrolyse. — Un bon type de batterie transportable pour électrolyse est la *batterie de Gaiffe* (fig. 325).

Le modèle moyen renferme 24 éléments, lesquels donnent un courant d'une tension d'environ 36 volts. On en peut pousser l'intensité jusqu'à 250 milliampères, sans craindre de détériorer l'appareil.

Les oto-rhino-laryngologistes ont habituellement besoin d'une tension de 20 à 25 volts; ils se contenteront d'une *batterie de 18 éléments Gaiffe* (ou 18 Leclanché), dont les éléments pourront être de petite dimension : car une intensité de 20 milliampères leur est rarement nécessaire.

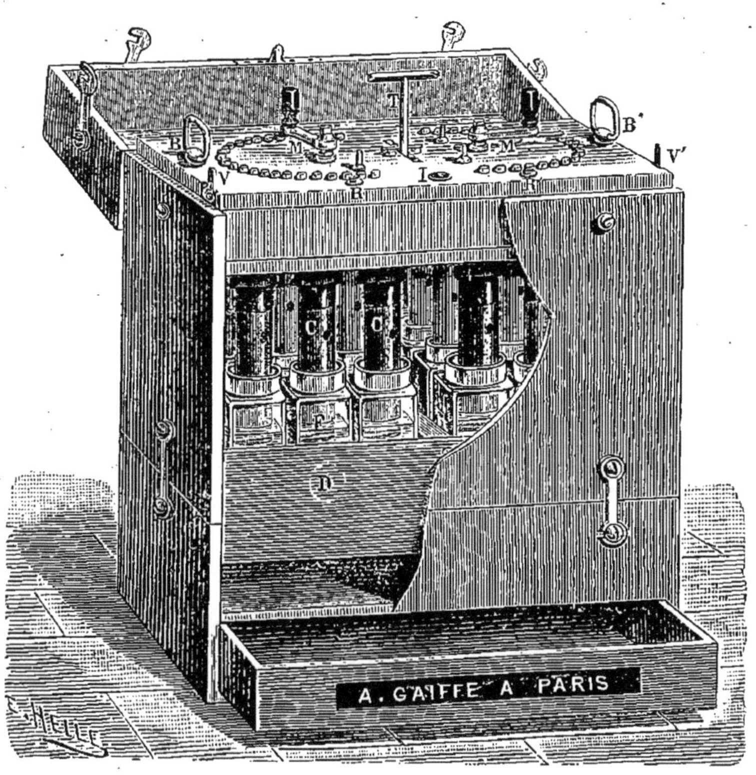

Fig. 325. — *Batterie de piles pour électrolyse et galvanisation* (avec vingt-quatre éléments au bisulfate de mercure).

La boîte qui renferme les piles est munie, sur sa tablette intérieure, d'un *bouton interrupteur à main*, d'un *renverseur de courant* et d'un *collecteur*, de préférence d'un *collecteur double*, qui assure l'usure égale de tous les éléments.

Mais ce collecteur ne dispense ni de l'emploi d'un *rhéostat*, ni de l'emploi d'un *milliampèremètre*. Ces derniers appareils sont parfois adaptés à la boîte elle-même (fig. 326).

Cependant il vaut mieux qu'ils en soient séparés. Ils ne sont point exposés ainsi à recevoir des éclaboussures du liquide acide. D'ailleurs, les rhéostats liquides, très avantageux pour l'électrolyse, ne peuvent pas être inclus dans la boîte qui renferme la batterie.

Cette boîte contient aussi un dispositif d'immersion, qui consiste généralement à soulever l'ensemble des vases pour les amener au contact des charbons et des zincs fixés à la tablette

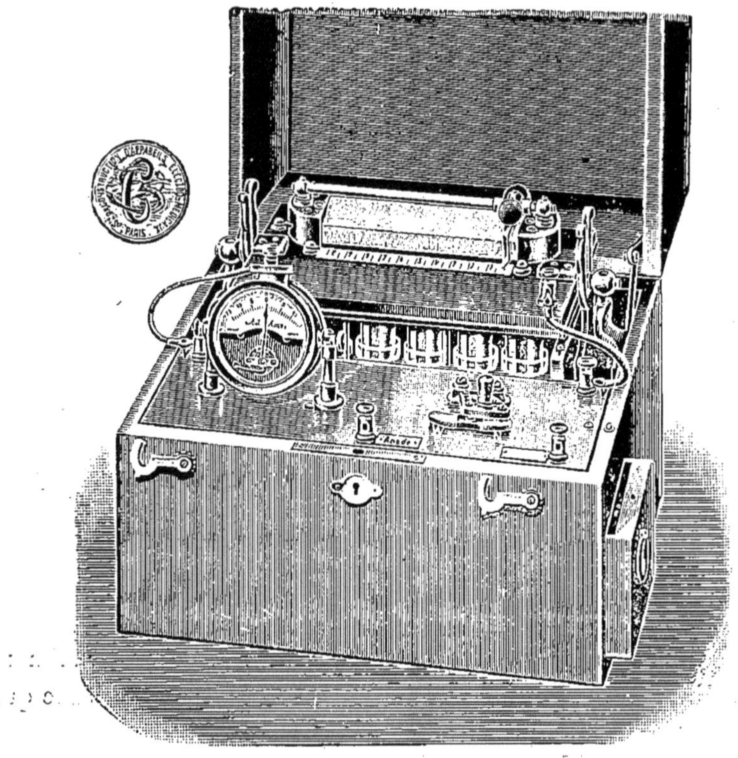

Fig. 326. — *Batterie de piles pour électrolyse et galvanisation* (avec dix-huit éléments au bichromate de potasse).

intérieure. Ce dispositif manque dans les batteries à éléments Leclanché (fig. 327), où il n'est pas nécessaire.

V

PILES PORTATIVES POUR FARADISATION

Force électromotrice. Capacité. — Les bobines d'induction portatives réclament un courant d'alimentation de *tension* insignifiante (2 volts) et consomment dans leur circuit primaire fort peu d'*intensité* (1/2 ampère environ).

On conçoit donc que les piles qui les excitent se prêtent fort bien, trop bien même, aux exigences du transport.

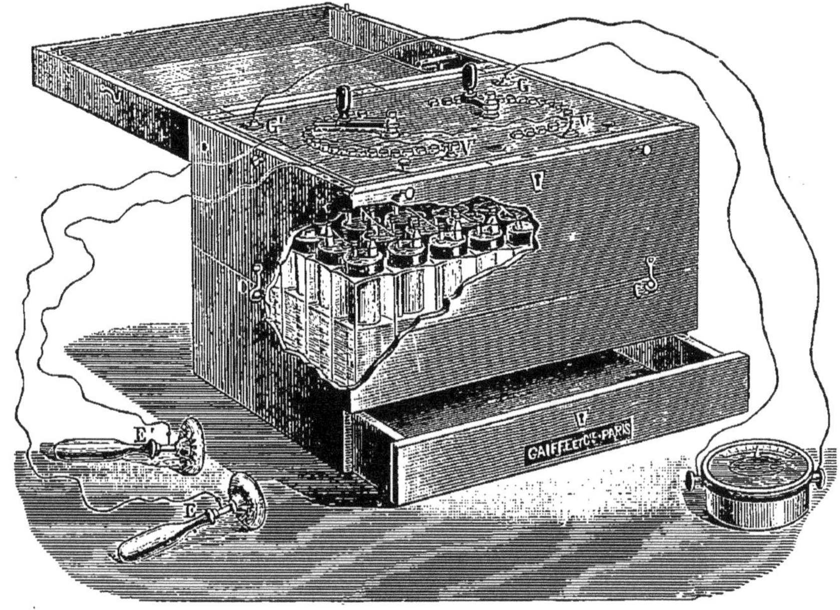

Fig. 327. — *Batterie de piles pour électrolyse et galvanisation* (avec quarante éléments Leclanché).

Un petit élément au bichromate de potasse suffit à les alimenter. Celui-ci est ordinairement enfermé dans la même boîte que

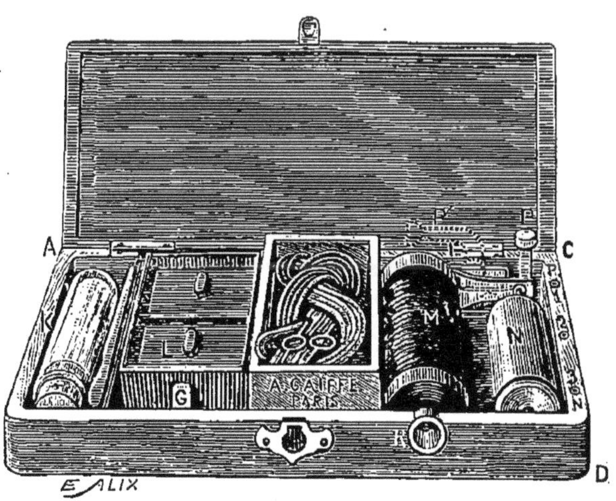

Fig. 328. — *Petit appareil portatif à faradisation* (avec deux éléments de pile au bisulfate de mercure).

les bobines, les tampons, les fils, etc. Si l'on emploie des piles au bisulfate de mercure, on en disposera deux éléments en série (fig. 328).

Nous avons déjà condamné ces dangereux appareils, facteurs de douleurs et de contractures.

VI

PILES SÈCHES

Avantages. — L'introduction dans la pratique endoscopique courante des lampes à incandescence à filament métallique, qui, pour fournir un éclairage équivalent, consomment trois ou quatre fois moins d'énergie électrique que les lampes à filament de charbon, a donné un regain de popularité aux anciennes piles sèches. Elles se sont, d'ailleurs, récemment perfectionnées.

Ces piles sèches, qui appartiennent généralement au type Leclanché, ont été étudiées dans un chapitre précédent (voir page 266).

Quoi qu'on en ait pu dire, on doit, en toute justice, leur reconnaître plusieurs avantages inappréciables au point de vue où nous nous plaçons, c'est-à-dire comme éléments constitutifs d'une batterie portative.

a) Elles sont extrêmement *légères* ; un élément, de dimensions suffisantes, pèse environ cent grammes.

b) Elles ne laissent écouler aucun liquide corrosif; leur *étanchéité* et leur *propreté* sont absolues.

c) Elles travaillent dans *n'importe quelle position* ; les piles sèches constituent donc par excellence des *piles de poche*.

d) Elles sont d'un *prix insignifiant* ; un élément coûte environ cinquante centimes ; et il n'y a pas à ajouter à cela l'amortissement du prix d'achat des gaines ou des serviettes, si souvent brûlées par les fuites des accumulateurs portatifs.

e) Elles ne réclament *aucun entretien* ; quand elles sont déchargées, on les met simplement au rebut.

Inconvénients. — Plusieurs objections sérieuses ont été cependant faites à leur utilisation.

a) On leur a reproché la *faiblesse de leur débit*, en raison de leur très forte résistance intérieure et de leur petit volume.

Il est évident qu'elles ne peuvent pas être utilisées pour la galvanocaustie. Elles ne sont pas non plus avantageuses pour l'endoscopie à l'aide des lampes usuelles à incandescence à filament de charbon : ce qui explique pourquoi, jusqu'à ces dernières années, les endoscopistes les avaient délaissées au profit des accumulateurs.

Mais, actuellement, elles conviennent parfaitement pour alimenter les lampes à filament métallique de nos photophores, qui ne consomment guère plus d'un watt par bougie et donnent à la rigueur un éclairage suffisant avec une bougie.

Or, le régime de décharge des petites piles sèches étant d'environ 0,5 ampère sous une tension de 1,5 volt, on emploie une batterie de deux ou trois éléments, enfermés dans un léger étui de carton. A cet usage seul semble devoir être réservée jusqu'à nouvel ordre leur indication.

b) On leur a reproché l'*insuffisance de leur capacité*.

Il est certain que, quoique ces piles se polarisent assez lentement en raison de leur forte résistance intérieure, cependant on ne peut guère leur demander un éclairage continu de plus d'un quart d'heure, sans s'exposer à une baisse de lumière assez gênante. Il serait donc imprudent de se fier à elles pour l'illumination du champ opératoire pendant une intervention de longue durée, où le débit doit être continu.

Il n'en est pas de même quand on les emploie en débit discontinu, pour les petites interventions ou pour les explorations d'une durée de cinq à dix minutes, dans l'intervalle desquelles les piles ont le temps de se dépolariser. A cette condition, on peut compter sur un total de deux heures de lumière.

c) On leur a reproché leur *infidélité*.

En effet, ce sont des piles capricieuses dont il est impossible de garantir absolument le bon fonctionnement. Il n'y a pas de moyen pratique pour déterminer avec certitude à quel degré de décharge est arrivée une pile sèche en service. L'emploi de piles neuves ne met même pas à l'abri d'une panne de lumière, attendu que les piles sèches se déchargent spontanément au bout d'un certain temps ; et nous ignorons combien de mois elles ont séjourné en magasin avant de nous être livrées.

Cependant, n'exagérons pas ces défauts, et ne condamnons pas, sur ces seuls considérants, une source électromotrice aussi bien appropriée à nos besoins. Garel, malgré sa très grande compétence, est vraiment trop sévère quand il dit « qu'on doit les éviter à tout prix, car elles sont toujours épuisées le jour où on désire s'en servir ».

Les éléments secs que fournit actuellement le commerce m'ont donné satisfaction ; et je les ai avantageusement substitués aux accumulateurs portatifs. Les piles dont je me sers conservent ordinairement leur charge pendant six mois. Elles sont si légères et si économiques, que, quand je vais voir un malade en ville, j'emporte toujours une batterie neuve de réserve.

Du reste, il n'est pas impossible de savoir ce que vaut une batterie qui a déjà fonctionné. Étant donné qu'elle peut fournir deux heures discontinues de lumière, on se repérera approximativement d'après le travail qu'elle a antérieurement fait. Et quand on voit que la lampe qu'elle alimente tend à faiblir, on la remplace sans tarder.

Indications et contre-indications. — Les piles sèches conviennent donc bien à l'endoscopie, sous les réserves précédemment formulées : c'est-à-dire à l'endoscopie avec des lampes à filament métallique.

Par contre, on ne saurait les recommander comme source électromotrice pour l'électrolyse. Il y a, en effet, grande chance que, parmi les 24 ou 36 éléments que renfermeraient les batteries électrolytiques, il se trouve au moins un élément sec défectueux : celui-ci pourrait entraver le fonctionnement de toute la batterie.

VII

CONCLUSIONS PRATIQUES

Indications des piles portatives. — En résumé, à qui veut se servir de batteries de piles portatives on peut donner les conseils qui suivent.

a) Pour l'endoscopie.

Choisissez une *batterie de trois éléments de pile sèche,* en ayant soin d'adapter aux appareils endoscopiques des lampes à filament métallique. Exceptionnellement, pour alimenter des lampes de forte consommation, vous prendrez une batterie pseudo-portative de six éléments de pile au bichromate de potasse, ayant une capacité de 250 centimètres cubes. Mais ce n'est là qu'un pis aller. Les accumulateurs sont alors infiniment préférables.

b) POUR LA GALVANOCAUSTIE.

Choisissez une *batterie de trois éléments de pile au bichromate de potasse,* d'une capacité de 500 centimètres cubes : mais seulement quand, comme dans le cas précédent, l'emploi des accumulateurs est absolument impossible.

c) POUR L'ÉLECTROLYSE ET LA GALVANISATION.

Choisissez une *batterie de 18 ou 24 petits éléments au bisulfate de mercure,* préférables aux éléments au bichromate de potasse. Si la batterie est destinée à être secouée dans de fréquents transports, mieux vaut prendre des éléments fermés du type Leclanché-Barbier.

d) POUR LA FARADISATION.

Choisissez un petit élément unique au bichromate, ou, ce qui est plus propre, *deux petites piles sèches.*

CHAPITRE XXIV

LES ACCUMULATEURS PORTATIFS

I

CONSIDÉRATIONS GÉNÉRALES

Comparaison des piles et des accumulateurs. — Les *accumulateurs portatifs* sont actuellement beaucoup plus en faveur que les *piles portatives*. Nous verrons qu'il ne faut cependant pas trop généraliser cette préférence : car, dans certains cas, l'avantage reste encore aux piles.

De toutes les piles, celle qui peut le mieux être comparée à l'accumulateur, au point de vue de son fonctionnement, est la pile au bichromate de potasse. D'ailleurs, c'est surtout ce type de pile qui a été supplanté par l'accumulateur dans nos appareils portatifs.

La pile au bichromate développe, comme l'accumulateur, une force électromotrice de 2 volts; et, comme l'accumulateur, elle possède une résistance intérieure très faible, laquelle atteint à peine quelques centièmes d'ohms dans les grands éléments.

Mais combien l'accumulateur lui est supérieur à d'autres égards !

Avantages réels des accumulateurs. — *a*) Un accumulateur *ne se polarise pas* quand il travaille et il *débite un courant absolument constant*. C'est même là sa qualité principale.

b) Un accumulateur *ne se décharge qu'à circuit fermé* : il ne dépense pas quand il ne travaille pas. Point n'est besoin, avec lui, d'un dispositif compliqué d'immersion.

c) Un accumulateur *est toujours prêt à servir*, sans manipulation préalable. Il ne réclame pas la surveillance incessante qu'exige une pile portative au bichromate, qui prétend bien fonctionner.

d) Un accumulateur est *commode à transporter*, car les bacs qui le constituent sont assez bien clos, et ne laissent pas, tout au moins en position normale, écouler facilement le liquide acide qu'ils renferment.

Avantages apparents des accumulateurs. — Les accumulateurs ne sont pourtant pas sans défaut.

Les catalogues, qui nous les offrent, leur attribuent des qualités imméritées. On y lit ceci :

a) Suppression de toute manipulation de liquide corrosif... ce qui est inexact, attendu qu'il faut de temps en temps faire le plein des accumulateurs avec de l'acide sulfurique au cinquième, lequel n'est rien moins que corrosif.

b) Aucune surveillance à exercer... ce qui n'est pas vrai, attendu qu'on doit souvent volter les accumulateurs, et les recharger dès que leur force électromotrice baisse. Il faut répéter cette opération au moins une fois par mois, même quand on ne s'en sert pas.

c) Solidité remarquable... ce qui est discutable, attendu que les accumulateurs craignent les chocs et les cahots, qui détachent leurs pastilles. Et, de plus, ils se mettent très facilement en court-circuit, sans avoir, comme les piles au bichromate, la faculté de se régénérer quand on supprime à temps le contact malheureux qui tend à les décharger à outrance.

d) Facilité extrême de transport... ce qui est relatif, attendu que des accumulateurs renversés par mégarde (accident qui arrive souvent avec les petites batteries portatives transportées dans nos serviettes) laissent suinter de l'acide sulfurique dilué. Et les prétendus « accumulateurs secs » ne nous mettent pas à l'abri de cet inconvénient (voir page 347). Ces accumulateurs secs n'ont pas la siccité absolue des piles sèches. Au-dessus de la gelée silicatée qui en forme le milieu, une couche de liquide doit toujours être maintenue : car *les accumulateurs secs craignent la dessiccation.*

Indications des accumulateurs. — De telles restrictions n'ont pas pour but de jeter la défaveur sur les accumulateurs, mais seulement de modérer l'enthousiasme irréfléchi que témoignent pour eux les médecins. Si dans quelques cas ils sont infiniment préférables à certains types de piles portatives auxquels ils doivent être substitués (pile au bichromate pour la galvanocaustie), dans d'autres circonstances ils sont inférieurs aux piles (piles sèches pour l'endoscopie ; pile au bisulfate de mercure pour l'électrolyse).

Une batterie unique d'accumulateurs ne pourrait raisonnablement satisfaire aux exigences électriques de tous nos appareils médicaux. Un choix judicieux doit donc être fait parmi les nombreux modèles que nous offre le commerce.

II

ACCUMULATEURS PORTATIFS POUR ENDOSCOPIE

Force électromotrice. — Soit le cas où nous nous servons de lampes à filament de charbon, pendant un temps assez long (emploi continu pour opération).

Une *batterie de six accumulateurs montés en série* suffira pour fournir un courant dont la *tension* sera capable de faire briller normalement des lampes de 12 volts, et de pousser au blanc des lampes de 10 et surtout de 8 volts. On pourrait à la rigueur se contenter d'une batterie de quatre éléments : mais cette réduction n'est guère avantageuse. Si l'on veut diminuer le poids de la batterie, il vaut mieux rogner sur le volume que sur le nombre des éléments : attendu que l'endoscopiste a plutôt besoin de s'éclairer très bien que très longtemps.

Débit. — L'*intensité* du courant consommée par nos photophores est au plus de 0,8 ampère. Or, nous avons dit que (voir page 340), quand on fait fonctionner une batterie d'accumulateurs d'une façon ininterrompue pendant plus d'un quart d'heure, son débit ne doit pas dépasser 1,5 ampère par kilogramme de plaques. Par conséquent, chaque élément d'accumulateur, destiné à une batterie d'endoscopie, devra contenir au moins un demi-kilogramme de plaques.

Capacité. — Reste la question de la durée de l'éclairage, c'est-à-dire de la *quantité* d'énergie électrique qu'on peut obtenir d'une batterie sans la faire recharger. Cette quantité dépend de la capacité de l'accumulateur. Mais nous ne sommes plus liés ici par des valeurs obligatoires, comme quand il s'agissait de la tension ou de l'intensité du courant. Cette capacité dépend de notre commodité personnelle, suivant que nous préférons une batterie d'accumulateurs légère devant être rechargée souvent, ou une batterie d'accumulateurs plus lourde tolérant des recharges plus espacées.

Un accumulateur sérieux qui renferme, comme il a été dit plus haut, un demi-kilogramme de plaques par élément, peut donner au moins sept heures de lumière, à condition qu'on ne le décharge pas trop vite : ce qui, d'ailleurs, arrive rarement en matière d'endoscopie.

On augmente, il est vrai, la capacité d'une batterie d'accumulateurs en couplant ceux-ci en quantité : mais ce mode de couplage est très rarement employé en médecine, et, en tout cas, jamais appliqué à l'endoscopie.

En résumé, une batterie de six éléments couplés en série, contenant chacun un demi-kilogramme de plaques, constituera une très bonne batterie portative pour endoscopie.

III

ACCUMULATEURS PORTATIFS POUR GALVANOCAUSTIE

Force électromotrice. — Nous rappelons que le courant pour galvanocaustie doit avoir une tension de 5 à 6 volts, et pouvoir atteindre une intensité maxima de 20 ampères.

Une *batterie de trois accumulateurs en série* possédera une *force électromotrice* suffisante.

Débit. — Quant à son *débit,* il dépend évidemment du poids des plaques de chaque élément, puisque nous nous servons du couplage en série. Il a été dit qu'on ne doit pas demander à un accumulateur plus de 2,5 ampères par kilogramme de plaques en service normal, mais que, quand il s'agit d'un débit discontinu très court, ce qui est le cas de la galvanocaustie, on peut sans crainte faire débiter pendant quelques instants 5 ampères à un kilogramme de plaques. Par conséquent, nous réduirons le poids des plaques de chaque élément à 4 kilogrammes.

Capacité. — Reste la question de capacité, c'est-à-dire la *quantité* d'énergie électrique qu'on pourra demander à cette batterie d'accumulateurs sans la faire recharger. La capacité est fonction du poids. Théoriquement, un bon accumulateur contient 15 ampères-heure par kilogramme de plaques, ce qui, pour des éléments de 4 kilogrammes, nous assurerait 60 ampères-heure. Mais le taux de capacité baisse notablement quand, comme cela a lieu pour la galvanocaustie, on fait débiter l'accumulateur avec une grande intensité. On ne devra donc pas compter sur une capacité de plus de 10 ampères-heure dans le cas actuel. Remarquons toutefois qu'étant donnée la brièveté des opérations galvanocaustiques, cette capacité est largement suffisante.

En résumé, une batterie de trois éléments couplés en série, contenant chacun quatre kilogrammes de plaques, constituera une très bonne batterie pour galvanocaustie.

BATTERIES « LUMIÈRE-CAUTÈRE »

Dispositifs. — Ces batteries sont formées tantôt de deux *batteries simples* séparées, tantôt d'une *batterie mixte.*

Batteries simples. — Les batteries portatives d'accumulateurs sont construites sur un type plus simple que les batteries portatives de piles, puisqu'il n'y a pas ici de dispositif d'immersion.

Les éléments doivent être faits de vases de verre, préférablement aux auges en ébonite, parce que leur transparence permet de surveiller facilement l'intérieur des accumulateurs. Du reste, l'ébonite devient poreuse à la longue et perd son étanchéité. Le même reproche d'opacité s'adresse aux bacs en celluloïd.

Chaque élément est fermé à sa partie supérieure par une couche de paraffine, qui a le double avantage d'empêcher l'évaporation du liquide et d'éviter que celui-ci ne se renverse trop facilement.

Cette couche de paraffine est percée d'un orifice destiné au remplissage de l'élément et obturé par un bouchon de caoutchouc, au centre duquel se trouve un petit pertuis pour donner issue aux gaz. On aura soin, quand on charge les accumulateurs, d'enlever les bouchons : sinon, la pression des gaz en fin de charge pourrait les faire sauter, et projeter sur les contacts des éclaboussures de liquide acide.

Les pôles de tous les éléments doivent être bien accessibles, pour permettre de mesurer facilement au voltmètre la force électromotrice de chacun d'eux séparément.

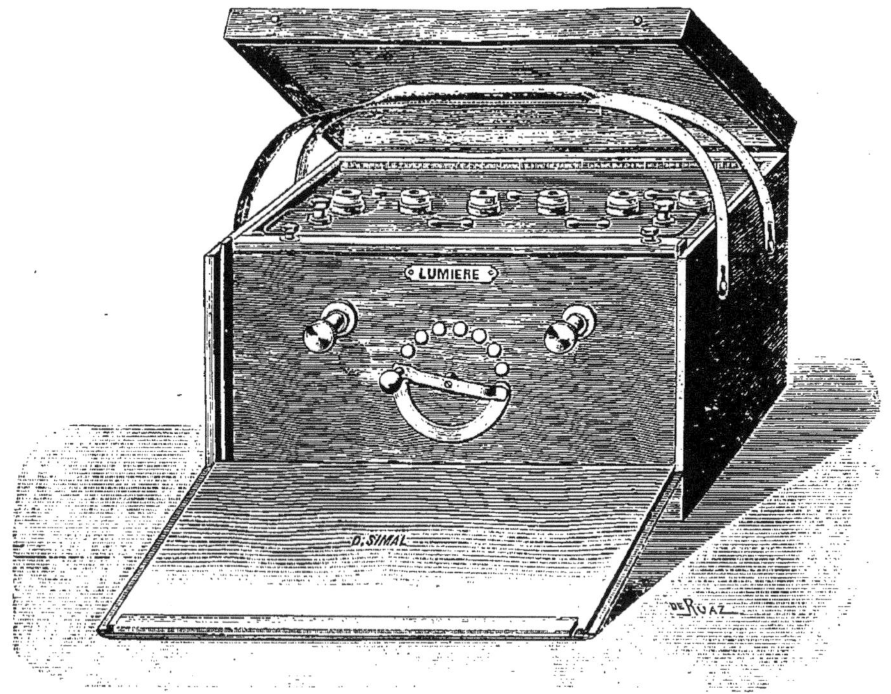

Fig. 329. — *Batterie portative d'accumulateurs pour endoscopie* (6 éléments, 12 volts, 45 ampères-heure).

Il est bon, pour prévenir le bris des bacs de verre, que les accumulateurs reposent sur une couche de *feutre*. Il est aussi avantageux que la caisse de bois qui les renferme soit intérieurement doublée d'une mince feuille de plomb, afin d'empêcher, le cas échéant, la destruction de ses parois par une fuite d'acide.

Les *appareils auxiliaires*, adaptés à la boîte qui renferme la batterie, sont peu nombreux. Outre les bornes, on y trouve :

a) Un *coupe-circuit* fusible, qui est très utile pour protéger les accumulateurs contre une décharge trop brusque : car ceux-ci se mettent très facilement en court-circuit, et se détériorent ainsi gravement. On ne saurait trop répéter que la mise en court-circuit est beaucoup plus fâcheuse pour un accumulateur que pour une pile.

b) Un *rhéostat de graduation,* à plots ou à enroulement métallique, suivant les constructeurs.

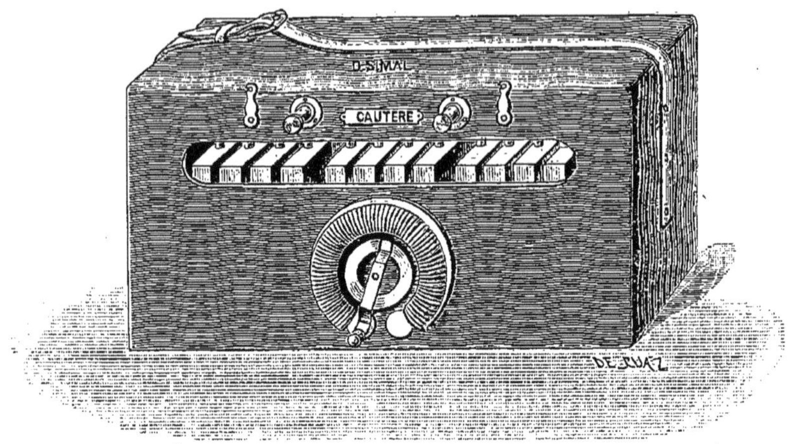

Fig. 330. — *Batterie portative d'accumulateurs pour galvanocaustie* (3 éléments, 6 volts, 60 ampères-heure).

Le poids total d'une batterie portative d'accumulateurs pour endoscopie (6 éléments de 500 grammes de plaques) est environ de 5 kilogrammes (fig. 329).

Le poids total d'une batterie portative d'accumulateurs pour galvanocaustie (3 éléments de 4 kilogrammes de plaques) est au moins de 15 kilogrammes : il atteint souvent 20 kilogrammes (fig. 330).

Batteries mixtes. — Certains fabricants construisent des batteries d'accumulateurs, dites *batteries mixtes,* qu'ils annoncent comme pouvant indifféremment servir à l'endoscopie ou à la galvanocaustie.

Ces batteries mixtes d'accumulateurs ont le même dispositif que les batteries mixtes de piles. Elles méritent, d'ailleurs, les mêmes reproches.

Il s'y trouve un certain nombre d'éléments, lesquels, à l'aide d'un coupleur, peuvent être à volonté groupés en couplage-série (8 à 12 volts pour l'endoscopie) ou en couplage-mixte (4 à 6 volts pour la galvanocaustie). Les éléments sont contenus dans une caisse de bois sur laquelle, outre les appareils auxiliaires déjà nommés (coupleur, coupe-circuit), sont montés *deux rhéostats.*

La présence de ces deux rhéostats (*rhéostat à fil fin* pour l'endoscopie, *rhéostat à gros fil* pour la galvanocaustie) est indispensable, car l'un ne peut pas suppléer l'autre. On recommande bien, pour alléger le poids de la boîte, de supprimer le rhéostat de lumière, en ayant soin d'avoir des lampes exactement étalonnées d'après le voltage de la batterie. Mais cette combinaison, que nous pourrons accepter tout à l'heure pour les petites batteries de poche, n'est pas bonne pour les grosses batteries, qui doivent pouvoir alimenter à volonté tous nos appareils endoscopiques, lesquels comportent des lampes de voltages différents.

De telles batteries mixtes portatives sont donc peu recommandables. Elles sont nécessairement très lourdes.

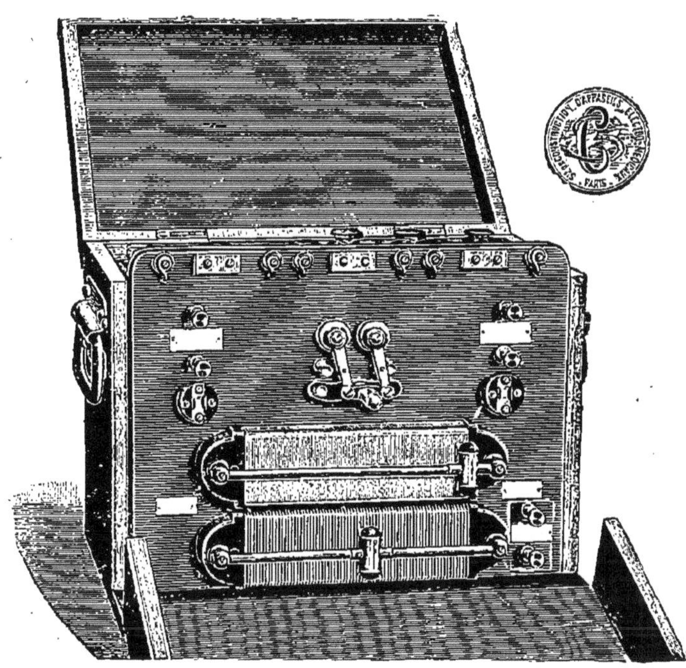

Fig. 331. — *Batterie d'accumulateurs (mixte) pour endoscopie et galvanocaustie* (avec six éléments pouvant être couplés en série ou en couplage mixte).

a) En effet, au point de vue de la *tension* du courant, quatre éléments ne sont pas suffisants. Si on les couple en série, ils donnent 8 volts, ce qui est trop peu pour faire briller des lampes à filament de charbon déjà usagées ; et si on les groupe en couplage mixte, ils ne donnent que 4 volts, tension insuffisante pour faire bien rougir une grande anse de fil d'acier. Il faut donc adopter une batterie de six éléments, qui, suivant le mode de couplage, donnera une tension de 12 ou de 6 volts.

b) Au point de vue de *l'intensité* du courant, les conditions du régime de débit des accumulateurs nous interdisent une réduction exagérée du poids de la batterie.

Méfions-nous des batteries trop légères, qui nous séduisent chez le fabricant et nous désolent chez le malade. Leur capacité est trop faible ; elles ne résistent pas aux forts débits que réclame le galvanocautère ; leurs pastilles se désagrègent ; et des courts-circuits s'établissent entre plaques voisines, qui sont ainsi bien vite mises hors d'usage.

Si donc, tenant compte des recommandations précédentes, on veut se procurer une batterie mixte sérieuse, ayant six éléments dont chacun possède une capacité de huit ampères-heures, on aura à transporter une boîte pesant vingt-quatre kilogrammes (fig. 331) !

Or, à quoi bon, quand on va donner une consultation en ville, se charger d'un bagage aussi pesant, destiné à une cautérisation éventuelle qu'on ne pratique presque jamais ?

D'ailleurs, la plupart de ces batteries mixtes ne permettent pas de se servir à la fois du photophore et du cautère. Alors, quelle est l'utilité d'un dispositif pour galvanocaustie si l'on n'y voit pas ?

A la vérité, certaines batteries prétendent bien fournir simultanément le courant pour l'endoscopie et pour la galvanocaustie : mais elles subissent, au moment de la mise en circuit du cautère, une forte baisse de tension dans le circuit-lumière, plus accentuée encore qu'avec les batteries mixtes de piles, et qui équivaut virtuellement à une extinction de la lampe.

Ayons donc deux accumulateurs portatifs distincts : l'un, pas très lourd, pour lumière, qui sera d'un usage courant ; l'autre, très lourd, pour cautère, dont l'emploi sera exceptionnel.

Cette séparation de corps s'impose davantage aujourd'hui, depuis la vulgarisation des lampes à filament métallique.

ACCUMULATEURS EXTRA-LÉGERS

Indications. — Ces accumulateurs ont été récemment établis pour alimenter les lampes médicales à filament métallique, qui consomment trois ou quatre fois moins d'énergie électrique que les lampes à filament de charbon.

Prenons comme exemple la lampe M. S., la plus ancienne lampe métallique utilisée en matière d'endoscopie médicale. Elle consomme au maximum 1,4 watt par bougie, soit 2,8 watts pour deux bougies, au lieu des 8 watts nécessaires à la consommation moyenne des lampes à filament de charbon. On pourra donc l'alimenter avec une batterie très légère, formée de deux accumulateurs couplés en série (4 volts) et possédant une faible capacité (théoriquement 0,7 ampère). On sera même autorisé à choisir des éléments de moindre capacité encore, si l'on use d'accumulateurs à liquide immobilisé, lesquels, ayant une assez forte résistance intérieure, se mettent assez difficilement en court-circuit.

Structure. — Comme bon modèle de batterie extra-légère d'accumulateurs pour endoscopie à l'aide de lampes métalliques, on peut citer la batterie établie par François (fig. 332).

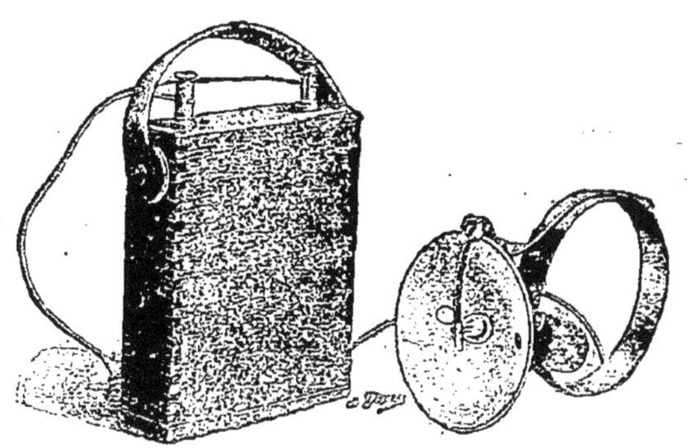

Fig. 332. — *Batterie d'accumulateurs extra-légère pour endoscopie* (avec deux accumulateurs à liquide immobilisé) (modèle Gautier et Toury).

Elle est annoncée pour pouvoir alimenter pendant quinze heures une lampe métallique de deux bougies, en débit discontinu long. Elle est formée de deux éléments couplés en série, débitant en régime normal environ un demi-ampère et ayant une capacité totale de 7 ampères-heure. Le liquide est immobilisé. Il est contenu dans de légers bacs en celluloïd, rendus aussi étanches que possible.

Il n'est pas nécessaire d'annexer à la boîte qui les contient un rhéostat de graduation, puisque cette batterie est exclusivement destinée à alimenter des lampes à filament métallique étalonnées pour quatre volts[1]. Toutefois, si le besoin de ce réglage se faisait sentir, on pourrait l'effectuer avec un *rhéostat de poche* de François (fig. 333).

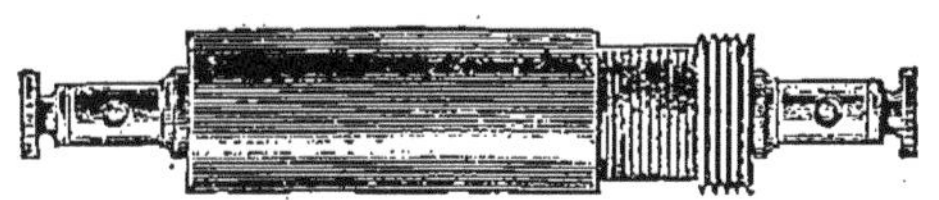

Fig. 333. — *Rhéostat de poche de François.*

Ainsi établie, cette batterie est réellement portative, puisqu'elle ne pèse que 1 350 grammes.

IV

ACCUMULATEURS PORTATIFS POUR ÉLECTROLYSE ET GALVANISATION

Inconvénients. — En théorie, l'accumulateur est une excellente source électromotrice pour l'électrolyse et la galvanisation, à cause de la constance remarquable de son débit.

1. Les lampes de 3,5 volts sont préférables : étant légèrement survoltées, elles éclairent mieux, mais elles durent moins.

En pratique, l'accumulateur ne convient pas très bien pour constituer des batteries portatives d'électrolyse.

Ces batteries, construites sur le type des batteries à électrolyse avec piles Leclanché, semblent à première vue avantageuses, puisqu'elles n'ont pas besoin d'être munies d'un dispositif d'immersion et qu'elles se composent d'éléments relativement étanches. Mais le poids des accumulateurs est un obstacle à l'adoption de tels appareils.

a) Ou bien la batterie sera légère : elle contiendra alors des accumulateurs-nains, à capacité tout à fait insuffisante et de recharge très délicate ; ce sera une batterie éminemment fragile.

b) Ou bien la batterie sera robuste : il faudra alors la constituer avec des accumulateurs de volume moyen ; ce sera une batterie trop lourde et assez coûteuse.

Les accumulateurs ne conviennent réellement bien à l'électrolyse qu'en *batterie fixe* de gros éléments.

Quant à la faradisation, il n'est pas d'usage de munir les batteries portatives d'un accumulateur ; les piles restent encore presque seules chargées de cette fonction.

V

CONCLUSIONS PRATIQUES

Batteries pour endoscopie. — La lampe à incandescence à filament métallique n'a pas encore été adaptée à tous les appareils endoscopiques ; nous devons donc être en mesure de pouvoir utiliser les lampes à filament de charbon, qui seront souvent notre seule ressource d'éclairage. Pour cette raison, il est nécessaire de posséder deux batteries pour endoscopie : une batterie lourde, une batterie légère.

1° La BATTERIE LOURDE, qui deviendra de plus en plus une batterie d'exception, devra pouvoir alimenter n'importe quel endoscope et donner un bon éclairage sans fléchir sensiblement, quelquefois pendant deux heures, temps nécessaire à certaines opérations sur le labyrinthe ou sur les sinus de la face. A cet effet, cette batterie comprendra *six éléments couplés en série,* contenant chacun un *demi-kilogramme de plaques* au moins. On disposera ainsi d'un courant de 12 volts, pouvant facilement atteindre 0,6 ou 0,8 ampère. Une telle batterie donnera, en fonctionnement discontinu long, sept heures de lumière sans avoir besoin d'être rechargée.

La batterie devra être munie d'un *rhéostat assez résistant,* permettant d'abaisser la tension du courant au-dessous de 2 volts, pour pouvoir alimenter éventuellement des lampes à filament métallique.

En général, les rhéostats des batteries d'accumulateurs lourdes fournies par le commerce admettent un minimum de tension encore trop élevé, qui brûle les lampes métalliques. Or, étant donnés le prix et le poids de ces batteries lourdes, on est en droit d'exiger qu'elles soient, selon l'expression des catalogues, des « batteries universelles » capables de plus ou de moins.

Une telle batterie d'accumulateurs est, sans contredit, infiniment préférable à la batterie analogue de six éléments de pile au bichromate de potasse. Et c'est la première qu'on devra choisir, toutes les fois qu'il n'y aura pas impossibilité à en assurer la recharge mensuelle, ou mieux bi-mensuelle.

2° La BATTERIE LÉGÈRE, très employée actuellement, est une batterie destinée aux simples examens ou aux interventions courtes. Elle est faite pour alimenter des lampes à filament métallique de 1 à 2 bougies.

Une telle batterie comprendra *deux petits éléments couplés en série,* du modèle précédemment décrit, fournissant du courant sous une tension de 4 volts et pouvant aisément débiter un demi-ampère. Elle devra donner 7 heures de lumière en débit discontinu court.

Cependant, il faut reconnaître que les batteries légères d'accumulateurs sont inférieures aux piles ; et c'est à leur détriment que les piles sèches ont récemment gagné la faveur des oto-rhino-laryngologistes.

Pour alimenter une lampe métallique de bas voltage, rien ne vaut les piles sèches : *a*) qui coûtent vingt fois moins cher que les accumulateurs dits secs ; *b*) qui pèsent dix fois moins ; *c*) qui sont absolument étanches et peuvent être transportées dans n'importe quelle position sans risquer de répandre, comme le font les accumulateurs, même les mieux clos, de l'acide sulfurique au cinquième dans nos poches ou dans nos serviettes; *d*) qui ne demandent aucun entretien, alors que les petits accumulateurs, ayant leur liquide immobilisé, sont d'une fragilité grande et réclament une recharge fréquente, surtout une recharge prudente, soucis dont un praticien aime à se dispenser au milieu de ses préoccupations professionnelles.

En résumé, pour l'endoscopie choisissez : *une batterie lourde d'accumulateurs (12 volts)* ou *une batterie légère de piles sèches (4 volts)*.

Batteries pour galvanocaustie. — C'est ici le triomphe des accumulateurs qui, sous les réserves déjà faites au sujet des difficultés matérielles de la recharge, doivent absolument remplacer les anciennes batteries pour galvanocaustie, constituées par des piles au bichromate de potasse.

A cette substitution près, la batterie sera composée de la même façon. Elle comprendra *trois éléments couplés en série,* formés chacun de *quatre kilogrammes de plaques.* On disposera ainsi d'un courant de 6 volts, pouvant facilement fournir 20 ampères en débit discontinu court ; et la capacité sera largement suffisante pour nos besoins.

Répétons encore que les batteries mixtes pour endoscopie et galvanocaustie ne sont pas avantageuses.

Batteries pour électrolyse et galvanisation. — Les batteries portatives d'accumulateurs-nains ont de tels inconvénients que nous leur préférons, pour cet usage, les batteries de piles déjà étudiées (pile au bisulfate de mercure, ou, dans certains cas, pile Leclanché-Barbier).

CHAPITRE XXV

LA CHARGE DES ACCUMULATEURS PORTATIFS

Considérations pratiques. — De tout ce qui concerne les accumulateurs, il n'est pas de condition qui préoccupe davantage le médecin que la manière de les charger correctement.

Nous nous sommes déjà expliqué longuement à ce sujet dans un chapitre précédent (voir page 342). Nous y avons développé les considérations générales *théoriques* qui règlent la charge des accumulateurs. Il nous reste ici à étudier les moyens *pratiques* d'appliquer ces règles et à rechercher quelles sources électromotrices nous devrons adopter pour ce travail.

I

CHARGE A L'USINE

Inconvénients. — Une *question préjudicielle* se pose. Pourquoi nous embarrasser nous-mêmes de cette charge, qui nous oblige à une attention et à une exactitude souvent incompatibles avec les irrégularités de notre vie professionnelle ? Et pourquoi ne pas confier cette besogne à une usine électrique voisine ?

Or, sauf les cas de force majeure, une telle combinaison doit être déconseillée. Elle est préjudiciable pour plusieurs raisons.

1° La charge des accumulateurs, confiée à des tiers, est souvent *mal effectuée*. Il est rare que nous puissions nous adresser, à cause de son éloignement, à la maison d'électricité médicale qui a fabriqué notre batterie, et qui certainement la rechargerait avec soin et conscience.

Le plus souvent, nous avons recours à des sources d'électricité industrielles (usines électrochimiques, stations centrales d'éclairage). Nos accumulateurs y sont alors remis à un ouvrier qui les rudoie, d'autant plus que, dressé à manipuler les volumineux accumulateurs dont use l'industrie, il n'a ni le doigté ni peut-être le dispositif de charge que réclament nos délicates batteries médicales. D'où il résulte que ces batteries reviennent de l'usine incomplètement chargées, ou, ce qui est pire, surchargées par un courant trop intense qui en à désagrégé les plaques[1].

2° Admettons cependant que cette charge puisse être correctement exécutée. Nos accumulateurs, *cahotés dans le transport* de l'aller et du retour, pourront subir des avaries. Il m'est arrivé plusieurs fois que de gros accumulateurs pour cautère, que j'avais envoyés en recharge à la maison X... de toute confiance, partaient de cette maison avec une pleine charge bien contrôlée, et m'étaient remis partiellement déchargés : un choc violent, reçu par le camion en cours de route, en avait désagrégé quelques pastilles, d'où une mise en court-circuit intérieure qui avait presque vidé un élément de sa charge.

3° Concédons encore que ces deux causes précédentes de détérioration puissent être écartées. Il reste encore à invoquer un inconvénient sérieux. Le transport et la manipulation de nos accumulateurs prennent *beaucoup plus de temps* que leur charge proprement dite, attendu que la maison à laquelle nous nous adressons ne peut pas se mettre instantanément et exclusivement à notre disposition. Aussi bien, pour effectuer une charge qui dure quelques heures, garde-t-elle notre accumulateur pendant plusieurs jours. Pour parer à ce manque momentané d'électricité, nous devrons donc posséder un double jeu de batteries, ce qui nous entraînera à de lourdes dépenses.

4° Et puisqu'il est question de notre budget, faisons remarquer que, étant donnés leurs frais généraux, les usines électriques sont obligées de nous faire payer la charge de nos accumulateurs à un *prix infiniment plus élevé* que ne coûterait cette charge faite par nous-même, y compris l'amortissement du prix d'achat de notre source électromotrice. Cette considération est d'autant plus digne de remarque que la charge des batteries d'accumulateurs

1. En peu de temps, un ouvrier maladroit « sabote » un accumulateur soit par une charge trop brusque, soit en renversant par mégarde le courant chargeur.

est une opération qui doit être faite périodiquement à des intervalles rapprochés, au moins une fois par mois[1].

Rechargeons donc nous-mêmes nos accumulateurs. Prenons un peu de peine, il y aura pour nous bénéfice de temps et d'argent. Ayons des soins attentifs pour ces collaborateurs de tous les instants; et, à peu de frais, nous leur assurerons un fonctionnement régulier et prolongé.

II

RÉGIME DE CHARGE

Forme du courant de charge. — Résumant les instructions théoriques antérieurement données, nous rappellerons que le courant destiné à charger un accumulateur doit satisfaire à quatre conditions : *a*) de forme ; *b*) de sens ; *c*) de tension ; *d*) d'intensité.

La charge d'un accumulateur, étant une opération d'ordre électrolytique, réclame nécessairement du *courant continu*.

Procédés pratiques pour reconnaître la forme du courant. — Il peut se faire que nous ayons à recharger d'urgence une batterie portative sur une canalisation dont nous ne connaissons pas le type. Nous devons donc être à même de pouvoir immédiatement reconnaître si cette canalisation est alimentée par du courant continu ou par du courant alternatif.

Parmi les divers moyens simples qui sont utilisables pour cette recherche, en voici un dont on use souvent. Il suffit d'approcher un aimant (un tout petit aimant de poche) d'une lampe à incandescence allumée, branchée sur la canalisation qu'on explore. *a*) Si le courant est *continu*, on voit le filament de charbon s'infléchir, s'approchant ou s'éloignant de l'aimant suivant le pôle appliqué sur l'ampoule. *b*) Si le courant est *alternatif*, ce mouvement ne se produit pas ; le filament semble seulement devenir un peu plus gros. En effet, dans le premier cas, le filament, faisant office de solénoïde, est attiré ou repoussé d'une façon continue par les pôles de l'aimant. Dans le second cas, où le courant alternatif change de sens à chaque demi-période, le filament vibre synchroniquement avec la fréquence du courant, et donne à l'œil l'illusion du grossissement. Ce moyen a encore l'avantage de nous mettre à l'abri de toute secousse électrique, qui pourrait résulter d'une perte à la terre si nous voulions interroger directement le circuit.

1. Le prix de la recharge varie de 1 franc à 2 francs par élément.

Sens du courant de charge. — Pour charger un accumulateur, on doit relier son pôle positif au pôle positif, son pôle négatif au pôle négatif de la source électromotrice. De cette façon, le courant de charge circule à l'intérieur de l'accumulateur en sens contraire du courant de décharge (fig. 334, 335).

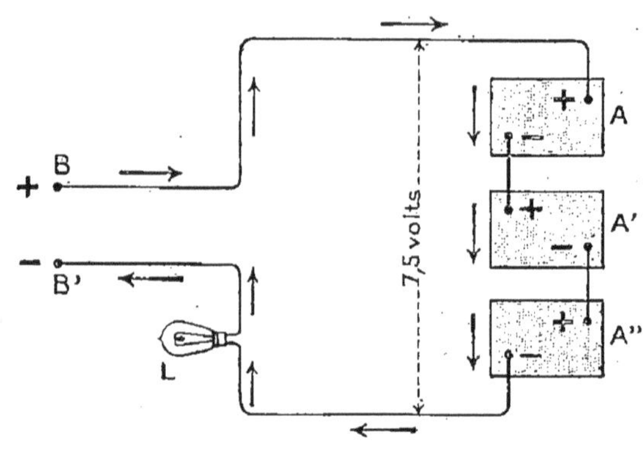

Fig. 334. — *Dispositif de la charge d'une batterie de trois accumulateurs.*

A, A', A'', accumulateurs couplés en série; L, lampe de résistance; B, B', bornes du circuit de charge.

Le raccordement inverse, c'est-à-dire la réunion des pôles de noms contraires, aurait pour effet d'abord de décharger l'accumulateur, puis de le détériorer.

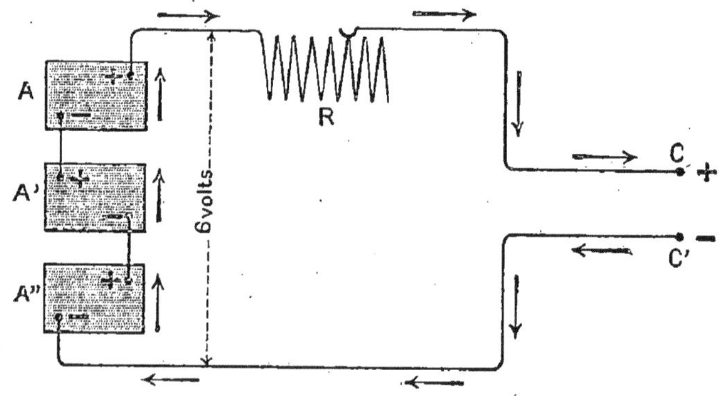

Fig. 335. — *Dispositif de la décharge d'une batterie de trois accumulateurs.*

A, A', A'', accumulateurs couplés en série; R, rhéostat de réglage; C, C', bornes du circuit d'utilisation.

Repérage des pôles. — Il importe donc de bien *repérer les pôles de l'accumulateur et ceux de la source.*

a) Les *pôles de l'accumulateur* sont déterminés une fois pour toutes par la couleur des bornes extrêmes de la batterie. Il est convenu que la *borne positive* est peinte en *rouge,* la *borne négative,* en *noir* ou en *vert.* Ou bien encore la borne positive est *dorée,* la borne négative est *argentée.* Il arrive parfois que certains fabricants peu scrupuleux omettent intentionnellement cette indication vis-à-vis d'acheteurs incompétents. On aura soin de réparer soi-même cet oubli.

b) Les *pôles de la source* sont également marqués d'avance (borne +,

borne —) quand on effectue la charge à l'aide des tableaux de répartition qui seront étudiés plus loin. Mais il n'en est pas de même quand on opère la charge d'accumulateurs légers à l'aide d'une douille de charge, qu'on substitue à une lampe d'appartement.

Dans ce cas, il faut absolument repérer les pôles de la source avant chaque charge, ce qui se pratique soit avec un *appareil indicateur de pôles,* soit plus simplement avec du *papier-pôle,* où le contact négatif se décèle par une tache carminée (voir page 344).

Tension du courant de charge. — La tension du courant destinée à charger un accumulateur doit être de 2,5 volts. Ce chiffre est *invariable,* quelle que soit la grandeur de l'élément.

Pour charger plusieurs accumulateurs, formant, comme c'est le cas le plus fréquent, une batterie d'éléments couplés en série (en tension), on multiplie le nombre 2,5 par le nombre des éléments.

Ainsi une batterie de 3 éléments couplés en série réclame un courant de $2{,}5 \times 3 = 7{,}5$ volts.

Cette tension est une *constante,* qui nous lie obligatoirement. Nous ne pouvons pas nous en écarter. Si le courant a une tension plus basse, l'accumulateur ne se charge pas ; si le courant a une tension plus haute, l'accumulateur s'abîme. Un courant de 110 volts, tel que le fournit une station d'électricité, le détruirait presque instantanément.

Intensité du courant de charge. — L'intensité du courant destiné à charger un accumulateur ne doit pas dépasser 1,5 ampère par kilogramme de plaques. Le taux de l'intensité utile est donc *variable* suivant la grandeur de l'élément, auquel il se proportionne. Mais il ne varie pas, contrairement à la valeur du voltage, suivant le nombre des éléments qui constituent une batterie, à condition que la batterie soit montée en série. Dans ce cas, en effet, le poids théorique de la batterie est celui d'un seul élément.

Inversement, si l'on chargeait une batterie d'accumulateurs couplés en parallèle, où le poids total équivaut à la somme des poids de chaque élément, il faudrait multiplier la valeur de l'intensité du courant de charge par le nombre des éléments, et maintenir au contraire le voltage au taux nécessaire pour la charge d'un seul élément.

Trois exemples fixeront nos idées à cet égard.

a) Soit un accumulateur ayant 1 kilogramme de plaques. — On le chargera avec un courant de 2,5 volts $\times$ 1,5 ampère.

b) Soit trois accumulateurs semblables couplés en série. — On les chargera avec un courant de 7,5 volts × 1,5 ampère.

c) Soit trois accumulateurs semblables couplés en quantité. — On les chargera avec un courant de 2,5 volts × 4,5 ampères.

Détermination de l'ampérage. — Il n'est pas possible de déterminer à première vue l'intensité du courant nécessaire à la charge d'une batterie quelconque, comme on le fait pour en fixer la tension. Nous ne savons pas, en effet, combien pèsent les plaques d'un élément. Mais les fabricants ont soin de nous tirer d'embarras en indiquant, sur chaque batterie d'accumulateurs qu'ils nous livrent, son *régime normal de charge.*

Cependant ce chiffre, déterminant l'intensité du courant de charge, n'est pas une constante qui nous lie obligatoirement, comme le fait la valeur de la tension.

Si, en effet, l'intensité du courant de charge ne doit pas dépasser 1,5 ampère par kilogramme de plaques, afin de ne pas détériorer l'accumulateur par une action trop brutale, *il n'y a aucun inconvénient à ce que ce chiffre soit abaissé.* Un courant de 0,75 ampère pourra également assurer la charge de l'accumulateur, à condition de le traverser pendant un espace de temps double. Nous savons, en effet, que dans toutes les opérations électrolytiques la quantité d'énergie électrique transformée en énergie chimique est égale au produit de l'intensité du courant par la durée de son passage.

D'ailleurs, il est avantageux, quand on charge des accumulateurs extra-légers, de réduire l'intensité du courant de charge en allongeant sa durée ; plus la charge est effectuée lentement, moins on s'expose à détériorer ces petits éléments fragiles. Ces accumulateurs aiment à être « chargés en dessous », en langage d'atelier.

Conditions de la charge. — Passons maintenant dans le domaine pratique et voyons comment nous pourrons appliquer les règles précédentes à la charge de nos accumulateurs portatifs, suivant les diverses circonstances dans lesquelles nous nous trouverons.

La plupart des *spécialistes,* et en particulier les oto-rhino-laryngologistes, ont dans leur cabinet une installation électrique fixe, d'une force électromotrice et d'une capacité bien supérieures à celles des batteries portatives à charger. Il n'y a donc pour eux aucun embarras à effectuer cette opération.

Il n'en est pas de même des *praticiens*, qui trouvent avantage à posséder une batterie portative d'accumulateurs, mais qui ne disposent point d'une telle installation fixe. Or, nous allons montrer qu'il leur est également possible d'assurer eux-mêmes la charge de leur batterie avec plus de sécurité et d'économie que s'ils l'envoyaient dans une usine ou dans une station d'éclairage.

Quatre cas sont à considérer :

1° Charge à l'aide d'une *installation fixe de piles.*

2° Charge à l'aide d'une *installation fixe d'accumulateurs.*

3° Charge à l'aide du *courant d'une station centrale.*

4° Charge dans le cas où l'on ne dispose d'*aucune de ces trois sources électromotrices.*

III

CHARGE SUR INSTALLATION FIXE DE PILES

Force électromotrice. — Il est indispensable que la batterie de piles qui charge ait une force électromotrice supérieure à celle de la batterie d'accumulateurs qui est chargée. Ainsi, afin de fixer les idées, on peut dire, avec Lewis Jones, que pour charger une batterie de six accumulateurs couplés en série il faut employer neuf éléments Poggendorf (bichromate de potasse) ou neuf éléments Bunsen (acide azotique) ou douze éléments Leclanché (chlorure d'ammonium) ou quinze éléments Daniell (sulfate de cuivre) ou vingt éléments de Lalande (oxyde de cuivre).

Ces chiffres paraissent un peu forts : mais il ne faut pas oublier que la valeur de la tension du courant de charge est inférieure à la valeur théorique de la force électromotrice des piles.

On verra plus loin, en étudiant les *installations fixes par piles* (voir page 602), qu'il faudra installer une batterie ayant une force électromotrice nominale de 18 à 20 volts. On en obtiendra un courant dont la tension sera plus que suffisante pour charger nos batteries portatives, qui contiennent trois ou six éléments (en série) suivant qu'on les destine à la galvanocaustie ou à l'endoscopie.

Intensité. — Mais, comme ces deux batteries portatives diffèrent par leur poids de plaques (poids par élément), il faudra les charger séparément, avec des dispositifs de charge différents : c'est-à-dire que, pour chacune d'elles, il y aura lieu d'intercaler dans le circuit de charge des résistances différentes, ayant comme effet de régler l'intensité de son débit.

Ces résistances sont ordinairement composées d'un fil de maillechort roulé sur une petite bobine en bois. Une enveloppe extérieure en laiton vernis protège les fils. L'ensemble est monté sur socle avec deux bornes (Gaiffe).

La valeur de la résistance pour une intensité donnée est fournie par la formule suivante :

$$\text{Résistance} = \frac{\text{Volts de batterie de charge} - \text{Volts de batterie déchargée}}{\text{Intensité}}$$

En considérant que les accumulateurs déchargés ont encore une force électromotrice de 1,7 volt, on calcule d'après la formule précédente que :

a) Pour charger la batterie-lumière de 6 éléments avec un courant d'*un ampère* sous 15 volts, il faudra intercaler dans le circuit de charge une résistance de :

$$R = \frac{15 - 10{,}2}{1} = 4{,}8 \text{ ohms.}$$

b) Pour charger la batterie-cautère de 3 éléments avec un courant de *quatre ampères* sous 7,5 volts, il faudra prendre une résistance de :

$$R = \frac{7{,}5 - 5{,}1}{4} = 0{,}6 \text{ ohm.}$$

Capacité. — Il est non moins indispensable que la batterie de piles ait une capacité plus grande que la batterie d'accumulateurs. On ne peut pas remplir un tonneau de 100 litres avec un tonneau qui a une capacité de 50 litres.

Il faut aussi prendre garde que la batterie de piles, même ayant théoriquement une capacité supérieure à celle de la batterie d'accumulateurs à charger, n'ait pas en réalité une capacité moindre, par suite d'un épuisement partiel dû à un débit antérieur. Ce serait vouloir remplir un tonneau de 100 litres avec un tonneau possédant en fait une capacité de 150 litres, mais qui ne contiendrait plus que 50 litres de liquide, ayant antérieurement été vidé en partie.

IV

CHARGE SUR INSTALLATION FIXE D'ACCUMULATEURS

Dispositif. — Le dispositif est le même que dans le cas précédent.

V

CHARGE SUR RÉSEAU URBAIN

Forme du courant. — Deux cas sont à envisager, suivant

que le réseau fournit du *courant continu* ou du *courant alternatif*.

A. — CHARGE SUR RÉSEAU A COURANT CONTINU

Tension du courant de charge. — Le courant continu, fourni par les stations centrales d'éclairage, a une tension de 110 ou de 220 volts.

Or, nos plus fortes batteries d'accumulateurs portatifs ne supportent qu'un courant de charge de 15 volts. Si on leur envoyait un courant de 110 ou de 220 volts, elles seraient immédiatement détruites. Il faut donc absolument abaisser la tension du courant urbain, ce qui se fait à l'aide de résistances intercalées en série dans le circuit de charge.

On pourrait, à cet effet, se servir de rhéostats. On ne le fait pas d'ordinaire. On préfère intercaler des *lampes de résistance*, auxquelles on reconnaît trois avantages.

1° Les lampes coûtent *moins cher* que les rhéostats.

2° Les lampes ont l'avantage d'introduire dans le circuit une *résistance fixe*, dont la valeur a été déterminée une fois pour toutes. Or, comme la tension du courant urbain et la force électromotrice de la batterie d'accumulateurs en charge sont deux valeurs constantes, la résistance devra être également une constante. Les variations de voltage que permet un rhéostat sont non seulement inutiles, mais dangereuses : car elles nous exposent, par un jeu de manette inattentif, à modifier accidentellement la valeur de la résistance en deçà ou au delà du taux obligé, et à compromettre de cette façon la charge de nos accumulateurs.

3° Les lampes de résistance ont encore l'avantage de nous mettre à l'*abri des secousses* qui se produisent si facilement dans les distributions urbaines avec « perte à la terre », car on les manie par l'intermédiaire de l'ampoule de verre isolante ; tandis qu'il peut y avoir du danger à toucher l'enroulement métallique du rhéostat, dans lequel arrive la totalité des volts du courant urbain. Ceci est surtout à redouter quand on charge des batteries d'accumulateurs pour cautères, qui demandent parfois un courant d'une intensité de 6 ampères. Or, sur une canalisation de 220 volts, une décharge de 1320 watts n'est pas anodine.

Le seul accident qui puisse arriver avec l'emploi de lampes de résistance est la rupture du filament; ce qui a simplement pour effet d'interrompre le courant. La charge de l'accumulateur est ainsi suspendue : mais aucun dommage n'en résulte pour la batterie, qui ne débite pas sur ce circuit accidentellement ouvert.

Rappelons en deux mots *comment fonctionnent les lampes de résistance* (voir page 157). Soit un circuit d'éclairage d'appartement, dérivé sur un réseau urbain de 110 volts. Nous devons charger sur ce circuit une batterie de six éléments d'accumulateurs, qui réclame seulement un courant de 15 volts. Plaçons en série dans ce circuit : *a*) la batterie ; *b*) une lampe dite de 95 volts. Les volts se répartiront dans ces deux appareils proportionnellement à leurs résistances respectives. La lampe retiendra 95 volts et ne laissera que 15 volts disponibles pour la batterie d'accumulateurs.

Par conséquent, étant connu le nombre des éléments d'une batterie portative d'accumulateurs, il sera très facile de déterminer, par une soustraction élémentaire, le voltage de la lampe à utiliser dans un cas donné. Ainsi, pour les batteries extra-légères destinées à alimenter des photophores à lampes métalliques, et qui ne comportent que deux éléments, une lampe de résistance de 105 volts est indiquée.

Intensité du courant de charge. — Les stations centrales fournissent, à la demande, des courants d'intensité quelconque, pouvant atteindre de très hautes valeurs.

Mais, comme les canalisations intérieures établies dans nos appartements ne doivent admettre qu'un ampérage donné (3 ampères environ par millimètre carré de section de fil de cuivre), un coupe-circuit général limite le maximum d'ampères que nous sommes autorisés à consommer ; et cette limitation est déterminée une fois pour toutes au moment de notre installation.

D'autre part, chaque dérivation secondaire destinée à un groupe de lampes est également garantie par un coupe-circuit particulier contre une intensité trop forte. De sorte que si nous intercalions un galvanocautère (20 ampères) dans un circuit dérivé destiné à alimenter une lampe d'appartement de 16 bougies (1/2 ampère), le coupe-circuit sauterait immédiatement : sinon, ce circuit dérivé chaufferait et pourrait mettre le feu aux objets environnants (En général, cependant, les circuits dérivés qui aboutissent aux prises de courant de nos appartements sont calculés pour pouvoir supporter une intensité supérieure à celle que consomme l'appareil d'éclairage qui doit s'y adapter, de façon à nous permettre une certaine latitude dans notre éclairage électrique domestique).

Or, il y aurait, pour la même raison, danger à brancher directement un accumulateur en charge sur un circuit dérivé de lampe d'appartement : attendu que l'accumulateur, n'ayant pas de résistance intérieure appréciable, produirait dans ce circuit le même effet que le galvanocautère. Il faut donc maintenant *réduire l'intensité* du courant de charge à un taux déterminé, comme nous avons tout à l'heure *abaissé sa tension* à une valeur donnée.

A cet effet, nous nous adresserons encore aux lampes à incandescence, qui, en l'espèce, nous rendront simultanément le double service de réduire la tension et de régler l'intensité du courant de charge selon les exigences de notre batterie portative d'accumulateurs.

Prenons quelques exemples :

a) *Batterie extra-légère d'endoscopie* pour lampes à filament métallique (2 éléments, 300 grammes de plaques). Le courant de charge doit avoir une tension de 5 volts et débiter au plus 0,5 ampère. Mais, étant donné que, pour ménager ces batteries délicates, il vaut mieux leur envoyer un courant moins intense et plus prolongé, nous les chargerons à 0,35 d'ampère. La lampe de résistance sera donc une lampe de 105 volts-10 bougies, laquelle, sur un circuit de 110 volts, répondra aux exigences précédentes.

b) *Batterie lourde d'endoscopie* pour fortes lampes médicales à filament de charbon (6 éléments, 1/2 kilogramme de plaques). Le courant de charge devra posséder une tension de 15 volts et débiter au moins 0,75 ampère. La lampe de résistance sera une lampe de 95 volts-25 bougies, sur circuit de 110 volts.

c) *Batterie pour galvanocaustie* (3 éléments, 4 kilogrammes de plaques). Le courant de charge doit avoir une tension de 7,5 volts et débiter parfois 6 ampères. La lampe de résistance indiquée dans ce cas sera une lampe de 102,5 volts-200 bougies.

Mais nous verrons (voir page 640) que ces indications sont théoriques, et qu'en pratique nous pourrons adopter une combinaison un peu différente[1].

1. Les lampes de résistance sont toujours des lampes à filament de charbon (voir page 754). L'ampérage du courant qu'elles laissent passer est fonction du nombre de bougies qu'elles émettent; celui-ci est lui-même proportionnel au nombre de watts qu'elles consomment. Mais, si nous voulons bien considérer que le watt est le produit de l'ampère par le volt, et que la valeur globale des watts reste constante si la valeur des ampères baisse en raison inverse de l'élévation du nombre des volts, nous comprendrons qu'une lampe de pouvoir lumineux donné peut, sans faire varier

Reprenons maintenant les trois exemples précédents, et voyons à l'aide de quels dispositifs très simples nous pourrons assurer la recharge de nos batteries portatives.

Charge de la batterie extra-légère pour endoscopie. — Celui qui, pour des raisons de convenance personnelle, aime mieux alimenter son photophore avec une petite batterie d'accumulateurs qu'avec des piles sèches, se procurera *un bouchon de charge* (fig. 336). Ce bouchon se monte sur une douille de lampe d'appartement à la place de la lampe, reçoit à son tour cette dernière, et comporte en plus deux fils que l'on raccorde à l'accumulateur pour le faire traverser par le courant qui va à la lampe. La tension du courant envoyé par la station centrale étant de 110 volts, on choisira une lampe dite de 105 volts. Et comme les éléments s'altèrent d'autant moins que la charge est plus lente, on prendra une lampe de 105 volts-10 bougies, qui ne laissera passer que 0,35 ampère (fig. 337).

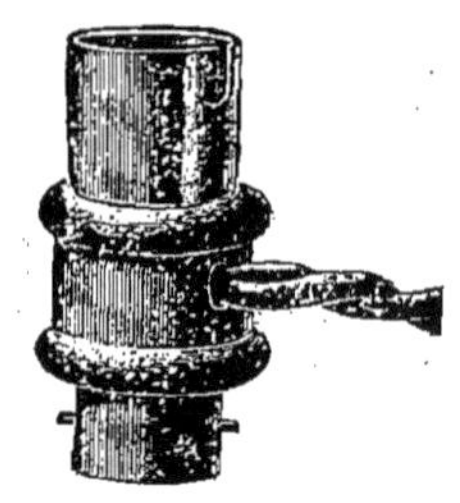

Fig. 336. — *Bouchon de charge d'accumulateurs.*

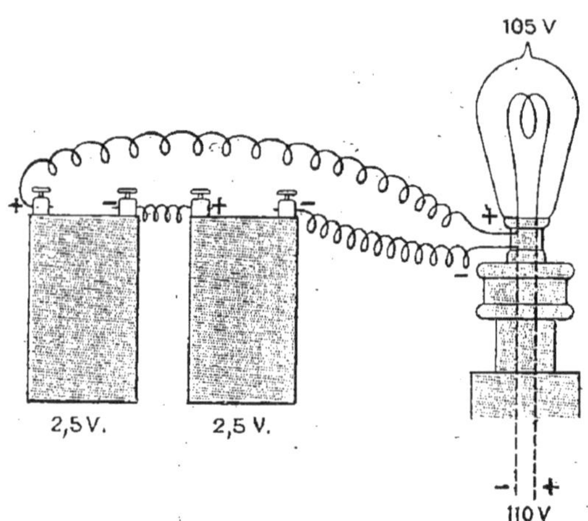

Fig. 337. — *Charge d'une batterie de deux accumulateurs sur le circuit d'une lampe d'appartement à l'aide d'un « bouchon-chargeur ».*

Les partisans des acumulateurs légers font valoir que si chaque soir, pendant deux ou trois heures, on prend la bonne habitude de recharger ainsi sa petite batterie en adaptant le bouchon chargeur sur une lampe de bureau, on assurera la longue conservation et la charge constante

sa consommation, laisser passer moins ou plus de fractions d'ampère, suivant que le courant qui l'alimente a plus ou moins de voltage.

C'est ainsi, par exemple, qu'une lampe de 16 bougies, qui consomme 55 watts, laisse passer 0,5 ampère sur une canalisation de 110 volts, mais seulement 0,25 d'ampère sur une canalisation du 220 volts ($110 \times 0,5 = 220 \times 0,25 = 55$).

Le voltage d'une lampe et son pouvoir lumineux sont essentiellement corrélatifs. Voir à cet égard le tableau de la page 162.

et gratuite de la dite batterie. A quoi les partisans des piles sèches objectent avec raison : *a*) que cette charge quotidienne constitue une sujétion ennuyeuse, d'autant plus qu'il faut, chaque jour, repérer les pôles du circuit de charge avec le papier pôle, installer la batterie, etc. ; *b*) qu'une lampe de bureau de 10 bougies est peu lumineuse ; *c*) et qu'actuellement on a l'habitude de s'éclairer avec des lampes à filament métallique, qui n'admettent pas une intensité suffisante pour charger un accumulateur.

Charge de la batterie lourde pour endoscopie. — Le dispositif généralement adopté pour charger ces batteries est le *panneau*

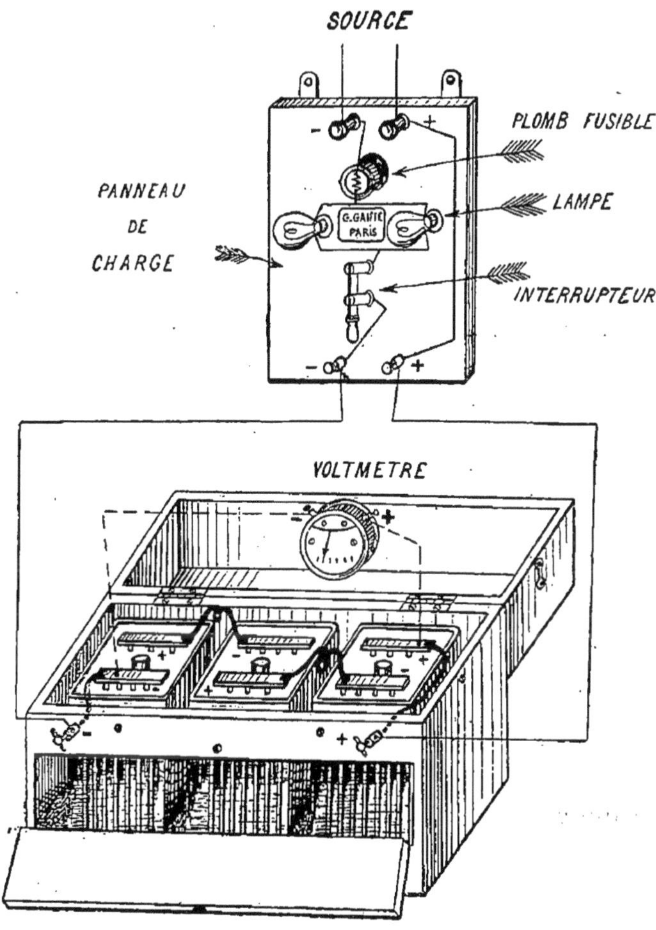

Fig. 338. — *Panneau mural fixe pour charger les accumulateurs sur un réseau urbain à courant continu.*

de charge, comportant une ou deux lampes de résistance en dérivation, un interrupteur, un coupe-circuit, deux bornes d'entrée et deux bornes de sortie du courant. Ce tableau est de préférence fixé au mur (fig. 338).

On peut aussi utiliser un appareil de charge mobile (fig. 339) qu'on relie soit à une prise de courant usuelle, soit même à une douille de lampe d'appartement. La lampe de résistance sera une lampe de 95 volts-25 bougies sur réseau de 110 volts ; une lampe de 205 volts-50 bougies (ou deux lampes de 205 volts-25 bougies en dérivation) sur réseau de 220 volts.

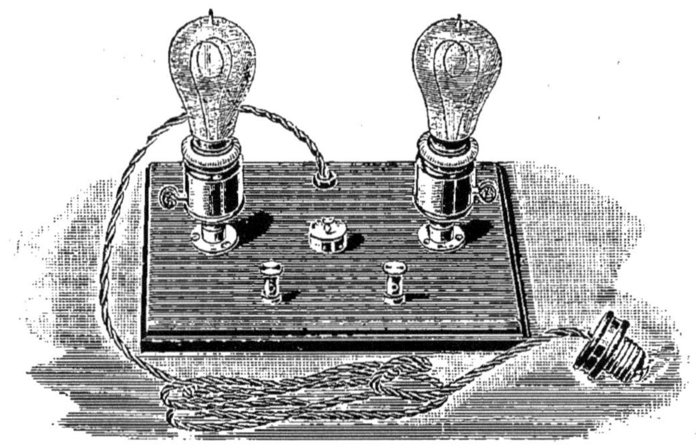

Fig. 339. — *Panneau mobile pour charger les accumulateurs sur un réseau urbain à courant continu.*

Charge de la batterie pour galvanocaustie. — Étant donné que cette batterie comporte ordinairement trois accumulateurs de quatre kilogrammes, la lampe de résistance devrait être une lampe de 200 bougies sur réseau de 110 volts, ou de 400 bougies sur réseau de 220 volts. Mais ces fortes lampes, qui ne se trouvent pas couramment dans le commerce, pourront être remplacées par des lampes de 100 bougies ; on monte, en dérivation, deux lampes dans le premier cas, quatre lampes dans le second cas.

Remarquons, d'ailleurs, qu'un tel dispositif de charge pour batteries portatives de galvanocaustie n'est point pratique. En effet, il n'y a pas, en général, dans nos appartements, de prise de courant pouvant débiter 6 ampères : intensité qui correspond à la consommation d'un lustre de salon composé de 18 lampes-flamme de 10 bougies sur 110 volts ou de 36 lampes-flamme sur 220 volts. Il faudrait donc faire établir un circuit spécial pour la charge de cette batterie. En outre, bien qu'il faille toujours mettre des gants de caoutchouc quand on charge une batterie portative directement sur le réseau urbain, pour se protéger contre les secousses (par perte à la terre) qu'on peut ressentir lorsqu'on touche une des bornes de l'accumulateur, cependant, malgré cette précaution, il y a danger à se trouver accidentellement placé dans un circuit d'un telle intensité. On agira autrement. On devra, en se rappelant que la charge d'un accumulateur peut se faire avec un courant plus faible qu'elle ne le comporte mais plus prolongé, charger les batteries portatives pour cautère avec une lampe de 32 bougies.

Nous pouvons heureusement nous dispenser le plus souvent de ces préoccupations : car si la batterie-lumière est fréquemment utilisée par le praticien qui n'a à sa disposition pour la recharger que les prises de courant de son habitation, la batterie-cautère ne sert ordinairement qu'au spécialiste : lequel, s'il est branché sur réseau urbain, dispose toujours d'un tableau de distribution, agencé de façon à assurer sans risque ni perte de temps la charge des gros accumulateurs.

Coût de la charge. — Puisque la charge des accumulateurs est une opération très souvent renouvelée, il y a lieu de tenir compte du prix de revient de cette charge ainsi effectuée. Or, faisons remarquer à ce propos que, comme les accumulateurs sont presque toujours couplés en série, la charge d'un grand nombre d'éléments, de trente éléments par exemple, ne coûtera pas plus cher que la charge d'un seul élément. Dans le premier cas, la batterie emmagasinera, il est vrai, beaucoup plus d'énergie électrique (0,75 ampère × 75 volts) que dans le second cas (0,75 ampère × 2,5 volts) : mais, par contre, il s'en perdra beaucoup moins dans la lampe de résistance qui n'aura plus à retenir que 35 volts au lieu de 107,5 volts. Dans les deux cas, la dépense est la même, puisque le voltage total absorbé dans le circuit est toujours de 110 volts. Il y a donc économie, quand on charge des accumulateurs sur un réseau urbain, à charger en même temps le plus grand nombre possible d'éléments, à condition cependant *qu'ils aient tous la même capacité.*

B. — CHARGE SUR RÉSEAU A COURANTS ALTERNATIFS

Transformation du courant alternatif. — Le courant alternatif est impropre à charger des accumulateurs. C'est là, en effet, une opération électrolytique que seul peut effectuer le courant continu.

Or, nombre de médecins habitent des villes dont les stations centrales d'éclairage ne distribuent que du courant alternatif.

En théorie, ils ne pourraient donc pas charger leurs accumulateurs.

En pratique, ils y réussiront cependant à l'aide de divers appareils, qui ont tous pour effet commun de transformer le courant alternatif en courant continu. Ils n'auront plus alors qu'à envoyer ce dernier dans leurs batteries, par l'intermédiaire de lampes de résistance appropriées.

Cette transformation pratique du courant alternatif en courant continu, envisagée actuellement au point de vue de la charge des accumulateurs, peut être réalisée par :

1° des *appareils dynamiques* ;

2° des *appareils statiques*.

1° *Appareils dynamiques.*

Classification. — Ces appareils se divisent en deux catégories.

A. — Les uns redressent le courant alternatif et le transforment en *courant continu* (courant ondulé).

Ce sont les *transformateurs rotatifs*.

B. — Les autres ne transforment pas le courant alternatif, mais ils l'interceptent partiellement. Ils laissent passer seulement les émissions d'un sens donné, positives ou négatives à volonté; et ils arrêtent les émissions contraires. Ils livrent ainsi un courant incessamment *interrompu*, mais de *sens constant*.

Ce sont les *soupapes électromécaniques*.

Nous n'envisageons que le cas où nous sommes alimentés par du courant alternatif monophasé. D'ailleurs, si le réseau urbain distribue des courants polyphasés, l'installation sera la même, puisqu'en raison de la faible puissance et du peu de consommation de nos appareils, nous serons presque toujours branchés sur *une seule phase* du courant.

A. — Transformateurs rotatifs.

Indications. — Ces machines, déjà étudiées (voir page 473), se subdivisent en deux classes : les *moteurs-générateurs* et les *commutatrices*.

Elles conviennent aux grandes installations des spécialistes, mais non pas aux simples cabinets des praticiens.

Les transformateurs rotatifs coûtent plus cher que les appareils suivants. Ils exigent plus de surveillance. Et leur rendement, pour la charge des petites unités, est moins bon.

B. — Soupapes électromécaniques.

Indications. — Ces appareils conviennent particulièrement au praticien voulant recharger une petite batterie portative sur une prise de courant d'appartement.

Nous savons que le courant alternatif ne peut pas charger directement un accumulateur, attendu que l'effet électrolytique de ses alternances impaires est immédiatement neutralisé par celui de ses alternances paires, de sens contraire. Cependant, si l'on pouvait utiliser exclusivement l'une ou l'autre de ces deux séries d'alternances, on recueillerait un courant interrompu, il est vrai, mais qui, circulant toujours dans le même sens, aurait des effets chimiques.

Au point de vue médical, cette combinaison ne conviendrait ni à l'électrolyse, ni à la galvanisation des tissus, puisqu'elle procèderait par successions de chocs galvaniques ; ni même au fonctionnement des moteurs à courant continu.

Au point de vue économique, elle est médiocre : car elle gaspille 50 pour 100 au moins de l'énergie électrique qui lui est fournie. Néanmoins c'est à elle qu'il y a lieu de s'adresser quand on n'emploie que des courants de faible intensité : parce qu'elle est *la plus simple*.

Principe. — Les appareils qui, intercalés sur un circuit d'alternatif, ne laissent passer le courant que dans un sens déterminé, ont été nommés *clapets* ou *soupapes électriques*, par analogie avec les soupapes mécaniques, qui ne livrent passage aux colonnes liquides ou gazeuses que dans une direction donnée.

Les *soupapes électromécaniques* sont constituées par un contact qui se ferme pendant l'alternance utilisable du courant, à l'aide d'un ressort vibrant synchroniquement. Elles ne réclament ni entretien, ni réglage délicat. Elles sont, pour la charge de très petites batteries, préférables aux soupapes électrolytiques étudiées plus loin.

Structure. — On en peut citer comme exemple la *soupape électromécanique de Soulier* (soupape électrique à vibreur) (fig. 340).

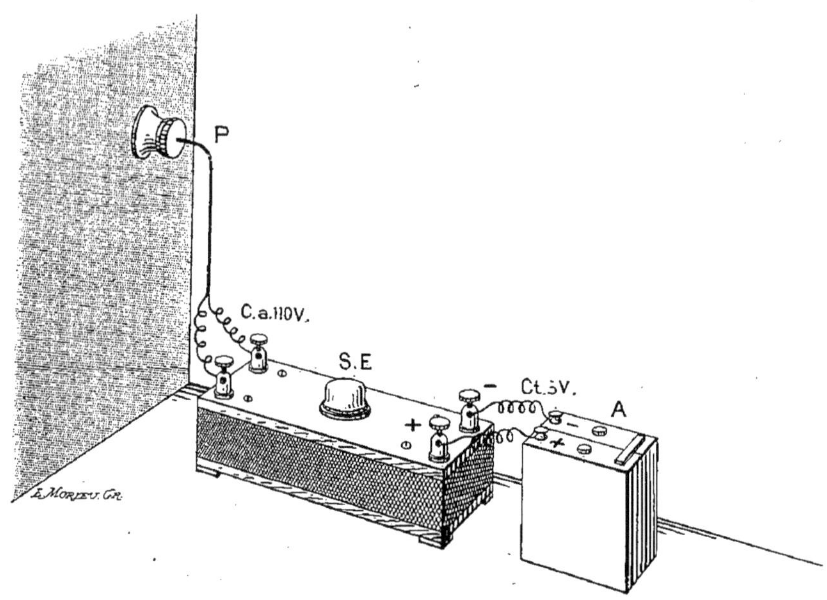

Fig. 340. — *Soupape électromécanique de Soulier.*
P, prise de courant; A, accumulateur à charger; S, E, soupape électromécanique.

Elle est formée d'une petite caisse plate, à l'intérieur de laquelle on trouve : 1° un *transformateur statique,* chargé d'abaisser la tension d'utilisation et de ne prendre sur les cent dix volts du réseau d'éclairage que juste ce qu'il faut pour charger un ou plusieurs accumulateurs; 2° un *redresseur mécanique,* ou « vibreur », analogue à un mouvement de sonnerie, et dont le trembleur, mis en marche par le courant alternatif, a pour effet de ne fermer le circuit qu'au moment précis où ce courant prend une direction convenable pour la charge de l'accumulateur, et de le couper dès qu'il se renverse.

Cet appareil est robuste. Son fonctionnement, absolument régulier, se maintient pendant un temps illimité. Sa consommation est plus faible que celle d'une soupape électrolytique.

La charge d'un accumulateur moyen à deux éléments revient à peine à cinq centimes.

Fonctionnement. — La manœuvre de cette soupape est très simple. Reliez les bornes, marquées « alternatif », à la canalisation urbaine de 110 volts ; reliez les autres bornes, marquées « accumulateur », à l'accumulateur à charger.

Deux précautions doivent être prises :

1° Pour *mettre en marche*, ne réunissez l'appareil à l'accumulateur que quand il est en pleine vibration ;

2° Pour *arrêter la charge*, retirez d'abord l'accumulateur du circuit de charge, avant de rompre le courant de la ville.

Pendant cette opération — comme d'ailleurs chaque fois qu'on charge directement un accumulateur sur un circuit d'éclairage — il faut prendre des précautions pour éviter les secousses dues aux pertes à la terre (gants de caoutchouc, souliers secs, tapis de linoleum, etc.).

2° *Appareils statiques.*

Indications. — Ces appareils, plus chers et plus compliqués que les soupapes électromécaniques, ne sont pas appropriés à la charge de l'accumulateur portatif du praticien. Ils conviennent plutôt à la charge des grosses batteries ; et nous aurions dû, en bonne logique, reporter leur étude à la page 657 où nous nous occuperons du branchement indirect des tableaux de distribution sur réseau urbain à courant alternatif par l'intermédiaire d'accumulateurs. Mais il paraît préférable de les décrire en ce moment, pour ne pas dissocier un chapitre qui expose la charge des accumulateurs par le courant alternatif.

Ces appareils statiques se répartissent en deux groupes :

A. Les *soupapes électrolytiques*.

B. Les *convertisseurs à vapeur de mercure*.

A. — Soupapes électrolytiques.

Principe. — Elles sont constituées par des électrodes métalliques plongeant dans un électrolyte.

Ces électrodes sont formés par une lame d'*aluminium* et une lame de *fer* (soupape de Nodon) ou par une lame d'*aluminium* et une lame de *plomb* (soupape de Graetz). Le liquide qui baigne ces lames est simplement de l'eau acidulée sulfurique, si l'on doit redresser des courants alternatifs dont la tension ne dépasse pas 20 volts. Mais, pour les courants urbains de 110 volts, il faut employer une *solution saturée de phosphate de potasse,* qui intercepte tous les courants alternatifs ayant une tension inférieure à 140 volts.

Chaque électrode est reliée à un des pôles de la source de courant alternatif.

Quand la lame d'aluminium est en connexion avec le pôle positif, l'oxygène, qui se dégage autour d'elle, l'oxyde et la recouvre d'une couche fine d'alumine. Cette couche suffit à constituer une lame isolante, qui intercepte le passage du courant. Pendant l'alternance suivante, l'oxygène se dégage sur le plomb, l'hydrogène, sur l'aluminium : ce corps réduit l'oxyde isolant et rend de nouveau l'appareil bon conducteur pour l'alternance qui va venir. De sorte que le courant ne peut jamais circuler que dans un seul sens, allant de la lame d'aluminium vers la lame de plomb. Or, cette couche isolante se forme et se détruit presque instantanément; avec une fréquence de 50 périodes, une soupape électrolytique fonctionne donc parfaitement (fig. 341).

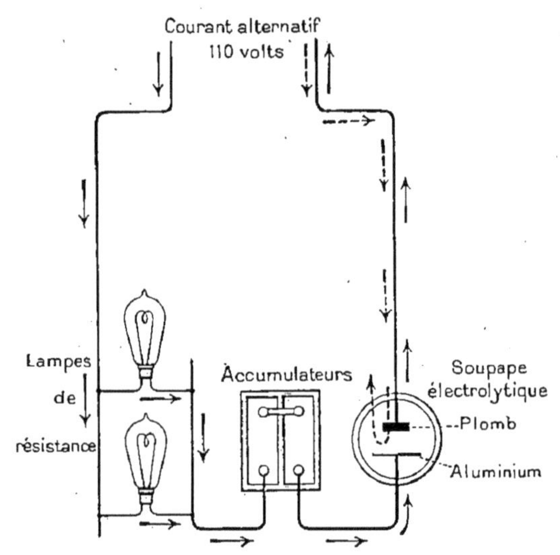

Fig. 341. — *Dispositif de la charge d'une batterie de deux accumulateurs sur réseau à courant alternatif de 110 volts avec une soupape électrolytique* (d'après Baudry de Saulnier).

Inconvénients. — Les soupapes électrolytiques présentent certains inconvénients :

a) Elles sont d'un *prix* élevé, car il est indispensable que les produits employés soient parfaitement purs.

b) Elles réclament une *surveillance continue*. On doit entretenir incessamment l'alcalinité du liquide en lui ajoutant un peu de potasse, et maintenir le plein avec de l'eau distillée.

c) Elles ont un *mauvais rendement* quand on leur demande un travail prolongé. Il faut, en effet, pour qu'une soupape d'aluminium fonctionne bien, que l'électrolyte soit froid. Si l'appareil n'a pas de grandes dimensions — au moins un décimètre carré de lame par ampère — sa température monte rapidement; le liquide bout et déborde.

Charge avec quatre soupapes. — Cet inconvénient s'observe surtout quand on monte quatre soupapes en pont de Wheatstone, de

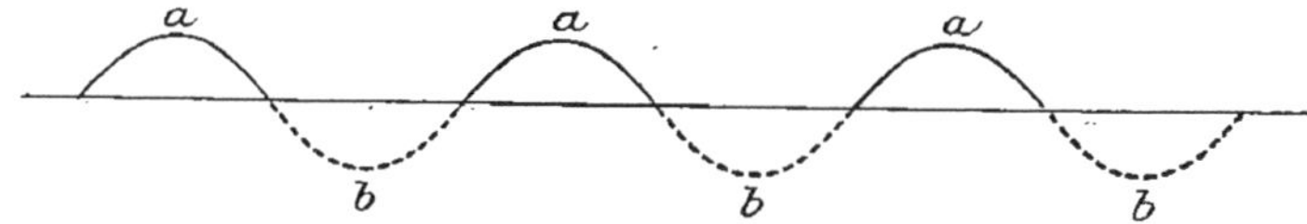

Fig. 342. — *Courbe d'un courant alternatif après son passage à travers une soupape électrolytique.*

a, a, a, alternances admises par la soupape; *b, b, b,* alternances arrêtées par la soupape.

manière à accroître le rendement de l'appareil. Voici le but d'un tel dispositif.

Une soupape isolée ne laisse passer que les alternances de même sens; elle arrête donc la moitié du courant (fig. 342) (comme le font les soupapes électromécaniques).

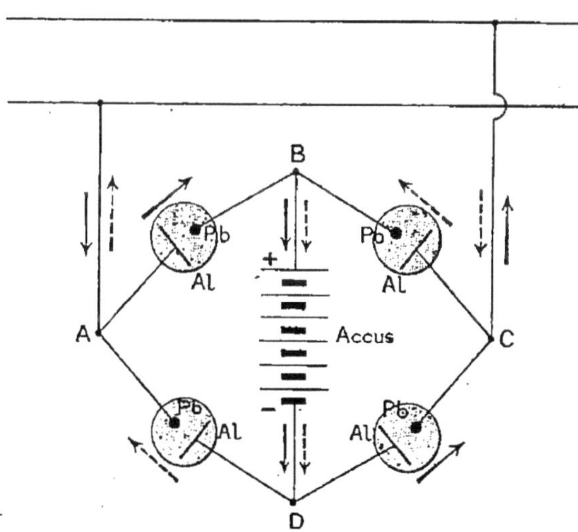

Fig. 343. — *Dispositif de Graetz pour la charge d'une batterie d'accumulateurs avec quatre soupapes électrolytiques.*

Au contraire, un groupe de quatre soupapes montées en pont de Wheatstone laisse passer toutes les alternances.

Ce dispositif de charge des accumulateurs sur courant alternatif a été imaginé par Graetz. Quatre soupapes sont disposées comme le montre la figure 343.

Le courant alternatif du réseau est amené en A et en C. De B en D est jeté un *pont* sur lequel on intercale les accumulateurs en tournant le pôle positif de la batterie en charge vers B.

Quand A est pôle positif, le courant passe par A, B, D, C. Pendant l'alternance suivante, C devient positif; le courant se renverse et passe par C, B, D, A : mais, dans les deux cas, sur le pont jeté entre B et D, il circule en suivant le même sens, de B vers D. En somme, dans ce dispositif, les résistances s'inversent automatiquement quand change le signe de la force électromotrice appliquée en A et en C.

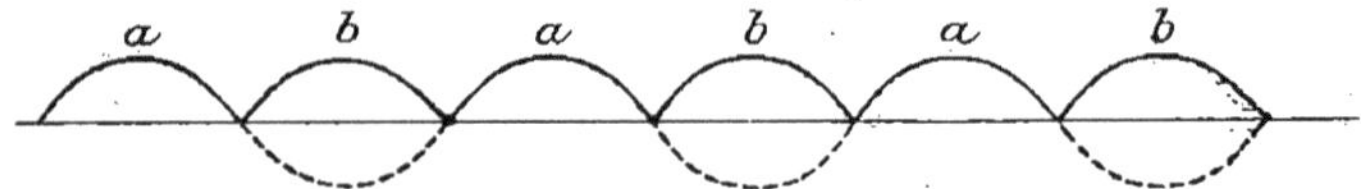

Fig. 344. — *Courbe d'un courant alternatif après son passage à travers quatre soupapes électrolytiques montées en pont de Wheatstone.*

Bien que toutes les alternances soient admises (les alternances *b*, *b*, *b* étant redressées), cependant le courant n'a pas la constance nécessaire à une opération électrolytique.

En réalité, le courant ainsi obtenu n'est pas absolument constant. Il est ondulatoire, pulsatoire : mais, dans certains cas, il peut être pratiquement utilisé comme du courant continu vrai (fig. 344).

Charge avec deux soupapes. — Si l'on ne dispose que de deux soupapes, on les installera comme l'indique la figure 345.

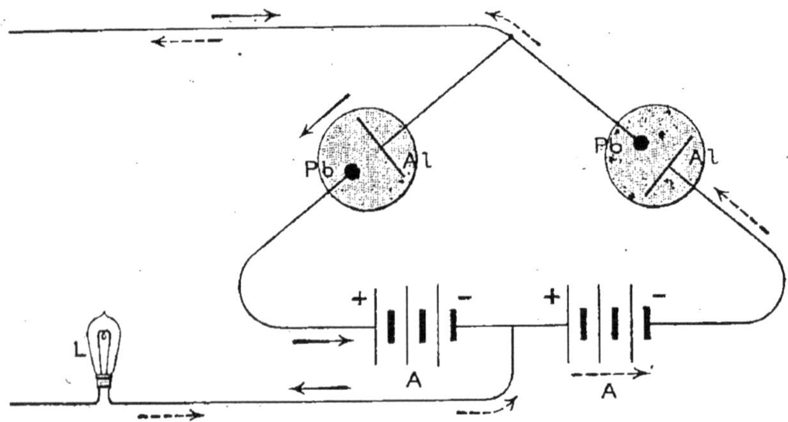

Fig. 345. — *Dispositif pour la charge d'une batterie d'accumulateurs avec deux soupapes électrolytiques.*

Les deux soupapes sont placées en opposition sur deux branches dérivées de l'un des deux conducteurs du circuit alternatif; l'autre conducteur, ayant traversé une lampe de résistance, est fixé au milieu de la batterie d'accumulateurs à charger. Les alternances passeront alternativement dans l'un et dans l'autre des deux groupes d'accumulateurs, et chargeront chacun d'eux à son tour. Ce dispositif est meilleur, au dire de Lewis

Jones, car il fatigue moins les soupapes et les échauffe moins, l'effet de ces soupapes commençant à faiblir quand la température du liquide atteint 25 degrés centigrades. Mais il augmente la dépense du courant.

En outre, pour retarder cet échauffement, on fera bien d'intercaler entre les soupapes et la source électromotrice une résistance qui abaissera la tension du courant à 50 volts : ce qui diminue malheureusement le rendement de la charge au point de vue économique.

B. — Convertisseurs a vapeur de mercure.

Principe. — Ces appareils dérivent du même principe que les soupapes électrolytiques. Deux électrodes, l'une de *mercure*, l'autre de *fer*, sont incluses dans une ampoule de verre. L'électrode de fer a une résistance très faible quand elle est *pôle positif ;* elle prend une résistance infinie quand elle est *pôle négatif.*

Un *convertisseur Cooper-Hewitt* utilise toutes les alternances du courant alternatif, comme le fait un groupe de soupapes d'aluminium et de plomb montées en pont de Wheatstone.

Structure. — Le schéma suivant (fig. 346), simplifié[1], indique les grandes lignes de ce dispositif.

Le centre du système est une ampoule de verre A, qui porte sur ses côtés deux tubulures, renfermant chacune une électrode de fer f et f'.

Le bas de l'ampoule contient une certaine quantité de mercure m formant électrode.

Le courant alternatif urbain, admis par un interrupteur bipolaire I, arrive à un enroulement T, qu'il traverse pour se rendre directement du coupe-circuit P au coupe-circuit P'.

Le circuit du convertisseur *est dérivé sur cet enroulement* comme il suit.

Supposons que le courant alternatif arrive à l'enroulement par sa gauche. Le point 1 est alors à un potentiel plus élevé que le point 3, puisque la résistance de l'enroulement absorbe un certain nombre de volts. Donc, à ce moment, le point 1 est pôle positif, le point 3 est pôle négatif.

Du point 1, le courant dérivé se dirige vers l'ampoule où il entre par f. L'électrode de fer le laisse facilement passer, puisqu'elle est alors positive, donc très peu résistante.

1. On trouvera le schéma *complet* de ce dispositif à la page 675.

Pour sortir de l'ampoule, le courant trouve deux voies : l'électrode de fer *f'*, l'électrode de mercure *m*. Mais l'électrode de fer *f'*, étant alors négative, oppose une résistance infinie et barre la route au courant. Celui-ci ne peut s'échapper que par l'électrode mercure *m*. De là il retourne librement au point 2, où finit la dérivation.

Chemin faisant, il a traversé la batterie d'accumulateurs à charger, de gauche à droite, de + vers —.

A l'alternance suivante, le courant alternatif arrive dans l'enroulement T par sa droite et chemine de droite à gauche.

Une différence de potentiel s'établit encore entre les points 3 et 1, mais cette fois à l'avantage du point 3, qui devient pôle positif, tandis que le point 1 passe à l'état de pôle négatif.

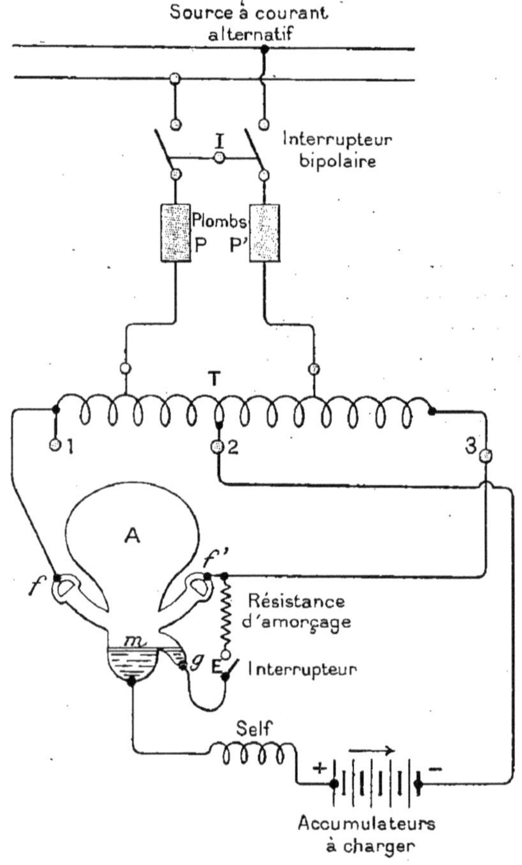

Fig. 346. — *Dispositif (simplifié) de la charge d'une batterie d'accumulateurs sur réseau à courant alternatif avec un convertisseur Cooper-Hewitt.*

A, ampoule du convertisseur; *f*, *f'*, électrodes de fer; *m*, mercure formant électrode; *g*, électrode mercurique auxiliaire; T, bobine; I, interrupteur bipolaire; T, enroulement; P, P', coupe-circuits; E, interrupteur unipolaire.

Le courant dérivé, partant du point 3, va maintenant entrer dans l'ampoule par l'électrode de fer positive *f'*. Il ne pourra pas sortir par l'électrode de fer *f*, qui, étant devenue négative, a pris la résistance infinie que sa congénère vient de perdre ; donc, comme tout à l'heure, il sortira de l'ampoule par l'électrode de mercure, et retournera au point 2. Chemin faisant, il traversera encore la batterie d'accumulateurs, dans le même sens que précédemment.

D'où il résulte que chaque alternance du courant alternatif, au sortir du convertisseur, suit la même direction.

Résistance d'amorçage et self. — En examinant notre schéma, on verra figurer deux organes dont nous n'avons pas encore parlé : une résistance d'amorçage et une self.

a) Qu'est-ce que la *résistance d'amorçage*?

C'est un dispositif destiné à faciliter l'allumage de la lampe à vapeur de mercure (voir page 820) qui constitue le convertisseur. Pour cela, on ferme l'interrupteur E, qui relie l'électrode mercurique auxiliaire *g* à l'électrode de fer f' par l'intermédiaire de la dite résistance. En bousculant l'ampoule, on établit, par un déplacement du mercure, un court-circuit entre *m* et *g*. Une étincelle jaillit; et la lampe à mercure est amorcée. Dès lors, on ouvre l'interrupteur, ce qui met hors circuit la résistance d'amorçage, et permet au courant de se rendre dans les accumulateurs.

b) Qu'est-ce que la *self*?

En argot d'électricien, on nomme « self » un enroulement ayant pour but de développer un extra-courant par self-induction. Le rôle actuel de la self est d'emmagasiner une certaine quantité d'énergie électrique qui est restituée quand la tension baisse. La self maintient ainsi le convertisseur allumé jusqu'à ce que le courant ait repris une certaine valeur avec l'onde alternative inverse. C'est une sorte de volant d'électricité qui empêche la lampe de s'éteindre quand la tension du courant passe par zéro entre deux alternances.

Grâce à cette « self », le courant redressé par le convertisseur a une forme légèrement ondulée; il est capable d'actionner un moteur à courant continu sans produire, au niveau du collecteur, des étincelles qui le détériorent, ce que ne peut pas faire le courant rythmé émis par les soupapes.

Avantages. — Le convertisseur à vapeur de mercure offre plusieurs avantages.

a) Son *encombrement* est très réduit.

b) Sa *surveillance* est inutile. S'il vient à s'éteindre accidentellement, le circuit est coupé : les accumulateurs ne se déchargeront pas.

c) Son *entretien est nul.* Toutes ses parties sont immobiles; il n'y a aucune usure possible.

Seule l'ampoule doit être renouvelée de temps en temps. Sa durée varie de 500 à 1 500 heures : en moyenne 1 000 heures.

Un tel convertisseur se construit pour toutes les fréquences usuelles et pour toutes les tensions jusqu'à 250 volts. Il admet un courant dont l'intensité peut atteindre 3 ampères (petit modèle) ou 10 ampères (grand modèle).

L'économie réalisée par ce convertisseur, vis-à-vis des autres appareils ayant un but analogue (charge d'accumulateurs sur courant alternatif), est due à ce que :

a) Il *coûte moins cher* qu'un groupe moteur-générateur de puissance égale.

b) Il *a un rendement plus élevé* qu'un tel groupe. Il absorbe seulement 21 volts pour fonctionner, quelle que soit la tension du courant qu'on lui envoie. D'ailleurs, comme dans toutes les charges d'accumulateurs, le rendement est d'autant meilleur que le nombre des éléments mis en série est plus grand. Il est de 40 pour 100 avec 19 accumulateurs, de 70 pour 100 avec 51 accumulateurs (Gaiffe).

Conclusions pratiques. — En résumé, les deux dispositifs actuellement les plus pratiques pour recharger des accumulateurs sur un réseau à courant alternatif sont :

a) pour une petite batterie portative de praticien : une *soupape mécanique* ;

b) pour une grande batterie de spécialiste : un *convertisseur à vapeur de mercure.*

VI

CHARGE AUTONOME

Conseils aux praticiens. — *Nous considérons ici le cas où l'on ne dispose d'aucune installation fixe pour la charge des batteries portatives* (piles, accumulateurs, branchement sur réseau urbain).

Les considérations qui vont suivre s'adressent non pas aux spécialistes, qui possèdent toujours chez eux une puissante source électromotrice fixe, mais aux praticiens, qui ont simplement besoin d'un accumulateur portatif pour l'endoscopie ou la galvanocaustie, qui n'ont aucune raison pour installer chez eux une station électrogène, et qui, dans les petits bourgs, ne sont pas alimentés par un réseau d'éclairage.

Comment pourront-ils facilement, à très peu de frais, et avec le moins de soucis possible, assurer la charge de leurs accumulateurs portatifs ? Nous avons dit plus haut qu'ils ont tout intérêt à procéder eux-mêmes à cette recharge et à ne pas la confier à l'industrie.

Comparaison des sources électromotrices. — Il n'y a, pour ce problème, qu'une seule solution acceptable : *effectuer la charge des accumulateurs portatifs avec une batterie fixe de piles primaires.*

Certaines maisons conseillent l'acquisition d'un *groupe électrogène,* c'est-à-dire d'une petite dynamo entraînée soit par un moteur à gaz, à essence, à air chaud, soit par une turbine à eau. Ce dispositif n'est pas ici recommandable. Son prix d'achat est élevé ; il exige une surveillance compétente ; il est parfois sujet à des dérangements. Tout au plus pourrait-on l'accepter pour la charge des grandes batteries fixes d'accumulateurs : mais sa puissance est tout à fait exagérée pour la capacité des petits accumulateurs portatifs.

Au contraire, certaines piles, judicieusement choisies, évitent au praticien très occupé la sujétion d'un entretien sérieux.

Mais, dira-t-on, si l'on fait acquisition de piles, pourquoi ne pas les utiliser directement pour les usages médicaux, au lieu de les faire servir à charger des accumulateurs, ce qui oblige à l'achat de deux batteries ? — Réponse. Parce que les piles employées à cet effet sont insuffisantes dans la plupart des cas où l'on fait usage d'accumulateurs, car elles débitent un courant trop faible. Il vaut mieux emmagasiner le courant qu'elles fournissent pendant un temps assez long dans l'accumulateur, d'où on le soutirera ensuite plus intense mais moins prolongé, la durée de la décharge étant en raison inverse de son intensité[1].

Choix d'une pile. — De toutes les piles utilisables pour cet usage, c'est sans contredit la *pile de Lalande et Chaperon au bioxyde de cuivre* qu'il faut adopter. Elle ne réclame aucun entretien, se polarise très lentement et donne un courant d'une grande constance. Il n'est pas nécessaire d'acheter des éléments volumineux ; il y aura lieu seulement de prolonger la durée de la charge, d'autant plus que les piles seront moins grandes et auront par conséquent un débit moindre. D'ailleurs, cette durée n'est jamais très longue : car les piles de Lalande et Chaperon livrent une assez forte intensité de courant.

1. Cette recommandation ne s'adresse qu'aux médecins faisant de la galvanocaustie. A ceux qui se contentent de faire de l'endoscopie nous dirons au contraire : « *Ni accumulateurs, ni piles à liquide : rien que de petites piles sèches* ».

On se rappellera seulement :

a) Que ces piles ont *peu de force électromotrice* (environ 0,9 volt). Il faudra donc, pour une charge en série, trois fois plus d'éléments de pile que la batterie d'accumulateurs a d'éléments.

b) Que ces piles ont une *très faible résistance intérieure*, et qu'on ne doit pas leur opposer une forte résistance extérieure. Il faudra donc, pour diminuer la résistance des conducteurs, placer les piles le plus près possible des accumulateurs à charger.

Charge fractionnée. — Il peut arriver que nous disposions d'une batterie de piles de Lalande et Chaperon ayant une force électromotrice insuffisante pour charger notre batterie portative d'accumulateurs.

Supposons que, pour charger une batterie de six accumulateurs, qui théoriquement réclament l'alimentation par dix-huit éléments de cette pile, nous ne possédions que dix éléments. Ceux-ci ne nous fournissent en circuit fermé qu'une différence de potentiel utilisable d'environ 8 volts. Or, il nous faudrait 15 volts pour charger nos accumulateurs couplés en série.

Comment sortir alors d'embarras ? D'une façon très simple.

Divisons nos accumulateurs en *deux groupes de trois éléments* couplés en série ; et chargeons successivement chacun de ces groupes (qui ne demande que 7,5 volts) avec nos piles. Puis, quand la charge est terminée, couplons de nouveau nos six accumulateurs en une seule série pour les faire débiter.

(On pourrait, il est vrai, charger d'un seul coup les six accumulateurs en les associant en *couplage mixte*, de deux séries de trois éléments réunis en parallèle : mais, pour avoir une bonne charge, il faudrait que le courant de pile se répartît également entre ces deux séries d'accumulateurs, ce qui n'a pas lieu en pratique.)

Contrôle de la pile. — Autre recommandation non moins importante. Les piles, avant de servir à la charge des accumulateurs, seront souvent vérifiées au voltmètre, une par une, et regarnies ou remplacées, s'il est nécessaire. Leur groupe sera alors seulement réuni à celui des accumulateurs, pôle positif à pôle positif, pôle négatif à pôle négatif.

Les piles se déchargeront dans les accumulateurs tant que leur force électromotrice sera prédominante sur la force contre-électromotrice des accumulateurs. Peu à peu, cette force baissera et finira par devenir égale à la force contre-électromotrice qui lui est opposée. A ce moment, aucun courant ne circulera plus entre les deux batteries.

Si l'on commet la faute de les maintenir encore en connexion, les accumulateurs se déchargeront à leur tour sur les piles[1].

Il faut donc contrôler de temps en temps la marche de la charge à l'aide d'un ampèremètre. Et quand l'aiguille de celui-ci revient au zéro on interrompt momentanément la charge, pour la reprendre lorsque la pile s'est régénérée.

Ces recommandations s'appliquent surtout au cas actuel où la charge des accumulateurs s'effectue avec des piles peu volumineuses. De telles précautions sont inutiles quand on fait cette charge avec une batterie fixe de grands éléments de piles, dont la capacité est tellement plus élevée que celle des accumulateurs que la charge de ceux-ci peut être impunément effectuée un grand nombre de fois, sans baisse sensible de la force électromotrice des piles.

Charge avec piles thermo-électriques.

On a conseillé de charger les accumulateurs portatifs avec certains types industriels (type Clamond, type Gulcher, etc.) de piles thermo-électriques, à cause de la simplicité apparente de leur fonctionnement qui n'exige que l'allumage d'un bec de gaz.

Ce procédé de charge n'est pas pratique pour les médecins.

Les piles thermo-électriques ont certes pour avantages :

1° de ne répandre *aucune odeur* ;

2° de donner un *courant absolument constant* ;

3° d'avoir un *rendement excellent*.

Elles ont, par contre, des inconvénients :

1° En raison de leur *force électromotrice insignifiante,* elles ne peuvent charger les accumulateurs qu'un à un, ou encore couplés en parallèle — ce qui n'est presque jamais réalisable avec la disposition habituelle de nos batteries portatives. D'ailleurs, les accumulateurs se chargent moins régulièrement quand on les couple en parallèle que quand on les couple en série.

2° Elles se *détériorent facilement* si on les surchauffe. Aussi, quand on les raccorde à une canalisation de gaz d'éclairage, il ne faut pas que la pression de celui-ci monte à plus de 50 milllimètres au manomètre à eau. Sinon, on doit intercaler sur cette canalisation un régulateur de pression. Et la réparation des piles détériorées est difficile.

En résumé, peu d'avantages pour beaucoup de soucis.

1. S'il était nécessaire de réduire un peu le courant de la batterie de piles au commencement de la charge, alors que la force contre-électromotrice des accumulateurs est assez basse (par exemple 10 volts pour six éléments), on pourrait employer un petit rhéostat métallique réglable absorbant 3 ou 4 volts, ou même encore un commutateur permettant d'enlever instantanément du circuit un ou deux éléments de pile (Gallot).

CHAPITRE XXVI

LES RÉSISTANCES PORTATIVES

Avantages apparents. — La diffusion de l'éclairage domestique par l'électricité a donné l'essor à la fabrication d'un nouveau type d'appareils électromédicaux transportables. Ce sont les *résistances portatives,* qui, au premier abord, séduisent par leur simplicité, leur légèreté, leur bon marché et leur absence totale d'entretien.

On les a conseillées aussi bien pour l'endoscopie que pour la galvanisation et la faradisation.

I

RÉSISTANCE PORTATIVE POUR ENDOSCOPIE

Principe. — Nos photophores sont, en général, munis de petites lampes à filament de charbon étalonnées pour supporter une tension de 8 volts et consommer une intensité de 0,6 à 0,8 ampère.

(Ce qui va suivre s'applique donc à plus forte raison aux petites lampes à filament métallique, dont un type usuel est construit pour une consommation moyenne de 0,5 ampère sous une tension de 4 volts.)

Faisons passer dans la lampe du photophore un courant urbain de 110 ou 220 volts : instantanément, elle brûlera.

Or, il existe un dispositif très simple qui permet d'alimenter cette faible lampe avec le fort courant du réseau, sans qu'il en résulte de dommage pour elle.

Il suffit de monter en série, sur une dérivation de la canalisation d'éclairage, la lampe du photophore et une lampe ordinaire, faisant office de lampe de résistance (fig. 347).

Cette lampe de résistance devra être étalonnée d'après la tension et l'intensité du courant nécessaire à la petite lampe qu'elle est chargée de protéger.

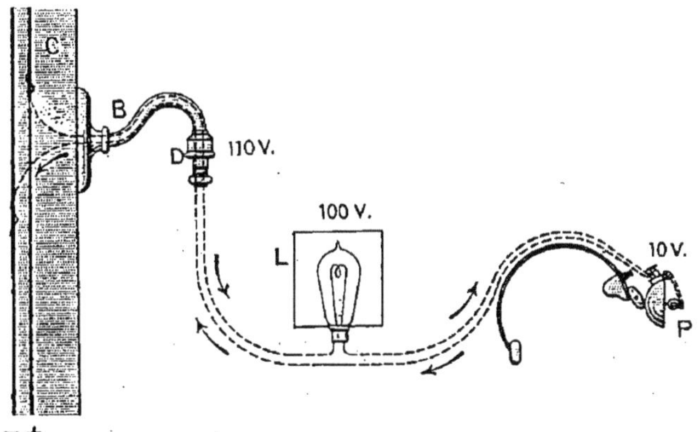

Fig. 347. — *Schéma de l'intercalation d'une lampe de résistance.*

C, colonne montante sur laquelle est prise une dérivation pour alimenter l'applique B, normalement munie d'une lampe d'appartement de 110 volts ; D, bouchon substitué à cette lampe ; L, lampe de résistance, généralement incluse dans une boîte qui fait office d'écran ; P, photophore. La ligne pointillée indique le trajet du courant dérivé qui traverse à la fois la lampe de résistance et le photophore.

Tension du courant de charge. — Nous savons que théoriquement la lampe de résistance doit être étalonnée pour un voltage égal à la différence de voltage qui existe entre le voltage du courant qui nous est distribué et le voltage réclamé par la lampe de photophore, soit, par exemple, 110 — 8 volts = 102 volts ; ou approximativement 100 volts, puisque l'on a une certaine latitude pour survolter ou sousvolter les lampes endoscopiques[1].

En pratique, il est plus simple, sur un circuit de 110 volts, d'utiliser une lampe de résistance de 110 volts. Comme les volts du réseau se répartissent dans les deux lampes proportionnellement à leurs résistances, cette combinaison donne un peu moins de 8 volts dans la petite lampe et environ 102 volts dans la grosse lampe. Celle-ci éclaire mal, ce qui n'a pas d'importance puisque son office n'est pas de fournir de la lumière ; quant à la petite lampe, sa baisse d'éclairage est insignifiante.

Intensité du courant de charge. — Pour obtenir une incandescence convenable de la petite lampe, il faut que la grosse

1. On doit rappeler à ce propos que les cahiers des charges réglant le régime des distributions urbaines tolèrent des variations de 3 pour 100 en plus ou en moins de leur tension réglementaire.

lampe ait un ampérage égal à celui que réclame la première. Si donc la petite lampe demande pour briller convenablement une intensité de courant de 0,8 ampère, il faut que la grosse lampe ait une consommation équivalente ou supérieure à 0,8 ampère. On choisira dans ce cas une lampe de 25 bougies, qu'on fera bien d'emporter avec soi chez le malade (Garel), attendu que ce modèle est d'un emploi peu courant. Au contraire, si l'on se sert d'une lampe à filament métallique de 4 volts, il suffira d'une lampe à incandescence banale de 16 bougies ; ces deux lampes, ayant une même consommation électrique de 0,5 ampère, s'équilibrent parfaitement.

Si l'on préfère un dispositif plus précis, pouvant donner plus de marge afin de faire varier l'intensité lumineuse de la lampe (comme cela est nécessaire pour la diaphanoscopie des sinus de la face), on organisera un appareil fondé sur le principe du schéma ci-contre (fig. 348) emprunté à Garel.

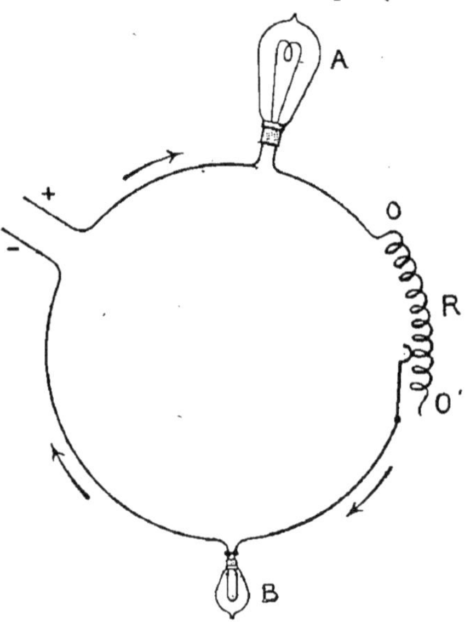

Fig. 348. — *Schéma d'une installation endoscopique sur réseau urbain* (d'après Garel).

A, lampe de résistance ; R, rhéostat ; B, photophore.

C'est la représentation du système adopté dans la plupart de nos grands tableaux de distribution électrique.

Par ce dispositif, on intercale en série dans le circuit une lampe de résistance, un rhéostat et un photophore. Le courant pénètre en +, traverse la lampe A, entre en O dans le rhéostat R, dont il franchit, suivant les besoins, un plus ou moins grand nombre de spires, pour sortir en O', traverse la petite lampe B et retourne par — à la station centrale.

Garel compare ingénieusement ces deux lampes électriques aux deux plateaux d'une balance, et le rhéostat aux poids à ajouter ou à retrancher pour parfaire l'équilibre. Pour qu'il y ait équilibre entre les deux plateaux, il faut qu'ils supportent chacun un poids égal. Pour qu'il y ait équilibre entre les deux lampes, il faut qu'elles soient traversées chacune par une quantité électrique égale. Si la petite lampe exige une unité pour donner une bonne lumière, il faut que la grosse lampe laisse aussi passer cette unité. Dans ce cas, le courant se rend de O en O′ sans avoir besoin de traverser le rhéostat. Mais, supposons que la grosse lampe soit faite pour laisser passer une unité un quart : nous devons alors intercaler dans le circuit, entre O et O′, un nombre suffisant de spires du rhéostat pour faire obstacle au passage du quart d'unité en excès qui serait nuisible pour la petite lampe.

Appareils. — Divers types de résistances portatives ont été construits sur ce principe.

Dans les modèles employés ordinairement, une boîte en acajou renferme une lampe qui sert de résistance principale, un rhéostat de réglage, les fils et un bouchon de prise de courant. Sur le rhéostat, monté en réducteur de potentiel, est dérivé un circuit destiné à alimenter la lampe du photophore.

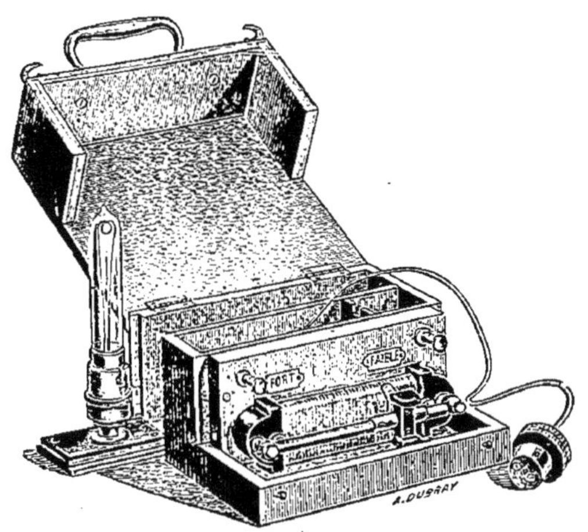

Fig. 349. — *Boîte avec résistance portative de Fournier pour endoscopie.*

Cet appareil se construit surtout pour lampes métalliques, qui consomment environ 0,5 ampère sous une tension de 4 volts.

Il peut être indifféremment branché sur courant continu ou sur courant alternatif. Nous savons, en effet, que l'endoscopie s'accommode parfaitement de ces deux formes de courant, qu'elle peut utiliser avec les mêmes appareils.

Il fonctionne également à volonté sur 110 volts ou sur 220 volts, dans les villes qui sont pourvues de ces deux distributions. A 220 volts, on utilise deux lampes de même résistance mises en série. A 110 volts, on n'emploie qu'une seule lampe et on remplace l'autre par un bouchon de court-circuit (fig. 349).

II

RÉSISTANCE PORTATIVE POUR GALVANOCAUSTIE

Dangers. — On ne doit jamais employer de résistance portative pour la galvanocaustie.

En effet, le circuit dérivé qui alimente une lampe d'appartement admet en moyenne un ampère. Si on lui demandait 20 ampères, le coupe-circuit sauterait instantanément : sinon, les fils de la canalisation dérivée dans l'appartement, insuffisants pour laisser passer une telle intensité, s'échaufferaient au point de créer un risque d'incendie.

Et d'ailleurs, même si l'on disposait d'une prise de courant de 20 ampères, on ne pourrait pas encore utiliser ce mode d'alimentation du galvanocautère. Car : *a*) la résistance volumineuse à employer pour réduire la tension du courant urbain de 110 ou 220 volts à 4-6 volts, serait d'un transport encombrant ; *b*) et, en cas de perte à la terre, on s'exposerait à recevoir une décharge très violente.

III

RÉSISTANCE PORTATIVE POUR GALVANISATION

Dispositif. — Un dispositif analogue peut être employé pour faire de la galvanisation ou de l'électrolyse directement avec le

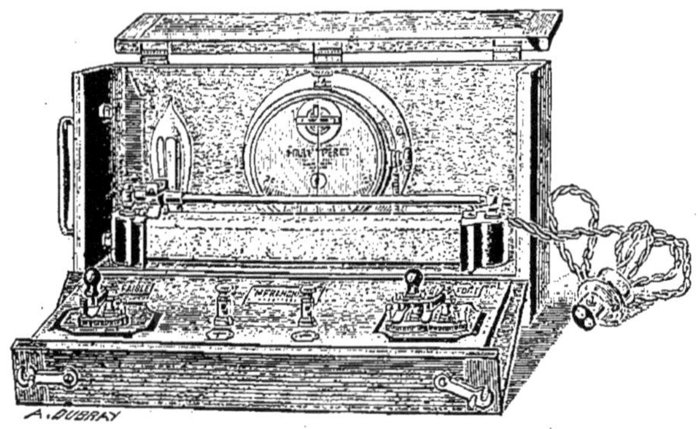

Fig. 350. — *Boîte avec résistance portative pour galvanisation et électrolyse.*

courant de ville à 110 ou 220 volts. Il est évident que dans ce cas le courant alternatif ne peut être utilisé, quelle que soit sa fréquence, quel que soit le nombre de ses phases.

L'appareil (fig. 350), comme la résistance portative pour endoscopie précédemment décrite, se branche directement par un bouchon de prise de courant à la place d'une lampe à incandescence quelconque. Il est muni d'un réducteur de potentiel qui gradue l'intensité du courant de zéro jusqu'au maximum, par fractions insensibles. Un renverseur permet de rechercher facilement le sens du courant, en tenant compte du sens de la déviation de l'aiguille du milliampèremètre annexée à l'appareil.

IV

RÉSISTANCE PORTATIVE POUR FARADISATION

Dispositif interchangeable. — Les appareils faradiques portatifs peuvent se construire pour être alimentés à volonté par

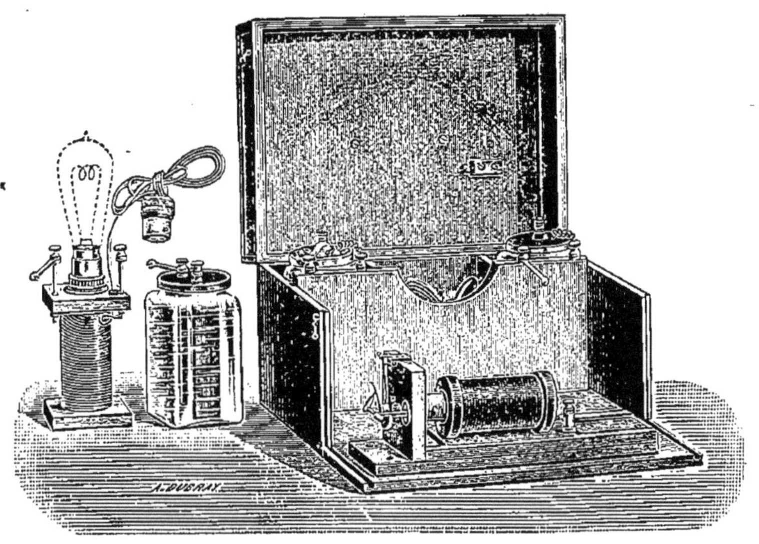

Fig. 351. — *Appareil portatif à faradisation de Gautier et Toury.*

une pile ou par un réseau urbain. Il suffit (fig. 351) d'y adapter soit un élément, soit une lampe de résistance interchangeable.

V

CRITIQUE DES RÉSISTANCES PORTATIVES

Risques des pertes à la terre. — Les résistances portatives (exception faite pour l'appareil faradique, qui est inoffensif quand on se sert de la bobine secondaire, laquelle forme un circuit indépendant) sont des appareils dangereux ; d'autant plus dangereux que leurs apparences de légèreté et de simplicité tendent un piège à la confiance des médecins incompétents en ces matières. Or, tôt ou tard, nous renoncerons à leur emploi, suivant que plus tôt ou plus tard nous aurons reçu, par leur intermédiaire, une décharge électrique, dont nous ne voudrons pas voir la réédition, et qui, sur certains réseaux, se fera sous une tension de 440 volts.

En effet, ces appareils intercalent le médecin ou le malade dans le circuit de la station centrale, et les rendent tributaires des pertes à la terre qui peuvent se produire sur son réseau.

Dans un prochain chapitre, nous verrons que ces pertes à la terre constituent pour nous un danger si sérieux qu'il nous obligera à renoncer à l'adaptation directe de l'installation fixe de notre cabinet et de l'ensemble de nos appareils sur un réseau urbain, bien que ce dispositif soit celui qui comporte l'organisation la plus simple. Or, si cette « prise directe » doit être déconseillée dans notre habitation, où nous avons eu le loisir d'installer préalablement les protecteurs isolants les plus propices, que vaudra-t-elle au domicile des malades? Là, rien ne nous met en garde contre une secousse qui sera peut-être violente, et qui, avec certaines pertes à la terre de 440 volts, peut amener une syncope prolongée. Nous ne connaissons pas la manière dont est faite la canalisation du réseau sur lequel demeure notre malade. Nous ne savons pas si elle est à deux, à trois, à cinq fils, cette dernière étant particulièrement redoutable en l'espèce. Nous ne savons pas s'il y a une perte à la terre et quelle en est la valeur. Nous ignorons le mode de construction de la maison, qui, suivant les matériaux qui la composent, est plus ou moins conductrice. Nous ignorons même si, dans le mur que nous sommes exposés à toucher, ne sont pas noyées des canalisations de gaz ou d'eau, qui forment d'excellents conducteurs de la perte à la terre. Enfin, nous n'avons souvent pour nous protéger aucun moyen de fortune, tapis de linoleum, de toile cirée, etc. Nous y sommes donc livrés au hasard.

Certains fabricants recommandent bien de disposer toute l'installation avant de fixer à la prise de courant le bouchon de contact, ce qui prouve qu'ils ne se dissimulent pas le danger couru. Mais cela ne nous met pas à l'abri d'une secousse produite par contact avec un mur ou un sol conducteurs au cours de l'examen.

Ces fabricants conseillent encore de ne pas se servir seulement d'une lampe de résistance ou d'un rhéostat de réglage qui intercale le médecin dans le circuit, mais d'utiliser aussi un *réducteur de potentiel* qui, le mettant en dérivation, ne conduit vers lui qu'une fraction du courant. La secousse en est diminuée : elle n'est pas supprimée pour cela.

D'ailleurs, nous aurions vraiment tort de nous exposer à de

tels risques, puisque nous possédons des moyens très simples pour les éviter absolument.

Les résistances portatives pour endoscopie ont perdu leur raison d'être depuis la vulgarisation des piles sèches de poche, infiniment moins lourdes, moins chères, moins fragiles, et qui ne nous font courir aucun danger. Il faut bien savoir, en effet, que quand nous avons sur la tête un photophore maintenu par un ressort d'acier, nous portons un véritable casque d'électrocution : car il peut arriver que, soit du fait d'un isolement insuffisant (fil à la masse), soit par suite de l'usure du guipage de soie des conducteurs souples qui met en contact l'âme métallique de l'un d'eux avec le ressort qui touche notre crâne, nous soyons équipés de la meilleure façon pour conduire la décharge électrique sur nos centres nerveux. Et si, à ce moment, nous sommes en connexion avec la tête du malade par un spéculum d'oreille ou de nez, la secousse peut nous projeter tous les deux à terre avec violence.

Les piles sèches nous délivrent d'un tel souci.

Les résistances portatives pour électrolyse sont encore plus condamnables : car ici nous ne sommes pas seulement à la merci d'un plus ou moins bon isolement de la canalisation électrique ; il faut absolument que le courant traverse le malade ; et, même s'il n'y passe qu'en dérivation, atténué par le meilleur des réducteurs de potentiel, la syncope, en cas de secousse électrique, est fréquente. Elle est surtout grave, quand il s'agit d'électrolyser une tumeur nasale ou d'ioniser une oreille scléreuse.

Pour l'électrolyse, ne craignons pas de nous embarrasser d'une batterie portative de piles. Ainsi, en prenant quelque peine, nous nous assurerons, nous et notre malade, contre tout sinistre électrique.

TRANSFORMATEURS PORTATIFS

Structure. — Quelques maisons construisent des transformateurs statiques transportables, qui, à première vue, semblent très avantageux.

Les enroulements sont inclus dans une caisse métallique grillagée, munie d'une forte poignée de transport (fig. 352).

Un cordon souple permet de les rattacher à une simple prise de courant d'appartement. Un rhéostat de graduation est fixé sur une des parois de la caisse, différant de résistance suivant qu'on a affaire à un transformateur-lumière ou à un transformateur-cautère.

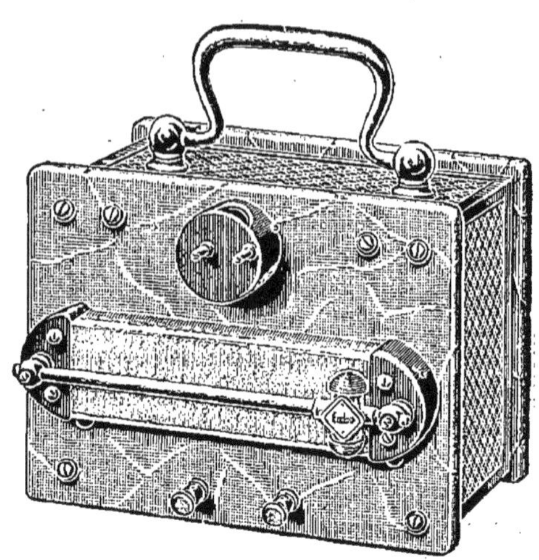

Fig. 352. — *Transformateur portatif pour utiliser le courant alternatif urbain* (lumière).

Un autre type de transformateur portatif, moins encombrant, permet de faire simultanément de l'endoscopie (de 0 à 16 volts) et de la galvanocaustie (de 0 à 6 volts). Deux modèles distincts sont établis pour les secteurs à 110 et à 220 volts.

Dans l'intérieur d'un cylindre se trouvent (fig. 353) la bobine transformatrice et deux résistances, l'une pour lumière, l'autre pour cautère. Sur le couvercle sont disposées deux bornes à curseur, pour le réglage individuel de chaque résistance, et deux paires de bornes, pour fils de lumière et fils de cautère.

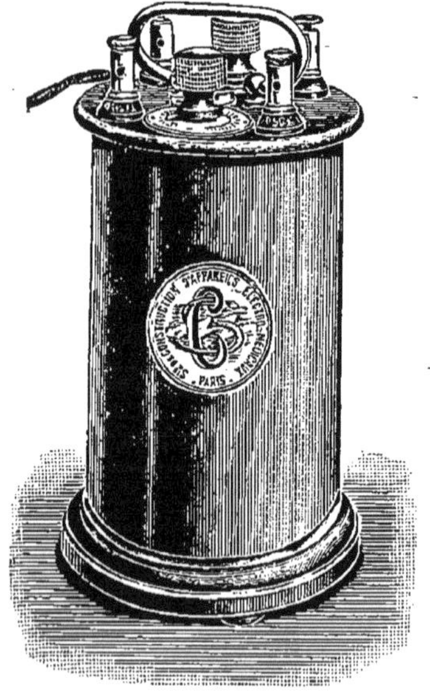

Fig. 353. — *Transformateur portatif pour utiliser le courant alternatif urbain* (lumière et cautère).

Avantages et inconvénients. — 1° Un tel appareil a, comme tous les transformateurs statiques, l'avantage précieux de nous mettre absolument à l'*abri des pertes à la terre*. A cet égard, il vaut infiniment mieux que les résistances portatives décrites précédemment.

2° *Sa dépense est insignifiante.* Si l'on prend comme point de comparaison la dépense horaire d'une lampe à incandescence-charbon de 16 bougies, évaluée à six centimes, les frais de consommation de courant alternatif s'élèveront à un centime pour cinq minutes d'endoscopie, à cinq centimes pour cinq minutes de galvanocaustie avec cautères consommant moins de 20 ampères (le triple pour cautères de 50 ampères).

3° Mais ces avantages sont contrebalancés par un si grand inconvénient, que, tout au moins pour les consultations en ville, un tel appareil est incommode. Il est transportable, mais non pas portatif. *Son poids est élevé*, notablement supérieur à celui des accumulateurs portatifs destinés au même usage. D'ailleurs, quand nous somme appelés en consultation, nous ignorons souvent quelle est la nature du courant qui alimente la demeure du malade ; et ce transformateur ne peut nous rendre aucun service si le réseau est desservi par du courant continu.

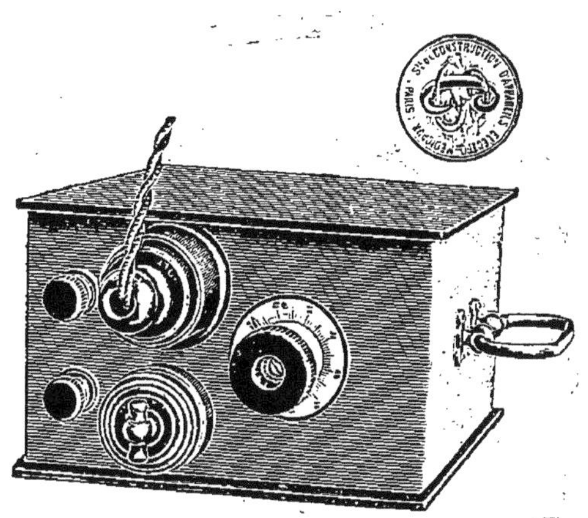

Fig. 354. — *Transformateur portatif pour utiliser le courant continu urbain.*

Il est vrai qu'on trouve dans le commerce d'autres transformateurs, dits portatifs parce qu'il est possible de les transporter, permettant d'utiliser le *courant continu* en supprimant absolument tout risque de perte à la terre. L'un de ces appareils (fig. 354) est formé d'une caissette en fer, renfermant un moteur-générateur (pour transformer le courant continu du réseau en courant alternatif) et un transformateur statique (pour abaisser le voltage de ce courant alternatif). Mais, quand on compare le poids, en kilogrammes, de cet appareil et le poids, en grammes, d'une batterie de piles sèches de poche, on tend à préférer celle-ci pour faire l'endoscopie au domicile des malades.

HUITIÈME PARTIE

LES INSTALLATIONS ÉLECTROMÉDICALES A POSTE FIXE

CHAPITRE XXVII

LES PILES A POSTE FIXE

But des installations fixes. — Ce qui va suivre s'adresse non plus aux médecins praticiens, mais aux médecins spécialistes, en particulier aux oto-rhino-laryngologistes.

Les *praticiens* se borneront à l'acquisition des diverses sources électromotrices portatives étudiées dans les chapitres précédents. En général, l'électricité ne vient à leur aide que d'une façon intermittente, et, le plus souvent, au domicile de leurs malades. D'ailleurs, ces batteries transportables peuvent leur être d'un égal secours chez eux.

Les *spécialistes* réclament une installation plus compliquée. L'électricité est leur collaboratrice de tous les instants : mais ils l'utilisent surtout dans leur clinique ou dans leur cabinet de consultation. Et, maniant des appareils dont la consommation est souvent élevée, ils ont besoin d'une source électromotrice FIXE et PUISSANTE. — Les batteries portatives dont ils ont à se servir ne sont que des « filiales » de cette « maison-mère ». Sur celle-ci devra avant tout se porter leur attention.

Types d'installations fixes. — Quand on veut établir un tel poste fixe, on a tout d'abord à considérer :

a) *que l'on peut se raccorder à un réseau urbain ;*

b) *que l'on ne peut pas se raccorder à un réseau urbain.*

Cette distinction fondamentale commande deux organisations tout à fait différentes.

Envisageons d'abord le second cas, qui comporte une installation théoriquement plus simple.

Il existe deux moyens de résoudre la question :

a) ou bien *fabriquer* soi-même l'énergie électrique nécessaire;

b) ou bien *avoir en réserve* une quantité suffisante de cette énergie.

En conséquence, celui qui veut établir dans sa clinique une installation électrogène à poste fixe, en l'absence de tout courant urbain, aura à choisir entre :

A. Les PILES;

B. Les ACCUMULATEURS.

Études d'abord les installations fixes avec piles.

I

SOURCE ÉLECTROMOTRICE

Conditions d'une batterie de piles à poste fixe. — Les *piles portatives* ne peuvent pas suffire aux besoins d'une clinique oto-rhino-laryngologique.

Ceux-ci astreignent la source électromotrice à un fonctionnement prolongé et à un débit abondant. Nulle batterie transportable n'est capable d'un tel effort ; l'y contraindre serait la surmener, par conséquent s'exposer à de fréquentes pannes de courant et engager de grosses dépenses d'entretien.

En effet, ce qu'on demande avant tout à une batterie dite portative, c'est d'être effectivement transportable. Les fabricants s'attachent donc à réduire au minimum le poids des éléments, ce qu'ils ne peuvent faire qu'au détriment de leur capacité et de leur constance.

Au contraire, dans les installations fixes, les conditions de poids et d'encombrement passent au second plan. Autres sont alors nos exigences.

a) Théoriquement, les conditions primordiales auxquelles doivent satisfaire les piles destinées à constituer une installation à poste fixe, sont :

1° Une *capacité* très grande, grâce à quoi on pourra travailler longtemps sur une telle source électromotrice, sans avoir à en renouveler les éléments ;

2° Une *constance* très grande, grâce à quoi les piles pourront fournir un débit ininterrompu pendant le temps nécessaire, sans se polariser d'une façon sensible.

b) Pratiquement, deux types de piles conviennent à une telle installation :

1° En première ligne, la PILE DE LALANDE ET CHAPERON ;

2° En seconde ligne, la PILE LECLANCHÉ.

Doivent, au contraire, en être écartées : la pile Poggendorf au bichromate de potasse, et, d'une façon générale, toutes les piles qui, s'usant à circuit ouvert, sont nécessairement munies d'un dispositif d'immersion intermittente, et nous imposent, par conséquent, l'incessante sujétion des manœuvres de mise en marche et de mise à l'arrêt.

En tous cas, quels qu'ils soient, les éléments de la pile choisie seront *volumineux*. Cette condition augmente la capacité et restreint la polarisation. Ils seront donc lourds et assez coûteux. Mais qu'importe leur poids, puisqu'on les voue à l'immobilité ? Et combien la première mise de fonds qu'ils appellent est vite amortie par l'économie des frais d'entretien !...

Courant d'utilisation. — Le nombre et la grandeur des éléments de pile, constituant une batterie à poste fixe, sont déterminés par la valeur maxima des volts et des ampères que nous avons à lui demander.

Le *maximum de tension* est réclamé par nos opérations électrolytiques et par nos traitements galvaniques. Nous l'avons fixé, en oto-rhino-laryngologie, à 25 *volts*.

Le *maximum d'intensité* est réclamé par le galvanocautère, auquel, en oto-rhino-laryngologie, suffisent dans la plupart des cas 20 *ampères*.

Cependant, — et ceci me paraît être la combinaison la plus avantageuse en l'espèce, — si l'on veut bien se servir d'une batterie portative de piles pour pratiquer les rares interventions électrolytiques et galvaniques dont l'oto-rhino-laryngologie fournit les indications, on n'aura plus à demander à la batterie fixe qu'un courant d'une *tension de* 15 *volts* : voltage nécessaire à la charge de la batterie de six accumulateurs portatifs pour endoscopie ambulante. Cela nous permettra de réduire le nombre de nos éléments.

En ce cas, ceux-ci devront pouvoir fournir :

15 VOLTS,
20 AMPÈRES.

Pour répondre à cette indication, nous aurons à établir la batterie d'une façon un peu différente, suivant que nous adopterons des piles de Lalande et Chaperon ou, ce qui est moins avantageux, des piles Leclanché.

A. — INSTALLATION FIXE AVEC PILES DE LALANDE ET CHAPERON.

Avantages. — Nous considérons, avec Vacher, que cette organisation est la meilleure. Les fabricants de piles concurrentes font valoir les inconvénients que présente la manipulation de la solution de potasse caustique, qui remplit ces éléments. Cet argument ne suffira pas à en détourner les médecins, lesquels ont une certaine habitude du maniement des substances corrosives ou toxiques. D'ailleurs, les diverses parties de cette pile sont combinées de façon à s'user parallèlement. Le liquide caustique n'a donc pas besoin d'être renouvelé. Quand la pile cesse de débiter, on la remplace par une pile neuve.

Force électromotrice. — L'élément de Lalande et Chaperon a peu de force électromotrice : 0,9 volt. Donc, il faudra grouper en théorie seize éléments, mais en pratique *vingt éléments* (Lewis Jones), pour pouvoir parer aux baisses éventuelles de tension.

En effet, cette pile, à cause de sa très faible résistance intérieure, fournit à ses bornes une différence de potentiel presque égale à sa force électromotrice spécifique. Mais, pour la même raison, elle se met facilement en court-circuit, quand on la fait débiter sur une trop faible résistance extérieure, elle se régénère ensuite par le repos. Ainsi, en alimentant un gros galvanocautère, elle laisse parfois sa force électromotrice tomber à 0,5 volt.

Débit et capacité. — La valeur de ces facteurs dépend de la dimension des éléments en service. Vacher recommande, avec raison, d'adopter le plus grand modèle du commerce : hauteur,

37 centimètres; diamètre, 18 centimètres. Résistance intérieure : 0,03 ohm. Capacité : 600 ampères-heure. Débit : 6 ampères en régime normal; cependant ce débit peut momentanément être poussé à une valeur de 20-25 ampères, pendant la durée très courte d'une cautérisation, où le courant sera souvent interrompu.

B. — Installation fixe avec piles Leclanché.

Inconvénients. — Cette organisation est moins recommandable que la précédente, car la pile Leclanché ne peut pas fournir un débit aussi intense que la pile Lalande en conservant une aussi grande constance. En effet, la pile Leclanché est surtout apte aux *usages intermittents*. L'action dépolarisante du bioxyde de manganèse est lente. Si le débit de la pile est élevé, cette action n'a pas le temps de s'exercer; et le courant baisse. Quelques instants de repos, permettant au dépolarisant d'achever son œuvre, rendent à la pile sa puissance.

Force électromotrice. — L'élément Leclanché a une force électromotrice assez élevée : 1,45 volt. Donc, il faudra grouper en théorie dix éléments, mais en pratique *douze éléments* (Lewis Jones), afin d'obtenir un voltage suffisant pour toutes nos interventions : car la résistance intérieure assez forte de cette pile donne à la différence de potentiel qu'elle établit entre ses bornes une valeur sensiblement inférieure à celle de sa force électromotrice spécifique.

Débit et capacité. — Le débit et la capacité varient en fonction de la dimension des éléments. On recommande, en général, pour établir les batteries à poste fixe, des éléments ayant 20 centimètres de hauteur et 9 centimètres carrés de section.

II

RÉPARTITION DU COURANT

Tableau de distribution. — Supposons notre batterie fixe établie avec vingt éléments de Lalande et Chaperon.

Un certain nombre de fils conducteurs, partant de cette source, se rendent à un tableau de distribution, où diverses paires de bornes fournissent respectivement les courants aptes à charger les accumulateurs portatifs, à allumer le photophore, à échauffer le cautère, à actionner le moteur, et éventuellement à exciter la bobine à faradisation. Il est entendu que nous ferons l'électrolyse et la galvanisation avec la batterie de piles portatives destinée à ce travail.

Ce TABLEAU DE DISTRIBUTION est établi d'après le principe adopté pour la construction des divers tableaux d'adaptation directe sur réseau urbain (voir page 630).

Il est cependant d'une structure plus simple.

a) Des *coupe-circuits* (plomb fusible) n'ont pas besoin d'y paraître, l'intensité du courant ne pouvant jamais prendre une valeur dangereuse. Les piles mises en court-circuit savent, d'ailleurs, se protéger elles-mêmes.

b) Des *commutateurs* y figureront, ayant pour but de n'atteler sur chaque appareil que le nombre d'éléments strictement nécessaire pour lui fournir le voltage dont il a besoin.

c) Des *rhéostats* s'y placeront, pour permettre la graduation de l'intensité du courant envoyé à chaque appareil.

d) Enfin, un *voltmètre* et un *ampèremètre* seront utiles, pour contrôler le courant envoyé aux batteries portatives d'accumulateurs à recharger.

Chaque constructeur, du reste, varie quelque peu la disposition du tableau, pour lui donner un cachet personnel.

D'une façon générale, voici comment devra se faire la répartition de l'énergie électrique émanée de la source.

Charge de la batterie portative d'accumulateurs pour endoscopie. — Cette batterie, composée ordinairement de six accumulateurs, demande un courant de charge ayant une tension de 15 volts (2,5 volts $\times$ 6 éléments). On attellera donc sur elle la totalité de la batterie, soit 20 éléments couplés en série. Une résistance de 5 ohms en règle le débit (voir page 565).

Charge de la batterie portative d'accumulateurs pour galvanocaustie. — Cette batterie, faite de trois accumulateurs, demande un courant de charge ayant une tension de 7,5 volts (2,5 volts $\times$ 3 éléments). Il suffira donc d'y atteler la moitié de la batterie de piles, soit dix éléments en série. Comme cette charge entraîne une assez forte dépense d'énergie électrique, on aura soin, dans les opérations de recharges successives, d'utiliser alternativement la première et la seconde moitié de la batterie fixe, de façon à en user également les éléments. On en règle le débit avec une résistance de 0,6 ohm.

Photophore. — Nos plus puissants photophores, en oto-rhino-laryngologie, sont munis de lampes à filament de charbon étalonnées pour 8 volts, mais réclamant en réalité 10 volts pour donner une belle incandescence. Il est donc inutile de leur envoyer le courant total de notre batterie : une partie en serait gaspillée dans le rhéostat. Bornons-nous à atteler douze éléments sur le photophore, lesquels, étant donnée la résistance extérieure notable opposée par la lampe qui ne consomme environ que 0,8 ampère, établissent entre leurs bornes extrêmes une différence de potentiel d'au moins 10 volts, et la maintiennent avec une grande constance.

Galvanocautère. — Les huit éléments inutilisés par le photophore serviront à alimenter le cautère. Cela nous permettra de manier simultanément la lumière et la chaleur, sans que la mise en incandescence du cautère amène la moindre baisse lumineuse du photophore. Ces deux appareils seront, en effet, alimentés dans ces conditions par deux sources momentanément indépendantes.

Il y a lieu de considérer deux cas différents : suivant que la pile doit faire rougir une anse galvanocaustique ou rendre incandescent un galvanocautère.

a) Une grande *anse galvanocaustique* consomme de 8 à 10 ampères sous une tension de 5-6 volts (platine ou acier). Elle demandera aux éléments de Lalande et Chaperon un débit supérieur à leur régime de décharge normal. Ceux-ci se mettront donc légèrement en court-circuit. Néanmoins, ils suffiront à maintenir dans le circuit du cautère la différence de potentiel de 5-6 volts nécessaires à l'électrotomie.

b) Un gros *galvanocautère* rhinologique, de forme cutellaire, consomme 20 ampères sous une tension de 2-3 volts. Il demande à la batterie un débit trois fois plus fort que son régime de décharge normal. Les éléments se mettront donc franchement en court-circuit. Leur différence de potentiel individuelle pourra tomber à 0,5 volt. Néanmoins, malgré cette chute, la tension du courant restera au taux de 4 volts (0,5 volt $\times$ 8 éléments) : tension suffisante pour maintenir le couteau galvanique en bonne incandescence.

Électromoteur. — Nous allons rencontrer ici quelques difficultés.

Les électromoteurs, employés en oto-rhino-laryngologie, sont très petits. Pour cette raison, ils ont un mauvais rendement : rarement plus de 50 pour 100.

Si nous leur demandons de fournir une puissance de 1/8e de cheval (environ 10 kilogrammètres ou 100 watts), il faudra leur amener 200 watts.

Dans ce but, on attellera sur le moteur la batterie tout entière.

Mais, pour fournir 200 watts sous une différence de potentiel dont le maximum atteint théoriquement 0,9 $\times$ 20 soit 18 volts, la batterie doit débiter plus de 10 ampères, c'est-à-dire émettre un courant dont l'intensité est supérieure à son régime normal de décharge : d'où mise en court-circuit.

Le moteur devra donc être construit de façon à *équilibrer au mieux le voltage et l'ampérage du courant consommé*. Notre fournisseur s'en chargera, sur les indications que nous ne manquerons pas de lui donner.

Or comme, le plus souvent, le travail du moteur est très court et toujours intermittent, on pourra faire ici travailler la batterie dans les mêmes conditions que pour l'alimentation du cautère : c'est-à-dire lui demander de courts débits de 20 ampères, pendant lesquels la différence de potentiel pourra tomber à 10 volts. On commandera alors au fabricant un moteur continu pour 10 volts-20 ampères[1].

1. Il me paraît préférable que les oto-rhino-laryngologistes se contentent d'un moteur de 5-6 kilogrammètres, qui fatiguera moins leur batterie et leur suffira dans presque tous les cas. Même observation si l'on s'alimente avec des accumulateurs. Au contraire, si l'on est branché sur réseau urbain à forte tension (110 ou 220 volts), il vaut mieux prendre un moteur d'une puissance minima de 10 kilogrammètres.

Dans un certain nombre de cas, par exemple pour enlever un éperon de la cloison nasale avec une tréphine, il est indipensable que nous puissions nous éclairer en même temps que marche le moteur, afin de surveiller le travail de l'instrument.

Mais la force électromotrice de chaque élément tombe en ce moment à 0,5 volt. Les douze éléments attelés sur le circuit lumière ne fourniront plus au photophore qu'un courant de 6 volts. Son éclat sera tout à fait insuffisant.

Pour tourner la difficulté, il faut brancher alors en dérivation le circuit du photophore sur le circuit du moteur en marche. La tension du courant émis par la source, à ce moment abaissée à 10 volts, est précisément celle qui convient le mieux au photophore. Et, en raison de l'inégalité des résistances du filament de la lampe et de l'enroulement du moteur en marche (loi des courants dérivés), la lampe ne consommera qu'une intensité de 0,6 ampère, pouvant lui donner un éclat suffisant, sans qu'il se produise pour cela dans le circuit du moteur une baisse d'intensité capable de modifier la vitesse de ce dernier.

Faradisation. — Le circuit primaire de nos bobines d'induction médicales demande, en général, un courant de 2-3 volts. Trois éléments de pile de Lalande et Chaperon lui fourniront aisément ce voltage.

On prendra le courant sur le groupe des éléments réservés au galvanocautère, de manière à laisser libres les douze éléments reliés au photophore : attendu qu'il faut pouvoir bien s'éclairer pendant une faradisation des cordes vocales avec l'électrode endolaryngée.

III

INSTALLATION DE LA BATTERIE

Couplage des éléments. — Il semble, d'après ce qui vient d'être dit, que dans aucun cas nous n'aurons à coupler nos piles en parallèle. Le *couplage en série* répondra à tous nos besoins. Il suffira de disposer les connexions qui relient les piles au tableau de distribution pour pouvoir à volonté, par un jeu de commutateur, faire entrer en circuit le nombre d'éléments préalablement fixé pour la marche régulière de chacun de nos appareils d'utilisation. Nous n'avons, en cette circonstance, qu'à considérer le voltage nécessaire dans chaque cas particulier.

Interchangeabilité des éléments. — Le schéma suivant montre la disposition que nous devrons donner à notre installation fixe sur batterie de vingt piles de Lalande et Chaperon (fig. 355).

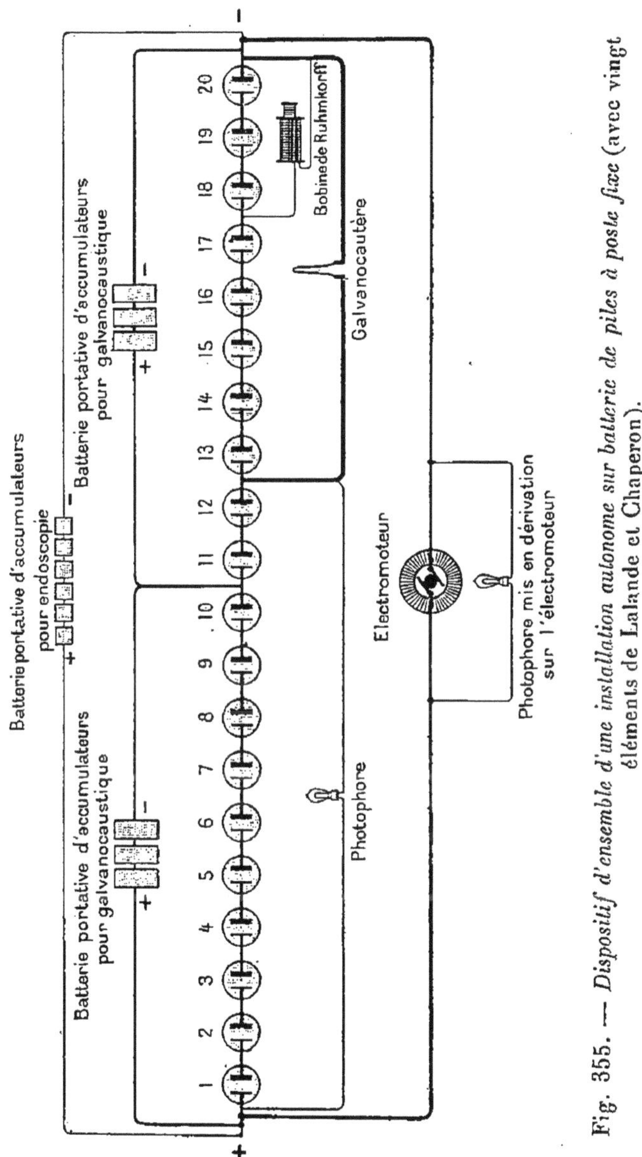

Fig. 355. — *Dispositif d'ensemble d'une installation autonome sur batterie de piles à poste fixe* (avec vingt éléments de Lalande et Chaperon).

Certains fabricants conseillent d'établir de très grands éléments de pile pour alimenter le galvanocautère, dont la consommation est excessive, et d'adopter pour le photophore des éléments de moindre volume. Cette combinaison est peu avantageuse. Il y a intérêt, au contraire, à composer la source électromotrice avec des *éléments identiques*. Cela permet de brancher les appareils d'utilisation sur n'importe quel point de la batterie. En outre, on assure aux éléments le grand avantage de l'*interchangeabilité* : ce qui est une qualité précieuse, au cas où l'un d'eux viendrait à être accidentellement endommagé.

Emplacement de la batterie. — Où placer cette batterie fixe? Il est évident que nous devons tâcher d'employer dans nos appareils d'utilisation presque toute la différence de potentiel créée par la source, et de dégrader le moins possible d'énergie électrique à échauffer inutilement les conducteurs.

Si nous plaçons la batterie loin de notre cabinet, par exemple dans une cave, nous serons obligés d'établir entre la source et notre tableau une assez longue canalisation murale. Celle-ci devra être faite de gros fils, puisqu'ils auront à livrer passage aux 20 ampères que demande le cautère. Étant donné le prix élevé du cuivre, nous serons ainsi entraînés à engager une assez forte dépense, tout en gaspillant beaucoup d'énergie électrique.

Mieux vaut donc adopter un dispositif infiniment plus économique : c'est-à-dire placer la batterie fixe *le plus près possible* du tableau de distribution.

a) L'installation la meilleure est celle qui établit la batterie *dans un cabinet contigu* à notre salle de consultation, au pied d'une cloison mitoyenne, sur laquelle se trouve fixé le tableau. Les fils amenant le courant ont ainsi un très faible parcours ; et, abordant le tableau par sa face profonde, ils ne sont pas apparents.

b) Si cette organisation n'est pas réalisable, la batterie sera placée *dans la salle de consultation*, près du tableau, et de préférence en contrebas.

La batterie n'est nullement incommodante. Les piles de Lalande et Chaperon, où l'hydrogène naissant est absorbé par le bioxyde de cuivre, ne répandent aucune odeur et ne dégagent pas de gaz irritant ou inflammable.

La batterie est peu encombrante. On l'enfermera dans une *armoire* en forme de bahut. La plupart des fabricants ont en magasin divers modèles plus ou moins artistiques. En tous cas, ce bahut devra être fait de bois, sans aucun bâti métallique qui en compromettrait le bon isolement.

Les vingt éléments s'y placeront comme il suit.

Une planchette horizontale divise le bahut en deux compartiments. A chaque étage se trouve un groupe de dix éléments. Chacun de ces groupes est constitué par deux rangées de cinq éléments. Il est recommandé : *a*) de ne pas mettre plus de deux éléments dans le sens de la profondeur, pour que la surveillance en reste facile ; *b*) de ne pas trop serrer les éléments, pour que la main puisse aisément passer entre eux, afin d'effectuer une réparation en cas de rupture d'une connexion.

Pour satisfaire à ces conditions, le bahut devra présenter environ un mètre de hauteur, un mètre de largeur, cinquante centimètres de profondeur.

Ces dimensions *intérieures* sont des dimensions minima : il sera avantageux de les augmenter, si l'on dispose d'un emplacement suffisant.

CHAPITRE XXVIII

LES ACCUMULATEURS A POSTE FIXE

I

SOURCE ÉLECTROMOTRICE

Conditions d'utilisation. — Les mêmes règles qui ont présidé à l'établissement des batteries fixes de piles régissent l'installation des postes autonomes d'accumulateurs.

Nous avons dit qu'il valait mieux demander les 25 volts, parfois nécessaires pour l'électrolyse ou la galvanisation oto-rhino-laryngologiques, à une batterie de piles portatives au bisulfate de mercure [1]. Cela étant accepté, nous n'aurons plus à exiger de notre batterie fixe d'accumulateurs que

15 VOLTS,
20 AMPÈRES.

Quel devra être le *nombre*, quel devra être le *poids* des accumulateurs constituant une telle batterie fixe ?

Force électromotrice. — Une batterie de huit éléments, couplés en série, fournira facilement les 15 volts demandés. Chaque élément a, en effet, une force électromotrice de 2 volts; et, en raison de sa résistance intérieure très faible, il établit

1. Garel, dont nul ne peut contester la grande compétence en matière d'électrolyse, admet qu'une tension de 16 volts est suffisante pour permettre de pratiquer toutes les opérations électrolytiques nasales et laryngées (qui se font ordinairement en électrolyse bipolaire). Aussi bien fait-il cette électrolyse avec le courant de la batterie fixe de huit accumulateurs. Cependant, en matière de galvanisation auriculaire, il peut être parfois utile de disposer d'une tension plus élevée. Il y aura donc avantage à faire toujours travailler, pour ces opérations, la batterie portative de 18 éléments (piles Marié-Davy ou Leclanché) précédemment étudiée. Cela permettra de simplifier le dispositif du tableau de distribution.

entre ses bornes une différence de potentiel de valeur sensiblement équivalente. Cette différence de potentiel reste fixe, malgré les forts débits provoqués par le galvanocautère, en raison des grandes dimensions des éléments en service. D'ailleurs, la force électromotrice d'un accumulateur mis en court-circuit ne baisse pas comme celle d'une pile placée dans les mêmes conditions.

Débit et capacité. — Nous proportionnerons le poids de nos accumulateurs à l'*intensité* maxima du courant qu'ils devront débiter. Le plus fort débit est celui que nécessite l'incandescence du galvanocautère. Or, l'accumulateur craint, bien plus que la pile, une mise en court-circuit : attendu que ce court-circuit le vide sans régénération spontanée possible ; et souvent il le détériore gravement, en désagrégeant la matière active, qui se détache des grilles de plomb.

Pour cette raison, nous devrons choisir des éléments capables de nous fournir un ampérage notablement supérieur à celui que réclament nos cautères. Nous fixerons leur débit éventuel au taux de 30 ampères.

Mais, nous savons (voir page 340) qu'en raison de la brièveté des opérations galvanocaustiques nous pourrons demander un tel débit à un accumulateur contenant seulement 8 kilogrammes de plaques, ou à une batterie de tels éléments couplés en série.

La *capacité* de cette batterie, calculée à raison de 15 ampères-heure par kilogramme de plaques, en débit normal, sera de 15×8 soit 120 ampères-heure (couplage en série).

II

RÉPARTITION DU COURANT

Tableau de distribution. — Le tableau de distribution, alimenté par une telle source électromotrice, sera établi sur le même plan que le tableau qui est commandé par la batterie fixe de piles, avec commutateurs, rhéostats, etc. Les *coupe-circuits* y sont nécessaires : car on ne saurait prendre trop de précautions contre les mises en court-circuit éventuelles, si funestes à la santé des accumulateurs. Des résistances régleront la charge des accumulateurs portatifs.

La distribution du courant sera effectuée par ce tableau d'après les indications suivantes.

Charge de la batterie portative d'accumulateurs pour endoscopie. — On attellera sur cette batterie les huit éléments de la source : ils seront naturellement couplés en série. On obtiendra ainsi un courant de 16 volts, qui pourra baisser à l'usage, mais qui restera néanmoins au taux de 15 volts nécessaires à la charge de cette batterie. Une résistance d'environ 5 ohms en règle l'intensité.

Charge de la battérie portative d'accumulateurs pour galvanocaustie. — On affectera seulement quatre éléments à cette besogne. On aura soin de faire travailler alternativement les deux moitiés de la batterie fixe, pour répartir également sur son ensemble la perte d'énergie électrique qui résulte de la charge des accumulateurs pour cautères.

Ces quatre éléments sont susceptibles de fournir un courant d'une tension d'au moins 7,5 volts : on en règle le débit à l'aide d'une résistance de 0,6 ohm.

Photophore. — Le courant de 10 volts utilisé par la lampe du photophore sera demandé aux cinq premiers éléments de la batterie fixe d'accumulateurs. Il sera amené à un rhéostat assez résistant, capable d'abaisser suffisamment sa tension pour qu'il puisse éventuellement alimenter, sans danger pour elles, certaines petites lampes à filament métallique, étalonnées pour 2 ou 3 volts.

Galvanocautère. — Le courant sera fourni aux cautères par les trois derniers éléments de la batterie. De cette façon, on divisera la batterie en deux sources momentanément indépendantes : ce qui permettra de fermer ou de couper le circuit du cautère, sans influencer l'éclat du photophore.

Ces trois éléments donneront une tension de 6 volts, réclamée par la forme la plus résistante du cautère, qui est la grande anse de fil d'acier. Et ils débiteront facilement un courant de 10 ampères.

Électromoteur. — L'électromoteur sera actionné par la totalité de la batterie. On pourra employer simultanément le photophore, branché comme précédemment sur les cinq premiers éléments : attendu que la grande baisse de force électromotrice, qui a lieu quand une batterie de piles débite sur le moteur, ne se produit pas en l'espèce avec la batterie d'accumulateurs.

On commandera au fabricant un moteur à courant continu, marchant à 15 volts. La batterie devra lui fournir 13 ampères, si l'on veut demander à ce moteur une puissance de 10 kilogrammètres ; ou seulement 8 ampères, si le moteur fait 6 kilogrammètres.

Faradisation. — La bobine d'induction, qui ne réclame qu'un courant de 2 volts, sera alimentée par un des éléments destinés au galvanocautère.

III

INSTALLATION DE LA BATTERIE

Couplage des éléments. — On voit donc que, aussi bien et plus encore pour les batteries fixes d'accumulateurs que pour les

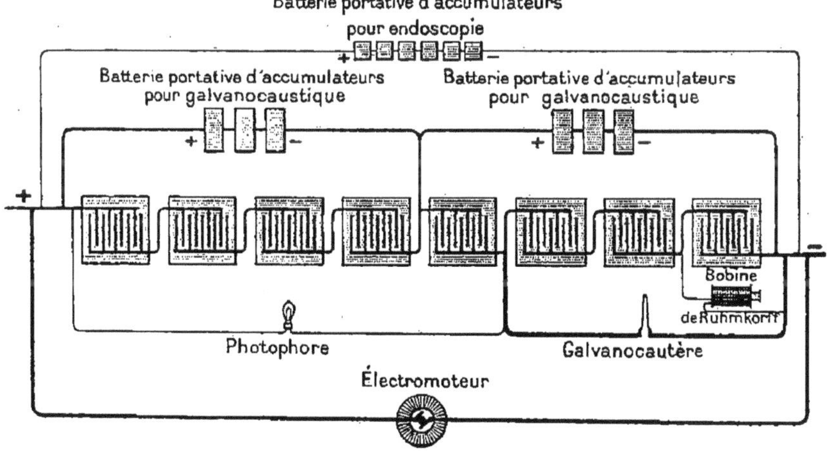

Fig. 356. — *Dispositif d'ensemble d'une installation autonome sur batterie d'accumulateurs à poste fixe.*

batteries de piles, nous sommes partisans du *couplage exclusif en série,* éliminant le couplage mixte, qui fait travailler irrégulièrement les éléments. Mais, nous nous réservons la possibilité, en maniant des commutateurs fixés sur le tableau de distribution, de faire entrer dans le circuit le nombre d'éléments respectivement nécessaire au travail de chacun de nos appareils d'utilisation.

Le schéma précédent montre la disposition que nous devrons donner à notre installation fixe sur batterie de huit grands accumulateurs (fig.356).

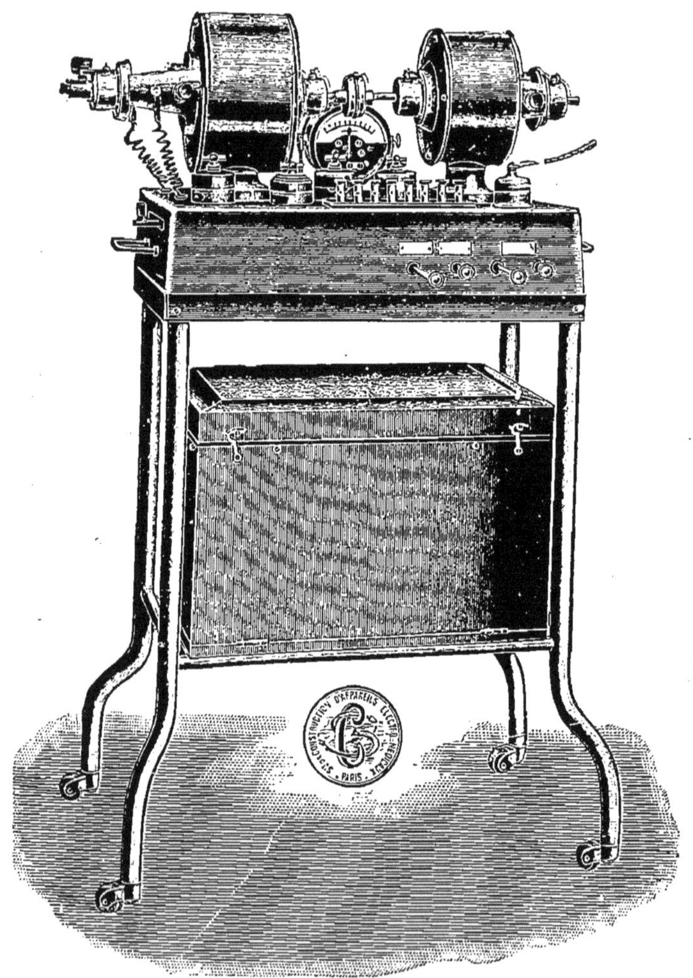

Fig. 357. — *Pantostat de Reiniger, Gebbert et Schall,* alimenté par une batterie d'accumulateurs.

Emplacement de la batterie. — Où placer cette batterie fixe? Au même endroit où nous avons conseillé d'installer la batterie fixe de piles, c'est-à-dire le plus près possible du tableau de distribution : mais *dans une pièce voisine.*

Certaines maisons livrent des batteries d'accumulateurs logées dans des *tables mobiles,* dont l'étage supérieur porte les rhéostats, commutateurs, etc. Le meilleur type de ce genre d'installation me paraît être le *Pantostat* de Reiniger, Gebbert et Schall, fort commode grâce à sa forme ramassée qui permet d'embrasser d'un coup d'œil et de manœuvrer facilement tous les appareils, et où les résistances sont incluses dans une caisse métallique hermétiquement close qui les met à l'abri de la poussière. Il est monté sur un chariot, dont l'étage inférieur porte une batterie d'accumulateurs en boîte bien fermée contenant 6 éléments de 60 ampères-heure (fig. 357).

Ce modèle est analogue à celui qui se construit ordinairement pour être raccordé aux canalisations urbaines de courant continu (voir page 705) : mais il fonctionne ici seulement sous une tension de 12 volts.

Il est évident que ce dispositif ne comporte que des accumulateurs à capacité réduite, donnant au maximum 50-60 ampères-heure : car on ne pourrait pas constituer un dispositif mobile avec une batterie qui, comme celle que nous avons recommandée, pèse plus de cent kilogrammes.

D'ailleurs, le médecin ne doit jamais laisser à demeure dans son cabinet de gros accumulateurs en fonctionnement à l'air libre (décharge et surtout recharge). Ils dégagent des émanations, formées, d'après Helbig, en majeure partie d'acide sulfurique. Celui-ci est projeté dans l'air par les bulles gazeuses, dues à l'électrolyse, qui viennent crever à la surface du liquide. Il se répand dans l'atmosphère, irrite les voies aériennes en provoquant des quintes de toux, et détériore les objets environnants, rouille les pièces métalliques, corrode les étoffes.

CHAPITRE XXIX

CRITIQUE DES INSTALLATIONS FIXES PAR PILES ET PAR ACCUMULATEURS

Choix d'une source autonome. — Étudions comparativement les avantages et les inconvénients de la *pile* de Lalande et Chaperon et de l'*accumulateur,* en tant qu'éléments destinés à constituer une source électromotrice autonome à poste fixe dans une habitation privée médicale, dépourvue de courant urbain.

I

AVANTAGES DES ACCUMULATEURS

Force électromotrice. — L'accumulateur a une *force électromotrice double* de celle de la pile de Lalande et Chaperon. Il en résulte un encombrement moindre et une moindre dépense de premier établissement.

Prix de la batterie d'accumulateurs : 8 éléments à 35 francs, soit 280 francs.

Prix de la batterie de piles de Lalande et Chaperon : 20 éléments à 25 francs, soit 500 francs.

Constance du débit. — L'accumulateur fournit un courant d'une *constance absolue,* même en très fort débit. La pile de Lalande et Chaperon, qui est cependant une des piles industrielles les plus constantes, voit baisser notablement sa force électromotrice quand on lui demande de hautes intensités (galvanocautère).

II

INCONVÉNIENTS DES ACCUMULATEURS

Fragilité. — L'accumulateur est *plus délicat* que la pile. Un court-circuit de quelque durée le met hors d'usage : son renvoi à la fabrique est alors le seul remède. Or, la réparation, qui consiste à remplacer les plaques désagrégées, est coûteuse ; de plus, elle nous prive de notre batterie pendant un certain temps. Il est vrai qu'on peut éviter ce dernier inconvénient en ayant en réserve deux ou trois accumulateurs, pour faire la suppléance des éléments envoyés en réparation.

Capacité. — L'accumulateur (élément de 8 kilogrammes à 35 francs) fournit *cinq fois moins d'énergie électrique* que la pile de Lalande et Chaperon (grand modèle à 25 francs).

La capacité totale de notre batterie d'accumulateurs est de *120 ampères-heure.*

La capacité totale de notre batterie de piles est de *600 ampères-heure.*

D'où résulte l'obligation de faire effectuer souvent la recharge de la batterie fixe d'accumulateurs, en moyenne une fois par mois ; ce qui ne laisse pas que de nous embarrasser. On pourrait, à la vérité, acheter des éléments plus volumineux, contenant 15 kilogrammes de plaques et ayant une capacité de 200 ampères-heure : dans ce cas, y compris le poids du liquide et du bac de verre, chaque élément aurait un poids total d'au moins 25 kilogrammes. Cela n'a aucun inconvénient si l'on recharge soi-même la batterie. Mais il n'en est pas de même si on la fait recharger par une usine. Il est difficile qu'un ouvrier manie souvent des accumulateurs de 25 kilogrammes, sans heurts ni cahots qui les mettent en mauvaise posture.

Recharge. — *La nécessité d'une recharge périodique est le vice rédhibitoire de toute installation fixe par accumulateurs.* Nous avons déjà vu quelle sujétion elle nous impose pour la charge de nos accumulateurs portatifs. De plus grandes difficultés encore vont ici se rencontrer.

III

CHARGE DES ACCUMULATEURS A POSTE FIXE

Conditions de charge. — Nous avons à envisager cette charge à deux points de vue différents, suivant qu'elle est faite à notre domicile ou dans une usine du voisinage.

A. — CHARGE A DOMICILE

Avantages. — En effectuant cette charge nous-même, nous gagnerons du temps. Et nous ménagerons mieux nos accumulateurs, car l'opération de charge se fait sur place et ne nécessite aucun dérangement ni transport de la batterie.

Il a été dit précédemment (voir page 583) que, quand nous ne disposons pas d'un courant urbain, nous devons charger nos accumulateurs soit avec des piles, soit avec une dynamo.

A. — Charge par piles.

Inconvénients. — Nous avons recommandé cette combinaison en étudiant la charge des batteries portatives d'accumulateurs. La combinaison *piles + accumulateurs* n'était certes pas une solution idéale : mais c'était encore la meilleure manière de résoudre le problème qui se posait alors *nécessairement,* puisque, pour la galvanocaustie avec batterie portative, une série d'accumulateurs était la seule source électromotrice acceptable.

Actuellement, cette organisation est infiniment moins recommandable. Le problème de la charge ne se pose plus que *conditionnellement,* puisque nous pouvons établir notre batterie fixe avec autre chose que des accumulateurs.

Si donc il est possible de nous en passer, mieux vaut nous organiser autrement. A tout prendre, charger une batterie fixe d'accumulateurs avec des piles à cela seul destinées est une médiocre combinaison financière. Il faut, au prix d'achat des accumulateurs, ajouter le prix d'achat des piles, ce qui double au moins la première mise de fonds. Et, comme les meilleurs accumulateurs n'ont qu'un rendement de 80 pour 100, nous perdons encore 20 pour 100 de l'énergie électrique fabriquée par nos piles :

autre opération financière également peu engageante. Voyons donc si l'on peut faire mieux.

B. — Charge par dynamo.

Groupe électrogène. — Elle se pratique généralement avec un *groupe électrogène,* c'est-à-dire avec une dynamo et un moteur accouplés.

Puissance de la dynamo. — Quelle devra être la puissance développée par la *dynamo* ? Le calcul en est facile.

Huit accumulateurs en série réclament un courant de charge ayant une tension de 20 volts (2,5 volts × 8 éléments).

Un élément contenant huit kilogrammes de plaques supporte au plus un courant de charge de 12 ampères (1,5 ampère par kilogramme de plaques).

On choisira donc une dynamo fournissant une puissance moyenne de 200 watts (20 volts × 10 ampères), à la vitesse de 2 000 tours par minute.

Son prix est environ de *trois cents francs.*

Puissance du moteur. — Quelle devra être la puissance développée par le *moteur* chargé d'entraîner la dynamo ? Un demi-cheval-vapeur au minimum. Ce sera un moteur à gaz ou à essence, attendu qu'une machine à vapeur exige trop de surveillance et d'entretien.

Mieux vaut cependant prendre un moteur un peu plus fort, qui donne au frein de Prony une puissance d'un cheval. Il coûte plus cher et consomme davantage : mais les moteurs d'un demi-cheval sont des « jouets » ; leur rendement est plus faible, leur construction est moins soignée, et les réparations y sont fréquentes.

Rendement de l'installation. — *a)* Le système dynamo actionnée par une *machine à vapeur* a un rendement déplorable de 3 pour 100 ! C'est-à-dire qu'on ne transforme ainsi en énergie électrique utilisable que 3 pour 100 de l'énergie chimique totale développée par la combustion du charbon.

b) Le système dynamo actionnée par un *moteur à gaz* est meilleur. Le moteur à gaz a un rendement thermique de 20 pour

100. Il donne, en fin de compte, aux balais de la dynamo une récupération d'énergie électrique de 14,4 pour 100.

c) Un bon *moteur à pétrole,* dont le rendement thermique est de 37 pour 100, permet, défalcation faite du rendement organique de ce moteur et du rendement industriel de la dynamo, de recueillir environ 26,6 pour 100 d'énergie électrique,

Frais d'achat et d'entretien. — Un moteur à essence ou à gaz d'un cheval au frein (ce qui ne vaut en réalité que 3/4 de cheval effectif) coûte environ *quatre cents francs.* Il consomme 1/2 litre d'essence ou 900 litres de gaz d'éclairage à l'heure.

Dans les deux cas, la dépense horaire est de 20 centimes. En y comprenant les frais de graissage et la perte due au rendement de 80 pour 100 des accumulateurs, on obtient finalement l'énergie électrique au prix de *5 centimes l'hectowatt,* prix qui est légèrement plus bas que celui auquel l'industrie nous facture en général la fourniture du courant d'éclairage.

A cela il faudrait ajouter les frais d'amortissement du capital d'achat du groupe électrogène. Mais, en fait, il y a peu à en tenir compte. Notre dynamo, qui débite 10 ampères-heure, mettra seulement 12 heures à charger notre batterie dont la capacité est de 120 ampères : en supposant, ce qui n'est pas, que celle-ci soit absolument déchargée. Or, il suffit d'effectuer cette charge une fois par mois. Le groupe électrogène ne travaillera donc que 6 jours complets par an ; bien entretenu, il ne s'usera pas sensiblement dans ces conditions.

Ainsi donc, les frais d'achat d'un groupe électrogène (environ 800 francs) sont plus élevés que ceux d'une batterie de vingt piles de Lalande et Chaperon, de modèle moyen (environ 500 francs).

En revanche, les frais d'entretien sont moindres : car il faut renouveler les électrodes et le liquide de la pile au moins une fois par an.

Cependant les piles perdent chaque jour du terrain, grâce aux perfectionnements de l'industrie automobile qui a beaucoup amélioré le moteur à essence, dont chacun de nous sait aujourd'hui se servir couramment. Ainsi a été réalisé ce qu'on appelle « la force à domicile ».

Divers types de *groupes électrogènes* ont été récemment construits, qui conviennent à la charge autonome de nos grosses batteries fixes d'accumulateurs. On peut citer, en particulier, le groupe Phœbus, comprenant un moteur à essence d'un cheval, réuni à une dynamo à courant continu par un accouplement élastique.

Le groupe électrogène figuré ici (fig. 358) vaut 600 francs et donne une puissance de 350 watts, par 25 volts 14 ampères, ce qui est plus que suffisant pour nos besoins usuels.

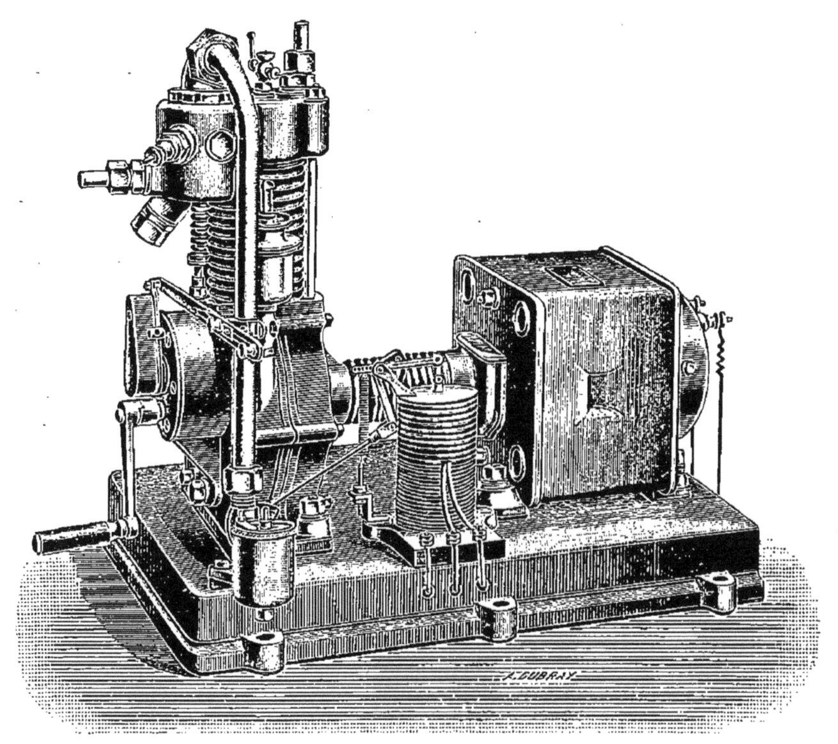

Fig. 358. — *Groupe électrogène, moteur Phœbus.*

Quoi qu'il en soit, et jusqu'à nouvel ordre, les médecins feront mieux d'employer *des piles plutôt que des dynamos* pour recharger leurs batteries fixes d'accumulateurs.

C. — Charge par turbine hydraulique.

Avantages. — Une autre combinaison consiste à actionner la dynamo avec une *turbine hydraulique.*

Cette combinaison semble à première vue plus économique que la précédente. Certaines maisons fournissent, pour le prix global de 200 francs, une turbine à eau avec génératrice électromagnétique.

Un tel appareil est robuste ; il ne demande aucun entretien. On l'actionne simplement en le raccordant à un robinet de distribution d'eau. On peut l'utiliser si l'on dispose d'une conduite d'eau fournissant une pression minima de 2 atmosphères.

Ce groupe électrogène débite 5 watts-heure, c'est-à-dire 0,85 ampère-heure sous une tension de 6 volts. Son débit s'accroît avec la pression de l'eau : il monte à 8 ou 9 watts-heure pour 3,5 atmosphères. La dépense d'eau varie ainsi de 4 à 9 centimes par heure.

Inconvénients. — Cette turbine conviendrait peut-être, en raison de sa simplicité et de sa solidité, pour charger de *petits accumulateurs portatifs*.

Mais elle me paraît peu pratique pour charger nos *grosses batteries fixes d'accumulateurs*. En effet, comme nous ne disposons avec elle que d'une tension de 6 volts, il faudra préalablement diviser notre batterie en quatre groupes de deux éléments, que nous chargerons successivement.

Chacun de ces groupes a une capacité de 120 ampères-heure, et réclame une tension de charge de 5 volts. Nous devrons donc lui fournir au moins 600 watts : ce qui, à raison de 5 watts l'heure, portera la durée de cette charge à 120 heures. Et, comme il y a quatre groupes à recharger (car on ne peut acheter quatre turbines électrogènes), la durée totale de cette opération sera de *480 heures*, soit *dix jours par mois* pendant lesquels notre batterie ne pourra être mise en service...

En établissant le prix de l'eau fournie à 5 centimes l'heure et en tenant compte du rendement de 80 pour 100 de l'accumulateur, l'hectowatt nous reviendra à *1 fr. 25 centimes !* Soit 25 fois plus cher que précédemment.

Canalisation de charge. — Faisons remarquer que les piles ou les groupes électrogènes, éventuellement destinés à la charge sur place de notre batterie d'accumulateurs, peuvent être installés à une distance assez grande du tableau de distribution, soit dans une cave, soit dans un hangar ; attendu que si, chose avantageuse à l'entretien des accumulateurs, on effectue cette charge lentement, on pourra leur envoyer un courant de charge moins intense : de 2,5 ampères, par exemple, si l'on charge la batterie une nuit par mois. Dans ce cas, la canalisation qui relie la source à la batterie pourra être faite de fils fins et peu coûteux.

B. — CHARGE A L'USINE

Inconvénients. — Nous nous sommes très longuement étendu sur cette question dans un chapitre précédent (voir page 558). La charge des accumulateurs, confiée aux soins d'une usine du voisinage, est une manière de résoudre le problème qui, à toute première vue, séduit beaucoup le médecin et lui paraît infiniment plus simple que de s'embarrasser soi-même de cette opération mensuelle et d'acheter une batterie de piles ou un groupe électrogène à cet effet.

Cet avantage n'est qu'apparent.

La combinaison actuelle a deux gros inconvénients.

a) Elle entraîne une dépense assez élevée. Il n'est guère probable qu'une usine puisse assurer le transport, la manutention et la charge de notre batterie de huit gros accumulateurs à moins de dix francs par séance, ce qui entraîne une dépense annuelle minima de 120 francs. A celle-ci il faut ajouter les frais, au moins équivalents, de la réparation des inévitables avaries survenues aux accumulateurs pendant ces pérégrinations mensuelles : car on doit bien penser qu'on aura rarement affaire aux ouvriers habiles et soigneux des grandes maisons d'électricité médicale.

b) Elle nous prive mensuellement du service de notre batterie pendant plusieurs jours, ce qui n'a pas lieu quand nous faisons cette recharge nous-mêmes, aux heures qui nous conviennent, d'autant plus que nous pouvons procéder par séances de charge fractionnée [1].

IV

CONCLUSIONS PRATIQUES

Supériorité des piles. — A une question ainsi posée : « Vaut-il mieux, pour établir une installation à poste fixe, acheter des piles ou des accumulateurs ? », Vacher, qui a fait une étude approfondie des installations électriques à l'usage des oto-rhino-laryngologistes, a répondu :

« *a) Choisissez des piles,* si vous êtes éloigné de toute source électromotrice industrielle ;

« *b) Préférez des accumulateurs,* s'il existe dans le voisinage une usine qui veuille bien en garantir la recharge périodique... »

Tel n'est pas tout à fait notre avis.

Nous pensons que tout médecin, qui, ne disposant pas d'une distribution électrique urbaine ou industrielle, veut établir dans

1. L'installation sur accumulateurs qu'on envoie périodiquement recharger à une usine, comparée aux installations sur réseaux urbains, peut être assimilée au service des porteurs d'eau qu'ont fait disparaître les distributions d'eau dans les villes.

son habitation une source électromotrice à poste fixe, *a toujours avantage à employer des piles,* et, en particulier, des piles de Lalande et Chaperon.

Cette organisation est la moins coûteuse et la moins assujettissante.

1° Elle est la *moins coûteuse.*

a) Parce qu'il n'y a pas besoin, comme avec les accumulateurs, de faire la dépense supplémentaire de l'achat d'une autre source électromotrice de recharge ;

b) Parce que la pile a un rendement qui peut atteindre presque 100 pour 100, tandis que l'accumulateur ne rend au plus que 80 pour 100 de l'énergie électrique qu'on lui fournit. Ce déchet de 20 pour 100 est à considérer quand on fabrique soi-même cette énergie électrique.

2° Elle est la *moins assujettissante.*

Tandis que les batteries d'accumulateurs usitées en pareil cas ont une capacité de 120 ampères-heure (à la rigueur 200 ampères-heure), la batterie de Lalande et Chaperon a une capacité de 600 ampères-heure : ce qui, dans un cabinet de consultation bien achalandé et fonctionnant tous les jours avec un ou deux postes, permet de travailler six mois, parfois un an, sans avoir à s'occuper en quoi que ce soit de la source électromotrice.

Est-il possible, pour une batterie, de mieux satisfaire aux exigences des médecins électrophobes ?

CHAPITRE XXX

LE RACCORDEMENT DIRECT A UN RÉSEAU URBAIN

Eau, gaz, électricité. — Dès que furent établis les premiers réseaux électriques affectés à l'éclairage des villes, on se proposa de leur emprunter l'énergie nécessaire aux opérations électromédicales.

Une telle organisation était séduisante. Elle délivrait enfin le médecin des soucis que lui avait si longtemps causés l'entretien d'une source électromotrice autonome. L'énergie électrique lui serait désormais livrée sans qu'il eût à la produire, pas plus qu'il ne s'embarrassait de fabriquer son gaz d'éclairage ou de capter son eau de source.

L'eau, le gaz, l'électricité nous sont aujourd'hui distribués en telle quantité que nous le voulons : la consommation de nos appareils en règle seule le débit. Tout notre effort se borne à tourner un robinet, à consommer, à payer.

A la vérité — et il en est de même pour l'eau et pour le gaz — la pression (tension du réseau) sous laquelle nous est fournie l'énergie électrique est invariablement fixée par le cahier des charges de la compagnie exploitante.

Ce n'est pas, comme l'intensité, une valeur susceptible de varier suivant notre demande. Mais que nous importe ? La tension minima des courants industriels (110 volts) est bien supérieure à la tension maxima réclamée par nos appareils médicaux. Il sera facile de l'abaisser.

Les installations autonomes sur piles ou sur accumulateurs deviennent de plus en plus rares. Elles sont à la veille de disparaître.

Cependant — n'en déplaise au praticien qu'effarouche l'étude pratique de l'électricité — il n'est pas aussi simple de raccorder des appareils électromédicaux à un réseau électrique que d'y brancher des lampes d'éclairage d'appartement.

Raccordement direct. Raccordement indirect. — Trois écoles disputent encore sur ce point.

A. L'*école primitive,* d'ailleurs vieille de vingt-cinq ans à peine, groupa jadis, faute de mieux, tous les spécialistes. Elle obtient encore aujourd'hui la faveur des jeunes, que séduit tout d'abord l'apparente simplicité de ses doctrines.

Elle utilise DIRECTEMENT le courant urbain à l'aide d'appareils d'adaptation.

B. L'*école moderne* a pour noyau — fait paradoxal — les anciens de la profession. Peu à peu tendent à s'y agréger les nouveaux venus, à mesure qu'ils forment leur expérience avec les choses vues et les chocs reçus. J'avoue que j'en suis devenu le prosélyte, après avoir été un fervent disciple de l'autre école. La foudre, qui convertit Säul sur la route de Damas, me toucha de même et ouvrit mes yeux à la vérité.

Elle utilise INDIRECTEMENT le courant urbain à l'aide de *transformateurs* (*statiques* et *dynamiques*). La complexité apparente de ses méthodes étonne d'abord ; elle rassure bientôt.

C. Une *école dissidente* se place entre elles, qui a peu d'adeptes et dont le déclin est proche.

Elle utilise INDIRECTEMENT le courant urbain par l'intermédiaire d'une *batterie-tampon d'accumulateurs.*

Chacune de ces trois écoles doit pouvoir utiliser le *courant continu* ou le *courant alternatif,* selon que l'une ou l'autre forme de courant circule dans le réseau. Il y aura donc *six manières* différentes d'amener le courant industriel aux appareils médicaux.

Les chapitres qui vont suivre exposeront les dispositifs variés de ces six modes d'installation. Ils en critiqueront les avantages et les inconvénients. Ils proposeront leurs conclusions aux médecins, qui, tant et si souvent embarrassés par la lecture d'un article dogmatique ou les indications d'un catalogue intéressé, préfèreront peut-être renoncer, en ces matières, à leurs prérogatives si chères du « libre choix ».

A

RACCORDEMENT DIRECT A UN RÉSEAU A COURANT CONTINU

Avantages du courant continu. — Le *courant continu* est la forme de courant la plus avantageuse pour l'utilisation médicale de l'énergie électrique. Si donc, ainsi que cela a lieu dans certaines villes, on a le choix entre un secteur à courant continu et un secteur à courant alternatif, c'est sans contredit au premier qu'il faudra donner la préférence. Cette règle ne souffre aucune exception *en ce qui concerne les installations par* RACCORDEMENT DIRECT *à un réseau urbain.*

I

COURANT D'ALIMENTATION

Conditions générales. — Nous n'avons plus maintenant à nous préoccuper d'installer ni d'entretenir une source électromotrice. Nous devons seulement calculer la valeur, en volts et en ampères, de l'énergie électrique dont nous allons demander la fourniture au réseau.

Voltage. — La plupart des réseaux urbains distribuent du courant continu sous une tension de 110 volts (avec tolérance d'un écart de 3 pour 100 en plus ou en moins).

Les nouvelles stations centrales qui s'établissent donnent parfois du courant à 220 volts, ce qui est plus avantageux pour la distribution de la « force », mais moins recommandable au point de vue qui nous occupe. Si l'on peut choisir, il faut préférer le courant à 110 volts.

Enfin, les usines qui alimentent les lignes de tramways ou de chemins de fer électriques fournissent le courant continu à 550 volts. Il est extrêmement dangereux d'utiliser un tel voltage pour alimenter des appareils électromédicaux, surtout avec le dispositif du branchement direct. En cas de perte à la terre, nous serions exposés à recevoir une secousse de 15 000 watts, qui pourrait être mortelle ! D'ailleurs, l'introduction d'un tel courant dans nos habitations est rarement autorisée. Et elle est même absolument interdite s'il s'agit d'alimenter des cautères d'un ampérage assez élevé (20-50 ampères). L'emploi des transformateurs est alors obligatoire.

Il peut arriver — chose qui ne manque pas d'étonner les débutants — qu'une station centrale, qui dessert un réseau à courant continu de 110 volts, nous oblige à faire travailler nos appareils d'adaptation sous une tension double, à 220 volts.

Ce paradoxe apparent soulève une question de haute importance pratique et qui a été étudiée précédemment (voir page 502).

Nous avons vu que cette obligation peut être imposée sur les distributions urbaines ayant plus de deux fils.

Si nos appareils exigent une forte consommation de courant — tels nos galvanocautères — la station centrale peut nous forcer à brancher notre prise de courant *sur deux ponts* établissant une différence de potentiel de 220 volts. Cette obligation a pour effet de répartir plus également le débit sur les différents circuits composant le réseau urbain. Se méfier de cette clause du cahier des charges !

Ampérage. — Le nombre d'ampères nécessaire à notre consommation maxima sera déterminé, une fois pour toutes, suivant notre demande, au moment de l'installation des appareils. Et il sera dès lors limité par le coupe-circuit (plomb fusible) établi au point d'entrée du courant dans notre habitation.

Les médecins qui se bornent à pratiquer l'endoscopie, l'électrolyse, la galvanisation et la faradisation consomment au plus deux ampères, souvent moins. Ils peuvent, sans inconvénient, raccorder leurs appareils au réseau par l'intermédiaire de n'importe quelle prise de courant d'éclairage de leur appartement, à condition qu'elle soit établie pour alimenter un candélabre de 5 ou 6 lampes de 10 bougies.

Les oto-rhino-laryngologistes, qui usent si souvent du galvanocautère, n'ont pas cette faculté. Leur tableau d'adaptation appelle un courant dont l'intensité doit atteindre 30 ampères, pour pouvoir suffire à tous leurs besoins.

Aussi, la canalisation d'amenée du courant au tableau devra-t-elle être spécialement établie à cet effet. Le réseau exige qu'elle soit indépendante du circuit qui alimente les lampes d'éclairage domestique.

Elle sera formée de gros conducteurs de cuivre entourés d'une épaisse gaine isolante et soigneusement inclus dans les moulures de bois sec. Les règlements veulent que ces conducteurs aient, pour débiter une telle intensité, un millimètre de diamètre par *deux ampères* : ils présenteront donc, en l'espèce, une section d'au moins *quinze millimètres carrés.*

II

RÉPARTITION DU COURANT

Interrupteur général. — L'admission du courant au tableau de distribution est commandée par un *interrupteur général.*

a) Cet interrupteur doit être *protégé* par une boîte de faïence ou par un couvercle de verre, ne laissant sortir que la manette de commande, faite d'un corps isolant. L'étincelle de rupture qui s'y produit (3000-6000 watts) astreint à cette précaution. On est ainsi mis à l'abri de la projection de particules de cuivre incandescentes. D'ailleurs, on aura soin de rompre le circuit brusquement, pour éviter la détérioration des contacts par une étincelle de rupture qu'on laisserait fuser.

b) Cet interrupteur doit être *bipolaire,* c'est-à-dire disposé pour rompre à la fois le circuit sur les deux conducteurs positif et négatif. On supprime ainsi toute communication du tableau avec la source électromotrice. Si l'on se contentait d'un interrupteur unipolaire, on serait exposé, en cas de perte à la terre, à recevoir une secousse, même en touchant les appareils au repos.

Reportons-nous à la page 515.

La figure 318 y représente un dispositif de raccordement direct au réseau, protégé par un *interrupteur unipolaire* placé sur le fil de retour (fil négatif). Il est facile de voir que, même quand cet interrupteur est ouvert, on est exposé à recevoir une décharge en touchant une borne positive restant en communication avec le pôle positif de la source électromotrice : puisque le courant fait alors retour à l'usine à travers le corps du médecin et la terre, sans passer par le conducteur de retour interrompu.

Placer l'interrupteur unipolaire sur le fil positif ne nous garantirait pas davantage. Dans le cas actuel, il est vrai, où nous nous supposons branchés sur un pont de + 110 volts 0 volt, cette protection serait efficace. Mais si, étant alimenté par un réseau urbain à plusieurs fils, nous venions à être changés de pont et mis, par exemple, sur un pont à 0 volt — 110 volts, l'interrupteur unipolaire placé sur le fil positif deviendrait alors inefficace. Il faudrait le transporter sur le fil de retour. Et comme des changements de pont peuvent s'effectuer à notre insu, il nous est impossible, de toute manière, de compter sur l'effet protecteur d'un interrupteur unipolaire.

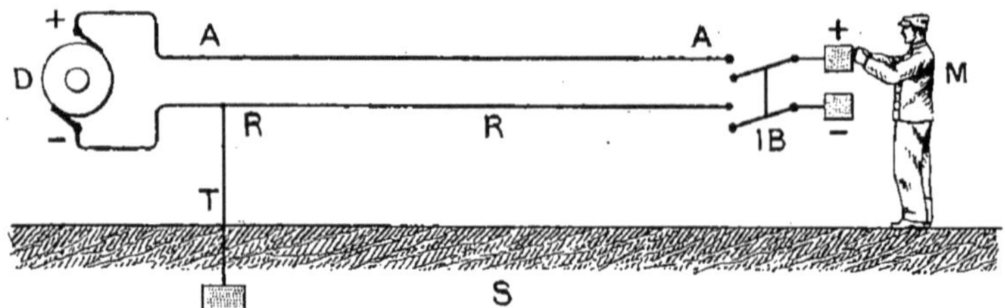

Fig. 359. — *Effet protecteur d'un interrupteur bipolaire.*

D, dynamo; A, A, fil d'aller; R, R, fil de retour; T, mise à la terre accidentelle du fil de retour; IB, interrupteur bipolaire ouvert; M, sujet complètement séparé du circuit; S, sol.

Au contraire, en voyant la figure 359, on comprend qu'un *interrupteur bipolaire* nous assure toute sécurité, quel que soit le pont sur lequel nous branche la compagnie exploitante du réseau.

Enfin, pour assurer une sécurité aussi grande que peut le comporter le dispositif du raccordement direct sur secteur, les *bornes de connexion* qui rattachent au tableau les fils amenant le courant urbain seront recouvertes d'une enveloppe isolante d'ébonite. De toutes les parties du tableau, ce sont les plus dangereuses à toucher, puisque le courant y passe avec son maximum de tension et d'intensité.

Conditions des tableaux de distribution. — Lorsqu'on commande un *tableau* à un fabricant, deux sortes de renseignements doivent lui être fournis. Cet « état signalétique » comprend ce qu'on pourrait appeler les « constantes » et les « variables » de l'installation.

A. Les CONDITIONS CONSTANTES sont :

a. La *forme* du courant consommé ;

b. La *tension* du réseau d'alimentation.

Ne pas manquer de demander préalablement au secteur si, dans le cas de distribution à plusieurs fils, il autorise le raccordement en pont sur *deux câbles voisins* — établissant une différence de potentiel de 110 volts — d'un appareil destiné à consommer 30 ampères. En cas de refus, prévenir le fabricant que nous devrons travailler sur 220 volts.

Sinon, on risque de se trouver nanti d'un tableau dont le

secteur refuse le branchement et dont le fabricant refuse la reprise. On regrettera de l'avoir commandé, à la légère, pour une tension de 110 volts qu'on savait être celle du circuit qui alimente l'éclairage de la maison, et qu'on croyait pouvoir utiliser pour les usages médicaux...

Cette recommandation s'adresse surtout aux urologistes qui manient le gros cautère de Bottini (50 ampères). On leur en interdit presque toujours le branchement direct, ce qui est heureux pour leur sécurité personnelle. En effet, la mise en circuit d'un tel cautère, consommant à lui seul plus que cent lampes réunies, amènerait une baisse brusque du pouvoir lumineux des lampes du voisinage.

B. Les conditions variables sont : la *nature* des appareils que nous voulons alimenter à l'aide du tableau, la *tension moyenne* que chacun d'eux réclame et la *consommation maxima* dont ils sont susceptibles.

En cela, nous sommes libres de nous organiser à notre guise.

Structure des tableaux de distribution. — Les *tableaux de distribution,* directement alimentés par le courant continu urbain, sont susceptibles de variations infinies dans leur mode de construction, suivant nos demandes.

Certains tableaux sont très complets, tel que celui que m'a fabriqué la maison Heller (fig. 360) et dont je me suis servi pendant dix ans, sans panne et sans réparation, jusqu'au jour où l'usage des transformateurs me fut accidentellement révélé comme préférable.

D'autres tableaux, beaucoup plus simples, peuvent servir soit à l'endoscopie et à l'électrolyse (fig. 361), soit à la galvanisation et à la faradisation (fig. 362).

En général, dans une clinique à postes multiples, il suffit d'établir un seul tableau complet : attendu que l'excitation du moteur, l'application du courant galvanique, la charge des accumulateurs portatifs peuvent être faites par un poste unique. Aux autres postes convient un tableau réduit pour lumière-cautère. Souvent même, en certains endroits (chambre noire pour diaphanoscopie des sinus de la face, poste de pansement des opérations mastoïdiennes) un tableau-lumière est suffisant.

Le *tableau mural* est, sans contredit, la forme la plus avantageuse d'un appareil d'adaptation médicale. Ce dispositif tient très peu de place et permet facilement à la vue et à la main d'embrasser et de manœuvrer les voltmètres, les ampèremètres, les commutateurs, les rhéostats, etc., fixés sur le tableau.

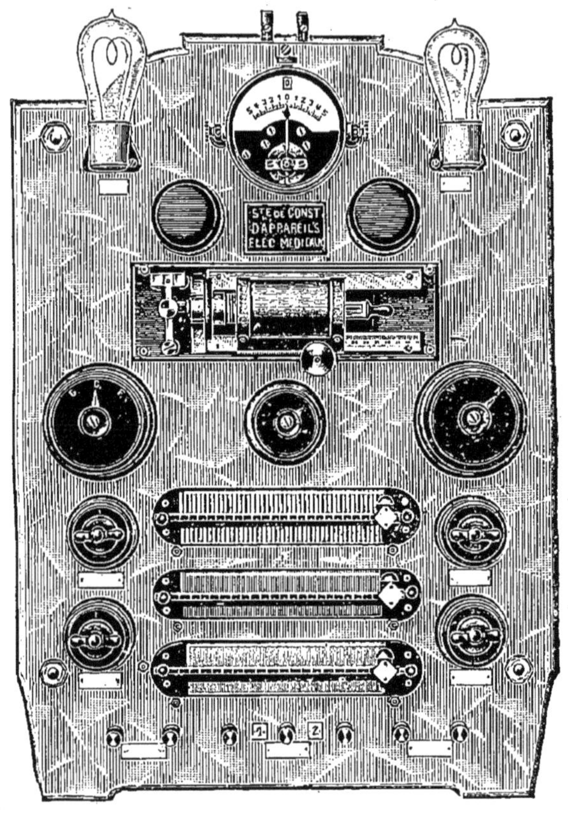

Fig. 360. — *Tableau d'adaptation directe sur réseau urbain à courant continu* (endoscopie, galvanocaustie, électromotion, électrolyse et galvanisation, faradisation, charge des accumulateurs portatifs).

Les *tables transportables* sont moins recommandables, en raison de leur encombrement. D'ailleurs, si elles sont assez souvent utilisées dans les installations par branchement indirect, elles doivent être déconseillées dans les installations par branchement direct. Il n'est pas prudent d'établir une fiche de prise de courant de 30 ampères sur 110 ou 220 volts, et d'y rattacher un conducteur souple, où la plus légère éraillure du guipage isolant pourrait déterminer de très dangereux courts-circuits.

Ces tableaux se construisent en bois, en ardoise, en marbre. Le bois est trop combustible. L'ardoise est économique : mais elle perd facilement son poli, et prend, à la longue, un vilain aspect. Le marbre est plus cher, mais plus propre, plus élégant. On choisira le *marbre blanc,* parce qu'il s'harmonise mieux avec les murs blancs de nos modernes cliniques aseptiques, où un tableau d'ardoise noire donne l'impression d'une plaque funéraire ; et aussi parce que le marbre blanc est le seul qui supporte, sans risques de se fissurer, le percement des nombreux orifices destinés à conduire les fils amenés à la face postérieure du tableau et à fixer les appareils vissés sur sa face antérieure.

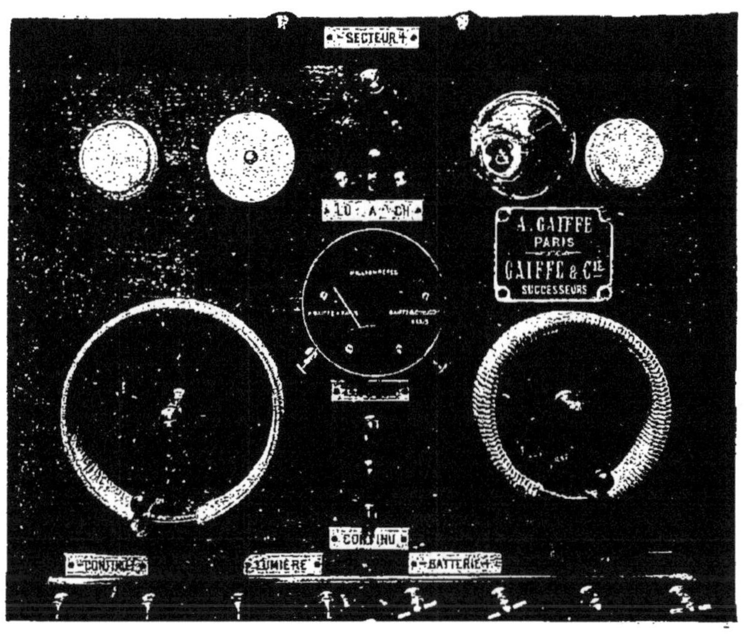

Fig. 361. — *Tableau d'adaptation directe sur réseau urbain à courant continu* (endoscopie, électrolyse et galvanisation).

Dispositif des appareils de répartition. — Les *appareils* adaptés au tableau de distribution se répartissent en plusieurs groupes :

1° Les *commutateurs*, dont le rôle est de mettre respectivement en circuit les appareils d'utilisation médicale.

2° Les *coupe-circuits* de protection.

3° Les *appareils de graduation*. Ce sont des résistances : *lampes, rhéostats, réducteurs de potentiel.* En effet, le but principal d'un tableau, directement branché sur le réseau, est de réduire la tension du courant urbain ; et cette réduction se fait d'une façon différente pour chacun des appareils médicaux en service.

4° Les *appareils de contrôle* : soit pour vérifier simplement le passage du courant, tels que les *lampes-témoin* ; soit pour mesurer sa tension et son intensité : *voltmètres* et *ampèremètres*, qui surveillent la charge des accumulateurs portatifs ; *milli-ampèremètres*, qui président à une électrolyse, etc.

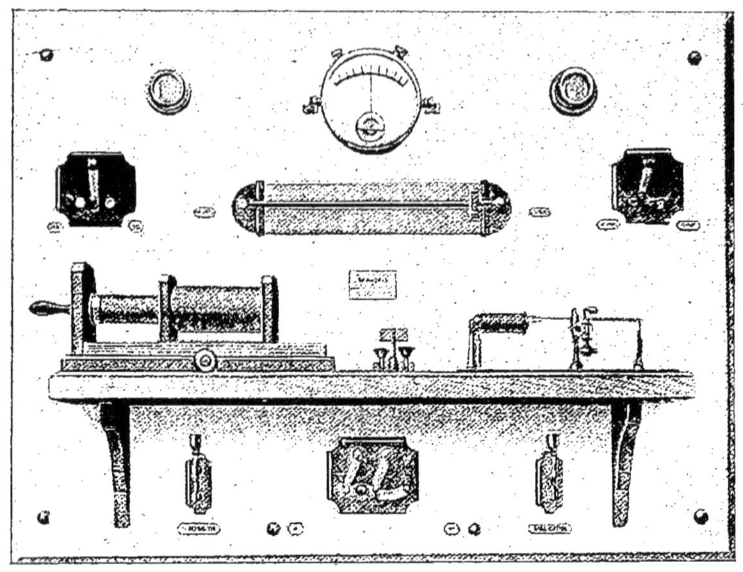

Fig. 362. — *Tableau d'adaptation directe sur réseau urbain à courant continu* (galvanisation et faradisation, modèle Gautier et Toury).

5° Les *bornes* auxquelles sont reliés les conducteurs souples, aboutissant aux appareils médicaux.

III

UTILISATION DU COURANT

Indépendance des circuits d'utilisation. — Le montage du tableau permet l'exécution simultanée de toutes les opérations électromédicales, sans que le travail d'un appareil trouble sensiblement le fonctionnement de l'appareil voisin en service.

Le tableau de distribution comporte autant de circuits indépendants qu'il y a d'appareils électromédicaux à alimenter. Chacun de ces circuits est dérivé sur le circuit général d'alimentation du tableau. De plus, sur chaque circuit dérivé est, par prudence, dérivé secondairement le courant d'alimentation des cautères, etc.

Nous allons, pour plus de clarté, étudier successivement chacun de ces circuits indépendants.

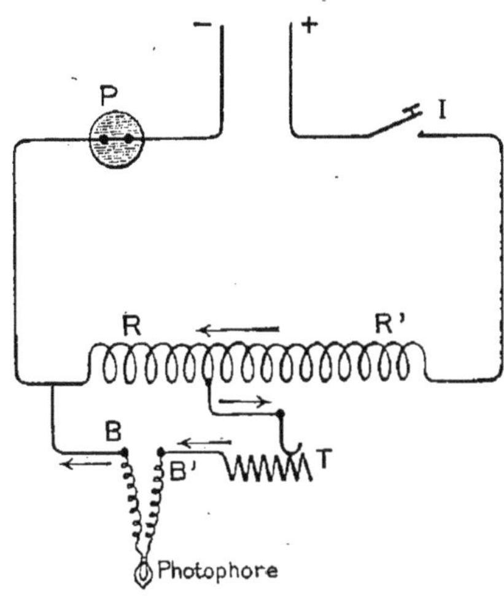

Fig. 363. — *Schéma d'un circuit de lumière dérivé sur réseau urbain à courant continu.*

P, coupe-circuit ; I, interrupteur ; R, R', résistance fixe ; T, résistance variable ; B, B', bornes où s'attachent les conducteurs souples du photophore.

Photophore. — Tension : 2-12 volts. Intensité : 0,2-1 ampère.

Le circuit *dérivé* d'alimentation du photophore comporte (fig. 363) :

a) Un *interrupteur* général.

b) Un *coupe-circuit*.

c) Une *résistance fixe,* intercalée dans le circuit direct, pour abaisser la tension du courant au taux maximum que réclame une endoscopie sous 10-12 volts.

d) Une *résistance variable,* faite d'un rhéostat de réglage à enroulement fin et montée, comme le photophore, en dérivation sur la résistance précédente, pour nous garantir dans une certaine mesure contre les pertes à la terre.

Galvanocautère. — Tension : 3-6 volts. Intensité : 5-25 ampères.

Le circuit *dérivé* d'alimentation du galvanocautère comporte (fig. 364) :

a) Un *interrupteur général.*

b) Un *coupe-circuit.*

c) Une *résistance fixe*. Celle-ci, en raison de la forte intensité du courant demandé, est faite d'une série de spires métalliques à très gros fil, tendues sur un cadre isolant et suffisamment espacées pour permettre une circulation d'air capable d'absorber leur chaleur rayonnante (fig. 103). Cette résistance est le principal défaut des appareils d'adaptation directe sur réseau urbain. Elle est encombrante, car ses dimensions sont forcément très grandes. Elle est importune, car elle fait office de radiateur et émet une chaleur qui affecte péniblement l'opérateur placé à ses côtés, surtout pendant la saison chaude. On peut restreindre ces inconvénients en dissimulant cette résistance derrière le tableau : mais beaucoup de secteurs exigent qu'elle en soit indé pendante. Elle est néanmoins indispensable.

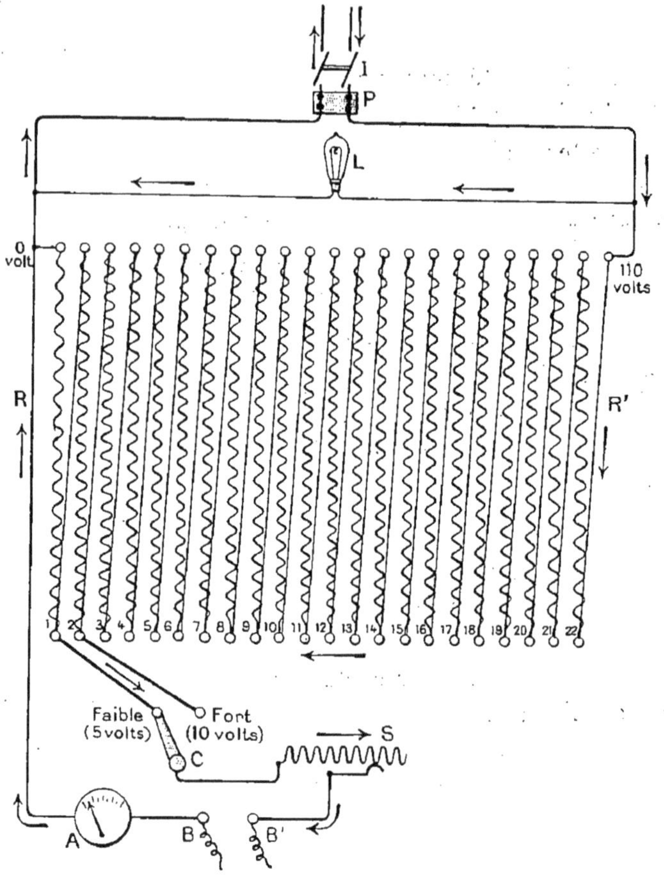

Fig. 364. — *Schéma d'un circuit de galvanocaustie dérivé sur réseau urbain à courant continu.*

I, interrupteur bipolaire; P, coupe-circuit bipolaire; R, R', résistanee fixe; L, lampe témoin; S, rhéostat; C, commutateur à deux positions; A ampèremètre; B, B', bornes où s'attachent les conducteurs souples du galvanocautère.

Si la tension du circuit urbain dépassait 150 volts, la chaleur dégagée par cette résistance serait trop forte. Il faudrait alors abaisser le voltage du courant avec un *transformateur rotatif*.

d) Une *lampe-témoin*, montée en dérivation sur le circuit direct où se trouve intercalée la grosse résistance fixe du cautère.

Cette lampe rend de très grands services.

En effet, il arrive souvent que le médecin, préoccupé par le traitement du patient, s'étant servi du galvanocautère et ayant éteint celui-ci par la manœuvre de l'interrupteur placé sur son manche, oublie de fermer l'interrupteur principal du circuit. Or, comme le galvanocautère est branché en dérivation, le courant continue à passer néanmoins dans le circuit direct; la résistance fixe s'échauffe alors d'une façon dangereuse, tandis que le compteur d'électricité marque un nombre excessif d'hectowatts inutilisés. La lampe-témoin, qui continue à briller, prévient le médecin que les frais de consommation courent toujours et l'invite à les arrêter.

e) Un *rhéostat de graduation* — résistance variable — monté en série sur le circuit dérivé, et servant à absorber la différence entre les volts que la résistance fixe laissera parvenir au commutateur et ceux qui sont utiles au fonctionnement du cautère ou de l'anse galvanique.

f) Un *commutateur* à deux positions, permettant d'envoyer au rhéostat de graduation un courant de tension plus ou moins élevée, et, par conséquent, de rattacher aux mêmes bornes une grande anse galvanocaustique ou un cautère peu résistant.

g) Facultativement, un *ampèremètre* gradué à 30 ampères. Cet appareil n'est pas indispensable: mais, dans certains cas, il donne d'utiles indications. Il peut, par exemple, servir à maintenir fixe l'intensité du courant dans certaines électrotomies d'amygdales avec l'anse (Cheval).

Danger du raccordement en série. — Le raccordement direct d'un circuit de galvanocautère au réseau urbain, avec intercalation d'un seul rhéostat en série, nous exposerait à de sérieux dangers.

Il n'est aucune installation où la perte à la terre soit autant à redouter. Une telle perte, sur une canalisation de 110 volts 20 ampères, minimum nécessaire à l'alimentation du cautère, nous exposerait à des chocs électriques très graves : et le danger serait accru, si, comme il arrive le plus souvent, la compagnie exploitante nous obligeait à brancher nos appareils sur deux ponts, nous envoyant ainsi 220 volts.

D'autre part, quand on pratique une cautérisation avec raccordement en série, le circuit général est momentanément ouvert ou fermé par l'interrupteur qui se trouve inclus dans le manche du galvanocautère. A chaque interruption éclate donc une violente étincelle de rupture, qui a bientôt fait de mettre ce manche hors d'usage. Et songeons aux accidents qui se produiraient si, la lame de platine du cautère venant à fondre dans le nez par un survoltage accidentel, cette étincelle se produisait à l'intérieur des fosses nasales!

Sécurité relative du raccordement en dérivation. — On évite en partie ce danger *en mettant le circuit du cautère en dérivation sur une résistance fixe.*

Mais la consommation excessive du cautère n'en est pas diminuée pour cela ; et il n'en faut pas moins installer une canalisation à très gros fil pour l'alimenter. Tout au contraire, elle est accrue de 20 pour 100 (voir page 173).

La dérivation est une sécurité ; elle n'est pas une économie.

Dispositif. — La *résistance fixe* est construite ordinairement sur le principe suivant (fig. 364).

Supposons un circuit de 110 volts.

Établissons 22 spires montées en série, et attachons les extrémités inférieures de ces 22 spires à 22 boutons.

Si la différence de potentiel qui s'établit entre les deux extrémités de la résistance est de 110 volts, la différence de potentiel qui existera entre les deux extrémités de chaque spire sera de 110 : 22 soit de 5 volts.

Donc, si nous fixons les deux extrémités du *circuit dérivé* du cautère, d'une part à la sortie de la résistance au point O, et d'autre part au bouton 1, nous n'enverrons dans ce circuit qu'un courant de 5 volts.

Si la dérivation se fait sur le bouton 2, nous enverrons dans le circuit un courant de 10 volts, puisque nous aurons pris la différence de potentiel de deux spires.

Ces chiffres de 5 et de 10 volts ne sont pas choisis au hasard. Ils correspondent aux voltages maxima que réclament d'une part les cautères peu résistants, d'autre part les grandes anses assez résistantes.

Inutile d'employer en l'espèce une tension plus forte. Un commutateur C à deux plots sera relié aux boutons 1 et 2. Quand on voudra user du cautère, on mettra la manette du commutateur sur le plot *Faible*, pour établir dans son circuit très peu de tension ; si l'on veut se servir de l'anse, on mettra la manette sur le plot *Fort* : le courant dérivé aura une tension double.

Électromoteur. — Puissance : 1/8e de cheval. Tension : 110 ou 220 volts. Intensité : 2 ou 1 ampères.

Le circuit d'alimentation dérivé du moteur comporte :

a) Un *interrupteur* fixé au tableau comme dans les cas précédents.

b) Un *coupe-circuit.*

c) Une *résistance variable,* destinée à régler la vitesse du moteur. Il est recommandé de se servir d'un rhéostat de réglage mobile, de préférence d'un rhéostat au pied. Celui-ci comportera aussi des dispositifs d'arrêt et de marche arrière : tous ces mouvements étant commandés par une pédale unique.

Il n'est besoin ici ni d'une lampe-témoin, puisque le ronflement du moteur témoigne suffisamment du passage du courant, ni d'une résistance fixe, puisqu'il y a intérêt à envoyer au moteur toute la tension du courant de ville, de manière à réduire sa consommation en ampères.

Électrolyse. Galvanisation. — Tension : 5-25 volts. Intensité : 1-50 milliampères.

Il est facile de pratiquer l'électrolyse et la galvanisation directement avec le courant du réseau : celui-ci étant continu et ayant une tension élevée. Cela ne veut pas dire que ce soit une conduite prudente.

Le circuit dérivé d'alimentation des appareils galvaniques comporte alors :

a) Un *interrupteur*.

b) Un *coupe-circuit*.

c) Un *renverseur de courant*.

d) Une *résistance fixe*, faite d'une lampe à incandescence, abaissant la tension du courant à un taux de 30-40 volts et laissant passer un courant de 300 milliampères.

e) Une *résistance variable* constituée par un réducteur de potentiel. Ce dernier ne dérive vers le malade qu'une partie du courant ; il diminue donc la violence du choc électrique, en cas de perte à la terre : mais il ne met pas complètement à l'abri de cette fâcheuse occurrence.

f) Un *milliampèremètre apériodique*, à divisions larges, permettant une lecture facile du cadran. Il sera placé de telle manière que l'opérateur l'ait constamment sous les yeux pendant les manœuvres d'électrolyse ou de galvanisation.

Une lampe-témoin est inutile ; la lampe de résistance en fait office.

Faradisation. — Le circuit dérivé de faradisation comporte :

a) Un *interrupteur*.

b) Un *coupe-circuit*.

c) Une *lampe de résistance* abaissant la tension du courant à un maximum de 5-6 volts, bien suffisant pour exciter le primaire d'une bobine.

d) La *bobine d'induction*.

Le schéma suivant indique la manière de monter le circuit de galvanisation et le circuit de faradisation (à l'aide d'un *combinateur de Watteville*) pour pouvoir à volonté recueillir sur la même paire de bornes, soit du courant galvanique, soit du courant faradique, soit simultanément les deux courants (fig. 365).

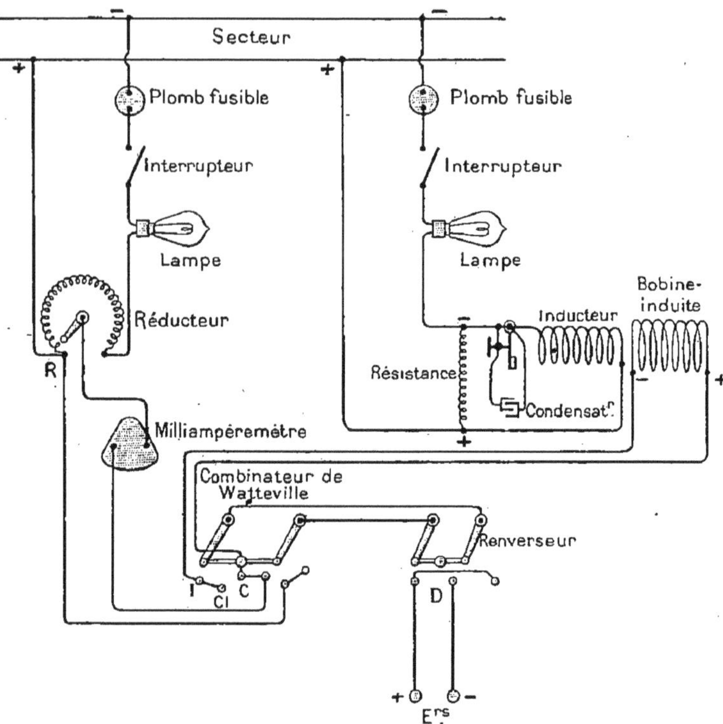

Fig. 365. — *Dispositif d'un circuit de galvanisation et faradisation, en raccordement direct à un réseau à courant continu.*

Ers, bornes d'attache des conducteurs souples aboutissant aux électrodes.

Charge de la batterie portative pour endoscopie. — Tension : 15 volts. Intensité maxima : 1 ampère.

Le circuit de charge d'une batterie portative de six éléments de 700-800 grammes de plaques, destinée à l'endoscopie, comporte :

a) Un *interrupteur*.

b) Un *coupe-circuit*.

c) Une *résistance fixe*, formée d'une lampe de 95 volts-32 bougies ou 205 volts-50 bougies, suivant qu'on se branche sur secteur à 110 ou à 220 volts.

d) Un *ampèremètre*, mis en série dans le circuit, pour contrôler le débit du courant chargeur.

f) Un *voltmètre*, placé en dérivation, pour surveiller la tension du courant allant à la batterie en charge ; la charge doit être arrêtée quand l'aiguille marque 15 volts.

Un *rhéostat de réglage* n'est pas nécessaire, puisque la lampe de résistance suffit à régler la tension du courant de charge. Il n'est, d'ailleurs, pas prudent, sauf en certaines circonstances, d'intercaler dans le circuit de charge d'un accumulateur une résistance sujette à varier accidentellement.

Un *disjoncteur automatique* sera avantageusement ajouté à cette liste. Cet appareil a sur les plombs fusibles le double avantage de ne pas produire d'explosion à la rupture du circuit, et d'être constamment en service. Il met automatiquement hors circuit la batterie en charge, quand le courant chargeur prend une intensité dangereuse (voir page 185).

Charge de la batterie portative pour galvanocaustie. — Tension : 7,5 volts. Intensité maxima : 4 ampères.

Le circuit précédent sert aussi à charger les accumulateurs de la batterie portative pour galvanocaustie. Le même ampèremètre, le même disjoncteur du courant peuvent être utilisés. Il suffira seulement d'intercaler en série dans le circuit, à la place de la lampe de résistance précédemment indiquée, une lampe de 103 volts-50 bougies ou deux lampes de 103 volts-50 bougies montées en dérivation, suivant qu'on voudra disposer d'un courant plus ou moins intense (2 ampères ou 4 ampères) pour charger la batterie plus ou moins vite.

Étalonnage des lampes de résistance. — En théorie, pour charger un accumulateur de 6 éléments sur un réseau de 110 volts, on doit intercaler dans le circuit une lampe de résistance de 110 — 15 = 95 volts.

En pratique, étant donné que de telles lampes doivent être fabriquées spécialement, on préfère se servir de lampes de résistance de 110 volts (ou 220 volts sur circuit de 220 volts), qu'on trouve toutes faites dans le commerce.

Il semble que ces lampes devraient absorber tout le potentiel disponible et ne pas en céder à l'accumulateur. En réalité, il n'en est rien : et voici comment les choses se passent.

A. — Si nous mettons en série dans un circuit de 110 volts deux résistances inégales, en l'espèce une lampe de 95 volts et un accumulateur de 6 éléments, la différence de potentiel établie par la source électromotrice se répartira dans ces deux appareils proportionnellement à leurs résistances respectives[1]. Elle abandonnera 95 volts à la lampe et 15 volts à l'accumulateur.

B. — Mettons maintenant en série dans ce même circuit une lampe de résistance de 110 volts et une batterie de 6 accumulateurs. Nous ne pourrons évidemment pas obtenir de la source, qui fournit 110 et non 125 volts, qu'elle abandonne à chacun de ces appareils la différence de potentiel réglementairement nécessaire à leur fonctionnement normal. Chacun d'eux recevra donc un voltage inférieur à celui qu'il demande. Les 110 volts de la source se répartiront comme il suit dans les deux appareils : 96 volts dans la lampe et 14 volts dans l'accumulateur. Avec cette tension légèrement réduite, la lampe éclairera moins, ce qui n'a aucune importance, car son rôle n'est pas de nous illuminer : mais l'accumulateur se chargera presque aussi bien, puisque la diminution de voltage du courant l'affecte d'une manière insignifiante.

Au reste, on ne doit pas, en pratique, attribuer à ces chiffres une précision aussi grande que le veut la théorie. En effet, les courants continus à 110 volts peuvent réglementairement, suivant les moments, être distribués à 107 ou à 113 volts. Et, en fait, ces variations de tension sont souvent plus grandes encore que ne l'autorise le cahier des charges des compagnies exploitantes.

B

RACCORDEMENT DIRECT A UN RÉSEAU A COURANTS ALTERNATIFS

I

COURANT D'ALIMENTATION

Caractères. — Tout courant alternatif est caractérisé par :

a) sa *tension* (nombre de volts) ;

b) sa *fréquence* (nombre de périodes) ;

c) sa *forme* (nombre de phases).

Ces trois caractères sont fixés, une fois pour toutes, par la station centrale qui nous fournit le courant. Ils doivent être indiqués

1. En réalité, un accumulateur en service n'a pas de résistance intérieure. La résistance qu'il oppose, pendant la charge, au passage du courant chargeur est due à la force contre-électromotrice qu'il développe : mais, en pratique, tout se passe comme s'il présentait une résistance intérieure égale à cette force contre-électromotrice.

au fabricant en même temps que nous lui passons la commande de notre installation; car ces renseignements lui sont indispensables pour construire le tableau et établir les appareils destinés à utiliser directement le courant urbain.

Voltage. — Les courants industriels urbains ont toujours un voltage fort élevé. Ainsi, à Paris, cette tension varie, suivant les secteurs, de 2 800 à 12 000 volts. C'est précisément pour pouvoir donner au courant une très haute tension, afin de faciliter le transport de l'énergie électrique, qu'on adopte la forme alternative.

Un courant d'aussi haut voltage ne pourrait être utilisé dans nos appareils électromédicaux. D'ailleurs, il est absolument interdit de l'introduire dans les habitations privées. Les usines qui distribuent du courant alternatif à haute tension sont astreintes à installer dans chaque maison, ou dans chaque groupe de maisons, un transformateur qui abaisse à 110 ou 220 volts la tension de ce courant, en même temps qu'il lui donne une plus forte intensité.

Ce courant alternatif, à tension ainsi réduite, peut alors être conduit à notre tableau de distribution dans les mêmes conditions que le courant continu.

Fréquence. — La fréquence d'un courant alternatif est caractérisée par le nombre de périodes effectuées en une seconde (une période comprenant deux alternances).

Cette fréquence est invariable pour un réseau donné. Elle dépend du nombre des pôles de la machine (alternateur) et de sa vitesse de rotation. La fréquence moyenne des courants urbains est de 30 à 50 périodes. A Paris, elle est de 42 périodes.

Phases. — La plupart des réseaux urbains fournissent du courant monophasé. Au contraire, les usines destinées à alimenter des moteurs débitent plutôt des courants polyphasés, et, le plus souvent, du courant triphasé.

Le courant triphasé exige l'établissement d'une canalisation à trois fils, même pour les dérivations pénétrant dans nos maisons. Après le passage dans le transformateur, il s'établit, en général, une différence de potentiel de 110 volts entre deux fils voisins.

Or, en raison de la faible consommation de nos appareils électromédicaux usuels, on ne fait monter ordinairement que deux fils dans nos cabinets de consultation (dont un fil neutre); nous travaillons alors sur une seule phase du courant. Et tout se passe comme si nous étions branchés sur un courant simplement monophasé à 110 volts (voir page 511).

Il en est de même quand on alimente indirectement le galvanocautère par l'intermédiaire d'un petit transformateur statique médical.

Mais si le cautère, consommant trente volts, est directement raccordé au réseau, la compagnie peut exiger que, pour mieux répartir la consommation sur ses fils, nous le branchions sur les trois phases. Ce cas est rare.

Ampérage. — Le nombre d'ampères nécessaire à notre consommation maxima sera, une fois pour toutes, déterminé sur notre demande. Et il restera dès lors limité par la résistance du coupe-circuit établi à l'entrée du courant dans notre habitation. Même chose, en somme, que pour le branchement direct sur réseau à courant continu.

II

RÉPARTITION ET UTILISATION DU COURANT

Dispositif d'ensemble du tableau de distribution. — L'arrivée du courant (canalisation à gros fil, interrupteur bipolaire, etc.) se fera comme dans le cas du courant continu.

En commandant notre tableau au fabricant, nous ne manquerons pas de lui donner les indications nécessaires sur la forme, la tension, les phases du courant utilisé. Et surtout, n'oublions pas de le prévenir que le secteur nous permet ou nous défend de nous brancher seulement sur une phase.

Le *tableau de distribution* sera disposé, tout au moins en partie, comme celui qui se charge de répartir directement le courant continu urbain dans nos appareils électromédicaux. Mais, en raison de la forme alternative du courant, certaines utilisations vont nous être rendues impossibles.

Photophore. — Une lampe à incandescence éclaire, parce

qu'elle transforme en énergie calorifique l'énergie électrique qui lui est fournie. Cette transformation se fait en vertu des lois de Joule. Le pouvoir lumineux de la lampe est proportionnel à la quantité de chaleur qui s'y produit. Or, la valeur de celle-ci est fonction directe de la résistance du filament et fonction inverse du carré de l'intensité du courant: mais elle est absolument indépendante du sens de ce courant.

Par conséquent, une même lampe à incandescence pourra fonctionner sur courant continu ou sur courant alternatif, à condition toutefois que la fréquence de ce dernier soit suffisante (au moins 30 périodes).

D'où il résulte que tous nos appareils d'endoscopie, sans nécessiter aucune modification dans leur construction, pourront être à volonté branchés sur réseau à courant continu ou sur réseau à courants alternatifs, avec intercalation des mêmes résistances dans les deux cas (mêmes rhéostats, mêmes lampes de résistance, etc.).

Ce dispositif, apte à fonctionner sur n'importe quel réseau si sa tension a une valeur convenable, est utilisé dans les résistances portatives pour examens endoscopiques au domicile des malades. Rappelons qu'il est imprudent de manier de tels appareils, d'autant plus que, s'il y a perte à la terre, on a plus de chances de recevoir une secousse accidentelle sur réseau alternatif que sur réseau continu, puisqu'ici les deux pôles sont dangereux à toucher.

Galvanocautère. — Pour la même raison (lois de Joule) tous nos appareils galvanocaustiques peuvent être indifféremment branchés sur réseau à courant continu ou sur réseau à courants alternatifs. Mêmes résistances dans les deux cas. Seul, l'ampèremètre doit être construit différemment, suivant qu'il est destiné à mesurer l'intensité d'un courant continu ou d'un courant alternatif. Dans le cas actuel, il faut employer des *voltmètres* et des *ampèremètres thermiques*.

Mais de telles considérations sont purement théoriques. En pratique, il est absolument irrationnel d'alimenter *directement* un galvanocautère avec le courant alternatif d'un réseau. C'est une faute inexcusable à l'heure actuelle, et qu'aucun fabricant ne nous laisserait certainement commettre.

Peut-on admettre le *branchement direct* sur réseau à courants alternatifs d'appareils à consommation aussi forte qu'un galvanocautère, par l'intermédiaire de résistances en série ou même en dérivation, ce qui : *a*) entraîne un gaspillage considérable d'énergie électrique ; *b*) oblige à établir une canalisation spéciale à très gros fils ; *c*) expose l'opérateur et le patient aux conséquences éventuelles des pertes à la terre ?

Et comment ne pas préférer, à tous égards, le *branchement indirect par transformateur statique,* au fonctionnement duquel se prête admirablement le courant alternatif ? Disposition pratique, économique et prudente, qui : *a*) réduit au minimum la consommation d'énergie électrique ; *b*) permet de relier les appareils à n'importe quels fils ; *c*) supprime absolument les dangers des pertes à la terre. Nous reviendrons plus loin, et avec plus de détails, sur la valeur comparative des branchements direct et indirect : car peu de questions pratiques nous intéressent autant.

Électromoteur. — Un électromoteur médical peut être alimenté par du courant alternatif, et se raccorder directement à une canalisation urbaine de 110 ou 220 volts par l'intermédiaire de résistances appropriées. Mais, contrairement à ce qui a lieu pour les photophores et les galvanocautères, un même électromoteur ne peut pas marcher à volonté sur courant continu et sur courant alternatif.

Tout électromoteur doit être spécialement construit en vue de la forme du courant qu'il utilisera, et, en l'espèce, d'après la tension, la fréquence et les phases du courant alternatif d'alimentation. Nous avons dit que l'on emploie en chirurgie (voir page 405) des moteurs asynchrones avec balais et collecteur, de très faible puissance, lesquels peuvent démarrer spontanément et se règlent assez facilement. De tels moteurs fonctionnent avec du courant monophasé.

Faradisation. — Le courant alternatif convient bien pour exciter le primaire d'une bobine d'induction. Dans ce cas, la bobine aura une construction plus simple que celle de l'appareil usuel à faradisation, alimenté par courant continu de pile ou de secteur.

En effet, en raison des alternances propres du courant alternatif, il n'est plus nécessaire d'interrompre mécaniquement le courant qui alimente le circuit primaire, pour produire les phénomènes d'induction dans le circuit secondaire. L'interrupteur annexé à la bobine sera donc supprimé. Mais, ce qu'on recueille alors dans le circuit secondaire, ce n'est pas du courant faradique proprement dit : c'est du *courant sinusoïdal*, dont l'effet, moins douloureux et moins excitant, ne peut pas remplacer dans tous les cas l'action de la faradisation.

Charge des accumulateurs portatifs. — Nous avons déjà étudié les différents procédés de recharge des accumulateurs portatifs par branchement sur réseau alternatif (voir page 572).

Électrolyse. Galvanisation. — Il est impossible de pratiquer l'électrolyse ou la galvanisation par branchement direct sur réseau à courants alternatifs des appareils électromédicaux. Les soupapes électriques, employées pour la charge des accumulateurs, ne sont pas utilisables en l'espèce. En effet, elles ne laissent passer que des émissions de même sens, ce qui convient bien aux accumulateurs : mais elles donnent des émissions interrompues, et n'assurent pas, par conséquent, la constance de courant absolument indispensable aux opérations électrolytiques. De même, les convertisseurs à mercure ne peuvent pas servir ; ils donnent du courant alternatif redressé, oscillatoire et non pas constant.

C

CRITIQUE DES INSTALLATIONS FIXES EN RACCORDEMENT DIRECT A UN RÉSEAU URBAIN

Avantages et inconvénients. — Le raccordement direct d'un tableau de distribution électromédical sur un réseau à courant continu a beaucoup plus d'inconvénients que d'avantages. Quant au raccordement direct sur un réseau à courants alternatifs, c'est, à parler franc, un non-sens.

I

AVANTAGES DU RACCORDEMENT DIRECT

Quatre avantages. — Un tableau d'adaptation directe constitue, en fait, le dispositif le plus simple pour alimenter nos appareils par le courant d'une station centrale.

On ne peut contester qu'il présente les avantages suivants.

Propreté. — *Il ne nécessite aucune manipulation* de substances chimiques corrosives, capables de causer des dégâts mobiliers (solution acide de bichromate de potasse des piles Grenet; acide sulfurique dilué des accumulateurs, etc.) ou susceptibles d'amener l'oxydation des contacts et la destruction des fils de connexion.

Encombrement. — *Il est très peu encombrant* et nous économise la place qu'occuperait une batterie fixe d'accumulateurs ou de piles.

Entretien. — *Il n'exige absolument aucun entretien.*

Simplicité. — *Il est prêt à servir à tout moment*, sans aucune préparation pour sa mise en marche.

II

INCONVÉNIENTS DU RACCORDEMENT DIRECT

Trois inconvénients. — Trois reproches ont été faits au dispositif par branchement direct : on l'a accusé d'être dispendieux, dangereux, infidèle. A vrai dire, ses inconvénients ont été complaisamment exagérés par les partisans du branchement indirect. Ils sont cependant assez sérieux pour que nous lui préférions désormais ce dernier dispositif.

Coût élevé. — *L'emploi direct du courant urbain est trop dispendieux* : et cela, eu égard aussi bien aux frais d'installation qu'aux frais d'entretien.

a) Les *frais d'installation* sont très élevés. En effet, il faut établir, pour alimenter le tableau de distribution, une canalisation spéciale à gros fils, capable de débiter 30 ampères sans s'échauffer anormalement[1]. Ces conducteurs sont chers : car le

1. A Paris, la Préfecture de police exige que le passage d'un courant d'une intensité double de celle qu'il doit normalement admettre n'échauffe pas un fil conducteur au-dessus de 40 degrés.

Elle interdit qu'on fasse passer, dans les fils entourés de caoutchouc, plus d'un nombre déterminé d'ampères par millimètre carré de section. La tolérance diminue à mesure qu'augmente la grosseur du conducteur.

Sont autorisés par millimètre carré :

3 ampères, pour les câbles de 1 à 5 millimètres carrés de section totale;

2 ampères, pour les câbles de 5 à 50 millimètres carrés;

1 ampère, au-dessus de 50 millimètres carrés.

prix du cuivre pur est toujours assez haut, quelles que soient les fluctuations du cours des métaux. Dans le cas actuel, y compris les frais de moulures et de pose, la canalisation (à deux fils) coûte environ huit francs le mètre. Et si, comme cela a lieu pour un service d'hôpital ou une grande clinique, on doit faire courir ces fils sur une longue distance, afin d'alimenter un certain nombre de postes disséminés dans des salles placées à des étages différents, on se trouve amené en présence d'un devis extrêmement cher, où les frais de canalisation dépassent le prix d'achat du matériel et peuvent absorber 75 pour 100 de la somme affectée aux travaux d'installation (voir le devis de la page 714).

b) Les *frais de consommation* sont exagérés, attendu que la plus grande partie de l'énergie électrique demandée à la station centrale est absorbée par les résistances qui la gaspillent en chaleur. Ce contraste entre la valeur du courant fourni et la valeur du courant réellement utilisé est surtout frappant dans l'emploi du galvanocautère.

Exemple : Soit un cautère qui consomme 20 ampères sous une tension de 4 volts, c'est-à-dire 80 watts-heure. Il faut demander au secteur un courant de 20 ampères, sous la tension réglementaire de 110 volts (parfois 220 volts). Les résistances du tableau de distribution absorbent les volts en excès et abaissent cette tension à 4 volts ; ce qui n'empêche que notre compteur électrique enregistre néanmoins une consommation de 20 ampères sous 110 volts, soit 2 200 watts qu'il faudra payer. Or, sur ces 2 200 watts, le galvanocautère n'utilise que 80 watts. Le reste, soit 2 120 watts, est perdu dans les résistances. D'où un déchet d'environ deux mille pour cent... !

Supposons que l'hectowatt-heure nous soit vendu 7 centimes. Pour fournir à notre cautère 5 centimes d'énergie électrique utilisable, nous aurons à payer à notre secteur la somme de 1 fr. 55. On ne saurait, tout au moins en théorie, imaginer un rendement plus désavantageux.

Il est vrai qu'en fait cette combinaison n'est pas très dispendieuse, puisque le fonctionnement du galvanocautère est toujours de très courte durée.

Dangers. — *L'emploi du courant urbain est dangereux.* Il nous met à la merci des pertes à la terre.

Celles-ci sont surtout à craindre en matière d'électrolyse.

On croit généralement que les dangers d'une secousse accidentelle sont écartés quand on place les appareils non plus en *série* mais en *dérivation* sur le circuit urbain. C'est une erreur.

La mise en dérivation à l'aide d'un réducteur de potentiel, dans les opérations galvaniques, présente plus d'avantages au point de vue du réglage de l'intensité du courant, mais elle ne donne guère plus de sécurité contre les effets des pertes à la terre que la mise en série avec rhéostat. De toutes façons, le médecin qui porte un photophore maintenu sur sa tête par un ressort métallique, le malade à qui on place une électrode dans le conduit auditif ou une aiguille à électrolyse piquée sur la cloison nasale, sont équipés de la meilleure façon pour recevoir la décharge sur leurs centres nerveux.

Toutefois, le danger de l'utilisation directe des courants industriels pour usages médicaux ne doit pas être exagéré[1]. Aucun accident mortel n'a encore été publié. On est, en général, assez bien protégé par le plancher de bois des maisons, à condition qu'il soit ciré, non pas lavé, et mieux encore s'il est recouvert d'un tapis de laine. Au contraire, un sol de dalles ou de mosaïque est dangereux, car il est bon conducteur : il doit être nécessairement recouvert d'un tapis de caoutchouc ou de linoleum, aux endroits où se placent les chaises de l'opérateur et de l'opéré, la table à instruments, et, en un mot, tous appareils métalliques qui peuvent accidentellement être touchés. On a conseillé également au médecin de mettre des chaussures de caoutchouc ; en tous cas, il ne faut pas garder des souliers dont les semelles soient humides.

Ces précautions ne donnent pas encore toute sécurité. Il faut éviter de toucher les conduites d'eau ou de gaz et même les murs ripolinés de nos cabinets de consultation modernes, où sont noyés des tuyaux qui les mettent éventuellement en communication avec un des pôles de la source électromotrice.

Infidélité. — *L'emploi direct du courant urbain est infidèle.* Tout appareil de branchement par adaptation directe sur réseau urbain nous met à la merci :

a) des *variations brusques de tension* qui se produisent parfois dans le débit des courants urbains, par suite de la consommation variable d'énergie électrique que font les différents établissements placés sur le même secteur ;

b) des *interruptions* de courant.

1. Entre les mains d'un médecin prudent, l'utilisation directe du courant continu des stations centrales sérieuses (des stations ne renversant pas le sens du courant et n'interrompant pas brusquement le circuit) peut fournir d'excellents résultats dans les galvanisations demandant de fortes intensités et *portant sur des régions du corps éloignées de la tête* (Bordier).

Les interruptions, rares dans les réseaux à courant continu, sont au contraire assez fréquentes sur les distributions de courant alternatif. Il faut, en effet, interrompre ce courant toutes les fois qu'il y a un travail de réparation à exécuter sur le réseau, en raison des dangers auxquels sa haute tension expose les ouvriers.

Ces interruptions sont simplement ennuyeuses quand elles éteignent un photophore ou un cautère ; elles sont dangereuses quand elles coupent brusquement le courant au cours d'une électrolyse ou d'une galvanisation céphaliques. Toutefois, les secteurs sérieux ont l'habitude de prévenir en temps utile de l'heure à laquelle sera coupé le courant et de la durée de cette interruption. On pourra donc prendre ses dispositions en conséquence.

CHAPITRE XXXI

LE RACCORDEMENT INDIRECT PAR ACCUMULATEURS A UN RÉSEAU URBAIN

Avantages. — Ce mode d'utilisation indirecte des courants urbains a été très bien réglé par Garel. Il présente de réels avantages sur l'adaptation par raccordement direct. Il tend cependant à être délaissé, à mesure que la méthode de raccordement indirect par transformateurs se généralise.

Le raccordement indirect par accumulateurs a surtout été recommandé pour *supprimer le danger* de l'utilisation directe des courants urbains (pertes à la terre, interruptions accidentelles), et, accessoirement, pour *réduire sa consommation*.

A

RACCORDEMENT INDIRECT PAR ACCUMULATEURS A UN RÉSEAU A COURANT CONTINU

I

UTILISATION ET RÉPARTITION DU COURANT

Indépendance des deux courants. — Dans cette combinaison, *le courant du réseau est exclusivement employé pour charger une batterie d'accumulateurs ; et c'est le courant restitué par ces accumulateurs qui alimente nos appareils électromédicaux.*

Le *courant de décharge* est donc absolument indépendant du

courant de charge. Il en diffère par sa direction inverse, par sa tension moindre, par son intensité souvent plus élevée.

Ainsi est établie une *source électromotrice autonome*, qui fonctionne comme fonctionnait la batterie fixe d'accumulateurs formant poste isolé en l'absence de tout courant industriel d'alimentation. Nous renvoyons le lecteur au chapitre XXVIII pour éviter les redites.

Dispositif de la batterie. — La batterie branchée sur le réseau urbain sera, comme la batterie isolée précédemment décrite, composée de *huit éléments couplés en série*. Garel les utilise ainsi :

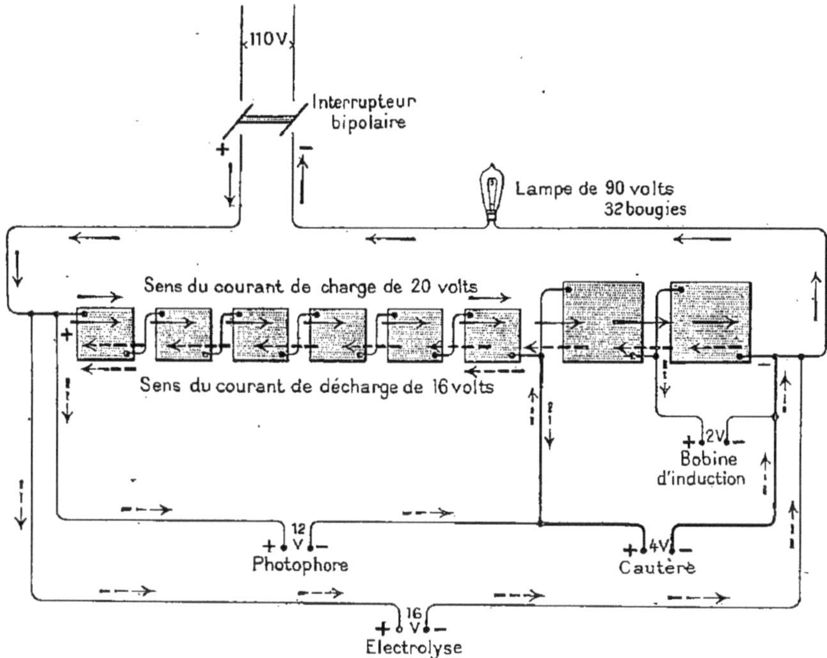

Fig. 366. — *Dispositif d'ensemble d'une installation électromédicale raccordée à un réseau à courant continu avec intercalation d'une batterie d'accumulateurs.*

a) *Six* éléments alimentent le *photophore*.

b) *Deux* autres éléments actionnent le *galvanocautère*[1].

c) *Un* des deux éléments destinés au cautère excite la *bobine d'induction*.

d) Enfin les *huit* éléments, travaillant ensemble, donnent le

1. Peut-être serait-il préférable, pour porter à une bonne incandescence les grandes anses en fil d'acier, d'affecter seulement cinq éléments à la lumière et de réserver trois éléments pour le cautère.

courant nécessaire à l'*électrolyse* nasale et laryngée, pour laquelle Garel se contente d'une tension de 16 volts (fig. 366).

Tableau de distribution. — L'énergie électrique, fournie par cette source restreinte, est répartie aux appareils par un *tableau de distribution* du type déjà décrit. Le même circuit peut simultanément faire marcher la lumière et l'électrolyse. La galvanocaustie doit, au contraire, être indépendante de la lumière, pour ne pas imprimer à la lampe des oscillations un peu gênantes (Garel).

Le tableau ne comporte pas de dispositif pour actionner un électromoteur ou pour charger des batteries portatives d'accumulateurs. En voici les raisons.

Raccordement direct du moteur. — Le *moteur* sera branché *directement* sur le courant de la station centrale (Garel). On emploiera dans ce cas un moteur de 110 volts, qui développe ordinairement plus de puissance que les moteurs construits pour marcher avec les basses tensions de 10 à 12 volts. D'ailleurs, ceux-ci, réclamant un courant de très forte intensité, vident les accumulateurs aussi rapidement que le fait le galvanocautère : et davantage encore, quand on s'en sert pour pratiquer des séances de massage vibratoire qui durent une dizaine de minutes.

Utilisation des accumulateurs portatifs. — Les *accumulateurs portatifs* sont, dans le dispositif de Garel, l'objet d'une très ingénieuse combinaison.

L'installation autonome, par batterie fixe isolée de tout réseau urbain, nous obligeait à choisir des éléments volumineux, ayant une grande capacité de 120 ou 200 ampères-heure. Ce choix était dicté par le désir d'espacer, autant que possible, les séances de recharge, pendant lesquelles la batterie est inutilisable.

Dans l'installation actuelle par accumulateurs reliés à un réseau à courant continu, cette préoccupation disparaît. En effet, ainsi qu'il sera dit plus loin, la charge des accumulateurs est incessante et en quelque sorte automatique. Le réseau leur rend d'un côté ce que nous leur prenons de l'autre. Il n'est donc pas nécessaire que les éléments aient une forte capacité ; il suffit qu'ils soient capables de débiter, au moment voulu, un courant ayant l'intensité exigée par nos appareils. On pourra donc, suivant le judicieux conseil de Garel, prendre six éléments d'une capacité de 10-15 ampères-heure pour l'endoscopie, et choisir deux éléments plus gros, d'une capacité de 20-30 ampères-heure, pour la galvanocaustie.

Or, en se reportant à la page 551, on remarquera que telle est précisément la capacité des accumulateurs que nous avons conseillés pour constituer nos batteries portatives de lumière ou de cautère. Nous serons donc amenés à faire jouer à ces batteries portatives un rôle en partie double.

a) Tantôt elles serviront d'*accumulateurs-tampon* entre le réseau de la station centrale et nos appareils d'utilisation.

b) Tantôt elles serviront de *source transportable*.

Quand nous travaillerons dans notre cabinet, ces batteries seront rattachées d'une part au tableau de distribution, d'autre part à une prise de courant sur réseau.

Quand nous devrons aller en ville, il suffira de supprimer momentanément ces connexions ; et nous aurons ainsi à notre disposition des batteries qui présenteront le très grand avantage d'être toujours en pleine charge.

Il est vrai que cette élégante solution du problème électrogène ne saurait convenir aux cliniques très achalandées, où un assez grand nombre de postes lumière-cautère fonctionnent à la fois. Il faudra, dans ce cas, établir, comme batterie-tampon, des accumulateurs de grande capacité impropres au transport.

Quant à la charge des accumulateurs constituant les batteries portatives, elle se fera alors comme il a été dit à propos de l'installation par batterie fixe d'accumulateurs autonomes (voir page 611).

II

CHARGE DES ACCUMULATEURS

Facilité de charge. — La seule différence importante qui distingue l'installation actuelle de l'installation par batterie indépendante, réside dans le *dispositif de charge* des accumulateurs fixes.

Précédemment, la charge était une opération compliquée, qui enfermait le médecin dans un dilemme : ou bien fabriquer soi-même l'énergie électrique ; ou bien devenir tributaire d'une usine.

Actuellement, la charge est une opération simple, puisque le médecin n'a qu'à emprunter l'énergie électrique à la canalisation d'éclairage de son habitation. Et comme la charge des accumulateurs médicaux, ayant un poids restreint, doit se faire avec un courant de faible intensité, il n'est pas nécessaire, pour alimenter le tableau d'adaptation indirecte et sa batterie nourricière, d'établir préalablement une canalisation à gros fils. L'énergie électrique nécessaire à l'ensemble des appareils peut être demandée à n'importe quelle prise de courant de l'appartement ; il suffit de substituer un bouchon de charge pour accumulateurs à une lampe à incandescence.

On ne peut mieux faire, du reste, que de reproduire les indications que donne à cet égard Garel, dont il est permis de discuter les préférences, mais non pas de nier la grande compétence en cette matière. Il fut à la fois l'ingénieur et le constructeur de son installation, nous dit-il, alors que les électriciens professionnels n'étaient pas, comme aujourd'hui, au courant de nos aspirations et de nos désirs.

Régime de charge. — Admettons donc, avec Garel, qu'une batterie de huit accumulateurs nous fournisse le courant nécessaire à toutes nos opérations ; et acceptons que ces accumulateurs soient d'assez petites dimensions, sauf deux éléments plus grands consacrés à la galvanocaustie.

Quel sera le courant de charge à fournir à une telle batterie, dont les huit éléments seront naturellement *couplés en série* ?

Sa tension devra être de *20 volts*.

Son intensité devra être de *1 ampère* au moins.

En effet, Garel fait remarquer que, quand on utilise un courant de charge *trop faible*, en l'espèce de 1/2 ampère par exemple, il arrive fatalement un moment où la consommation des appareils a dépassé la quantité fournie par la charge ; et l'on subit alors un certain temps d'arrêt.

Inversement, il faut éviter une charge *trop rapide* par un courant de 4-5 ampères, comme on le fait ordinairement pour les accumulateurs industriels ; attendu que, dans la circonstance présente, l'intensité du courant de charge doit être réglée non pas d'après la capacité des deux grands accumulateurs pour galvanocaustie, mais d'après la capacité des six petits accumulateurs pour lumière.

Dispositif de charge. — Pratiquement, pour obtenir le courant de charge utile, il faut monter les résistances en série sur le circuit dérivé envoyé par le secteur au tableau, comme il suit :

a) Au point de vue du voltage : une lampe de 90 volts sur réseau de 110 volts ou de 200 volts sur réseau de 220 volts ; elle cède à la batterie d'accumulateurs un courant de 20 volts[1].

b) Au point de vue de l'ampérage : une lampe de 32 bougies sur réseau de 110 volts ou de 50 bougies sur réseau de 220 volts ; elle laisse parvenir à la batterie d'accumulateurs un courant de 1 ampère.

La lampe, placée à la partie supérieure du tableau de distribution auquel arrive le courant de la batterie d'accumulateurs, peut, suivant Garel, servir à éclairer la table où l'on place ses instruments. Aussi cet auteur conseille-t-il de ne pas employer des lampes de charge de 110 ou 220 volts, bien qu'elles soient plus faciles à trouver dans le commerce. De telles lampes ne pourraient atteindre que le rouge sombre et éclaireraient insuffisamment, car une partie de la tension du courant serait retenue dans les accumulateurs. — A notre avis, cet inconvénient est négligeable. Le rôle lumineux de la lampe de résistance ne nous paraît pas très utile ; il est même gênant pendant la belle saison.

Cela étant établi, il n'y a plus lieu de se préoccuper en quoi que ce soit de la charge des accumulateurs. Il suffit de laisser la lampe allumée pendant la durée de la consultation, pour qu'elle restitue de l'énergie électrique à la batterie-tampon, au fur et à mesure que celle-ci en dépense.

Si pourtant, pour une raison quelconque, le débit des accumulateurs venait à baisser trop rapidement et troublait ainsi le jeu des appareils médicaux, on relèverait leur charge en quelques instants, en substituant à la lampe de charge précédemment indiquée une lampe de consommation double, laissant passer *deux ampères* ; c'est-à-dire une lampe de 50 bougies sur réseau de 110 volts, ou deux lampes de 50 bougies sur réseau de 220 volts. Mais cette charge rapide doit durer peu de temps pour ne pas fatiguer la batterie.

1. Nous renvoyons le lecteur au chapitre qui traite des « lampes de résistance » (page 157) afin qu'il se garde de toute interprétation fausse au sujet du rôle de ces lampes que notre langage usuel définit incorrectement.

B

RACCORDEMENT INDIRECT PAR ACCUMULATEURS A UN RÉSEAU A COURANTS ALTERNATIFS

Mode de charge. — Ce procédé d'adaptation diffère de celui qui vient d'être exposé, uniquement par le dispositif de charge des accumulateurs. Nous renvoyons donc le lecteur au chapitre qui a traité longuement de la charge des batteries sur réseau à courants alternatifs (voir page 572).

Garel et ses élèves conseillent d'effectuer cette charge à l'aide d'un *moteur-générateur* transformant le courant alternatif en courant continu. La charge se fait alors dans des conditions autres que quand la batterie-tampon est branchée sur réseau à courant continu.

a) Sur *courant continu,* on recharge incessamment les accumulateurs au fur et à mesure qu'ils débitent, en leur rendant simultanément d'un côté ce qu'ils perdent de l'autre.

b) Sur *courant alternatif,* on procède à l'aide de recharges fractionnées. Deux séances de recharge par semaine, de la durée d'une heure chacune (Piaget), suffisent dans la majorité des cas. La charge se fait en dehors des heures de consultation ; on évite ainsi d'être gêné par le ronflement du moteur-générateur en marche. On pourra, d'ailleurs, rendre celui-ci relativement silencieux, en le plaçant sur une épaisse couche de feutre, ou mieux encore en l'enfermant dans une boîte capitonnée, suspendue par des tubes de caoutchouc.

Un nouveau progrès a été réalisé à ce point de vue. On donne actuellement, pour ce travail, la préférence aux *convertisseurs Cooper-Hewitt* à vapeur de mercure.

C

CRITIQUE DES INSTALLATIONS FIXES EN RACCORDEMENT INDIRECT PAR ACCUMULATEURS

Formes du courant de réseau. — Le raccordement indirect d'un tableau d'adaptation électromédical à un réseau à *courant continu,* avec accumulateurs intermédiaires, a des avantages et des inconvénients équivalents. Ce dispositif vaut certes mieux que le raccordement direct : mais il vaut moins que le raccordement indirect par transformateurs.

Au contraire, sur réseau à *courants alternatifs,* c'est une médiocre combinaison[1].

I

AVANTAGES DU RACCORDEMENT INDIRECT PAR ACCUMULATEURS

Trois avantages. — Nous reconnaissons à ce dispositif trois avantages sérieux.

Constance. — *Le raccordement indirect par accumulateurs donne un courant absolument constant,* quelles que soient les variations accidentelles de tension ou même les interruptions qui puissent survenir dans la distribution d'électricité urbaine. Peu importe l'irrégularité du courant de charge ; le courant de décharge, qui en est indépendant, continue à circuler invariablement. Cet avantage, *que ne présente aucun autre mode de raccordement,* est précieux au point de vue de l'électrolyse, où un arrêt brusque du courant est dangereux. On comprend donc que, pour cette raison, le raccordement indirect par accumulateurs soit surtout prôné par ceux qui appliquent souvent l'électrolyse, et veulent la pratiquer avec leur installation fixe.

Sécurité. — *Le raccordement indirect par accumulateurs assure toute sécurité.* Il nous met absolument à l'abri des effets éventuels des pertes à la terre.

Il faut cependant faire deux remarques.

a) Ce dispositif ne nous offre pas une telle garantie quand on décharge les accumulateurs sur les appareils médicaux d'utilisation, *en même temps* que les traverse le courant de la station centrale. Dans ce cas, en effet, les choses se passent comme si l'on travaillait en dérivation sur un tableau d'adaptation directe au réseau. Il faut donc user des précautions précédemment décrites.

1. Garel lui-même fait cette critique. Il déclare que le branchement sur réseau alternatif, établi dans son service des hôpitaux de Lyon, ne lui a pas donné grande satisfaction ; et que, dès qu'il a eu la possibilité de brancher ses accumulateurs sur réseau à courant continu, il l'a fait avec empressement.

b) Cependant, il est facile de se mettre à l'abri, en *séparant momentanément* les accumulateurs du réseau urbain, pendant le temps où on les fait débiter pour une endoscopie, une cautérisation, etc. On coupe alors le courant de ville avec un interrupteur bipolaire. On travaille ainsi avec une source électromotrice temporairement indépendante.

Silence. — *Le raccordement indirect par accumulateurs est un dispositif silencieux.* On n'est plus gêné par le ronflement des commutatrices, des moteurs-générateurs, ou par le bruit des soupapes. Et cet avantage se maintient même quand on doit charger la batterie d'accumulateurs fixes sur courant alternatif, à l'aide de tels appareils nécessairement bruyants : attendu que cette opération se fait en dehors des heures de consultation.

II

INCONVÉNIENTS DU RACCORDEMENT INDIRECT PAR ACCUMULATEURS

Trois inconvénients. — On doit reconnaître que trois inconvénients contrebalancent les avantages précédents.

Coût. — *Le raccordement indirect par accumulateurs est dispendieux,* en raison des frais d'installation, et surtout des frais d'entretien et d'amortissement.

a) Les *frais d'installation* ne sont pas, à vrai dire, plus élevés que dans le cas de branchement direct sur secteur, si l'on peut employer comme batteries-tampon les batteries portatives pour endoscopie et galvanocaustie, dont nul oto-rhino-laryngologiste ne saurait se passer à l'heure actuelle. Dans ce cas, tout se borne à l'achat du tableau de distribution. Mais, s'il faut satisfaire aux exigences d'une clinique fréquentée, l'acquisition d'une grosse batterie d'accumulateurs est nécessaire; et cette dépense s'ajoute à celle du tableau.

Il y a lieu, cependant, de tenir compte de l'économie importante réalisée par l'absence d'établissement d'une canalisation spéciale à gros fil, puisque le tableau peut être alimenté par n'importe quel circuit d'éclairage domestique.

b) Les *frais d'entretien*, de *consommation* et surtout *d'achat* sont plus importants à considérer.

α. L'entretien d'un tableau d'adaptation directe est en quelque sorte nul. Par contre, l'entretien d'une batterie d'accumulateurs est assez dispendieux. Les accumulateurs n'ont pas une durée indéfinie. Il faut, même quand on en prend soin, faire renouveler tous les deux ou trois ans les plaques positives.

La dépense d'amortissement annuelle s'élève à *vingt pour cent* au moins du prix d'achat de la batterie.

On pourrait nous objecter que les frais d'entretien sont, somme toute, ceux qu'entraîne forcément la réparation des batteries portatives, qui souvent servent de batteries-tampon ; et que même ils doivent être moindres, puisque plus une batterie d'accumulateurs travaille, mieux elle se conserve. Cela est exact : mais il n'est pas moins vrai qu'un accumulateur ne peut, pendant sa vie utile, supporter qu'un nombre déterminé de charges. Donc, une batterie d'accumulateurs portatifs, qui travaille journellement sur un tableau de distribution, dure moins longtemps que quand elle fournit de temps en temps de la lumière au domicile des malades, à condition toutefois que sa charge soit toujours maintenue complète.

β. D'autre part, les frais de consommation du courant urbain sont également trop élevés.

En effet, pour charger huit éléments, il faut leur envoyer un courant de 20 volts. Or, suivant que le réseau distribue du courant sous 110 ou 220 volts, la lampe de résistance, intercalée sur circuit de charge, aura à abaisser cette tension respectivement de 90 ou de 200 volts. C'est un déchet de 90 pour 110 ou de 200 pour 220. D'où il ressort que pour fournir à un accumulateur 2 francs d'énergie électrique, par exemple, il faudra payer à la compagnie 11 francs ou 22 francs, suivant sa tension de service. La résistance de la lampe gaspillera ainsi 82 pour 100 ou 91 pour 100 de l'argent dépensé. Et ce gaspillage ne peut être évité : car, sauf pendant les courtes journées de l'hiver, nous n'avons pas besoin d'une lampe de 32 bougies pour éclairer notre tableau de distribution ou notre table à instruments.

En outre, n'oublions pas que les accumulateurs restituent au plus 80 pour 100 de l'énergie électrique qu'on leur fournit : sans compter la perte d'électricité due à un isolement fatalement imparfait, car tout accumulateur se décharge peu à peu spontanément, même quand il n'est pas en service.

4. Enfin, les frais de premier établissement sont notablement majorés s'il faut acheter un moteur-générateur destiné à recharger la batterie sur courant alternatif. Et les frais de consommation sont également plus élevés dans cette circonstance, puisqu'il faut tenir compte de la perte d'énergie dans cet appareil.

Fragilité. — *Le raccordement indirect par accumulateurs constitue une installation peu robuste.* Il faut, en effet, compter avec la fragilité bien connue des accumulateurs, laquelle introduit dans notre installation un facteur de moindre résistance. Les courts-circuits, que l'inattention, d'ailleurs très excusable, d'un opérateur préoccupé établit si souvent, y occasionnent des dégâts sérieux, et obligent à de fréquents retours au fabricant : d'où une interruption assez prolongée dans le service du tableau de distribution, et une mise en panne absolue si la batterie-tampon est faite avec les batteries portatives pour la clientèle de ville.

Entretien. — *Le raccordement indirect par accumulateurs exige une surveillance sérieuse,* dont se passent les installations par branchement direct.

Il faut inspecter les accumulateurs au moins une fois par semaine, et remplacer par de l'eau distillée le liquide évaporé, afin de maintenir les plaques constamment immergées. Garel appelle notre attention sur la nécessité de nettoyer assez souvent les bornes positives ; elles se recouvrent de sels grimpants, capables d'interrompre inopinément le passage du courant. Cet auteur recommande d'enduire, après décapage soigneux, les connexions avec de la vaseline ou mieux avec de l' « accumoline », substance qui se vend en tubes d'étain chez tous les marchands de fournitures pour automobiles. Pour cette raison, il préfère les accumulateurs (type Tudor) où les bornes de cuivre usuelles sont remplacées par des contacts à pression directe sur les lames de plomb, à l'aide de pinces en ébonite. Ce dispositif supprime les sels grimpants et simplifie l'entretien des accumulateurs.

Quoi qu'il en soit, on peut, avec Vacher, considérer le raccordement indirect à un réseau urbain, par l'intermédiaire d'accumulateurs, comme une solution médiocre du problème électrogène qui se pose à tout spécialiste au moment où il s'installe.

CHAPITRE XXXII

LE RACCORDEMENT INDIRECT PAR TRANSFORMATEURS A UN RÉSEAU URBAIN

Sécurité et économie. — Nous voici arrivés, en quelque sorte, à la période contemporaine des installations électromédicales.

Le *raccordement indirect* d'un tableau de distribution à un réseau urbain par l'intermédiaire d'appareils fondés sur le principe de l'induction (transformateurs statiques ou rotatifs) est actuellement considéré, à juste titre, comme la meilleure solution du problème électrogène que nous avons successivement envisagé sous ses divers aspects.

Un tel mode de raccordement a le double avantage :

1° de nous mettre absolument à l'abri des effets des pertes à la terre, sans exiger de nous aucune précaution d'isolement ;

2° de réduire au minimum la dégradation de l'énergie électrique que nous vendent les stations centrales.

SÉCURITÉ et ÉCONOMIE le caractérisent.

A

RACCORDEMENT INDIRECT PAR TRANSFORMATEURS A UN RÉSEAU A COURANTS ALTERNATIFS

I

DISPOSITIF GÉNÉRAL

Groupement des appareils d'utilisation. — Pour mettre quelque clarté dans l'exposé qui va suivre, nous diviserons nos appareils en trois groupes.

A. Appareils du premier groupe (Groupe I. A.). — Appareils devant être nécessairement alimentés par raccordement *Indirect*, et utilisant de préférence du courant *Alternatif*.

Se classent dans ce groupe :

1° Les endoscopes ;

2° Les galvanocautères.

B. Appareils du deuxième groupe (Groupe I. C.). — Appareils devant être alimentés *Indirectement* par le courant urbain, et utilisant obligatoirement du courant *Continu*.

Se classent dans ce groupe :

1° Les appareils d'électrolyse et de galvanisation ;

2° Les batteries portatives d'accumulateurs à recharger.

C. Appareils du troisième groupe (Groupe D. C. A.). — Appareils pouvant être *Directement* alimentés par le courant urbain, car ils portent en eux le dispositif d'induction qui nous protège contre les pertes à la terre, et pouvant utiliser à volonté du courant *Continu* ou du courant *Alternatif* (à condition d'être spécialement construits pour la forme du courant d'alimentation).

Se classent dans ce groupe :

1° Les bobines d'induction ;

2° Les électromoteurs.

De cela il résulte qu'un dispositif complet de raccordement indirect électromédical est formé, en réalité, par l'association de *trois dispositifs* distincts.

Dispositif général. — Le *tableau de distribution* sera différemment construit selon qu'on se branchera sur réseau à courant *continu* ou sur réseau à courants *alternatifs*. Contrairement à l'ordre adopté dans les précédents chapitres, nous étudierons d'abord le branchement indirect sur réseau alternatif, parce que cette installation est la moins compliquée, et, par suite, la plus facile à expliquer. En effet, si la pratique du raccordement indirect par induction est d'une grande simplicité, la théorie en est assez ingrate.

Donc, pour la clarté relative de cette étude, nous supposerons *trois dispositifs indépendants correspondant aux trois groupes d'appareils* ci-dessus mentionnés. Il suffira, ensuite, de les assembler par la pensée ou de les associer matériellement, pour constituer un tableau de distribution complet.

D'ailleurs, on réalise souvent en fait une telle séparation. Dans les cliniques importantes, on se contente d'établir plusieurs *postes lumière-cautère*. Un seul *tableau complet* y suffit pour effectuer les opérations moins courantes de l'électrolyse et de la galvanisation.

En outre, l'*électromoteur*, auquel est adjoint son rhéostat de réglage, est souvent monté sur socle roulant, ce qui permet de le brancher directement sur n'importe quelle prise de courant.

Il en est de même de la *bobine de Ruhmhorff*, qu'on transporte là où sa présence est réclamée : fréquemment au lit du malade.

II

PREMIER GROUPE (GROUPE I. A.) ENDOSCOPIE. GALVANOCAUSTIE

Mode d'alimentation. — *a*) Ces appareils doivent être branchés *indirectement* sur le réseau urbain, attendu que le photophore expose l'opérateur, le galvanocautère subordonne le patient aux aléas des pertes à la terre.

b) Ces appareils doivent être alimentés de préférence par du courant *alternatif*, car il y a grand avantage à les raccorder à un transformateur statique. Or, ce type de transformateur n'accepte que le courant alternatif.

Seul, le courant alternatif se prête complaisamment à toutes les transformations de tension — et corollairement d'intensité — qu'on lui demande : qualité inestimable vis-à-vis du galvanocautère.

Voici, en effet, quel avantage on peut en retirer.

Soit un galvanocautère qui consomme 20 ampères, sous la tension très basse de 4 volts : ce qui correspond à 80 watts.

Nous savons que si nous le branchons directement sur un réseau urbain, il faudra lui envoyer 20 ampères sous la tension réglementaire de 110 ou 220 volts, ce qui correspond à 2 200 watts ou à 4 400 watts.

Nous n'ignorons pas non plus qu'une très petite fraction de ces watts — 80 watts — sera utilisée par le cautère, et que la majeure partie de l'énergie électrique — 2 120 watts ou 4 320 watts — sera gaspillée dans les résistances et néanmoins totalisée par le compteur de consommation dans notre facture mensuelle.

Intercalons un transformateur statique sur le circuit qui alimente le cautère. Demandons au secteur un peu plus de 1 ampère sous la tension de 110 volts, ou environ 0,5 ampère si le voltage du réseau monte à 220 volts : ce qui, dans les deux cas, correspond approximativement à 120 watts. Fournissons cette énergie électrique au transformateur. Il va nous la restituer en modifiant ses facteurs, et pourra, s'il est construit à cet effet, nous rendre environ 30 ampères sous une tension de 4 volts. De cette façon, presque tous les watts marqués au compteur seront réellement utilisés par notre galvanocautère (sauf un faible déchet de 5 pour 100 dû à l'échauffement inévitable du transformateur).

Or, supposons que la station centrale nous facture, comme à Paris, l'hectowatt-heure au prix de 0 fr. 07.

Dans la première combinaison, pour fournir au cautère 0 fr. 05 d'énergie électrique, il faudra payer au secteur 1 fr. 55, si la tension du réseau est de 110 volts, ou 3 fr. 10, si elle est de 220 volts.

Dans la seconde combinaison, le débours sera de 0 fr. 16 sur réseau à 110 volts, et de 0 fr. 08 sur réseau à 220 volts.

Emploi du transformateur. — C'est ainsi que la simple substitution du raccordement indirect, par transformateur statique sur réseau alternatif, au raccordement direct nous fait réaliser, sous 110 volts, une économie de 90 pour 100, sous 220 volts, une économie de 97 pour 100.

La cause des transformateurs est donc gagnée, tout au moins au point de vue économique.

Nous ne reviendrons pas sur la théorie des transformateurs, exposée au commencement de ce livre (voir page 95) ; nous nous bornerons à certaines indications pratiques.

Sont ici seuls recommandables les transformateurs à *circuit magnétique fermé*. Le *transformateur universel de Gaiffe* est le modèle du genre (fig. 367).

Transformateur universel de Gaiffe

Structure. — C'est un transformateur à noyau annulaire, calculé de telle sorte qu'il suffise d'un seul rang de fil secondaire pour obtenir l'effet voulu. Une moitié du circuit secondaire, formée de fil assez fin (S2), alimente le photophore ; l'autre moitié, formée de gros fil (S1), est destinée au galvanocautère. La partie supérieure de ces enroulements est dénudée. Deux manettes B et *b* y prennent le nombre de spires dont on a besoin. La manette B correspond au circuit du cautère et ne peut aller au delà de la limite du gros fil. La manette *b* règle le circuit de la lumière : mais elle peut parcourir tout l'anneau, ce qui permet d'utiliser

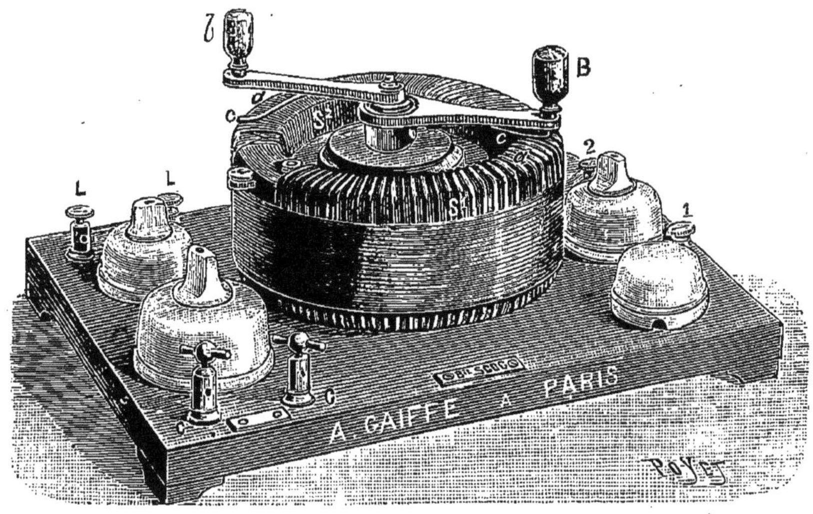

Fig. 367. — *Transformateur universel de Gaiffe.*

Cette figure représente non pas seulement le transformateur, mais l'ensemble d'un dispositif transportable, muni de coupe-circuits et d'interrupteurs, permettant d'utiliser à la fois le photophore et le galvanocautère sur réseau à courants alternatifs.

éventuellement toutes les spires pour faire de l'électrisation sinusoïdale. Le photophore et le galvanocautère peuvent fonctionner en même temps. Il n'y a qu'une baisse insignifiante de l'intensité lumineuse du photophore quand on met en circuit un gros cautère.

Débit. — Les limites dans lesquelles on peut utiliser cet appareil, si l'on se sert d'un courant alternatif de 110 volts efficaces, sont les suivantes :

		VOLTS	AMPÈRES
SIMULTANÉMENT.	Cautère.	0 à 8	0 à 40
	Lumière.	0 à 16	0 à 2
ISOLÉMENT. . .	Courant sinusoïdal.	0 à 24	0 à 2

Or, ces valeurs dépassent notablement les maxima utilisés en oto-rhino-laryngologie.

Les courants fournis par les deux circuits secondaires du transformateur sont naturellement des courants alternatifs, ayant la même fréquence que celui qui a excité l'enroulement primaire. Ils en diffèrent seulement par leur tension et par leur intensité.

Réglage automatique. — Un grand avantage est réalisé par ce transformateur : *il règle automatiquement sa consommation.* Ainsi, lorsque le circuit secondaire actionne simultanément un gros cautère de 30 ampères et une forte lampe de 2 ampères (maxima rarement atteints en oto-rhino-laryngologie) la consommation du circuit primaire peut monter à 330 watts (environ 0 fr. 25 l'heure). Mais si le secondaire reste inutilisé, le primaire ne consomme plus que 14 watts (environ 0 fr. 01 l'heure). De telle sorte que si, après extinction des appareils d'utilisation, on oubliait, par inattention, de rompre le circuit du primaire, on n'aurait gaspillé en 24 heures que 336 watts. Néanmoins mieux vaut annexer à ce transformateur une lampe-témoin, qui brille tant que le courant passe dans son circuit primaire.

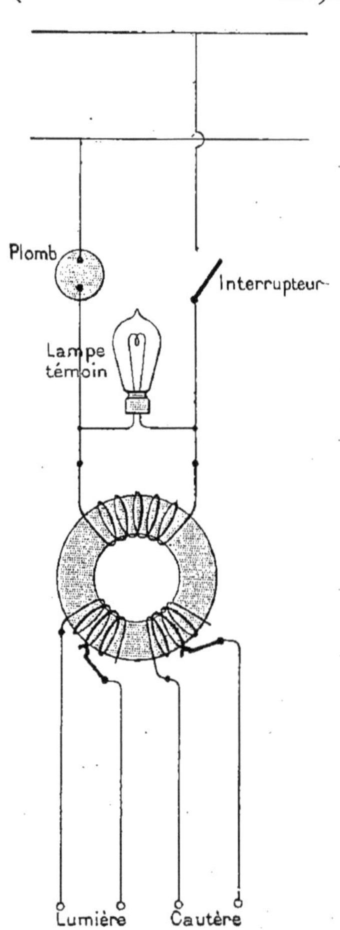

Fig. 368. — *Dispositif du raccordement indirect du photophore et du galvanocautère à un réseau à courants alternatifs (par l'intermédiaire d'un transformateur statique).*

Remarque. — Lorsque, ainsi qu'il sera dit plus loin (voir page 691), on alimente un transformateur statique avec un courant continu urbain de 110 volts, transformé à l'aide d'une commutatrice en courant alternatif de 78 volts efficaces, les valeurs précédentes doivent subir une correction.

Le circuit-lumière du transformateur donne au maximum une tension de 12 volts ; et le circuit-cautère, une tension de 6 volts seulement.

Tableau lumière-cautère

Répartition du courant. — Grâce à ce transformateur, un *tableau pour lumière et cautère,* branché indirectement sur secteur alternatif, sera ainsi établi (fig. 368) :

a) Le courant du secteur est amené au tableau de distribution. Les *bornes* qui le reçoivent sont entourées d'une gaine isolante d'ébonite : car, en ce point, un contact avec une borne métallique nue pourrait amener un choc, s'il y avait perte à la terre.

b) De là ce courant est conduit à un *interrupteur unipolaire*, placé dans une boîte à couvercle de verre ou dans une capsule de faïence. Seule est accessible à la main la manette de commande, faite d'une matière isolante, bois ou ébonite : car, ici encore, il faut se garder contre les chocs.

c) Un *coupe-circuit* est également intercalé dans le circuit.

d) Au delà, le circuit donne une dérivation sur laquelle est branchée une *lampe-témoin*, qui contrôle le passage du courant dans le primaire du transformateur.

e) Le courant atteint enfin l'*enroulement primaire du transformateur*, où il joue son rôle de courant inducteur.

f) Sous son influence se produisent dans l'*enroulement secondaire du transformateur* (modèle de Gaiffe à deux demi-enroulements distincts) *deux courants induits*, parfaitement inoffensifs, qui gagnent *deux paires de bornes* : à l'une s'attache le photophore, à l'autre se relie le galvanocautère [1].

Il peut être utile, sans que cela soit nécessaire, d'intercaler un ampèremètre dans le circuit du cautère.

La figure 367 indique le dispositif pratique le plus simple d'un tel tableau.

Elle représente un panneau mobile qui peut se relier par un fil souple à *une prise de courant d'un ampère*.

III

DEUXIÈME GROUPE (GROUPE I. C.)
ÉLECTROLYSE. GALVANISATION
CHARGE DES ACCUMULATEURS PORTATIFS

Mode d'alimentation. — *a*) Ces appareils doivent être branchés *indirectement* sur le réseau urbain, attendu qu'ils sont soumis aux effets éventuels des pertes à la terre, surtout à craindre en matière d'électrolyse.

1. Il est plus avantageux de faire aboutir le circuit-cautère à *deux paires de bornes* : ce qui permet de pratiquer rapidement l'amygdalotomie à l'anse galvanocaustique, avec deux manches simultanément amorcés.

b) Ces appareils doivent être nécessairement alimentés par du courant *continu*.

Le transformateur statique ne peut être absolument d'aucune utilité en pareil cas, puisqu'il rend du courant de même forme que celui qu'il a reçu, c'est-à-dire du courant alternatif.

Emploi des transformateurs rotatifs. — Il faut donc nous adresser à des appareils capables de transformer le courant alternatif en courant continu; et, pour faire d'une pierre deux coups, nous leur demanderons en même temps d'abaisser la tension du courant du réseau, ce qui nous fera gratuitement gagner des ampères.

Ces appareils sont des *transformateurs rotatifs* (voir page 471).

Cette transformation polymorphique peut être demandée à deux types de transformateurs :

a) à un *moteur-générateur*;

b) à une *commutatrice*.

Moteur-générateur

Consommation et debit. — Le moteur-générateur, employé en pareil cas, est établi d'après le type général des moteurs-générateurs industriels déjà étudiés.

Il est constitué par l'accouplement sur un axe commun de deux machines (fig. 298).

1° *Machine réceptrice.* — Cette machine est ici représentée par un *moteur alternatif asynchrone à collecteur*, développant une puissance d'environ 1/6e de cheval. Le moteur est excité soit par un courant monophasé urbain, soit par une seule phase d'un courant polyphasé. Il travaille sous une tension de 110 volts et consomme environ 1 ampère.

2° *Machine génératrice.* — Cette machine est ici constituée par une *dynamo à courant continu excitée en dérivation*, débitant un courant redressé, assez fortement ondulé, sous une tension variable à volonté, mais qu'on fixe généralement à 20 volts: ce qui élève l'intensité du courant secondaire à la valeur de 3 ou 4 ampères.

Avantages. — Ce moteur-générateur a un rendement médiocre: environ 60 pour 100.

Mais il rachète cet inconvénient par de grands avantages.

1° Il est *très facile à mettre en marche*. Il ne s'arrête pas, *ne se décroche pas*, s'il se produit un défaut de synchronisme entre sa vitesse de rotation et la fréquence du courant du réseau.

2° Il nous laisse recueillir du *courant continu à basse tension*, et permet même de donner à ce courant secondaire tel voltage que nous désirons : il suffira de l'indiquer au fabricant qui, en nous installant, disposera l'enroulement induit de la dynamo génératrice de façon à nous satisfaire.

Notons, à ce propos, que les moteurs transformant le courant alternatif monophasé en courant continu ne démarrent qu'*à vide* ; on ne mettra sur eux la charge (en l'espèce, on ne fermera les circuits d'utilisation médicale) que quand ils seront en marche.

Commutatrice

Consommation et débit. — La commutatrice est d'une structure plus simple que le moteur-générateur. Elle se compose d'un seul anneau sur lequel se trouve un seul enroulement.

Une commutatrice de courant alternatif en courant continu a la même disposition générale qu'une dynamo. L'induit est un anneau de Gramme, à circuit fermé.

Une des extrémités de l'axe porte deux bagues reliées respectivement à deux points diamétralement opposés de l'enroulement de l'anneau ; sur ces bagues frottent deux balais.

L'autre extrémité de l'axe porte un collecteur à lames ; chacune des lames est reliée à un groupe de spires de l'enroulement. Sur le collecteur frottent également deux balais, disposés aux extrémités de son axe vertical (fig. 300).

Cette commutatrice reçoit par ses bagues le courant monophasé (ou bien une phase du courant polyphasé) sous la tension ordinaire du réseau qui est de 110 volts. Elle consomme environ 1 ampère.

Elle débite par son collecteur du courant continu sous une tension de 155 volts, avec une intensité naturellement moindre que celle du courant excitateur.

Inconvénients. — La commutatrice de courant alternatif en courant continu est, pour l'usage médical, beaucoup moins avantageuse que la commutatrice de continu en alternatif, qui sera étudiée plus loin (voir page 680). Pour transformer du courant alternatif en courant continu, il faut, dans la circonstance présente, préférer un moteur-générateur.

Cette commutatrice mérite deux reproches : au point de vue de sa *marche* et au point de vue de son *rendement*.

1° *Au point de vue de sa marche.* Elle constitue un moteur alternatif *synchrone.* Il faut donc, pour la faire démarrer, procéder à une « manœuvre d'accrochage » nécessitant un dispositif spécial assez complexe. Ce dispositif a pour but de l'amener au synchronisme, c'est-à-dire à une vitesse telle que les variations de sens du flux dans l'anneau induit soient synchrones aux alternances du courant alternatif qui excite les inducteurs. Si cette vitesse vient accidentellement à se dérégler, la commutatrice se décroche, c'est-à-dire s'arrête ; et il faut, pour la faire repartir, recommencer les opérations d'accrochage.

2° *Au point de vue du rendement.* Une commutatrice d'alternatif en continu, qui reçoit par ses bagues du courant alternatif sous une différence de potentiel (efficace) de 110 volts, fournit nécessairement aux balais frottant sur son collecteur un courant continu de 155 volts (voir page 481).

Or, ce que, d'une façon générale, nous demandons à tous nos appareils d'adaptation sur réseau urbain, c'est d'abaisser la tension du courant industriel, qui est infiniment trop forte et dangereuse pour nos usages médicaux ou paramédicaux, et en même temps d'augmenter son intensité.

La commutatrice de courant alternatif en courant continu va donc à l'encontre de nos désirs.

Contre-indications des soupapes électriques. — On pourrait songer à employer ici les soupapes électriques, qui se recommandent parce qu'elles sont moins chères que les moteurs-générateurs et parce qu'elles fonctionnent sans nécessiter de surveillance.

Cependant, si ces soupapes conviennent fort bien quand il s'agit simplement d'utiliser le courant alternatif pour la charge des accumulateurs, elles sont tout à fait contre-indiquées quand il faut affecter ce courant à l'électrolyse et à la galvanisation.

1° Parce qu'elles débitent un *courant interrompu*, composé, il est vrai, d'émissions de même sens, mais intermittentes.

Dans le convertisseur à mercure cet inconvénient est atténué, grâce à la bobine de self qui fait office de volant et permet de recueillir un courant réellement continu. Mais ce courant est ondulé, « pulsatoire » : il peut servir à exciter un moteur, non pas à faire un travail électrolytique pour lequel il faut un courant *pur*, *sans « pulsations »*.

2° Parce qu'elles mettent nos appareils *en série* sur le réseau urbain, ce qui est particulièrement dangereux en matière d'électrolyse.

Tableau électrolyse-accumulateurs

Circuit d'excitation du moteur-générateur. — Quand on se sert d'un moteur-générateur pour transformer le courant alternatif du réseau en courant continu, le *tableau* destiné à effectuer l'électrolyse et la galvanisation, et à recharger les accumulateurs portatifs, sera ainsi établi (fig. 369) :

a) Le courant alternatif du secteur est amené au tableau de distribution par deux bornes engainées d'ébonite.

b) Il traverse un *coupe-circuit bipolaire*.

c) Il arrive à un *interrupteur bipolaire* bien isolé.

d) Il se rend ensuite à un *commutateur de démarrage* à deux plots, sur lesquels la manette de fermeture du circuit est successivement placée.

Le plot 1 (plot de démarrage) intercale dans le circuit une résistance, qui a pour but de prévenir la détérioration de l'enroulement induit du moteur par le passage d'un courant trop intense, quand il est au repos (voir page 395).

Le plot 2 (plot de marche) élimine cette résistance, une fois que le moteur, mis en mouvement, développe une force contre-électromotrice suffisante pour s'opposer au passage d'un courant trop intense pour son enroulement.

Mais, en même temps, il met en circuit une bobine donnant naissance aux phénomènes de la self-induction.

Cette bobine, qui porte en argot d'électricien le nom de « self », a pour but d'emmagasiner une certaine quantité d'énergie électrique, laquelle est ensuite restituée au moteur quand le courant faiblit ; ainsi sa vitesse se maintient constante jusqu'à ce que le courant ait repris une valeur suffisante, pendant le passage de l'onde alternative inverse.

On pourrait comparer cette self à un volant de machine qui empêcherait le moteur de se ralentir chaque fois que la tension du réseau passe par zéro entre deux alternances : point où l'excitation s'annule.

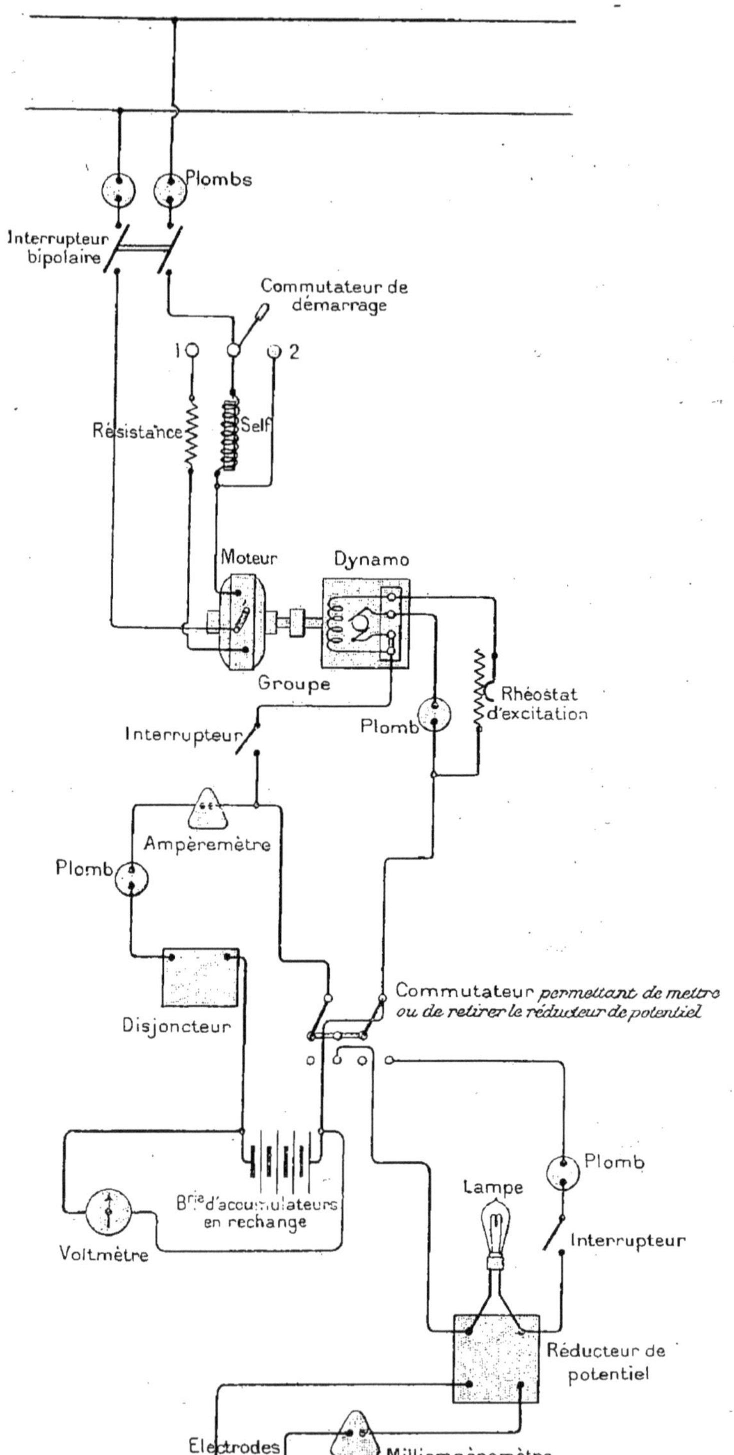

Fig. 369. — *Dispositif du raccordement indirect des appareils à électrolyse et des batteries portatives d'accumulateurs en charge à un réseau à courants alternatifs (par l'intermédiaire d'un moteur-générateur).*

e) Ainsi naît un courant continu de *tension réduite* qui revient au tableau par des bornes non protégées, puisqu'à partir de ce moment aucune communication n'existe plus avec le circuit du réseau.

Un *commutateur de distribution* permet alors de diriger ce courant continu soit seulement vers les *accumulateurs à charger*, soit aussi vers le *réducteur de potentiel* qui préside aux opérations électrolytiques.

Suivons le courant successivement dans ces deux directions.

Circuit de charge des accumulateurs portatifs. — Supposons le commutateur dirigé à gauche, ainsi qu'il est indiqué sur la figure 369. Dans ce cas, le courant continu néo-formé se rend seulement aux accumulateurs. Il traverse un *ampèremètre* et un *disjoncteur automatique*, pour gagner la batterie portative.

Sur le circuit de charge se trouve monté en dérivation un voltmètre, disposé de façon à pouvoir contrôler soit la tension propre de la batterie portative, soit celle du courant qui la recharge.

Pour ne pas compliquer notre schéma, nous avons supposé que nous n'avions à charger qu'une seule batterie. En réalité, nous devons pourvoir à la charge de deux batteries portatives de types différents : *batterie d'endoscopie*, qui se charge sous le régime de 15 volts-1 ampère ; *batterie de galvanocaustie*, qui se charge sous le régime de 7,5 volts-3 ou 4 ampères. Dans ce cas, le courant de charge est envoyé à volonté par un commutateur spécial, soit à une paire de *bornes-accu-lumière*, soit à une paire de *bornes-accu-cautère*. Ce commutateur met en circuit des lampes de résistances différentes pour fournir au moteur générateur l'intensité voulue dans l'un ou l'autre cas.

Circuit d'électrolyse et de galvanisation. — Supposons le commutateur dirigé vers la droite. Le courant va se rendre aussi à un *réducteur de potentiel* du type décrit précédemment (voir page 171). Un *interrupteur unipolaire*, un *coupe-circuit*, une *lampe-témoin* se placent sur son passage.

De ce réducteur part une fraction variable de courant, qui, traversant un *milliampèremètre* intercalé en série, va se rendre à des *bornes* où se fixeront les cordons souples aboutissant aux électrodes.

(Le schéma de la figure 369, ayant été simplifié autant que possible, ne mentionne pas un *renverseur* de courant, qu'on place en aval du milliampèremètre pour que celui-ci puisse donner des indications identiques, quel que soit le sens du courant appliqué au patient.)

Un tel dispositif, commun à tous les appareils du second groupe (groupe IC) est le plus simple, mais non pas le plus avantageux.

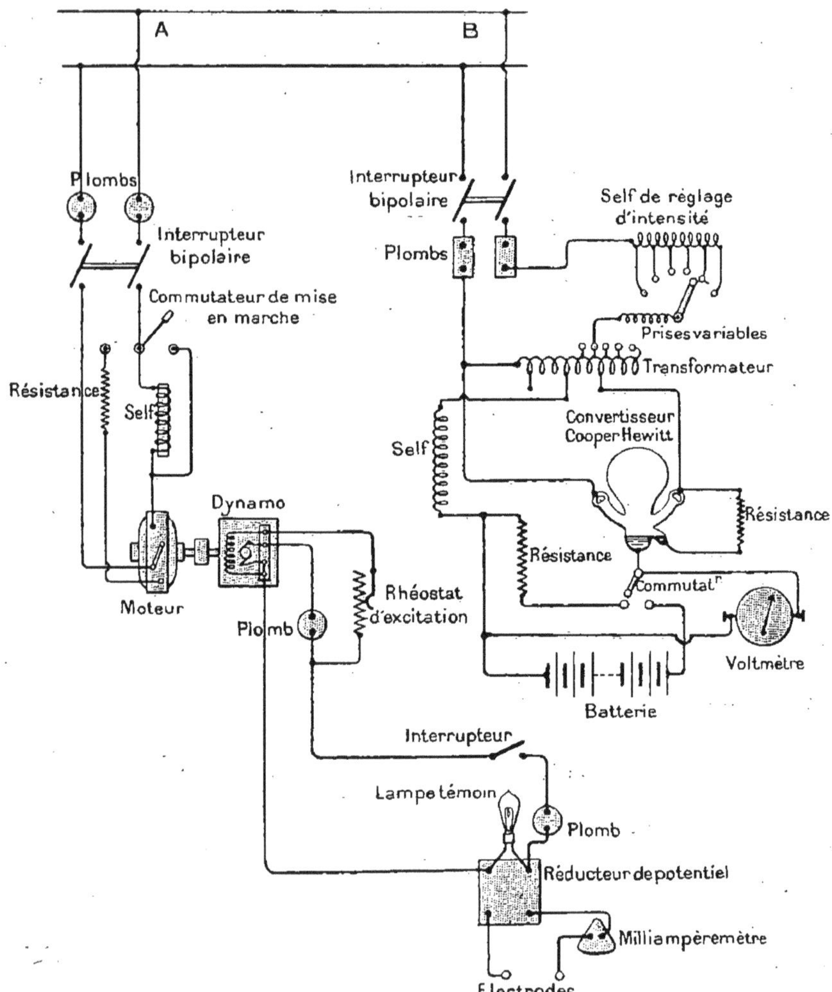

Fig. 370. — *Dispositif d'ensemble du raccordement indirect à un réseau à courants alternatifs :* A. *des appareils à électrolyse (par l'intermédiaire d'un moteur-générateur) ;* B. *des batteries portatives d'accumulateurs en charge (par l'intermédiaire d'un convertisseur à vapeur de mercure).*

Gaiffe fait remarquer qu'il vaut mieux, à tous égards, charger les accumulateurs portatifs sur courant alternatif avec un *convertisseur à vapeur de mercure*. Cela oblige donc à installer deux dispositifs distincts pour les accumulateurs et pour le réducteur de potentiel présidant à l'électrolyse, puisqu'une soupape ne peut pas donner la continuité de courant nécessaire aux traitements galvaniques (fig. 370). Mais l'économie réalisée sur la consommation du courant ainsi employé pour la charge des batteries portatives ferait à la longue récupérer la somme dépensée pour l'achat de ce dispositif supplémentaire.

Cependant, la tendance actuelle qui est de substituer le plus souvent possible les piles sèches aux accumulateurs portatifs, ne nous engage pas à adopter dans nos cliniques ce double dispositif compliqué, dont nous aurons de moins en moins à nous servir.

IV

TROISIÈME GROUPE (GROUPE D. C. A.) ÉLECTROMOTEUR. BOBINE D'INDUCTION

Mode d'alimentation. — *a*) Ces appareils peuvent et doivent même être branchés *directement* sur le réseau urbain. Il n'y a rien à craindre, avec eux, des pertes à la terre. Le seul danger est de toucher par mégarde les bornes amenant à leur circuit primaire le courant de 110 ou 220 volts, ce qui est très facile à éviter si l'on y apporte quelque attention. Par contre, le maniement du bras flexible du moteur, qui ne transmet que de l'énergie mécanique, et le contact avec les électrodes faradiques, qui ne reçoivent que le courant induit de la bobine, n'exposent à aucune secousse, même sur les réseaux les plus mal isolés.

b) Ces appareils utilisent indifféremment du *courant continu* ou du *courant alternatif*.

Circuit d'alimentation directe du moteur. — Ce circuit sera établi comme il suit (fig. 371).

a) Le courant alternatif arrive à un *interrupteur bipolaire*, qui l'admet au tableau de distribution, protégé par un *coupe-circuit bipolaire*.

b) Il se rend ensuite à un *commutateur de démarrage* à deux plots, du type déjà décrit (page 672).

c) De là il va actionner le *moteur*, auquel il n'arrive qu'après avoir, pendant la période de démarrage, franchi une *résistance de protection*; et, pendant la période de marche, il traverse une « *self* » destinée à entretenir une vitesse constante du moteur.

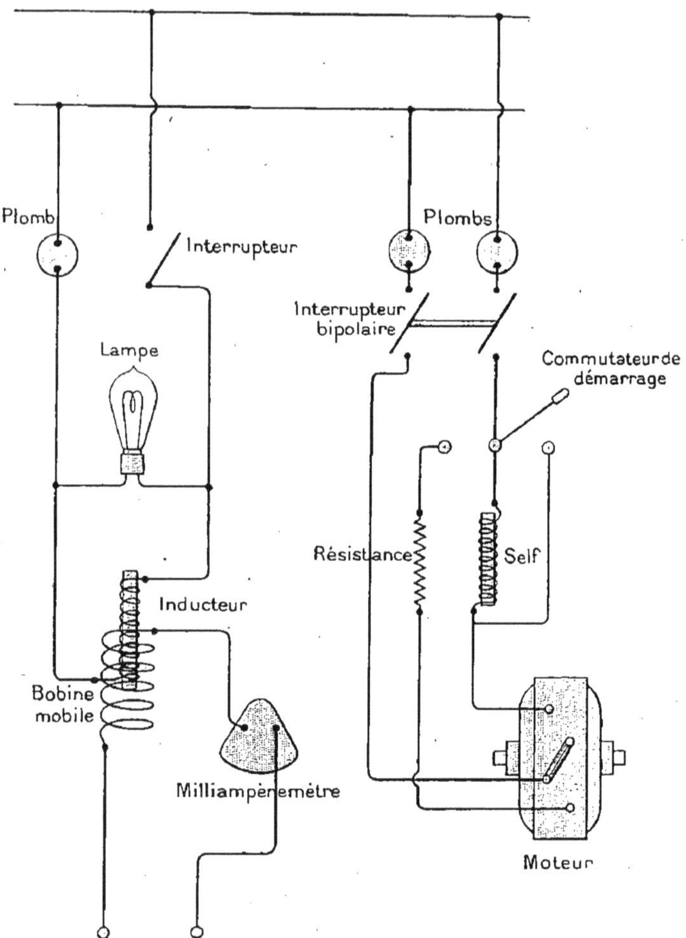

Fig. 371. — *Dispositif d'ensemble du raccordement direct à un réseau à courants alternatifs :* A, *de la bobine d'induction;* B, *du moteur.*

Il est plus commode de ne pas fixer au tableau le commutateur de démarrage, mais de réunir le rhéostat et les autres appareils de réglage dans une résistance à pédale commandant à la fois le départ et l'arrêt, réglant la vitesse et pouvant même effectuer la marche avant ou la marche arrière. Dans ce cas, le rhéostat au pied est relié au tableau par un conducteur souple.

Circuit d'alimentation directe de la bobine d'induction. — Ce circuit sera établi de la manière suivante : soit que la bobine reste fixée au tableau, soit qu'elle s'y relie par un conducteur souple, qui permet de la déplacer.

a) Le courant traverse un *interrupteur* et un *coupe-circuit.*

b) Il allume en passant une *lampe-témoin* mise en dérivation.

c) Il arrive ensuite à l'*enroulement primaire* de la bobine d'induction. Dans l'*enroulement secondaire* de celle-ci naît un courant induit, qui, traversant un *milliampèremètre,* se rend aux *bornes* où s'attachent les cordons souples reliés aux électrodes de faradisation.

La tension du réseau est ordinairement beaucoup trop élevée pour alimenter le primaire de nos bobines d'induction. On l'abaisse en mettant en série dans le circuit une *lampe de résistance de 110 volts,* ayant, suivant les dimensions de la bobine, un pouvoir lumineux de 32 ou de 50 bougies. Étant donnée la résistance très faible du primaire de la bobine, cette lampe brille d'un éclat égal à celui qu'elle aurait si elle consommait la totalité du courant. Il est avantageux de l'enfermer dans une ampoule de verre bleu foncé, pour que sa lumière ne gêne pas les investigations endoscopiques.

Rappelons que la bobine, ainsi alimentée par le courant alternatif du secteur, ne peut servir qu'à pratiquer la *voltaïsation sinusoïdale.*

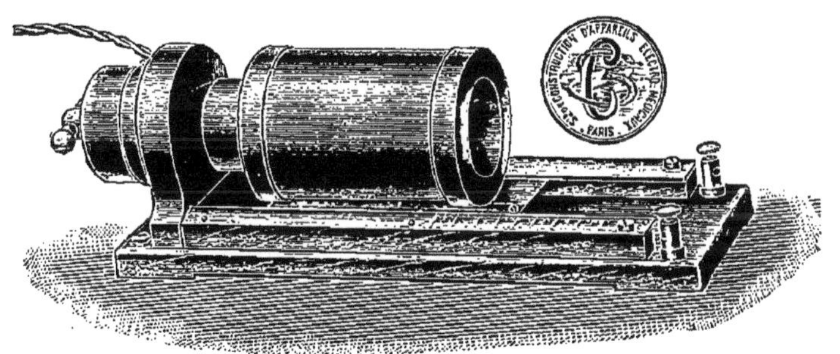

Fig. 372. — *Bobine pour voltaïsation sinusoïdale.*

Si l'on désire faire de la *faradisation vraie,* il faut rattacher la bobine à une dérivation prise sur le circuit de galvanisation commandé par le réducteur de potentiel. Dans ce cas, on adapte au tableau un *combinateur de Watteville,* qui permet de faire la galvano-faradisation.

La même bobine ne peut pas, du reste, être utilisée indifféremment dans ces deux circonstances. La bobine destinée à pratiquer la *voltaïsation sinusoïdale* (fig. 372) a une structure infiniment plus simple que la bobine usuelle de *faradisation.* Elle est, en effet, dépourvue d'interrupteur à trembleur ainsi que de condensateur.

B

RACCORDEMENT INDIRECT PAR TRANSFORMATEURS A UN RÉSEAU A COURANT CONTINU

Inconvénients. — Le dispositif du branchement indirect sur réseau à *courant continu* est plus compliqué que sur réseau à courants alternatifs, en ce qui a trait aux appareils d'endoscopie et de galvanocaustie (groupe I. A.). Et sa consommation d'énergie électrique est plus grande, car son rendement est moins bon.

Conservons, tout au moins au point de vue didactique, la division de nos appareils d'utilisation en trois catégories, suivant le classement établi dans le chapitre précédent. Et voyons comment chacun de ces trois groupes pourra être alimenté avec du courant continu urbain.

I

PREMIER GROUPE (GROUPE I. A.) ENDOSCOPIE. GALVANOCAUSTIE

Mode d'alimentation. — C'est, sans contredit, le groupe d'appareils le plus souvent utilisé. La plupart des cliniques de chirurgie générale se contentent d'installer dans leur salle d'opération un dispositif d'alimentation pour lumière-cautère.

Une difficulté va immédiatement nous arrêter.

Il est convenu, et cela est vrai dans tous les cas, que les photophores et les cautères doivent être alimentés par un courant ayant une tension infiniment plus faible que celle du courant ordinaire des réseaux.

Or, quand il s'agissait du courant alternatif urbain, rien n'était plus facile que d'effectuer cette baisse de voltage, et corollairement la hausse de l'ampérage. Il suffisait de faire passer le courant du secteur à travers un transformateur statique.

Mais, quand on a affaire à un courant continu, un obstacle se présente. Le courant continu ne peut pas exciter un transformateur statique.

Comment donc résoudre le problème qui se pose alors : *abaissement de la tension et élévation simultanée de l'intensité* du courant continu envoyé par une station centrale ? Deux solutions pratiques ont été proposées :

1° Faire *deux transformations* successives avec *deux appareils* distincts.

2° Faire *une seule transformation* à double effet avec *un seul appareil*.

C'est précisément cette clause d'obligation qui rend le branchement indirect des appareils du groupe I. A. bien moins avantageux sur courant continu que sur courant alternatif pour le dispositif usuel lumière-cautère.

A. — TRANSFORMATION EN DEUX TEMPS

Principe. — Cette transformation comporte deux opérations successives en théorie, mais qui sont simultanées en pratique.

Premier temps. — Transformer le courant continu à forte tension du secteur (*courant d'alimentation*) en courant alternatif à forte tension (*courant de transmission*).

Second temps. — Transformer le courant alternatif ainsi produit (*courant de transmission*) en un autre courant alternatif à faible tension (*courant d'utilisation*).

La seconde partie de cette opération est réalisée par le transformateur statique dont il a été déjà parlé.

Nous n'avons donc ici qu'à étudier les appareils qui permettent d'effectuer la première partie de la transformation.

Commutatrice

Structure. — La *commutatrice de Gaiffe* (fig. 373) est un excellent appareil, peu encombrant, assez silencieux et surtout très robuste. Elle reçoit le courant continu du réseau par l'intermédiaire d'un collecteur à lames calé sur une des extrémités de son arbre de rotation, et elle restitue du courant alternatif que deux balais recueillent sur deux bagues fixées à l'autre extrémité de l'arbre (fig. 374). Ce néo-courant alternatif est alors envoyé au transformateur statique. Celui-ci remplit sa fonction d'abaisseur de tension et distribue un courant alternatif, en quelque sorte de troisième génération, aux endoscopes et aux cautères.

Avantages de la commutatrice. — Contrairement à ce qui a

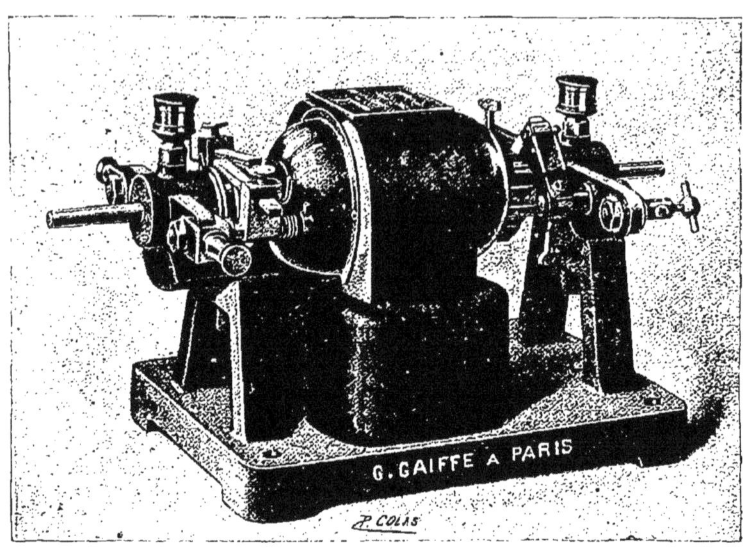

Fig. 373. — *Commutatrice de Gaiffe.*

été dit plus haut à propos de la transformation du courant alter-

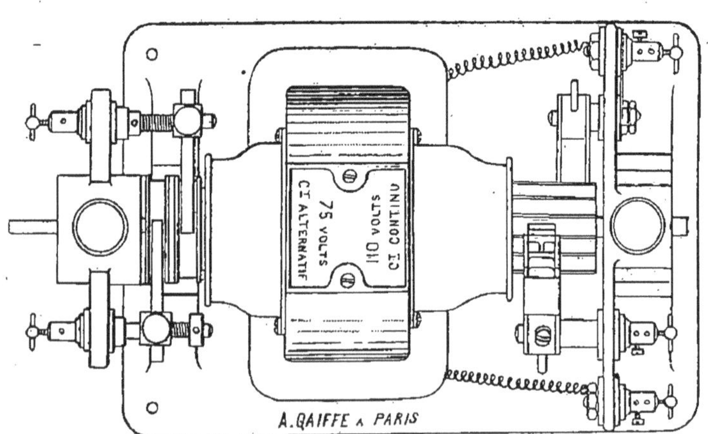

Fig. 374. — *Dispositif de la commutatrice de Gaiffe.*
(Vue en projection).

natif en courant continu, nous devons maintenant préférer la commutatrice (un anneau, un enroulement) au moteur-générateur (deux anneaux, deux enroulements). Elle est, en effet, plus simple, moins encombrante, moins chère.

Les inconvénients qui nous la faisaient rejeter, en raccordement sur réseau à courants alternatifs, n'existent plus maintenant.

A. *Au point de vue de la marche.* — Cette commutatrice constitue ici un moteur à courant continu, très souple, démarrant avec la plus grande facilité et non sujet à s'arrêter spontanément, puisqu'il n'y a pas de « décrochage » en matière de courant continu.

B. *Au point du vue du rendement.* — Cette commutatrice répond à l'indication majeure de notre installation, qui est d'abaisser le plus possible la tension du courant urbain. En effet, recevant du réseau, par son collecteur, un courant continu sous la tension réglementaire de 110 volts, elle envoie nécessairement aux bagues, où nous le recueillons, un courant alternatif à 78 volts.

Inconvénient de la commutatrice. — Un moteur-générateur nous met absolument à l'abri des pertes à la terre, puisque le courant qu'il reçoit et le courant qu'il débite traversent deux enroulements distincts.

Une commutatrice à un seul enroulement n'a pas cet effet protecteur et ne nous met pas à l'abri des pertes à la terre, — considération trop souvent méconnue ! En effet, son enroulement unique forme un *conducteur ininterrompu* entre le circuit du réseau qui y aboutit, et le circuit d'utilisation médicale qui s'en détache. Elle nous branche en quelque sorte *en série,* comme le ferait un rhéostat. Ce n'est qu'*au delà du transformateur statique* que les contacts deviennent inoffensifs. Il faut donc observer la même méfiance vis-à-vis des bornes du circuit primaire du transformateur statique, que celui-ci soit alimenté par le réseau ou *directement,* ou *indirectement* à travers un commutatrice.

Rendement du système commutatrice-transformateur. — Il est évident qu'en raison de sa complexité le *système commutatrice-transformateur,* branché sur courant urbain *continu,* a un rendement moins avantageux que celui du *transformateur,* branché seul sur courant urbain *alternatif.*

Le rendement du transformateur isolé est intensif : nous avons dit qu'il dépasse 95 pour 100.

Le rendement du système commutatrice-transformateur est cependant acceptable. Il atteint 45 pour 100 avec un gros cautère qui consomme 30 ampères, et dépasse 65 pour 100 avec une anse galvanocaustique.

(Rappelons que le rendement n'est que de 30-40 pour 100 avec intercalation d'accumulateurs, et qu'il tombe à 2-6 pour 100 dans le dispositif de raccordement direct à un réseau urbain avec intercalation de résistances.)

Mais, si l'on veut bien considérer que la commutatrice peut être utilisée comme moteur à l'effet d'entraîner un bras flexible pour les interventions de chirurgie otologique et rhinologique ou pour faire du massage vibratoire, on devra reconnaître que ce mode d'installation pour lumière-cautère, par branchement indirect sur réseau à courant continu, est actuellement *un des dispositifs les plus économiques qui existent.* C'est celui qui est généralement adopté en France.

B. — TRANSFORMATION EN UN TEMPS

Appareils. — Cette transformation opère simultanément dans un seul appareil la double transformation précédente.

Elle peut se faire :

a) Avec des *appareils statiques,* qui transforment le courant continu du réseau urbain, courant d'alimentation à forte tension, en un courant alternatif (courant *non* sinusoïdal), courant d'utilisation à basse tension.

b) Avec des *appareils dynamiques,* qui transforment le courant continu du réseau urbain, courant d'alimentation à forte tension, soit en un courant continu à basse tension, soit en un courant alternatif (sinusoïdal) à basse tension.

Appareils statiques. — Transformateur de Leimer

Principe. — Le courant continu est artificiellement interrompu, comme dans une bobine de Ruhmkorff, et dirigé vers une bobine d'induction qui en modifie la tension.

Ces appareils se composent ordinairement d'une bobine d'induction à circuit magnétique fermé, analogue à celle des transformateurs statiques pour courant alternatif.

Le courant continu destiné à exciter son circuit primaire est artificiellement interrompu, soit avec un interrupteur à marteau de Neef, soit plutôt avec un *interrupteur électrolytique de Wenhelt*, supportant mieux la tension du secteur.

Ainsi interrompu, ce courant, qui conserve la tension élevée que lui a donnée la station centrale, est envoyé dans le primaire de la bobine, fait d'un long fil mince. Il induit alors un second circuit, formé d'un gros fil court, et y produit un courant de basse tension et de haute intensité, apte à alimenter un cautère.

Comme dans le transformateur statique pour courant alternatif, on règle à volonté les rapports des volts du primaire aux volts du secondaire, en modifiant les rapports des longueurs du fil primaire et du fil secondaire.

Avantages. — Les appareils construits sur ce principe seraient supérieurs, à certains égards, à la commutatrice :

a) parce que ce sont des appareils statiques, qui ne réclament *aucun entretien* ;

b) parce qu'en même temps qu'ils transforment le courant continu du secteur en courant alternatif d'utilisation, ils abaissent le voltage du premier *dans telle proportion que l'on veut.*

Inconvénients. — Cependant, ils ont deux inconvénients :

a) *Ils sont bruyants* : le Wenhelt donne lieu à un ronflement intense. Il est vrai qu'on atténue ce bruit en enfermant l'interrupteur électrolytique dans une double caisse à parois feutrées ; on peut encore reléguer le Wenhelt dans une pièce écartée, car aucune surveillance n'est nécessaire.

b) *Ils ne peuvent pas servir de moteur chirurgical,* ce dont la commutatrice est capable.

Transformateur de Leimer[1]. — Le transformateur de Leimer (de Nancy) est construit sur de telles données.

Ce dispositif transforme le *courant continu d'une station centrale*, dont la tension est de 110 ou 220 volts, en *courant alternatif d'un voltage très faible, mais d'un ampérage plus élevé*, destiné à être utilisé pour l'éclairage médical et pour la galvanocaustie. En principe, ce transformateur

1. Je rapporte la description de cet appareil d'après une communication faite par le Dr Raoult, de Nancy, en 1908, au Congrès français d'oto-rhino-laryngologie.

est identique à une bobine de Ruhmkorff, mais avec cette différence que cette dernière transforme un courant de bas voltage et de haute intensité en un courant de haut voltage et de basse intensité. De plus, par suite des limites de l'isolement, le champ magnétique des bobines Ruhmkorff ne peut être fermé que jusqu'à un certain potentiel. Au fur et à mesure qu'on doit se rapprocher de cette tension, l'application d'un champ magnétique presque fermé devient de moins en moins économique. Au contraire, l'application du champ magnétique presque fermé est tout indiquée pour les faibles tensions.

La transformation du courant primaire est obtenue par le dispositif suivant.

Un noyau de fer doux, isolé, en forme de rectangle presque fermé, porte d'abord un bobinage relié avec le courant du réseau et avec un trembleur d'une construction particulière. Sur ce bobinage primaire est placé un autre bobinage formé d'un fil très gros.

Dès que le courant primaire du réseau entre dans le premier circuit, le trembleur produit des interruptions très rapides : et celles-ci provoquent dans la bobine secondaire (à gros fil) un autre courant à bas voltage et à grand débit. Le rendement de ce courant secondaire augmente avec le rapprochement des masses polaires et est ici à son maximum (les autres conditions techniques mises à part), par suite du rapprochement très grand des extrémités polaires du noyau magnétique.

Ce qui fait l'originalité du transformateur en question, c'est que le constructeur a pu obtenir la production simultanée de deux ordres de courants secondaires s'influençant le moins possible et même de plusieurs courants secondaires. Pour cela, il a placé les contacts de rupture dans le champ magnétique actif et soufflant du noyau, en proportionnant les enroulements, et en dérangeant le moins possible les lignes magnétiques du champ actif. Il y a là une économie sérieuse dans le rendement.

Ce système produit : 1° cautère (30 ampères sous 3 volts) ; 2° lumière (16 volts sous 2 ampères) ; il consomme, en pleine marche, 0,8 ampère sous 220 volts. On peut ajouter à cet appareil un troisième ordre de courant pour courant continu (électrolyse) jusqu'à 500 milliampères avec rhéostat et milliampèremètre. Si la faradisation n'est pas suffisante en se servant des pôles-lumière (35 volts à 400 ruptures par seconde), on peut ajouter un quatrième ordre de courant faradique donnant jusqu'à 10 000 volts si on le désire.

Son rendement est de 23 pour 100.

Appareils dynamiques. — Dynamo-magnéto d'Angebaud

Principe. — Ces appareils appartiennent à la classe des transformateurs rotatifs à deux anneaux induits (moteurs-générateurs).

Ici, chacun des anneaux porte deux ou plusieurs enroulements.

Sur le premier anneau, l'un des enroulements est *récepteur* de courant (courant exogène, courant urbain continu); l'autre enroulement est *générateur* de courant (courant endogène, courant d'utilisation médicale).

Sur le second anneau, les deux enroulements sont *générateurs* de courant.

Il est clair :

1° que les divers enroulements générateurs donneront des courants induits distincts, dont le voltage sera à volonté déterminé par la longueur de chaque enroulement ;

2° que les enroulements générateurs donneront à volonté du courant continu ou du courant alternatif (sinusoïdal), suivant que le courant sera capté à l'aide d'un collecteur de Gramme ou simplement sur deux bagues.

Dynamo-magnéto d'Angebaud[1]. — Cette machine est à la fois une *commutatrice à deux enroulements*, si l'on ne se sert que de son premier

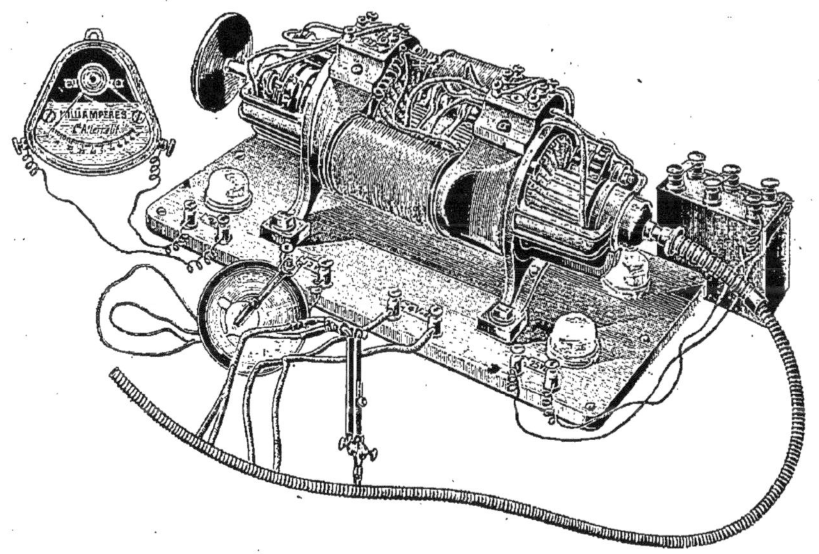

Fig. 375. — *Dynamo-magnéto d'Angebaud.*

anneau, et un *moteur-générateur*, quand on travaille avec les deux anneaux. Elle porte le nom commercial de « dynamo-magnéto » (fig. 375).

1. Je rapporte la description de cet appareil d'après une communication faite par le Dr Texier, de Nantes, en 1910, au Congrès français d'oto-rhino-laryngologie.

« Cette commutatrice, disent Texier et Angebaud, n'est pas autre chose en réalité que deux dynamos intimement unies au point d'être fondues l'une dans l'autre, ou mieux encore un moteur et plusieurs génératrices utilisant les mêmes inducteurs, le même arbre, les mêmes paliers.

« Cette disposition a l'avantage d'augmenter le rendement ainsi que la puissance. Le rendement est de 60 pour 100, et la puissance de cette machine, bien que de dimensions très restreintes, est de près d'un cheval.

« La machine est schématiquement composée d'un seul circuit magnétique, ici horizontal, constitué par les inducteurs communs, et entre

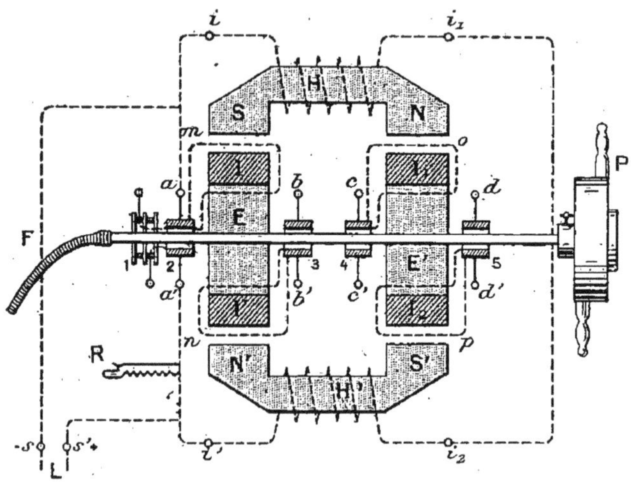

Fig. 376. — *Schéma de la dynamo-magnéto d'Angebaud.*
(Vue en projection.)

L, ligne ; *s*, *s'*, bornes du secteur ; I, I', I_1, I_2, tôles formant la carcasse des induits E, E' (section) ; *a*, *a'*, bornes de la machine recevant le courant à 110 ou 220 volts, ou le produisant ; R, rhéostat de démarrage de la machine ; *a*, *a'*, bornes du courant alternatif monophasé : *Sinusoïdes* ; 1, collecteur alternatif ; 2, collecteur à 110 ou 220 volts ; *b*, *b'*, bornes du courant à 15 volts 6 ampères, 5 *miroirs* ; 3, collecteur 15 volts ; *m*, enroulement 110 ou 220 volts ; *n*, enroulement 15 volts ; ces deux enroulements *m* et *n* sont superposés sur l'induit E ; *c*, *c'*, bornes du courant à 25 volts 8 ampères, *charge d'accumulateurs*, bobine, etc. ; 4, collecteur 25 volts ; *d*, *d'*, bornes du courant à 5 volts 40 ampères, *cautères* ; 5, collecteur 5 volts ; *o*, enroulement 25 volts ; *p*, enroulement 5 volts, ces deux enroulements *o*, *p*, sont superposés sur l'induit E' ; N, N', S, S', pôles des inducteurs ; i_1, i'_2, bornes d'excitation des inducteurs ; H, H', enroulement inducteur ; *i*, *i'*, bornes reliant les inducteurs entre eux ; F, flexible de petite chirurgie et de massage ; P, pompe à air.

les épanouissements polaires desquels, à chaque extrémité de la machine, se déplace un induit. Sur l'un d'eux est bobiné le fil moteur qui recevra le courant continu du secteur ; sur ce même fil sont également connectées les bagues alternatives ; puis, sur ce premier circuit, soigneusement isolé, est disposé un second enroulement destiné à alimenter l'un des appareils. Le second induit est également constitué d'enroulements superposés, représentant les circuits respectifs des autres voltages prévus (fig. 376).

« L'excitation totale du système, dont les pertes sont extrêmement faibles, prise sur le secteur à courant continu, est calculée pour n'admettre que *quelques dixièmes d'ampère*. On conçoit facilement, étant donnée cette disposition, que si nous lançons le courant dans les inducteurs et progressivement ensuite dans l'enroulement moteur, l'induit sur lequel ce dernier est disposé se mettra nécessairement en mouvement, entraînant ainsi le second induit claveté sur le même arbre. On comprend encore comment, grâce à ce dispositif, le transformateur devient absolument inutile ; il suffit, en effet, de recueillir directement aux bornes de la machine les courants désirés... ».

Avantages. — La dynamo-magnéto d'Angebaud aurait encore pour avantage de permettre la pratique simultanée de l'endoscopie et de l'électromotion chirurgicale, sans modification de l'intensité lumineuse.

« Avec les commutatrices à courants alternatifs et transformateurs, quand nous voulons utiliser la machine comme moteur et nous servir en même temps du miroir, nous obtenons un résultat déplorable au moment où nous réduisons la vitesse de la commutatrice. A ce moment, en effet, la lumière de notre miroir devient sautillante et inutilisable, et cela parce que les alternances ne sont plus assez rapides. Or, cet inconvénient ne saurait exister avec notre machine. A quelque vitesse que ce soit, les courants étant continus, la lampe reste invariablement fixe [1]. »

Le modèle d'un cheval construit par la maison Luminais et Bruneteau, de Nantes, peut alimenter simultanément :

α) *dix* ou *douze photophores* par 12 volts et 7 ampères ;

β) *deux* ou *quatre cautères* par 4 volts et 40 ampères ;

γ) *la charge de dix accumulateurs* de 100 ampères-heure de capacité par 25 volts et 9 ampères.

« La construction de cette commutatrice est telle qu'elle se règle d'elle-même suivant le débit demandé. Il en résulte que l'extinction ou l'allumage d'un ou plusieurs cautères n'a aucune répercussion sur les miroirs allumés et réciproquement. Chaque voltage a son enroulement propre et ne peut subir les influences des autres voltages, dont il se trouve ainsi entièrement séparé. Or, avec les installations actuelles, des variations très sensibles sont enregistrées lorsqu'on diminue ou augmente la charge de la commutatrice par l'extinction ou l'allumage d'un miroir ou d'un cautère. »

Tableau lumière-cautère

Répartition du courant. — Dans le cas le plus fréquent, où nous employons le dispositif : commutatrice-transformateur de Gaiffe, voici comment sera établi le tableau lumière-cautère (fig. 377).

1. Ces diverses transformations de forme et de qualité des courants paraissent très obscures aux débutants, qui ne savent pas se reconnaître au milieu des multiples

a) Le courant du secteur arrive au tableau de distribution par des *bornes* bien isolées, et se rend à un *commutateur de démarrage*.

b) Un *coupe-circuit* est intercalé sur ce trajet.

c) Ce *commutateur* envoie le courant à la *commutatrice*, d'abord à travers un *rhéostat de vitesse* pour éviter un démarrage trop brutal, puis directement, en mettant cette résistance hors circuit, quand la commutatrice en marche peut admettre, sans danger pour son enroulement, l'intensité du courant qui lui est destinée[1].

combinaisons que leur présentent les fabricants : d'autant plus que ces derniers, cherchant pour leurs appareils une appellation commerciale qu'ils puissent breveter, les baptisent de noms qui, théoriquement, ne correspondent pas à leur structure vraie.

Voici un schéma mnémotechnique qui pourra servir de guide en l'espèce.

Appelons :

CT : un courant continu à forte tension.
CA : un courant alternatif à forte tension.
ct^1, ct^2 : divers courants continus à faible tension.
ca^1, ca^2 : divers courants alternatifs à faible tension.

Les divers appareils dont nous avons parlé plus haut produisent les transformations suivantes :

Transformateur de Gaiffe. . . .	CA → ca^1 ; CA → ca^2
Commutatrice de Gaiffe avec transformateur de Gaiffe.	CT → CA ; CA → ca^1 ; CA → ca^2
Transformateur de Leimer.. . .	CT → ca^1 ; CT → ca^2
Dynamomagnéto d'Angebaud.. .	CT → ca^1 ca^2 ; CT → ct^1 ct^2

1. L'intercalation d'une « self » est inutile sur réseau à courant continu, puisque l'énergie électrique fournie au moteur a une valeur constante.

d) Sur les *bagues* de la commutatrice est alors recueilli un autre

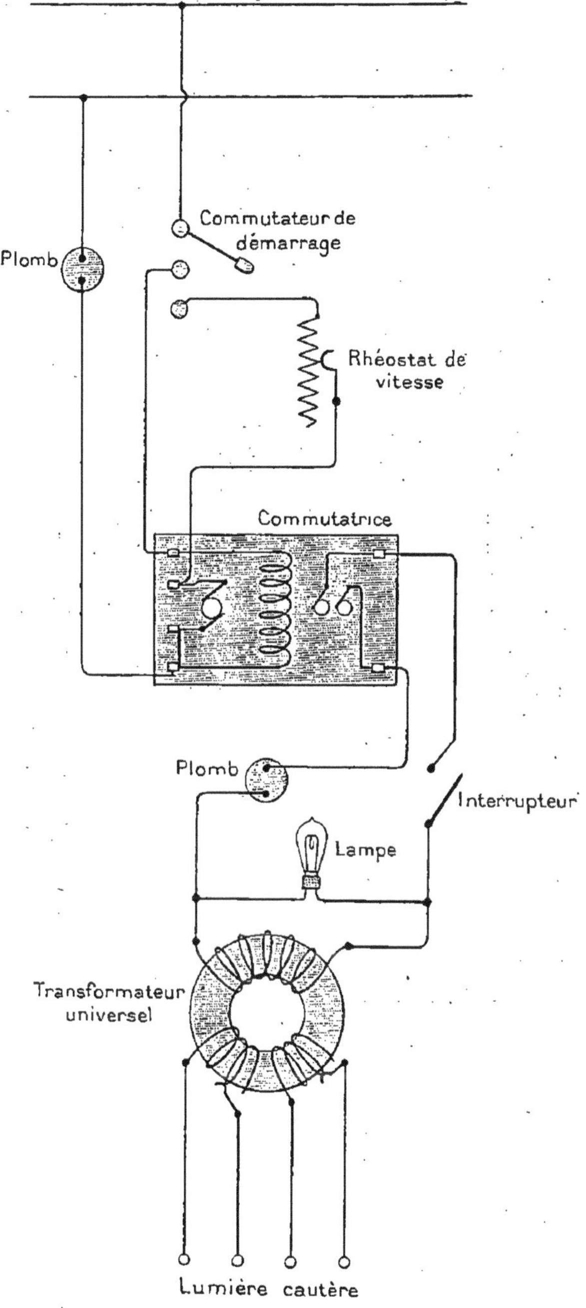

Fig. 377. — *Dispositif d'ensemble du raccordement indirect du photophore et du galvanocautère à un réseau à courant continu (par l'intermédiaire d'une commutatrice et d'un transformateur statique).*

courant, courant alternatif néo-formé, ayant une tension de 78 volts.

A partir de ce moment, nous rentrons dans le cas précédent (voir page 667) où le transformateur est directement branché sur réseau alternatif. La seule différence réside dans la moindre

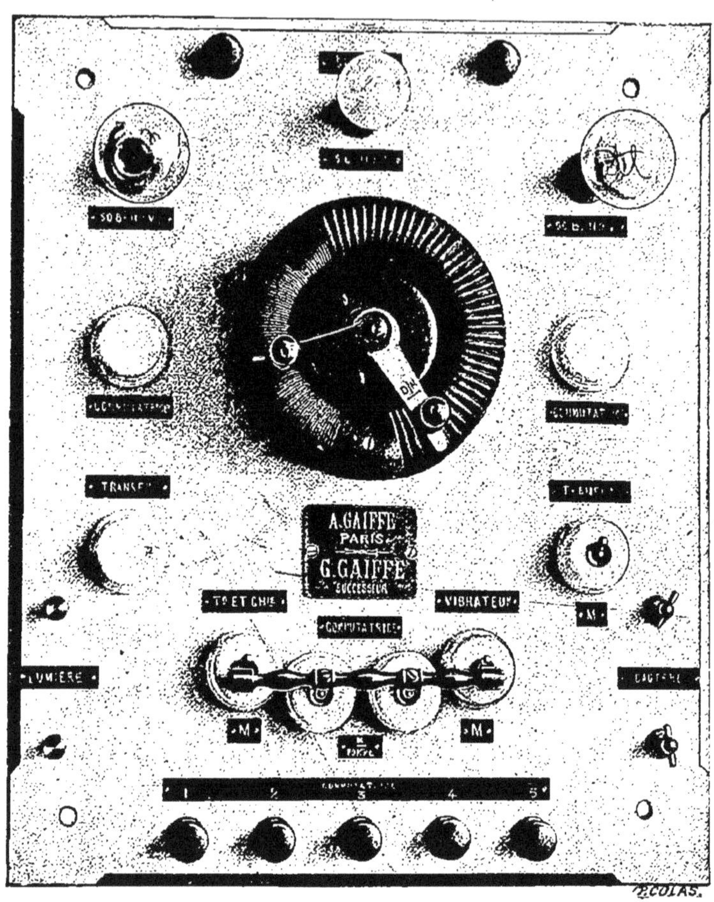

Fig. 378. — *Panneau mural* (modèle Gaiffe) *pour endoscopie et galvanocaustie par raccordement indirect à un réseau à courant continu,*

tension actuelle du courant néo-formé (78 volts au lieu de 110 volts). L'enroulement du transformateur devra donc être différemment établi pour pouvoir fournir, dans les deux cas, des ampérages identiques au circuit lumière et au circuit cautère.

Sellette mobile. — Le tableau mural (fig. 378) est le dispositif préféré des spécialistes.

Au contraire, dans les salles d'opération, mieux vaut placer les appareils sur une *sellette mobile*.

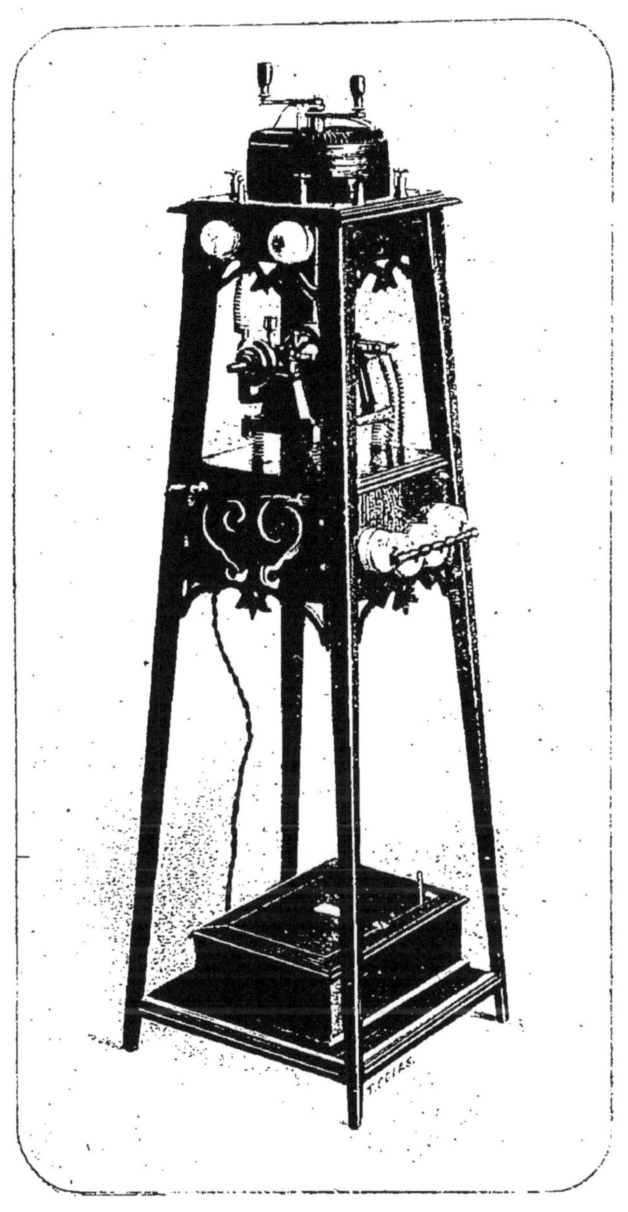

Fig. 379. — *Sellette mobile* (modèle Gaiffe) *pour emploi du photophore, du cautère et du moteur par raccordement indirect à un réseau à courant continu.*

Cette sellette comporte trois étages (fig. 379).

A l'étage supérieur est le *transformateur*. A l'étage moyen se trouve la *commutatrice* actionnant un flexible pour petite chirurgie et pour massage vibratoire, ou, au besoin une pompe à air. A l'étage inférieur est placé un *rhéostat à pédale*, permettant de faire varier la vitesse de la commutatrice quand on s'en sert comme moteur.

II

DEUXIÈME GROUPE (GROUPE I. C.) ÉLECTROLYSE. GALVANISATION CHARGE DES ACCUMULATEURS PORTATIFS

Mode d'alimentation. — *a*) Ces appareils doivent être branchés *indirectement* sur le réseau urbain, afin d'être à l'abri des pertes à la terre.

b) Ces appareils consomment exclusivement du *courant continu*. Pour cette raison, le transformateur statique, qui ne débite que du courant alternatif, ne peut pas les alimenter[1].

Emploi des transformateurs rotatifs. — Une bonne solution du problème qui se pose alors consiste à prendre le courant urbain continu, et, sans changer sa forme, à abaisser sa tension, ce qui élève corollairement son intensité. Une telle combinaison constitue un dispositif de tout repos, garanti contre les pertes à la terre, ne réclamant presque aucune surveillance, et dont les frais d'entretien sont insignifiants.

Pour réaliser cette transformation, on peut, comme dans les cas précédemment étudiés, s'adresser à deux types d'appareils : les *moteurs-générateurs* et les *commutatrices*. Ces appareils sont analogues, au moins dans leur principe, à ceux qui, lors de notre installation sur courant urbain alternatif, nous avaient servi à produire du courant continu à basse tension (voir page 668).

Moteur-générateur

Structure. — Cette machine est comparable à celle qui a été

1. Si l'on adoptait la *dynamo-magnéto d'Angebaud*, qui a été décrite plus haut, on pourrait sans doute alimenter par un dispositif unique les appareils du groupe IA et du groupe IC. On réaliserait ainsi une simplification dans l'installation électro-médicale.

décrite à la page 669. Un moteur-shunt, actionné par le courant continu urbain de 110 volts, entraîne un arbre de rotation sur lequel est parallèlement montée une dynamo, établie pour débiter du courant continu à basse tension.

Transformatrice de Gaiffe

Structure. — Cette machine, construite par Gaiffe, est d'une structure plus simple et d'un encombrement moindre que la précédente. C'est une commutatrice dont l'anneau unique porte deux enroulements distincts. L'un de ces enroulements recueille le courant continu du réseau par un collecteur calé sur une des extrémités de son arbre de rotation ; ce courant fournit en même temps le champ magnétique inducteur. L'autre enroulement aboutit à un second collecteur, calé sur l'autre extrémité de l'arbre ; deux balais y recueillent un courant continu de 20-30 volts. Ce courant continu « endogène » d'utilisation est tout à fait distinct du courant continu « exogène » d'alimentation.

Les deux enroulements sont complètement isolés l'un de l'autre. Le circuit induit ne prend ainsi aucun contact direct avec le réseau. Les commutatrices à deux enroulements nous mettent donc absolument à l'abri des pertes à la terre, tandis que les commutatrices à un seul enroulement ne nous en préservent pas.

Rendement. — La « transformatrice » que j'utilise dans mon cabinet reçoit du secteur un courant continu sous la tension de 110 volts ; elle consomme 2,2 ampères. Elle débite un courant continu pouvant atteindre une intensité de 4 ampères sous une tension de 30 volts (fig. 380).

Cette tension de 30 volts est celle que réclament au maximum les appareils d'électrolyse et de galvanisation utilisés en oto-rhino-laryngologie.

Cette intensité de 4 ampères est celle que réclame au maximum la charge de nos grosses batteries portatives d'accumulateurs pour galvanocaustie.

Le débit de cette transformatrice est donc, à tous égards, capable de nous satisfaire.

Avantages. — On ne peut refuser à cette transformatrice de réelles qualités.

1° Elle nous garantit contre le risque des pertes à la terre, et ne nous oblige à prendre aucune précaution d'isolement, même quand nous électrolysons nos malades dans les conditions les plus défavorables.

2° Elle nous permet d'utiliser le même courant pour alimenter les appareils d'électrolyse-galvanisation et pour charger les batteries portatives d'accumulateurs. Elle nous rend, en somme, les mêmes services que la commutatrice d'alternatif en continu travaillant au même but dans le branchement indirect sur courant alternatif.

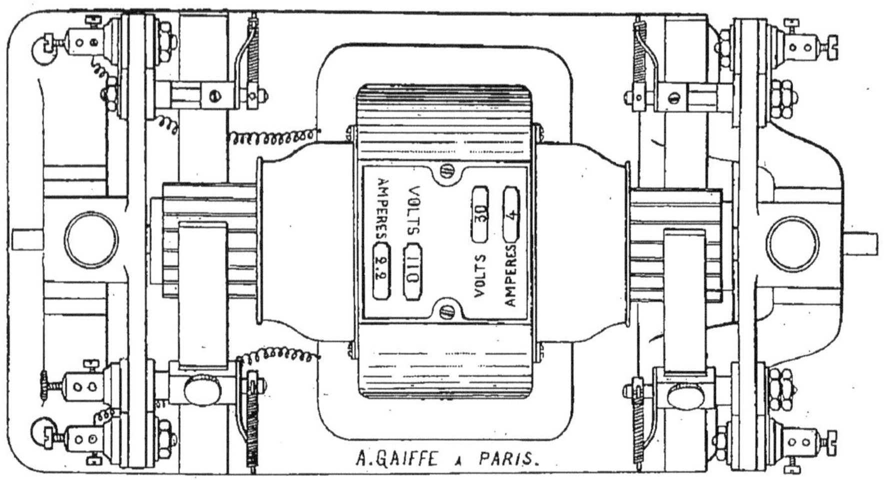

Fig. 380. — *Schéma de la transformatrice de Gaiffe.* (Vue en projection.)

Inconvénients. — On lui a fait cependant deux reproches, qui ne me paraissent pas pouvoir contrebalancer ces avantages.

1° *Au point de vue de l'électrolyse et de la galvanisation.* — On a fait valoir, à juste titre, que le courant continu débité par une petite dynamo est assez fortement ondulé. Pour cette raison, la transformatrice ne pourrait convenir aux oto-rhino-laryngologistes, qui travaillent sur la tête et touchent à des organes éminemment sensibles (électrolyse nasale, galvanisation du labyrinthe, etc...).

Il est vrai que le courant d'une batterie d'accumulateurs ou de piles est bien plus uniforme : c'est du courant galvanique pur, *sans pulsations*. Aussi certains spécialistes, quoique branchés sur réseau urbain, préfèrent-ils électrolyser et galvaniser avec une batterie de piles portatives.

Mais cette condition ne suffit pas, en l'espèce, à faire prohiber l'emploi de la transformatrice, et à imposer l'intercalation d'une batterie d'accumulateurs-tampon entre le réseau à courant continu et le réducteur de potentiel pour électrolyse. Ce serait là compliquer singulièrement notre installation, et retomber dans les errements du raccordement indirect total par accumulateurs (voir page 652), que les grandes maisons d'électricité médicale étrangères ont complètement abandonné depuis plusieurs années. Il ne faut pas faire marche en arrière. D'ailleurs, avec les nouveaux appareils de fabrication allemande (type Pantostat), où le courant continu « médical » est directement obtenu par la transformation du courant alternatif de secteur, on peut faire la galvanisation et l'électrolyse *sans pulsations de courant* : car un condensateur, monté parallèlement aux bornes de sortie, y atténue sensiblement les ondulations du courant induit.

On a dit que, pour restreindre les frais d'installation, il faut constituer cette batterie-tampon avec les batteries portatives. On se trompe. Pour fournir les 30 volts qu'on obtient avec une transformatrice, il faudrait au mois quinze éléments. Or, nos batteries portatives de lumière ont au maximum six éléments : et la vulgarisation des éléments à filament métallique les fera bientôt tomber à un ou deux éléments.

A dire vrai, l'électrolyse et la galvanisation sont des actes que les oto-rhino-laryngologistes accomplissent rarement. Une batterie d'accumulateurs exclusivement destinée à ce travail fonctionnerait à des intervalles éloignés ; son intégrité aurait à souffrir d'un tel chômage. Peut-être même, entre certaines mains, refuserait-elle ses services au moment voulu, ce qui jamais n'arrive à une transformatrice.

2° *Au point de vue de la charge des accumulateurs portatifs.* — Le rendement d'une transformatrice est médiocre. Il est toujours inférieur à 60 pour 100. Ce n'est donc pas une combinaison avantageuse de charger des accumulateurs avec un tel dispositif. Est-ce à dire pour cela que la charge par raccordement direct sur réseau à courant continu, par l'intermédiaire de résistances, soit à préférer, ne fût-ce qu'au seul point de vue économique ? Cela dépend...

a) Il y a moins de gaspillage d'énergie électrique dans le raccordement *direct* quand on charge une batterie composée d'un assez grand nombre d'éléments en série, avec un courant de faible intensité : et cela d'autant mieux que les accumulateurs sont plus nombreux.

b) Il y a moins de gaspillage d'énergie électrique dans le raccordement *indirect* par transformatrice quand on charge un petit nombre d'éléments d'assez grande capacité. Tel est le cas de notre batterie portative pour galvanocaustie, qui réclame théoriquement un courant de charge de 7,5 volts 4 ampères. Cette batterie absorbe 30 watts. Or, par l'intermédiaire d'une transformatrice (110 volts $\times$ 2,20 ampères), elle prend au secteur 240 watts, sur lesquels 210 watts sont inutilisés. Par l'intermédiaire d'une résistance (110 volts $\times$ 4 ampères), elle lui prend 440 watts, sur lesquels 410 watts sont inutilisés. — Il est vrai, par contre, que le prix d'achat d'une transformatrice est plus élevé que celui d'une simple lampe de résistance ; et cela compense l'économie réalisée sur les frais de recharge.

Mais, en admettant même qu'il y ait, au bout d'uu certain temps, égalité de dépense dans ces deux cas, c'est encore à la transformatrice qu'il vaut mieux s'adresser pour charger les accumulateurs portatifs. En effet, avec le raccordement direct sur secteur, nous avons à redouter les effets des pertes à la terre en touchant une des bornes des accumulateurs, surtout avec les accumulateurs-cautère dont la capacité est élevée.

Donc, pour toutes ces raisons, et après une expérience personnelle de dix années, je conseille d'employer une transformatrice de Gaiffe pour brancher indirectement les appareils du groupe I. C. sur réseau à courant continu.

Tableau électrolyse-accumulateurs

Dispositif. — Un *tableau* pour électrolyse, galvanisation et charge d'accumulateurs portatifs (appareils du groupe I. C.), raccordé indirectement à un réseau à courant continu par l'intermédiaire d'une transformatrice, sera installé ainsi qu'il suit (fig. 381).

Le courant du réseau est amené à la transformatrice par l'intermédiaire d'un *commutateur de démarrage,* de la même manière que nous l'avions précédemment dirigé sur la commutatrice.

De la transformatrice naît un néo-courant continu qui revient au tableau, et qui, comme il a été précédemment indiqué à propos du branchement sur alternatif (voir page 674), peut, à l'aide d'un *commutateur de distribution* C, être dirigé soit seulement vers le *disjoncteur* commandant le courant de charge des accumulateurs, soit aussi vers le *réducteur de potentiel* qui préside aux opérations électrolytiques. Le dispositif est exactement le même dans les deux cas, en aval de ce commutateur.

Disjoncteur automatique. — Le disjoncteur automatique est un appareil de grande utilité.

En effet, si, pendant la charge d'une batterie d'accumulateurs par une dynamo, une cause fortuite (saute ou rupture de la courroie de transmission, arrêt du moteur mécanique) causait l'arrêt de cette dynamo, les accumulateurs se déchargeraient sur elle et la feraient tourner inutilement en moteur. Et, dans le cas où une résistance mécanique s'opposerait à la rotation de la machine, le courant pourrait atteindre

1. Dans le schéma de la figure 381, on a représenté, au lieu d'une transformatrice, un groupe moteur-générateur (moteur et dynamo accouplés).

une intensité suffisante pour détruire l'enroulement de cette dernière ou faire fondre les coupe-circuits.

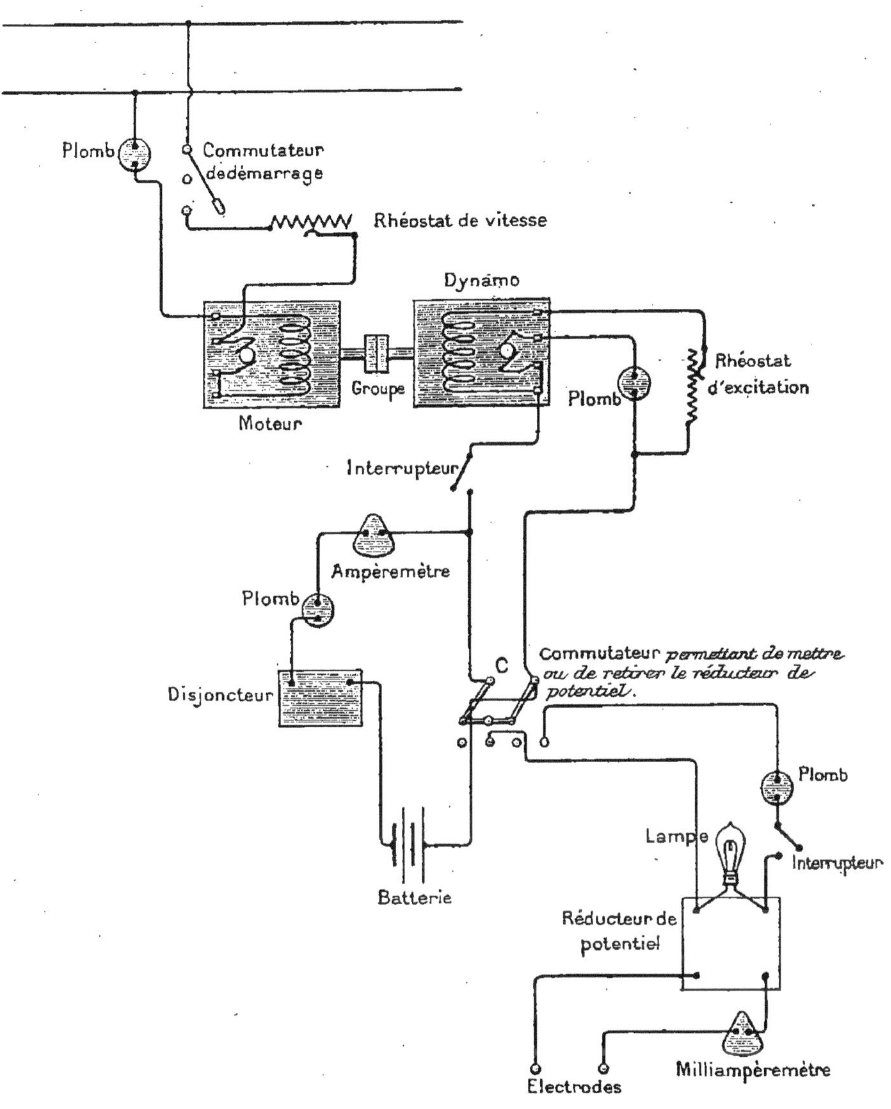

Fig. 381. — *Dispositif d'ensemble du raccordement indirect à un réseau à courant continu des appareils à électrolyse et des batteries portatives d'accumulateurs en charge (par l'intermédiaire d'un moteur-générateur.)*

Quoi qu'il arrive, les accumulateurs auraient ainsi perdu inutilement une partie de l'énergie qu'ils avaient accumulée.

Pour remédier à cet inconvénient, on place dans le circuit de charge un *disjoncteur*, qui a pour but de rompre le circuit quand le courant de charge normal tombe, par exemple, à la moitié de sa valeur.

Lorsqu'on aura découvert la cause de l'accident et qu'on y aura remédié, si, pour remettre les accumulateurs en charge, il faut manœuvrer cet appareil de sécurité à la main, on le désigne sous le nom de *disjoncteur*; si, au contraire, il est construit de façon que le circuit se referme automatiquement, on le désigne sous le nom de *conjoncteur-disjoncteur*.

Dans toutes les installations médicales, on n'utilise généralement que le *disjoncteur simple* qui a été antérieurement étudié (voir page 185).

III

TROISIÈME GROUPE (GROUPE D. C. A.) ÉLECTROMOTEUR. BOBINE D'INDUCTION

Mode d'alimentation. — *a*) Ces appareils peuvent sans danger être branchés *directement* sur le réseau urbain.

b) Ils utilisent indifféremment du courant *continu* ou du courant *alternatif*, à condition d'être spécialement construits pour une forme de courant déterminée.

Circuit d'alimentation du moteur. — Il a été dit que la commutatrice, qui est chargée d'alimenter le transformateur pour lumière et cautère, peut être également utilisée comme électromoteur pour petite chirurgie ou massage vibratoire, si l'on adapte à l'extrémité de son arbre de rotation un bras flexible.

Ce dispositif est très économique, mais il n'est pas recommandable, au moins dans notre pratique spéciale oto-rhino-laryngologique. En voici les raisons :

a) Il est nécessaire de surveiller, avec le photophore, le travail des tréphines dans le nez, des sondes vibratoires dans le pharynx, etc. Quand on utilise la commutatrice comme moteur, on rend le photophore solidaire de cette dernière ; et lorsqu'un obstacle ralentit le mouvement rotatoire de la tréphine, ce ralentissement se transmet par le bras flexible à la commutatrice. Or, l'intensité de l'éclairage est fonction de la vitesse de rotation de la commutatrice. De sorte que, dans cette combinaison, la lumière du photophore baisse précisément au moment où l'on a le plus besoin d'elle pour juger de la nature de l'obstacle qui trouble le jeu du moteur. Elle devient *sautillante* parce que *la fréquence du courant alternatif induit diminue à mesure que se ralentit la commutatrice.*

b) D'autre part, la commutatrice est assez bruyante, surtout quand elle a été en service pendant un certain temps. Les balais usés crépitent sur le collecteur ; l'arbre, ayant pris du jeu sur ses coussinets, produit une trépidation désagréable. Il est vraiment ennuyeux d'entendre constamment à ses côtés le ronflement d'une machine pendant l'examen d'un malade ; cela nous procure des heures d'incommodité que ne compense pas le très court avantage des quelques minutes où, par occasion, nous nous servons de la commutatrice comme moteur.

Pour ces raisons, il vaut mieux faire l'acquisition d'un petit *moteur-continu-shunt de 6 à 10 kilogrammètres*, indépendant de la commutatrice. Celle-ci pourra alors être reléguée dans un local distant où son ronflement cessera d'être perçu.

Avantage du raccordement direct. — Cela étant, il n'y a pas d'inconvénients, il y a même avantage à brancher directement le moteur sur courant continu urbain, comme on l'a fait pour la commutatrice.

a) Il n'y a pas d'inconvénient à ce raccordement direct. Nul choc électrique n'est à craindre, à condition que les bornes d'arrivée du courant soient bien protégées ; que le rhéostat soit enfermé dans une boîte qui ne laisse sortir que sa manette de commande ; qu'on ne touche pas non plus au collecteur de l'anneau de l'induit, qui, du reste, par son mouvement ne sollicite pas nos doigts. Aucune des pièces métalliques qui prennent contact avec la main de l'opérateur ou les organes du patient ne communique avec le circuit à forte tension du secteur. D'ailleurs, le bras flexible transmet seulement de l'énergie mécanique.

b) Il y a même avantage à ce raccordement direct. On peut ainsi utiliser des moteurs qui développent une assez forte puissance (30-50 kilogrammètres), nécessaire pour les opérations éventuelles de grande chirurgie que peut avoir à pratiquer un auriste (crâniotomie dans les complications encéphaliques des otites).

Dans cette combinaison, le circuit d'alimentation du moteur est très simple. Le courant continu, traversant un *interrupteur* et un *coupe-circuit*, se rend à l'enroulement du moteur à travers un *rhéostat de vitesse,* chargé de graduer la rapidité de sa rotation. Une « self » n'est pas nécessaire pour les moteurs actionnés par du courant continu (fig. 382).

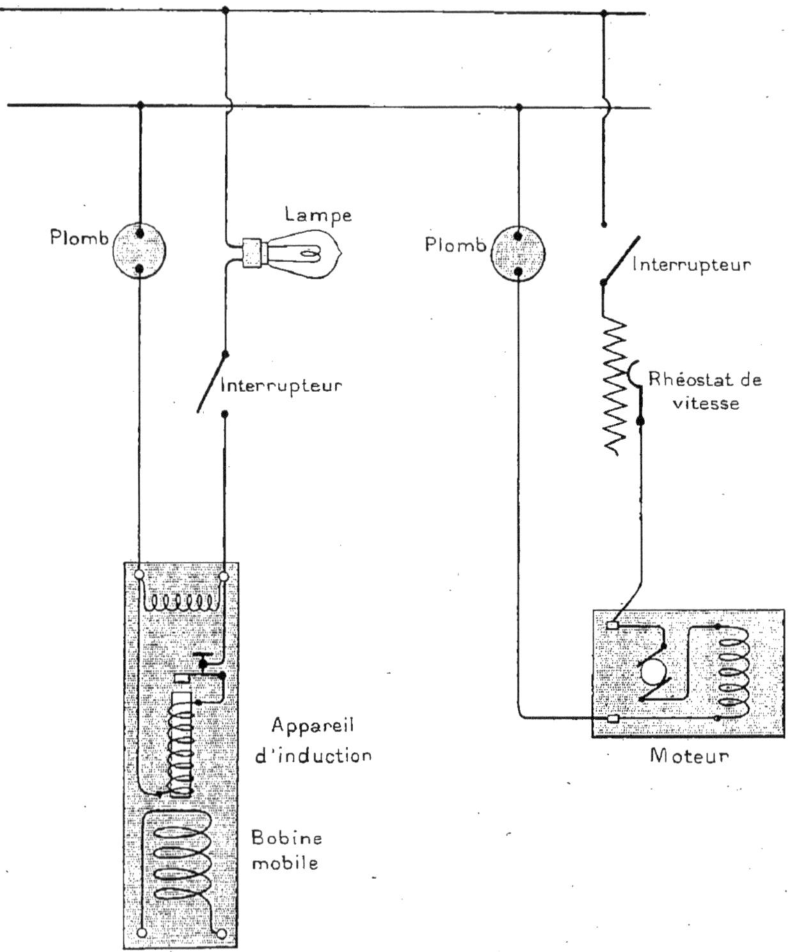

Fig. 382. — *Dispositif d'ensemble de raccordement direct sur réseau à courant continu :* A, *de la bobine d'induction;* B, *du moteur.*

Courant d'alimentation de la bobine d'induction. — La bobine d'induction sera aussi, de préférence, actionnée directement par le courant continu urbain. Ici encore, rien à craindre des pertes à la terre. La bobine de Ruhmkorff possède en soi le dispositif d'induction chargé de nous mettre à l'abri des secousses accidentelles : *à la condition de se servir exclusivement du courant de l'enroulement secondaire.*

La bobine aura sa structure classique, avec interrupteur à trembleur. Le courant du secteur, pour arriver à son enroulement primaire, traverse un *interrupteur*, un *coupe-circuit*, et une *lampe de résistance* dont le rôle est capital : car elle est chargée de ne livrer à la bobine que le voltage et l'ampérage exactement nécessaires à son excitation.

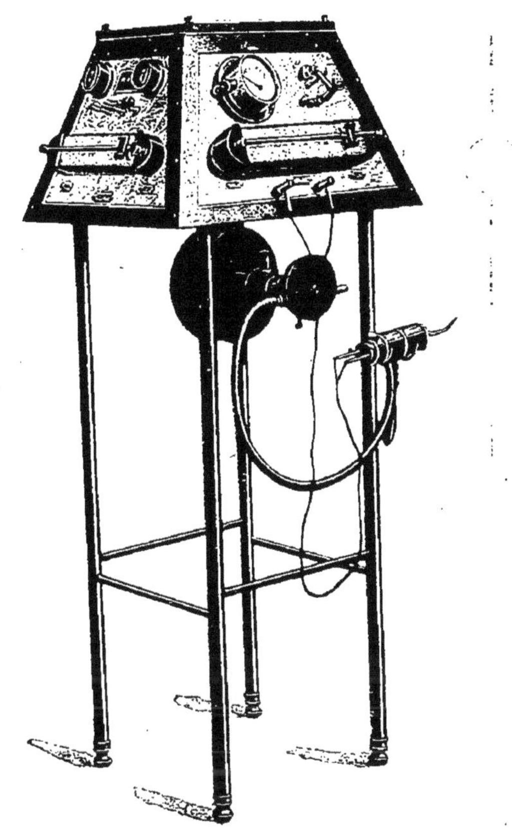

Fig. 383. — *Table mobile de Gautier et Toury* (modèle pour réseau à courants alternatifs).

Un *combinateur de Watteville,* éventuellement adapté au tableau, permettra d'utiliser simultanément le courant débité par cette bobine ainsi que le courant galvanique.

Dans les conditions actuelles, la bobine donne du courant faradique vrai, et non pas du courant sinusoïdal comme lorsqu'elle est excitée par le courant alternatif urbain.

Si donc l'on veut faire de la voltaïsation sinusoïdale, on empruntera le courant alternatif, non plus à la bobine, mais au transformateur lumière-cautère de Gaiffe.

IV

DISPOSITIFS D'ASSEMBLAGE

Appareils fixes. — Au point de vue pratique, le dispositif le plus avantageux, pour un cabinet d'oto-rhino-laryngologie, consiste à placer tous les appareils de réglage, de contrôle et de commande sur un tableau mural.

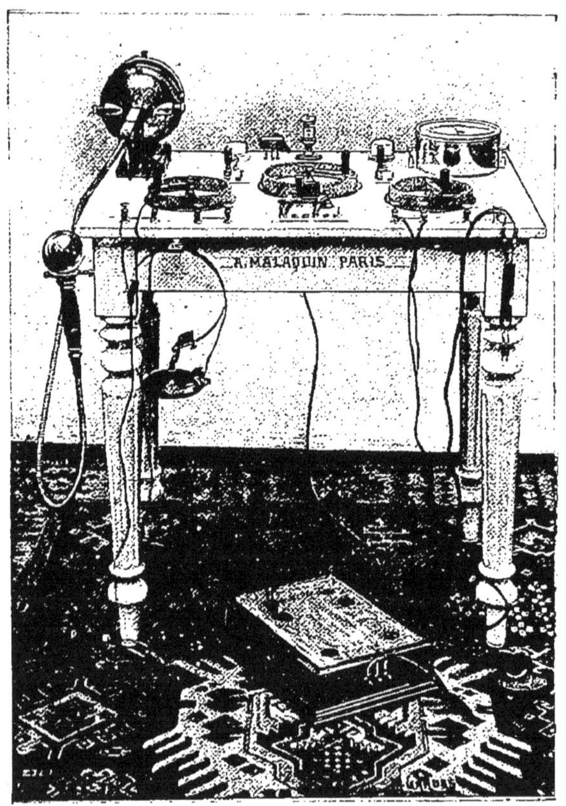

Fig. 384. — *Table de Malaquin.*

Exception est faite pour le rhéostat du moteur, que nous préférons mobile et reposant sur le sol au voisinage du pied de l'opérateur.

Sur ce tableau se trouvent également les commutateurs qui ferment les circuits des transformateurs rotatifs.

Ces machines seront reléguées dans un placard ou dans un cabinet voisin, de manière à ne pas nous gêner par leur bruit.

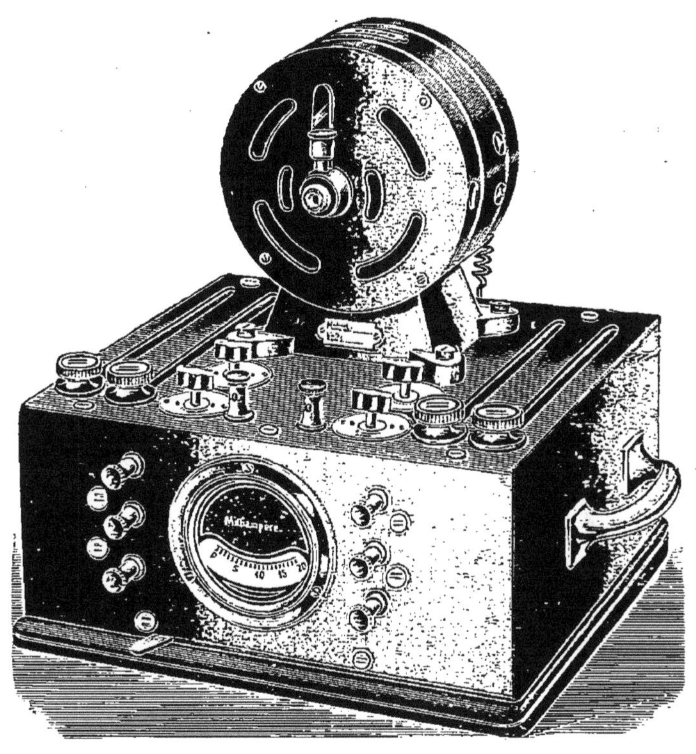

Fig. 385. — *Multiplex de Weifa-Werke* (modèle pour réseau à courant continu).

Appareils transportables. — Dans une clinique ou dans une salle d'opérations à plusieurs postes, il est plus économique de choisir un dispositif facilement transportable. Le dispositif sur table roulante, qui est actuellement fort en vogue, surtout à l'étranger, est construit d'après les mêmes principes que le tableau mural : mais chaque maison modifie sa structure par quelque détail de montage de façon à lui donner un cachet personnel.

On peut citer parmi les dispositifs d'adaptation les plus connus et les meilleurs :

a) La *table mobile* de Gautier et Toury (de Paris), donnant galvanisation, électrolyse, faradisation, courant sinusoïdal, lumière-cautère, air chaud, moteur pour chirurgie et massage vibratoire (fig. 383).

a') La *table* de Malaquin (de Paris) (fig. 384).

b) Le *multiplex* de Weifa-Werke (de Francfort) (fig. 385).

c) Le *pantostat* de Reiniger, Gebbert et Schall (d'Erlangen) (fig. 386).

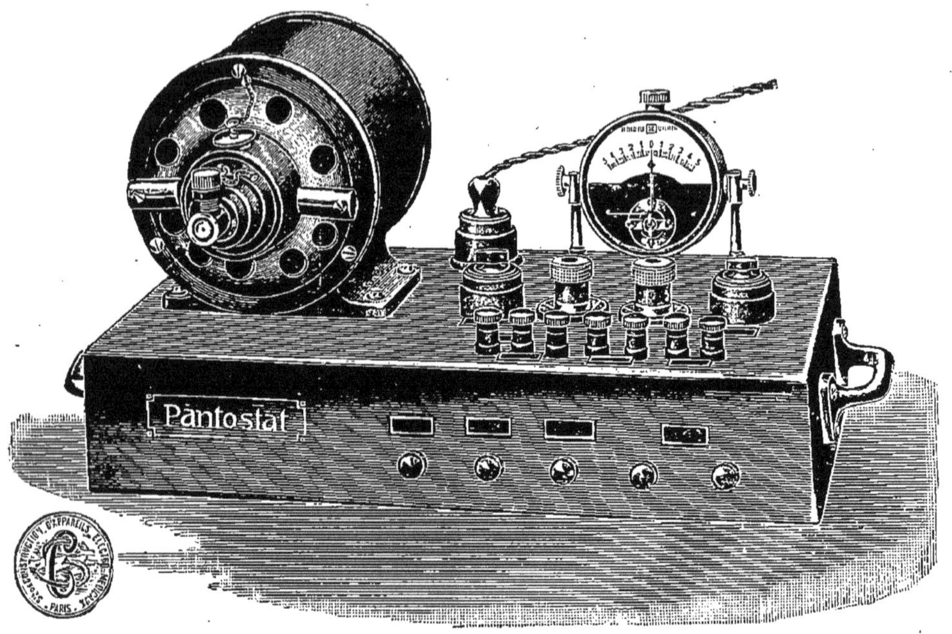

Fig. 386. — *Pantostat de Reiniger, Gebbert et Schall* (pouvant, sans modification extérieure notable, être construit soit pour courant continu, soit pour courant alternatif).

d) L'*universal handschlussapparat* de Reiner (de Vienne) (fig. 387).

e) Le *galvanophor* de Klingelfuss (de Bâle) (fig. 388), etc., etc.

Avantages et inconvénients. — Ces appareils, qui, suivant leur construction, fonctionnent soit sur courant continu, soit sur courant alternatif, ont pour caractères :

1° D'avoir peu d'encombrement et de satisfaire à tous nos besoins en utilisant, suivant les groupes (I. C. — I. A. — D. C. A.), le raccordement indirect ou le raccordement direct au réseau. Pour chaque emploi spécial, il existe un circuit complètement indépendant et muni d'un système de réglage particulier : de telle sorte qu'on peut faire fonctionner simultanément, sans influence mutuelle, l'endoscopie et la galvanocaustie. En outre, le moteur est puissant et peut être employé pour les grosses opérations chirurgicales et pour les massages vibratoires énergiques. Répétons cependant que les dispositifs qui font l'électrolyse et la galvanisation avec raccordement direct à un réseau à courant *continu*, par l'intermédiaire de réducteurs de potentiel, ne

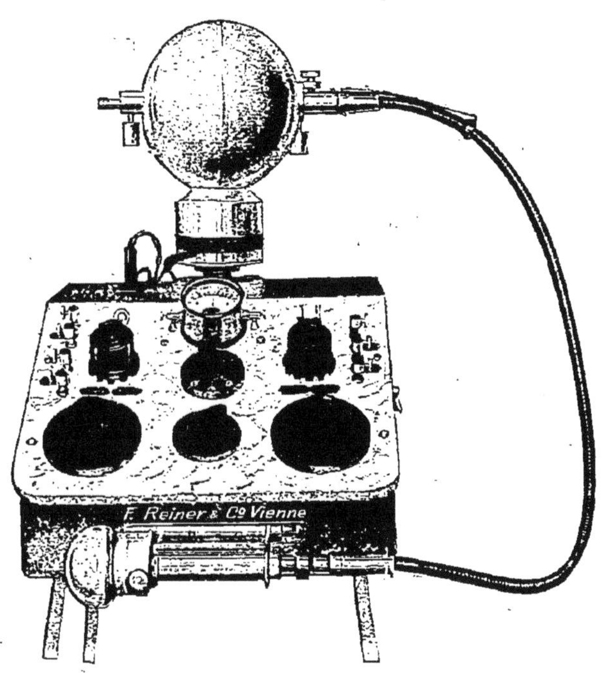

Fig. 387. — *Universal Handschlussapparat de Reiner* (modèle pour réseau à courant continu).

mettent pas toujours à l'abri des pertes à la terre, malgré les garanties affirmées par certains fabricants. Rien à craindre, au contraire, à cet égard, avec les appareils qui se branchent sur un réseau à courants *alternatifs*, en raison de l'impossibilité pour le constructeur de conduire directement un courant monophasé dans le réducteur de potentiel.

2° De pouvoir être raccordés à n'importe quelle prise de courant d'éclairage par une fiche et un conducteur souple, à condition toutefois que le courant ait une tension correspondante à celle pour laquelle est construit l'appareil. L'intensité maxima réclamée par ces divers dispositifs est de 2 à 3 ampères.

D'une façon générale, sans vouloir critiquer ces appareils très perfectionnés, on peut dire qu'à cause du ronflement de leur moteur (surtout bruyant avec le courant alternatif) ils conviennent mieux pour les salles d'opérations de chirurgie que pour les cabinets des oto-rhino-laryn-

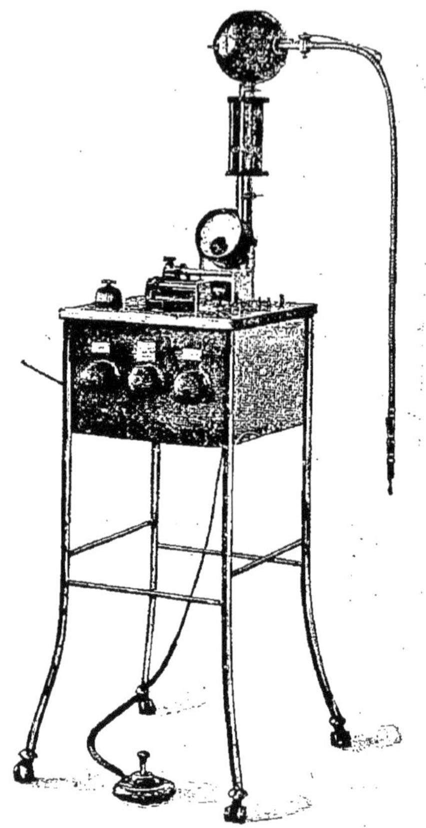

Fig. 388. — *Galvanophor de Klingelfuss* (modèle pour réseau à courant continu).

gologistes, où s'apprécient surtout le silence absolu et l'encombrement nul du tableau mural.

C

CRITIQUE DES INSTALLATIONS FIXES EN RACCORDEMENT INDIRECT PAR TRANSFORMATEURS

Organisation de tout repos. — Le raccordement indirect d'un tableau d'adaptation médicale à un réseau urbain à courant continu ou alternatif, par l'intermédiaire des appareils d'induction, remplit au mieux les conditions que nous devons exiger de toute installation médicale alimentée par un courant industriel : c'est une organisation de tout repos.

I

AVANTAGES DU RACCORDEMENT INDIRECT PAR TRANSFORMATEURS

Trois avantages. — L'importance des avantages d'un tel dispositif est indiscutable : il est inoffensif, économique et robuste.

Sécurité. — *Le raccordement indirect par transformateurs assure une sécurité absolue.* Il met le médecin et le malade à l'abri complet des dangers inhérents aux pertes à la terre. En effet, aucune communication n'existe entre les appareils que nous sommes appelés à manier et le réseau urbain. Le courant de la ville est utilisé soit pour exciter le primaire des transformateurs d'où naissent des courants induits inoffensifs, soit pour actionner des dynamos qui débitent des courants autonomes, également sans danger.

Économie. — *Le raccordement indirect par transformateurs est économique.*

A. — Comparé au *raccordement direct,* il est infiniment avantageux.

a) Les *frais de premier établissement* sont moins élevés. Il est vrai qu'au prix d'achat du tableau il faut ajouter celui des moteurs-générateurs, commutatrices, transformatrices, etc. Mais — surtout dans les grands services hospitaliers à postes nombreux — on économise, d'autre part, les frais très élevés de l'installation d'une longue canalisation à gros fils, qui absorbe plus de la moitié de la somme affectée aux travaux.

b) Les *frais de consommation de courant* sont incomparablement plus faibles ; on ne demande au réseau qu'un nombre insignifiant d'ampères. Le bénéfice est surtout frappant quand on envisage l'emploi du galvanocautère sur réseau à courants alternatifs ; il y peut atteindre 97 pour 100.

Certes, l'économie de courant est moindre si l'on est forcé d'intercaler sur le réseau à courant continu un moteur-générateur ou une commutatrice dont le rendement est médiocre et dépasse rarement 60 pour 100. Mais, dans ce cas, on a le droit de demander à la compagnie de facturer le courant comme « force motrice », et on le paie moins cher que celui qui est fourni pour « éclairage ». Seulement, le tableau de distribution, même s'il ne consomme qu'un ou deux ampères, doit alors être alimenté par une canalisation spéciale, distincte de celle qui commande l'éclairage de l'habitation.

B. — Comparé au *raccordement indirect par accumulateurs,* il nous fait réaliser encore une certaine économie : moindre, toutefois, que dans le cas précédent.

a) Au point de vue des *frais d'établissement,* l'achat d'un transformateur n'est pas plus onéreux que l'acquisition d'une batterie-tampon d'accumulateurs. Il n'en est plus de même s'il faut, en outre, se procurer un transformateur rotatif : à moins qu'on emploie cette machine comme moteur chirurgical, ce qui en corrige la dépense supplémentaire.

b) Au point de vue des *frais d'entretien,* l'avantage revient, sans contredit, aux appareils de transformation. Un transformateur statique ne demande pas d'entretien. Les commutatrices et les transformatrices doivent, il est vrai, être inspectées de temps en temps ; on renouvelle les balais, on change au besoin les bagues et les lames collectrices usées, ce qui est peu coûteux. Si l'on a la précaution de graisser souvent les coussinets où frotte l'arbre de rotation, en donnant un tour aux chapeaux des graisseurs à graisse consistante, geste familier aux automobilistes, on évite toute détérioration par grippage.

Enfin, le collecteur doit être tenu très propre, pour éviter que la limaille de cuivre, se déposant sur les cloisons isolantes, fasse court-circuit entre deux lames voisines. La substitution des balais de charbon aux balais de cuivre est très avantageuse à ce point de vue.

L'économie est moindre avec des accumulateurs qui doivent, une fois par an au moins, subir un examen de la part du fabricant, lequel conclut ordinairement à une réparation très coûteuse.

c) Au point de vue des *frais de consommation* de courant, le raccordement indirect par transformateurs est plus avantageux que le raccordement indirect par accumulateurs. Tous comptes faits, on peut dire que la dégradation de l'énergie électrique est deux fois plus grande avec les accumulateurs, sur courant continu, et quatre fois plus grande environ, sur courant alternatif.

Robustesse. — *Le raccordement indirect par transformateurs est éminemment robuste.* Il est toujours prêt à servir, tout comme une adaptation par branchement direct. Et, même après une absence de plusieurs mois, on le retrouve intact. Il suffit de fermer un interrupteur; le tableau fonctionne de nouveau, sans nulle défaillance.

Aucun soin d'entretien n'est à prendre pendant les périodes où chôme le tableau.

On n'en peut pas dire autant du raccordement indirect par accumulateurs, qui réclame une surveillance assidue. Au retour d'une longue absence où on les a négligés, on retrouve les éléments déchargés ou détériorés, en tous cas incapables de reprendre, séance tenante, leur service actif.

II

INCONVÉNIENTS DU RACCORDEMENT INDIRECT PAR TRANSFORMATEURS

Deux inconvénients. — Ces inconvénients sont légers, incapables de contrebalancer les grands avantages précédemment exposés.

Bruit. — *Le raccordement indirect par transformateurs serait trop bruyant.* Les transformateurs statiques sont absolument silencieux, mais les transformateurs rotatifs sont certainement plus bruyants que les accumulateurs.

Il est cependant facile d'obvier à cet inconvénient.

a) On ne peut pas éviter le ronflement de la rotation de l'anneau induit; c'est un bruit de toupie dû à la vibration de l'air ambiant. Mais on peut empêcher le crépitement, infiniment plus désagréable, dû au crachement des balais. Pour ce faire, on soigne la propreté des collecteurs, on règle au mieux la pression des balais, et on enlève les bavures de cuivre que le frottement y produit à la longue. On peut aussi atténuer la trépidation qui se produit quand l'arbre prend du jeu sur ses paliers, en forçant le graissage et en faisant resserrer les coussinets. Enfin, on placera la machine sur une couche amortissante de feutre.

b) On rend l'installation absolument silencieuse en reléguant les machines dans un lieu écarté. Peu importe qu'elles soient distantes de la salle de travail, puisque la canalisation qui les relie au tableau (2 ampères) est faite de conducteurs fins d'un prix modique.

Inconstance. — *Le raccordement indirect par transformateurs serait inconstant.* Il est vrai que ce dispositif, au même titre que le raccordement direct, nous expose aux variations de tension et aux interruptions accidentelles qui peuvent se produire sur le réseau urbain. Nous avons examiné plus haut cet argument, mis en avant par les partisans des accumulateurs (voir page 658).

Mais tout oto-rhino-laryngologiste possède des batteries portatives indépendantes pour endoscopie et galvanocaustie, avec lesquelles il peut travailler momentanément pendant les interruptions du courant urbain.

La grande inondation parisienne de 1910 nous a donné l'occasion de leur faire exercer cette suppléance.

CHAPITRE XXXIII

CONCLUSIONS

Raccordement direct. — *Malgré son apparente simplicité, un tel dispositif doit être systématiquement déconseillé à cause de son effrayant* GASPILLAGE *d'énergie électrique, et aussi en raison de son* INSÉCURITÉ.

Raccordement indirect par accumulateurs. — *Ce dispositif est* FRAGILE *et assez encombrant; cependant c'est la seule installation qu'on puisse admettre dans les petites villes où le courant n'est pas distribué pendant le jour.*

Raccordement indirect par transformateurs. — *C'est évidemment le meilleur dispositif à adopter dans les villes où la distribution de courant, soit continu, soit alternatif, a lieu sans interruptions régulières.*

DEVIS D'INSTALLATION

Ayant fait installer, il y a quinze ans, dans mon service de l'hôpital Saint-Antoine, à Paris, une distribution de courant répartie sur un assez grand nombre de postes, j'eus à comparer trois devis qui furent établis par la même maison.

PREMIER DEVIS. — *Raccordement direct.*

Prix d'établissement : 18 000 francs.

Rendement moyen : de 2 à 6 pour 100.

DEUXIÈME DEVIS. — *Raccordement indirect par intercalation d'accumulateurs.*

Prix d'établissement : 12 000 francs.

Rendement moyen : 35 pour 100.

Troisième devis. — *Raccordement indirect par intercalation (sur réseau à courant continu) d'une commutatrice et de plusieurs transformateurs statiques.*

Prix d'établissement : 8 000 francs.

Rendement moyen : 65 pour 100.

Le courant était du courant continu à 110 volts.

Le tableau suivant fournit, d'autre part, d'intéressants renseignements comparatifs sur ces trois modes d'installation.

PROJETS D'INSTALLATION DANS LE SERVICE DE MONSIEUR LE DOCTEUR X*** A L'HOPITAL N***

COURANT CONTINU A 110 VOLTS

SOLUTIONS	DÉPENSES DE COURANT		LIGNES						PRIX du MATÉRIEL (non compris les câbles conducteurs).	ISOLEMENT	ENTRETIEN
			EXTÉRIEURES		INTÉRIEURES						
					Canalisations principales.		Canalisations secondaires.				
	en watts-heure chiffre approximatif.	Intensité maxima demandée à l'usine (sous 110^v) chiffre approximatif.	Section.	Prix par 100^m (1)	Section.	Prix approximatif par 100^m (1)	Section.	Prix approximatif par 100^m (1)			
			mmq.	fr.	mmq.	fr.	mmq.	fr.	fr.		
Avec transformateurs et commutatrice. . .	2 090	24^A	10	117	10	117	1	15	4 740	Parfait.	5 minutes par jour pour graissage et vérification des balais de la commutatrice.
Avec réducteurs de potentiel (utilisation directe du courant continu). (N. B. — Si par oubli l'interrupteur reste fermé, la dépense sera considérablement augmentée)	2 330	234^A	80	744	80	774	8	87	4 600 plus achat de tapis caoutchouté pour chaque poste.	Médiocre.	Très peu d'entretien.
Avec accumulateurs. .	2 330	24^A	10	117	18	186	6	74	3 280 (voir entretien et amortissement.)	Parfait.	Amortissement approximatif: 250 fr. par an. Surveillance quotidienne.

(1) Ces prix ne comprennent pas la pose des lignes.

NEUVIÈME PARTIE

L'ÉCLAIRAGE ÉLECTRIQUE

CHAPITRE XXXIV

LA LUMIÈRE

Progrès de l'endoscopie médicale. — Vers la fin du XIXe siècle, la révolution qu'opéra dans l'éclairage au gaz l'invention du manchon incandescent par Auer von Welsbach, d'une part, et, d'autre part, la vulgarisation de l'éclairage à l'acétylène, résultant des découvertes de Moissan, firent subir à l'éclairage électrique une crise très grave, dont il sortit cependant à son honneur. Conçues par la concurrence, des lampes nouvelles naquirent, brillantes et économiques.

A la même époque, l'endoscopie médicale perfectionnait son instrumentation; et sa technique bénéficiait des progrès de l'éclairage électrique. Elle étendait considérablement le champ de son investigation diagnostique et de sa collaboration thérapeutique. Elle obligeait en même temps le médecin à connaître les qualités et les défauts des diverses sources lumineuses que lui proposent les catalogues industriels. De bonne foi, peut-on contester qu'à tous égards nous ayons intérêt à savoir en faire un choix personnel ?

Les pages qui vont suivre résumeront quelques notions théoriques élémentaires ; elles s'efforceront surtout de fournir des renseignements pratiques sur les principales lampes utilisées pour l'endoscopie médicale.

I

THÉORIE DE LA LUMIÈRE

Théorie de l'émission. — La lumière est une des formes de l'énergie, grâce à laquelle notre œil perçoit les objets éloignés.

La *théorie de l'émission*, formulée par Newton, en donna une explication qui fut longtemps classique. Elle supposait que les corps lumineux projettent des particules matérielles, « corpuscules de lumière », qui se transportent en ligne droite et bombardent notre rétine.

C'était, avec une allure scientifique, la réédition de l'hypothèse des Grecs, admettant que des images se détachent des objets sous forme de pellicules, pour venir s'appliquer sur les yeux.

Théorie des ondulations. — La *théorie des ondulations*, émise par Descartes, condamnée par Newton, démontrée plus tard par Young[1] et par Fresnel, la remplace aujourd'hui.

Cette théorie admet que les molécules des corps lumineux sont animées de mouvements vibratoires périodiques extrêmement rapides.

Or, tout corps vibrant ébranle le milieu qui l'entoure. Il y détermine des vibrations synchrones, de même durée et de même étendue[2].

1. Thomas Young (1773-1829), médecin égyptologue, né à Milverton (Angleterre). Il démontra la théorie des ondulations à l'aide des interférences lumineuses; il prouva que de la lumière ajoutée à de la lumière peut faire de l'obscurité.

2. Théorie électromagnétique de la lumière. — La classique théorie mécano-élastique de la lumière, que nous acceptons ici, est battue en brèche à l'heure actuelle.

Nous sommes encore à cet égard, disent les énergétistes (Ostwald), des disciples trop orthodoxes de Démocrite et de Lucrèce; et nous voyons comme eux dans la « mécanique des atomes » le dernier mot de la science. Pour notre école mécaniste, tous les phénomènes naturels sont d'ordre mécanique. N'expliquons-nous pas indifféremment les effets de la chaleur, de la lumière, etc., par de simples mouvements de la matière? Selon que leurs molécules vibrent de telle ou telle façon, les corps sont chauds, lumineux, sonores, etc. C'était là, depuis Leibniz, un dogme scientifique auquel osa toucher le premier Robert Mayer, quand il prétendit, au grand scandale de son époque, que les phénomènes mécaniques constituent seulement un cas particulier des transformations de l'énergie.

Disciples de Mayer, les énergétistes renoncent à la théorie mécanique de la lumière par vibration de la matière; et ils édifient une *théorie électromagnétique de la lumière*.

Dans cette théorie, on admet que le pouvoir éclairant d'une flamme n'est pas dû aux mouvements des molécules matérielles de carbone qu'elle renferme, mais aux

Puisque la lumière se propage dans le vide, on a été amené à supposer qu'il existe un fluide impondérable universellement répandu, imbibant aussi bien les corps pondérables que le vide lui-même. On a donné à ce fluide le nom d'*éther*. Et l'on a admis que les phénomènes de la lumière sont le résultat des vibrations de cet éther, provoquées par certaines vibrations des corps pondérables.

Quand les vibrations de l'éther rencontrent d'autres corps pondérables, elles provoquent en ceux-ci des mouvements vibratoires synchrones. Ces corps deviennent lumineux à leur tour ; ils sont à la fois *éclairés* et *éclairants*. Et quand les « ondes lumineuses » frappent notre œil, elles y déterminent des vibrations, qui, recueillies par le nerf optique, donnent naissance à la sensation subjective que nous appelons la *lumière*.

Lumière et son. — On ne manquera pas d'établir une analogie entre la théorie de la lumière et la théorie du son. Les corps sonores sont animés de vibrations périodiques. Ces vibrations sont infiniment plus lentes et plus amples que les vibrations lumineuses. Elles ébranlent les milieux élastiques ambiants, solides, liquides ou gaz : mais non pas l'éther, attendu que le son ne se propage pas dans le vide. Elles y font naître synchroniquement des « ondes sonores ». Et quand ces ondes frappent notre oreille, elles y déterminent des vibrations, qui, recueillies par le nerf acoustique, donnent naissance à la sensation subjective que nous appelons le *son*.

vibrations des électrons (plus particulièrement des électrons négatifs) qui sont inclus dans les atomes moléculaires. Ces électrons rendent les corps lumineux en effectuant des mouvements périodiques correspondant aux fréquences des différentes ondes lumineuses. Et ainsi, ébranlant l'éther environnant, ils rayonnent de la lumière (Lorentz).

D'ailleurs, à l'appui de cette néo-conception, on doit reconnaître que les rapports de la lumière et de l'électricité deviennent chaque jour plus étroits, et font prévoir une prochaine fusion, une identification des deux phénomènes.

A. D'une part, les découvertes mémorables de Faraday, puis de Zeeman, ont mis en vedette *l'action des forces magnétiques sur les phénomènes lumineux.*

Faraday dévia le plan de la lumière polarisée à l'aide des aimants.

Plus tard, Zeeman réussit à décomposer en trois faisceaux secondaires (triplet de Zeeman) un faisceau de lumière simple monochromatique (flamme du sodium), en le faisant passer entre les pôles d'un puissant électro-aimant.

B. D'autre part, et inversement, il est prouvé que *la lumière influence les phénomènes électriques.* Hertz, Halwachs trouvèrent que les corps chargés négativement perdent leur charge électrique quand on les soumet à l'action de la lumière ultra-violette. Et, plus tard, cette même *action électrique* fut réalisée avec les rayons de Roentgen, ainsi qu'avec les divers rayons de Becquerel émanés des corps radioactifs.

Ondes. — Qu'est-ce qu'une onde ?

Une *onde* est l'ensemble de tous les points vibrants de l'éther (ou des milieux matériels) qui, à un moment donné, *se trouvent à la même phase de vibration.* Il est évident que, dans un milieu homogène, les ondes sont sphériques, ayant pour centre le corps vibrant qui les a produites par ébranlement.

Les ondes lumineuses se propagent dans une direction perpendiculaire à leur front, qui forme le rayon de la sphère qu'elles constituent (*rayon de propagation*). On les nomme *ondes transversales,* parce que la direction des vibrations est *perpendiculaire* aux rayons lumineux[1]. Le déplacement des ondes lumineuses se fait *en ligne droite* dans un milieu homogène, avec une vitesse de trois cent mille kilomètres environ par seconde[2].

Il importe de considérer que, dans cette propagation, ce qui se transporte d'un point à un autre, ce n'est ni l'éther ni la matière, mais seulement le *mouvement de l'éther ou de la matière.*

L'exemple le plus connu des mouvements ondulatoires est la formation des ondes circulaires, des « ronds » qui se dessinent à la surface d'une nappe d'eau, quand on l'ébranle en y lançant une pierre. Ces rides ne sont pas dues à un transport de liquide : car, si l'on observe quelque temps un corps flottant, on le voit alternativement s'élever et s'abaisser, mais non pas suivre la direction centrifuge des ondes.

Les vibrations des corps lumineux ébranlent périodiquement l'éther, comme serait ébranlée une nappe d'eau dans laquelle on jetterait des cailloux à intervalles égaux. Le nombre de cailloux ainsi projetés en une seconde correspondrait à la fréquence des vibrations lumineuses à la seconde.

Caractères des ondes. — Il y a lieu de considérer, dans toute onde, deux caractères : la longueur et la vitesse de propagation.

1. Les vibrations sonores sont dites *longitudinales* parce que leur direction est *parallèle* à celle de la propagation du son.

2. La vitesse de la lumière fut déterminée en 1672 par Roemer, astronome danois, en observant l'éclipse d'un satellite de Jupiter.

On admet que la lumière, arrivant à la terre, met :

pour venir du *Soleil*.	500 secondes,
pour venir de *Sirius*.	9 ans,
pour venir de l'*Etoile polaire*.	45 ans.

La *longueur* est le chemin parcouru par la propagation du mouvement vibratoire pendant la durée d'une vibration.

La *vitesse* est le chemin parcouru par une onde pendant l'unité de temps (la seconde).

Prenons comme exemple d'un *train d'ondes transversales* la « houle », que la vibration produite par le vent détermine à la surface de la mer.

La *longueur d'onde* est la distance qui sépare les crêtes de deux vagues successives.

La *vitesse de propagation* est le chemin parcouru par une vague pendant l'unité de temps (en l'espèce, l'heure).

Mouvements vibratoires. — Les mouvements vibratoires périodiques sont, en quelque sorte, le substratum de l'énergie. Et les diverses formes d'énergie se différencient par leur longueur d'onde et par leur vitesse de propagation.

En acoustique : Une corde qui donne le son du LA normal ou LA_3 (deuxième corde du violon) exécute 870 vibrations simples (435 périodes) par seconde, et propage des ondes à la vitesse de 331 mètres par seconde (dans l'air à 0°). Sa longueur d'onde est de 76 centimètres.

En optique: Une lumière qui émet le rouge-orangé exécute 503 trillions de vibrations par seconde ; et les ondes se propagent avec une vitesse de 300 000 kilomètres par seconde (dans l'éther).

En électricité: Les oscillations hertziennes correspondent à des vibrations pouvant atteindre 100 milliards par seconde, donnant des longueurs d'onde minima de 3 millimètres. Dans la télégraphie sans fil, la longueur d'onde est généralemeut de 1000 mètres, avec une fréquence par seconde de 300 000 de vibrations.

On a supposé que les rayons X sont engendrés par des vibrations de 3 quintillions par seconde, et ont une longueur d'onde d'un dix-millionième de millimètre.

Ces diverses ondes électriques ont la même vitesse de propagation que les ondes lumineuses ; elles n'en diffèrent que par leur longueur. La longueur d'onde atteint plusieurs milliers de kilomètres dans les courants alternatifs industriels, ayant une fréquence moyenne (6000 kilomètres pour une fréquence de 50 périodes).

Les oscillations électriques les plus rapides ont une longueur d'onde de 3 millimètres.

Les vibrations lumineuses les plus lentes ont une longueur d'onde d'environ 0,08 millimètre (80 μ).

Les longueurs d'onde comprises entre ces deux limites correspondent à *une forme d'énergie que nous ignorons*.

Si l'on pouvait raccourcir la longueur d'onde des oscillations électriques, on ferait de la lumière: si l'on pouvait allonger la longueur des ondes sollicitées par les vibrations des corps lumineux, on ferait de l'électricité.

Ondes calorifiques. Ondes lumineuses. Ondes chimiques. — « On a supposé autrefois que trois agents distincts émanaient du soleil, la *chaleur*, la *lumière* et les *rayons chimiques*, et que chacun d'eux donnait lieu à un spectre partiellement superposé aux deux autres, mais distinct dans sa nature et ses propriétés. Mais on a été conduit par la force des choses à rejeter cette hypothèse compliquée, parce que tous les procédés se montraient impuissants à réaliser pratiquement la séparation qu'on supposait possible en théorie. Tout le monde admet aujourd'hui que le soleil envoie des vibrations qui sont toutes de même nature, et qui ne se distinguent que par leur longueur d'onde (Jamin). »

La matière vibre incessamment à toutes les températures, mais avec une rapidité et une amplitude inégales, qui ébranlent inégalement l'éther. Un œil, doué d'une sensibilité absolue, ne connaîtrait pas les ténèbres. Il verrait dans l'obscurité tous les corps entourés d'une auréole lumineuse.

Cet œil n'existe pas. Notre rétine n'est impressionnée que par des ondes d'une longueur déterminée, qui forment la *lumière visible*. Elle reste insensible à des ondes trop longues, ainsi qu'à des ondes trop courtes, qui forment la *lumière invisible*.

A vrai dire, la différence qu'on a coutume d'établir entre la lumière visible et la lumière invisible est factice ; elle ne repose que sur l'insuffisance de la sensibilité de notre enregistreur physiologique, la rétine.

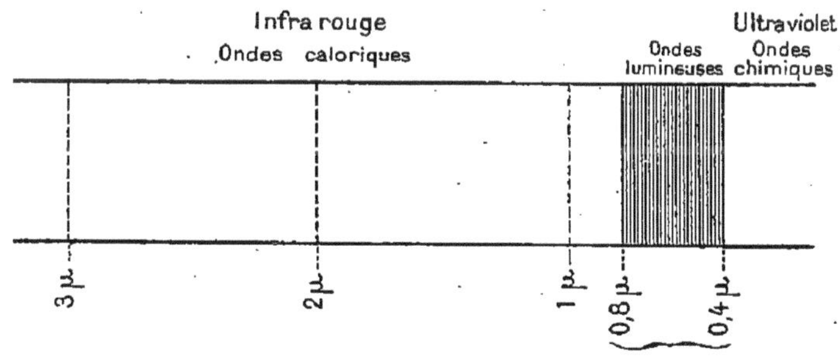

Fig. 389. — *Rapports d'étendue de la partie visible et des parties invisibles du spectre solaire.*

Notre vision est bien mauvaise à cet égard, car le spectre invisible de la lumière solaire est beaucoup plus étendu que son spectre visible (fig. 390).

Les *ondes calorifiques* sont les plus longues.

Les *ondes chimiques* sont les plus courtes.

Les *ondes lumineuses* ont une longueur intermédiaire à celles des précédentes : ce sont néanmoins des ondes courtes.

Ondes visibles. — La plus grande longueur d'onde que puisse percevoir notre rétine est de 0,760 μ (soit environ trois quarts de micron ou millième de millimètre). Elle correspond au *rouge très sombre*.

La plus petite longueur d'onde qui impressionne notre rétine est de 0,406 μ. Elle correspond au *violet extrême*.

La longueur d'onde qui excite le plus fortement notre rétine est celle de 0,55 μ. Elle correspond au *jaune vif*.

On peut dire que le spectre visible s'étend environ de 0,8 μ à 0,4 μ et occupe moins du dixième de l'étendue totale du spectre solaire.

La longueur des ondes est en raison inverse du *nombre des vibrations* qu'effectue dans l'unité de temps le corps qui ébranle l'éther : c'est-à-dire qu'en une seconde il se fait plus d'ondes courtes que d'ondes longues[1]. Ainsi, un corps coloré en rouge

1. La relation $V = N\lambda$. — Il existe une relation invariable entre les trois caractères fondamentaux du *mouvement vibratoire*, c'est-à-dire du mouvement constitué par des *oscillations* périodiques (lumière, électricité, etc.), qui se propage sous forme de sinuosités ou *ondes*.

Désignons par V la *vitesse de propagation* des ondes, c'est-à-dire la distance parcourue par une onde en une seconde.

Désignons par N la *fréquence des oscillations* périodiques (une période = deux alternances de sens contraires), c'est-à-dire le nombre d'oscillations exécutées en une seconde.

Désignons par λ la *longueur d'onde*, c'est-à-dire la longueur de la sinuosité complète composée d'un relief (alternance positive) et d'un creux (alternance négative).

Entre ces trois valeurs existe la relation suivante :

$$V = N\lambda.$$

Cette équation élémentaire permet de calculer la valeur d'un des trois caractères du mouvement vibratoire, connaissant celles des deux autres. Plus simple encore est le calcul en matière de vibrations lumineuses ou électriques : car ici la valeur V est une constante, la vitesse de propagation de la lumière et de l'électricité étant fixée à trois cent mille kilomètres à la seconde. Par conséquent, en l'espèce, connaissant la longueur d'une onde, on en déduira aisément sa vitesse de propagation ; et réciproquement.

Exemple I. — Quelle est la longueur d'onde d'un courant alternatif industriel, ayant une fréquence de cinquante périodes ?

$$\lambda = \frac{V}{N} = \frac{300\,000 \text{ kilomètres}}{50 \text{ périodes}} = 6\,000 \text{ kilomètres.}$$

Réponse : six mille kilomètres.

sombre, qui émet des ondes d'une longueur de 0,760 μ, vibre à 394 trillions de périodes par seconde. Un corps coloré en violet extrême, émettant des ondes courtes de 0,406 μ, vibre à 738 trillions de périodes par seconde.

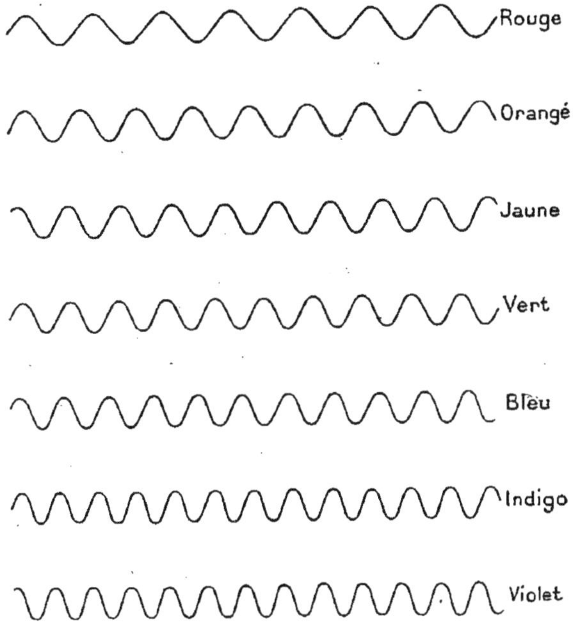

Fig. 390. — *Longueur des diverses ondes lumineuses.* Échelle 10 000/1 (d'aprs è Lemoine et Vincent).

La *couleur* de la lumière est donc, en optique, l'analogue de la *hauteur* du son, en acoustique. L'œil et l'oreille analysent l'une et l'autre d'après le nombre des vibrations qui les impressionnent à la seconde (fig. 390).

Exemple II. — Quelle est la fréquence des oscillations hertziennes dans la télégraphie sans fil, étant donné que la longueur d'onde est réglée pour la marine de guerre à un kilomètre, pour la marine marchande à six cents mètres ou à trois cents mètres ?

$$N = \frac{V}{\lambda} = \frac{300\,000 \text{ kilomètres}}{1 \text{ kilomètre}} = 300\,000 \text{ oscillations.}$$

$$N = \frac{300\,000 \text{ kilomètres}}{0{,}6 \text{ kilomètre}} = 500\,000 \text{ oscillations.}$$

$$N = \frac{300\,000 \text{ kilomètres}}{0{,}3 \text{ kilomètre}} = 1\,000\,000 \text{ oscillations.}$$

Déponse : respectivement trois cent mille, cinq cent mille, un million d'oscillations (périodes).

Le tableau suivant, emprunté à Rodet, indique les longueurs d'onde et les nombres de vibrations correspondant aux différentes couleurs visibles.

COULEUR	LONGUEUR D'ONDE EN MILLIÈMES DE MILLIMÈTRE	NOMBRE DE VIBRATIONS PAR SECONDE EN TRILLIONS
Rouge très sombre..	0,760	394
Rouge sombre.	0,650	461
Rouge moyen.	0,620	480
Orangé rouge.	0,596	503
Orangé moyen..	0,583	511
Jaune orangé.	0,571	525
Jaune moyen.	0,551	541
Vert jaune.	0,532	563
Vert moyen..	0,512	582
Bleu vert.	0,492	609
Bleu moyen..	0,475	622
Indigo bleu..	0,459	653
Indigo moyen.	0,449	664
Violet indigo.	0,439	683
Violet moyen.	0,423	704
Violet extrême..	0,406	738

Les ondes les plus longues et les plus lentes — ondes calorifiques — constituent la *région de l'infra-rouge* du spectre. Les ondes les plus courtes et les plus rapides — ondes chimiques — forment la *région de l'ultra-violet.*

Spectre solaire. — La limite inférieure de l'infra-rouge dans le spectre solaire est constituée par des ondes de 3 μ : mais le spectre de certaines lumières artificielles peut exceptionnellement reculer cette limite à 80 μ (bec Auer).

Du côté de l'ultra-violet, la plus petite longueur d'onde connue est de 0,1 μ.

Rappelons l'expérience classique de Newton.

Dans une chambre obscure, un faisceau de lumière solaire, admis par une fente, tombe sur un prisme. Ce prisme le réfracte et le projette sur un écran. Or, la lumière blanche réfractée se divise en une série d'images juxtaposées. Elle s'est décomposée, étant formée de diverses radiations lumineuses inégalement réfrangibles.

On obtient ainsi le spectre solaire visible, que décrit un vers alexandrin connu :

« Violet, indigo, bleu, vert, jaune, orangé, rouge. »

Si l'on dévie de nouveau par un prisme chacun de ces rayons colorés, on n'arrive plus à les décomposer. Chaque couleur du spectre est donc simple, à l'égal d'un son que n'accompagne aucune harmonique. Au contraire, la lumière blanche est complexe : on peut la comparer au son que donnerait un instrument formé d'un grand nombre de cordes de longueurs inégales, vibrant en même temps.

Les radiations rouges sont celles dont la réfraction par le prisme est minima ; les radiations violettes sont les plus réfractées.

Si l'on promène un thermomètre dans le spectre, on voit qu'il est de plus en plus influencé à mesure qu'on le déplace vers le rouge ; et, endeçà de celui-ci, là où il n'y a cependant plus de lumière visible, il continue à témoigner d'un effet calorifique encore plus accentué. Il y a donc, au-dessous du rouge, un spectre dit *infra-rouge*, composé de radiations calorifiques.

Si l'on promène une plaque photographique dans le spectre, on voit qu'elle est de plus en plus influencée à mesure qu'on la déplace vers le violet, où elle accuse le maximum d'impression ; et, au delà de celui-ci, là où il n'y a pas non plus de lumière visible, la plaque continue à accuser un effet chimique croissant. Il y a donc, au-dessus du violet, un spectre dit *ultra-violet*, composé de radiations à effets chimiques.

En résumé :

Le maximum d'effet lumineux se trouve dans le jaune.

Le maximum d'effet calorifique se trouve dans l'infra-rouge.

Le maximum d'effet chimique se trouve dans l'ultra-violet.

Absorption sélective des radiations du spectre. — Il importe beaucoup de faire remarquer aux médecins que tous les corps ne sont pas également transparents pour les trois ordres de radiations du spectre. Chaque corps a une absorption sélective propre, c'est-à-dire absorbe certaines radiations et en laisse passer d'autres.

A. Radiations lumineuses. — Les corps qui laissent passer les rayons lumineux, en tout ou en partie, sont communément appelés corps *transparents* : verre, eau, sel gemme, quartz, etc.

B. Radiations infra-rouges. — Le verre ne laisse pas passer les radiations infra-rouges, c'est-à-dire la chaleur rayonnante obscure. Pour étudier le spectre infra-rouge, on doit se servir d'un prisme de *sel gemme,* qui n'absorbe ni les rayons calorifiques ni les rayons lumineux du spectre. L'*eau* et les solutions aqueuses arrêtent presque totalement les radiations infra-rouges, même sous une faible épaisseur. On emploie surtout à cet effet la solution d'alun. Cette absorption se produit dans l'œil. Janssen a montré, en 1860, que la chaleur qui arrive à la rétine n'est que la quatorzième partie de celle qui tombe sur la cornée.

Inversement, une solution d'iode dans le sulfure de carbone, opaque pour les radiations lumineuses, est très transparente pour les radiations infra-rouges.

C. RADIATIONS ULTRA-VIOLETTES. — Le verre arrête la plupart des radiations ultra-violettes. Pour étudier le spectre ultra-violet, on doit employer un prisme de *quartz*, qui n'absorbe que l'extrême ultra-violet.

Chardonnet a montré, en 1883, que le *cristallin*, devenant fluorescent sous l'influence des radiations ultra-viollettes, les intercepte et protège la rétine. Mais ces radiations produisent une sensation lumineuse dans les *aphaques*, c'est-à-dire privés de cristallin à la suite de l'opération de la cataracte (Gayet et Cheveau).

Gamme lumineuse. — Les *couleurs* sont en optique ce que les *notes* sont en acoustique. Une couleur, ainsi qu'une note, est caractérisée par une *fréquence de vibrations* et par une *longueur d'onde* déterminées.

Quand une source sonore donne la note UT 1, elle exécute, dans un temps donné, moins de vibrations qu'une source sonore donnant la note SOL 1 ; par contre, elle suscite dans l'ambiance des ondes plus longues.

Quand une source lumineuse émet de la lumière ROUGE, elle exécute, dans un temps donné, moins de vibrations qu'une source lumineuse émettant de la lumière BLEUE ; par contre, elle détermine dans l'éther des ondes plus longues.

Les couleurs sont donc les notes de la *gamme lumineuse.*

PARALLÈLE D'UNE GAMME DE NOTES ET D'UNE GAMME DE COULEURS

NOTES	INTERVALLES	COULEURS
UT 1	1	Rouge très sombre.
RÉ 1	9/8	Rouge.
MI 1	5/4	Orangé.
FA 1	4/3	Jaune.
SOL 1	3/2	Bleu-vert.
LA 1	5/3	Indigo.
SI 1	15/8	Violet sombre.
UT 2	2	

Continuant cette comparaison, on peut dire que la partie lumineuse visible du spectre constitue *une octave*. Le spectre infrarouge forme six octaves ; le spectre ultra-violet, deux octaves.

Ce qui fait en tout neuf octaves de radiations visibles et invisibles.

II

CORPS ÉCLAIRÉ — CORPS ÉCLAIRANT

Foyers de lumière. — Les corps, non phosphorescents, peuvent être lumineux de deux façons : *indirectement* ou *directement*.

Corps éclairé. — Un corps opaque, naturellement obscur, devient *indirectement* ou *secondairement lumineux* quand il renvoie vers notre œil tout ou partie de la lumière qu'il a reçue d'un autre corps lumineux.

Exemples : la lune et les planètes.

Cet éclairage indirect a lieu par *diffusion* ou par *réflexion*. Les corps mats renvoient la lumière dans toutes les directions, c'est-à-dire la diffusent. Les corps polis renvoient la lumière dans une seule direction, c'est-à-dire la réfléchissent. Ainsi agissent les miroirs, sur les propriétés desquels est fondée l'*endoscopie par éclairage indirect*.

La *coloration* des corps est due à ce que la lumière pénètre à une faible profondeur dans leur matière et y est absorbée en partie.

Exposé à la lumière solaire, un corps opaque qui n'absorbe aucun rayon lumineux du spectre, et qui par conséquent les renvoie tous, nous paraît blanc. Celui qui les absorbe tous a une couleur noire. Un corps qui n'absorbe qu'une partie des rayons solaires nous semble avoir la coloration de ceux qu'il renvoie vers notre œil. Ainsi, s'il absorbe tous les rayons du spectre jusqu'au jaune exclusivement — rayons dont l'ensemble donne la teinte vert-violacée — il renvoie les rayons jaunes et rouges et paraît prendre une couleur rouge-orangée. Réciproquement, il nous semble vert-bleuâtre quand il absorbe les seuls rayons rouges et jaunes. En un mot, tout corps exposé à la lumière blanche, et rendu ainsi secondairement lumineux, prend la *couleur complémentaire* de celle qu'il absorbe.

Considérons, par exemple, deux couleurs complémentaires, le *vert* et le *rouge*, dont le mélange reconstitue le blanc.

Soit une surface rouge.

a) Éclairons-la avec de la *lumière blanche*. Elle absorbe les rayons verts et renvoie les rayons rouges. Elle nous paraît *rouge*.

b) Éclairons-la avec de la lumière *rouge*. Elle n'absorbe aucun rayon, mais renvoie les rayons rouges. Elle nous paraît encore *rouge*.

c) Eclairons-la avec de la lumière *verte*. Elle absorbe les rayons verts et ne renvoie donc aucun rayon. Elle nous paraît maintenant *noire*.

C'est ainsi que les muqueuses éclairées avec une lumière rougeâtre (lampe à huile) nous renvoient trop de rayons rouges et semblent enflammées. Et c'est pourquoi les muqueuses éclairées avec une lumière verdâtre (bec Auer) nous renvoient trop peu de rayons rouges et prennent un aspect cadavérique.

Corps éclairant. — Un corps est *directement* ou *primitivement lumineux* quand il transforme une forme d'énergie quelconque en énergie lumineuse.

Exemples : le soleil et les étoiles.

La couleur de la lumière qu'émet un tel corps lui appartient en propre ; elle n'est pas, comme dans le cas précédent, le résultat d'une absorption partielle des radiations du spectre.

Ainsi, une lampe donne une lumière orangée (lampe à filament de charbon) ou une lumière bleu-verdâtre (lampe à vapeur de mercure) suivant qu'elle rayonne surtout des ondes lumineuses longues ou des ondes lumineuses courtes.

Dans tout ce qui va suivre, il ne sera question que des corps directement lumineux, dans la catégorie desquels rentrent les lampes électriques.

III

VARIATIONS DU RENDEMENT LUMINEUX SUIVANT LA TEMPÉRATURE DES CORPS

Influence de la température. — Un corps non phosphorescent[1],

1. Les corps *phosphorescents* (sulfures de calcium, de baryum, de strontium, etc.) font à cette règle une exception, qui n'est qu'apparente. En effet, les corps phosphorescents ne sont lumineux dans l'obscurité qu'après avoir été exposés pendant quelque temps à une lumière vive.

La *phosphorescence* est un mode particulier de la transformation de l'énergie. Un corps phosphorescent absorbe des radiations ultra-violettes et les restitue sous forme de radiations visibles. Il ne crée pas les ondes ; il ne fait qu'en augmenter ayant la température ordinaire de l'air ambiant, n'est pas perçu dans l'obscurité par la rétine peu sensible de l'œil humain. Il lui envoie cependant des radiations: mais celles-ci sont invisibles, parce que leur longueur d'onde est trop grande pour l'impressionner.

Ce n'est qu'au zéro absolu, c'est-à-dire à — 273 degrés centigrades, que ces radiations manqueraient.

Vient-on à chauffer ce corps obscur? Deux phénomènes connexes vont s'y produire : *a*) le nombre de vibrations qu'il effectue augmente; *b*) en même temps, la longueur des ondes qu'il éveille dans l'éther diminue. Jusqu'à 500 degrés, ce corps ne rayonne que de la chaleur. A 525 degrés, les ondes qu'il émet sont devenues assez courtes pour être visibles; elles commencent à donner le rouge naissant.

Ce point se nomme le *seuil de l'excitation visuelle.*

A mesure que la température augmente, apparaissent des ondes de plus en plus courtes, qui s'ajoutent aux ondes longues, lesquelles continuent à se produire simultanément. La lumière devient de moins en moins rouge et son éclat s'accroît. A ce moment, le corps chauffe et éclaire.

Vers 1 125°, le spectre visible est complet ; le corps incandescent rayonne toutes les couleurs. Cela ne veut cependant pas dire qu'à cette température sa lumière soit blanche : car, tout en émettant même du violet, il radie encore un excès de rouge. En le chauffant plus encore, on déplace l'ensemble de ses radiations vers l'ultra-violet. Les meilleures sources lumineuses seraient donc les plus chaudes[1]. Vers 1 300°, le corps devient blanc. Au-dessus de 1 300°, se produisent des radiations ultra-violettes.

la longueur. Ce phénomène est d'ailleurs passager, et dure à peine quelques heures pour les corps même les plus phosphorescents, tels que le sulfure de calcium.

La *fluorescence* est un phénomène du même ordre, avec cette différence que la transformation d'ondes ultra-violettes en ondes moins courtes cesse immédiatement dès que s'éteint la lumière excitatrice.

1. Cela est exact au point de vue physique, mais non pas au point de vue physiologique.

A cet égard, la meilleure lumière artificielle est celle qui contient le minimum de rayons violets, une proportion notable de rayons jaunes et verts (lesquels possèdent le maximum d'énergie lumineuse), et une faible quantité de rayons rouges, suffisante pour communiquer aux objets une teinte « chaude » agréable à l'œil.

Une lumière trop riche en rayons violets amène à la longue une altération des fibres du cristallin.

On peut, ainsi qu'il suit, évaluer très approximativement les températures élevées d'après la coloration que prennent les corps noirs en s'échauffant.

Rouge naissant.	500°
Rouge sombre.	700°
Cerise.	900°
Cerise clair.	1 000°
Orange.	1 100°
Orange clair.	1 200°
Blanc.	1 300°
Blanc éblouissant.	> 1 500°

Le rendement photogénique croît donc avec la température; manchon Auer au gaz : 2 200°; arc électrique : 3 600°. Il est probable que le maximum de ce rendement lumineux est supérieur encore à la température de l'arc, et se trouve compris entre 4 000° et 5 000°, température que, d'ailleurs, nous ne savons pas encore produire. Mais il est vraisemblable qu'au-dessus de cette température l'éclat lumineux des corps doit aller en s'atténuant, car ils émettent de plus en plus des radiations ultra-violettes invisibles[1].

Une lumière trop riche en rayons jaunes détruit très vite l'érythropsine ou pourpre rétinien, et provoque une amblyopie passagère.

Une lumière trop riche en rayons rouges est peu éclairante ; elle oblige à un effort visuel fatigant.

1. Le soleil, dont l'astronome Nordmann (de Paris) a pu, à l'aide de son pyromètre stellaire, fixer la *température* à 5 320 degrés centigrades, donne une intensité lumineuse considérable, qui doit être évaluée à 18 000 000 000 000 000 000 000 000 (18 octillions) de bougies décimales. Mais le soleil, en raison de sa haute température, fournit un grand excès de radiations ultra-violettes, qui n'arrivent heureusement pas jusqu'à nous. Elles sont absorbées par l'atmosphère : ce qui expliquerait avec quelle facilité on prend des « coups de soleil » sur les hautes montagnes où l'écran atmosphérique a moins d'épaisseur.

La *quantité de chaleur* totale actuellement rayonnée par le soleil est si grande que cet astre vaporiserait, en six heures environ, une masse d'eau égale à la masse de la terre. Et le soleil pourra encore fournir cette chaleur pendant des milliards d'années.

Cependant, il s'éteindra un jour.

Il est certain que le soleil se refroidit peu à peu, mais avec une lenteur telle que nos instruments sont incapables d'enregistrer cette baisse. Jadis, quand il devait avoir la température des astres les plus chauds, environ 40 000 degrés (astres argoniens de Sir Norman Lockyer, étoiles gazeuses à protohydrogène), le soleil émettait une lumière réellement blanche. Aujourd'hui, descendu à une température de 5 320 degrés, il ne nous fournit plus qu'une lumière jaunâtre. Dans l'avenir, il émettra une lumière

Un phénomène du même genre s'observe en acoustique. Notre oreille ne perçoit les sons qu'à partir de 16 vibrations doubles par seconde; plus la rapidité des vibrations s'accroît, plus le son s'élève. Vers 22 000 vibrations doubles la limite supérieure de l'audition normale est atteinte (Quix). Et si, à ce moment, on augmente encore le nombre de vibrations du corps sonore, il semble devenir silencieux.

IV

VARIATIONS DU RENDEMENT LUMINEUX SUIVANT LA NATURE DES CORPS

Incandescence. — Tout corps incandescent — et dans cette catégorie rentrent les flammes libres des lampes à huile, à pétrole, à gaz, qui sont éclairantes parce qu'elles tiennent en suspension des particules solides de charbon incandescent[1] — chauffe, éclaire, et impressionne la plaque photographique : ce qui veut dire que tout corps incandescent émet simultanément des ondes calorifiques, lumineuses et chimiques. Et nous savons que l'augmentation de la température de ce corps accroît son rendement lumineux en augmentant le nombre des ondes courtes qu'il produit.

Si donc le rendement lumineux dépendait uniquement du facteur thermique, tous les corps présentant la même température

de plus en plus rouge ; puis un moment viendra où une croûte solidifiée obscurcira sa surface. Nos petits neveux n'assisteront pas à ce déclin, car il y aura beau temps que la terre sera réduite à un désert glacé, dépeuplé d'oto-rhino-laryngologistes! Que deviendra alors notre soleil? Il voyagera dans l'espace, à l'état planétaire.

« Peut-être, traversant un amas nébuleux et ramassant sur son parcours la matière cosmique, entrera-t-il dans un monde nouveau. Peut-être viendra-t-il en collision avec un soleil ou une planète d'un autre système : alors les débris des deux astres pourront donner naissance, suivant une théorie d'Arrhenius, à une nébuleuse en spirale. Peut-être enfin, après avoir erré pendant une durée incalculable, aura-t-il le temps de se refroidir jusque dans ses profondeurs, de se fragmenter, et de disparaître en éparpillant peu à peu ses débris dans l'espace (J. Becquerel). »

1. Henri Sainte-Claire Deville a montré que le pouvoir éclairant des flammes est dû à des particules de charbon, formées par la décomposition des hydrocarbures (acétylène, éthylène, etc.), et qui, n'étant pas immédiatement comburées, restent à l'intérieur de la flamme sous forme de corps incandescents qui émettent des rayons lumineux.

Qu'on active la combustion par l'admission d'une plus grande quantité d'air (bec de Bunsen), la flamme devient beaucoup plus chaude : mais elle n'éclaire plus, car la totalité du carbone mise en liberté par la décomposition des hydrocarbures est intégralement brûlée et sert à élever la température.

auraient le même pouvoir éclairant. Or, cela n'est pas. Un autre facteur intervient, qui est la *nature* du corps incandescent[1].

A température égale, l'éclat d'une source lumineuse dépend du rapport qui existe entre les quantités d'ondes longues et d'ondes courtes qu'elle émet. Et ce rapport varie :

a) suivant la nature du corps éclairant ;

b) suivant l'état de sa surface.

Rendement lumineux d'après la nature du corps incandescent. — Un corps noir opaque, tel que le carbone qui forme le filament des lampes Edison, émet, quand il éclaire, le maximum de radiations calorifiques et le minimum de radiations lumineuses.

Il a donc un bon rendement au point de vue du chauffage, un mauvais rendement au point de vue de l'éclairage.

Si l'on prend un autre corps, tel que le platine, qui possède au point de vue lumineux une grande *radiation sélective,* c'est-à-dire qui émet une grande proportion d'ondes lumineuses, on obtient, en le rendant incandescent, un rendement photogénique plus avantageux que celui du corps noir.

Tous les métaux — et surtout le platine, le tantale, l'osmium, l'iridium, le tungstène, le zirconium, etc. — ont un pouvoir de radiation sélective lumineuse beaucoup plus grand que celui du carbone. Cette propriété a conduit l'industrie à substituer, dans la fabrication des lampes électriques à incandescence, un filament métallique au filament de charbon.

Un intéressant exemple de l'influence de la radio-sélectivité est fourni par le bec Auer. « A 1 700°, le manchon d'un bec Auer, formé d'un mélange de 98,7 parties d'oxyde de thorium avec 1,3 partie d'oxyde de cérium, émet beaucoup de radiations visibles brillantes et assez peu d'invisibles. Si l'on modifie le rapport entre les deux oxydes, on voit se modifier également le rapport des ondes émises à la même température. Les radiations visibles diminuent et les radiations invisibles augmentent. Ces dernières produisant beaucoup de chaleur, on a cherché à utiliser les becs à incandescence pour le

1. Voici une preuve montrant que la température n'est pas le facteur unique du rendement lumineux des corps incandescents.

Les lumières les plus riches en rayons *ultra-violets* sont celles de la lampe à arc libre et de la lampe à vapeur de mercure. Or, l'une a une température d'environ 3 600° ; la seconde ne dépasse pas 150°.

chauffage, simplement en modifiant le rapport des oxydes dont sont imbibés les manchons ; on obtient ainsi des becs très peu lumineux, mais donnant beaucoup de chaleur, alors que ceux employés pour l'éclairage donnent au contraire beaucoup de lumière et peu de chaleur » (Berthier, *Les nouveaux modes d'éclairage électrique*. Paris, 1908).

Rendement lumineux d'après la surface du corps incandescent. — La radiation sélective d'un corps pour la lumière varie suivant l'état de sa surface. Plus cette surface est polie, plus est grand le rendement lumineux pour une température donnée.

C'est là une seconde raison qui assure aux lampes à filament métallique leur supériorité, attendu que les métaux durs, dont ceux-ci sont formés, prennent un très beau poli que ne comportent pas les filaments de charbon.

Par contre, pour constituer des appareils de chauffage, les lampes à filament de charbon sont préférables aux lampes à filament métallique.

V

NOTIONS DE PHOTOMÉTRIE — ÉTALONS DE LUMIÈRE

Éclairement. Éclairage. — La *photométrie* se propose de comparer les diverses sources de lumière au point de vue de leur éclairement.

L'*éclairement* est l'effet produit par un foyer lumineux sur une surface.

L'*éclairage* est l'impression subjective que fait sur la vue l'éclairement d'une surface.

Pratiquement ces deux termes ont la même valeur.

L'éclairement varie :

1° en raison directe de l'intensité de la source lumineuse ;

2° en raison inverse du carré de sa distance.

Étalon international. — La détermination de l'intensité lumineuse se fait à l'aide de *mesures photométriques*, qui, commercialement tout au moins, varient suivant les pays. Pour unifier ces mesures au point de vue scientifique, la Conférence internationale des Électriciens a adopté, en 1884, un étalon international de lumière, qui est le violle.

Un VIOLLE est l'intensité lumineuse émise par un centimètre carré de surface de platine fondu, à sa température de solidification (1 780°). C'est l'unité absolue d'intensité lumineuse.

Un violle se subdivise en vingt BOUGIES DÉCIMALES (ou par abréviation : « bougies »). Cette dénomination est due à ce que 20 bougies françaises, en acide stéarique de bonne qualité, éclairent à peu près comme un centimètre carré de platine fondant.

Étalons nationaux. — Cependant l'étalon de lumière Violle est coûteux et difficile à manier. Il reste donc confiné aux laboratoires d'essais, où il sert à étalonner les unités de lumière que la pratique courante a encore conservées différentes dans chaque pays.

Le tableau suivant donne les rapports réciproques de ces divers étalons lumineux.

ÉTALON	VIOLLE	CARCEL	BOUGIE DÉCIMALE	BOUGIE HEFNER	CANDLE
Violle	1	2,080	20	22,46	19,8
Carcel	0,481	1	9,62	10,8	9,5
Bougie décimale	0,050	0,104	1	1,123	0,99
Bougie Hefner	0,0445	0,0926	0,89	1	0,88
Candle	0,0505	0,105	1,01	1,136	1

Le *Carcel* (France) est l'intensité lumineuse d'une lampe brûlant 42 grammes d'huile de colza à l'heure, dans certaines conditions définies. C'est une lampe à double courant d'air, inventée en 1800 par Carcel, et adoptée plus tard comme étalon photométrique par Dumas et Regnault. Un carcel vaut approximativement un demi-violle, soit dix bougies décimales.

Le *Hefner* (Allemagne) est l'intensité lumineuse d'une lampe spéciale, brûlant de l'acétate d'amyle. Cette unité, qui étalonne la plupart des lampes électriques à filament métallique de fabrication germanique, vaut environ neuf dixièmes de bougie décimale.

Le *Candle* (Angleterre et Amérique) est l'intensité lumineuse d'une bougie de blanc de baleine, brûlant 120 grains par heure. Cette unité est approximativement équivalente à une bougie décimale. Cependant on tend actuellement en Angleterre à lui substituer la *lampe au gaz pentane*[1], de Vermont-Harcourt.

Éclat intrinsèque d'un foyer lumineux. — Voici une notion dont nous aurons souvent à tenir compte pour l'installation de nos dispositifs d'endoscopie médicale.

L'*éclat intrinsèque* d'un foyer lumineux est le rapport de l'intensité lumineuse qu'il émet à l'étendue de sa surface éclairante. Ainsi, il est facile de comprendre qu'à éclairage égal le mince filament d'une lampe à incandescence a un éclat intrinsèque plus grand que la surface d'un bec de gaz papillon.

L'unité de flux lumineux, émis par un foyer d'une bougie dans un angle égal à l'unité, se nomme un *lumen*; il mesure cet éclat intrinsèque.

Si l'on évalue, en lumens, la puissance éclairante d'un centimètre carré d'une source lumineuse, on obtient les chiffres suivants :

Soleil au zénith.	90 000
Soleil à l'horizon.	3 000
Arc électrique	jusqu'à 15 000
Bâtonnet de la lampe Nernst.	150
Lampe à incandescence à charbon. . .	30 à 45
Flamme de l'acétylène.	15
Bec Auer.	4
Flamme du gaz.	0, 4 à 1
Flamme de la bougie..	0, 4

1. Pour éviter au médecin tout calcul fastidieux, nécessité par l'utilisation en France des lampes étalonnées en Allemagne (ou réciproquement), nous donnons ici un *Tableau comparatif des pouvoirs lumineux en mesures françaises et allemandes*. Aucun calcul n'est à faire pour les lampes de provenance anglaise ou américaine : car la *candle anglaise* et la *candle américaine* valent approximativement notre *bougie décimale*.

A			B		
Bougies traduites en		*Hefners.*	*Hefners* traduits en		*Bougies.*
1	—	1,13	1	—	0,88
2	—	2,26	2	—	1,77
3	—	3,39	3	—	2,65
4	—	4,52	4	—	3,54
5	—	5,66	5	—	4,42
10	—	11,3	10	—	8,85
16	—	18	16	—	14,1
20	—	22,6	20	—	17,7
25	—	28,3	25	—	22,1
32	—	36	32	—	28,2
50	—	56,6	50	—	44,2

VI

DISTRIBUTION DE LA LUMIÈRE DANS L'ESPACE

Importance pratique. — Voici un facteur d'éclairement qui mérite de retenir notre attention. Nous négligeons bien souvent d'en tenir compte dans nos installations d'éclairage, de telle sorte que nous n'obtenons parfois des sources lumineuses que la moitié ou même le tiers de l'éclairement qu'elles pourraient nous donner si elles étaient orientées correctement. Ce reproche s'adresse surtout aux médecins qui font de l'éclairage indirect avec le miroir frontal.

En théorie, un point lumineux éclaire également dans toutes les directions. Il crée autour de lui un champ d'éclairement de forme sphérique (*intensité lumineuse sphérique*).

En pratique, il en serait ainsi si nos foyers lumineux étaient sphériques, comme le soleil.

Mais la forme dissymétrique de nos diverses lampes a pour conséquence que leur lumière se répand irrégulièrement dans les différentes directions.

Intensité lumineuse maxima. — Pour fixer les idées, supposons un cylindre allongé, formé d'une substance incandescente : platine à son point de fusion, par exemple. Chaque centimètre carré de surface rayonne une quantité égale de lumière, qui, dans l'espèce, est de 20 bougies décimales. Or, suivant que nous regarderons ce cylindre perpendiculairement ou parallèlement à son axe, il nous apparaîtra soit sous forme d'un rectangle allongé, soit sous forme d'un cercle.

Dans ce second cas, il nous montrera une surface moins grande, et qui, par conséquent, nous enverra une intensité lumineuse moindre, puisqu'elle comportera moins de centimètres carrés éclairants.

Ce cylindre créera donc autour de lui un champ lumineux de forme irrégulière ; et, si son axe est orienté verticalement, il éclairera beaucoup plus dans la direction horizontale que dans la direction verticale. Son *intensité lumineuse horizontale* sera donc maxima.

Champs lumineux des lampes usuelles. — Or, nos lampes à huile, à gaz, nos manchons Auer ordinaires et aussi nos lampes à incandescence courantes (celles-ci étant placées culot en bas) peuvent être considérées comme des cylindres lumineux. Elles donneront leur maximum d'éclairage dans un plan perpendiculaire à leur axe vertical, c'est-à-dire suivant la direction horizontale.

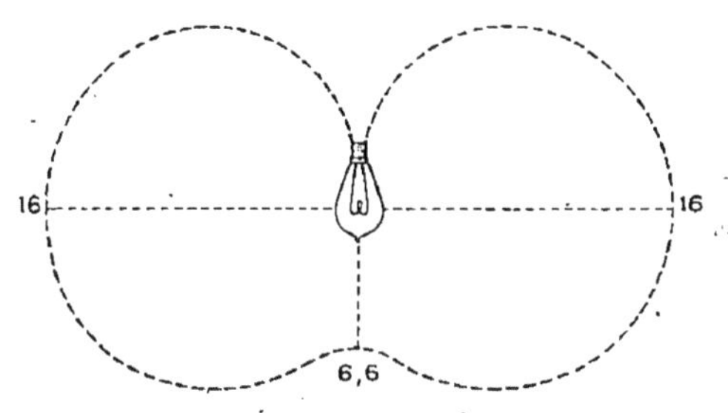

Fig. 391. — *Champ lumineux d'une lampe à incandescence* (d'après RODET).

Pour une lampe à incandescence montée en position verticale, la différence entre l'intensité lumineuse verticale et l'intensité lumineuse horizontale est considérable : elle est environ dans le rapport de 7 à 16 (fig. 391). Le dépolissage de l'ampoule réduit très légèrement cette différence.

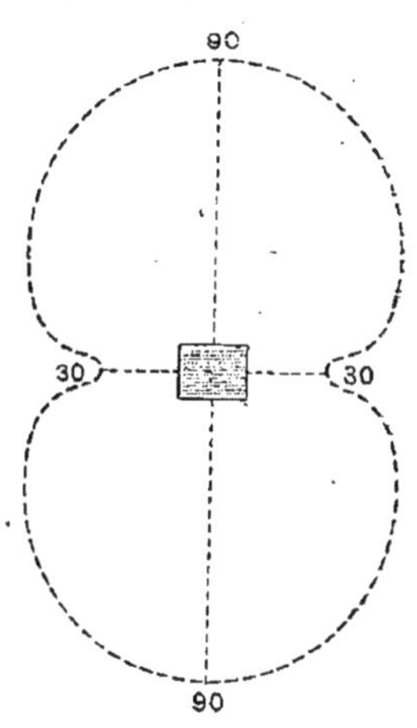

Fig. 392. — *Champ lumineux d'une lampe Nernst* (d'après BERTHIER).

Inversement, dans la lampe Nernst, qui est formée d'un cylindre incandescent perpendiculaire à l'axe de la lampe, c'est-à-dire se trouvant disposé horizontalement quand cette lampe est montée en situation verticale, l'intensité lumineuse maxima se place dans le sens vertical, et l'intensité minima, dans le sens horizontal (fig. 392).

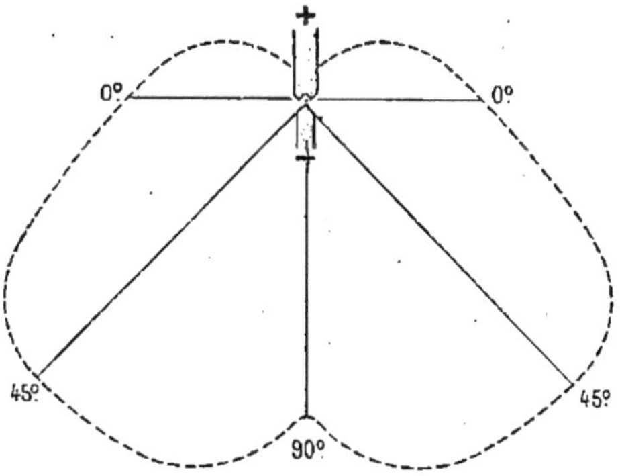

Fig. 393. — *Champ lumineux d'une lampe à arc* (d'après BLONDEL).

On voit donc (nous reviendrons plus loin sur ce point) que pour donner son rendement lumineux maximum, une lampe Nernst doit être montée suivant une orientation perpendiculaire à celle d'une lampe à incandescence (fig. 392).

Ajoutons que, dans les lampes électriques à arc, le maximum d'intensité lumineuse correspond à un angle de 45° (fig. 393).

Il est à remarquer que les fabricants, en étalonnant leurs lampes à incandescence, indiquent toujours l'intensité lumineuse suivant la direction qui est la plus favorable à leurs produits. La puissance lumineuse des lampes à filaments de charbon ou de métal est mesurée d'après l'intensité lumineuse horizontale. La puissance de la lampe Nernst est, au contraire, indiquée d'après l'intensité lumineuse verticale.

CHAPITRE XXXV

L'ÉCLAIRAGE ÉLECTRIQUE

I

ÉLECTRO-INCANDESCENCE — ÉLECTROLUMINESCENCE

Incandescence. Luminescence. — Une lampe est une « machine » qui transforme une énergie quelconque en énergie lumineuse.

Tous les anciens procédés d'éclairage (torche, huile, chandelle, bougie, gaz, etc.) utilisaient exclusivement l'*énergie chimique*, produite par la combustion de corps carburés, c'est-à-dire par la combinaison du carbone avec l'oxygène.

Les lampes électriques utilisent l'*énergie électrique*.

La transformation de l'énergie électrique en énergie lumineuse peut se faire de deux façons :

1° par électro-incandescence ;

2° par électroluminescence.

A un point de vue général, l'incandescence et la luminescence sont deux manières très différentes de produire de l'énergie lumineuse.

A. — Il y a *incandescence* quand la lumière est exclusivement obtenue par l'échauffement d'un corps. On appelle « corps noir » (Kirchoff) tout corps qui ne peut devenir éclairant que par incandescence. Tel est le charbon, noir à froid, blanc à partir de 1 500 degrés. Or, quelle que soit leur composition chimique, tous les corps noirs émettent, à température égale, une même quantité de lumière.

Le rendement lumineux d'un corps noir, qui, sous forme de carbone (charbons de la lampe à arc, filament de la lampe à incandescence, particules éclairantes de la flamme), constitue notre source ordinaire de lumière, est excessivement mauvais : attendu que presque toute son énergie est rayonnée à l'état de radiations infra-rouges calorifiques[1].

B. — Il y a *luminescence* quand la lumière est obtenue simultanément à l'aide d'autres énergies que l'énergie calorifique (énergies diverses). Certains corps, telle la fluorine, deviennent lumineux quand on les chauffe à 300 degrés, température où le carbone reste encore obscur. On dit qu'ils éclairent par luminescence.

Le rendement lumineux des corps luminescents est pratiquement assez avantageux, puisque, d'une part, on les rend éclairants en leur fournissant peu de chaleur ; et puisque, d'autre part, ils ne rayonnent pas la plus grande partie de leur énergie à l'état de radiations obscures infra-rouges.

Électro-incandescence. — La transformation *indirecte* d l'énergie électrique en énergie lumineuse, en passant par l'intermédiaire de l'énergie calorifique, constitue *l'électro-incandescence.*

Tel est le principe sur lequel sont construites les lampes électriques usuelles. Une partie seulement de l'énergie rayonnée y est faite de radiations visibles. C'est donc une *lumière chaude.*

Quand on fait passer un courant électrique dans un fil conducteur, celui-ci s'échauffe. Et plus on lui fournit d'énergie électrique, plus il rend d'énergie calorifique. Cette transformation d'énergie se fait suivant un rapport que formule la loi de Joule : « Le nombre des calories développées en une seconde dans un conducteur est proportionnel au carré de l'intensité électrique du courant qui y circule. » Ce qui veut dire que si l'intensité électrique devient 2 ou 3 fois plus forte, la quantité de chaleur produite sera 4 ou 9 fois plus grande.

1. A intensité lumineuse égale, les quantités de chaleur dégagées par nos diverses sources lumineuses varient dans les proportions suivantes :

Soleil	1,3
Lampe à vapeur de mercure	2,5
Lampe à arc	9
Lampe à incandescence (charbon)	25
Bec Auer au gaz	80
Acétylène	100
Lampe à pétrole	350
Lampe à huile de colza	400
Bec de gaz papillon	650
Bougie de stéarine	800

Le filament de la lampe à incandescence émet alors des radiations de plus en plus courtes à mesure qu'un courant d'intensité croissante l'échauffe davantage ; il rayonne d'abord de la chaleur, puis de la lumière.

Malheureusement, le rendement des lampes électriques en lumière est déplorablement bas. Les lampes à incandescence transforment presque totalement l'énergie électrique qui leur est fournie, en chaleur ! Telle est la raison pour laquelle l'éclairage électrique reste encore si dispendieux. Le rendement lumineux des meilleures lampes à incandescence à filament de charbon est environ de 2 à 3 pour 100. Et il faudrait qu'il montât à 40 pour 100, afin que, par raison d'économie, l'éclairage électrique se substituât définitivement aux éclairages anciens.

Nous avons vu que c'est dans le but d'améliorer ce rendement lumineux que l'on a construit les lampes à filament métallique, qui ont le double avantage de fonctionner à une température plus élevée que les lampes à filament de charbon, et surtout de posséder une meilleure radio-sélectivité lumineuse.

Malgré tout, actuellement, l'éclairage à incandescence par le gaz, avec le manchon Auer, est encore le plus économique. Il est vrai que le rendement lumineux du bec Auer est beaucoup plus mauvais que celui des lampes électriques, car il reste inférieur à 1,4 pour 100 ; et cet appareil dépense une puissance presque équivalente à 10 watts par bougie. Mais l'énergie que consomme un bec Auer est d'un prix insignifiant, attendu que les 864 Calories qu'il prend par heure ne coûtent que trois centimes. Pour le concurrencer, il faudrait mettre l'hectowatt-heure au prix d'un tiers de centime ; l'industrie, même usant des chutes d'eau naturelles, est encore incapable de fournir l'énergie électrique à un tarif aussi bas.

Le tableau suivant donne une comparaison amusante des prix de revient des diverses sources lumineuses (prix de Paris en 1912).

Supposons que nous voulions nous éclairer avec l'intensité lumineuse d'*une carcel* (soit dix bougies décimales) et que nous n'ayons qu'*un sou* à dépenser. Pendant combien de temps pourrons-nous avoir de la lumière ?

Avec	Bougie de stéarine.	environ	20	minutes.
—	Lampe à huile de colza. . . .	—	50	—
—	Lampe à pétrole.	—	1	heure 1/2
—	Bec de gaz papillon.	—	2	—
—	Lampe à filament de charbon. .	—	2	—

Avec	Bec de gaz à couronne. . . .	environ	3	heures.
—	Bec Auer à l'alcool.	—	5	—
—	Bec à acétylène.	—	7	—
—	Lampe à filament métallique. .	—	8	—
—	Lampe à arc libre.	—	8	—
—	Lampe à mercure.	—	16	—
—	Bec Auer au gaz.	plus de	16	—

N'allons pas croire, cependant, que le bec Auer au gaz et que la lampe électrique à mercure soient le « dernier cri » de l'éclairage économique.

Buisson et Fabry ont calculé que l'éclairage idéal consomme en théorie *0,018 watt par bougie*. Or, si l'on admet que la lampe à mercure consomme 0,5 watt par bougie, on doit conclure qu'elle dépense $\frac{0,5}{0,018} = 28$ fois trop.

Il est à penser que nos successeurs seront stupéfaits des procédés rudimentaires et follement coûteux qui nous servent à produire la lumière. S'ils parviennent jamais à réaliser pratiquement l'éclairage idéal, ils s'éclaireront *pour un sou* non pas pendant *vingt minutes*, comme nos pères, avec leurs bougies; non pas pendant *deux heures*, comme nous, avec nos becs de gaz ou nos lampes à charbon... mais pendant environ *quatre cent cinquante heures*; c'est-à-dire trente-huit nuits de lumière pour un sou !

D'où l'on est bien obligé de conclure que nous ne savons pas encore nous éclairer...

Électroluminescence. — La transformation *directe*, sans intermédiaire (?), de l'énergie électrique en énergie lumineuse constitue l'*électroluminescence*. Celle-ci se produit dans les classiques tubes de Geissler, où la lumière résulte de décharges électriques à travers des gaz très raréfiés. Les lois du rayonnement, dans les sources luminescentes, sont différentes de celles qui ont été exposées plus haut à propos du rayonnement thermique. Toute l'énergie rayonnée peut n'être formée que de radiations visibles. C'est donc une *lumière froide*.

Il en sera dit quelques mots à la fin de ce livre : car cette lumière, inutilisée pour l'endoscopie, semble devoir être employée en hygiène et en thérapeutique comme source de rayons ultra-violets.

II

COURANT CONTINU — COURANT ALTERNATIF

Incandescence par courant alternatif. — Que le *courant continu,* qui maintient la lampe à une température constante, donne une lumière fixe : on le comprendra aisément.

Que le *courant alternatif,* malgré ses alternances, produise le même effet : on pourrait s'en étonner.

En réalité, une lampe alimentée par du courant alternatif tend à s'éteindre entre deux alternances, quand le courant s'annule. Mais, en raison de sa masse, le filament ne devient pas instantanément lumineux ni instantanément obscur au moment précis où le courant s'établit, au moment où il cesse. Ce filament demande un temps appréciable pour s'échauffer ou se refroidir. Il reste encore incandescent pendant une durée de l'ordre du millième de seconde après l'annulation du courant.

Une lampe, sur courant alternatif, ne présente donc pas des alternatives de lumière et d'obscurité, mais simplement des alternatives de maxima et de minima lumineux.

Influence sur la rétine. — Or, la persistance des impressions lumineuses sur notre rétine est d'environ 1/50e de seconde.

Par conséquent, un courant alternatif pourra donner un éclairage qui nous paraîtra ininterrompu, à condition que le temps pendant lequel la lampe se refroidit ne soit pas notablement supérieur à cette durée. (La continuité de l'éclairage par courant alternatif est, en somme, fondée sur le même principe que la continuité des images cinématographiques.)

Avec une fréquence de 42 périodes à la seconde (qui est celle de la plupart de nos réseaux urbains), le courant alternatif assure un éclairage fixe à l'aide de nos lampes usuelles. Au contraire, avec des fréquences inférieures à 20 périodes par seconde, toutes les lampes papillottent.

La fréquence nécessaire pour assurer un éclairage de fixité suffisante en pratique, varie, d'ailleurs, suivant le type de la lampe employée. On verra plus loin que les lampes à arc ne donnent pas d'éclairage absolument fixe à la fréquence de 50 périodes, et sont désagréables pour la vue au-dessous de 40 périodes. Au contraire, les lampes à incandescence supportent un abaissement de fréquence qui peut aller jusqu'à 33 périodes, à condition qu'elles n'aient pas un pouvoir lumineux trop faible, c'est-à-dire inférieur à 10 bougies décimales.

Les lampes à incandescence à filament métallique papillotent plus facilement, aux basses fréquences, que les lampes à incandescence à filament de charbon. En effet, le filament métallique, extrêmement mince, s'échauffe et se refroidit très rapidement; tandis que le filament de charbon, plus gros, régularise mieux les variations caloriques : il forme « volant de chaleur ».

Influence sur la vie des lampes. — A un autre point de vue, la nature du courant influe notablement sur la *durée de la vie des lampes*. La différence d'action des deux courants est, d'ailleurs, assez variable suivant le type de la lampe.

Néanmoins, d'une façon générale, on peut dire qu'à tous égards, surtout au point de vue de l'économie de l'éclairage domestique, le courant continu doit être préféré au courant alternatif : il use moins vite les lampes.

III

LAMPES A ARC — LAMPES A INCANDESCENCE LAMPES A VAPEUR DE MERCURE

Trois types de lampes électriques. — L'éclairage par électro-incandescence s'obtient à l'aide de dispositifs variés.

1° Les *lampes à arc,* où une étincelle jaillit entre deux électrodes séparées ; une flamme continue s'établit ainsi, qui peut se courber en forme d' « arc ».

2° Les *lampes à incandescence,* où la lumière s'obtient par l'échauffement d'un filament conducteur ininterrompu. Ce filament se fait : 1° en *charbon* ; 2° en *métal*; 3° en *oxydes métalliques*. De là trois catégories de lampes à incandescence, qu'il y aura lieu d'envisager séparément.

3° Les *lampes à vapeur de mercure,* où un milieu gazeux raréfié devient lumineux par le passage des étincelles de la bobine d'induction. Ces lampes éclairent à la fois par *incandescence* et par *luminescence*.

CHAPITRE XXXVI

LES LAMPES A ARC

I

LAMPES A ARC A L'AIR LIBRE

Historique. — L'« arc électrique » fut découvert, en 1806, par le chimiste anglais Davy[1], lorsque, avec sa pile de deux mille éléments, il fit jaillir une étincelle entre deux baguettes de charbon de bois.

Vers 1848, Foucault[2], en France, utilisa le premier l'arc électrique comme foyer lumineux ; et, grâce à ses travaux, la lampe à arc, faite de charbon brûlant à l'air libre, constitua pendant trente ans le seul mode d'éclairage électrique industriel.

Structure. — La lampe à arc à l'air libre est constituée par deux baguettes (ou crayons) de charbon, respectivement reliées aux deux pôles d'une source électromotrice.

Davy employait le *charbon de bois.*

Foucault préféra le *charbon des cornues,* plus dur et meilleur conteur.

On emploie aujourd'hui les *charbons artificiels.* Ceux-ci se divisent en deux classes.

1° Les *charbons homogènes,* faits en agglomérant, sous une pression de 200-400 atmosphères, du noir de fumée avec du goudron.

2° Les *charbons à mèche,* creusés comme des crayons, et dont la mèche

1. Sir Humphry Davy (1778-1829), né à Penzance, reconnut la propriété exhilarante du protoxyde d'azote, découvrit le potassium et le sodium, inventa la lampe de sûreté des mineurs et produisit l'arc électrique.

2. J. Foucault (1819-1868), né à Paris. Physicien d'une originalité remarquable, il démontra, en 1851, au Panthéon de Paris, le mouvement de rotation de la terre à l'aide d'un pendule

est faite d'une tige de charbon mêlé à une matière facilement volatilisable, silicate ou borate de potasse. Cette mèche a pour effet de rendre l'arc meilleur conducteur et de lui donner une plus grande fixité. En général, on associe un charbon positif à mèche et un charbon négatif homogène.

On dispose ces baguettes verticalement, suivant un même axe. Le charbon positif est placé en haut, quand, ce qui est le cas habituel, on se propose d'éclairer au-dessous de la lampe.

Pour allumer cette lampe, on commence par amener les deux charbons en contact, afin d'établir un circuit fermé où on lance le courant. On écarte ensuite les charbons de quelques millimètres ; l'étincelle électrique éclate entre eux dès que la séparation se produit. L'écartement se borne ordinairement à cinq millimètres ; tant qu'il persiste, la lumière reste fixe. Vient-on à écarter davantage les charbons, l'étincelle cesse de jaillir entre eux ; la lampe s'éteint.

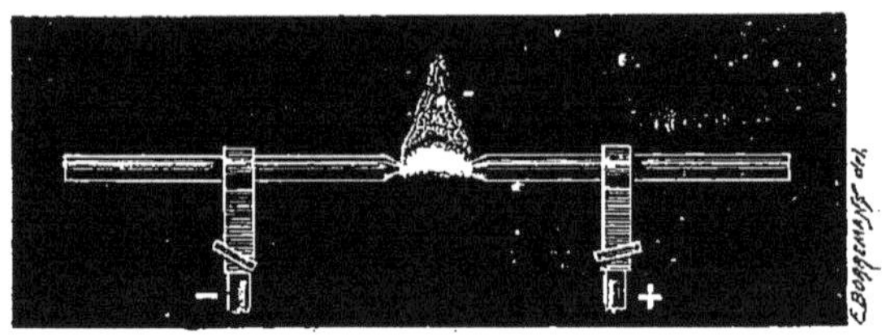

Fig. 394. — *Arc électrique.*

Les déplacements des charbons sont automatiquement effectués par un *régulateur*, dont Foucault inventa le type.

Arc électrique. — L'étincelle qui jaillit entre les deux crayons de charbon porte le nom d'*arc électrique*, parce que, lors des premières expériences faites avec des crayons horizontaux (fig. 394), l'étincelle soulevée, « soufflée » en quelque sorte par le mouvement ascensionnel de l'air chauffé, prenait la forme d'un arc de cercle. Cette déformation de l'étincelle en arc n'a pas lieu dans les lampes à crayons verticaux du type usuel.

Rendement lumineux. — L'arc électrique constitue une flamme fixe. Il est formé par des parcelles de carbone incandescentes (transports d'ions qui se font de l'anode vers la cathode) et aussi par des vapeurs de carbone. L'arc a une température de 3 600 degrés environ[1]. Cette température correspond au point

1. Cette température est également celle du charbon positif. La température du charbon négatif est de 2 700° (Violle).

d'ébullition du carbone, qui, comme l'arsenic et quelques autres corps, a la curieuse propriété de bouillir à l'état solide, c'est-à-dire de se volatiliser sans se liquéfier.

Cependant la flamme constituée par l'arc électrique, jaillissant à l'air libre, est fort peu éclairante par elle-même. L'éclat de la lampe à arc est dû, pour les neuf dixièmes, à l'incandescence du charbon positif qui se creuse en un cratère éblouissant[1] (fig. 395), tandis que le charbon négatif, moins lumineux, devient conique. C'est pourquoi le premier s'use deux fois plus vite que le second.

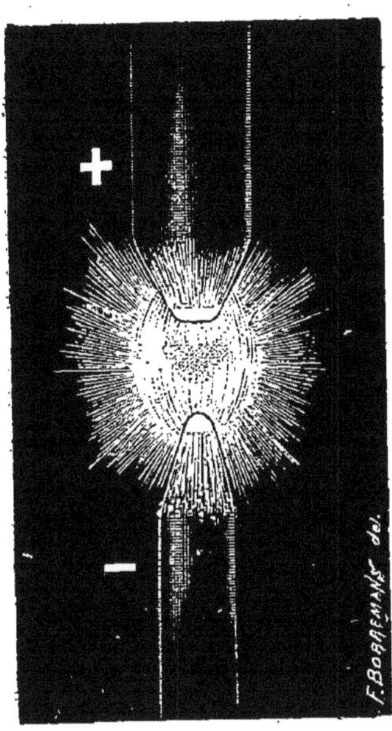

Fig. 395. — *Charbon positif en cratère et charbon négatif en pointe.*

Le cratère du charbon positif a un éclat intrinsèque de 150 à 220 bougies par millimètre carré.

Quand on augmente l'intensité du courant, on augmente l'intensité de la lumière : non pas parce qu'on accroît l'éclat du cratère, dont la température n'est pas susceptible de s'élever davantage, mais parce qu'on accroît l'étendue de la surface incandescente.

La distribution de la lumière émise par une lampe à arc a son maximum d'intensité dans une direction oblique suivant un angle de 45°. Il en résulte un inconvénient, qu'il est facile de remarquer dans l'éclairage des rues. Le charbon positif étant placé en haut, nous sommes éblouis par le foyer lumineux aux environs du candélabre ; et, par comparaison, tout ce qui en est éloigné nous paraît extrêmement sombre.

Voltage. — La continuité et la fixité de l'arc lumineux sont dues à l'existence, entre les deux électrodes, d'un pont de vapeurs conductrices de carbone, qui ferme le circuit. Ainsi que tous les

1. Presque toute la résistance du circuit est localisée au point où le courant passe du charbon positif, bon conducteur, dans l'air, mauvais conducteur. C'est donc en ce point que presque toute l'énergie électrique se transforme en énergie calorifique.

gaz, ces vapeurs sont extrêmement résistantes. Toutefois, l'arc électrique ne se comporte pas comme une résistance banale ; il possède une *force contre-électromotrice,* qui varie suivant la nature des électrodes, et qui, pour les crayons de charbons usuels, est d'environ 38 volts. Il faudra donc, pour alimenter une lampe à arc, un courant dont la tension soit supérieure à cette valeur. On adopte communément une tension de 42-45 volts.

Sur courant alternatif, une lampe à arc ne demande que 28-30 volts.

Consommation. — Les lampes ordinaires, dont les crayons de charbon ont environ un centimètre de diamètre, admettent généralement 8 ampères. Cette consommation, sous une tension de 42 volts, correspond à une puissance électrique de 330 watts.

La consommation spécifique d'une lampe à arc, alimentée par du courant continu, est de 0,71 WATT *par bougie* : ce qui donne, pour la lampe usuelle, un pouvoir lumineux d'environ 475 bougies, mesuré suivant un angle de 45°.

Forme du courant. — Les lampes à arc peuvent marcher sur courant continu et sur courant alternatif. Les indications précédentes s'appliquent au fonctionnement sur courant continu, qui est, à tous égards, le plus avantageux en l'espèce.

Les choses se passent différemment avec le *courant alternatif.* Les deux crayons, alternativement positifs et négatifs, se consument avec une vitesse égale, mais s'usent tous les deux en pointe. Il n'y a donc plus de cratère lumineux positif faisant office de réflecteur de lumière. D'où il résulte que la lampe à arc sur courant alternatif donne un rendement lumineux moindre que sur courant continu ; elle consomme 0,95 WATT *par bougie.*

Il y a encore à cela une autre raison. Pour une même consommation de watts, la température des charbons n'est pas aussi élevée dans une lampe à arc sur courant alternatif que dans une lampe à arc sur courant continu. En effet, entre chaque alternance de courant, il se produit un refroidissement des charbons, dont l'incessante répétition a une influence défavorable sur le rendement lumineux de la lampe.

En outre, les lampes à arc fonctionnent mal avec de basses

fréquences. A 50 périodes, elles montrent déjà un peu de papillottement.

A la rigueur, on peut encore tolérer un courant de 40 périodes ; mais au-dessous de cette fréquence, leur éclairage devient insupportable.

Durée. — La « vie » d'une lampe à arc a une durée théoriquement illimitée, puisqu'il suffit, pour qu'elle fonctionne indéfiniment, de remplacer les crayons de charbon à mesure qu'ils se consomment.

Dispositif. — Une lampe à arc est un appareil assez compliqué. En effet, chaque lampe doit être munie : 1° d'un *régulateur automatique*, qui maintient les charbons à une distance constante, malgré leur usure inégale, et qui assure le contact initial nécessaire pour amorcer l'allumage ; 2° d'une *résistance de réglage*, destinée à absorber l'excès de potentiel inutilisé.

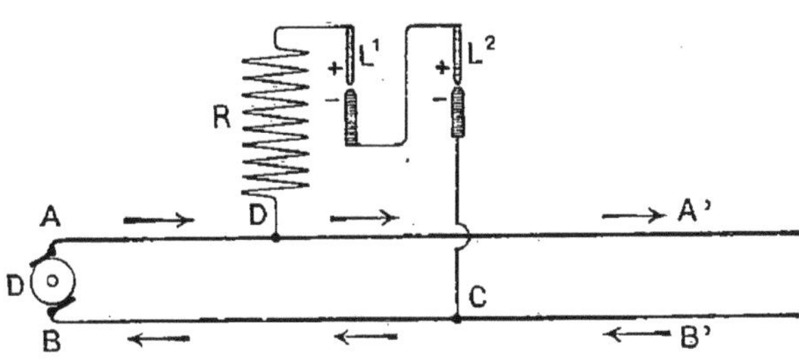

Fig. 396. — *Installation des lampes à arc sur réseau à courant continu.*

D, dynamo ; A, A', B, B', canalisation principale ; C, D, circuit dérivé des lampes ; R, résistance de réglage ; L¹, L², lampes à arc montées en série.

En général, dans une distribution à 110 volts, on place sur chaque dérivation deux lampes avec une seule résistance (fig. 396) ; le tout est monté en série.

Sur courant alternatif de 110 volts, on place trois lampes à arc en série, chaque lampe n'exigeant alors que 30 volts au lieu de 42 volts. Mais ce n'est pas un avantage ; car : 1° en consommant le même nombre d'ampères, trois arcs alternatifs éclairent moins que deux arcs continus ; 2° l'arc alternatif produit un bourdonnement désagréable.

II

LAMPES A ARC EN VASE CLOS

Structure. — Ce type de lampe, très employé depuis 1895 aux

États-Unis, diffère de la lampe à arc classique en ce que les charbons sont inclus dans un globe fermé.

Dès que s'allume la lampe, l'oxygène contenu dans ce globe se transforme en acide carbonique et met autour des charbons une atmosphère non comburante. On est cependant obligé de laisser entrer de l'air en petite quantité, à l'aide de soupapes ; sinon, le charbon, volatilisé et non brûlé, se déposerait sur la paroi interne du globe et la rendrait opaque. Néanmoins, la combustion des crayons de charbon y est extrêmement lente.

Consommation. Rendement lumineux. — Les lampes à arc en vase clos fonctionnement :

a) de préférence sur *courant continu* (bien moins avantageuses sur courant alternatif) ;

b) sous une *tension de 80 à 85 volts* ;

c) avec une *intensité de 4 à 5 ampères.*

Leurs consommations spécifiques moyennes peuvent se résumer ainsi :

Par bougie :

Sur courant *continu*. . . .	2,7 WATTS.
Sur courant *alternatif*. . .	3,7 WATTS.

Avantages. — Les lampes à arc en vase clos ont donc un rendement lumineux beaucoup moins bon que celui des lampes à arc à l'air libre.

Cependant l'industrie les préfère souvent, à cause des avantages suivants.

1° Au point de vue de l'*installation*. On peut brancher une seule lampe sur réseau à 110 volts, mise en série avec une résistance de réglage de 30 volts. Certaines lampes (type Lilliput, type Miniature) peuvent même se construire en petits modèles qui prennent à peine 1,5 ampère et s'adaptent aux appareils mobiles de nos tables de travail ou de clinique.

2° Au point de vue de l'*entretien*. Le mélange de gaz non comburants, enfermé dans le globe, conserve la chaleur autour de l'extrémité des charbons, et, par conséquent, supprime la perte considérable d'énergie calorifique qui a lieu dans les lampes usuelles à travers l'air ambiant. De sorte qu'une même quantité de lumière peut être produite avec une combustion des charbons environ vingt fois plus lente que dans une lampe à arç à l'air libre. Ceux-ci, dans certaines lampes, éclairent 200 heures consécutives. On économise ainsi, et sur le prix des charbons, et sur la main-d'œuvre nécessaire pour les remplacer.

3° Au point de vue de la *sécurité*. Les dangers d'incendie sont écartés, le globe étant hermétiquement fermé par le bas.

Inconvénients. — Toutefois la lampe à arc en vase clos est inférieure à la lampe à arc à l'air libre au point de vue de la *qualité de la lumière*. Elle donne un éclairage moins fixe, à cause des mouvements que l'arc électrique décrit incessamment autour des électrodes : inconvénient qu'on arrive, du reste, à pallier dans les modèles nouveaux.

III

LAMPES A ARC-FLAMME

Principe. — Ce type de lampe à arc, très éclairant et très économique, et qui prend de jour en jour une plus grande importance dans les éclairages extérieurs, est fondé sur le principe suivant.

Dans tout arc électrique, la lumière résulte de deux phénomènes d'ordres différents. Il y a *incandescence* des charbons ; il y a *luminescence* des gaz formant l'arc. Nous avons vu que, dans la lampe à charbons, l'incandescence entre comme facteur pour plus des 9/10es dans la production de la lumière.

On a cherché à rendre la lampe à arc plus éclairante en augmentant soit son incandescence, soit sa luminescence.

Augmenter son incandescence ne semble pas à priori chose avantageuse, puisqu'aucun corps ne peut supporter une température aussi élevée que le carbone. Et, d'autre part, les essais faits avec des électrodes de métaux à radio-sélectivité lumineuse meilleure ont donné de médiocres résultats, sauf pour l'arc au titane.

Augmenter sa luminescence est mieux : ce principe a fourni d'excellents résultats pratiques.

Structure. — Bremer a proposé, en 1900, de mélanger aux

charbons des sels analogues à ceux qui donnent au bec Auer sa luminosité intense. On se contente, sur ses conseils, de « métalliser » le charbon positif, dans une proportion qui va jusqu'à 30 pour 100.

Il en résulte que les phénomènes de luminescence priment alors les phénomènes d'incandescence, et que la principale source de lumière n'est plus le cratère du charbon positif, mais l'arc lui-même, rendu excessivement lumineux.

En faisant varier la base des sels métalliques employés pour la minéralisation des charbons, on obtient des arcs diversement colorés.

Couleur. — Les travaux de Blondel sur les *charbons métallisés*, perfectionnant la lampe Bremer, ont vulgarisé l'éclairage industriel par lampe à arc à flamme colorée (appelée aussi *Lampe carbo-métallique*).

On métallise actuellement les charbons en leur incorporant surtout des oxydes alcalino-terreux.

Les charbons métallisés à base de chaux donnent les meilleurs résultats.

La lumière *blanc-bleuâtre* est obtenue avec le mélange : charbon 49, silicate de potasse 9, oxyde de calcium 42.

La lumière *jaune-orange* s'obtient avec le fluorure de calcium. C'est celle qui, au point de vue industriel, est la plus avantageuse.

La lumière *rouge* est produite par le fluorure de strontium.

Avantages. — Le grand avantage de ces lampes est leur rendement extraordinairement élevé.

Par bougie, elles consomment :

Sur courant *continu*.	0,12 WATT.
Sur courant *alternatif*. . . .	0,17 WATT.

Inconvénients. — Toutefois, les lampes à arc-flamme contrebalancent l'excellence de leur rendement lumineux par l'*instabilité* de leur éclairage, en raison des fluctuations qui se produisent dans l'arc.

Elles dégagent, en outre, des *vapeurs* malsaines qui doivent restreindre leur emploi aux éclairages extérieurs de plein air.

IV

UTILISATION MÉDICALE DES LAMPES A ARC

Rôle médical. — Les lampes à arc rendent peu de services aux médecins praticiens ou aux spécialistes, qui, pour leurs examens endoscopiques, ont surtout besoin de foyers lumineux faibles et mobiles.

L'emploi des lampes à arc, indépendamment de leur utilisation dans les cours (projections) et dans les laboratoires (ultramicroscope), se restreint à la photothérapie, laquelle n'intéresse pas le grand public médical auquel s'adresse ce livre.

Lampe à arc à l'air libre. — Qu'il suffise de dire que pour tous ces usages la vieille lampe à arc à l'air libre doit être en général préférée :

1° à cause de la *blancheur* de sa lumière, qui laisse aux organes examinés leur couleur naturelle, modifiée, au contraire, par les lampes à arc-flamme, jaunes ou rouges ;

2° à cause de la *fixité* presque absolue de son éclairage ;

3° à cause de son *innocuité* et de l'absence de production de vapeurs nocives.

Le seul inconvénient de la lampe à arc à l'air libre est que sa lumière paraît trop blanche, c'est-à-dire trop pauvre en rayons jaunes et verts (voisins de 0,55 μ), qui ont l'effet physiologique le plus favorable.

Lampe à arc en vase clos. — Toutefois, au point de vue photothérapique (lupus cutané, tuberculose pharyngée ou laryngée) un maximum de radiations à ondes courtes est une condition très avantageuse. Et, pour cette application thérapeutique, où la couleur de la lumière est plus importante à considérer que sa fixité, il semble préférable de s'adresser à certaines lampes à arc en vase clos (lampes Helia, Regina), qui donnent une lumière excessivement riche en rayons violets et même ultra-violets, à condition qu'on laisse passer ces derniers en substituant le quartz au verre qui forme le globe de fermeture.

Lampe à arc-flamme. — On fabrique également, pour le traitement photothérapique des dermatoses (méthode de Finsen), des *charbons à lumière bleue*, augmentant considérablement les radiations bleues et violettes ; et des charbons à lumière *ultra-violette*, émettant 100 pour 100 de rayons chimiques de plus que les charbons ordinaires. Comme pour l'éclairage, on se contente de métalliser seulement le charbon positif.

CHAPITRE XXXVII

LES LAMPES A INCANDESCENCE A FILAMENT DE CHARBON (LAMPE EDISON)

Fragmentation de la lumière. — L'invention de la lampe à incandescence a diffusé l'éclairage électrique, que la lampe à arc, de trop forte puissance et de trop grand volume, ne parvenait pas à vulgariser.

La lampe à incandescence doit sa popularité à sa simplicité extrême, à l'absence de tout soin d'entretien, à son prix modique et surtout à la multiplicité des foyers lumineux qu'elle permet d'établir : elle fragmente en quelque sorte la lumière électrique [1]. Elle est aujourd'hui universellement adoptée pour l'éclairage endoscopique médical.

La lampe à incandescence a été présentée aux États-Unis, en décembre 1879, par Edison [2].

I

STRUCTURE

Principe. — Une lampe à incandescence est formée d'un filament de charbon contenu dans une ampoule de verre privée d'air.

1. Il est intéressant de rappeler qu'en 1876 on ne connaissait encore que les lampes à arc *monophotes*, dont chacune exigeait une dynamo spéciale.

La bougie Jablochkoff réalisa le premier essai de divisibilité de la lumière électrique.

2. Th. Edison, né en 1847 à Milan (Ohio, États-Unis).

Inventa, en 1864, la *télégraphie duplex*, permettant d'envoyer simultanément deux dépêches en sens inverses avec un fil unique.

Inventa, en 1877, le *phonographe*.

Perfectionna et vulgarisa, en 1879, la *lampe à incandescence*.

Nous avons à considérer trois parties dans une telle lampe : 1° le filament ; 2° l'ampoule ; 3° le culot.

Filament. — Les premiers filaments de charbon étaient obtenus en carbonisant des fibres de bambou du Japon. On les prépare aujourd'hui en faisant passer à la filière une pâte de cellulose dissoute dans de l'acide sulfurique, qu'on calcine ensuite en vase clos.

Le carbone a été choisi pour matière constituante du filament, parce qu'il a une assez forte résistivité électrique et présente une grande résistance mécanique. Il est, de plus, très réfractaire : ce qui permet de le faire travailler à une température assez élevée pour que son rendement lumineux ait une valeur suffisante.

Un bon filament doit être *très solide*, pour pouvoir supporter un excès de tension (survoltage), ce qui arrive souvent dans nos petites lampes de photophore dont nous poussons volontiers la lumière au blanc.

Un bon filament doit avoir un *diamètre uniforme* sur toute sa longueur : car les parties rétrécies se consumeraient plus vite ou se briseraient prématurément.

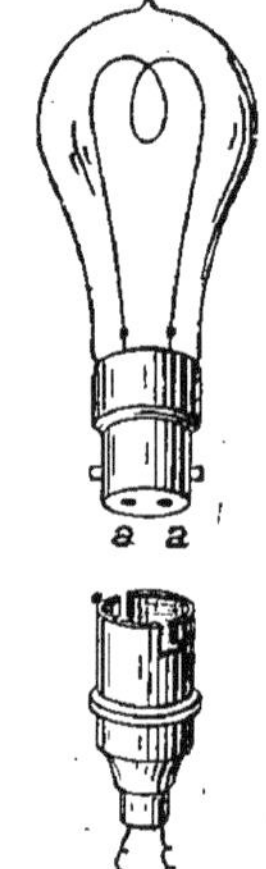

Fig. 397. — *Lampe à incandescence à filament de charbon* (type Swan à baïonnette).

a, *a*, plaques métalliques isolées dans le culot, venant prendre contact avec deux pistons à ressort situés dans la douille.

Pour obtenir ce résultat, on *nourrit* le filament en le maintenant pendant quelque temps à l'incandescence dans une atmosphère hydrocarburée; il se recouvre d'une couche de graphite provenant de la décomposition de l'hydrocarbure par la chaleur; il devient ainsi plus compact.

Le même procédé est actuellement employé pour rajeunir les filaments des vieilles lampes.

Un bon filament doit présenter une *surface très polie*, ce qui accroît sa radio-sélectivité lumineuse [1].

Ce filament a la forme d'un fer à cheval dans nos petites lampes à bas voltage. Dans les lampes industrielles, il décrit plusieurs boucles (fig. 397).

1. Si l'on emploie des lampes à incandescence comme appareils de chauffage, il y a, au contraire, intérêt à ce que la surface du filament soit mate.

En effet, dans les lampes actuelles, l'enveloppe de graphite qui se dépose autour du filament de charbon « nourri » a six fois moins de résistivité que l'âme. De sorte que, afin de donner au filament la résistance nécessaire à la production d'une bonne incandescence, il faut le faire beaucoup plus long, pour une lampe de même valeur, que quand on use d'un filament de charbon pur. On a ainsi successivement remplacé le filament primitif en U par la double boucle, puis par le double U couplé en série.

Ampoule. — Le filament est enfermé dans une ampoule de verre où l'on fait un vide très poussé, avec la trompe à mercure.

Le vide est nécessaire dans l'ampoule pour deux raisons : *a*) pour empêcher la combustion du filament de charbon, qui aurait lieu dans l'air ; *b*) pour établir dans l'ampoule un milieu non conducteur, lequel s'oppose à la perte d'énergie qui résulterait du rayonnement calorique du filament dans l'air, et, conséquemment, pour empêcher l'échauffement de la paroi de l'ampoule, ou tout au moins son échauffement excessif.

C'est grâce à ce vide que la lumière d'une lampe Edison, bien que produite par électro-incandescence, chauffe peu. Si l'on vient à remplir cette ampoule d'un gaz non comburant, tel que l'azote, même en petite quantité, le filament de charbon ne se consume pas : mais il perd par conduction de l'énergie calorifique, au point qu'il faut lui fournir une tension de courant au moins double pour maintenir l'éclairage au même taux. Et très rapidement l'ampoule de verre devient brûlante.

La pression à l'intérieur de l'ampoule doit être inférieure à 1/100e de millimètre de mercure ; on sait que le vide absolu n'est pas réalisable en pratique. Et ce vide relatif doit se maintenir tant que la lampe fonctionne. C'est pour cette raison que les fils de connexion qui, traversant la paroi de l'ampoule, unissent les extrémités du filament de charbon aux contacts amenant le courant, sont faits de platine[1].

1. D'après Blondel, il se faisait déjà en 1900, par la mise au rebut des vieilles lampes électriques, une perte annuelle de 2 500 kilogrammes de platine, représentant une valeur de 6 millions de francs.

Depuis cette époque, le nombre des lampes en service a considérablement augmenté ; et le prix du platine a subi une hausse.

En 1910 le kilog. de platine valait.	7 200 francs
— le kilog. d'or.	3 437 francs
— le kilog. d'argent.	90 francs

Le platine, quand il est pur (à moins de 1/100ᵉ d'impuretés), a le même coefficient de dilatation que le verre. Si l'on employait, pour faire ces fils de connexion, un métal ayant un coefficient de dilatation différent de celui du verre où ils sont scellés, il se produirait, par suite des alternances d'échauffements et de refroidissements successifs, un décollement entre les fils et le verre : d'où résulterait une rentrée d'air capable de mettre rapidement la lampe hors d'usage[1].

Par raison d'économie, on remplace aujourd'hui le platine par le *platinite*: alliage de 54 p. de fer et de 46 p. de nickel (Guillaume), dont le coefficient de dilatation est identique à celui du verre des ampoules à incandescence.

Culot. — Il y a lieu de distinguer, à cet égard, les lampes pour usage domestique et les lampes pour usage médical.

A. Lampes d'appartement. — L'ampoule est montée sur une bague métallique, appelée *culot,* destinée à pénétrer dans une gaine, appelée *douille* ; celle-ci est fixée aux supports de lampes qui reçoivent le courant du réseau.

Le contact doit être absolu entre le culot et sa douille. Deux dispositifs différents le réalisent.

a) *Système Swan. Culot à baïonnette.* — Dans ce système, qui est généralement adopté pour nos ampoules usuelles, les deux fils de platine de la lampe communiquent respectivement avec deux plaquettes métalliques, isolées l'une de l'autre, et situées à la base du culot. Du côté de la douille, deux tiges ou « pistons », reliées aux deux pôles du réseau, viennent, sous la pression de ressorts, s'appuyer sur les plaquettes du culot.

Le courant passe dès que la lampe a été fixée sur sa douille par un emmanchement à baïonnette.

b) *Système Edison. Culot à vis.* — Dans ce système, qui est moins pratique, car les trépidations des voitures en desserrent les contacts, mais qui cependant est seul adopté pour les petites

1. Les lampes-camelotte, qui se vendent à des prix modiques, ont très peu de durée : *a*) parce que le filament de charbon est irrégulier et se casse aux endroits amincis ; *b*) parce que les fils de connexion sont faits d'un alliage pauvre en platine ; *c*) et surtout parce que le vide est incomplètement effectué dans l'ampoule par un simple coup de chalumeau. Ces lampes durent peu ; elles n'ont d'économique que leur nom.

lampes-flamme, la base du culot ne porte qu'une plaque métallique à laquelle est relié un fil de platine de l'ampoule. L'autre fil est mis en connexion avec l'enveloppe métallique du culot, disposée en pas de vis. Du côté de la douille, une seule tige à ressort vient presser sur la plaque ; l'autre pôle du réseau est relié à la paroi interne de la douille elle-même, qui prend contact avec la paroi externe du culot. Le contact s'établit en vissant à fond le culot dans sa douille. Ce contact est plus intime que celui des douilles à baïonnette.

Dans ce système, la douille, au lieu d'être isolée du circuit comme dans le système Swan, est mise en connexion avec un de ses pôles. Il faut donc prendre ici des précautions contre les pertes à la terre.

B. Lampes médicales. — Les lampes médicales ont un mode de fixation différent.

a) *Lampes à anses.* — L'ampoule la plus simple est celle où les fils de platine, fixés au filament de charbon, se terminent extérieurement par deux boucles (fig. 398) qu'on peut extemporanément suspendre à des crochets ou enfiler sur des tiges. C'est ce type d'ampoule qui s'adapte ordinairement au miroir de Clar. Et c'est, à mon avis, le plus recommandable, en raison : *a*) de son prix modique ; *b*) de sa stérilisation réalisable dans les solutions antiseptiques ; *c*) de son interchangeabilité instantanée. Quel qu'en soit le fabricant, cette lampe est toujours apte à être utilisée, sans qu'on ait à faire régler le diamètre d'un culot ou le filetage d'un pas de vis.

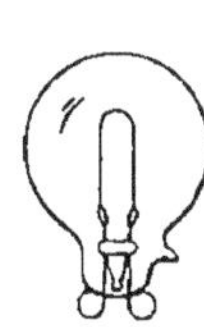

Fig. 398. — *Lampes d'endoscopie à anses. a*) avec béquet médian ; *b*) avec béquet latéral.

b) *Lampes à culot.* — Cependant la plupart des photophores et appareils d'endoscopie plus perfectionnés (cystoscope, œsophagoscope, etc.) comportent des ampoules montées sur culot métallique, qui s'adaptent soit à une douille à baïonnette (système Swan) soit à une douille à vis (système Edison). Le dispositif à vis tend à être presque exclusivement employé ; car il est plus commode, et il expose moins à faire casser l'ampoule que quand on force pour introduire un culot dans une douille mal calibrée, ou dont le ressort est trop dur (fig. 399).

Dans les deux cas, même sur les culots à baïonnette, lorqu'il s'agit de petites lampes, un des fils de platine est relié à la paroi extérieure du culot; l'autre fil est en connexion avec une broche centrale qui le traverse.

De son côté, la douille qui reçoit le culot est reliée par sa périphérie à un des pôles du circuit; elle porte à son centre une petite pièce de laiton, formant ressort, communiquant avec l'autre pôle, et destinée à prendre un contact intime avec la broche centrale du culot.

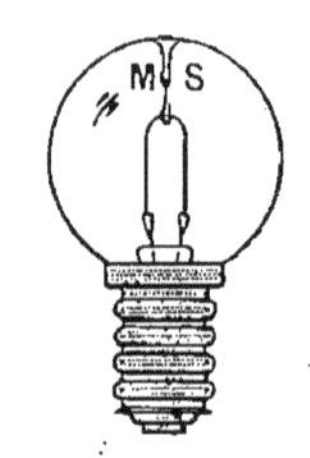

Fig. 399. — *Lampe d'endoscopie à culot à vis* (système Edison).

Ces lampes médicales à culot ont évidemment une fixité d'attache plus grande que les lampes à anses, et conviennent mieux à certains endoscopes délicats. Toutefois, elles ne peuvent être réparées ou remplacées que par leur fabricant, lequel a soin, le plus souvent, de fileter la douille de telle sorte qu'une lampe fournie par un concurrent n'y puisse pas être adaptée : ce qui entraîne, en pratique, de gros ennuis pour le médecin.

En outre, certaines lampes, fabriquées trop économiquement, noient dans une masse de plâtre la broche centrale qui traverse le culot. Sous l'influence de l'humidité, cette masse devient conductrice, et laisse passer une dérivation de courant qui électrolyse la broche et rompt le circuit à un moment donné. Cet accident se produit inévitablement dans nos lampes d'endoscopie qu'il faut stériliser en des solutions antiseptiques. Même inconvénient quand l'isolement dans le culot est assuré par un bloc de fibre végétale, laquelle s'imbibe de liquide et devient ainsi conductrice.

II

UTILISATION

Rendement lumineux. — La température d'une lampe à incandescence à filament de charbon, donnant un éclairage normal, varie de 1 700 à 1 800 degrés. A cette température, la tension de vapeur du carbone — c'est-à-dire sa tendance à l'évaporation — est déjà notable.

Dans ces conditions, le rendement d'énergie lumineuse donné

par une lampe-charbon est de 2,6 pour 100 de l'énergie électrique qui lui est fournie.

Ce rendement lumineux, en admettant que la tension du courant reste constante, peut être modifié par trois conditions, qui sont : 1° l'âge de la lampe ; 2° le dépolissage de l'ampoule ; 3° la position de la lampe.

1° *Age de la lampe.* — Une lampe à incandescence éclaire d'autant moins qu'elle est plus vieille. Cet abaissement de luminosité s'explique : *a*) par la diminution du pouvoir de radiation sélective du filament, qui perd son poli et tend à rayonner moins de lumière et plus de chaleur ; *b*) par la réduction du diamètre du filament, due à son évaporation progressive, d'où il résulte que le filament, devenant plus mince, devient plus résistant et laisse passer moins de courant ; *c*) par le noircissement de l'ampoule qui prend une teinte fumée, formant écran pour le flux lumineux émis par le filament. Ce noircissement est dû à la condensation sur les parois de l'ampoule des vapeurs de carbone émises par le filament : il s'y forme une couche de particules de charbon d'autant plus épaisse que le filament s'amincit davantage.

2° *Dépolissage de l'ampoule.* — Le dépolissage de l'ampoule fait perdre à la lampe 60 pour 100 de son pouvoir lumineux (Cravath et Lansingh). Ce fait doit être pris en considération par les oto-rhino-laryngologistes, qui pratiquent l'éclairage indirect des cavités en y réfléchissant la lumière d'une lampe à l'aide d'un miroir frontal. Il est nécessaire d'employer à cet effet une lampe à ampoule dépolie, car une ampoule transparente ferait projeter sur l'organe exploré l'image brillante du filament, qui gênerait la vue : mais il faut savoir que, dans ce cas, il n'arrive au miroir que la moitié de la lumière émise par le filament.

3° *Position de la lampe.* — Une lampe à incandescence, du modèle ordinaire du commerce, qui est étalonnée pour 16 bougies, donne bien un tel éclairage dans la direction horizontale, mais elle ne fournit que 7 bougies dans le sens vertical (voir page 736). Donc, tout dispositif qui présente une telle lampe par sa pointe gaspille plus de la moitié de son intensité lumineuse. On obtient ainsi à peine une bougie d'une lampe qui est construite pour fournir deux bougies. C'est cependant cette orientation éminemment défavorable que la plupart des fabricants adoptent dans les miroirs de Clar ou dans les photophores frontaux, pour plus de commodité de construction. Cette perte inutile de lumière peut être évitée, soit par une orientation plus judicieuse de la lampe, qui se présentera de champ au miroir réflecteur, soit par l'emploi de lampes à filament en spirale, et dont une moitié de l'ampoule est argentée en guise de réflecteur. Ce dernier dispositif, avantageusement employé industriellement dans la Glow Lamp, pourrait également être appliqué à nos petites lampes de photophore. Une des lampes à filament de charbon les mieux comprises à cet égard est la lampe à trois fils en étoile que Brünings a fait construire pour son bronchoscope (fig. 400).

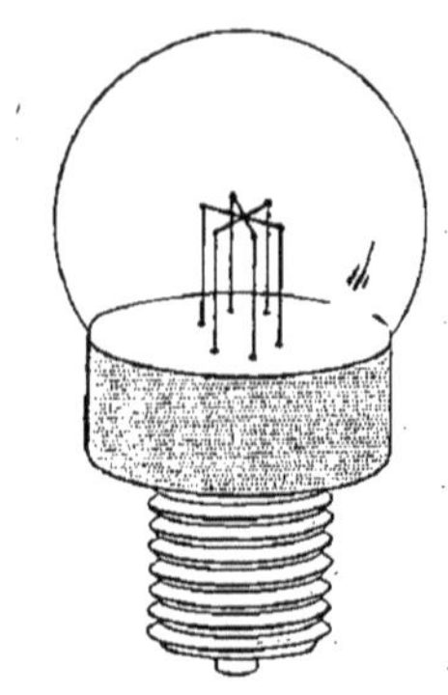

Fig. 400. — *Lampe en étoile, de Brünings.*

Voltage. — Une lampe à incandescence doit fonctionner sous un voltage donné, que le fabricant inscrit généralemeut sur le culot ou sur l'ampoule. Ainsi, l'indication 110 V 16B veut dire lampe fonctionnant normalement sous une tension de 110 volts et ayant une intensité lumineuse de 16 bougies (les lampes allemandes portent 16 H, ce qui veut dire 16 hefners). Un voltage trop faible donne une lumière peu intense. Un voltage trop fort fournit une lumière très puissante, mais détruit le filament. Réciproquement, quand on achète des lampes, il faut indiquer au fabricant la tension du réseau sur lequel elles seront branchées.

La tension la plus souvent adoptée pour les canalisations d'éclairage urbain est celle de 110 volts. Cependant, en Angleterre surtout, on tend de plus en plus à lui substituer la tension de 220 volts.

Nous utilisons généralement, en oto-laryngologie, deux types de lampes :

a) *Lampes à fort voltage,* comme source fixe de lumière, travaillant sous des tensions de 110 ou de 220 volts. Ces dernières sont moins avantageuses ; elles consomment 20 pour 100 d'énergie de plus que les premières et durent trois fois moins longtemps.

b) *Lampes à faible voltage,* pour éclairage portatif, marchant sous des tensions de 2 à 12 volts. Les lampes étalonnées pour 6 ou 8 volts sont les plus commodes.

Nous savons qu'on fait varier l'intensité lumineuse d'une lampe à incandescence en faisant varier la tension du courant qui la traverse. Une lampe à filament de charbon commence à devenir lumineuse (rouge sombre) quand elle reçoit 20 pour 100 de sa tension normale. A 100 pour 100, elle donne une lumière douce, jaunâtre, qui convient à nos éclairages domestiques, mais qui, comme intensité et comme coloration, est tout à fait impropre à l'endoscopie médicale. Pour celle-ci, il faut une lumière très brillante et très blanche, qu'on n'obtient qu'en poussant la lampe, c'est-à-dire en la survoltant. Il n'est pas nécessaire que ce survoltage soit excessif: car une augmentation de 5 pour 100 de la tension pour laquelle la lampe est étalonnée produit déjà un accroissement d'intensité lumineuse de 30 pour 100. En effet, la *résistance électrique du filament de charbon diminue à mesure que sa température s'élève.*

Ainsi, un courant de 10 volts, fourni par une petite batterie portative de cinq accumulateurs à une lampe de 8 volts, la survoltant par conséquent de 25 pour 100, rend cette lampe éblouissante : mais il la consume très vite. Sous une tension plus forte, le filament saute presque instantanément.

D'une façon générale, une lampe à filament de charbon craint moins un survoltage modéré que des *inégalités de voltage*. Celles-ci, fussent-elles de faible importance, même inférieures à 2 ou 3 pour 100, ont une influence extrêmement défavorable sur la durée des lampes. Ce fait se produit souvent quand la force électromotrice est produite par des petits moteurs (groupes électrogènes) à marche assez irrégulière, sans qu'il y ait interposition d'une batterie d'accumulateurs faisant office de régulateur.

Consommation. — La consommation des lampes se mesure en watts. Une lampe à filament de charbon consomme 3,5 WATTS *par bougie-décimale,* quand elle est neuve. Ainsi, une lampe d'appartement de 16 bougies consomme environ 55 watts : ce qui, sous une tension de 110 volts, correspond à 1/2 ampère [1].

Il est bien entendu que cet éclairage de 16 bougies est toujours calculé d'après l'intensité lumineuse horizontale, qui, dans les lampes usuelles, donne la valeur maxima de l'éclairement.

Les lampes les plus répandues dans le commerce ont un pouvoir

1. Sa résistance *à chaud* est de 220 ohms.

lumineux de 10, 16, 25 et 32 bougies. On n'emploie que rarement des lampes à incandescence plus fortes : car mieux vaut s'adresser alors à la lampe à arc, dont le fonctionnement est beaucoup plus économique.

A nos photophores, au miroir de Clar en particulier, conviennent surtout des lampes de 8 volts 2 bougies, consommant 0,8 ampère. Poussées à 10 volts, elles émettent une belle lumière blanche. Des lampes d'un ampère éclaireraient mieux : mais, sous une même tension, elles rayonneraient trop de chaleur et seraient pénibles à supporter, en particulier pour l'éclairage du tympan[1].

Quand une lampe a servi un certain temps, son pouvoir lumineux baisse et sa consommation électrique augmente : ce qui a lieu d'autant plus vite qu'elle a été plus survoltée. Sur son déclin, la lampe à filament de charbon finit par consommer la quantité excessive de 6 watts par bougie. Il y a donc économie à renouveler souvent les lampes d'appartement, surtout dans nos villes où le prix de l'énergie électrique est très élevé par rapport au prix d'achat des lampes[2]. La dépense est ainsi moindre et l'éclairage est meilleur. Cette considération s'applique surtout aux lampes de photophore, qui, trop poussées, vieillissent très vite, et qui consomment l'énergie très coûteuse de nos appareils portatifs.

1. Le tableau suivant indique quelle est la consommation d'énergie électrique et quel est le rendement lumineux de la petite lampe usuelle du miroir de Clar, suivant les variations de tension du courant qu'on lui fournit. Ces calculs ont été faits avec une lampe de 8 volts-0,8 ampère (modèle courant).

TENSION (VOLTS)	CONSOMMATION (AMPÈRES)	PUISSANCE (WATTS)	RENDEMENT LUMINEUX (BOUGIES)	ÉCLAT DE LA LUMIÈRE
2. . . .	0,10	0,20	0,06	rouge sombre : à peine visible.
4. . . .	0,30	1,20	0,34	rouge orangé : très faible.
6. . . .	0,55	3,30	0,94	jaune : suffisante.
8. . . .	0,80	6,40	1,83	blanc jaunâtre.
10. . . .	1,05	10,50	3,00	blanc vif.
12. . . .	1,30	15,60	4,45	éclat de lampe à arc.

2. A Paris, l'hectowatt-heure coûte 0 fr. 07. La lampe à incandescence de 16 bougies vaut 0 fr. 50.

Forme du courant. — A l'inverse de la lampe à arc, la lampe à incandescence fonctionne également bien sur courant continu et sur courant alternatif.

L'éclairage en est fixe, même avec un courant de basse fréquence. Une lampe de 16 bougies supporte un courant de 33 périodes, sans que sa lumière tremble. Par contre, nos faibles lampes de photophore papillottent désagréablement à cette fréquence, parce que la masse de leur filament est petite et se refroidit très vite. Elles réclament un courant d'environ 50 périodes (100 alternances) à la seconde : c'est celui que débitent ordinairement les commutatrices qui alimentent nos petits transformateurs statiques.

Durée. — La durée de la vie d'une lampe à filament de charbon semble être indépendante de la forme du courant. Elle dépend de trois conditions : *a*) qualité de la lampe ; *b*) tension du courant ; *c*) transparence de l'ampoule.

a) *Qualité de la lampe.* — Les lampes de bazar, dont le filament irrégulier s'entoure d'une ampoule mal vidée, vivent peu. Il y a économie à payer cher des lampes de très bonne fabrication, surtout quand il s'agit de nos petites lampes portatives, incessamment soumises à des chocs pendant leur transport, et très souvent survoltées.

b) *Tension du courant.* — Il y aurait, à priori, intérêt à faire travailler les lampes à incandescence sous la plus forte tension possible, parce que plus la tension est forte, plus le rendement lumineux est grand. Mais, par compensation, la vie d'une lampe est d'autant plus courte que la tension de fonctionnement est plus élevée. A un certain degré de survoltage, qui caractérise la *tension de rupture,* le filament brûle instantanément.

On doit, du reste, au point de vue de la durée, distinguer la vie absolue et la vie utile d'une lampe à incandescence.

La *vie absolue* est le temps pendant lequel la lampe peut éclairer ; elle a pour terme la mort de la lampe par rupture du filament. Dans les conditions normales, la vie absolue d'une grosse lampe à incandescence est de 800 à 1 000 heures.

La *vie utile* est le temps pendant lequel la lampe, soumise à un courant de tension normale, fournit un éclairage normal. La vie utile est évidemment plus courte que la vie absolue. Elle s'étend de la naissance de la lampe jusqu'à sa vieillesse, période de déchéance où son pouvoir lumineux décroît rapidement. Dans les conditions normales, la vie utile d'une lampe à incandescence, du modèle usuel, est de 600 heures. Au bout de ce temps, la lampe a déjà perdu 20 pour 100 de son intensité lumineuse initiale. Il faut alors la mettre de côté, car elle n'éclaire plus assez, mais, par contre, elle consomme beaucoup trop (6 watts par bougie, au lieu de 4 watts, consommation courante).

Les lampes qu'on pousse, c'est-à-dire qu'on soumet à un survoltage immodéré, durent peu. Elles ont une vie utile très courte et dont la durée se confond avec celle de leur vie absolue : car elles succombent brusquement en plein éclat. Ainsi meurent jeunes ceux d'entre nous qui se surmènent inconsidérément.

Nos lampes de photophore, que nous poussons trop, préoccupés que nous sommes par la nécessité de bien éclairer notre champ opératoire, ont une vie excessivement courte. *a*) Alimentées par une batterie portative, qui ne permet qu'un survoltage modéré, elles durent en moyenne vingt heures effectives, ce qui est tout ce qu'on peut exiger d'elles. *b*) Reliées par l'intermédiaire d'un rhéostat ou d'un transformateur à une canalisation urbaine à forte tension, elles sont exposées à des survoltages beaucoup plus grands ; elles vivent alors rarement plus de dix heures. Et, le plus souvent, elles sont tuées par un coup de manette imprudent.

Cette existence éphémère des petites lampes survoltées occasionne donc au médecin un léger surcroît de dépenses : mais cela ne peut pas être pris en considération, étant donné le besoin d'un éclairage intensif au cours d'un examen difficile ou d'une opération.

Cependant, envisagé seulement au point de vue de l'éclairage domestique, un survoltage modéré peut, dans certaines circonstances, avoir pour effet de nous faire réaliser quelque économie dans notre consommation électrique. Il est de bonne administration budgétaire de mettre en service des lampes marquées 100 volts-10 bougies sur une distribution de 110 volts. De telles lampes donnent, dans ces conditions, un éclairage de 16 bougies. On réalise alors une économie de 15 pour 100 sur le prix du courant (Berthier).

Ainsi alimentées, les lampes ne consomment que 2,5 ou 3 watts au lieu de 3,5 ou 4 watts par bougie. « Tel est le seul secret des *lampes économiques* que l'on trouve dans les divers catalogues (E. Fesquet). »

Il est vrai que ces lampes ne font qu'un service de 150 heures, après quoi il les faut remplacer. Une telle combinaison n'est donc avantageuse que dans les villes où l'hectowatt est vendu à un prix supérieur à cinq centimes[1].

c) *Transparence de l'ampoule.* — Tous les calculs précédents s'appliquent aux lampes à ampoule transparente et non pas aux lampes à ampoule dépolie.

Or, le dépolissage de l'ampoule réduit la durée d'une lampe de 50 pour 100 !

(On voit donc, soit dit en passant, combien il est peu économique d'employer des lampes à incandescence à ampoule dépolie, puisqu'elles coûtent plus cher d'achat, et perdent 60 pour 100 de rendement lumineux et 50 pour 100 de durée utile : ce qui fait qu'une lampe à ampoule claire donne, pendant sa vie

1. Les chiffres que nous donnerons dans ce travail sur la consommation des lampes à incandescence « se rapportent au fonctionnement normal indiqué par le « constructeur. Si on leur fait débiter moins, leur température baissant, on obtient « un rendement optique et industriel beaucoup moins grand. Si on leur fait débiter « plus, leur température peut s'élever beaucoup ; leur éclat intrinsèque devient alors « beaucoup plus grand et le rendement croît beaucoup. Voici un tableau indiquant « la marche du rendement industriel quand l'intensité du courant croît... Dans ce « cas, ce qu'il y a de mieux, c'est d'indiquer à quelle intensité lumineuse on pousse la « lampe.

« Prenons pour type la lampe courante de 16 bougies.

INTENSITÉ TOTALE OÙ LA LAMPE EST AMENÉE (en bougies).	DÉPENSE PAR BOUGIE (en watts).
4	5,8
8	4,6
16	3,5
28,6	2,4

« L'intensité à laquelle il faut pousser une lampe à incandescence dépend donc du « prix de l'énergie et du prix de la lampe et de son remplacement : or, une lampe « dure d'autant moins qu'elle est plus poussée. On peut dire qu'en général il y a « intérêt à pousser les lampes au delà de ce qu'indiquent les constructeurs. Une « lampe de 10 bougies à 103 volts placée sur un circuit de 110 volts *donne 16 bougies à 2,6 watts.* C'est dans ces limites qu'il est utile actuellement de se maintenir » (André Broca).

utile, le même nombre de bougies-heure que quatre lampes à ampoule dépolie.)

Dispositif. — Nous avons trois cas à considérer.

Premier cas. — *Installation de lampes à faible voltage sur un circuit de batteries portatives.* — Les petites lampes de nos photophores médicaux demandent généralement un voltage quelque peu inférieur à celui qu'établissent les batteries de piles sèches ou d'accumulateurs chargées de les alimenter. Pour permettre un bon réglage de leur lumière, on monte en série le photophore et un rhéostat approprié sur le circuit de la batterie (fig. 401).

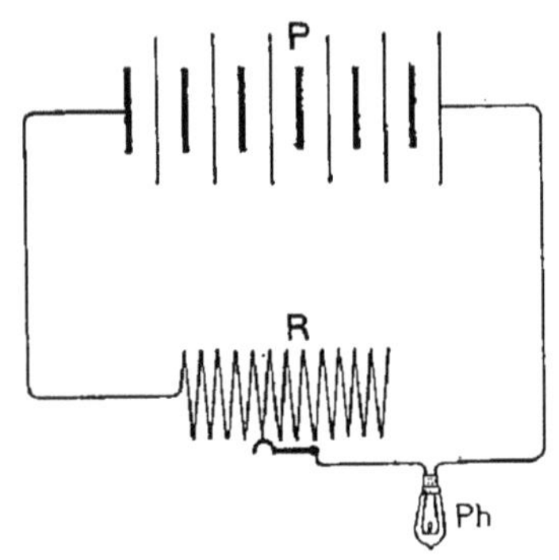

Fig. 401. — *Installation d'une lampe à incandescence de faible voltage sur un circuit de batterie portative.*

Ph, photophore ; R, rhéostat.

Deuxième cas. — *Installation de lampes à fort voltage sur un réseau urbain.* — Nos lampes ordinaires d'appartement se montent en dérivation, sans intercalation de résistance, car elles sont exactement étalonnées pour la tension qu'elles doivent supporter.

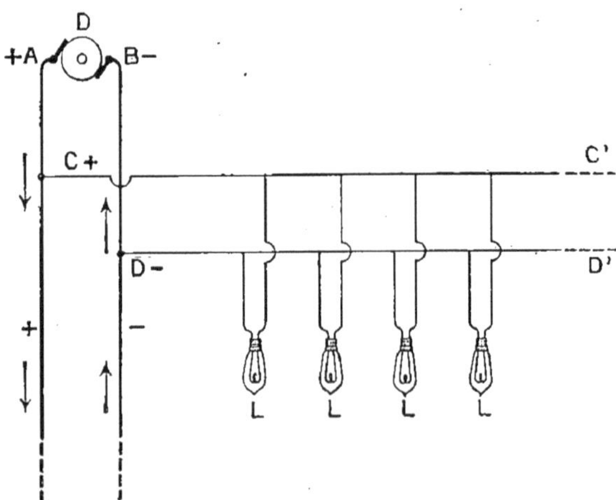

Fig. 402. — *Installation de lampes à incandescence de fort voltage sur un réseau urbain.*

D, dynamo ; A, B, circuit principal ; C, C', D, D', circuit dérivé sur lequel sont à leur tour branchées en dérivation les lampes L, L, L, L.

Chaque lampe est intercalée dans un circuit particulier, branché en dérivation sur le circuit principal qui dessert notre habitation, et qui est lui-même installé en dérivation sur la canalisation de la ville (fig. 402).

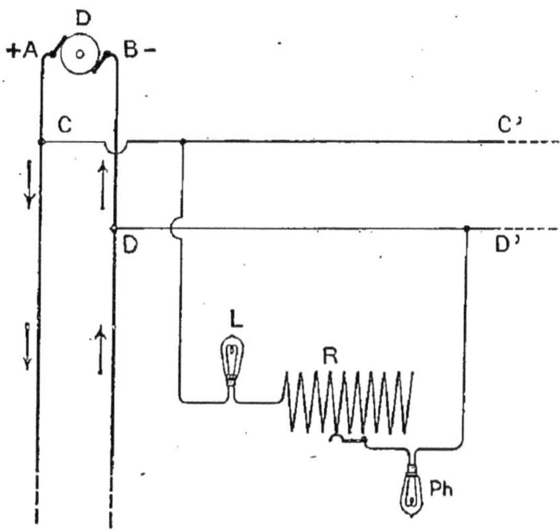

Fig. 403. — *Installation d'une lampe à incandescence de faible voltag sur un réseau urbain.*

D, dynamo ; A, B, circuit principal ; C, C', D, D', circuit dérivé ; Ph, photophore ; L, lampe de résistance ; R, rhéostat.

Troisième cas. — *Installation de lampes à faible voltage sur un réseau urbain.* Dans ce dispositif (qui n'est d'ailleurs pas à conseiller..., voir page 592) la lampe du photophore se monte, comme la précédente, en dérivation : mais on intercale en série, dans son circuit, une résistance. Celle-ci peut être exclusivement composée d'une résistance fixe (lampe de résistance) ou mieux de l'association d'une *résistance fixe* (lampe) et d'une *résistance variable* (rhéostat) (fig. 403).

CHAPITRE XXXVIII

LES LAMPES A INCANDESCENCE A FILAMENT MÉTALLIQUE

Historique. — En 1801, en France, Thénard et Hachette, faisant passer le courant de leur pile dans un fil de platine, virent ce fil s'échauffer, devenir incandescent et fondre.

Tel fut le point de départ des premières lampes électriques à incandescence. Elles étaient formées par une hélice en fil de platine ou d'iridium. La lampe de Grove, construite vers 1840, se perfectionna lentement, sans pouvoir prétendre à un usage industriel. Et l'apparition de la lampe à filament de charbon, en 1879, fit oublier ces essais.

En 1899, Auer von Welsbach, celui-là même qui, par la découverte du manchon incandescent, avait révolutionné l'éclairage au gaz, améliora pareillement l'éclairage électrique en réalisant, le premier, la fabrication pratique des lampes à incandescence à filament métallique, de fonctionnement excellent et de consommation réduite.

Avantages. — Les lampes à filament métallique ont, sur les lampes à filament de charbon, deux avantages que l'on apprécie surtout en matière d'endoscopie médicale, où elles seront bientôt employées exclusivement.

1° *Leur lumière est blanche,* naturellement, sans qu'il soit nécessaire de les pousser, comme on doit le faire pour les lampes à filament de charbon. Et cette lumière ne modifie presque pas la coloration normale des organes.

2° *Leur consommation électrique est faible,* notablement inférieure à celle des lampes à filament de charbon. Cette qualité a pour effet de nous permettre d'obtenir un excellent éclairage avec des batteries portatives très légères.

Il est vrai que le prix d'achat de ces lampes est assez élevé : mais il tend à baisser, du fait de la concurrence qui grandit rapidement. Et, d'ailleurs, cette dépense est bientôt amortie par l'économie réalisée sur la consommation des lampes.

I

PRINCIPE

Température du filament métallique. — On sait que le rendement lumineux d'un corps incandescent dépend de deux facteurs : *température* et *radio-sélectivité*.

Plus sa température est élevée, plus grand est le rendement lumineux d'un corps incandescent[1].

Le charbon est le plus réfractaire de tous les corps combustibles. Il bout à 3 600 degrés, ce qui est la température la plus haute que Moissan ait pu obtenir dans son four électrique. C'est pourquoi le cratère incandescent du charbon positif de la lampe à arc donne le maximum de rendement lumineux.

Cependant, les choses se passent autrement dans la lampe à incandescence. Le charbon n'y peut pas être porté normalement à une température supérieure à 1 800 degrés; car, au-dessus de ce point, il subit une volatilisation trop intense qui amincit le filament et noircit la paroi de l'ampoule.

Une lampe à incandescence aurait donc un meilleur rendement lumineux si on y remplaçait le carbone par un autre corps, lequel, bien qu'ayant un point de fusion plus bas que celui du carbone, posséderait, par contre, une *plus faible tension de vapeur* à haute température, et pourrait, en conséquence, être chauffé, à l'intérieur de l'ampoule, au delà de 1 800 degrés.

En effet, ce qui importe surtout en matière d'éclairage à

1. Cela n'est pas vrai théoriquement : car un corps dont on pourrait indéfiniment élever la température arriverait à ne plus émettre que des radiations ultra-violettes invisibles. Mais ce phénomène ne se produirait qu'au delà de 5 000 degrés, température que nous ne savons pas encore obtenir.

incandescence, ce n'est pas tant la température que le filament peut supporter sans fondre, que celle qu'il peut atteindre sans subir d'évaporation appréciable.

Les filaments métalliques répondent à cette condition. Le platine qui formait les premières lampes est inutilisable, puisqu'il fond à 1 780 degrés. Il aurait été cependant bien avantageux : car, dans une lampe industrielle, il ne prend que 1 watt par bougie.

On ne peut utiliser, pour constituer les filaments des lampes à incandescence, que les métaux qui fondent au-dessus de 2 000°.

L'industrie a choisi les métaux suivants, dont nous indiquons *approximativement* les points de fusion.

Molybdène.	2 000°	centigrades.
Iridium.	2 200°	—
Zirconium.	2 300°	—
Osmium.	2 500°	—
Tantale	2 900°	—
Tungstène	3 100°	—

Radio-sélectivité du filament métallique. — Plus un corps, pour une température donnée, émet de radiations comprises dans la partie visible du spectre, c'est-à-dire plus il envoie de rayons visibles par rapport à ses rayons obscurs, plus est grande sa *radiation sélective*. A cet égard, le charbon, en sa qualité de « corps noir », a un très mauvais rendement lumineux. Certains métaux ont, au contraire, une radio-sélectivité lumineuse fort élevée. En tête se trouve le *platine*. Au second rang se place le *tantale*. Au troisième rang, le suivant de près, se classe le *tungstène*. Viennent ensuite l'*osmium*, le *zirconium*, l'*iridium*, le *molybdène*, le *titane*, le *silicium*, etc.

Mais, rappelons encore que l'aptitude d'un métal à constituer un bon filament de lampe à incandescence dépend de deux facteurs : *a*) de son point de fusion : *b*) de sa radiation sélective. Et l'un peut corriger l'autre. Le classement, d'après la radio-sélectivité, donne :

Platine.
Tantale.
Tungstène.

Le classement, d'après le point de fusion, donne :

Tungstène.
Tantale.
Platine.

De sorte qu'il se trouve que, de ces trois métaux, celui qui convient le mieux à la constitution des filaments à incandescence est le TUNGSTÈNE, bien qu'il ait la radiation sélective la plus faible.

Cette grande radio-sélectivité lumineuse et la température élevée du filament, qui ont pour effet de provoquer l'émission de beaucoup d'ondes courtes, expliquent la blancheur de la lumière que donnent les lampes à filament métallique.

Depuis la première lampe à filament métallique d'osmium, lancée par Auer il y a quatorze ans, un certain nombre, croissant d'ailleurs de jour en jour, de lampes à filaments métalliques faits de métaux purs ou d'alliages heureux ont été mises en circulation. Elles ont pour devise : « un watt, une bougie. » A vrai dire, deux métaux, le *tantale,* le *tungstène,* constituent respectivement la plupart des filaments métalliques des lampes à incandescence actuelles. Il semble que souvent l'addition d'un autre métal, en faibles proportions, n'ait pour but que de procurer aux diverses lampes une individualité commerciale. Les brevets concernent surtout le mode de fabrication des filaments, ce qui intéresse peu le consommateur.

Quoi qu'il en soit, toutes ces lampes sont excellentes, et ne diffèrent que par certaines qualités secondaires, dont il y aura lieu cependant de tenir compte pour rechercher la lampe à endoscopie médicale la plus avantageuse. Dans les chapitres qui vont suivre, ne seront étudiés que les types les plus courants de lampes à filament métallique.

« **Un watt, une bougie.** » — Cette devise des lampes à filament métallique, bien faite, au point de vue commercial, pour inculquer au public la notion de la faible consommation de ces lampes, est inexacte, ainsi qu'il convient à toute bonne réclame. Il n'existe pas, à l'heure actuelle, de lampe métallique, qui, en marche normale, ait une aussi faible consommation. C'est, semble-t-il, le *tungstène,* dont la consommation spécifique soit la plus faible : *1,2 watt par bougie.* Aussi, à part la lampe Tantale, presque toutes les lampes métalliques, mises dans le commerce sous des noms fantaisistes, comportent des filaments composés en majeure partie de tungstène, auquel on associe, en petite quantité, quelque autre métal rare, dont le rôle éclairant paraît être secondaire.

Cela ne veut pas dire qu'on ne puisse pas faire fonctionner les lampes métalliques à un watt par bougie, et même à moins. Ainsi Weissman, à l'aide de son « économiseur » (petit auto-transformateur mis sur circuit alternatif, qui abaisse à 21 volts la tension du courant), a pu faire travailler des lampes métalliques à 0,6 watt par bougie.

Mais cette réduction de consommation ne s'obtient qu'en réduisant parallèlement la durée de la vie des lampes : car il faut, pour cela, les *survolter*.

De sorte que quand un prospectus nous assure que la lampe XYZ ne consomme qu'un watt par bougie et dure 1 500 heures utiles, il se trompe sur l'un ou l'autre de ces deux points.

Ou bien la lampe XYZ durera 1 500 heures : mais alors elle consommera plus d'un watt par bougie.

Ou bien la lampe XYZ ne consommera réellement qu'un watt par bougie : mais alors, *étant survoltée,* elle durera moins de 1 500 heures.

II

LAMPE A FILAMENT DE TANTALE (LAMPE TANTALE)

Historique. — La lampe à filament de tantale a été établie, en 1903, par Bolton.

C'est, au point de vue de la *résistance mécanique* aux chocs, la moins fragile des lampes à filament métalliqne. En effet, de tous les métaux rares, le tantale est le plus ductile ; et c'est même, après le fer, le plus tenace de tous les métaux. Il se laisse étirer en fils d'une très grande finesse, de 3/100es de mm. de diamètre : ce qui assure à ceux-ci une solidité relative, que ne peuvent posséder certains filaments faits d'un métal moins ductile, dont on doit agglomérer la poudre par des artifices divers. Il est vrai que la « lampe tantale » compense cet avantage par le défaut d'avoir une consommation notablement plus élevée que celle des autres lampes métalliques.

Métal. — Le tantale, découvert, en 1802, par Eckeberg, possède la dureté de l'acier. Sa couleur est un peu plus sombre que celle du platine. Densité : 16,6. Point de fusion : 2 910 degrés.

On l'extrait de minerais disséminés assez abondamment en

Scandinavie, en Bavière, en Autriche : les *tantalites* et les *colombites,* tantalates doubles de manganèse et de fer.

Structure. — Le filament de tantale est inclus, comme le filament de charbon, dans une ampoule de verre où le vide est très poussé.

Le dispositif du filament de tantale diffère de celui qui est couramment adopté dans les lampes-charbon, pour deux raisons.

1° Parce que, à égalité de pouvoir lumineux, le filament d'une lampe tantale est *beaucoup plus long* que le filament de charbon.

En effet, le tantale est environ cent fois plus conducteur que le filament de charbon graphitique. De sorte que, pour assurer à une lampe tantale, travaillant sous 110 volts, un pouvoir lumineux de 32 bougies, il faut y inclure plus d'un mètre de fil métallique. Or, il était nécessaire, pour faire accepter les lampes métalliques par le public, de conserver la forme générale, le volume, la douille des anciennes lampes-charbon : ce qu'on n'aurait pas pu obtenir si le filament de tantale avait été tordu en boucle dans l'ampoule.

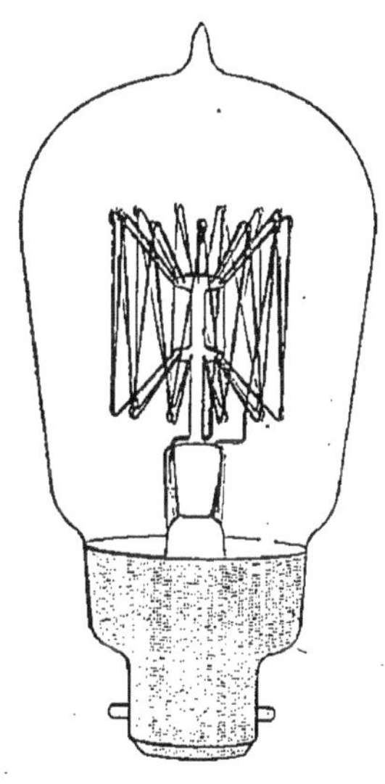
Fig. 404. — *Lampe-tantale.*

2° Parce que le filament de tantale *se ramollit* à une température très inférieure à celle de son point de fusion. On est donc obligé de le soutenir par des supports placés à l'intérieur de l'ampoule.

Les lampes-tantale actuelles sont formées d'un seul filament continu, disposé en zigzag sur les crochets (potences) de deux étoiles porte-fils, montées elles-mêmes sur une tige de verre verticale. La lampe est ainsi constituée par une série de filaments verticaux (fig. 404).

Grâce à ce dispositif, la lampe-tantale peut fonctionner dans toutes les positions, verticale, oblique ou même horizontale.

Dans les petites lampes de nos photophores, où un tel dispositif n'est pas applicable, faute de place, le filament, simplement courbé en anse, tend à se courber latéralement sous l'influence de la pesanteur : car il est plus long et plus mou qu'un filament de charbon. On remédie partiellement à cet inconvénient en ayant soin de changer de temps à autre l'orientation de la lampe.

Rendement lumineux. — Le rendement lumineux d'une lampe-tantale est au moins le double de celui d'une lampe-charbon ayant la même consommation.

La lumière est d'un blanc vif.

Le dépolissage de l'ampoule ne réduirait l'intensité lumineuse que de 15 pour 100.

Voltage. — Une lampe-tantale doit être, autant que possible, exactement étalonnée pour le voltage du circuit dans lequel elle sera intercalée. Il n'est pas nécessaire, en effet, — sauf pour certaines petites lampes de photophore, — de la survolter dans le but d'améliorer la couleur de sa lumière, puisqu'elle émet naturellement une lumière blanche.

Néanmoins, on pourrait la survolter momentanément sans grand inconvénient, car elle résiste bien aux tensions forcées.

En effet, la lampe-tantale, comme d'ailleurs toutes les lampes à filament métallique, est une *lampe autorégulatrice,* à l'inverse de la lampe à filament de charbon. La résistance électrique du filament de tantale, à sa température normale de fonctionnement, est cinq fois plus grande qu'à froid : tandis que la résistance électrique du filament de charbon est moitié moindre à chaud qu'à froid. Quand la tension du courant augmente, la température du filament s'élève : mais alors la résistance du filament métallique s'accroît, et elle réduit l'intensité du courant en circulation. Cette précieuse propriété des lampes à filament métallique permet de placer, sans inconvénient, une lampe-tantale de 110 volts sur une distribution à 125 volts. Pour obtenir la fusion immédiate du filament d'une telle lampe, il faudrait pousser la tension du courant jusqu'à 250-300 volts.

Une autre conséquence du pouvoir autorégulateur des lampes métalliques, c'est que leur lumière est plus fixe que celle des lampes-charbon, quand le courant subit des variations de voltage, du fait d'un mauvais débit de la source électromotrice.

Troisième conséquence encore, qu'il importe de prendre en considération dans nos éclairages portatifs : c'est qu'un accroissement de tension du courant augmente moins le pouvoir lumineux d'une lampe-tantale qu'il ne le fait pour une lampe-charbon. Ainsi, un accroissement de 1 pour 100 de tension n'y produit qu'une plus-value de lumière de 4,3 pour 100 (au lieu de 6 pour 100 sur lampe-charbon).

La lampe à filament de tantale commence à devenir lumineuse quand elle reçoit 9 pour 100 de la tension normale (au lieu de 20 pour 100 sur lampe-charbon).

Cependant, la lampe-tantale — ainsi que presque toutes les autres lampes à filament métallique — *fonctionne mal sur les réseaux à haute tension*. Sur un réseau à 220 volts, on ne peut guère utiliser de lampes fournissant moins de 40 bougies; et encore, à 220 volts, leur consommation est d'environ 25 pour 100 plus forte qu'à 110 volts, pour un même éclairement.

Consommation. — La lampe à filament de tantale consomme environ 1,7 WATT *par bougie*. Au bout de 500 heures de fonctionnement, sa consommation monte à 2 watts. Elle atteint 2,2 watts après 1 000 heures. (On sait que, dans les mêmes conditions, la consommation de la lampe-charbon part de 3,5 watts au début, pour aboutir finalement à 6 watts par bougie.)

Donc, à consommation égale, la lampe-tantale, au moment de sa mise en service, donne deux fois plus de lumière que la lampe-charbon; et la différence augmente peu à peu en sa faveur, à mesure qu'elle fonctionne.

L'économie pécuniaire, réalisée par l'emploi de la lampe-tantale, peut se calculer de la manière suivante.

Une lampe-tantale de 110 volts 25 bougies coûte 1 fr. 75. Une lampe-charbon de même puissance coûte seulement 0 fr. 50. Si l'on paie l'hectowatt-heure au tarif de Paris, c'est-à-dire 0 fr. 07, l'amortissement du prix d'achat de la lampe est obtenu par l'économie de courant réalisée au bout de 60 heures de fonctionnement. Après mille heures, le bénéfice total est environ de 25 francs.

Forme du courant. — La lampe-tantale est essentiellement une lampe pour *courant continu*. Elle supporte mal le courant alternatif; c'est là son point faible. Aussi les fabricants recommandent-ils de n'employer les lampes à faible consommation (lampes de 10 ou 16 bougies) que sur des réseaux à courant continu. Le passage du courant alternatif modifie la structure moléculaire du filament métallique. Il le rend cristallin et augmente notablement sa fragilité vis-à-vis des chocs et du courant.

Durée. — La vie absolue d'une lampe à filament de tantale est de 1 000 à 1 200 heures.

Sa vie utile est d'environ 600 heures. A ce moment, son pouvoir lumineux est réduit de 20 pour 100, et sa consommation monte à 2 watts par bougie.

L'emploi du courant alternatif raccourcit beaucoup la vie d'une lampe-tantale. Avec une fréquence de 60 périodes, sa vie moyenne s'abaisse à 178 heures.

Cette durée descend plus bas encore, à 129 heures, par le dépolissage de l'ampoule.

Cependant la lampe-tantale meurt le plus souvent par accident. Bien que le filament de tantale soit plus résistant aux chocs que les autres filaments métalliques de lampe, il est encore, à cet égard, inférieur au robuste filament de charbon, dont la solidité est vraiment remarquable. Un filament de tantale, qui a éclairé pendant 300 heures, devient fragile et se casse par un choc modéré. Toutefois, cette rupture n'entraîne pas forcément la mort définitive de la lampe. On peut faire revivre celle-ci en la plaçant en circuit fermé et en frappant légèrement sur la paroi de l'ampoule pour faire vibrer le filament. On réalise parfois ainsi une soudure autogène qui rétablit la continuité du circuit éclairant. Seulement, comme une partie de la longueur du filament est ainsi supprimée, sa résistance électrique devient trop faible vis-à-vis du voltage qui n'a pas varié : la lampe brûle d'un éclat plus vif, mais la durée de sa survie est très limitée, sauf exceptions rares.

En résumé, le passage du courant (et ceci est vrai pour tous les filaments métalliques) diminue à la longue la résistance mécanique. Une lampe-tantale qui n'a pas encore été en service supporte les chocs du transport sans aucune précaution spéciale ; elle n'est pas alors beaucoup plus fragile qu'une lampe à filament de charbon[1].

1. Il me paraît utile d'insister sur les résistances comparées des lampes à filament de charbon et des lampes à filament de métal, attendu que ce parallèle a une grande

Il faut considérer, en outre, qu'une lampe à filament métallique, pour un âge donné, est moins fragile à chaud qu'à froid ; de sorte qu'il vaut mieux nettoyer l'ampoule *quand la lampe est allumée* que quand elle est éteinte.

Faisons remarquer, à cet égard, que ce n'est guère qu'après 300 heures de fonctionnement que la résistance mécanique du filament de tantale faiblit notablement. Or, nos lampes de photophores portatifs, dont le fonctionnement est toujours si court et si intermittent, n'arrivent à avoir fourni une telle quantité de lumière qu'après un temps extrêmement long : si bien qu'on peut considérer que, dans ces conditions médicales, la lampe-tantale conserve pendant plusieurs mois sa résistance mécanique en sa presque intégrité.

Dispositif. — La lampe-tantale s'installe sur un circuit de la même manière qu'une lampe à filament de charbon, c'est-à-dire toujours en dérivation sur la canalisation principale qui dessert nos habitations.

importance pratique, surtout en ce qui concerne l'éclairage portatif de l'endoscopie médicale.

Une confusion facile naît de ce que le mot « résistance » est employé communément dans deux sens très différents. Or, nous devons absolument distinguer :

A. La *résistance électrique*, c'est-à-dire la *résistivité* plus ou moins grande que le filament oppose au courant.

B. La *résistance mécanique*, c'est-à-dire la *solidité* plus ou moins grande du filament vis-à-vis des chocs.

Comparons schématiquement à cet égard la lampe-charbon et la lampe-tantale, celle-ci étant prise comme type des lampes métalliques.

A. Résistance électrique.

Résistivité globale de la lampe-charbon > Résistivité globale de la lampe-tantale

1° *Lampe-charbon.*

Résistivité à froid > Résistivité à chaud
rapport : 2 > 1

2° *Lampe-tantale.*

Résistivité à froid < Résistivité à chaud
rapport : 1 < 5

B. Résistance mécanique.

Solidité globale de la lampe-charbon > Solidité globale de la lampe-tantale

1° *Lampe-charbon.*

Solidité à froid = Solidité à chaud

2° *Lampe-tantale.*

Solidité d'une lampe neuve > Solidité d'une lampe usagée

Solidité d'une lampe usagée chaude > Solidité d'une lampe usagée froide

On peut cependant monter en série, deux par deux, des lampes-tantale sur une seule dérivation, c'est-à-dire mettre une paire de lampes de 50, 55, 60, 75, 100, 110 volts sur des réseaux ayant respectivement des tensions de 100, 110, 120, 150, 200, 220 volts. Dans ce cas, il est absolument indispensable que les deux lampes jumelles aient exactement la même résistance électrique : les constructeurs demandent donc instamment, quand on désire monter deux lampes en série sur une seule dérivation, de le spécifier dans les commandes qu'on leur passe, car les lampes sont alors choisies en conséquence ; elles subissent, de ce fait, une majoration de prix d'environ 20 pour 100.

Au contraire, les petites lampes pour photophores se montent individuellement en série sur le circuit à basse tension de nos batteries portatives. La batterie peut alors avoir une force électromotrice bien moindre que pour alimenter une petite lampe-charbon : mais le rhéostat de réglage devra présenter une sensibilité beaucoup plus grande.

III

LAMPE A FILAMENT DE TUNGSTÈNE (WOLFRAM) (LAMPE SIRIUS-KOLLOID)

Historique. — L'application du tungstène aux filaments de lampe à incandescence a été faite par Just, en 1903.

Métal. — Le tungstène, découvert par les frères Elhujar, en 1783, a la couleur blanchâtre de l'étain. Densité très forte : 19,1. Point de fusion très élevé : 3 080 degrés. Actuellement, on extrait ce métal de deux minerais principaux, qui se trouvent surtout dans les gisements d'étain et se rencontrent en France (Vosges, Corrèze), en Espagne, etc. Ce sont la *scheelite,* tungstate de calcium, et le *wolfram,* tungstate de manganèse et de fer. Pour cette raison, le tungstène porte à l'étranger le nom de WOLFRAM.

A l'inverse du tantale et à l'égal des autres métaux employés pour fabriquer les lampes métalliques, le tungstène est peu ductile. Pendant longtemps on ne parvint pas à l'étirer en fils suffisamment fins pour faire des filaments de lampe à incandescence [1].

Pour obtenir de tels filaments, on tréfilait généralement une pâte formée de poudre de tungstène mêlée à un agglomérant, tel que le glucose [2].

Au cours de la cuisson de cette pâte, le glucose se transforme en carbone, lequel, s'unissant à une partie du tungstène, forme du carbure de tungstène. Mais ce carbure, fondant à une température inférieure au point de fusion du tungstène, doit être éliminé. Industriellement, cette élimination est rarement absolue ; il reste dans les filaments des traces de carbure de tungstène, qui forment des points faibles, sujets à une destruction prématurée, et qui donnent à la lampe une assez grande fragilité mécanique.

Kuzel a imaginé de préparer les filaments en se servant de métaux à l'*état colloïdal* [3].

Le type industriel le plus connu de la lampe à filament de tungstène pur colloïdal (procédé Kuzel) est la lampe « Sirius-Kolloïd ».

Le tungstène est obtenu à l'état colloïdal, suivant un procédé qui consiste à faire passer un courant continu de haute intensité entre des électrodes de tungstène plongées dans un bain d'eau distillée (procédé analogue, en principe, à celui qui sert à préparer l'argent colloïdal ou électrargol). L'eau se trouble par suite de la mise en liberté de particules de tungstène, qui finissent par former une masse plastique, uniquement composée de métal et d'eau. Cette masse peut alors être

1. Cependant, on est récemment parvenu à étirer directement le tungstène en fils d'une extrême finesse, ayant 15/1000es de millimètre de diamètre.

La *lampe Mazda*, la *lampe Wotan*, la *nouvelle lampe Osram* sont construites avec des filaments de tungstène étiré, beaucoup moins fragile que le tunsgstène filé. Le secret de cette fabrication difficile, variable pour chaque firme, est sévèrement gardé.

2. La *lampe Westinghouse* est une lampe à filament de tungstène filé, obtenu en fondant au creuset un mélange de zinc en poudre avec du trioxyde de tungstène. La masse, débarrassée ensuite du zinc par l'acide chlorhydrique, est disposée en filaments dont on élimine l'oxyde de tungstène par l'incandescence dans une atmosphère d'azote et d'hydrogène. Cette lampe fonctionne comme la lampe Sirius-Kolloïd.

3. Les *colloïdes* sont des substances non cristallisables dont la pseudo-dissolution dans l'eau est, en réalité, une suspension à l'état de division extrême (solution de gomme arabique). Une solution colloïdale d'un métal est un liquide tenant en suspension des particules métalliques infiniment petites (3000 grains par millimètre cube, dans la solution colloïdale d'argent dite *électrargol*).

On obtient généralement la solution colloïdale d'un métal en faisant jaillir l'arc électrique entre deux électrodes de ce métal, plongeant dans de l'eau distillée très pure. L'eau se trouble et ne se clarifie pas par filtration.

moulée comme de l'argile, et se laisse filer facilement en fils très fins, qui, après séchage, deviennent solides et compacts. Pour les transformer en fils métalliques purs, il suffit de les chauffer au moyen d'un courant électrique dans un milieu non comburant, qui est en général de l'hydrogène. Le filament ainsi obtenu est moins sujet à la rupture (résistance électrique et résistance mécanique), car son homogénité et son uniformité sont parfaites ; il n'y a pas de points faibles, qui fassent des lieux de moindre résistance.

Structure. — Le filament de tungstène colloïdal est disposé, dans les lampes Sirius-Kolloïd, comme celui des lampes Osram. On monte dans une même ampoule plusieurs filaments en forme de Λ que l'on relie en série. Chacun des filaments a de 10 à 15 centimètres de longueur ; les lampes pour voltages usuels en contiennent trois ou cinq. Ces Λ sont soutenus à leur sommet par des potences, fixées à l'extrémité d'une tige de verre orientée suivant l'axe de l'ampoule (fig. 405, p. 785).

Dans les anciens modèles, il existait un support intermédiaire, sur lequel reposaient les filaments. On a dû le supprimer. En effet, sur courant alternatif, les filaments sont animés de vibrations incessantes : et, heurtant ce support, ils finissaient par se briser en leur milieu.

La lampe Sirius-Kolloïd peut fonctionner dans toutes les positions.

Rendement lumineux. — Les données intéressantes qui vont suivre résultent des essais faits au laboratoire du Museum de Vienne, en Autriche. Ils ont été pratiqués avec la lampe Kuzel, mais ils s'appliquent aussi à la lampe Sirius-Kolloïd, qui est analogue.

Cette lampe a un rendement lumineux environ quadruple de celui de la lampe-charbon. Sa lumière est très blanche.

Voltage. — La lampe Sirius-Kolloïd marche sous toutes les tensions, depuis 6 volts jusqu'à 220 volts.

Il est naturellement préférable de ne pas survolter cette lampe, et, comme pour toutes les lampes à filament métallique, de ne brancher sur une canalisation que des lampes exactement étalonnées pour sa tension. Cependant, la solidité du filament Kuzel est assez grande pour qu'il puisse supporter momentanément un survoltage de plus de 200 pour 100 sans être sérieusement endommagé.

Consommation. — La lampe à filament Kuzel consomme environ UN WATT *par bougie*[1]. Cette consommation baisse encore après 500 heures, remonte à son taux primitif vers la millième heure et croît environ d'un cinquième au bout de 1 700 heures.

L'économie de courant réalisée avec cette lampe est presque de 75 pour 100, par comparaison avec la lampe-charbon. Il est vrai que son prix d'achat est plus élevé : la lampe usuelle de 25 bougies 110 volts coûte 2 fr. 50. Mais cette différence est amortie dans les 50 premières heures de l'éclairage.

Voici, d'ailleurs, un tableau comparatif de consommation pour une dépense de 1 000 heures au prix de 0 fr. 07 l'hectowatt (prix de la lampe compris) d'une lampe à filament de charbon de 25 bougies et d'une lampe Sirius-Kolloïd de 25 bougies.

LAMPES	CONSOMMATION EN WATTS		CONSOMMATION en 1 000 HEURES	PRIX DE LA LAMPE	PRIX TOTAL POUR 1000 heures.
	par bougie.	par lampe.			
	w.	w.	fr.	fr.	fr.
Lampe charbon. . .	3,1	87,5	61,25	0,70	61,95
Lampe Sirius-Kolloid.	1,1	27,5	19,50	2,50	22

Forme du courant. — La lampe Sirius-Kolloïd supporte également bien le courant continu et le courant alternatif. Elle admetterait même un courant à basse fréquence de 25 périodes (?).

Durée. — A la consommation théorique de 1 watt par bougie, la vie utile de cette lampe est d'environ *mille heures*, même sur

1. « Un watt par bougie » est une formule lapidaire adoptée par le commerce pour mieux lancer les lampes nouvelles. En réalité, aucune lampe à filament métallique n'a une consommation courante aussi faible : il serait plus juste de dire *1,2-1,4 watt par bougie*.

Faisons observer encore que, dans leurs prospectus commerciaux, certaines maisons, pour faire valoir leur fabrication, indiquent *la consommation des lampes survoltées*. Mais ce n'est pas là la consommation réelle des lampes en fonctionnement normal. Et il n'est pas juste d'établir ainsi la comparaison avec les lampes-charbon, qui, survoltées même modérément, voient leur consommation tomber de 4 watts à 2,5 watts par bougie.

un réseau urbain soumis à des variations de tension assez notables. A partir de ce moment, la diminution du rendement lumineux est de 5 à 10 pour 100. De plus, il n'est pas fatal que la rupture du filament pendant le fonctionnement entraîne l'arrêt de la lampe ; assez souvent le filament se soude aussitôt après la rupture, qui a lieu généralement dans une boucle ; et la lampe continue alors à éclairer sans grande modification.

Ce qu'il y a surtout à craindre, c'est la rupture du filament à froid par un choc : car le tungstène, aggloméré par le procédé colloïdal, constitue des filaments relativement fragiles ; et les fabricants recommandent bien de ne manipuler les lampes éteintes qu'avec de grands ménagements.

Dispositif. — Même dispositif que pour les autres lampes à filament métallique. Il semble que le filament de tungstène aime les voltages modérés. Pour cette raison, il convient à la fabrication des petites lampes pour endoscopie médicale.

IV

LAMPE A FILAMENT D'OSMIUM ET DE TUNGSTÈNE (LAMPE OSRAM)

Historique. — La lampe à filament d'osmium pur est la plus ancienne des lampes commerciales à filament métallique : elle a été créée par Auer von Welsbach, en 1899.

Métal. — L'osmium, découvert par Tennant, en 1804, s'associe ordinairement dans ses minerais au platine et à l'iridium. C'est un métal rare, de prix très élevé (9-12 fr. le gramme).

Densité supérieure à celle de tous les autres métaux : environ 22,5.

Point de fusion : 2 500 degrés.

L'osmium est peu ductile. Il ne se laisse pas étirer en fils fins, comme le tantale. Les filaments des lampes à osmium sont donc fabriqués en incorporant de la poudre d'osmium à certaines matières organiques agglomérantes. On constitue une pâte épaisse qu'on force par pression à travers une filière en diamant. Les filaments ainsi obtenus sont enroulés en boucles, chauffés ensuite dans le vide de manière à carboniser les matières organiques, enfin portés à l'incandescence dans une atmosphère d'hydrocarbure et de vapeur d'eau qui oxyde et volatilise le charbon de support. Finalement, il reste un filament composé uniquement de particules d'osmium pur soudées.

D'où il résulte que ce filament *filé* n'a pas la solidité qu'aurait un filament *étiré :* il est très cassant à froid.

Inconvénients et avantages du filament d'osmium pur. — La lampe à filament d'osmium pur n'a pas eu le succès industriel des lampes à filament métallique qui sont venues plus tard la concurrencer.

Elle a trois défauts :

a) Prix très élevé, en raison de la difficulté de sa fabrication (prix de la lampe de 25 hefners en 1906 : 7 fr. 50).

b) Impossibilité de lui faire supporter un courant de forte tension, en raison de la faible résistivité du métal. Auer n'avait pas pu construire de lampes pour une tension supérieure à 44 volts.

c) Fragilité grande du filament, qui, à froid, se casse très facilement, et, à chaud, se ramollit au point que cette lampe ne peut fonctionner qu'en position verticale, culot en haut.

En revanche, la lampe à filament d'osmium pur conviendrait bien à la fabrication de petites lampes portatives, à cause de sa faible résistivité et de son rendement élevé. On a établi avec elle une lampe de sûreté pour mineurs, ayant une puissance de deux bougies environ sous une tension de deux volts, qui lui est fournie par un seul élément portatif d'accumulateur.

Alliage d'osmium et de tungstène. — L'osmium pur a l'inconvénient de présenter une trop faible résistivité électrique. Mais on corrige avantageusement un tel défaut en associant l'osmium au tungstène. C'est ainsi que l'industrie a construit, avec un très grand succès, une lampe dont le filament est formé d'un alliage d'osmium et de tungstène, dans lequel ce dernier métal prédomine en très forte proportion. On a donné à cette lampe le nom de lampe OSRAM, nom qui emprunte une syllabe à celui de chacun des métaux composants : *Os*mium et Wolf*ram*.

Structure. — Pour éviter l'affaissement du filament osmium-tungstène sous l'influence du ramollissement dû à la chaleur, on monte dans une même ampoule plusieurs filaments en forme de Λ, que l'on relie en série. Chacun de ces filaments a environ 15 centimètres de longueur ; les lampes pour voltages usuels en contiennent de trois à cinq.

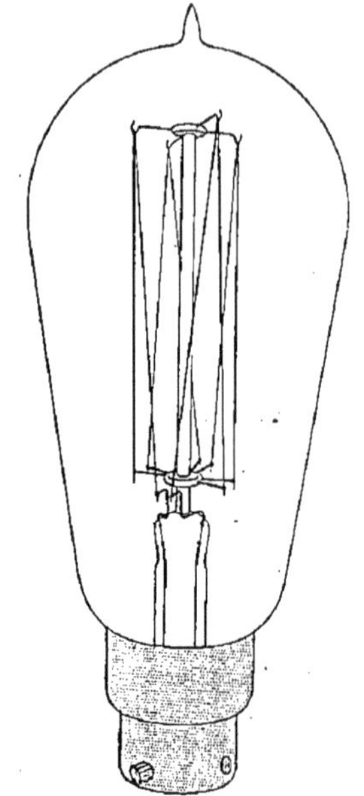

Fig. 405. — *Lampe Osram.* (Modèle à filament filé.)

Ces Λ sont soutenus à leurs sommets par des potences fixées à l'extrémité d'une tige de verre orientée suivant l'axe de l'ampoule (fig. 405).

Ainsi fabriquée, la lampe Osram (modèle à filament filé) peut fonctionner dans toutes les positions : exception faite pour les lampes d'une puissance supérieure à 100 bougies, qui doivent être montées verticalement, culot en haut.

Dans les petites lampes médicales à bas voltage, le filament est enroulé en spirale pour mieux centrer la lumière.

Rendement lumineux. — Le rendement lumineux d'une lampe Osram est plus de trois fois supérieur à celui d'une lampe à filament de charbon.

Ainsi, avec une même quantité d'énergie électrique fournie, une lampe Osram donne un éclairage de 16 bougies, là où une lampe-charbon ne rayonne que 5 bougies.

Le filament d'osmium-tungstène a, en effet, une radio-sélectivité lumineuse très grande, qui vient immédiatement après celle du tantale. Il donne une lumière presque aussi blanche que ce dernier, et il émet 70 pour 100 de radiations caloriques de moins qu'une lampe-charbon de même consommation.

En outre, il fonctionne normalement à 2 000°, tandis que le filament de charbon ne travaille qu'entre 1 700° et 1 800°.

Voltage.— La lampe Osram, contrairement à la lampe d'osmium pur, supporte de fortes tensions pouvant aller jusqu'à 220 volts.

Toutefois, ainsi d'ailleurs que les autres lampes métalliques, elle fonctionne moins bien sous 220 volts que sous 110 volts. Sa consommation est alors accrue de 10 pour 100 ; et la durée des lampes inférieures à 40 bougies en est raccourcie.

La lampe Osram tolère un survoltage passager, étant autorégulatrice, comme toutes les lampes à filament métallique. Pour cette raison, l'intensité lumineuse de la lampe Osram reste à peu près fixe, même s'il se produit dans la distribution urbaine des variations sensibles de voltage : une augmentation de 1 pour 100 dans la tension du courant accroît son pouvoir lumineux de 4,5 pour 100 (au lieu de 6 pour 100 sur lampe-charbon).

Il faut répéter ici ce qui a été dit à propos des autres lampes métalliques : que la lumière de la lampe Osram étant naturellement blanche, il n'est jamais utile de la survolter notablement dans son emploi médical, ainsi qu'on survolte la lampe-charbon pour lui faire émettre une lumière moins jaune.

Consommation. — La lampe Osram consomme environ 1,1 WATT *par bougie.*

Contrairement à ce qui se produit pour la lampe à filament de charbon, la consommation de la lampe Osram augmente très peu avec l'âge de la lampe.

D'après les essais faits au Reichsanstalt de Berlin, sous une tension de 117 volts, sa consommation en watts par heffner est de 1,11 watt au début du fonctionnement, baisse à 1,06 watt au bout de 200 heures, remonte à 1,12 watt après 500 heures, et atteint seulement 1,18 watt après 1 000 heures. A cet âge, la lampe-tantale consomme 2,2 watts ; et la lampe-charbon prend 6 watts.

Par comparaison, on peut dire que la lampe Osram consomme pour commencer trois fois et demie moins d'énergie électrique que la lampe-charbon, et arrive progressivement à en consommer six fois moins.

Au point de vue de l'éclairage, il résulte de ce qui précède que le pouvoir lumineux de la lampe Osram croît pendant les deux cents premières heures, puis diminue lentement, et revient à sa valeur initiale au bout de cinq cent soixante heures.

L'économie réalisée par la substitution de la lampe Osram à la lampe-charbon peut se calculer de la façon suivante. Une lampe Osram de

110 volts 25 bougies coûte 2 fr. 50; une lampe-charbon de 25 bougies coûte 0 fr. 70. Si l'on paie l'hectowatt-heure au prix de 0 fr. 07, le prix d'achat de la lampe Osram est amorti au bout de 80 heures.

Le tableau suivant permet de comparer les dépenses occasionnées par l'emploi de ces deux types de lampes (lampes de 25 bougies ; hectowatt à 0 fr. 07)[1].

LAMPES	CONSOMMATION MINIMA		CONSOMMATION en 1 000 HEURES	PRIX DE LA LAMPE	PRIX TOTAL POUR 1000 heures.
	par bougie.	par lampe.			
	w.	w.	fr.	fr.	fr.
Lampe-charbon. . .	3,5	87,5	61,25	0,70	61,95
Lampe Osram.. . .	1	25	17,50	2,50	20

L'économie est d'autant plus grande qu'on emploie des lampes plus fortes. Ainsi, la lampe Osram de 32 bougies s'amortit en 60 heures. Par contre, les hauts voltages sont un peu moins avantageux. Sous 220 volts, la consommation d'énergie électrique est supérieure d'un dixième à ce qu'elle est sur 110 volts; et le prix des lampes est majoré de 40 pour 100.

Forme du courant. — La lampe Osram fonctionne également sur courant continu et sur courant alternatif. C'est même sur courant alternatif qu'en ont été faits les essais officiels.

Durée. — La vie absolue d'une lampe Osram, non soumise à des chocs mécaniques, a une durée considérable. Elle peut être de 2 600 heures, aussi bien sur courant continu que sur courant alternatif (Turpain et Nicouleau).

La vie utile de cette lampe est d'environ 1 000 heures ; au bout de ce temps, sa consommation reste encore inférieure à 1,2 watt par bougie. A ce moment, la diminution moyenne de son pouvoir éclairant est de 3,6 pour 100.

La durée de la vie utile serait la même sur courant continu et sur courant alternatif.

La fragilité des filaments de tungstène filé est la cause habituelle

1. Ce tableau, de même que ceux qui sont établis pour les autres lampes métalliques, n'est pas d'une exactitude absolue. Il ne tient pas compte des variations de consommation des lampes suivant leur âge : mais ce coefficient d'erreur est tout à l'avantage de la lampe-charbon, dont le taux de consommation augmente infiniment plus que celui des lampes à filament métallique, à mesure que la lampe vieillit.

de la mort précoce de la lampe Osram. Un choc léger en brise presque sûrement le fil. Il est vrai que celui-ci peut se ressouder à l'endroit rompu, surtout si l'on imprime quelques secousses à la lampe mise en circuit : mais sa fragilité en est rendue plus grande, et la lampe ainsi ressuscitée vit peu de temps[1].

Dispositif. — Toutes les lampes Osram, depuis 16 jusqu'à 1 000 bougies, peuvent se monter en dérivation sur des distributions variant de 100 à 250 volts.

Les lampes de 16 à 50 bougies au maximum peuvent également fonctionner par groupes reliés en série. Mais alors il convient de n'accoupler que des lampes ayant exactement le même voltage et le même pouvoir lumineux : par exemple, trois lampes de 37 volts 16 bougies sur une distribution à 110 volts.

V

LAMPE A FILAMENT DE ZIRCONIUM ET DE TUNGSTÈNE (LAMPE Z)

Historique. — La lampe à filament de zirconium est une des plus récentes lampes à filament métallique. Elle a été inventée à Cologne, en 1905, par Wedding.

Métal. — Le zirconium a été isolé, en 1824, par Berzélius. C'est un métal assez répandu dans la nature, ce qui fait prévoir que, dans un temps prochain, les lampes à filament de zirconium seront d'un prix de revient moins élevé que les lampes à métaux rares. On le trouve principalement à l'état de *zircon* ou silicate de zirconium. Il est assez abondant en France, dans la Haute-Loire.

Ses propriétés le classent entre l'aluminium et le silicium.

1. Les nouvelles lampes Osram à *filament étiré* ont une résistance mécanique beaucoup plus grande que celle des premières lampes Osram à *filament filé*. Il est à souhaiter que les fabricants construisent dans l'avenir nos petites lampes endoscopiques avec du tungstène *étiré* : car le tungstène, plus souple que le tantale, se prête mieux à la formation d'une boucle serrée nécessaire au bon centrage du foyer lumineux (voir page 817).

Un peu moins fusible que ce dernier, il ne fond cependant qu'à la température du four électrique. Densité : 4,15.

Son spectre donne des maxima lumineux dans la région du violet, ce qui explique que la lampe au zirconium de Wedding, fort riche en radiations courtes, émette une lumière très blanche.

Alliage de zirconium et de tungstène. — Plusieurs types de lampe au zirconium ont été proposés. Malheureusement, le filament de zirconium pur, dont le prix ne serait guère plus élevé que celui du filament de charbon, consomme 2 watts par bougie et ne supporte que les basses tensions (Sander).

Mais, de même que l'osmium, le zirconium gagne à être associé au tungstène. Zernig a imaginé une lampe qui possède un filament formé d'un alliage de zirconium et de tungstène, obtenu en associant les composés hydrogénés (hydrures) de ces métaux.

L'addition du tungstène, comme pour les lampes à osmium, permet d'élever considérablement la tension sous laquelle la lampe peut fonctionner. On a obtenu ainsi industriellement une lampe excellente, la *lampe Z*, qui pourrait être comparée à la lampe Osram à filament filé.

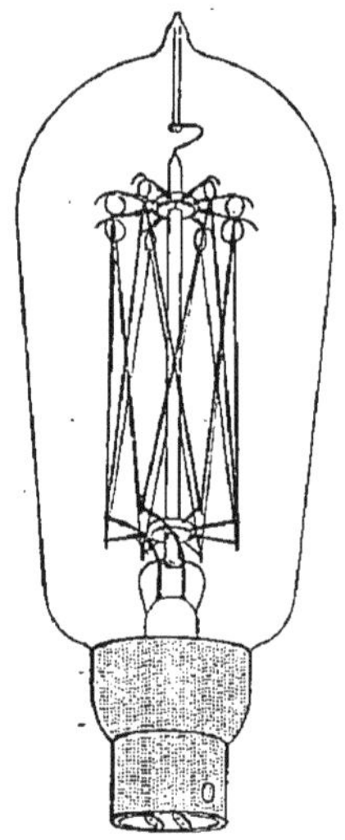

Fig. 406. — *Lampe Z.*

Structure. — La disposition du filament dans la lampe Z ressemble beaucoup à celle qui a été décrite à propos de la lampe tantale ; il forme des zigzags accrochés à deux groupes de potences en étoiles, supportés sur une tige de verre centrale (fig. 406).

Grâce à ce dispositf, la lampe Z peut fonctionner dans toutes les positions.

Ce filament absorbe 1 volt par section de 5 millimètres de longueur.

Rendement lumineux. — Le rendement lumineux d'une lampe Z est presque comparable à celui d'une lampe Osram, c'est-à-dire environ trois fois plus élevé que celui d'une lampe-charbon.

La lumière reste toujours blanche, même après 800 heures de fonctionnement.

Voltage. — La lampe Z est fabriquée pour des tensions variant de 18 à 220 volts. C'est sous la tension de 110-115 volts, qui semble lui être la plus avantageuse, qu'ont été faits les essais de cette lampe.

Consommation. — D'après G. Roux, le type normal de la lampe Z (lampe de 45 bougies sur 110 volts) a une consommation spécifique de 1,4 WATT *par bougie.* Après 1 000 heures de fonctionnement, sa consommation tombe à 1,18 watt-bougie ; après 2 000 heures, elle remonte à 1,65 watt-bougie.

La même lampe de 110 volts, survoltée à 130 volts, donne, au lieu de 40 bougies, un éclairage de 80 bougies, en ne consommant que 0,68 watt-bougie : mais sa durée n'est plus que de 200 heures.

L'économie réalisée avec une lampe Z (25 bougies), au point de vue de la consommation serait de 75 pour 100 sur la lampe-charbon et de 40 pour 100 sur la lampe-tantale (Zernig).

Cette économie est proportionnelle au pouvoir éclairant de la lampe. Ainsi, au bout de mille heures, la substitution de la lampe Z à la lampe-charbon ferait gagner :

Lampe de 13 bougies.	22 fr.	50
— 20 —	35	»
— 25 —	42	»
— 30 —	52	50
— 40 —	70	»
— 65 —	170	25

Il est vrai que le prix d'achat de la lampe Z est plus élevé que celui de la lampe-charbon. Une lampe Z de type usuel (110 volts 16 bougies) vaut 2 francs (au lieu de 0 fr. 60).

Forme du courant. — La lampe Z supporte le courant alternatif (50 périodes). Cependant les essais, comparativement faits avec les deux formes de courant, ont montré que la vie de cette lampe est notablement raccourcie sur réseau alternatif.

Durée. — A. — Les recherches entreprises en 1909, à l'Université de Poitiers, indiquent que la durée de la *vie absolue* de la lampe Z est supérieure à celle de la plupart des autres lampes à filament métallique : exception faite pour la lampe Osram filée, qui a une même longévité.

Elle a pu atteindre parfois 2 600 heures.

Cependant, il y a lieu, pour évaluer cette durée, de tenir compte de deux facteurs :

a) *Forme du courant.* Dans les essais faits à Paris, la lampe Z a eu une durée moyenne de 2 200 heures sur continu, une durée maxima de 1 000 heures sur alternatif.

b) *Survoltage.* Un survoltage de 18 pour 100 fait tomber la durée absolue de la lampe Z, sur alternatif, à 200 heures environ.

B. — La *vie utile* de la lampe Z est de 800 heures ; à ce moment, la diminution d'intensité et de blancheur de sa lumière est encore insensible.

Comme les lampes à filament métallique, la lampe Z présente une grande fragilité mécanique. Elle semble plus délicate à cet égard que la lampe Osram filée (Turpain et Nicouleau).

Les fabricants recommandent de manipuler et de nettoyer la lampe Z lorsqu'elle est allumée : car sa fragilité est alors moindre qu'à froid.

Une lampe Z — comme les lampes précédemment étudiées — peut parfois être réparée, quand elle cesse de fonctionner par rupture du filament. Il suffit de la placer en circuit et de frapper légèrement sur l'ampoule pour faire vibrer le filament coupé et l'amener en contact avec un des filaments voisins auquel il se ressoude. Mais, dans ce cas, la lampe devient moins résistante ; et, comme la tension du courant reste la même, elle se trouve, par ce fait, fonctionner en survoltage : ce qui accroît son intensité lumineuse, mais raccourcit notablement sa survie.

Dispositif. — Comme pour la lampe Osram [1].

1. L'industrie emploie d'autres alliages à base de tungstène pour fabriquer des lampes, encore peu répandues en France.

LAMPE MÉTALITE. Cette lampe, d'origine américaine, a un filament en *tungstène-tellure*. Elle donne une lumière blanche en consommant un watt par bougie. Son filament se signale par une très grande résistance mécanique, ce qui le destine peut-être à constituer de bonnes lampes pour endoscopie médicale.

LAMPE SIEMENS ET HALSKE. Cette lampe, d'origine allemande, a un filament en *tungstène-tantale*, qui présenterait une grande homogénéité et aurait une longue durée (J. Escard).

VI

LAMPE A FILAMENT DE ZIRCONIUM ET DE PLATINE (LAMPE M. S.)

Historique. — Cette lampe présente un grand intérêt au point de vue médical. Elle porte le nom de lampe M. S., initiales du Dr Sloog, qui, en 1904, eut l'idée de la construire pour nos appareils endoscopiques.

Sa fabrication est française. Elle a été pendant longtemps, en France, la seule lampe à filament métallique de bas voltage utilisée sur le miroir de Clar et sur les divers photophores, pouvant remplacer la lampe à filament de charbon et épargner aux médecins le transport de lourds accumulateurs (Lombard); actuellement encore, elle reste une des bonnes lampes médicales à endoscopie.

Il est juste de dire que, tout au moins parmi les médecins, la vogue des lampes M. S. à bas voltage est beaucoup plus grande que celle des lampes M. S. d'éclairage industriel à fort voltage, qui sont nées plus tard; et c'est surtout à ce point de vue que nous les étudierons.

Métal. — Le filament des premières lampes M. S. était formé d'un alliage de zirconium et de rhodium. Dans la suite, le platine fut substitué au rhodium : ce qui permit, d'une part, d'abaisser le prix de revient des lampes, d'autre part, d'élever le voltage sous lequel elles peuvent fonctionner.

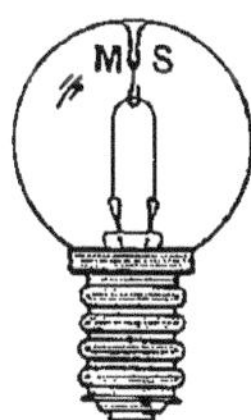

Fig. 407. — *Lampe M S.* (type médical à culot Edison) *pour endoscopie par photophores extra-cavitaires.*

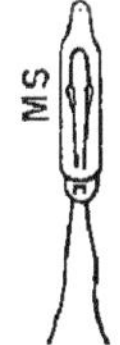

Fig. 408. — *Lampe M. S.* (type médical-bijou) *pour endoscopie par photophores intra-cavitaires.*

Structure. — Dans les lampes M. S. à bas voltage, utilisées en endoscopie médicale, le filament a la forme d'une boucle.

Comme tous les filaments métalliques, il tend à se déformer par la chaleur. Il est donc préférable de choisir des lampes dans lesquelles le filament est soutenu à son sommet par un crochet qui l'empêche de fléchir latéralement (fig. 407-408).

Dans les lampes à haut voltage, le filament est disposé en Λ, comme pour la lampe Osram. Aussi ces lampes fonctionnent-elles dans toutes les positions.

Voltage. — La lampe M. S., depuis la substitution du rhodium au platine, marche sous tous les voltages, depuis 2 jusqu'à 220 volts. Néanmoins, la pratique montre qu'elle est particulièrement apte à travailler sous de faibles voltages, à l'encontre de certaines autres lampes à filament métallique qui n'ont réellement fait leurs preuves qu'avec les forts voltages des canalisations industrielles. C'est même pour utiliser de faibles voltages qu'elle a été construite : elle est la seule lampe primitivement imaginée dans ce but.

Rendement lumineux. — Le rendement lumineux de la lampe M. S. est excellent, et fort apprécié des endoscopistes.

Sa lumière est blanche : car le zirconium émet une très forte proportion de radiations bleues et violettes. Elle laisse aux muqueuses leur coloration normale.

Sa lumière est presque froide : car le platine est, de tous les métaux, celui qui par incandescence donne le maximum de radiations sélectives lumineuses.

Consommation. — La consommation de la lampe M. S. est naturellement inférieure à la consommation de la lampe à filament de charbon.

Cependant cette consommation, que les catalogues indiquent comme étant en moyenne de 1 WATT *par bougie,* varie beaucoup suivant le pouvoir lumineux de la lampe.

Ainsi la petite lampe médicale de 2 bougies consommerait 1,2 watt par bougie ; la lampe de 25 bougies, 1 watt ; la lampe de 100 bougies, 0,92 watt.

Le prix d'achat de la petite lampe médicale de 2 bougies est environ de 2 francs ; celui de la lampe industrielle de 110 volts 16 bougies est de 3 francs. Cette dépense est rapidement amortie par l'économie d'énergie électrique consommée.

Forme du courant. — La lampe M. S. peut fonctionner sur continu et sur alternatif. Cela importe pour nos petites lampes de photophore, que nous pouvons soit alimenter par le courant continu des piles ou des accumulateurs portatifs, soit brancher sur des transformateurs alimentés par du courant alternatif urbain.

Durée. — Le modèle industriel des lampes M. S. de 110 volts, sur continu et sur alternatif, est annoncé par le fabricant comme ayant une vie utile de 800 heures, avec une intensité lumineuse qui croît pendant les soixante premières heures, puis varie peu dans la suite. Cependant les essais faits à l'Université de Poitiers, en 1909, ne concordent pas absolument avec ces données.

La petite lampe médicale aurait une durée de 200 heures. Mais elle atteint rarement cette longévité relative, non pas tant parce que nous la survoltons, que parce que nous en brisons le filament dans les secousses incessantes dues au transport de nos photophores. Elle a une fragilité mécanique bien plus grande que la lampe à filament de charbon, qui ne se brise presque jamais par les secousses des voitures.

VII

LAMPES A FILAMENT D'IRIDIUM, DE SILICIUM, DE TITANE

Autres lampes. — Il existe encore dans le commerce beaucoup d'autres lampes à filament métallique, que nous ne pouvons pas signaler, n'ayant obtenu sur elles que des renseignements de publicité commerciale.

Exception faite pour les types suivants.

Lampe à filament d'iridium. — L'iridium fond à 2 200°. Il est très difficilement étiré en fils fins : pour le filer, on l'emploie sous forme de poudre qu'on mélange avec une pâte organique.

La lampe à filament d'iridium consomme de 1 à 1,5 watt par bougie, mais ne supporte pas de forts voltages. Gulcher l'avait surtout destinée à la fabrication de lampes portatives, alimentées par de petites batteries.

Cet inconvénient n'existe plus avec l'alliage d'*osmium-iridium* : ainsi est faite la « lampe Cazin », qui utilise normalement les courants de secteurs urbains.

Lampe à filament de silicium. — Le silicium n'est fusible qu'à la température du four électrique. Il est employé pour fabriquer la « lampe Helion » (Parker et Clark), qui comporte un filament de charbon recouvert de silicium. Cette lampe fonctionnerait 1 200 heures. Elle donne un éclairage remarquable ; et son spectre est presque analogue au spectre solaire, ce qui lui vaut son nom.

Lampe à filament de titane. — Le titane fond à la température du four électrique. Il est peu ductile. Les filaments sont fabriqués par l'agglomération de poudre de titane avec un liant. Ce métal est utilisé dans la « lampe Heang » encore peu répandue en France (J. Escard).

CHAPITRE XXXIX

LES LAMPES A INCANDESCENCE A OXYDES MÉTALLIQUES (LAMPE NERNST)

I

PRINCIPE

Bec Auer électrique. — Une lampe électrique à incandescence à oxydes métalliques constitue, en quelque sorte, un « bec Auer électrique ».

Le principe qui préside à sa fabrication est celui qui est appliqué dans le manchon à incandescence par le gaz, à savoir : augmenter le rendement lumineux de la lampe à l'aide de matières éminemment réfractaires ; *a*) capables de mieux supporter les températures élevées que le filament de charbon ; *b*) capables d'émettre un très grand nombre de radiations comprises dans la partie visible du spectre, et de fournir, par contre, à l'égal du manchon Auer, très peu de radiations rouges et surtout infrarouges. En un mot, une lampe éclairant beaucoup, chauffant peu.

Après avoir essayé sans succès d'employer le bore et le silicium, après avoir vainement tenté d'utiliser les carbures des métaux réfractaires, on s'est adressé avec bonheur aux *terres rares*, c'est-à-dire à des oxydes excessivement réfractaires, en particulier aux oxydes de zirconium et de thorium.

Il a été reconnu que, pour donner un bon rendement commercial, ces filaments d'oxydes doivent, contrairement aux filaments de charbon ou de métal, fonctionner à l'AIR LIBRE. Portés à l'incandescence dans le vide, ils ont une grande tendance à se dissocier, à se détruire prématurément ; la vie de la lampe est alors très courte.

La première lampe pratique à incandescence à oxydes réfractaires a été construite par Walther Nernst, en 1897. Aujourd'hui encore, elle reste la plus connue et la plus utilisée des lampes établies sur ce principe.

Oxydes réfractaires. — Le mélange d'oxydes primitivement adopté par Nernst, comme émettant le maximum de radiations sélectives lumineuses, était ainsi composé :

Oxyde de zirconium. . . .	80 pour 100
Oxyde d'erbium.	10 —
Oxyde d'yttrium.	10 —

Plus tard, Nernst ajouta à cette liste d'autres oxydes : en première ligne, l'oxyde de thorium (thorine), qui, dans certaines lampes, forme 80 pour 100 du mélange ; puis, l'oxyde de cerium (cérite), dont la quantité ne doit pas dépasser 1/2 pour 100. Il est à remarquer, en effet, aussi bien pour l'incandescence par l'électricité que pour l'incandescence par le gaz, que plus on ajoute d'oxyde de cerium à une lampe, plus on augmente son rendement calorique au détriment de son rendement lumineux.

II

STRUCTURE — UTILISATION

Composition du bâtonnet. — La lampe Nernst a pour noyau lumineux un *bâtonnet cylindrique* d'oxydes agglomérés. Ce bâtonnet est plus gros (un millimètre de diamètre) et plus court (deux centimètres de longueur) que le filament des lampes à incandescence à charbon. Il est fabriqué à l'aide d'une pâte d'oxydes pulvérulents, agglutinés avec de la dextrine, dont on se débarrasse ensuite par calcination au chalumeau oxhydrique. On obtient ainsi un petit cylindre fragile, d'aspect crayeux. Ce bâtonnet est fixé à ses deux extrémités sur des fils de platine, par lesquels il se relie au circuit.

Résistivité du bâtonnet. — Le caractère particulier de la lampe Nernst est la *variabilité de résistivité* de son bâtonnet *suivant sa température.*

Le bâtonnet Nernst présente à froid une résistance excessive, et se comporte presque comme un corps non conducteur vis-à-vis de la tension normale du courant qui lui est destinée. Donc, si l'on place la lampe Nernst sur le circuit d'utilisation, elle ne s'allume pas.

Pour qu'elle fonctionne, il faut que le bâtonnet devienne conducteur. Et pour que le bâtonnet devienne conducteur, il faut qu'il soit très chaud, c'est-à-dire préalablement porté à 800° par une source de chaleur extrinsèque.

Chauffage du bâtonnet. — Plusieurs dispositifs ont été imaginés pour obtenir ce résultat.

Le problème à résoudre comportait deux parties distinctes : 1° d'abord, chauffage du bâtonnet ; 2° puis, suppression de la source de chaleur.

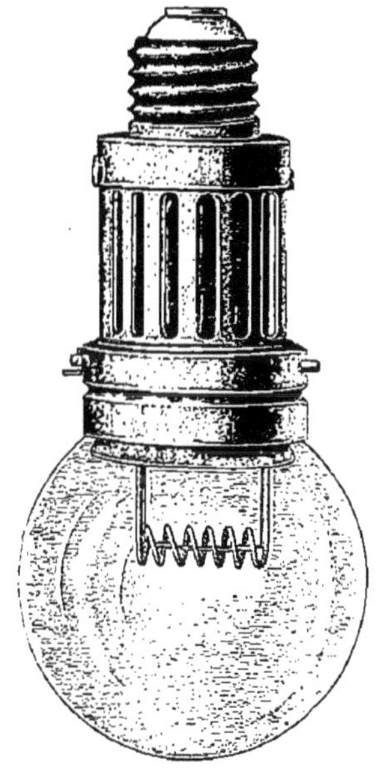

Fig. 409. — *Lampe Nernst.*

Dans les premiers essais, le bâtonnet était simplement chauffé à l'aide d'une lampe à alcool: ce qui ne pouvait pas devenir un procédé industriel.

Actuellement, on réalise automatiquement le chauffage du bâtonnet par le courant lui-même. Pour cela, on entoure le bâtonnet d'une *spirale de platine* qui ne le touche pas, et que traverse le courant électrique d'éclairage. Tout d'abord, le courant passe à travers cette spirale, qui seule est conductrice. Elle rougit, et chauffe par rayonnement le bâtonnet. Celui-ci est ainsi porté au rouge. A ce moment, il devient conducteur. Il se laisse alors traverser par le courant, qui le maintiendra désormais incandescent sans le secours de la spirale de la platine.

Structure de la lampe Nernst. — Une lampe Nernst est donc un appareil assez compliqué, composé de trois pièces :

1° Un *brûleur,* qui constitue la lampe proprement dite, et qui, lorsqu'il est détruit, se remplace, comme les crayons de lampe à arc, sans qu'il soit pour cela nécessaire de renouveler les autres pièces de la lampe. Ce brûleur est contenu dans un globe de verre, qui a pour office de le garantir contre les chocs, mais dont la fermeture n'est pas hermétique : car l'air doit y circuler. Le brûleur est entouré d'une spirale de platine, appelée « réchauffeur ».

2° Un *électro-aimant*, placé dans le socle de la lampe, ayant pour rôle de couper le courant qui passe dans le réchauffeur, quand le bâtonnet a atteint la température nécessaire pour fonctionner seul. Cet interrupteur (cut-off) fonctionne automatiquement.

3° Une *résistance*, capable d'absorber 15 ou 20 volts (suivant que la tension du courant est de 110 ou 220 volts), et qui a pour office de protéger le brûleur contre de trop fortes variations accidentelles de voltage, qui pourraient se produire dans le circuit d'alimentation (fig. 409).

Fonctionnement. — Le schéma ci-contre fera comprendre le fonctionnement automatique d'une lampe Nernst (fig. 410).

Au moment où l'on ferme le circuit sur la lampe, le courant ne peut traverser le bâtonnet, lequel, étant froid, n'est pas conducteur. Il passe donc exclusivement à travers la spirale réchauffante. Dès lors, le bâtonnet s'échauffe progressivement. A un certain moment, celui-ci est devenu suffisamment conducteur pour admettre la quantité de courant nécessaire à son incandescence.

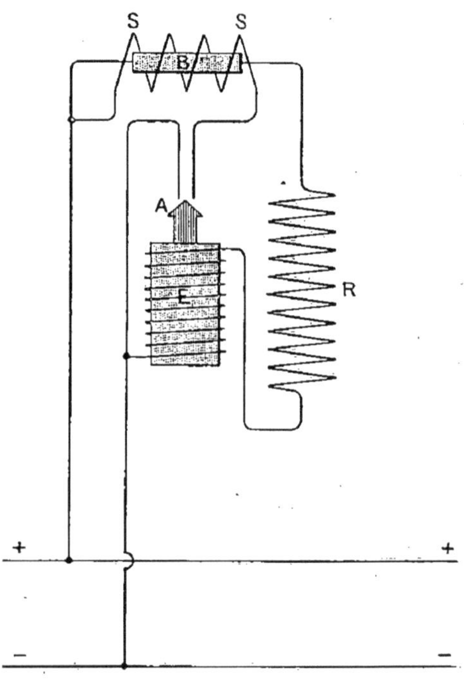

Fig. 410. — *Dispositif de l'installation d'une lampe Nernst.*

B, brûleur (bâtonnet) ; S, spirale réchauffante ; R, résistance en fer ; E, électro-aimant ; A, armature de l'électro-aimant. — Dans cette figure, le courant traverse le bâtonnet B et l'électro-aimant E. L'armature A a été attirée par ce dernier et a coupé le courant qui se rendait à la spirale réchauffante S ; celle-ci est maintenant mise hors-circuit.

Le courant qui le traverse passe ensuite dans l'enroulement d'un électro-aimant intercalé dans le circuit du bâtonnet; cet électro-aimant peut alors attirer une armature de fer doux, ce qui a pour effet de couper automatiquement le circuit du réchauffeur. Dès lors, le réchauffeur est mis hors de service; tout le courant passe dans le circuit principal de la lampe sur lequel se trouvent disposés en série : le bâtonnet, l'électro-aimant, le rhéostat.

III

RENDEMENT

Éclairage. — La lampe Nernst fournit une lumière très blanche, presque aussi belle que la lumière solaire, bien que certains endoscopistes lui reprochent de posséder un excès de rayons bleus et violets, qu'ils corrigent par l'interposition d'un écran de verre jaune-verdâtre. L'éclat de cette lumière est en partie dû à la température très élevée du bâtonnet incandescent, laquelle varie de 2 200 à 2 450 degrés.

Cependant, la quantité d'énergie lumineuse émise n'est pas aussi grande que pourrait le faire supposer cette haute température : attendu que la nécessité de faire fonctionner à l'air libre le bâtonnet d'oxydes, pour éviter son usure trop rapide, laisse perdre par conduction une certaine quantité d'énergie, qui se gaspille à échauffer inutilement l'air ambiant.

A l'inverse des lampes à incandescence à filament de charbon ou de métal, la lampe Nernst donne son intensité lumineuse maxima dans le *sens vertical,* minima dans le sens horizontal, ce qui tient à l'orientation même de son bâtonnet suivant un axe horizontal (voir page 736). Elle convient donc surtout pour un éclairage de haut en bas; elle est essentiellement une « lampe de plafond ».

Voltage. — La lampe Nernst demande de forts voltages. Elle fonctionne industriellement, soit sous une tension de 110 volts, dont 15 volts environ sont retenus par la résistance et 95 volts sont utilisés par le bâtonnet; soit sous une tension de 220 volts, dont 20 volts pour la résistance et 200 volts pour le bâtonnet.

La supériorité de la lampe Nernst s'affirme dans les villes où le courant est distribué sous une tension de 220 volts. Cette forte tension, qui convient mal aux autres lampes à incandescence, lui est favorable.

Autorégulation. — Les variations de voltage paraissent, à priori, devoir être très dangereuses pour la lampe Nernst. En effet, contrairement à ce qui se produit dans les lampes à filament métallique, la résistance électrique du bâtonnet diminue notablement à mesure que la tension du courant augmente ; et alors les oxydes s'échauffent davantage. Il en résulte qu'un faible survoltage risquerait de rompre le bâtonnet.

En pratique, cela n'a pas lieu : car, la lampe à oxydes n'étant pas naturellement autorégulatrice comme le sont les lampes métalliques, Nernst a eu l'idée de lui fournir artificiellement cette qualité d'autorégulation.

On utilise à cet effet la particularité qu'a le fer de présenter une résistivité augmentant rapidement avec sa température.

Les propriétés du bâtonnet et celles du fer étant complémentaires, il suffit de monter en série une résistance en fil de fer (appelée *ballast*) et le bâtonnet, pour que, quand se produisent des variations de voltage, les variations de résistance du fer équilibrent à peu près les variations inverses de résistance des oxydes. Sur les lampes ordinaires, on dispose en hélice un fil de fer d'une résistance de 25 à 50 ohms dans un tube de verre rempli d'hydrogène (car, dans l'air, le fil se consumerait ; et, dans le vide, il se contracterait — *phénomène d'Edison*).

Une telle correction rend la lampe Nernst pratiquement peu sensible aux variations de voltage.

Consommation. — La lampe Nernst consomme, d'après les essais faits à Berlin en 1903, sous une tension de 220 volts : 1,2 watt par hefner quand elle est neuve, et 1,7 watt par hefner quand elle a fonctionné trois cents heures, ce qui correspond respectivement à des chiffres de 1,35 WATT et 1,9 WATT *par bougie décimale*.

La lampe Nernst réalise donc une notable économie de consommation sur la lampe à filament de charbon. Il est vrai que cette économie est compensée par le prix d'achat élevé de la lampe. Une lampe Nernst, de pouvoir lumineux moyen, coûte environ 10 francs. Cependant, quand elle cesse de fonctionner, il suffit de remplacer son bâtonnet, ce qui n'entraîne qu'une dépense de 2 fr. 75.

Forme du courant. — La lampe Nernst peut fonctionner sur courant continu et sur courant alternatif: mais elle doit être construite différemment dans les deux cas.

En effet, les fils de platine qui amènent le courant au bâtonnet d'oxydes se volatilisent peu à peu. Or, ces deux fils doivent s'user également; et, comme la température est plus élevée au pôle positif, on donne, dans les lampes destinées à fonctionner sur courant continu, un plus grand diamètre au fil de platine du pôle positif.

Dans les lampes faites pour travailler sur alternatif, les deux fils de platine ont le même diamètre.

D'une façon générale, la lampe Nernst assure un meilleur service sur *courant continu* que sur courant alternatif.

Durée. — Théoriquement, la lampe Nernst a une durée illimitée, puisqu'il est toujours possible de remplacer son bâtonnet, seul organe pouvant s'user ou se rompre.

La vie moyenne d'un bâtonnet est de 300-500 heures. Elle est souvent raccourcie par des accidents auxquels ce bâtonnet est sujet, soit qu'il se brise sous l'influence d'un choc un peu fort, soit qu'il se détruise par l'action d'un survoltage exagéré.

CHAPITRE XL

L'UTILISATION MÉDICALE DES LAMPES A INCANDESCENCE

I

CONSIDÉRATIONS GÉNÉRALES

Concurrence du « gaz » et de l' « électricité ». — La lampe à incandescence Edison, importée à Paris en 1881, fit pâlir la gloire du bec de gaz, qui flamboyait depuis le commencement du XIXe siècle. Mais bientôt le gaz prit sa revanche. Vers 1895, on put voir, à la devanture des magasins, le bec Auer, éclatant de blancheur, humilier à son tour la lampe à filament de charbon, laquelle, en son voisinage, prenait l'apparence modeste d'un lumignon rougeâtre.

D'ailleurs, la concurrence devenait insoutenable pour cette dernière ; car elle gaspillait alors un demi-franc d'électricité pour donner la même quantité de lumière qu'un bec Auer dépensant trois ou quatre centimes de gaz d'éclairage.

L'industrie électrique se mit alors à rechercher de nouvelles lampes à incandescence, plus lumineuses et moins dispendieuses. Elle réussit en créant les lampes à filaments et à oxydes métalliques. La médecine y trouva de même son avantage ; elle entra ainsi en possession de sources de lumière très blanches, ne modifiant pas la coloration des tissus, et, par surcroît, fort économiques, ce qui n'est pas une condition négligeable en ce temps de crise médicale.

Endoscopie ambulante. — Le plus grand service que nous ait ainsi rendu l'industrie est de nous avoir enfin dotés d'un éclairage électromédical effectivement et non pas nominalement portatif.

Une lampe endoscopique, dont la consommation est réduite des trois quarts, brille avec une source électromotrice infiniment moins pesante. Et, quand nous nous rendons au domicile d'un malade, il nous suffit maintenant de mettre en poche une petite pile sèche ou de placer dans notre serviette un accumulateur léger, sans en être encombrés.

Le temps n'est plus, fort heureusement, où nous devions transporter, pour être sûrs d'y voir clair, une lourde boîte contenant cinq à six éléments d'accumulateurs : ce qui compromettait un peu la dignité de notre prestige médical et nous donnait l'apparence de courtiers en marchandises.

A vrai dire, les nouvelles lampes à incandescence ne s'adaptent pas toutes également à notre pratique. Sans vouloir commercialement en discréditer aucune, j'essaierai cependant d'indiquer quelles lampes me paraissent le mieux convenir dans telles circonstances données.

Il est certaines lampes, connues du public, dont il ne sera pas ici question, parce que je n'ai pu me procurer à leur sujet que des renseignements de réclame commerciale, et non pas une documentation scientifique précise. Or, ce qui va suivre n'est pas un catalogue, mais une étude critique.

Choix des lampes médicales. — Trois classes de lampes à incandescence s'offrent à notre choix :

1° *Lampes à filament de charbon.*

2° *Lampes à filament métallique.*

3° *Lampes à bâtonnet d'oxydes métalliques.*

Notre choix différera suivant que nous aurons besoin :

a) d'une *source lumineuse fixe,* source pour cabinet médical, servant à l'éclairage classique *indirect,* dans lequel l'image éclairante est réfléchie vers l'organe malade à l'aide du miroir frontal perforé ;

b) d'une *source lumineuse portative,* source pour chambre de malade, servant à l'éclairage le plus souvent *direct,* et qui a pour type le photophore de l'auriste appelé d'urgence auprès d'un tympan malade, ou l'appareil tubulaire du bronchoscopiste.

II

ÉCLAIRAGE MÉDICAL FIXE

Critique. — C'est ici qu'on peut au mieux étudier comparativement les trois ordres de lampes à incandescence précitées.

A. — LAMPES A FILAMENT DE CHARBON

Avantages. — Les oculistes et les oto-rhino-laryngologistes, qui ont voulu substituer l'électricité au gaz, en conservant leurs appareils usuels où un socle très stable porte une tige verticale sur laquelle glisse un bras qui soutient la lampe, se sont d'abord contentés de remplacer le brûleur par une ampoule et le tuyau d'arrivée du gaz par un conducteur électrique souple.

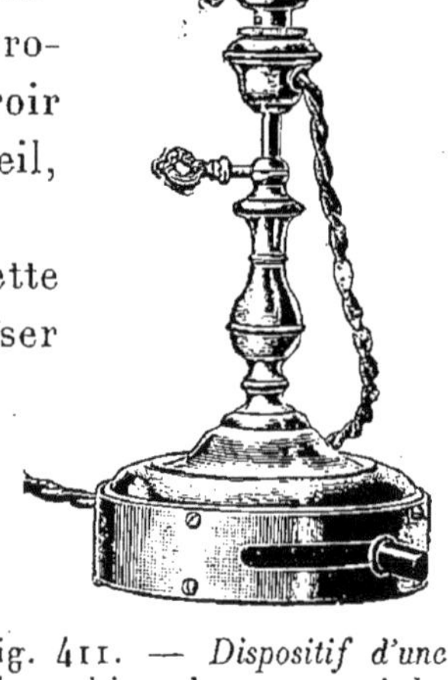

Fig. 411. — *Dispositif d'une lampe à incandescence sur pied.*

La lampe à incandescence est ainsi disposée verticalement, culot en bas; elle projette latéralement sa lumière vers le miroir perforé chargé de la réfléchir dans l'œil, l'oreille ou le larynx.

Or, il se trouve précisément que cette orientation, imposée par le désir d'utiliser un dispositif préexistant, est la plus avantageuse : car la lampe à incandescence donne, dans le sens horizontal, son maximum d'intensité lumineuse — laquelle est supérieure à son intensité lumineuse verticale, dans le rapport de 16 à 7 (fig. 411).

Inconvénients. — Néanmoins, cette substitution de la lampe Edison au classique bec de gaz et, à plus forte raison, au bec Auer a été tout à fait désavantageuse : *a*) au point de vue lumineux ; *b*) au point de vue économique.

a) *Au point de vue lumineux.*

Le carbone du filament, en vertu de la « loi du corps noir », donne le maximum de radiations calorifiques et le minimum de radiations lumineuses.

Si cette lampe paraît peu chaude, c'est à cause du vide de l'ampoule qui isole le foyer incandescent. Elle dégage cependant une chaleur suffisante pour incommoder les malades, en particulier quand on projette sur le tympan, avec un miroir frontal, la lumière d'une lampe d'intensité moyenne.

Elle a surtout le grand inconvénient de mal éclairer. La lampe à filament de charbon émet une lumière orangée, qui modifie beaucoup la coloration des muqueuses, les fait paraître plus ou moins enflammées, et rend impossibles les diagnostics fondés sur certaines différences de nuances : tel le diagnostic des plaques muqueuses du pharynx. Il est vrai qu'on peut, en partie, remédier à cet inconvénient en survoltant la lampe. Et comme il n'est pas possible de changer la tension du réseau urbain, on effectue ce survoltage en mettant sur un circuit de 110 volts des lampes de 100 volts. On augmente ainsi l'éclat de la lumière, et on recule son spectre vers le violet, sans cependant obtenir encore un éclairage vraiment blanc.

Une autre cause du mauvais rendement lumineux de la lampe à filament de charbon est la nécessité de l'enfermer dans une ampoule en verre dépoli ; car, si l'ampoule est transparente, le miroir projette sur l'organe à examiner l'image du filament incandescent, ce qui trouble beaucoup l'examen. Or, le dépolissage de l'ampoule fait perdre à la lampe à incandescence au charbon 50 pour 100 de son pouvoir lumineux.

b) *Au point de vue économique.*

La lampe à filament de charbon consomme au début 3,5 watts, et bientôt 4 watts par bougie ; peu à peu cette consommation monte à 6 watts. Au prix où nous est vendu l'hectowatt-heure dans nos villes (0 fr. 07), cette dépense d'entretien est assez onéreuse et annule l'économie réalisée par le faible prix d'achat de la lampe (0 fr. 50 à 0 fr. 75). Ce n'est que dans les pays de montagnes, où les chutes d'eau naturelles permettent d'obtenir l'électricité à un prix très bas, que cette considération économique cesse d'entrer en ligne de compte.

Actuellement, dans les postes fixes de nos cabinets médicaux, la grosse lampe à filament de charbon doit se borner à servir de résistance pour abaisser la tension du courant urbain que nous destinons à alimenter nos petits photophores, ou à charger nos accumulateurs portatifs.

B. — LAMPES A FILAMENT MÉTALLIQUE

Avantages. — Les lampes à filament métallique conviennent mieux comme postes fixes de lumière.

a) *Au point de vue lumineux.*

Elles ne chauffent pas, ce qui est dû, d'une part, à leur faible consommation d'énergie électrique, d'autre part, surtout à leur grande radio-sélectivité lumineuse, qui les rend très pauvres en radiations infra-rouges.

Elles éclairent fort bien, et fournissent une lumière blanche où dominent les radiations à ondes courtes. Pour cette raison, elles modifient peu la couleur des tissus. De plus, le dépolissage de l'ampoule ne ferait perdre que 15 pour 100 de leur pouvoir lumineux (?)

b) *Au point de vue économique.*

Nous savons que si le prix d'achat des lampes à filament métallique est supérieur à celui des lampes à filament de charbon, en revanche, la dépense en hectowatts qu'elles engagent est bien moindre : de sorte que, dès la centième heure du fonctionnement, ce qui est un court délai, l'amortissement du capital dépensé pour l'achat est réalisé. Et dès lors le bénéfice comparé devient d'autant plus grand que les lampes fonctionnent plus longtemps.

Il est donc hors de doute que, comme lampe fixe d'éclairage, la lampe à filament de charbon doit céder définitivement le pas à la lampe à filament métallique.

Reste à savoir quel est le type de lampe à filament métallique à adopter. Sans vouloir discréditer aucun des modèles mis en vente dans le commerce, et qui tous sont actuellement très bons, il sera cependant permis d'émettre quelques préférences.

Classification. — On peut classer les lampes actuelles à filament métallique en deux catégories.

Cette distinction ne vise pas la nature de la lumière, qui est également blanche avec les divers types de lampes, plus blanche cependant avec celles qui renferment du zirconium. Elle considère surtout la *solidité de la lampe* et l'*économie de sa consommation*.

Première catégorie. — Comprend *la lampe-tantale*.

Celle-ci, quoique moins solide que la lampe à filament de charbon, est cependant moins fragile que les autres lampes à filament métallique, ce qui est dû à ce que le fil de tantale est fait de métal pur *étiré*.

Par contre, cette lampe est celle qui a la plus forte consommation. Elle prend 1,7 watt par bougie au début, et réclame 2,2 watts après mille heures de fonctionnement.

On peut dire que la lampe à filament de tantale réalise seulement une économie de consommation de 50 pour 100 sur la lampe à filament de charbon.

Seconde catégorie. — Comprend *la plupart des autres lampes* actuelles du commerce (voir page 780, note 1).

Ces lampes ont une solidité moindre, car leur filament *filé* est fait de poussière métallique agglomérée.

Par contre, elles consomment moins. Ainsi, la lampe Osram prend environ 1,1 watt au début par bougie, pour ne consommer que 1,2 watt au bout de 1 000 heures.

Ces lampes réalisent donc une économie de 50 pour 100 sur la consommation de la lampe à filament de tantale, et de 75 pour 100 sur celle de la lampe à filament de charbon.

Choix. — En conséquence, si l'appareil sur lequel se trouve adaptée la lampe est un support *mobile*, sujet à être déplacé,

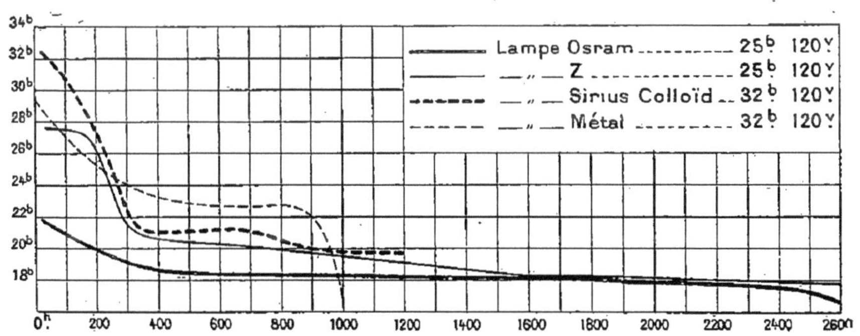

Fig. 412. — *Diagrammes comparatifs de la durée moyenne des lampes à filament métallique sur courant continu* (d'après Turpain et Nicouleau).

mieux vaut y mettre une lampe-tantale, qui tolérera assez bien les secousses. Si, au contraire, le bras lumineux est *fixé* au mur ou au plafond, mieux vaut choisir une lampe de la seconde catégorie, qui consommera moins de watts.

Ainsi qu'on le verra par les deux tableaux ci-joints (fig. 412, 413), dont les diagrammes représentent des essais faits en 1909 par A. Turpain et H. Nicouleau à l'Université de Poitiers, la lampe Osram et la lampe Z semblent être les plus avantageuses, au point de vue de la durée.

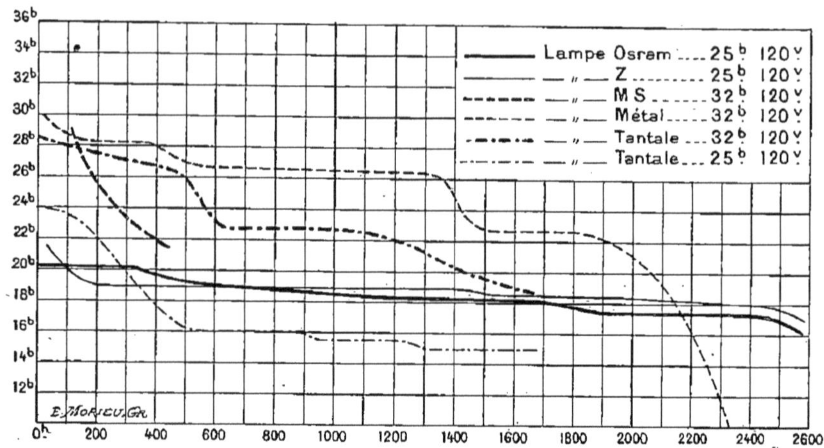

Fig. 413. — *Diagrammes comparatifs de la durée moyenne des lampes à filament métallique sur courant alternatif* (d'après Turpain et Nicouleau).

Les modèles de 16 bougies 120 volts sont encore utilisables après 2 600 heures. « Quelques essais faits relativement à la fragilité de ces deux lampes tendent à prouver, toutes choses égales d'ailleurs, que la lampe Osram 16 bougies 120 volts est moins fragile que la lampe Z du même type » (Turpain et Nicouleau).

C. — LAMPES A OXYDES MÉTALLIQUES

Avantages et inconvénients. — Ici, notre choix s'exerce sur la seule lampe Nernst.

Cette lampe est très répandue dans les cliniques allemandes d'oto-rhino-laryngologie, où elle s'est substituée au bec Auer. C'est, d'ailleurs, un bec Auer électrique.

Voyons quels sont les avantages et les inconvénients de cette lampe.

a) Au point de vue économique.

La lampe Nernst a une consommation un peu plus forte que les lampes métalliques, moindre toutefois que celle de la lampe-tantale. Elle consomme de 1,35 à 1,7 watt par bougie, suivant qu'elle est neuve ou qu'elle a fonctionné trois cents heures.

Son prix est assez élevé; sa vie est relativement courte,

dépassant rarement 500 heures. Et les survoltages la font mourir prématurément.

b) *Au point de vue lumineux.*

Malgré les inconvénients précédents, elle donne une lumière tellement belle qu'aucune autre lampe ne lui est comparable pour un poste fixe d'éclairage.

Elle fournit des radiations d'une blancheur éclatante, qui laissent aux muqueuses leur coloration normale : beaucoup plus blanches encore que celles des lampes à filament métallique.

Il est vrai que la lampe Nernst offre trois particularités qu'on pourrait lui reprocher.

a) Le foyer constitué par son bâtonnet est *petit,* de sorte que l'étendue de la surface éclairante réfléchie par le miroir frontal sur les organes est trop peu étendue. On remédie à cet inconvénient à l'aide d'un globe de verre fortement dépoli.

b) L'allumage n'est pas *instantané* ; la lampe fait attendre une demi-minute avant d'éclairer. On concédera que c'est un bien petit défaut ; il n'y a pas d'examen de malade qui doive être fait si précipitamment qu'on ne puisse pas le retarder de trente ou quarante secondes.

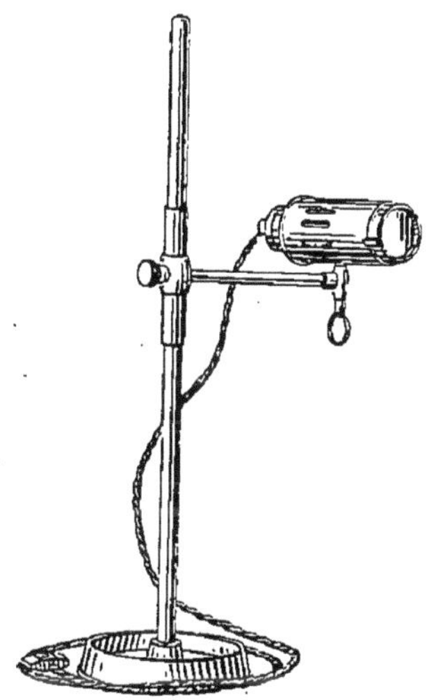

Fig. 414. — *Lampe Nernst sur pied mobile.*

c) Le maximum d'éclairage se produit *dans le sens vertical,* de telle sorte qu'une lampe Nernst, montée culot en bas, comme il est d'usage sur nos supports de lampes à pied, envoie la plupart de ses rayons vers le plafond où ils se perdent, et en radie peu vers le miroir de l'opérateur. Mais il est facile de remettre les choses au point, en plaçant la lampe Nernst horizontalement (fig. 414) de manière qu'elle dirige vers le médecin son pôle supérieur.

En résumé, la lampe Nernst, entourée d'un globe dépoli, est une excellente source de lumière fixe pour le cabinet de l'oto-rhino-laryngologiste.

Supériorité du bec Auer. — Quoi qu'il en soit, aucune de ces lampes ne nous donne, pour nos postes d'examen de malades, un éclairage aussi avantageux que le bec Auer à incandescence par le gaz ou l'alcool. Celui-ci réalise le maximum d'économie, car il fournit de la lumière à un prix qui correspond à un tiers de centime l'hectowatt-heure. Et surtout — condition très importante pour l'éclairage indirect, — il possède une large surface éclairante, que le miroir réfléchit en grandeur proportionnée à la surface explorée.

Or, en matière d'éclairage indirect, il n'importe pas seulement que la source lumineuse soit puissante, il faut encore qu'elle ait une certaine surface, et que cette surface soit uniforme, pour que l'image lumineuse projetée sur l'organe soit absolument égale en tous ses points. Le manchon Auer tient ainsi un avantage que ne possèdent ni le foyer punctiforme de la lampe à arc, ni le filament courbe de la lampe à incandescence.

Et voilà pourquoi le bec Auer reste encore la source lumineuse préférée des cliniques d'enseignement où s'exercent les jeunes laryngologistes. Il possède deux qualités maîtresses : large surface éclairante avec éclat intrinsèque relativement faible. N'oublions pas, en outre, que c'est la plus économique de toutes nos sources lumineuses artificielles.

III

ÉCLAIRAGE MÉDICAL PORTATIF

Considérations générales. — Nous n'avons à étudier ici comparativement que les lampes à filament de charbon et les lampes à filament métallique, attendu que la lampe Nernst ne convient nullement à nos endoscopes portatifs, en raison du haut voltage qu'elle exige, et surtout à cause de son volume[1].

En matière d'éclairage portatif, une considération prime toutes les autres : choisir une lampe qui donne le maximum d'éclairage en exigeant le minimum de poids de la source électromotrice destinée à l'alimenter.

Un tel choix est soumis à deux règles établies par l'expérience :

1° *Une bougie décimale* est la puissance lumineuse minima qu'on

1. La lampe Nernst sera cependant la lampe idéale pour endoscopie quand on parviendra à en construire de très petits modèles : car son bâtonnet a un éclat lumineux intrinsèque 30 fois supérieur à celui des filaments de lampe à incandescence, c'est-à-dire qu'un millimètre carré de surface d'un bâtonnet Nernst éclaire trente fois plus qu'un millimètre carré de filament de charbon (W. Brünings).

doive exiger d'une lampe médicale. Les lampes d'une demi-bougie, quel que soit le système optique qui essaie d'en concentrer la lumière, sont manifestement insuffisantes. Pour ma part, je considère que le miroir de Clar ne donne, surtout pour le larynx, d'éclairage utile qu'avec une lampe de *deux bougies.*

2° *Huit dixièmes d'ampère* est l'intensité électrique maxima qu'il faut fournir à nos lampes de photophore. Une intensité plus forte, surtout supérieure à un ampère, exigerait une source électromotrice assez pesante : sinon, on aurait une durée d'éclairage insuffisante pour une opération de quelque durée ; d'autant plus que, pour ne pas fatiguer un accumulateur, il faut le faire travailler à un régime de débit toujours inférieur à son régime normal de décharge. Et cela s'applique surtout aux petits accumulateurs de poche, si fragiles.

A. — LAMPES A FILAMENT DE CHARBON

Inconvénients. — Une lampe de photophore à filament de charbon a deux avantages. Elle ne coûte pas cher ; et elle supporte, sans se détériorer, les chocs et les secousses. On pourrait dire que son filament est incassable.

Mais cette lampe a une forte consommation, ce qui oblige à transporter avec elle d'assez lourds accumulateurs.

Nos lampes usuelles de photophore à filament de charbon consomment 3,5-4 watts par bougie ; et, comme nous leur fournissons en général 0,8 ampère, la tension du courant d'alimentation d'une lampe de 2 bougies doit être au moins de 8 volts.

Mais, sous ce régime normal, la lampe à charbon émet une lumière jaune, peu éclairante. Pour la rendre suffisamment blanche et éclatante, il faut survolter la lampe à 10 volts environ, ce qui entraîne l'emploi d'une batterie de cinq à six éléments d'accumulateurs.

D'autre part, comme chaque élément doit débiter presque un ampère, et qu'il est peu avantageux de lui demander plus de deux ampères et demi par kilogramme de plaques (taux du débit discontinu long), c'est, y compris le poids du liquide et de la gaine de bois, et aussi celui du rhéostat, un appareil de cinq à six kilogrammes que nous devons porter avec nous.

Enfin, une lampe à filament de charbon de 8 volts survoltée

dégage trop de chaleur, ce qui est parfois pénible quand on examine au miroir de Clar des tympans irrités.

Tous ces inconvénients disparaissent avec l'emploi des lampes suivantes.

B. — LAMPES A FILAMENT MÉTALLIQUE

Inconvénients. — La première lampe à filament métallique a été introduite dans la pratique oto-rhino-laryngologique par Lombard, en 1905.

Cette lampe a deux inconvénients : son prix assez élevé et sa fragilité assez grande. Elle supporte mal les secousses ; et souvent le filament se rompt en son milieu, ou bien la boucle se détache tout entière des deux fils de platine qui la supportent.

Avantages. — Malgré cela, cette lampe présente trois avantages incontestables, qui la rendent éminemment appropriée à l'éclairage portatif.

a) *Lumière blanche.* — La lampe à filament métallique émet un très grand nombre de radiations à ondes courtes, même en fonctionnant à tension normale. D'où élimination de toute erreur de diagnostic due à une altération de la couleur des tissus.

b) *Lumière froide.* — La lampe à filament métallique ne consomme qu'une très faible quantité d'énergie électrique ; et elle la transforme mieux en énergie lumineuse. Il n'y a pas à craindre d'échauffement désagréable des organes, même si la lampe est introduite à l'intérieur des cavités malades.

c) *Lumière portative.* — La lampe à filament métallique, consommant peu, se laisse alimenter par des sources électromotrices facilement transportables.

Type d'éclairage portatif. — Prenons comme exemple la lampe M. S., la plus anciennement utilisée en endoscopie ; aujourd'hui, elle a surtout pour nous un intérêt historique.

La lampe M. S., construite pour photophore médical, consomme environ 1,4 watt par bougie, soit 2,8 watts pour 2 bougies, au lieu des 8 ou 10 watts nécessaires à la consommation de la lampe à filament de charbon.

On peut donc l'alimenter avec une source électromotrice légère : *a*) soit avec une batterie de deux petits accumulateurs à liquide immobilisé, de faible capacité, à chaque élément de laquelle on demandera

0,7 ampère; b) soit avec une batterie de piles sèches, formé de 3 éléments, ayant chacun une force électromotrice de 1,5 volt environ. Ce dernier dispositif est celui qui me paraît le plus pratique : car la pile sèche est moins lourde que l'accumulateur; elle ne laisse écouler aucun liquide corrosif capable de détériorer nos poches ou nos serviettes; enfin elle ne réclame aucune surveillance, tandis que les petits accumulateurs légers, très délicats, demandent à être rechargés au moins une fois par mois.

Enfin, en raison de sa faible consommation, on peut compter, en pratique, pour la lampe M. S., de 12 à 14 heures de lumière effective (théoriquement 16 heures).

Lombard a dressé le tableau suivant où sont comparées la lampe à filament métallique M. S. et la lampe usuelle à filament de charbon pour l'usage endoscopique (*Presse Médicale*, 12 août 1905).

	LAMPE M. S. A FILAMENT métallique.	LAMPE EDISON A FILAMENT de charbon.
Nombre de cellules d'accumulateurs nécessaires.	2	6
Dépense moyenne d'installation (accumulateurs).	30 francs.	90 francs.
Poids des accumulateurs.	1 k. 500	4 k. 500
Durée du fonctionnement sans recharge nouvelle.	12 à 14 heures.	6 heures.
Couleur de la lumière.	Blanche.	Jaune.

Depuis l'introduction de la lampe M. S. dans l'endoscopie médicale, d'autres firmes de lampes métalliques ont fait construire des modèles réduits, pouvant également fonctionner à bas voltage, et plus répandus.

Choix des lampes métalliques. — Il est assez difficile de faire, au point de vue pratique, un choix définitif : attendu que nulle étude vraiment exacte n'a encore été menée comparativement sur les divers types de lampe-miniature.

Je me bornerai donc à rapporter ici ce que ma pratique personnelle m'a appris à cet égard.

Pour mieux fixer nos idées, prenons une espèce. Considérons, par exemple, les lampes destinées au miroir de Clar, fabriquées par Delaporte, de Paris. L'ampoule a 15 millimètres de diamètre. Le filament rayonne de 1,5 à 2 bougies, suivant que l'on survolte moins ou plus.

Ces lampes se font actuellement suivant deux types :

1° *Lampe à filament de tantale étiré* :

2° *Lampe à filament de tungstène filé.*

Elles sont établies pour consommer, en régime normal, 0,5 ampère sous 3,5 volts : cependant, nous avons l'habitude de les survolter légèrement, en les alimentant avec une batterie de trois piles sèches; ce qui a d'ailleurs peu d'inconvénients, puisque ces lampes sont autorégulatrices.

Établissons une comparaison entre ces deux types de lampes, aux divers points de vue pratiques qui nous intéressent.

Prix d'achat. — Le tantale est un métal moins cher que le tungstène : c'est pourquoi les grosses lampes industrielles de tantale se vendent meilleur marché. Mais, pour nos petites lampes, où la matière première employée est insignifiante, nous payons surtout la main-d'œuvre ; de sorte qu'en l'espèce les lampes-tantale et les lampes-tungstène coûtent le même prix : environ 1 fr. 75.

Résistance mécanique. — Un filament fait en tantale étiré a évidemment plus de ténacité qu'un filament fait de poudre de tungstène agglomérée et filée : aussi la lampe-tantale est-elle plus robuste que la lampe-tungstène ; et cette considération est importante pour nous, qui soumettons incessamment nos lampes aux secousses du transport. Sans doute, cette infériorité de la lampe-tungstène disparaîtra quand on construira les petites lampes médicales avec les filaments de tungstène étiré que l'industrie est récemment parvenue à produire.

Consommation électrique. — Il a été dit (voir page 808) que la lampe-tantale a une consommation supérieure à celle des autres lampes métalliques, et qui est presque le double ; il semble à priori, pour cette raison, qu'elle nécessitera l'emploi de sources électromotrices moins transportables.

Or, ce n'est là qu'une apparence. La grosse différence de consommation qui existe entre la lampe-tantale et les autres lampes à filament métallique ne se manifeste en réalité que dans les forts modèles industriels, fonctionnant sans survoltage sur des réseaux urbains [1].

1. En se reportant à la note de la page 766, on saisira la raison de cette différence, qui, au premier abord, semble contredire ce qui a été dit sur la consommation spécifique des diverses lampes.

En réalité, pour nos petites lampes, la différence de rendement lumineux est très faible. Ainsi, en régime normal, la lampe-Clar en tantale consomme 1,4 watt par bougie; la lampe-Clar en tungstène consomme 1,2 watt par bougie (Delaporte).

CHAMP LUMINEUX. — Nous attirons l'attention des endoscopistes sur ce qui va suivre.

La lampe théorique, pour l'éclairage par réflexion, serait celle dont le foyer, très ramassé, aurait la forme d'une sphère : elle donnerait ainsi une image lumineuse circulaire dont l'éclairement serait uniforme en tous ses points.

Ce foyer idéal, constitué par le soleil, n'est réalisé dans aucune de nos lampes électriques : mais, il est de notre intérêt d'adopter les lampes qui s'écartent le moins de ce type théorique.

Il est clair que, dans une lampe à incandescence, pour une consommation de courant équivalente, plus la matière dont sera faite le filament est résistante, plus le filament sera court : et par conséquent, plus le foyer lumineux sera condensé.

Or, comparons les résistances électriques des filaments de charbon, de tantale et de tungstène, ayant mêmes longueurs et mêmes sections :

CORPS INCANDESCENTS	RÉSISTANCE DE 1 M. DE FIL DE 1 MM²	
—	A froid —	A chaud —
Carbone.	0,63 ω	0,35 ω
Tantale.	0,16	0,83
Tungstène.	0,07	0,76

De là, il résulte que pour compenser la moindre résistivité du

Prenons pour exemple la lampe-tantale. Elle travaille, en régime normal, à 1,7 watt par bougie.

Or, si l'on survolte cette lampe, c'est-à-dire si on la fait travailler sous une tension supérieure à celle qu'elle devrait normalement supporter, on augmente son rendement lumineux au détriment de la durée de sa vie utile, et inversement.

Ainsi, les petites lampes-tantale à bas voltage peuvent être construites pour des destinations différentes :

a) Lampes de médecin, qui doivent fournir un éclat intense, au détriment de leur durée. Ces lampes, très peu résistantes, travaillent à 1,4 watt.

b) Lampes de mineur, auxquelles on demande un éclairage modéré, mais une durée prolongée. Ces lampes, plus résistantes, consomment 1,8 watt au moins par bougie. Ce n'est pas la résistivité propre du tantale qu'on modifie, c'est la résistance du filament éclairant qu'on proportionne aux besoins de chaque cas particulier.

En réalité, la lampe-tantale médicale, indiquée comme lampe de 3,5 volts-2 bougies, travaille en survoltage quand on l'alimente par deux éléments d'accumulateurs ou trois éléments de pile sèche.

métal par rapport à celle du charbon, on est obligé de réduire la section des filaments métalliques ; mais comme, pour ne pas les rendre trop fragiles, on ne peut pas descendre au-dessous d'un diamètre de 2 à 3/100es de millimètre, on doit leur donner par contre une plus grande longueur. Ainsi, dans les lampes-Clar ici considérées, le filament de charbon a une longueur de 5-6 millimètres, et le filament métallique peut atteindre 2 centimètres.

A cet égard, la lampe-tantale et la lampe-tungstène seraient donc également inférieures à la lampe-charbon, si une nouvelle condition n'intervenait pour donner à la lampe-tungstène une réelle supériorité.

a) Dans la lampe-Clar en tantale, le filament forme une grande boucle en U légèrement ondulée (fig. 415, T) dont l'image va se faire sur le plan de l'organe examiné.

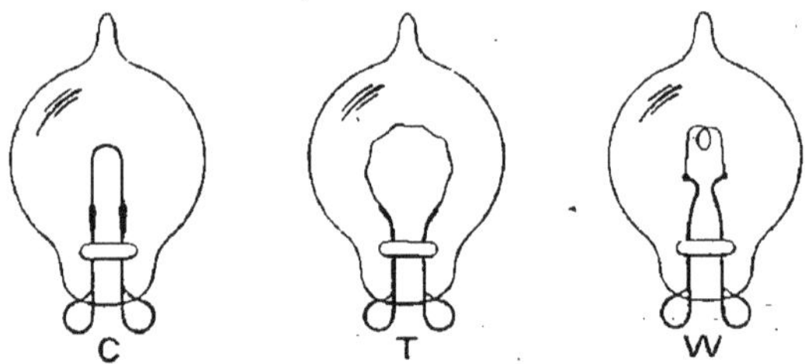

Fig. 415. — *Types de lampes pour miroir de Clar, de pouvoirs lumineux équivalents.*
C, lampe à filament de charbon ; T, lampe à filament de tantale ; W, lampe à filament de tungstène.

Or, si l'on veut, par le déplacement de la lampe sur l'axe optique du miroir, augmenter l'intensité lumineuse de cette image en diminuant son étendue, on obtient un champ non plus circulaire, mais elliptique, long et très étroit, formant une ligne brillante incapable de se prêter à une fine endoscopie.

b) Dans la lampe-Clar en tungstène, cet inconvénient grave n'existe pas. Le filament de tungstène, étant plus malléable que le filament de tantale, se prête à l'enroulement en double boucle (fig. 416, W). Ainsi le foyer lumineux peut être très ramassé ; et, mieux encore que le filament de charbon, il permet d'obtenir une image lumineuse, qui, même réduite au minimum d'étendue, forme toujours un champ d'éclairement circulaire et d'éclat uniforme.

En résumé, la lampe-Clar en tantale étiré est plus solide, mais elle fournit un éclairage mal réparti ; la lampe-Clar en tungstène filé est plus fragile, mais elle assure un éclairage mieux distribué. Nous donnerons donc notre préférence à celle de ces deux lampes dont nous apprécierons le plus les qualités respectives, en ce qui nous concerne.

Contre-indications des lampes métalliques. — Il y a cependant certains cas particuliers où nous n'avons aucun intérêt à user des lampes à filament métallique, même pour photophores portatifs, tels que le miroir de Clar.

Premier cas. *Utilisation de résistances portatives.* — Dans ce cas, qui n'est cependant pas à recommander en raison des dangers auxquels exposent les pertes à la terre des courants urbains, on branche directement sur le circuit une lampe de résistance et la lampe du photophore, couplées en série.

Or, si l'on use d'une lampe à filament de charbon demandant une tension de 8 volts, la résistance retiendra 112 volts. Si l'on emploie une lampe à filament métallique demandant 2 volts, la résistance aura à retenir 118 volts. La quantité d'énergie prise au réseau urbain sera la même dans les deux circonstances ; et, dans la seconde, on aura l'inconvénient d'une lampe plus fragile.

Second cas. *Intercalation de transformateurs.* — Dans ce type d'installation, qui est le plus recommandable pour nos cabinets de consultation, les conditions sont les mêmes au point de vue économique. Les transformateurs, étant chargés de nous fournir la lumière pour photophores et la chaleur pour galvanocautères, prennent au réseau un courant de forte tension qu'ils abaissent ensuite pour en augmenter l'intensité. Mais cet abaissement de tension ne saurait être inférieur à 6-8 volts, qui est le voltage minimum nécessité par les grandes anses galvanocaustiques. Dans ces conditions, les lampes à filament de charbon, en raison de leur bas prix et de leur solidité, reprennent encore l'avantage.

Troisième cas. *Syringoscopie.* — On donne ce nom à l'examen endoscopique à l'aide de tubes (œsophagoscopie, bronchoscopie, etc.) des cavités cylindriques. D'après W. Brünings, les lampes à filament de charbon conviennent surtout à cette technique. En effet, une bonne endoscopie exige que la source lumineuse projette dans le tube des rayons parallèles ; et, pour cela, cette source doit être aussi ramassée que possible. Brünings obtient le meilleur éclairage en disposant en étoile trois courts filaments de charbon.

Or, les filaments métalliques ne peuvent être utilisés de cette façon. Le métal est bon conducteur. Pour cette raison, les filaments sont amenés à une minceur extrême, afin de présenter une résistance capable de produire leur incandescence avec un courant de faible tension. Mais, pour obtenir à l'intérieur des lampes une surface éclairante suffisante il faut compenser cette minceur par une très grande longueur. Aussi bien, une lampe-tantale de 50 bougies contient-elle cinq mètres de fil métallique disposés en zigzag (Brünings) ! De sorte qu'un centimètre de filament de tantale ne donne qu'un éclairage de 1/10e de bougie, au lieu que, sur une même longueur, un filament de charbon rayonne 1 bougie, et un bâtonnet Nernst, 20 bougies.

En outre, les lampes-charbon ont, en l'espèce, l'avantage de fournir une lumière chaude, qui tiédit le miroir plan réflecteur des appareils syringoscopiques, et prévient le dépôt de buée respiratoire (Brünings).

Cependant Fischer, de Fribourg, a récemment pu établir des lampes pour syringoscopie à *filaments métalliques croisés*, qui donnent un éclairage aussi bien centré que celui des lampes-charbon. Ces nouvelles lampes ont l'inconvénient de ne pas tiédir le miroir, qu'il faut alors échauffer au-dessus d'une flamme. Mais, comme elles ne consomment que 0,5 ampère sous 4 volts, elles peuvent être alimentées par une petite batterie de trois piles sèches ; et ainsi elles nous exemptent du transport d'un lourd accumulateur à six éléments, que réclame l'alimentation des lampes-charbon.

CHAPITRE XLI

LES LAMPES A VAPEUR DE MERCURE

I

LAMPE COOPER-HEWITT

Rôle médical. — La lampe à vapeur de mercure, dont l'usage industriel est très répandu à cause de son rendement lumineux considérable, n'a pas encore eu d'application en endoscopie médicale. Sa qualité, qui est de donner « une lumière froide », paraît la rendre a priori très favorable pour l'éclairage interne de nos cavités : mais l'éclairage bleu-verdâtre qu'elle dispense modifie tellement la coloration des tissus que ce défaut nous la fait rejeter.

Cependant, cette lampe va bientôt entrer dans le domaine médical par une autre porte : comme source de *rayons ultra-violets,* dont le rôle est actuellement à l'ordre du jour de la science biologique.

Principe. — Toutes les sources industrielles de lumière, huile, gaz, arc ou incandescence électriques, ont un rendement lumineux insuffisant, parce qu'elles donnent naissance à une énorme quantité de radiations calorifiques. Ce sont, en somme, plutôt des appareils de chauffage que des appareils d'éclairage.

On a pensé que l'on obtiendrait une transformation plus avantageuse de l'énergie électrique en énergie lumineuse à l'aide d'appareils construits sur le principe des tubes de Geissler, dans lesquels un gaz raréfié devient lumineux par le passage d'une série de décharges électriques.

Une telle lumière est dite *froide,* car la température du gaz lumineux varie entre 20 et 130 degrés.

Il est certain que le tube de Geissler, qui éclaire par électroluminescence, et émet beaucoup plus de radiations lumineuses que de radiations calorifiques — à l'inverse de toutes les autres lampes électriques — serait une source de lumière incomparable le jour où il pourrait devenir un appareil industriel. Malheureusement, la masse du gaz éclairant a un éclat intrinsèque très faible : de sorte qu'il faudrait, pour réaliser un éclairage utile, employer des tubes de dimensions absolument exagérées.

Ainsi les lampes à *azote* (lumière rouge), les lampes à *néon* (lumière orangée) qui, dans ces dernières années, ont doté l'industrie d'un éclairage splendide, sont constituées par des tubes ayant une longueur de 10 à 25 mètres sur un diamètre de 15 à 20 centimètres.

On a tourné cette difficulté en remplaçant les gaz par la *vapeur de mercure.* La première lampe pratique, dite « lampe à arc au mercure », a été imaginée, en 1895, par Peter Cooper-Hewitt. C'est actuellement une des lampes industrielles les plus répandues ; et elle est un des meilleurs producteurs de rayons ultraviolets, pour les applications à l'hygiène et à la thérapeutique.

Structure. — La lampe Cooper-Hewitt est formée d'un tube de verre, d'environ 80 centimètres de longueur (sur circuit à 110 volts), légèrement incliné (fig. 416).

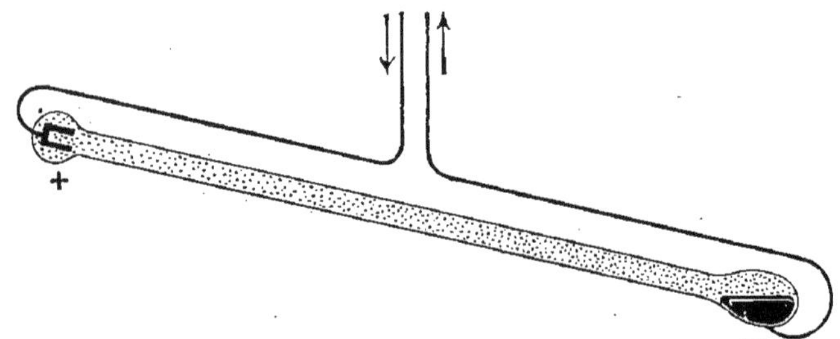

Fig. 416. — *Schéma d'une lampe Cooper-Hewitt.*

A chaque extrémité renflée du tube se trouve une électrode, reliée au circuit par un fil de platine. L'anode est ordinairement formée d'un dé en fer ; la cathode est faite d'un amas de mercure, que l'inclinaison du tube maintient collecté. Le vide a été effectué dans ce tube, comme dans une ampoule de lampe à incandescence ; son atmosphère est donc exclusivement constituée par de la vapeur de mercure.

La résistance de cette colonne de vapeur mercurielle est extrêmement élevée à froid. Il faut donc, ainsi qu'on le fait pour la lampe Nernst, amorcer l'allumage par des artifices divers. La vapeur échauffée devient alors conductrice, et laisse désormais passer le courant sous sa tension normale.

La température à l'intérieur du tube varie entre 127 et 165 degrés.

Le dispositif d'allumage le plus simple et le plus souvent adopté est l'*allumage à bascule.* On met la lampe en circuit dans sa position normale. On fait basculer le tube, ce qui a pour effet de laisser couler jusqu'à l'anode le mercure, antérieurement collecté en position déclive à la cathode. On redresse ensuite lentement la lampe. Les deux électrodes de fer et de mercure, en se séparant, font éclater l'arc ; et celui-ci occupe toute la longueur du tube quand le mercure a réintégré son domicile cathodique.

Rendement lumineux. — Le rendement lumineux de la lampe à vapeur de mercure est considérable : près de la moitié de l'énergie électrique fournie à la lampe est transformée en énergie lumineuse (41 à 47 pour 100).

Les radiations émises par cette lampe peuvent être classées en deux catégories.

A. *Radiations visibles.* — La lumière de l'arc de mercure est d'un bleu verdâtre : ce qui est dû à l'absence de rayons rouges dans le spectre de ce métal.

Cette lumière bleue, éminemment propre aux travaux photographiques, a, au point de vue médical, un avantage et un inconvénient.

a) Son avantage est de ne pas fatiguer les yeux. En effet, la courbature visuelle, éprouvée après un travail prolongé à la lumière artificielle, est due à la prédominance des rayons rouges et orangés dans nos lampes ordinaires [1]. La lampe à vapeur de

1. Le travail à la lumière artificielle des anciennes lampes à huile était dangereux pour les yeux délicats, car ces lumières étaient *trop faibles* et *trop rouges.*

La lumière rouge, en effet, fatigue bien plus les yeux que la lumière bleue. Les radiations les plus favorables pour la vue sont les radiations jaunes-vertes, dont la longueur d'onde oscille entre 0,50 μ et 0,55 μ.

mercure n'émet pas ces radiations nuisibles. La coloration de sa lumière la rapproche du bec Auer ; cependant ce dernier est plus agressif pour la vue, car la lumière à incandescence par le gaz envoie un grand nombre de rayons rouges et orangés, qui sont simplement masqués par un excès considérable de rayons verts.

b) Son inconvénient est de dénaturer la couleur des objets, de faire paraître violacé ce qui est rouge ; avec cet éclairage, nos tissus prennent un aspect cadavérique.

On peut, il est vrai, par divers artifices introduire dans la lumière de cette lampe des rayons rouges ; par exemple, en l'entourant d'une étoffe de gaze teinte à la rhodamine : mais cela se fait au détriment de son rendement lumineux.

B. *Radiations invisibles.* — La lumière de l'arc de vapeur mercurielle contient une très grande quantité de radiations ultra-violettes.

Celles-ci, au point de vue de l'éclairage, sont non seulement inutiles, mais encore nocives.

On les arrête très simplement en fabricant le tube ou le globe qui forme la lampe avec du verre ordinaire, lequel a comme propriété de former un écran opaque pour la lumière ultra-violette.

Voltage. — Les lampes à vapeur de mercure fonctionnent ordinairement sur des réseaux à 110 volts. Mais, comme elles ne prennent en moyenne que de 82 à 87 volts, il faut faire absorber l'excès de potentiel inutilisé par une résistance annexée à chaque lampe. Cette résistance sert, en outre, de régulateur de lumière ; car la lampe à vapeur de mercure est extrêmement sensible aux variations de tension du courant.

Consommation. — Les lampes usuelles consomment UN DEMI-WATT *par bougie*. Ainsi, à ce point de vue, la lampe Cooper-Hewitt est huit fois plus économique que la lampe à incandescence à filament de charbon.

Une lampe de modèle courant, qui consomme 3,5 ampères sous une tension de 80 volts, rayonne environ 550 bougies.

Forme du courant. — La lampe à vapeur de mercure est faite pour fonctionner sur courant continu.

Elle peut néanmoins travailler sur courant alternatif.

Dans ce cas, la lampe doit être construite de telle sorte que, grâce à un transformateur ou redresseur de courant, l'électrode de mercure reste toujours pôle négatif, malgré les changements de direction du courant dans la canalisation urbaine.

Durée. — La durée de cette lampe est de 2 000 à 5 000 heures. Dans certains cas, sa vie absolue a atteint 15 000 heures.

II

LAMPES DE QUARTZ

Utilisation médicale des rayons ultra-violets. — La lampe à vapeur de mercure, qui ne consomme qu'un demi-watt par bougie, est un des procédés d'éclairage les plus économiques qu'emploie l'industrie. On a cependant pu doubler encore ce bénéfice et faire tomber la consommation de la lampe à UN QUART DE WATT *par bougie,* en substituant au tube de verre un tube de quartz.

Mais, contrairement à la lampe de verre, la lampe de quartz laisse passer beaucoup de radiations ultra-violettes. Ces dernières ont des effets chimiques extrêmement puissants sur les tissus vivants. Et comme l'emploi de la lumière ultra-violette est à l'ordre du jour en médecine, la lampe de quartz, qui jusqu'ici n'était qu'une lampe industrielle rendue dangereuse dans un but économique, va devenir un précieux appareil, dont l'hygiène et la thérapeutique s'essayent à réglementer l'utilisation.

PROPRIÉTÉS PHYSIQUES DES RAYONS ULTRA-VIOLETS.

Spectre ultra-violet. — On sait que le spectre solaire comprend une octave de rayons visibles, dont les longueurs d'onde sont comprises entre 0,8 μ et 0,4 μ, et deux octaves de rayons ultra-violets, allant de 0,4 μ à 0,1 μ (voir page 725).

Et, de même que le spectre visible se divise en *sept couleurs* fondamentales, de même le spectre ultra-violet doit être subdivisé au moins en *trois régions :*

1° L'*ultra-violet ordinaire,* de 0,4 μ à 0,3 μ ;
2° L'*ultra-violet moyen* de 0,3 μ à 0,2225 μ ;
3° L'*ultra-violet extrême* de 0,2225 μ à 0,1030 μ.

Corps opaques. — Les rayons ultra-violets se laissent absorber par la plupart des corps, qui les arrêtent plus ou moins et font écran entre l'œil et la source lumineuse.

Le *verre* ne laisse passer que les rayons de l'ultra-violet ordinaire; il arrête l'ultra-violet moyen et l'ultra-violet extrême.

L'*air* absorbe partiellement ces radiations, et cela d'autant mieux qu'il est plus humide et que la longueur d'onde est plus faible. Ainsi, à Paris, l'atmosphère ne laisse pas passer de lumière ultra-violette émanée du soleil au-dessous de 0,29 μ.

Cela explique la meilleure action des bains de lumière en montagne où l'écran atmosphérique est plus pur et plus mince[1].

Les rayons d'une longueur d'onde de 0,1 μ ne peuvent être étudiés qu'en plaçant le spectroscope dans le vide.

Corps transparents. — Parmi les rares corps qui soient transparents pour la lumière ultra-violette, il faut citer le quartz, dont l'usage industriel progresse rapidement. Le quartz laisse passer les rayons ultra-violets jusqu'à une longueur d'onde de 0,22 μ.

Le verre « uviol » (abréviation d'ultra-violet), fabriqué par la maison Schott, d'Iéna, est transparent pour des ondes de 0,253 μ.

Propriétés biologiques des rayons ultra-violets.

Ultra-violets biotique et abiotique. — Au point de vue physiologique, il faut distinguer deux sortes de rayons ultra-violets:

1° L'*ultra-violet biotique* (Nogier) correspondant à l'ultra-violet ordinaire;

2° L'*ultra-violet abiotique* (Dastre) comprenant l'ultra-violet moyen et l'ultra-violet extrême.

« L'ultra-violet biotique est une *source de vie*: il donne lieu à des phénomènes de *synthèse*. L'ultra-violet abiotique est un *facteur de mort*: il conduit plus spécialement à des phénomènes d'*analyse* » (Nogier).

Action sur la peau. — L'action de l'ultra-violet ordinaire du soleil sur l'homme ne peut être contestée. L'ultra-violet biotique solaire donne à l'organisme des énergies spéciales; peut-être explique-t-il l'exubérance des races du Midi, leur résistance aux infections, à la tuberculose surtout, malgré une alimentation souvent insuffisante (Nogier).

L'ultra-violet moyen solaire que laisse passer l'atmosphère a pour effet cutané principal le « coup de soleil »; et celui-ci se prend plus facilement dans la montagne que dans les villes, dont l'atmosphère

1. D'après Nogier, la différence n'est cependant très grande entre les plaines basses (Orléans, France) où la limite extrême de l'ultra-violet est 0,2948 μ, et les hauts sommets (Pic de Ténériffe, 3 700 mètres) où cette limite est reculée à 0,2922 μ.

brumeuse et surtout humide intercepte l'ultra-violet moyen. La pigmentation cutanée produite par une longue exposition au soleil est un procédé de défense, qui forme écran empêchant la pénétration d'un excès d'ultra-violet dans nos tissus.

Il est dangereux pour l'épiderme des ouvriers de travailler près des lampes de quartz.

C'est encore sur l'action abiotique des rayons ultra-violets que repose la méthode de *photothérapie de Finsen*, détruisant les nodules lupiques avec une petite quantité d'ultra-violet moyen qu'on emprunte à la lampe à arc.

Action sur la vue. — L'ultra-violet biotique du soleil ne présente pas pour l'œil le danger qu'on a cru ; d'ailleurs, la fluorescence du cristallin ramène à la dose utile les rayons ultra-violets allant à la rétine. En admettant même que l'ultra-violet solaire fût, à l'origine, nuisible à la vue, il y a des milliers d'années que notre œil a dû s'en défendre et s'y adapter (Nogier).

Il n'en est pas de même de l'ultra-violet abiotique, si abondant dans la lumière de l'arc électrique à feu nu, des lampes à mercure en tubes de quartz, etc.

En effet, il peut suffire qu'on en regarde quelques instants le foyer pour être atteint de conjonctivites sérieuses ou même de troubles rétiniens. On se met à l'abri de ces accidents en se munissant de lunettes recouvertes d'une couche de gélatine imbibée de picrate d'ammoniaque, ou mieux encore d'esculine, substance extraite du marron d'Inde (*Æsculus Hippocastanum*) (Monpillard): les verres esculinés ne laissent passer aucune radiation ultra-violette.

Action sur les insectes. — Une mouche ordinaire meurt en une minute quand on la place à 15 millimètres de la lampe-uviol. Ce résultat conduit à fabriquer des lampes coloniales, qui détruisent des milliers d'insectes en une nuit.

Action sur les micro-organismes. — Quelle que soit la température, les radiations ultra-violettes abiotiques tuent les micro-organismes et arrêtent les fermentations : ce qui laisse entrevoir pour elles de précieuses applications dans le domaine de la stérilisation et de la désinfection.

Cette action microbicide dépend : d'une part, de l'intensité lumineuse de la lampe, de la distance et de la durée de son action ; d'autre part, de la sensibilité propre des divers microbes (V. Henri et G. Stobel).

Avec des ondes de longueur inférieure à $0{,}28\,\mu$, le staphylocoque est détruit en 5 secondes ; le colibacille, en 15 secondes ; les spores de tétanos, de charbon, en 20 secondes ; les sarcines oranges, en 40 secondes, — toutes les autres conditions étant égales d'ailleurs.

La stérilisation est due à l'action même de la lumière ultra-violette, et non pas au dégagement d'ozone qui se produit : car elle peut être réalisée dans le vide.

Conclusion. — Il en résulte que les lampes à vapeur de mercure en quartz vont entrer en contact avec le corps médical, comme étant d'excellents appareils pour la stérilisation de l'eau et du lait, sans que ceux-ci soient modifiés dans leur goût ou dans leur composition (Courmont et Nogier).

Ainsi est démontrée une fois encore l'utilité qu'a pour le médecin l'étude de l'électricité, puisque chaque jour elle nous donne une manifestation inattendue de son importance biologique.

DIXIÈME PARTIE

LE CHAUFFAGE ÉLECTRIQUE

CHAPITRE XLII

LES STÉRILISATEURS ÉLECTRIQUES

Chaleur. Température. — La chaleur et la température sont deux notions distinctes qu'on confond à tort dans le langage courant.

La *chaleur* est, comme l'électricité, une des formes de l'énergie. Elle existe en quantité variable dans tous les corps.

La *température,* grandeur physique difficile à définir, est en quelque sorte le niveau, le potentiel que la chaleur atteint dans les corps où elle s'accumule. C'est la « cote thermique » des corps, qui se révèle à nous physiologiquement par les sensations dites du « chaud » et du « froid ».

I

CHALEUR

Quantités de chaleur. — Pour élever la température d'un corps, il faut ajouter une certaine quantité de chaleur à celle qu'il contient déjà : de même que pour élever le potentiel d'un conducteur, il faut ajouter une certaine quantité d'électricité à celle qu'il renferme.

Il n'y a toutefois aucun parallélisme à établir entre la température d'un corps et la quantité de chaleur qu'il possède. Ainsi, un corps de petite masse, qui a une température élevée, peut contenir une quantité de chaleur (chaleur massique) moindre qu'un corps de plus grande masse, dont la température est cependant plus basse.

Ainsi encore, une même quantité de chaleur élève de 0 à 100 degrés un litre d'eau, et de 0 à 860 degrés un kilogramme de fer, parce que ces deux corps ont des capacités calorifiques différentes.

On peut même accumuler de la chaleur dans un corps, sans pour cela faire varier sa température. Ainsi, quand on chauffe de la glace fondante, on produit sa fusion ; quand on chauffe de l'eau bouillante, on active son évaporation : mais, dans les deux cas, la température de la glace ou de l'eau reste fixe à zéro ou à cent degrés.

Température de la chaleur. — Une telle expression n'a donc rien de paradoxal. Quand nous voulons faire travailler de la chaleur, pour porter à l'ébullition un litre d'eau, par exemple, nous avons à considérer : 1° la *quantité* de chaleur nécessaire ; 2° la *température* à laquelle doit se trouver cette chaleur ; de même que pour faire travailler de l'eau, nous avons à tenir compte de sa masse et de sa charge. Il est évident qu'une même quantité de chaleur a des propriétés différentes suivant la température à laquelle elle se trouve. Si nous avons 1000 grandes Calories à 100 degrés, nous pourrons faire bouillir un litre d'eau : mais cela nous sera impossible si nous disposons d'un nombre infini de Calories à une température de 50 degrés.

« Si nous voulons faire une comparaison, prenons de l'air à la pression de 10 atmosphères : nous pourrons, avec cet air que nous laisserons se détendre, repousser un piston et produire du travail. Supposons que, sans en perdre, nous ayons laissé l'air se détendre à 1 atmosphère : nous en aurons toujours la même quantité, mais nous ne pourrons plus l'utiliser comme dans le cas précédent. Il en est de même de la chaleur. Une quantité déterminée de chaleur ne nous permet pas de produire le même travail, quelle que soit la température à laquelle elle se trouve (G. Weiss). »

Mesure des quantités de chaleur. — L'unité de quantité de chaleur se nomme la *calorie*.

Une calorie est la quantité de chaleur nécessaire pour élever d'un degré centigrade la température d'un gramme d'eau distillée.

Mesure des températures. — La température d'un corps se mesure avec un *thermomètre*, de même que son potentiel s'évalue à l'aide d'un électromètre. Ces deux appareils portent, d'ailleurs, une graduation purement conventionnelle.

Dans le *thermomètre centigrade* de Celsius, presque universellement adopté dans les milieux scientifiques, l'échelle va de 0 degré, température de la glace fondante, à 100 degrés, température de la vapeur de l'eau bouillante à la pression 760. La centième partie de cet écart est l'*unité de température* ou *degré centigrade*.

Le thermomètre usuel ne nous donne, du reste, que la température relative des corps, ou plutôt la valeur respective des écarts de température. Ainsi, il nous indique qu'entre un corps à 15 degrés et un corps à 45 degrés il existe une différence de température de 30 degrés : mais cela ne signifie pas que la température du second corps soit trois fois plus élevée que celle du premier.

Dans l'échelle des *températures absolues*, la valeur du degré est la même que précédemment : mais le 0 absolu correspond à — 273 degrés du thermomètre centigrade. De sorte qu'en réalité les deux corps précédents auraient, pour température absolue, respectivement 288 et 318 degrés [1].

Cependant cette unité, adoptée par les physiciens, est trop petite pour les calculs pratiques. Dans l'industrie, on appelle calorie la quantité de chaleur nécessaire pour élever d'un degré centigrade la température d'un kilogramme d'eau distillée.

Pour éviter la confusion, on désigne souvent ces deux unités sous les noms de *petite calorie* et *grande Calorie*.

Transport de chaleur. — Deux corps, ayant des températures différentes, tendent, s'ils sont mis en présence, à égaliser ces températures et à prendre chacun une même température, intermédiaire aux précédentes. On admet dans ce cas que le corps le plus chaud a cédé de la chaleur au corps le plus froid.

La chaleur est donc une forme d'énergie capable de se transporter spontanément d'un corps à un autre, pour atteindre un équilibre caractérisé par l'égalisation de leurs températures [2].

1. En pratique, la température la plus haute qu'on ait obtenue réellement à l'aide du *four électrique* est de + *3000* degrés (Moissan). Les températures les plus basses qu'on ait réalisées sont celles de la solidification de l'hydrogène à — 257 degrés et de la liquéfaction de l'hélium à — *270 degrés*.

Cette dernière température, produite en 1910, à Leyde, par Kamerlingh-Onnes, correspond à *trois degrés absolus*.

Le zéro absolu n'a jamais été atteint et ne pourra pas être atteint.

Avec des efforts successifs, on pourra passer de 3 degrés absolus à 1 degré absolu ; puis de 1° à 0°,3 ; ensuite de 0°,3 à 0°,1 ; et ainsi de suite. Le zéro absolu se présente à nous comme l'inaccessible, avec la signification de *moins l'infini* (— ∞).

Ce zéro absolu n'est, d'ailleurs, qu'une conception théorique sur laquelle il importe de faire quelques réserves, de même qu'on en fera sur les températures si élevées attribuées à certains astres.

2. Voici les températures pratiques des flammes de divers corps brûlant dans l'air :

Chalumeau oxhydrique	3 190	degrés.
Acétylène	2 450	—
Gaz de houille	1 950	—
Essence de pétrole	1 910	—
Pétrole lampant	1 850	—
Alcool éthylique	1 700	—
Houille ordinaire	1 200	—

Cette transmission de la chaleur d'un corps plus chaud à un corps plus froid se fait sans que pour cela varie la quantité de chaleur qui travaille : de même que la chute de l'eau d'un lieu élevé vers un lieu plus bas ne fait pas varier la quantité de liquide qui se déplace.

En fait, une flamme est une source calorifique, de température déterminée, qui tend à amener à sa température propre le corps qu'on soumet à son action.

La chaleur qui passe d'un corps à un autre peut se transmettre de trois façons : par *rayonnement*, par *conductibilité*, par *convection*.

1° Rayonnement. — Tout corps qui se trouve à une température supérieure à celle du milieu qui l'entoure émet des *rayons* dits *calorifiques*, lesquels, à partir d'une certaine température, deviennent *lumineux* (voir page 727). La chaleur rayonnante, dont le type est la chaleur solaire, se transmet à travers les gaz ou le vide, par l'intermédiaire de l'éther qu'agitent les vibrations moléculaires des corps chauds.

Les corps polis émettent moins de chaleur rayonnante que les corps mats ; ils ont un faible *pouvoir émissif*. C'est pour cette raison qu'on donne des parois brillantes extérieurement aux récipients destinés à conserver des liquides chauds, ainsi qu'aux étuves de stérilisation chirurgicale.

2° Conductibilité. — C'est la propriété qu'ont les corps de transmettre la chaleur à travers leur masse. La conductibilité thermique varie suivant la nature des corps ; ses valeurs se superposent approximativement aux valeurs de leur conductibilité électrique. Ainsi, les *métaux* sont bons conducteurs de chaleur et d'électricité ; au contraire, le *bois*, le *verre* conduisent mal l'une et l'autre.

Voici les valeurs de la *conductibilité thermique* des corps usuels, exprimées en *petites calories* passant en une seconde à travers un centimètre carré d'une plaque épaisse d'un centimètre, pour une chute de température d'un degré (d'après H. Abraham, *Recueil d'expériences élémentaires de physique*, Paris, 1904).

Argent.	1,10
Cuivre.	1,05

Laiton	0,20
Fer	0,16
Plomb	0,08
Mercure	0,02
Verre	0,0016
Eau	0,0015
Marbre	0,0011
Ebonite	0,0004
Bois (*dans le sens des fibres*)	0,00007
Bois (*perpendiculairement aux fibres*)	0,00004

Ce tableau montre que l'argent et le cuivre sont les métaux les mieux appropriés à la construction de nos ustensiles et appareils de chauffage. Le laiton (alliage cuivre-zinc) est cinq fois moins conducteur de chaleur que le cuivre pur : pour cette raison, et aussi parce qu'il peut prendre un plus beau poli, on le préfère au cuivre pour construire les récipients destinés à conserver des liquides chauds.

3° Convection. — La chaleur transmise par convection est celle qui est entraînée par les mouvements des liquides ou des gaz en contact avec les corps chauffants. Ainsi, l'eau qui baigne le fond du vase où on la fait bouillir devient plus légère en s'échauffant, monte, et élève sur son passage la température de l'eau plus froide, plus dense, qui descend pour la remplacer.

Au reste, nos divers procédés usuels de chauffage utilisent en proportions diverses ces trois modes de transmission de la chaleur.

Sources de chaleur. — L'énergie calorifique est ordinairement obtenue par la transformation de l'énergie mécanique, de l'énergie chimique ou de l'énergie électrique.

Nous ne savons pas encore utiliser directement la chaleur rayonnante du soleil d'une façon pratique. Au Sahara, pendant les plus grandes chaleurs, il faudrait employer un miroir réflecteur de vingt mètres de diamètre pour obtenir la puissance d'un cheval-vapeur.

A. Transformation de l'énergie mécanique. — Le frottement de deux corps l'un contre l'autre est le moyen le plus simple et le plus anciennement utilisé pour produire de la chaleur. C'est cette expérience qui permit à Joule de calculer l'équivalent mécanique de la chaleur : une petite calorie vaut 0,4264 kilogrammètre.

Cette transformation ne donne lieu à aucune application pratique.

B. Transformation de l'énergie chimique. — Toute réaction chimique s'accompagne de phénomènes thermiques.

La *thermochimie* (Berthelot) distingue deux sortes de réactions : *a*) les *réactions endothermiques*, qui se font avec absorption de chaleur et produisent du refroidissement ; *b*) les *réactions exothermiques*, qui se font avec dégagement de chaleur et produisent de l'échauffement.

La *combustion* est le type des réactions exothermiques. On appelle ainsi la combinaison d'un *corps comburant*, l'oxygène, avec un *corps combustible*, qui est soit le carbone, soit un produit naturel contenant une forte quantité de carbone (houille, tourbe), soit un produit naturel contenant du carbone et de l'hydrogène (pétrole), soit un corps plus complexe (bois), soit enfin un corps artificiel, généralement gazeux (gaz d'éclairage), lequel doit surtout son énergie calorifique à la combustion du carbone qu'il renferme.

C. Transformation de l'énergie électrique. — Ce mode de production de la chaleur va désormais retenir seul notre attention.

II

SYSTÈMES DE CHAUFFAGE PAR L'ÉLECTRICITE

Transformation de l'énergie électrique en énergie calorifique. — Rien n'est plus simple, en principe, que le chauffage par l'électricité, puisqu'il suffit d'utiliser et même d'accroître la tendance naturelle qu'a l'énergie électrique à se dégrader. Cependant les procédés usuels de transformation de l'énergie électrique en énergie calorifique sont peu nombreux. On a recours : *a*) à *l'arc électrique* ; *b*) aux *courants de Foucault* ; *c*) aux *courants électriques*. Dans tous ces cas, la transformation de l'électricité en chaleur se produit par effet-Joule.

Chauffage par l'arc électrique. — Ses applications industrielles sont nombreuses. Moissan l'a mis à profit dans son *four de fusion* électrique, où la température peut atteindre 3000 degrés. Ce four sert à obtenir à l'état pur un certain nombre de corps simples. En outre, Moissan a montré que la plupart des métaux, à la température de l'arc électrique, s'unissent au carbone pour former de nouveaux corps chimiques, appelés *carbures*[1].

Cependant, dans le domaine médical, les applications du chauffage par l'arc électrique sont encore nulles jusqu'à ce jour.

Chauffage par les courants de Foucault. — L'emploi des courants de Foucault induits est très intéressant, car le circuit chauffant est ainsi rendu tout à fait indépendant du circuit inducteur de courant. Les applications métallurgiques de ce procédé de chauffage sont avantageuses. Mais, au point de vue domestique et médical, il rend peu de services, car : *a*) les appareils construits sur ce principe sont *volumineux* ; *b*) ils ne peuvent fonctionner avantageusement que sur *courant alternatif*.

Chauffage par les courants continus ou alternatifs. — L'échauffement direct d'un circuit par le courant qui le traverse est le procédé de transformation le plus souvent employé, le seul, d'ailleurs, qui nous intéresse. En effet, peu importe que le courant soit continu ou alternatif: en vertu des lois de Joule, il suffit qu'il ait une tension suffisante, à travers des conducteurs suffisamment résistants, pour transformer l'énergie électrique en énergie calorifique dans la plus grande proportion possible.

Le chauffage s'obtient ici à l'aide de deux dispositifs différents :

a) par *lampes de chauffage*, qui utilisent des *résistances non métalliques* ;

b) par *circuits de chauffage*, qui utilisent des *résistances métalliques*.

Lampes de chauffage. — La résistance chauffante y est constituée par un *filament de charbon*. Celui-ci doit être soustrait à l'action de l'oxygène. On l'enferme dans une ampoule de verre privée d'air : le verre étant perméable à la chaleur lumineuse, imperméable à la chaleur obscure.

Ce chauffage s'effectue donc à l'aide des lampes à incandescence Edison, lesquelles, d'ailleurs, conviennent bien à cet usage, car

1. Deux carbures ont reçu d'importantes applications pratiques : *a*) le *carbure de calcium*, qui, au contact de l'eau, produit de l'acétylène, le plus éclairant de tous les gaz ; *b*) le *carbure de silicium*, ou *carborundum*, dont la dureté dépasse celle de tous les autres corps, sauf celle du diamant, et qui sert à faire des meules.

elles transforment en énergie calorifique la presque totalité de l'énergie électrique qui leur est fournie. Leur rendement lumineux dépasse à peine 2 pour 100, quand elles travaillent sous un voltage normal.

Toutefois, les lampes chauffantes diffèrent sur deux points des lampes éclairantes.

1° Dans l'ampoule des lampes éclairantes on fait le vide : *a*) pour empêcher la combustion du filament de charbon, qui aurait lieu à l'air libre ; *b*) pour établir dans l'ampoule un milieu non conducteur de la chaleur, de manière à empêcher l'échauffement de sa paroi et le refroidissement du filament.

Dans l'ampoule des lampes chauffantes, on introduit une petite quantité d'un *gaz non comburant* (azote, hydrocarbure), qui préserve tout aussi bien le filament de la combustion, mais qui a l'avantage de dériver par convection une partie de la chaleur dégagée par le filament.

2° L'ampoule des lampes de chauffage doit être *fortement dépolie* pour augmenter leur pouvoir émissif : car ces lampes chauffent presque exclusivement par rayonnement.

Les lampes chauffantes constituent un foyer de chaleur agréable, élégant, et qui convient pour le chauffage de nos salons ; d'autant plus qu'à puissance calorifique égale un foyer lumineux paraît plus chaud qu'un foyer obscur, l'impression visuelle s'ajoutant à l'impression tactile. Mais, pour nos appareils médicaux, en particulier pour les bouillottes, les stérilisateurs, etc., les lampes chauffantes ne sont pas à recommander, étant fragiles, encombrantes, chères et dépensières.

Circuits de chauffage. — Ces circuits sont constitués par des résistances métalliques faites : *a*) soit de *métaux purs* ; *b*) soit d'*alliages*.

A. Métaux. — Trois métaux sont principalement employés à cet effet :

1° le *fer*, qui s'oxyde trop facilement ;

2° le *nickel*, peu coûteux et peu oxydable : c'est le métal préféré ;

3° le *platine*, dont le prix est très élevé, et qui ne convient qu'aux petits appareils.

Cependant les métaux ont l'inconvénient *d'augmenter de résistivité quand s'accroît leur température*. Le nickel surtout a ce défaut.

Sa résistivité à 100 degrés dépasse de 60 pour 100 sa résistivité à zéro. Il n'est pas rare, dit Goisot, que, même dans les appareils fort ordinaires, comme les bouillottes, la valeur de la résistance à froid quadruple en régime de service; il en résulte que la quantité de chaleur produite dans l'appareil diminue alors des trois quarts.

B. Alliages. — Les alliages ont deux avantages par rapport aux métaux.

a) Leur résistivité est bien plus grande, de sorte qu'on peut donner aux fils formant résistance une section plus forte, ce qui diminue leur fragilité mécanique.

b) Leur résistivité varie beaucoup moins avec la température. Certains alliages de nickel (constantan, rhéostatine), dont le « coefficient de température » est presque nul, conviennent particulièrement bien pour constituer des résistances de chauffage.

Il est vrai que les alliages ne supportent pas des températures aussi élevées que les métaux purs : mais cela n'a pas d'importance dans les appareils médicaux, où la température ne dépasse jamais 200 degrés. C'est pourquoi les circuits de chauffage de nos grands stérilisateurs sont généralement faits en alliages de nickel.

Les fils ou rubans métalliques, dans nos petits appareils courants, doivent être constitués par des fils fins, afin de pouvoir, sous la tension habituelle de 110 volts où ils travaillent, présenter une résistance suffisante pour assurer un bon chauffage. Il en résulte pour eux une grande fragilité mécanique.

Pour éviter leur destruction précoce, on les protège en les engainant dans une pâte argileuse, ou en les enroulant en spirale sur un cordon d'amiante. Les *étoffes* dites *thermophiles*, assez employées en médecine, sont généralement faites d'un tissu dont la trame est en fils métalliques et la chaîne, en fils d'amiante.

Les « éléments chauffants » sur plaques de mica (système Heller) donnent d'excellents résultats, et fournissent le maximum d'effet utile sous le minimum de volume.

La résistance de chauffage est faite ici d'une *bande de mica* sur laquelle est fixée une *couche de platine* excessivement mince, recouverte d'une autre couche isolante, qui protège ce système contre tout dommage.

Ces éléments de chauffage se construisent avec n'importe quelle forme, de façon à pouvoir être enfermés dans la double enveloppe métallique des bouillottes et autres appareils. Ils fonctionnent sous n'importe quelle tension (à condition d'être disposés à cet effet). Ils travaillent aussi bien sur courant *continu* que sur courant *alternatif*: mais, dans ce dernier cas, il faut user de courant monophasé. Doivent seuls se brancher sur courants triphasés des appareils de très forte consommation.

Les éléments de chauffage sont petits. Ainsi, pour chauffer une bouillotte à eau, l'élément se compose d'une plaque de mica de 130 millimètres de longueur sur 50 millimètres de largeur, sur laquelle est une couche de platine de 1/200e de millimètre d'épaisseur. Cette bande, ayant une résistance de 33 ohms, dépense 3,3 ampères sous la tension usuelle de 110 volts.

Les éléments de chauffage ont l'avantage d'être *interchangeables*; rien de plus facile que de monter ou de remplacer un élément en cas d'accident.

III

BOUILLOTTES ÉLECTRIQUES

Structure. — Les bouillottes électriques, destinées à chauffer des liquides, sont formées d'une double enveloppe métallique.

L'*enveloppe extérieure* est en cuivre nickelé, bien poli pour diminuer la perte de chaleur par rayonnement.

L'*enveloppe intérieure* est recouverte sur sa paroi interne d'une couche d'émail inattaquable par les acides.

Sur la paroi externe de l'enveloppe intérieure est appliquée une *bande de métal résistante,* fixée par une matière isolante et formant circuit. Cette bande de chauffage échauffe l'enveloppe intérieure et transmet la chaleur à sa paroi interne, où le liquide vient s'échauffer à son tour par conduction et par convection.

Au contraire, elle modifie peu la température de l'enveloppe extérieure, dont elle est séparée par une couche d'air isolante.

L'ébullition du liquide se fait assez vite : car le circuit n'échauffe pas seulement la base du récipient, comme le ferait une flamme, mais agit aussi sur ses parois latérales.

Ainsi, une bouillotte (type Goisot) porte un litre d'eau à l'ébullition en quinze minutes.

Allures de chauffage. — Les petites bouillottes présentent sur leur paroi externe deux tiges métalliques (fig. 417), correspondant aux extrémités de leur circuit de chauffage, et auxquelles s'adaptent à frottement dur deux douilles (fig. 418), reliées elles-mêmes à deux cordons souples qui vont se fixer à une prise de courant mural.

Ce dispositif très simple ne permet d'utiliser qu'*une seule allure de chauffage*.

Dans les appareils plus importants, on établit un arrangement ingénieux, dit à *trois contacts*, qui permet d'employer à volonté *trois allures de chauffage*, lente, moyenne ou rapide (fig. 419).

A cet effet, sur la paroi externe de l'enveloppe intérieure du récipient sont disposés *deux circuits* distincts (fig. 420). Le circuit simple M aboutit aux deux tiges B et C. Le circuit double NP, formé de deux circuits réunis en parallèle, aboutit aux tiges A et B.

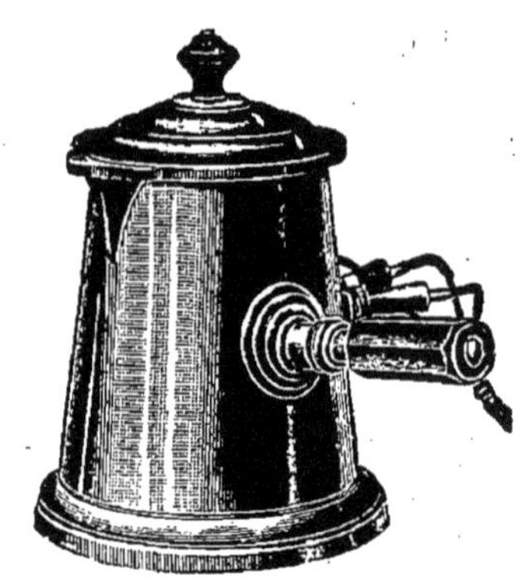

Fig. 417. — *Bouillotte électrique* (type Heller).

D'autre part, les conducteurs souples aboutissent à *trois douilles métalliques* engainées d'ébonite.

Le cordon positif ne porte qu'une douille. Le cordon négatif se bifurque et porte deux douilles.

La douille positive est laissée en permanence fixée sur la broche médiane de la bouillotte.

a) Si l'on veut produire un *échauffement faible*, on place une douille négative en C (fig. 420), laissant l'autre douille négative inutilisée. Le courant passe alors par le seul circuit M, allant de B en C. Il ne traverse qu'un seul élément chauffant.

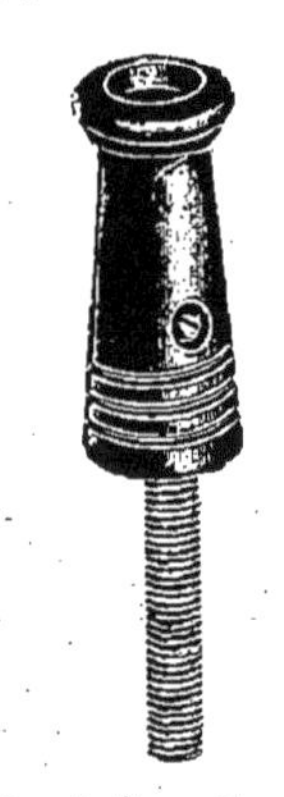

Fig. 418. — *Douille de prise de courant pour appareils à chauffage.*

b) Si l'on veut produire un *échauffement moyen*, on dispose les conducteurs comme l'indique la figure 421. Une douille négative est emmanchée sur la broche A ; l'autre ne sert pas. Le courant passe alors par les deux circuits N et P. Il entre en B et sort en A. Il alimente ainsi deux éléments chauffants mis en parallèle.

c) Si l'on veut produire un *échauffement intense*, on emmanche simultanément les deux douilles négatives sur les broches extrêmes (fig. 422). Le courant entre en B, et se bifurque, sortant d'une part en C, ayant traversé le circuit simple, d'autre part en A, ayant traversé le circuit double. Les trois éléments de chauffage fonctionnent alors simultanément.

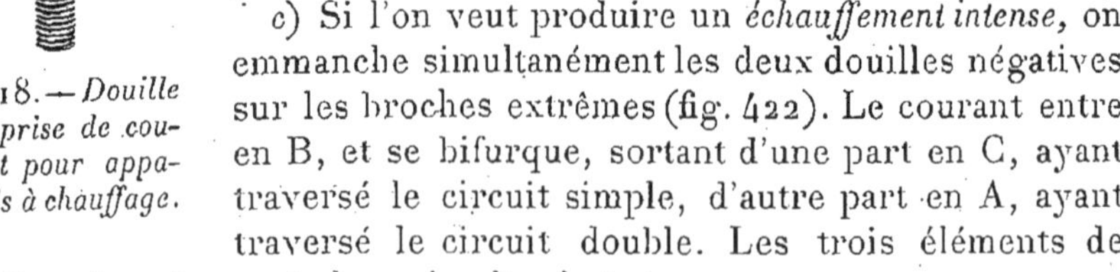

En général, on emploie d'abord cette dernière combinaison pour chauffer un liquide ; puis on se rabat sur la première pour maintenir sa température par un « chauffage en veilleuse ».

Consommation. — Les bouillottes électriques usuelles sont construites pour fonctionner à volonté avec un courant de 110 volts alternatif ou continu. Leur consommation varie suivant leurs dimensions. Goizot donne à cet égard les chiffres suivants :

	Contenance	*Temps d'ébullition*	*Tension*	*Intensité*
Modèle 1	25 centilitres.	10 minutes.	110 volts.	1,5 ampère.
Modèle 2	50 —	15 —	110 —	2,5 —
Modèle 3	1 litre.	15 —	110 —	5 —

A l'allure de chauffage réduit, le grand modèle ne consomme qu'un ampère, ce qui suffit à maintenir l'eau au voisinage de sa température d'ébullition.

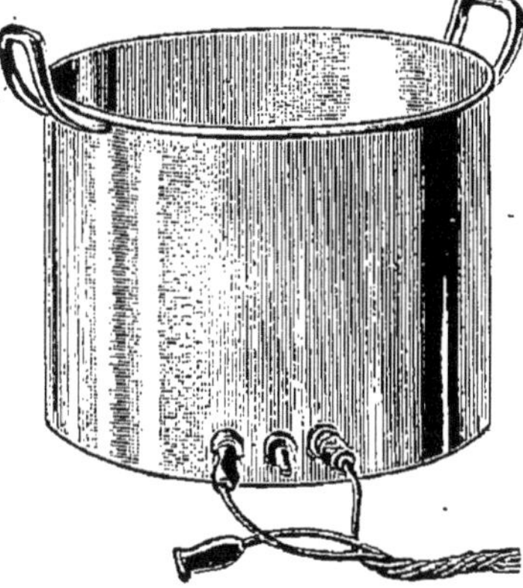

Fig. 419. — *Bouillotte à trois allures de chauffage.*
Dans cette bouillotte la disposition des circuits est un peu différente de celle qui est figurée sur nos schémas.

Le petit modèle peut, grâce à sa faible consommation, être alimenté par une canalisation quelconque, et, à la rigueur, prendre la place d'une lampe. Les autres modèles réclament une canalisation spéciale, qu'il y a intérêt à faire établir au régime de 5 ampères.

D'une façon aproximative, pour faciliter les calculs, on peut poser la règle suivante :

UN AMPÈRE (*à 110 volts*) *fait bouillir* UN LITRE *d'eau en* UNE HEURE.

Avantages. — Les bouillottes chauffées par l'électricité présentent de nombreux avantages sur les bouillottes chauffées par le gaz.

a) Elles sont infiniment plus propres, ne se ternissent pas à la flamme et conviennent aux cabinets médicaux.

b) Elles se mettent en service plus facilement, puisqu'il suffit de tourner un interrupteur, échappant ainsi à la servitude des allumettes.

c) Elles portent l'eau à l'ébullition plus vite et surtout plus régulièrement, à cause de la meilleure répartition de la surface utile de chauffe.

d) Elles ne s'échauffent pas extérieurement et nous évitent des brûlures accidentelles.

e) Elles permettent de chauffer sans crainte des liquides inflammables.

D'ailleurs, les avantages du chauffage électrique sur le chauffage au gaz — les seuls procédés qui puissent se comparer en l'espèce — seront plus longuement développés quand nous critiquerons les stérilisateurs d'instruments de chirurgie.

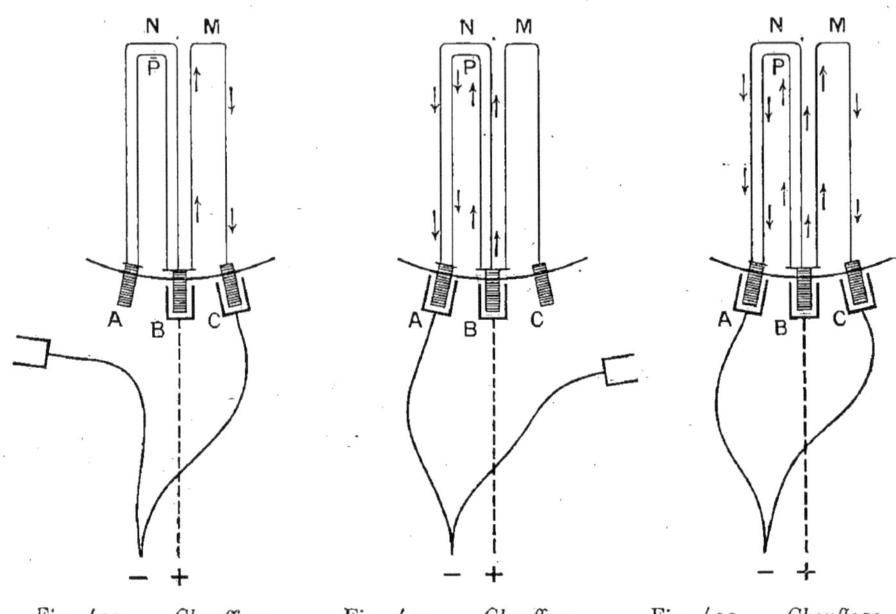

Fig. 420. — *Chauffage faible.* Fig. 421. — *Chauffage moyen.* Fig. 422. — *Chauffage intense.*

A, B, C, tiges de prise de courant; M, N, P, circuits de chauffage.

Précautions. — Deux précautions importantes régissent le maniement des bouillottes électriques.

1° *Avoir toujours soin de fermer et de rompre le circuit avec l'interrupteur,* et ne jamais séparer les douilles des tiges de la bouillotte tant que le courant passe : sinon, on aurait de très fortes étincelles de rupture (au moins 500 watts), qui oxyderaient et abîmeraient ces contacts.

2° *Ne jamais faire passer le courant quand la bouillotte est vide :* sinon, la paroi interne serait mise hors de service. Se rappeler que la bande de chauffage embrasse les parois latérales ; il ne suffit donc pas qu'il y ait un peu d'eau au fond du récipient;

il faut encore que le niveau du liquide dépasse la hauteur de la bande de chauffage latérale. On se rend compte facilement que la bouillotte est insuffisamment remplie, quand, en agitant l'eau qui chauffe, on voit celle-ci se vaporiser au niveau de la paroi non immergée.

Une grande faute, souvent commise, consiste à pencher un récipient en circuit, au point d'en découvrir le fond ; ou, ce qui est plus grave encore, à verser son contenu sans avoir coupé le courant.

IV

STÉRILISATEURS ÉLECTRIQUES A EAU CHAUDE

Structure. — Les « bouilleurs » ou stérilisateurs d'instruments par l'ébullition dans une solution de carbonate de soude à 1 pour 100 — ce qui est le mode le plus rapide et le plus simple de

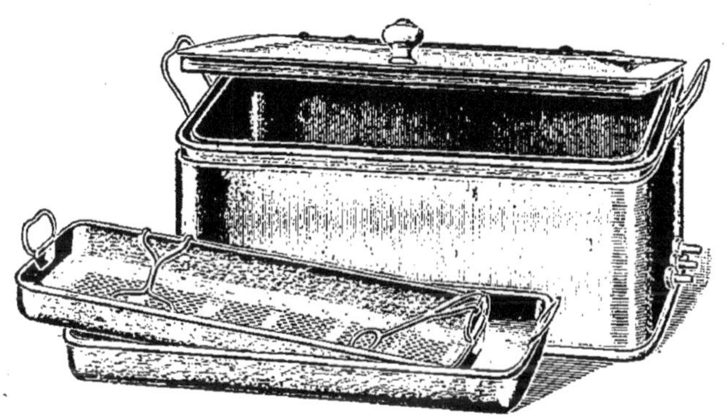

Fig. 423. — *Stérilisateur électrique à eau chaude* (modèle Heller).

la désinfection instrumentale — sont constitués, comme ceux que nous employons ordinairement sur chauffage au gaz : avec cette différence que la rampe chauffante est ici remplacée par des éléments électriques de chauffage, inclus dans la double enveloppe métallique des appareils (fig. 423).

Consommation. — De tous les systèmes de stérilisation par chauffage électrique, c'est malheureusement celui-ci qui a la plus forte consommation.

Le modèle de 30 centimètres de longueur, 20 centimètres de largeur, 12,5 centimètres de hauteur, qui convient aux instruments d'oto-rhino-laryngologie, consomme 8 ampères-heure sous 110 volts.

Mais le grand modèle de 50 centimètres de longueur sur 36 centimètres de largeur, qui est nécessaire en chirurgie générale, réclame un courant de 20 ampères : ce qui engage une dépense horaire de 20 hectowatts.

V

STÉRILISATEURS ÉLECTRIQUES A AIR CHAUD

Structure. — Les stérilisateurs à air chaud pour instruments de chirurgie — dont le type courant est l'*étuve Poupinel* — sont des étuves à parois doubles, généralement chauffées au gaz.

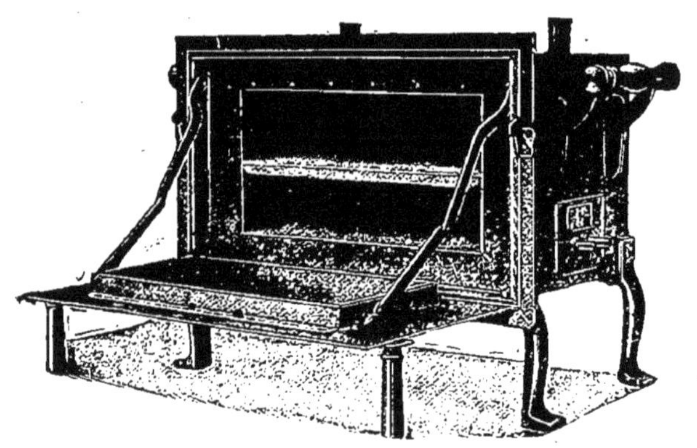

Fig. 424. — *Étuve Poupinel* (modèle Goizot).

Le stérilisateur électrique de Goizot est construit sur un type analogue (fig. 424).

La rampe de gaz est supprimée. Elle est remplacée par un circuit de chauffage appliqué directement contre la paroi externe de l'enveloppe intérieure.

L'étuve se fabrique en *laiton,* dont le poli s'abîme beaucoup moins vite que celui du cuivre rouge. Il importe, en effet, d'entretenir très soigneusement le poli de la surface extérieure de l'étuve, pour réduire au minimum son pouvoir émissif et diminuer ainsi la perte de chaleur par rayonnement.

Cette étuve comporte deux allures de chauffage.

Fonctionnement. — La durée totale d'une stérilisation est environ de deux heures pour le stérilisateur de modèle courant, ayant des dimensions de 47 × 17 × 10 centimètres.

La température intérieure de l'étuve atteint 160 degrés en une demi-heure, si celle-ci est vide ; en une heure, si elle est remplie d'instruments. Elle se maintient ensuite automatiquement entre 160 et 180 degrés, pendant les trois quarts d'heure nécessaires à la stérilisation effective.

Consommation. — Les stérilisateurs électriques de Goizot sont construits pour fonctionner sous une tension de 110 volts, aussi bien sur courant continu que sur courant alternatif. Les variations de voltage de 5-10 pour 100, dont sont coutumières nos distributions urbaines d'électricité, les influencent peu.

Leur consommation varie suivant les divers modèles en usage.

Stérilisateur de Wiart. — Ce modèle est le plus simple (fig. 425).

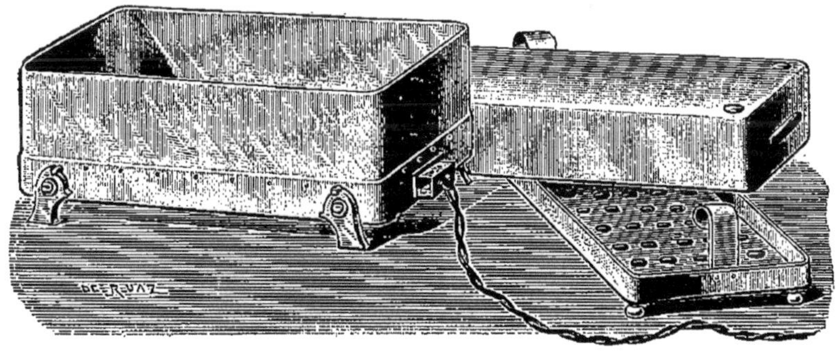

Fig. 425. — *Stérilisateur électrique portatif de Wiart* (modèle Goizot).

C'est une boîte de chirurgie ordinaire en métal nickelé, présentant un double fond dans lequel est logé le système électrique chauffant. Pendant la stérilisation, la boîte est supportée par un pied spécial, laissant toute la surface abandonnée au refroidissement extérieur. Cela est fort important ; car l'appareil est établi de façon qu'à partir de

170 degrés, pour une température ambiante de 15 degrés, la perte de chaleur par rayonnement et conductibilité avec le milieu ambiant soit égale à la quantité de chaleur apportée par le système électrique ; de sorte que cette température de 170 degrés, une fois atteinte, se maintient indéfiniment constante, à quelques degrés près.

Le stérilisateur de Wiart présente un grand avantage. C'est dans la boîte même où il doit les emporter que le chirurgien stérilise ses instruments. Et cette boîte est aussi susceptible d'être employée comme toute autre boîte de chirurgie. On peut la placer, sans crainte de détérioration, dans les stérilisateurs à air chaud fonctionnant au gaz.

La consommation de courant, pour une stérilisation, atteint ici environ *2 hectowatts-heure*.

Armoire chauffante et stérilisante de Jayle. — Cette armoire a pour effet que les instruments, dont on se sert dans un cabinet de consultation médicale, soient : *a*) stérilisés ; *b*) tièdes.

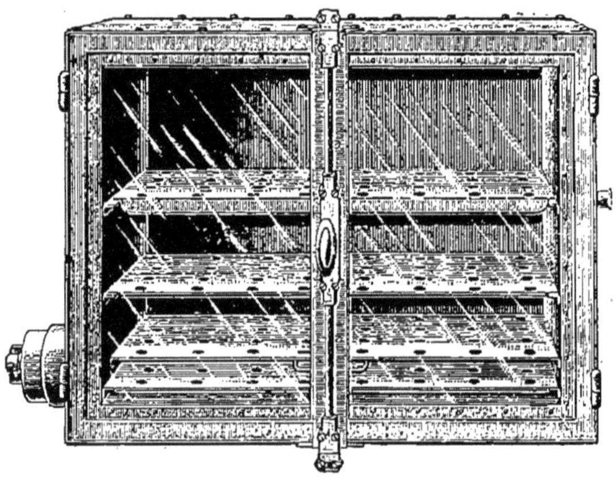

Fig. 426. — *Armoire chauffante et stérilisante de Jayle* (modèle Goizot).

Trop souvent, surtout en gynécologie, on emploie des instruments froids, qui impressionnent désagréablement les malades, et dont la stérilisation, datant de plusieurs jours, est suspecte.

L'armoire stérilisante de Jayle remédie à ces inconvénients (fig. 426).

Cette armoire, entièrement nickelée, a deux allures de chauffage.

La grande allure stérilise les instruments à la température habituelle de 160-180 degrés, en deux heures. La petite allure maintient les instruments tièdes, aux environs de 40 degrés, pendant la consultation. Un commutateur commande ces deux régimes de chauffage.

La consommation de courant est de *4 ampères* sous 110 volts pour effectuer la stérilisation. Elle tombe à *0,4 ampère* pour maintenir les instruments tièdes.

Avantages. — Les stérilisateurs à chauffage par l'électricité sont incontestablement supérieurs aux stérilisateurs à chauffage par le gaz, à plusieurs points de vue.

a) Suppression des risques d'incendie. — Les stérilisateurs chauffés au gaz ne doivent pas être laissés sans surveillance. On sait combien les tubes de caoutchouc qui les alimentent sont dangereux. Le caoutchouc se sèche, se déchire; ou encore, il fond par l'effet de la conductibilité des raccords ainsi que du rayonnement des parties chauffées. Une fuite se déclare, entraînant des risques de feu ou d'explosion.

Au contraire, avec les stérilisateurs électriques, il n'y a aucune chance à courir à cet égard. La résistance de chauffage ne peut pas laisser passer en régime de service une intensité supérieure à celle qui est convenable ; et si cela arrivait par suite d'un vice de construction de l'appareil, le seul inconvénient qui en résulterait serait l'interruption du chauffage par fusion du coupe-circuit.

b) Suppression des émanations gazeuses. — Contrairement au chauffage par le gaz, le chauffage par l'électricité ne donne pas de produits de combustion : il ne vicie pas l'air de la pièce où se fait la stérilisation. Or, beaucoup de chirurgiens ne peuvent pas disposer d'une salle de stérilisation spéciale ; et ils sont obligés de faire fonctionner le stérilisateur à gaz dans leur cabinet même, dont l'atmosphère se charge d'oxyde de carbone.

c) Répartition de la chaleur. — Dans les stérilisateurs à gaz, dont la flamme ne lèche que la paroi inférieure, la stérilisation est très irrégulière. « La portion de l'étuve exposée à la flamme du gaz transmet à la boîte inférieure une température supérieure à celle qu'atteint la boîte de l'étage supérieur. Aussi n'est-il pas rare de voir retirer du stérilisateur des bistouris complètement détrempés (Tuffier et Desfosses). »

Au contraire, dans les stérilisateurs électriques, la distribution régulière de la résistance de chauffage sur toute l'étendue de la paroi intérieure assure une très bonne répartition de la chaleur, et amène à la même température les diverses boîtes d'instruments, quelle que soit leur position au dedans de l'étuve.

d) Régulation de la température. — Il importe que la température de l'étuve se maintienne assez fixe et oscille seulement dans des limites étroites. Au-dessous de 160 degrés, la stérilisation n'est plus effective. Au-dessus de 180, l'acier se détrempe et bleuit ; les bistouris perdent leur tranchant.

Il est difficile d'obtenir une bonne régulation dans les étuves à gaz, où il y a toujours à craindre un coup de feu ; de sorte que cette régulation ne peut se faire que par à peu près. « Le mode de réglage à la main, bien qu'il nécessite un peu de surveillance et d'adresse, a paru très supérieur au réglage automatique par les divers types de régulateurs connus, dont le fonctionnement est irrégulier et ne donne souvent qu'une régularité trompeuse » (Chavasse).

Au contraire, avec les étuves électriques, cette irrégularité de chauffage n'est pas à redouter. Quand la température s'y est équilibrée entre l'apport de chaleur-Joule et la perte de chaleur par rayonnement, jamais, la durée du chauffage fût-elle de plusieurs jours, la température n'atteint le degré où les instruments de chirurgie peuvent être altérés. Pas besoin de surveillance. Oublie-t-on d'interrompre le courant à temps, il n'en résulte pas d'autre dommage qu'une dépense inutile d'électricité.

VI

CONSIDÉRATIONS ÉCONOMIQUES

Gaz et électricité. — Ce sont, le plus souvent, des considérations d'ordre économique qui empêchent les chirurgiens de faire appel à l'électricité pour chauffer leurs étuves, bien qu'ils reconnaissent, à tous les autres points de vue, sa supériorité sur le gaz d'éclairage.

Depuis les premières années où l'électricité fut utilisée industriellement à des prix ridiculement élevés, la conviction est restée tenace en nous que l'emploi de l'énergie électrique, pour l'éclairage ou le chauffage, est un luxe très coûteux.

Il n'en est rien, au moins en ce qui concerne notre pratique électromédicale.

On doit, à cet égard, considérer séparément les *frais d'installation* et les *frais de consommation*.

Frais d'installation. — Il ne coûte pas plus cher, dans les appartements où existent des distributions de l'électricité et de gaz, de faire établir dans notre cabinet médical une prise d'électricité qu'une prise de gaz.

En revanche, les stérilisateurs agencés pour le chauffage à l'électricité sont, actuellement encore, un peu plus coûteux que ceux qui se chauffent au gaz. Ainsi, la Maison X*** facture 225 francs l'étuve Poupinel 40 × 25 × 25 chauffée au gaz, et 335 francs le même modèle chauffé électriquement. La différence n'est pas très considérable. Aussi bien est-ce surtout l'excès des frais de consommation électrique que redoutent les chirurgiens.

Frais de consommation. — Que l'énergie électrique soit, d'une façon générale, une forme d'énergie encore beaucoup trop chère pour servir au chauffage, cela est incontestable. Graetz en donne une démonstration frappante. Dans les machines à vapeur, on ne transforme effectivement en énergie mécanique que 8 pour 100 environ de l'énergie calorifique fournie par la combustion du charbon. Cette énergie mécanique est transmise à une dynamo, qui rend neuf-dixièmes de ces 8 pour 100 en envoyant dans nos appartements de l'énergie électrique destinée à se transformer à nouveau en énergie calorifique. Que de déchets inévitables au cours de cette série de transformations ! Or, si l'on brûlait dans les poêles la même quantité de charbon qu'on emploie pour faire marcher la machine à vapeur et la dynamo, on recueillerait, pour se chauffer, environ 60 pour 100 de la chaleur de combustion, c'est-à-dire 8 fois autant, sinon davantage, que par le chauffage indirect au moyen d'un courant électrique !

Le seul cas où le chauffage des appartements et des fourneaux de cuisine par l'électricité est avantageux, c'est quand on peut actionner la dynamo par une *turbine hydraulique* que meut une chute d'eau naturelle. Dans ces conditions, en effet, les frais sont à peu près les mêmes, que l'usine fournisse ou non du courant ; et celui-ci peut être vendu à très bon marché. Ainsi, en Suisse, à Davos (Engadine), des villas pour hivernage des tuberculeux sont entièrement chauffées par l'électricité, dont le kilowatt-heure y revient à 2,5 centimes, alors qu'à Paris il coûte 70 centimes.

Mais ces considérations sont peu importantes, quand elles s'appliquent à de très petits systèmes chauffants, tels que les comportent nos bouillottes et nos stérilisateurs. Dans ces derniers cas, même au tarif maximum de 7 centimes l'hectowatt, la dépense est relativement minime.

A. — Voyons, par exemple, ce qu'il en coûte pour porter un

litre d'eau à l'ébullition, c'est-à-dire pour l'élever de la température ambiante de 15 degrés à la température de 100 degrés.

Il faudra employer pour cela 85 grandes Calories. Or, comme une grande Calorie vaut 1,16 watt-heure, la consommation théorique d'énergie électrique sera de 99 watts-heure. Mais les pertes inévitables obligent à chiffrer cette valeur à 120 watts-heure. D'où il résulte que, pour faire bouillir un litre d'eau au tarif de Paris, qui vend l'hectowatt-heure 7 centimes, il faut dépenser environ 8,5 centimes d'énergie électrique.

Il est à remarquer que cette dépense varie suivant la vitesse avec laquelle on veut effectuer cette opération.

Les appareils à chauffage rapide consomment beaucoup plus de courant que les appareils à chauffage lent. Ainsi, pour faire bouillir en cinq minutes un litre d'eau, il faut employer, sous une tension de 110 volts, une intensité de 13 ampères au moins. Pour obtenir cette ébullition en 15 minutes, une intensité de 4 ou 5 ampères est largement suffisante.

B. — La consommation électrique des stérilisateurs (étuves) est un peu plus élevée. Les grands stérilisateurs fonctionnent au régime de 5 ampères sous 110 volts, soit de 550 watts-heure : ce qui, pour les sept quarts d'heure que dure une stérilisation, engage une dépense d'environ 1000 watts-heure. Au tarif parisien, le coût de cette opération est de 70 centimes.

Comparaison avec le chauffage au gaz ou à l'alcool. — A. *Gaz d'éclairage.* — Quoi qu'il en soit, les frais de consommation sont infiniment moindres avec le gaz d'éclairage.

Le gaz d'éclairage, en brûlant, dégage 5 200 grandes Calories par mètre cube. Et le mètre cube se vend 20 centimes.

Nous paierons donc :

0,6 centime, les 85 Calories nécessaires à l'ébullition d'un litre d'eau ;

5 centimes, les 700 Calories nécessaires à une stérilisation d'étuve.

B. *Alcool dénaturé.* — L'alcool dénaturé dégage, en brûlant, 5 900 Calories par kilogramme. Et le kilogramme se vend 75 centimes.

Nous paierons donc :

1,1 centime, les 85 Calories nécessaires à l'ébullition d'un litre d'eau ;

12,7 centimes, les 700 Calories nécessaires à une stérilisation d'étuve.

C. *Charbon.* — Un kilogramme de bonne houille développe 9 fois plus de chaleur qu'un kilowatt-heure d'énergie électrique. Or, si nous mettons le prix du charbon à 30 francs la tonne, et le prix de l'énergie électrique à 30 centimes le kilowatt, la Calorie d'électricité nous coûtera 90 fois plus cher que la Calorie de charbon.

Nous paierons donc ici seulement 0,11 centime les 85 Calories nécessaires à l'ébullition d'un litre d'eau.

Les trois comparaisons précédentes paraissent être tout à fait au désavantage du chauffage électrique. Cependant, elles doivent subir une correction au bénéfice de ce dernier. La Calorie électrique est évidemment beaucoup plus chère que la Calorie-gaz ou que la Calorie-charbon : mais les radiateurs électriques ont un rendement infiniment supérieur à celui des appareils de chauffage à gaz ou des fourneaux à charbon. Avec ces derniers, une grande partie de la chaleur de combustion se perd inutilement dans l'air ambiant. Au contraire, dans les appareils de chauffage électrique, les éléments chauffants sont soigneusement enfermés en une double enveloppe close ; et la totalité de la chaleur-Joule est ainsi utilisée pour l'échauffement de l'eau.

Tarif de chauffage. — Il faut, de plus, remarquer que les compagnies d'électricité vendent l'énergie électrique à plus bas prix quand elle doit servir au chauffage, que quand on l'emploie pour l'éclairage. Grâce à un tel arrangement, les usines obtiennent une meilleure utilisation de leurs installations : car celles-ci, au lieu de travailler exclusivement le soir, période d'éclairage, travaillent aussi pendant le jour, période de chauffage domestique et industriel.

C'est ainsi qu'à Paris l'hectowatt, employé pour chauffage, est facturé 3 centimes (tarif de force) au lieu de 7 centimes, prix usuel d'éclairage.

En profitant du tarif réduit, le coût de nos stérilisations serait abaissé :

a) pour l'ébullition d'un litre d'eau, à 4 centimes ;

b) pour une stérilisation d'instruments, à 30 centimes.

Mais les médecins n'ont pas d'intérêt à user de cet avantage. En effet, pour obtenir à Paris une concession d'électricité de chauffage au tarif de 3 centimes l'hectowatt, il faut faire installer à son domicile une canalisation absolument indépendante de la canalisation d'éclairage, avec compteur spécial, etc. Un tel dispositif est avantageux quand on consomme une très grande quantité d'énergie électrique. Mais, pour les consommations si réduites de nos stérilisateurs, procéder ainsi serait irrationnel. Pour économiser quelques francs sur les frais de consommation, nous engagerions des dépenses d'amortissement d'installation beaucoup plus importantes. Branchons donc directement nos appareils sur nos circuits d'éclairage ; et payons nos hectowatts au tarif de la lumière. C'est certainement la combinaison la moins coûteuse.

Il n'y a pas besoin de rhéostat. Les circuits chauffants font eux-mêmes office de résistance.

Les pertes à la terre ne sont pas à craindre : nulle part le circuit de chauffage n'est à découvert.

INDEX ALPHABETIQUE

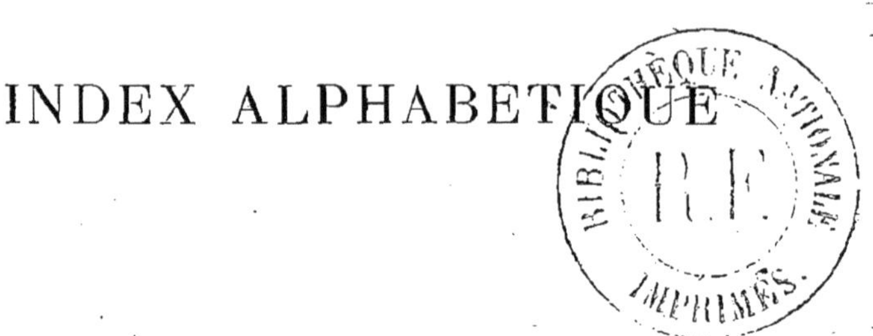

C

D

E

M

N

O

P

Q

R

S

T

U

V

W

Y

Z

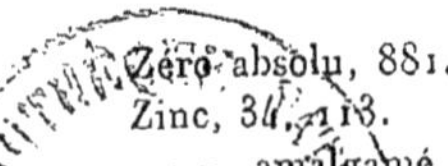

CHARTRES. — IMPRIMERIE DURAND, RUE FULBERT.

www.ingramcontent.com/pod-product-compliance
Ingram Content Group UK Ltd.
Pitfield, Milton Keynes, MK11 3LW, UK
UKHW020258200726
13857UKWH00001B/22

9 782012 925182